Praxis der Zahnheilkunde

Studienausgabe

PdZ Studienausgabe

Implantologie

Herausgegeben von
B. Koeck und W. Wagner

Mit Beiträgen von
A. Behneke, N. Behneke, D. Buser, B. d'Hoedt,
M. Ehrenfeld, B. Koeck, G. Krekeler, G.-H. Nentwig,
F.W. Neukam, E.-J. Richter, H.-J. Schmitz,
H. Spiekermann, W. Wagner, G. Wahl,
H. Weber und H. Wehrbein

Urban & Fischer · München · Stuttgart · Jena · Lübeck · Ulm 1999

Anschriften der Herausgeber des Gesamtwerkes

Prof. Dr. Dr. P. Diedrich
Klinik für Kieferorthopädie der RWTH
Pauwelsstraße, 52074 Aachen

Prof. Dr. D. Heidemann
Zentrum für Zahn-, Mund- und Kieferheilkunde
Theodor-Stern-Kai 7, 60596 Frankfurt

Prof. Dr. Dr. Dr. h.c. H.-H. Horch
Klinik und Poliklinik für Mund-Kiefer-Gesichtschirurgie
der Technischen Universität München
Klinikum rechts der Isar
Ismaninger Straße 22, 81675 München

Prof. Dr. B. Koeck
Zentrum für Zahn-, Mund- und Kieferheilkunde
Welschnonnenstraße 17, 53111 Bonn

Dieser Band stellt die Studienausgabe des 1996 erschienenen Bandes 13
der Praxis der Zahnheilkunde dar.

Die Deutsche Bibliothek – CIP-Einheitsaufnahme

Implantologie / hrsg. von B. Koeck und W. Wagner.
Mit Beitr. von A. Behneke … [Zeichn.: Henriette Rintelen]. –
Studienausg. des 1996 erschienenen Bd. 13 der Praxis der
Zahnheilkunde. – München ; Stuttgart ; Jena ; Lübeck ; Ulm :
Urban und Fischer, 1999
  (PdZ-Studienausgabe)
  ISBN 3-437-05090-7

Lektorat: Ursula Illig, München
Zeichnungen: Henriette Rintelen, Velbert
Einbandgestaltung: Dieter Vollendorf, München

Gebrauchsnamen, Handelsnamen, Warenbezeichnungen und dergleichen, die in diesem Buch ohne besondere Kennzeichnung aufgeführt sind, berechtigen nicht zu der Annahme, daß solche Namen ohne weiteres von jedem benützt werden dürfen. Vielmehr kann es sich auch dann um gesetzlich geschützte Warenzeichen handeln.

Alle Rechte, auch die des Nachdruckes, der Wiedergabe in jeder Form und der Übersetzung in andere Sprachen, behalten sich Urheber und Verleger vor. Es ist ohne schriftliche Genehmigung des Verlages nicht erlaubt, das Buch oder Teile daraus auf fotomechanischem Weg (Fotokopie, Mikrokopie) zu vervielfältigen oder unter Verwendung elektronischer bzw. mechanischer Systeme zu speichern, systematisch auszuwerten oder zu verbreiten (mit Ausnahme der in den §§ 53, 54 URG ausdrücklich genannten Sonderfälle).

Druck: Kastner & Callwey, Forstinning
© 1999 Urban & Fischer Verlag · Müchen · Stuttgart · Jena · Lübeck · Ulm

ISBN 3-437-05090-7

Geleitwort

Die Zahn-, Mund- und Kieferheilkunde ist ein Teilgebiet der Medizin. Sie wird definiert als die Lehre von der Anatomie, der Physiologie, der Pathologie des Kauorgans und der umgebenden Gewebe, praktisch ausgeübt als Prävention, Diagnostik, Prognose und Therapie. Der Zahnarzt ist aufgrund seiner Ausbildung befähigt und berechtigt, die auf wissenschaftlichen und klinischen Erkenntnissen beruhende Feststellung und Behandlung von Zahn-, Mund- und Kieferkrankheiten auszuüben (Gesetz vom 31.3.1952).

Basierend auf den vier Eckpfeilern Kieferorthopädie, Zahnerhaltung, Prothetik und Kieferchirurgie läßt sich heute die Zahn-, Mund- und Kieferheilkunde in eine ganze Reihe von Spezialgebieten aufteilen, die alle engstens miteinander verbunden sind. Der in der Praxis tätige Zahnarzt – und für ihn ist die „Praxis der Zahnheilkunde" vorwiegend konzipiert – ist für die gesamte Palette des Faches verantwortlich. Die Zahn-, Mund- und Kieferheilkunde stellt sich ihm als eine Einheit dar, auch wenn der einzelne sich diesem oder jenem Gebiet mit besonderer Intensität widmet.

Die Besonderheit der Zahn-, Mund- und Kieferheilkunde besteht in folgenden Tatsachen:

- Eine Heilung vieler Krankheiten des Kauorgans im Sinne einer Restitutio ad integrum ist derzeit nicht möglich; im Rahmen der restaurativen und rehabilitierenden Tätigkeit des Zahnarztes müssen künstliche Materialien an die Stelle natürlicher Gewebe treten. Daraus darf für den Gesamtorganismus kein Schaden resultieren.
- Während der zahnärztlich-therapeutischen Maßnahmen kann es notwendig werden, einzelne oder auch alle natürlichen Zähne zu entfernen respektive zu ersetzen. Dies ist für den Patienten mit manchmal erheblichen Adaptations- und Inkorporationsproblemen verbunden; der Gesamtorganismus erleidet hierdurch im allgemeinen keinen Schaden.
- Die Mundhöhle ist für den Gesamtorganismus in diagnostischer Hinsicht von großer Bedeutung; so kann es durchaus in den Aufgabenbereich des Zahnarztes fallen, die Frühdiagnose von Erkrankungen quoad vitam zu stellen.
- Die Zahn-, Mund- und Kieferheilkunde hat heutzutage nicht nur kurative, sondern in verstärktem Maße auch präventive Aufgaben zu leisten. Die Ergebnisse der Prophylaxe zeigen, daß orale Erkrankungen nicht mehr schicksalhaft hingenommen werden müssen. Damit kommt dem Zahnarzt auch im Rahmen der Gesundheitsvorsorge eine wesentliche Aufgabe zu.

Seit über 25 Jahren und inzwischen in der dritten Auflage hilft die „Praxis der Zahnheilkunde" den deutschen – in Übersetzung auch den italienischen, spanischen und polnischen – Zahnärzten, die Patienten nach dem neuesten Stand unserer Erkenntnisse zu behandeln. Ihre Aufgabe ist es:

- eine Standortbestimmung unseres Faches vorzunehmen,
- praktische Nutznießung und kritische Betrachtung bewährter alter sowie neuer Erkenntnisse aufzuzeigen und
- aktuelle Informationen über die gesamte Zahn-, Mund- und Kieferheilkunde als unerläßliche Basis für die Tätigkeit in den verschiedenen Bereichen dieses Berufes zu geben.

Unter diesen Gesichtspunkten erscheint es zweckmäßig, dem Zahnarzt ein Hilfsmittel an die Hand zu geben, aus dem er das für seine tägliche Arbeit erforderliche Wissen in Verbindung mit reichhaltigem Bildmaterial rasch und zuverlässig schöpfen kann. Gemäß diesen Gedankengängen wird bewußt auf die Darstellung elementarer Grundlagen sowie auf die Diskussion spezieller wissenschaftlicher Fragen verzichtet. Auch wenn sich Grundlegendes kaum geändert hat, werden die wichtigsten Fundamente, die unverrückbar Leitsätze unseres Handelns bleiben müssen, nicht vernachlässigt. Die Entwicklung neuer diagnostischer und therapeutischer Methoden wird aufgezeigt und dargestellt. Wir sind dem Grundsatz treu geblieben, daß Zahn-, Mund- und Kieferheilkunde eine Wissenschaft ist, die in erster Linie der klinischen Anwendung dient.

In dem genannten Bestreben wird der Therapie besonderes Gewicht beigemessen; ihre Erörterung gewinnt noch dadurch an Wert, daß die Autoren frei von doktrinärer Einstellung allgemeine Richtlinien aufzeigen, im besonderen aber konkrete Vorschläge aus ihrer eigenen Erfahrung beisteuern.

Der Umfang des zu bewältigenden Stoffes mit seinen vielen, nachgerade in unserem Fachgebiet eigenen technischen Details erfordert die Aufteilung der einzelnen Sachgebiete auf eine große Anzahl von Autoren. So sind Mitarbeiter der meisten deutschsprachigen Universitäten am Zustandekommen der neuen „Praxis der Zahnheilkunde" wie auch Zahnärzte aus der freien Praxis beteiligt; neben älteren, erfahrenen Lehrern unseres Faches kommen auch jüngere Kollegen zu Wort.

Moderne Techniken und intensive Verlagsarbeit, die Wiedergabe vieler farbiger Abbildungen und die einheitliche graphische Gestaltung lassen trotz der zahlreichen Mitarbeiter die Bände der neuen „Praxis der Zahnheilkunde" als ein in sich geschlossenes Werk erscheinen. Für das Verständnis, das die einzelnen Autoren im Interesse des Gesamtwerkes der Aufgabe der Herausgeber entgegengebracht haben, möchten wir allen danken.

Unser ganz besonderer Dank gebührt dem Verlag Urban & Schwarzenberg, hier insbesondere Frau U. Illig und ihren Mitarbeitern, die stets aufgeschlossen unseren Wünschen Rechnung getragen und keine Mühe gescheut haben, das bereits traditionelle Werk in einer Form zu gestalten, die heutigen Ansprüchen gerecht wird.

Prof. Dr. Dr. P. Diedrich
Prof. Dr. D. Heidemann
Prof. Dr. Dr. Dr. h. c. H.-H. Horch
Prof. Dr. B. Koeck

Vorwort

Die langfristige Erfolgssicherheit osseointegrierter Implantate hat die Therapiemöglichkeiten nach Verlust von Zähnen grundlegend erweitert. Die moderne Zahnheilkunde ist ohne implantologische Therapie nicht mehr denkbar. Durch implantatgetragene und implantatgestützte Rekonstruktionen des Kauorgans ist die zahnärztliche Prothetik den Vorstellungen nach einer funktionellen Restitutio ad integrum recht nahe gekommen. Kaum ein Gebiet der Zahnheilkunde hat in den letzten 15 bis 20 Jahren eine vergleichbar stürmische Entwicklung genommen wie die Implantologie, wobei die wissenschaftliche Herausforderung auch derzeit noch nicht abgeschlossen ist. Enorme Fortschritte im technologischen wie auch im klinischen Bereich haben zu einem Standard implantologischer Versorgungen geführt, der die Indikation zur abnehmbaren, teilprothetischen Versorgung des Lückengebisses medizinisch weitgehend in den Hintergrund treten läßt. Hierzu haben sicherlich auch ganz wesentlich ein möglicherweise gestiegenes Gesundheitsbewußtsein sowie der verständliche Wunsch unserer Patienten zur funktionell und ästhetisch hochwertigen, festsitzenden Versorgung nach Zahnverlust beigetragen.

Mit dem Band 13 der Praxis der Zahnheilkunde wird eine Lücke – möglicherweise längst überfällig – geschlossen, dies aber in dem Bewußtsein, nur wissenschaftlich gesicherte, klinisch bewährte Verfahren in die PDZ-Reihe aufzunehmen. Unter diesem Aspekt wurde der Band 13 der Praxis der Zahnheilkunde konzipiert, wobei ein ausgewogenes Verhältnis zwischen chirurgischen und prothetischen Gesichtspunkten angestrebt wurde. Herausgeber und Verlag hoffen, daß das Ziel eines interdisziplinären Werkes weitgehend erreicht wurde, um den Zusammenhang zwischen chirurgischem Vorgehen und prothetischer Versorgung von der Planung bis zur Nachsorge darzustellen und um für den Kollegen in der Praxis, der ohnehin oft beide Bereiche in der Hand hat, eine möglichst einheitliche Darstellung zu gewährleisten.

Unserer besonderer Dank gilt allen Autoren für ihre kooperative Mitarbeit und für ihr Verständnis, im Sinne des Gesamtwerkes das umfängliche Gebiet unter Hintanstellung persönlicher Vorstellungen straff und praxisnah darzustellen. Sie alle haben dazu beigetragen, dieses Werk in angemessener Frist, ohne größere Reibung zwischen Autoren, Herausgebern und Verlag, entstehen zu lassen. Dank gilt aber auch dem Verlag, seinen Mitarbeiterinnen und Mitarbeitern, insbesondere Frau Illig, für die vorbildliche, bewährte Zusammenarbeit, die ganz wesentlich zum Gelingen dieses Bandes beigetragen hat.

Möge der Band 13 der Praxis der Zahnheilkunde gleichermaßen für Studierende der Zahnheilkunde, Kollegen, die Neuland betreten, und auf diesem Gebiet erfahrene Kollegen aus der Praxis geeignet sein, Informationsgewinn und Nutzen aus diesem Buch zu ziehen.

B. KOECK
W. WAGNER

Inhalt

Geleitwort	V
Vorwort	VII

Einleitung
B. Koeck und W. Wagner 1

Implantatmaterialien
H.-J. Schmitz, R. Kettner und S. Eren 9

Indikation, Kontraindikation und Differentialindikation
aus chirurgischer Sicht
G. Wahl 31

Indikation, Kontraindikation und Differentialindikation
aus prothetischer Sicht
B. Koeck 41

Konstruktionsprinzipien aus chirurgischer Sicht
W. Wagner 55

Konstruktionsprinzipien aus prothetischer Sicht
E.-J. Richter 75

Diagnostik, Planung und Aufklärung aus chirurgischer Sicht
G.-H. Nentwig 89

Diagnostik, Planung und Aufklärung aus prothetischer Sicht
E.-J. Richter 103

Operatives Vorgehen
W. Wagner 117

Implantate bei unzureichendem Knochenangebot
F.W. Neukam und D. Buser 177

Prothetische Versorgung
E.-J. Richter und H. Spiekermann 219

Recall und Nachsorge
A. Behneke und N. Behneke 265

Periimplantäre Entzündungen
G. Krekeler 291

Komplikationen in der Belastungsphase und ihre Therapiemöglichkeiten
A. Behneke und N. Behneke 307

Prognose und Zukunftsperspektiven
B. d'Hoedt 327

Defektprothetik und Epithetik
M. Ehrenfeld und H. Weber 343

Enossale Implantate als orthodontische Verankerungselemente
H. Wehrbein 373

Register 381

Autorenverzeichnis

Frau Dr. A. Behneke
Poliklinik für
Zahnärztliche Chirurgie
Augustusplatz 2
55131 Mainz

Priv.-Doz. Dr. N. Behneke
Klinik und Poliklinik für
Zahn-, Mund- und Kieferkrankheiten
Langenbeckstr. 1
55131 Mainz

Priv.-Doz. Dr. D. Buser
Klinik für Oralchirurgie
der Universität
Freiburgstr. 7
CH-3010 Bern

Prof. Dr. B. d'Hoedt
Poliklinik für Zahnärztliche Chirurgie
Augustusplatz 2
55131 Mainz

Prof. Dr. Dr. M. Ehrenfeld
Klinik und Poliklinik für
Kiefer- und Gesichtschirurgie
Osianderstr. 2–8
72076 Tübingen

Prof. Dr. B. Koeck
Zentrum für
Zahn-, Mund- und Kieferheilkunde
Welschnonnenstr. 17
53111 Bonn

Prof. Dr. G. Krekeler
Klinik und Poliklinik für
Mund-, Kiefer-, Gesichtschirurgie
Hugstetter Str. 55
79106 Freiburg

Prof. Dr. Dr. G.-H. Nentwig
Zentrum für
Zahn-, Mund- und Kieferheilkunde
(Carolinum)
Theodor-Stern-Kai 7
60596 Frankfurt/Main

Prof. Dr. Dr. F.W. Neukam
Klinik und Poliklinik für
Mund-, Kiefer-, Gesichtschirurgie
Glückstr. 11
91054 Erlangen

Prof. Dr. E.-J. Richter
Poliklinik für
Zahnärztliche Prothetik
Pleicherwall 2
97070 Würzburg

Priv.-Doz. Dr. H.-J. Schmitz
Lehrstuhl für Zahn-, Mund-, Kiefer-
und Plastische Chirurgie
der RWTH
Pauwelsstr. 30
52074 Aachen

Prof. Dr. Dr. H. Spiekermann
Klinik für Zahnärztliche Prothetik
der RWTH
Pauwelsstr. 30
52074 Aachen

Prof. Dr. Dr. W. Wagner
Klinik für
Mund-Kiefer-Gesichtschirurgie
Augustusplatz 2
55131 Mainz

Prof. Dr. G. Wahl
Zentrum für
Zahn-, Mund- und Kieferheilkunde
Welschnonnenstr. 17
53111 Bonn

Prof. Dr. H. Weber
Zentrum für
Zahn-, Mund- und Kieferheilkunde
Osianderstr. 2–8
72076 Tübingen

Priv.-Doz. Dr. Dr. H. Wehrbein
Klinik für Kieferorthopädie
der RWTH
Pauwelsstr. 30
52074 Aachen

Einleitung

von Bernd Koeck und Wilfried Wagner

Inhaltsübersicht

Definition	3	Stellenwert und Zielsetzung der Implantologie	5
Historische Entwicklung	3	Grundfragen der Implantatversorgung	5
Einteilung der Implantate	4	Ausblick	6
Anforderungen an ein enossales Implantat	5	Literatur	6

Einleitung

Definition

> Unter Implantologie innerhalb der Zahn-, Mund- und Kieferheilkunde versteht man die Einbringung von alloplastischem Material, meist mit dem Ziel, die Voraussetzungen für die ästhetische und funktionelle Rehabilitation zu verbessern und die physiologischen Involutionsprozesse (Resorption, Funktionsreduktion) zu vermindern.

Mit dieser Definition werden die Verbesserungen der Voraussetzungen meist für die prothetische (epithetische), d.h. kaufunktionelle Wiederherstellung als ein Ziel definiert und gleichberechtigt auch die Aspekte der prophylaktischen Funktionserhaltung als Zielkriterien implantologischer Indikationsüberlegungen deutlich gemacht.

Nicht mehr die Vermeidung möglicher Schäden nach einem Implantatverlust, sondern die unbestrittenen Vorteile der prophylaktischen und therapeutischen Auswirkung der implantologischen Therapie sind Gegenstand der Differentialüberlegungen für die Indikationsstellung innerhalb der modernen Implantologie geworden. Die ursprünglichen klassischen Indikationen (Tab. 1) wurden sehr rasch erweitert. Auch bei ungünstigen lokalen Voraussetzungen wurde nach Möglichkeiten der Indikationsausweitung gesucht. Bei den gleichzeitig guten Langzeiterfahrungen [1, 7, 18, 25, 26] wird diese Suche nach Überwindung lokaler und systemischer Indikationsgrenzen verständlich. Die Einbeziehung von *Knochentransplantaten* [20], die zunehmende Anwendung der *gesteuerten Knochenregeneration* (GBR – guided bone regeneration; GTR – guided tissue regeneration) [5, 6, 25], die operativen Weiterentwicklungen der *Nerventransposition* [9, 14, 19, 24] und der *Kieferhöhlenbodenanhebung* [2, 13, 16, 23, 25] kennzeichnen die Entwicklung der letzten Jahre.

Zu gering betont erscheint in der implantologischen Literatur dabei jedoch die kritische Auseinandersetzung mit den konventionellen chirurgischen und vor allem bewährten prothetischen Alternativen. Kaum eine andere Disziplin hat einen vergleichbar raschen und tiefgreifenden Einfluß auf die Therapie innerhalb der Zahn-, Mund- und Kieferheilkunde erlebt und damit auch fachliche und berufspolitische Turbulenzen verursacht [4, 22, 27].

Historische Entwicklung

Die Geschichte der enossalen Implantologie (Tab. 2) beginnt mit punktuellen Erfahrungsberichten in der historischen Zeit und einer vom Pioniergeist einzelner, meist in freier Praxis tätiger Zahnärzte getragenen empirischen Prüfung (STROCK; DAHL und GOLDBERG, FORMIGGINI und CHERCHEVE; LINKOW; SCIALOM; HEINRICH; PRUIN; SANDHAUS, KOCH u.a.). Zwischen 1970 und 1980 fand eine stürmische Entwicklung statt, die zur wissenschaftlich begründeten Implantologie als eine von der DGZMK 1982 anerkannten Therapie geführt hat (BRÅNEMARK; SCHROEDER; SCHULTE; TETSCH; SPIEKERMANN). Die heutige Entwicklung ist gekennzeichnet von einer mit erheblichem Aufwand nahezu grenzenlosen Indikationsausweitung und zusätzlichen immer anspruchsvolleren Erfolgskriterien bezüglich Funktion, Ästhetik und Langlebigkeit.

Gleichzeitig bleiben bei einem Teil der zahnärztlichen Kollegen scheinbar unüberwindliche Vorbehalte und Vorurteile gegenüber der sinnvollen Integration der enossalen Implantologie als zusätzliche Möglichkeit der modernen Zahnheilkunde. Dennoch hat wohl kaum eine Entwicklung innerhalb der Zahn-, Mund- und Kieferheilkunde so rasch und tiefgreifend die Therapiekonzepte nahezu aller Teil-

Tabelle 1 Einteilung der klassischen Indikationen zur Implantation.

Indikationsklasse	Indikation
Klasse 1	Einzelzahnersatz
Klasse 2	verkürzte Zahnreihe
Klasse 3	Pfeilervermehrung (weite Brückenspanne)
Klasse 4	zahnloser Kiefer

Tabelle 2 Phasen der Implantatentwicklung.

Phase 1
– Pioniergeist und Empirie
– erste klinische Erfahrungen

Phase 2
– systematische Grundlagenforschung
– gezielte klinische Anwendung

Phase 3
– klinische Prüfung (randomisierte Studien)
– breite allgemeine Anwendung

Phase 4
– Indikationsausweitung (GBR; Osteoplastik; Sinus lift)
– gestiegene Anforderungen (Ästhetik, Funktion)

disziplinen der Zahnheilkunde beeinflußt [22, 27]. Fortbildungsveranstaltungen und Lehrbücher [11, 12, 21, 25] zur Implantologie werden vielfältig angeboten und angenommen. Die Implantologie wird in die universitäre Ausbildung der Studenten an den meisten Universitäten durch eigene Vorlesungen und Kurse integriert oder in den klassischen Fächern gelehrt.

Einteilung der Implantate

Die Entwicklung der Implantologie hat zu einer großen Vielzahl unterschiedlicher Systeme [10], Methoden und Indikationen geführt, die in ihrem raschen Wandel und ständigen Modifikationen dem praktisch tätigen Kollegen unübersichtlich erscheinen müssen. Eine gewisse Übersicht kann daher die Orientierung an gewissen Gliederungsprinzipien ermöglichen, in die praktisch alle Systeme einzuordnen sind (Tab. 3).

Die erste grobe Einteilung unterscheidet *geschlossene Implantate* (unter einer intakten Epitheldecke, z.B. Hüftendoprothesen und transdentale Fixierung) von den hier dargestellten meist *offenen Implantaten*, die in der Mundhöhle transmukös die Schleimhaut perforieren und mit der keimbesiedelten Mundhöhle in Beziehung treten.

Tabelle 3 Orientierende Implantateinteilung.

Bedeckung
- offene Implantate
- geschlossene Implantate

Lage des Implantats
- intramukös
- subperiostal
- enossal

Implantatmaterial
- Metall (Titan/Tantal)
- Keramik (Al_2O_3; HA)
- Kombinationen

Implantatform
- pfostenförmig (Zylinder; Schraube)
- Extension (Blätter; Disk)

Einheilungsmodus
- einphasig (einteilig-belastet; zweiteilig-entlastet)
- zweiphasig (subgingival)

Prothetische Versorgung
- rein implantatgetragene Versorgungen
- Verbundkonstruktionen
- Deckprothesen

Lage des Implantats. Bezüglich der Lage des überwiegenden Anteils des Implantates im Gewebe hat sich die *enossale Implantation* mit einem auch funktionell belastbaren, direkten knöchernen Kontakt *(ankylotische Einheilung)* durchgesetzt, was von BRÅNEMARK auch als *Osseointegration* bezeichnet wurde. Aus pathohistologischer Sicht wird diese Form der Einheilung von DONATH als besondere, dem Knochen eigene Form der Fremdkörperreaktion (Extraterritorialisierung, Abgrenzung) angesprochen, die lediglich zur Implantatstabilisierung und Krafteinleitung sinnvoll genutzt wird [8]. Diese ankylotische Knochenanlagerung gilt als die z.Z. optimale Einheilungsform enossaler Implantate und wird durch eine schonende Lagerpräparation, Vermeidung von Relativbewegungen und entlastete Einheilungen angestrebt. Subperiostale Implantate oder gar intramuköse Implantate mit einer immer auftretenden bindegewebig, narbigen Einheilung werden nur noch in seltenen Ausnahmeindikationen angewandt.

Material. Als Material wird ganz überwiegend *Titan* mit unterschiedlichen Oberflächenmodifikationen eingesetzt. Hydroxylapatit-Beschichtungen werden wegen der mangelnden biologischen Stabilität trotz experimentell belegbarer Vorzüge in der Knochenreaktion [28] in ihrem klinischen Wert eher kritisch diskutiert [29].

Form. Bezüglich der Form besteht ein deutlicher Trend zu *rotationssymmetrischen, pfostenförmigen Implantaten*, die als zylindrische Grundform oder als Schrauben mit vielfältigen Gewindeformen angeboten werden. Blattförmige, sogenannte Extensionsimplantate haben trotz ihrer großen historischen Bedeutung und einer weltweit durchaus noch großen Verbreitung einen zunehmend geringeren Indikationsraum, der auf Situationen mit einem reduzierten Knochenangebot eingeschränkt wird und durch die modernen augmentativen Verfahren (Knochenanlagerung; GBR) zunehmend verdrängt wird.

Einheilungsmodus. Der Einheilungsmodus kann *zweiphasig* (subgingival, d.h. gedeckt) und *einphasig* (transgingival) sein, wobei bei der transgingivalen Einheilung noch eine primäre Belastung von der entlasteten Einheilung differenziert werden muß. Es ist weltweit ein deutlicher Trend zur *entlasteten Einheilung* zu verzeichnen, wobei die Vorteile der sub- und transgingivalen Einheilung individuell in Abhängigkeit von den lokalen Voraussetzungen nutzbar erscheinen.

Prothetische Versorgung. Zunehmend werden *präfabrizierte* prothetische Aufbauteile mit hohen Anforderungen an die Paßgenauigkeit (Präzision) verwendet, wobei rein implantatgetragene Steg- und Brückenversorgungen von kombinierten Konzepten (Verbundkonstruktionen) unter Einbeziehung der natürlichen Restbezahnung unterschieden werden können.

Anforderungen an ein enossales Implantat

- *Funktionalität:* Das Implantat soll den verlorengegangenen Zahn funktionell ersetzen.
- *Langlebigkeit:* Das Implantat soll ähnlich lang erhalten werden wie die umgebenden Gewebestrukturen.
- *Schadlosigkeit:* Die umgebenden Gewebe dürfen ebenso wie der Gesamtorganismus nicht geschädigt werden, wobei das Implantat prinzipiell wie der natürliche Zahn im Umgebungsfeld von Epithel, subepithelialem Bindegewebe und Knochen mit den darin enthaltenen Nerven- und Gefäßstrukturen in Interaktion steht [17].
- *Entfernbarkeit:* Eine weitere wichtige Forderung betrifft die schonende Entfernbarkeit, die ohne wesentliche Defekte und mit möglichst günstigen Voraussetzungen für die nachfolgende Versorgung durchführbar sein soll.
- *Erhalt der Umgebungsstrukturen:* Im günstigsten Fall soll das Implantat als funktioneller Reiz zum Erhalt der Umgebungsstrukturen beitragen und die Inaktivitätsatrophie bzw. Involution aufhalten oder verzögern.

Klinische Erfahrung und Grundlagenforschung haben in den letzten 20 Jahren zu einer zunehmenden gemeinsamen Entwicklungsrichtung in der enossalen Implantologie geführt:

- gewebeverträgliche und mechanisch ausreichend stabile Werkstoffe (meist Titan)
- rotationssymmetrisches Design und Oberflächenstrukturierung (Makro- und Mikroretentionen)
- genormte und schonende Lagerpräparation
- zweiphasige Systeme und entlastete Einheilung
- präzise Übertragungssysteme und variable, genormte Aufbauteile)

Stellenwert und Zielsetzung der Implantologie

Der Stellenwert der Implantologie innerhalb der therapeutischen Überlegungen in der Zahn-, Mund- und Kieferheilkunde wird sehr divergent beurteilt, wobei die durchaus unterschiedlichen Erfahrungen in Ausbildung und praktischer Tätigkeit der Behandler diese Unterschiede gut erklären. Während ein Teil der Kollegen die Indikation für enossale Implantate nur sehen, wenn konventionelle prothetische Lösungen nicht oder nur wesentlich schlechter möglich sind, sehen andere Kollegen die Vermeidung eines herausnehmbaren Zahnersatzes mit allen Methoden der modernen Implantologie inklusive der Nerventransposition, Kieferhöhlenbodenanhebung und Osteoplastik als Grundlage ihrer Therapieüberlegungen.

Tabelle 4 Ziele der modernen Implantologie.

Verbesserung der Kaufunktion	⇒ Stabilisierung der Prothese
Vermeidung der Prothese	⇒ festsitzender Zahnersatz
Schonung von Zahnsubstanz	⇒ Vermeidung von Kronen
Strukturerhalt	⇒ Resorptionsprophylaxe

Auch in der Zielsetzung der therapeutischen Überlegungen (Tab. 4) finden sich neben dem Ansatz einer größtmöglichen Schadensbegrenzung im Verlustfall *(nihil nocere)* mit einer möglichst geringen Implantatanzahl und geringer Implantatdimension eher prophylaktische Ansätze im Sinne einer resorptionsverhindernden, funktionellen Implantologie mit einer großen Implantatzahl, frühzeitiger Implantation und relativ großen Implantatkörpern.

Sicherlich müssen die Überlegungen beider Extrempositionen im jeweils individuellen Fall berücksichtigt werden, wobei konkret meist durch individuelle Faktoren auf seiten sowohl des Patienten als auch des Behandlers die Therapieentscheidung getroffen wird. Bei der Wertung einer Therapie mit Hilfe enossaler Implantate müssen darüber hinaus *sozialmedizinische Aspekte* stets neu bedacht und diskutiert werden, die aber im Rahmen dieses Buches ebenso wie die berufspolitische Einordnung bewußt ausgespart bleiben. Hierzu gehören die Finanzierbarkeit für Patienten und Behandler, die Frage der Wirtschaftlichkeit und das Ausmaß der sozialmedizinischen Absicherung.

Grundfragen der Implantatversorgung

Bei der Entscheidungsfindung zur Implantatversorgung werden sich immer wieder die gleichen Kern-

Tabelle 5 Entscheidungsfindung bei geplanter implantologischer Versorgung.

Indikation
Voraussetzungen
– lokal
– allgemeinmedizinisch
– sozial
Konzept
– prothetisches Konzept
– Implantatauswahl
– Implantatanzahl
– Implantatort
Zusatztherapie
– GBR
– Sinus lift
– Nerventransposition
– Transplantat

fragen stellen, die vor jeder Implantation beantwortet werden müssen (Tab. 5). Zunächst muß die erste Frage, ob ein Implantat überhaupt sinnvoll (indiziert) ist, bejaht werden. Danach muß die ebenso wichtige Frage geklärt werden, ob das Implantat möglich ist (Voraussetzungen). Erst wenn diese beiden Kernfragen eindeutig beantwortet sind, kann bei entsprechender Zustimmung des Patienten für diese Therapieform die Detailplanung bezüglich Konzept und Realisierung erfolgen.

Ausblick

Die enossale Implantologie hat die zahnärztlichen Therapiemöglichkeiten erheblich erweitert und teilweise zu einem neuen Denken bezüglich der Therapiealternativen (Indikationsstellung) und den Versorgungszielen nach einem Zahnverlust geführt. Strukturerhaltung (Nachbarzähne; Knochenangebot; Weichteile) und Funktionsverbesserungen können gemeinsam die Vorteile der Therapiekonzepte unter Einbeziehung der enossalen Implantate belegen.

Dabei soll keineswegs der Eindruck entstehen, daß die konventionellen und bewährten prothetischen Versorgungskonzepte überholt bzw. nicht funktionstüchtig und damit überflüssig geworden sind. Ein Großteil der zahnlosen Patienten (ca. 50%) ist mit der adäquaten prothetischen Versorgung hoch zufrieden oder scheut die operativen bzw. finanziellen Belastungen und Risiken einer Implantation (ca. 70%) [15]. Dennoch wird bei einem zunehmend hohen Anteil an älteren Menschen und einer gleichzeitig kritischen Einstellung junger Patienten zum herausnehmbaren Zahnersatz der Bedarf an Implantaten kontinuierlich zunehmen, insbesondere, wenn der prophylaktische Aspekt der Strukturerhaltung durch Funktionseinleitung weiter belegt werden kann.

Die Entwicklung der Implantologie muß als relativ junger Teilaspekt der Zahn-, Mund- und Kieferheilkunde soziale, berufspolitische, wissenschaftliche und individuelle Aspekte des einzelnen Patienten integrieren, worin ihr Reiz, aber auch ihr Problem besteht. Die Spannungen der sozialen Aspekte einer im individuellen Fall finanziell oft unerschwinglichen, allumfassenden Rehabilitation (high tech) und der am sozial vertretbaren Versorgungsbedürfnis der Bevölkerung orientierten Grundversorgung müssen auch im Bereich der Implantologie ertragen und entwickelt werden.

Für die konkrete Anwendung und eigenständige Durchführung der chirurgischen und prothetischen implantologischen Therapie darf darüber hinaus eine entsprechend fundierte Aus-, Fort- oder Weiterbildung in den speziellen Aspekten dieser Therapieform auch unter den modernen Aspekten der Qualitätssicherung erwartet werden.

Fortbildung und die Einbeziehung der Möglichkeiten der Implantologie bei der Indikationsabwägung und Patienteninformation ist heute jedoch Aufgabe von jedem Kollegen in der Zahn-, Mund- und Kieferheilkunde.

Literatur

[1] Adell, R., Lekholm, U., Rockler, B., Branemark, P.I.: A 15-year study of osseointegrated implants in the treatment of the endentulous jaw. Int. J. oral Surg. 10 (1986), 387.
[2] Boyne, P.J., James, R.A.: Grafting of the maxillary sinus floor with autogenous marrow and bone. J. Oral Surg. 38 (1980), 613.
[3] Brinkmann, E.: Indikation zur enossalen Implantation. Dtsch. Zahnärztl. Z. 31 (1976), 557.
[4] Brinkmann, E., Briant, R., Ehrl, P.A., Hartmann, H.-J., Kümmerle, U., Streckbein, R.: Die Standortbestimmung der zahnärztlichen Implantologie aus der Sicht des niedergelassenen implantologisch tätigen Zahnarztes. ZMK 7 (1991), 2.
[5] Buser, D., Hirt, H.-P., Dula, K., Berthold, H.: Membrantechnik/Orale Implantologie. Gleichzeitige Anwendung von Membranen bei Implantaten mit periimplantären Knochendefekten. Schweiz. Monatsschr. Zahnmed. 102 (1992), 1491.

[6] Buser, D., Dahlin, C., Schenk, R.K.: Guided Bone Regeneration In Implant Dentistry. Quintessenz, Berlin 1994.

[7] Dietrich, U., Lippold, R., Dirmeier, T., Behneke, N., Wagner, W.: Statistische Ergebnisse zur Implantatprognose am Beispiel von 2017 IMZ-Implantaten unterschiedlicher Indikation der letzten 13 Jahre. Z. Zahnärztl. Implantol. 9 (1993), 9.

[8] Donath, K., Laaß, M., Günzl, H.-J.: The histopathology of different foreign-body reactions in oral soft tissue and bone tissue. Virch. Arch. A 420 (1992), 131.

[9] Ehrenfeld, M., Roser, M., Cornelius, C.P., Altenmüller, E.: Ergebnisse nach Lateralisation des Nervus alveolaris inferior. Dtsch. Zahnärztl. Z. 49 (1994), 71.

[10] Ehrl, P.A., Müller: Implantatregister. In: Hartmann, H.-J. (Hrsg.): Aktueller Stand der zahnärztlichen Implantologie. Spitta, Balingen 1994.

[11] Fallschüssel, G.K.H.: Zahnärztliche Implantologie. Quintessenz, Berlin 1986.

[12] Hartmann, H.-H.: Aktueller Stand der zahnärztlichen Implantologie. Spitta, Balingen 1993.

[13] Hirsch, J.M., Ericsson, I.: Maxillary sinus augmentation using mandibular bone grafts and simultaneous installation of implants. A surgical technique. Clin. Oral Impl. Res. 2 (1991), 91.

[14] Hoffmeister, B., Kreusch, T., Kirsch, A.: Innervationsstörungen nach präprothetischen Eingriffen und Implantaten im Unterkiefer. Dtsch. Zahnärztl. Z. 49 (1994), 67.

[15] Hofmann, M.: Zum Standard der Versorgung des zahnlosen Unterkiefers. Dtsch. Zahnärztl. Z. 49 (1994), 660.

[16] Hotz, W.: Die subantrale Augmentation mit homologem Knochen zur Schaffung eines stabilen enossalen Implantatlagers. ZMK 6 (1991), 6.

[17] Nentwig, G.-H.: Zahnärztliche Implantologie heute – am Beispiel des Ankylos-Systems. Zahnarzt Magazin 6 (1994), 28.

[18] Richter, E.-J., Jansen, V.K., Spiekermann, H., Jovanovic, S.A.: Langzeitergebnisse von IMZ- und TPS-Implantaten im interforaminalen Bereich des zahnlosen Unterkiefers. Dtsch. Zahnärztl. Z. 47 (1992), 449.

[19] Rosenquist, B.: Implant placement in combination with nerve transpositioning: experiences with the first 100 cases. Int. J. Oral Maxillofac. Implants 9 (1994), 522.

[20] Schliephake, H., Neukam, F.W., Scheller, H., Bothe, K.J.: Local ridge augmentation using bone grafts and osseointegrated implants in the rehabilitation of partial edentulism: preliminary results. Int. J. Oral Maxillofac. Implants 9 (1994), 557.

[21] Schroeder, A., Sutter, F., Buser, D., Krekeler, G.: Orale Implantologie Allgemeine Grundlagen und ITI-System. Thieme, Stuttgart–New York 1994.

[22] Schulte, W.: Implantologie heute und morgen. In: GOI (Hrsg.): Jahrbuch für Orale Implantologie, S. 13. Quintessenz, Berlin 1994.

[23] Small, S.A., Zinner, I.D., Panno, F.V., Sharpiro, H.J., Stein, J.I.: Augmenting the maxillary sinus for implants: report of 27 patients. Int. J. Oral Maxillofac. Implants 8 (1993), 523.

[24] Smiler, D.G.: Repositioning the inferior alveolar nerve for placement of endosseous implants: technical note. Int. J. Oral Maxillofac. Implants 8 (1993), 145.

[25] Spiekermann, H.: Implantologie. In: Rateitschak, K.H., Wolf, H.F. (Hrsg.): Farbatlanten der Zahnmedizin, Bd. 10. Thieme, Stuttgart–New York 1994.

[26] Tetsch, P.: Enossale Implantationen in der Zahnheilkunde. Hanser, München–Wien 1991.

[27] Tetsch, P., Ackermann, K.L., Behneke, N., Galandi, M., Geis-Gerstorfer, J., Kerschbaum, T., Krämer, A., Krekeler, G., Nentwig, G.H., Richter, E.J., Schulte, W., Spiekermann, H., Strunz, V., Wagner, W., Watzek, G., Weber, H.: Konsensus-Konferenz zur Implantologie, 18.10.1989 in Mainz. Z. Zahnärztl. Implant. VI (1990), 5.

[28] Wagner, W., Wahlmann, U.W., Jänicke, S.: Morphometrischer Vergleich der Knochenreaktion auf Tricalciumphosphat, Hydroxylapatit und Ceravital. Dtsch. Zahnärztl. Z. 43 (1988), 108.

[29] Wahlmann, U.W., Wagner, W., Stender, E.: Experimentelle Untersuchung zur Stabilität der HA-Beschichtung von Titanimplantaten im Weichteillager. Z. Zahnärztl. Implant. IX (1993), 91.

Implantatmaterialien

von Hermann-Josef Schmitz, Ralf Kettner und Serdar Eren

Inhaltsübersicht

Einleitung 11
   Begriffe und Definitionen 11
   Biologische Materialien 11
   Alloplastische Materialien 12
   Anforderungen an Implantat-
   materialien 13
   Reaktionen am Interface und Implantat-
   einheilung 13
   Patientenimmanente Faktoren 15
   Implantatabhängige Faktoren 15
   Iatrogene Faktoren 20

Metallische Implantatmaterialien 21
   Titan und Titanlegierungen 21
   Nicht-Titan-Metalle 21
Keramische Implantatmaterialien 22
Verbundmaterialien 23
   Plasma-Spritzverfahren 23
   Ablösen der Beschichtung 24
   Optimierung der Beschichtung 24
   Beschichtungsdicke 25
Schlußbemerkungen 26
Literatur 26

Einleitung

Die Geschichte der alloplastischen Materialien beginnt im 4. Jahrhundert vor Christus mit dem Versuch, in eine leere Zahnalveole „Kunstzähne" aus Stein, Holz oder Gold oder Tierzähne zu „implantieren" (s. S. 3f.) [23]. Erst Anfang des 18. Jahrhunderts wurden dann die Versuche wieder mit wurzelförmigen Goldimplantaten durch MAGGIOLO aufgenommen [128]. Schließlich gelang es der oralen Implantologie in den letzten beiden Jahrzehnten, nicht zuletzt durch die Arbeiten BRÅNEMARKS und anderer [17], sich unter den Methoden der „Chirurgischen Zahnerhaltung" zu etablieren. Grund für diese relativ späte Entwicklung ist u.a. die Tatsache, daß zunächst viele Verfahren auf reiner Empirie beruhten und die Industrie die Entwicklungen noch nicht katalysierte.

Der heutige Stand der zahnärztlichen Implantologie wurde über eine Vielzahl von Konzepten, Materialien und Formen erreicht. Trotz allem Fortschritt gilt auch heute noch, daß Implantate für den Organismus Fremdkörper darstellen, die mehr oder weniger gut inkorporiert werden [50, 75].

In den letzten Jahrzehnten wurde eine fast unübersehbare Vielzahl von Implantationsverfahren entwickelt und praktisch angewendet, wobei aus vielen Gründen lediglich das „enossale Implantat" eine Zukunft zu haben scheint. Unter enossalen Implantaten sind in diesem Zusammenhang Implantate zu verstehen, die mit einem zahnwurzelähnlichen, lastübertragenden Element direkt in den Knochen eingebracht und in diesem verankert werden.

Begriffe und Definitionen

Biologische Materialien

Bei Materialien biologischer Herkunft (Transplantate) besitzt eine Einteilung Gültigkeit, die die Relation Spender zu Empfänger aus immunologischer Sicht berücksichtigt (Tab. 1). Sämtliche anorganischen Stoffe fallen unter die Kategorie der alloplastischen Materialien (Kunstknochen, Kunstzähne).

Die Verwendung autogener oder allogener Transplantate zum Ersatz von Hartgeweben gilt als ein praktikables und bewährtes Vorgehen [65, 114]. Je nach Größe und Revaskularisierung wird ein *autogenes* Knochentransplantat initial gänzlich oder teilweise nekrotisch, dennoch knöchern inkorporiert und schließlich im Rahmen des Knochenremodellings durch neugebildeten Knochen ersetzt [12, 22, 98, 99, 124].

Erhebliche Nachteile bei der Benutzung von autogenem Material liegen in der begrenzten Verfügbarkeit des Materials und in der erhöhten zusätzlichen Morbidität an der Entnahmestelle, da dieses Material in der Regel über einen separaten operativen Zugang gewonnen werden muß (z.B. aus der Beckenkammregion oder bei geringerem Mengenbedarf intraoral aus dem Tuber- oder Kinnbereich).

Allogene Transplantate werden von Knochenbanken von Fremdspendern als Knochenteile und z.T. als demineralisierte gefriergetrocknete Knochenpartikel (Demin. fresh frozen bone o.ä.) angeboten, die eine osteoinduktive Wirkung zumindest experimentell entfalten können. Wegen immunologischer Probleme (Bildung von Isoantikörpern), ihrer unsicheren Wirkung (inhomogene Chargenzusammensetzung), der nicht mit letzter Sicherheit auszuschließenden Infektiosität (Prionen oder Viren) und auch noch ungeklärten Fragen (Zulassung und Haftung) sollte eine äußerst kritische Indikationsstellung erfolgen. Dies ist um so mehr erforderlich, da es sich hier im allgemeinen um einen Wahleingriff handelt, für den auch alternative Behandlungsmethoden zur Verfügung stehen.

Ähnlich verhält sich die Knochenapposition am *xenogenen*, devitalisierten und enteiweißten Knochen („Kieler Knochenspan") [9, 82, 83], der ebenfalls zunächst im Sinne der Bruchheilung knöchern inkorporiert und dann im Rahmen des Remodellings durch neugebildeten Knochen ersetzt wird.

Durch zusätzliche Keramisierung (Brennvorgänge) wurden makroporöse Hydroxylapatitformkörper bzw. Granulate entwickelt (Endobone®, Bios®), die

Tabelle 1 Einteilung der Materialien biologischer Herkunft bezüglich der Relation Spender zu Empfänger.

neue Nomenklatur	alte Nomenklatur	Relation Spender : Empfänger	Beispiele
autogen	autolog	vom selben Individuum	Zahn-, Knorpel-, Knochentransplantate
allogen	homolog	Material von einem genetisch differenten Individuum derselben Spezies	Knochenteile, FFB
xenogen	hetereolog	Material von einer anderen Spezies	Bios®, Endobone®, Kieler Span

damit am Übergang zu den alloplastischen Materialien entstehen.

Alloplastische Materialien

Alloplastische (d.h. körperfremde, künstliche, synthetische) Materialien, wie z.B. Kunststoffe, Metalle und Keramiken, sind nahezu unbegrenzt industriell herstellbar und im Vertrieb. Viele Prozesse der Interaktion zwischen solchen alloplastischen Materialien und dem humanen biologischen System des menschlichen Organismus sind uns bis dato allerdings noch verschlossen. Ebenso existieren bis heute keine verbindlichen, standardisierten Test- und Bewertungsverfahren zur Erprobung dieser Implantatmaterialien. Sowohl bei der Konzeption der Versuche als auch bei der Interpretation der Ergebnisse gibt es zwischen den einzelnen Arbeitsgruppen keine einheitliche Vorgehensweise. Hinzu kommt, daß die in der Literatur benutzten Klassifizierungen, Terminologien und Definitionen bezüglich der biologischen Akzeptanz von alloplastischen Materialien teilweise unpräzise und verwirrend sind. Die European Society for Biomaterials (ESB) bemühte sich 1986 durch eine *Konsensus-Konferenz* um Vereinheitlichung der Definitionen durch Bewertung und Begriffsbestimmung zumindest einiger in der Literatur geläufigen Begriffe [131]:

Definitionen der Konsensus-Konferenz der ESB. Folgende wichtige Definitionen konnten u.a. verabschiedet werden:

- *Biomaterial* („biomaterial"): Ein nicht lebendes Material, eingesetzt als Komponente eines „medical device", mit dem Ziel der Interaktion mit biologischen Systemen.
- *Implantat* („implant"): Jedes „medical device", das aus einem oder mehreren Materialien besteht und produziert wurde, um es in den Körper einzubringen. Dabei wird es komplett oder in Teilbereichen unter eine epitheliale Oberfläche gebracht.
- *Bioaktives Material* („bioactive material"): „A material which has been designed to induce specific biological activity" [131].

Da jedoch weiterhin in der Literatur auch von den älteren Begriffen vielfach als Synonyma reichlich Gebrauch gemacht wird, sollen einige wichtige Begriffe und Einteilungen alloplastischer Materialien vorgestellt werden, um die Begrifflichkeit zu vereinfachen.

Osseointegration. Auf der Grundlage einer licht- und elektronenmikroskopischen Evaluierung an unbelastet eingeheilten Reintitan-Implantaten wurde von BRÅNEMARK der Begriff Osseointegration geprägt [17]. Hierunter wird definitionsgemäß „ein direkter funktioneller und struktureller Verbund zwischen dem organisierten, lebenden Knochengewebe und der Oberfläche eines belasteten Implantates" verstanden [17]. Da der Ausdruck fast ausschließlich von einer einzigen Arbeitsgruppe zum wissenschaftlichen Begriff erhoben, von vielen anderen jedoch mehr klinisch benutzt wird, konnte er bei der Konsensus-Konferenz nicht in die Kategorie der bevorzugten Begriffe eingeordnet werden [131]. Ebenso muß erwähnt werden, daß ein „Verbund" im eigentlichen Sinne hier nicht erreicht wird.

Das Phänomen des direkten Implantatknochenübergangs wurde fast zeitgleich auch an belasteten Titanplasmaflame beschichteten Implantaten von A. SCHRÖDER untersucht und analog der Einheilung replantierter Zähne als „funktionelle Ankylose" bezeichnet.

Einteilung von OSBORN. Zur Einteilung der Vorgänge am Knochen–Implantat-Interface schlug OSBORN 1979 folgende Einteilung vor [95]:

- Bei biotoleranten Materialien, wie z.B. Knochenzementen und Stahl, besteht eine sogenannte *Distanzosteogenese*. Typischerweise wird hierbei eine unterschiedliche dicke, faserreiche Binde-

Tabelle 2 Klassifizierung der Implantatwerkstoffe nach dem Reaktionsmodus des knöchernen Lagergewebes [95].

Werkstoffklasse	Reaktion des Implantatlagers	Biodynamik
Knochenzement stainless steel	Distanzosteogenese	„biotolerant"
Al₂O₃-Keramik Kohlenstoff-Werkstoffe	Kontaktosteogenese	„bioinert"
Ca-P-Keramiken Bioglas, HAK	Verbundosteogenese	„bioaktiv"

gewebsmembran an der Grenzfläche zwischen Implantat und Knochen gefunden.
- Bioinerte Materialien wie Al$_2$O$_3$-Keramiken sollen durch *Kontaktosteogenese* und
- bioaktive Implantate (z.B. Kalziumphosphatkeramiken, Glaskeramiken) durch *Verbundosteogenese* mit Ausbildung eines physikochemischen Verbundes zwischen Implantat und Knochen inkorporiert werden (Tab. 2).

Diese Begriffe konnten sich jedoch ebenfalls nicht einheitlich durchsetzen. Auf der Konsensus-Konferenz wurde 1986 zudem vorgeschlagen, den Begriff „bioinert" nicht weiter zu benutzen [131], da kein Material im physiologischen Milieu wirklich völlig inert ist.

Histologische Einteilung nach GROSS und STRUNZ

(Tab. 3) [52, 122]. *Titan* wird der Gruppe III zugeordnet, einer Materialgruppe, die als bioinert zu bezeichnen ist. Zu dieser Gruppe gehören mit Einschränkungen die Kobalt-Chrom-Legierungen, Titan, Tantal, LTI-Carbon und die Al$_2$O$_3$-Keramiken, die lediglich einen relativ engen Knochenkontakt aufweisen, der Druckkräften und partiell auch Scherkräften standhält. Einer Zugbelastung im engen Sinne, d.h. einer Belastung im rechten Winkel zur angewachsenen Fläche, hält die Knochen-Implantat-Grenzschicht bei diesen Materialien nicht stand, wenn mechanische Unterschnitte fehlen.

Plasma-beschichtetes Titan wird in die Gruppe IV „Knochenkontakt" eingeordnet, wobei aufgrund mechanischer Unterschnitte bei den Plasma-beschichteten Titanimplantaten sowohl Druck-, Scher- als auch Zugkräfte meßbar sind.

Anforderungen an Implantatmaterialien

An Implantatmaterialien werden zahlreiche Forderungen gestellt, damit diese zweckgebunden eingesetzt werden können. Die wichtigsten sind:

- weder lokale noch systemische Toxizität
- keine Antigenität
- keine karzinogene Aktivität
- Formstabilität und mechanische Belastbarkeit
- fertigungstechnisch erprobt bei akzeptablen Kosten
- Sterilisierbarkeit
- geringe Korrosionsanfälligkeit
- Röntgennachweisbarkeit

Bei *abbaubaren Implantatmaterialien*, wie z.B. Kalziumphosphatkeramiken, muß die Abbaurate entsprechend dem Einsatzgebiet optimiert werden. So wird bei Beschichtungen eine möglichst geringe Resorptionsrate gefordert. Bei Granulaten hingegen, die z.B. zum Füllen von Zystenhöhlen im Knochen verwendet werden, ist eine rasche Resorbierbarkeit erwünscht, damit das Material möglichst komplett durch vitalen Knochen ersetzt werden kann.

Reaktionen am Interface und Implantateinheilung

Es gilt als erwiesen, daß bei der Einheilung eines Im-

Tabelle 3 Einteilung der Implantatmaterialien (nach [122]).

Klasse	Alloplastische Implantatmaterialien	Typ des histologischen Befundes am Interface	Druck-festigkeit	Scher-festigkeit	Zug-festigkeit
I	Stahl Acrylat, Polymere	fibröse Narbe (bindegewebige Umscheidung)	0	0	0
II	Stahl Acrylat Al$_2$O$_3$-Keramik	Osteoidkontakt Chondroidkontakt	(+)	0	0
III	Stahl, Titan, Tantal Al$_2$O$_3$-Keramik LTI-Carbon	Kontakt zwischen Knochen und Implantatoberfläche	+	(+)	0
IV	Titanplasma-beschichtetes Titan	Knochenkontakt	+	+	+
V	Biogläser, TCP Glaskeramiken gesinterter Apatit	physiko-chemischer Knochenverbund	+	+	+

plantates in ein passend gebohrtes Implantatlager vergleichbare Phänomene wie bei der regulären Knochenbruchheilung stattfinden [74, 75]. Direkt nach der Implantation eines mit „press fit" *(Klemmpassung)* eingebrachten Implantats hat ultrastrukturell zunächst dennoch nur ein relativ geringer Anteil der Implantatoberfläche direkten Kontakt mit vorhandenem Knochen. Zwischen der restlichen Implantatoberfläche und den Trabekeln besteht ein unterschiedlich großer *Spaltraum*, der zunächst mit durch das Bohrtrauma freigesetztem Blut sowie mit Zelldetritus, bestehend aus frakturierten Trabekeln, Knochenmarksanteilen etc., gefüllt wird. Es kommt zur Bildung eines *Blutkoagulums* durch Ausbildung eines Fibrinnetzes mit Einlagerung der zellulären Blutbestandteile. Durch das Einsprossen von Kapillaren wird das Koagulum organisiert.

Ein Teil der durch das Bohrtrauma freigesetzten Bauelemente des Knochens fällt einer Nekrose anheim und wird durch Makrophagen, mehrkernige Riesenzellen, Osteoklasten etc. aus dem periimplantären Spalt entfernt. Zeitgleich beginnen in dieser Frühphase der knöchernen Einheilung die proliferativen Wundheilungsvorgänge aus dem vitalen, randständigen Knochen.

Im Bereich der *Knochenwunde* kommt es in Abhängigkeit von der periimplantären Spaltbreite zu zwei unterschiedlich ablaufenden Reparationsvorgängen:

- Bis zu einem Grenzwert von ca. 200–700 μm ist eine direkte Überbrückung der Defekte mit Lamellenknochen durch die Neubildung von Osteonen (HAVERSsche Systeme) möglich (sog. *primäre Frakturheilung*). In diesem Lamellenknochen sind Osteoblasten über feine Ausläufer zu einem quasi epithelialen Verband zusammengeschlossen. Sie lagern lamellär geschichtetes Osteoid (unverkalkte Matrix) ab. Die mit verschiedenen Markierungsverfahren ermittelte Matrixproduktion beläuft sich auf ca. 1 μm pro Tag (sog. *Appositionsrate* nach FROST) [44]. Mineralisationsvorgänge dieser Matrix bzw. dieses noch jungen, nichtmineralisierten Knochens setzen erst nach einer „Reifungsperiode" von ca. 8–10 Tagen ein.
- In größeren Defekten (> 700 μm) oder bei Mikrobewegungen im Spaltbereich wird dagegen innerhalb von 1–2 Wochen zuerst ein gefäß- und zellreiches Keimgewebe gebildet (sog. *Kallus*), das sekundär durch Einlagerung von Kalksalzen mineralisiert wird. Hierbei entsteht typischerweise ein Faserknochen, der erst später zum Teil durch lamellären Knochen ersetzt wird. Dieser Faserknochen ist morphologisch durch das Fehlen einer Lamellenstruktur gekennzeichnet. Submikroskopisch bilden kollagene Fibrillen ein ungeordnetes Geflecht, weshalb dieser Knochen auch *Geflechtknochen* (woven bone) genannt wird. Er ist außerdem sehr reich an Osteozyten.

Faserknochen wird viel rascher gebildet, und die Zeitspanne zwischen Osteoidproduktion und Mineralisation ist sehr kurz. Die Faserknochenbildung kann überall dort gefunden werden, wo eine rasche, raumgreifende Knochenbildung erforderlich ist, wie z.B. in bestimmten Arealen während der Fetalzeit, bei einem raschen periostalen Dickenwachstum und bei der Kallusbildung. Die Schnelligkeit, mit der durch die Bildung derartiger Trabekelfachwerke auch größere zylindrische Defekte überbrückt werden können, ist erstaunlich. Innerhalb einer Woche können so Bohrlöcher bis zu einem Durchmesser von 0,7 mm mit einem zarten Fachwerk aus Faserknochen verbalkt werden. Die intertrabekulären Räume, deren Lichtung in der Größenordnung von 150–200 μm liegt, werden schließlich durch konzentrisch geschichteten Lamellenknochen bis zum Durchmesser von typischen Gefäßkanälen eingeengt.

Die histologischen Phänomene der primären Knochenbruchheilung sind durch SCHENK und WILLENEGGER beschrieben worden [105, 106, 107]. Übereinstimmend zeigte sich, daß die Knochenbildung unmittelbar nach der Defektsetzung beginnt, d.h., ohne daß vorher eine osteoklastische Resorptionsphase durchlaufen wird. Diese Feststellung steht in gewissem Widerspruch zu den Ansichten verschiedener Autoren, nach denen jeder Knochenneubildung eine Knochenresorption vorangehen soll [44, 102].

Bei der ossären Integration eines Implantates sind folgende Faktoren entscheidend für Art und Ablauf der Einheilung:

- *patientenimmanente Faktoren* (host factor): z.B. Alter, Knochenqualität, Metabolismus, Mundhygiene, Belastungssituation
- *implantatabhängige Faktoren* (material factor)
  – physiko-chemische Faktoren: Implantatmaterialzusammensetzung, -oberflächeneigenschaften
  – mechanisch-physikalische Faktoren: Mikro- und Makrostrukturierung der Implantate (s. S. 55ff. und 75ff.)
- *iatrogene Faktoren*
  – prä- und intraoperativ: z.B. Ausmaß der Traumatisierung, Primärstabilität des Implantates, Positionierung der Implantate
  – postoperativ: z.B. Makro- und Mikrobewegungen in der Einheilungsphase, Nachsorge, Beachtung von Einheilungsregimen

Patientenimmanente Faktoren

Die ossäre Integration eines Implantates hängt maßgeblich von der Präsenz eines vitalen, funktionsfähigen Knochenlagers ab. Bei vorgeschädigtem Knochen (z.B. bei Knochenmarkserkrankungen, Mineralisationsstörungen, Entzündungsvorgängen) ist ein Einheilen eines Implantates zwar möglich, jedoch mit erhöhtem Verlustrisiko belastet. Das gleiche gilt für die Implantation sowohl in ein transplantiertes als auch in ein vorbestrahltes Knochenlager [11, 30, 31, 33, 39, 63, 68, 127].

Zusätzlich können Narbenbildungen, Weichteilprobleme sowie Xerostomie als erschwerende Faktoren hinzukommen, die aber gleichzeitig wiederum nur eine prothetische Versorgung des Patienten mit Hilfe von Implantaten zulassen [30, 31, 76, 127]. Bei primären Implantationen, d.h. Einbringen der Implantate beim rekonstruktiven Eingriff selbst, ist darüber hinaus eine gute Primärstabilität häufig nur schwer zu erreichen [30, 63]. Mikrochirurgisch anastomosierte Knochentransplantate weisen in diesem Zusammenhang aufgrund der primär wesentlich besseren Knochenvaskularisation deutlich günstigere Voraussetzungen für eine Implantateinbringung und -einheilung auf als freie, nicht vaskularisierte Transplantate [33, 103].

Implantatabhängige Faktoren

Zu den implantatabhängigen Faktoren zählen zum einen die *chemische Zusammensetzung* des Implantatgrundkörpers bzw. der Implantatoberfläche, die nach der Implantation im direkten Knochenkontakt steht. Zum anderen spielt die *Strukturierung der Implantatoberfläche* im mikroskopischen sowie im makroskopischen Bereich eine wichtige Rolle (s. S. 61f. und 78).

Unter dem Begriff „*interface*" ist die Berührungsebene zwischen dem Implantat und dem Wirtsorganismus (host) zu verstehen. Die nach der Implantation ablaufenden Vorgänge an diesem sogenannten Interface sind Gegenstand zahlreicher Untersuchungen. Bereits 1971 teilten HENCH et al. die Wechselwirkungen im Bereich des Knochen-Implantat-Interface in drei Gruppen ein [58]:

– mechanische Bindungsmechanismen
– physikalische Bindungsmechanismen
– chemische Bindungsmechanismen

Mechanische Bindungsmechanismen. Die Vermittlung der mechanischen Bindungskräfte erfolgt über die *makroskopische Strukturierung* der Implantatoberfläche. Nach SKALAK können bei einem engen Knochen-Implantat-Kontakt mit Gewinde versehene Implantate im Gegensatz zu glatten Implantaten Scherkräfte übertragen, ohne daß ein chemischer Implantat-Knochen-Verbund postuliert werden muß [116]. Relativ hohe Kräfte können so durch dichte Knochenapposition auf das Implantat übertragen werden, wobei das Interface in erster Linie auf Kompression belastet wird. Bei der Ausbildung von Weichgewebe im Bereich des Interface entstehen Relativbewegungen, die eine sog. aseptische Implantatlockerung aufgrund eines konsekutiven Knochenabbaus zur Folge haben, da ein Kraftschluß nicht gegeben ist.

Physikalische Bindungsmechanismen. Bezüglich der hypothetischen Möglichkeit einer chemischen Bindung zwischen Titanimplantaten und Oberfläche wurden von KASEMO zwei Bindungsarten diskutiert, die möglicherweise an der Oberfläche osseointegrierter Titanimplantate wirksam sein könnten [66].

In einem relativ weiten Abstand vom Interface (1–10 nm) ist die Annahme von *Van-der-Waals-Kräften* möglich. In unmittelbarer Umgebung des Interface (0,1–1 nm) werden starke *ionische* oder *kovalente* Bindungskräfte diskutiert. Während die Van-der-Waals-Kräfte zu den physikalischen Kräften zu zählen sind, handelt es sich bei den ionischen bzw. kovalenten Bindungsmechanismen um echte chemische Bindungskräfte (s. unten).

Van-der-Waals-Kräfte sind relativ schwache Bindungskräfte in der Größenordnung von 1–10 kcal/mol. Sie können daher kaum einen dauerhaften Knochen-Implantat-Verbund bei Körpertemperatur aufrechthalten bzw. erklären. Die besonders bei Titanoxiden sehr hohe Dielektrizitätskonstante der Implantatoberfläche und die Polarisierbarkeit der Bindungsmoleküle oder radikalen Gruppen können hypothetisch als bedeutende physikalische Parameter für die Bindungskräfte zwischen Knochen und Titan angenommen werden.

Im Widerspruch zu diesen Ausführungen wird von EULENBERGER et al. sehr wohl eine relevante Bindung über Van-der-Waals-Kräfte für möglich gehalten und eine eigene Modellvorstellung zur Titan-Knochen-Bindung entwickelt [40]. Dabei wird modellhaft eine dichte Anlagerung von Matrix und Kollagenfasern unter Vermittlung und Zwischenschaltung von Grundsubstanz (als eine Art „Klebstoff") an die oxidbedeckte Metalloberfläche angenommen.

Diese Modellvorstellung und die Berechnung der dabei übertragbaren Kräfte ging jedoch zum einen von der falschen

Prämisse aus, daß Knochen immer an der gesamten Oberfläche des Interface dem Titan dicht anliegt – dies läßt sich schon lichtmikroskopisch widerlegen bzw. auf wenige Abschnitte in einem Knochen-Titan-Interface reduzieren – zum anderen wurde bei der Zugfestigkeitsprüfung die Charakterisierung der Oberflächenrauhtiefe unterlassen.

Chemische Bindungsmechanismen. Die ionischen oder kovalenten Bindungskräfte schwanken in einer Größenordnung von 10–100 kcal/mol. Sie sind jenseits von 30 kcal/mol als irreversible Bindungen anzusehen. Die Zusammensetzung der Titanoxidschicht und die der entsprechenden Knochenschicht wäre ausschlaggebend dafür, ob ionische oder kovalente Bindungen diskutiert werden können. Möglicherweise liegen bei osseointegrierten Titanimplantaten partiell irreversible Bindungen (Ionen- oder kovalente Bindung) vor, während parallel dazu durch einen kontinuierlichen Molekülaustausch ein dynamisches Äquilibrium der verschiedenen Kräfte, die anteilmäßig das Implantat im Knochen binden, zustande kommt.

PARSEGIAN stellte nach seinen Untersuchungen die Hypothese auf, daß der Knochen-Implantat-Verbund bei Titanimplantaten physikalisch so fest sei, daß ein molekularer Kontakt zwischen festen Körpern bestehen müsse [100]. Durch eine alleinige Anziehung zwischen Knochengewebe und Substrat (den Titanoxiden an der Implantatoberfläche) könne die experimentell gemessene Belastbarkeit der Titan-Knochen-Grenzschicht nicht erklärt werden. Aufgrund ultrastruktureller Untersuchungen des Knochen-Titan-Interface [3, 4, 5, 54] schloß PARSEGIAN, daß die Verbindung zwischen Titan und Knochen im Interface eher auf partiell elektrostatischer oder hydrophobischer Basis zustande komme, als daß Van-der-Waals-Kräfte ursächlich herangezogen werden könnten (s. oben).

Physiko-chemische Faktoren. Die chemische Zusammensetzung des Implantates bzw. der Implantatoberfläche ist einer der entscheidenden Faktoren für die Qualität und Quantität der knöchernen Integration [88]. Bei den in der Zahnheilkunde fast ausschließlich eingesetzten Titanimplantaten werden chemische Eigenschaften und die Wechselwirkungen am Interface von Titanimplantaten überwiegend durch die mechanisch relativ labile *Oxidschicht* bestimmt.

ALBREKTSSON [2], BRÅNEMARK [18, 19] sowie STEINEMANN et al. [121] postulierten einen belastungsfähigen Titanoxid-Oberflächenschicht-vermittelten Titan-Knochen-Verbund. Bei diesen Arbeiten stand eine exakte Charakterisierung der Oberflächenrauhigkeit jedoch zu wenig im Vordergrund. Durch ungenügende Unterscheidung der verschiedenen Testverfahren (Abzug-, Auszugtestungen) und insuffiziente oder gar fehlende quantitative Charakterisierung der Oberflächenrauhigkeiten der Implantate herrschte vielfach die Meinung vor, daß Titan mit einer glatten Oberfläche bei Ausbildung der Oxidschicht einen Verbund zum knöchernen Implantatlager eingehe, der mechanisch belastbar sei. Daß dies nicht der Fall ist, wurde durch Tierversuche mit normierten Prüfkörpern eindeutig nachgewiesen [110]. Hierbei lösten sich auch nach 365 Tagen die in das Patellagleitlager beim Kaninchen implantierten Prüfkörper mit glatter Oberfläche teilweise bereits bei den vorbereitenden Präparationen vom benachbarten Knochen ab, obwohl sich histologisch ein enger Knochenkontakt am Interface nachweisen ließ [110, 111, 112]. Erst beim Vorhandensein von wirksamen mechanischen Unterschnitten waren Zugfestigkeiten mit im rechten Winkel zur angewachsenen Fläche einwirkenden Kräften meßbar.

Transmissionselektronenmikroskopische Untersuchungen (TEM) haben in vielen Arbeiten die gute Inkorporation von Titanimplantaten und den engen Kontakt zwischen Gewebe und Titanoberfläche gezeigt [2, 3, 5, 54]. Es konnte nachgewiesen werden, daß Titanimplantate ohne interponierte Weichgewebeschicht unmittelbar von Knochen umgeben sind (Abb. 1). In Richtung auf das Interface hin lagen 2–3 Schichten Lamellenknochen, die parallel zur Implantatoberfläche angeordnet, also nicht konzentrisch wie normale Osteone strukturiert waren. Eine partiell verkalkte, amorphe Grundsubstanz, angeblich bestehend aus Proteoglykanen und Glycosaminoglykanen, die eine 20–30 nm dicke Schicht in Richtung auf das Interface ausmacht, wurde demonstriert. Eine nicht kalzifizierte Schicht zwischen Titan und knöchernem Implantatlager war nicht nachweisbar, jedoch war das Ausmaß der Mineralisation in einem Bereich zwischen 30 und 50 nm von der Titanoberfläche entfernt etwas vermindert. An multiplen Stellen wurde durch goniometrische Verfahren ein direkter Kontakt zwischen mineralisiertem Knochengewebe und Titanoberfläche bei einer Auflösung von 3–5 nm verifiziert. Ebenso stellten sich Osteoblasten bzw. Osteozytenausläufer dar, die unmittelbar der Titanoberfläche anliegen, jedoch in fast allen Fällen durch eine 20–30 nm dicke, hypothetische Proteoglykanschicht von der Metalloberfläche getrennt waren. Der Nachweis einer 20–30 nm starken sog. Proteoglykanschicht um das Titanimplantat wurde als Anzeichen dafür gewertet, daß Titan als Implantatmaterial vom Körper praktisch als körpereigen akzeptiert und integriert wird. Dies wird besonders deutlich bei Untersuchungen von Gold oder Zirkon, die mit der gleichen Methode eine nicht mineralisierte sog.

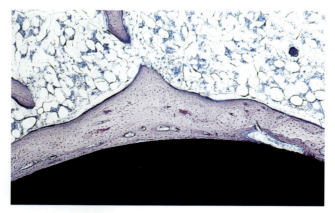

Abb. 1 Lichtmikroskopisches Bild der Grenzschicht zwischen Knochen und einem Ti_6Al_4V-Prüfkörper im Tierversuch nach 365 Tagen. Unten ist das Implantat (dunkel) erkennbar, dem der reife, lamelläre Knochen weitestgehend direkt anliegt. Eine Bindegewebsmembran ist nicht identifizierbar (Giemsa, 36x).

Proteoglykanschicht mit einer Dicke von 50–500 nm aufweisen [3, 5, 79]. Hierbei muß jedoch beachtet werden, daß es sich um elektronenmikroskopische, phänomenologische Beschreibungen ohne sichere chemische Charakterisierung der Strukturen handelt.

Das histologische Einwachsverhalten bei den keramischen Implantatmaterialien läßt eine Einteilung in bioaktive und bioinaktive resp. bioinerte Keramiken zu.

- Zur *bioinaktiven* Gruppe zählen die Aluminiumoxidkeramiken, die unter Einhaltung einer Ruhephase während des Einheilens günstigenfalls im Sinne einer Kontaktosteogenese inkorporiert werden. Hervorzuheben ist, daß die Aluminiumoxidkeramik aufgrund charakteristischer Oberflächeneigenschaften eine völlig reizlose Anlagerung der Gingivamanschette im Pfeilerdurchtrittsbereich gewährleistet.
- Im Gegensatz dazu werden die *bioaktiven* Keramiken (z.B. die Kalziumphosphatkeramiken und Glaskeramiken) unter entsprechend günstigen Bedingungen unter Ausbildung eines physikochemischen Verbundes in den Knochen eingebaut, der die Übertragung sämtlicher Kraftqualitäten erlaubt. Dieses Phänomen des Knochen-Implantat-Verbundes auf molekularer und kristalliner Ebene wurde für Hydroxylapatit durch viele Untersucher gezeigt [13, 14, 24, 68, 86].

Ein ähnlicher physiko-chemischer Bindungsmechanismus ist von der *Glaskeramik* Ceravital® bekannt und wurde mehrfach belegt. Bei bioaktiver Glaskeramik entsteht auch ohne das Vorhandensein mechanischer Unterschnitte ein belastbarer Knochen-Implantat-Verbund [52, 57, 58, 110, 111, 112, 122, 123].

Speziell *Hydroxylapatit* (chemische Summenformel $Ca_{10}(PO_4)_6(OH)_2$) scheint für die aktive Integration in den Knochen besonders geeignet zu sein, da es zum einen von den Kalziumphosphatkeramiken die günstigsten mechanischen Eigenschaften aufweist und zum anderen wie die mineralische Phase kalzifizierten Knochens aus den Hauptbauelementen Kalzium und Phosphor besteht. Gemäß modellhaften Vorstellungen soll daher der Körper Hydroxylapatit nicht wie Fremdmaterial, sondern wie eigenen, devitalen Knochen behandeln. Wie dieser wird auch die poröse Hydroxylapatitkeramik schrittweise resorbiert und durch neugebildeten, vitalen Knochen ersetzt. Hierbei sollen die freigesetzten Ionen des Hydroxylapatits wieder in den neu gebildeten Knochen eingebaut werden.

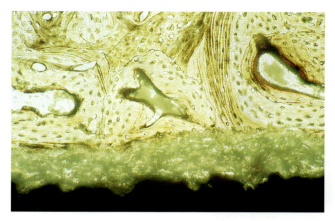

Abb. 2 Lichtmikroskopisches Bild des Hydroxylapatitkeramik-Knochen-Interfaces. Am unteren Bildrand ist der Titangrundkörper zu erkennen (dunkel), darüber die ca. 150 μm dicke Hydroxylapatitkeramik-Beschichtung. Der lamelläre Knochen (braun, oben) liegt der Keramik direkt an, ohne daß eine bindegewebige Schicht abgegrenzt werden kann (v. Kossa-Fuchsin, 75x).

Sowohl bei Tierversuchen als auch bei Humanexplantaten wenige Tage bis Wochen nach der Insertion wurde beobachtet, daß die ossäre Integration Hydroxylapatitkeramik-beschichteter Oberflächen rascher vonstatten geht als bei Metallimplantaten. Dies wird darauf zurückgeführt, daß in Anwesenheit einer Hydroxylapatitkeramik-Oberfläche die Knochenregeneration sowohl von der Seite der Knochenwunde als auch von der Seite der Hydroxylapatitkeramik ausgeht (sog. *bilaterale Osteogenese*) [45, 50, 73, 75, 89, 94, 158]. Im Durchschnitt wird eine ossäre Integration bei Hydroxylapatitkeramik-beschichteten Implantaten 3–4 Wochen früher beobachtet als bei nicht beschichteten Implantaten [91, 92]. DONATH et al. widersprechen diesen Ergebnissen, da sie beim Menschen nur ein Knochenwachstum vom Knochen zur Keramik feststellen konnten [32]. Die meisten anderen Untersucher fanden jedoch bereits nach wenigen Tagen post implantationem am Tiermodell und beim Menschen sowohl auf der Hydroxylapatitkeramik als auch am nativem Knochen zeitgleich erste Ossifikationen mit Ausbildung von Geflechtknochen, ohne daß abbauende Zellformen gefunden werden konnten [u.a. 20, 45, 47, 50, 75]. Dieser Geflechtknochen reift dann zu regelrecht texturiertem Lamellenknochen [85, 97]. Aufgrund der Möglichkeit des Wachstums von Knochen direkt auf der Hydroxylapatitkeramik-Oberfläche wird dem Material die Fähigkeit der *Osteokonduktion* nachgesagt. Dieser Terminus besagt, daß in direkter Nachbarschaft von vitalem Knochen dessen Wachstum auf der Hydroxylapatitkeramik-Oberfläche in eine definierbare Richtung „geleitet" werden kann. Eine Osteoinduktion, d.h. die Initialisierung eines Knochenwachstums ohne Anwesenheit vitalen Knochengewebes konnte nicht nachgewiesen werden [29, 43, 50].

Bei der histologischen Untersuchung der Keramik-Knochen-Grenzschicht kann ein direkter Kontakt zwischen beiden Partnern nachgewiesen werden (Abb. 2). In rasterelektronenmikroskopischen Aufnahmen ist in der Regel die ehemalige Grenze zwischen dem Knochen und der Keramik nicht mehr genau zu identifizieren. Bei Abzugversuchen senkrecht zum Interface können selbst bei glatten Keramik-Oberflächen hohe Kräfte gemessen werden, bis es zu einer Separation des Implantates vom Knochen kommt.

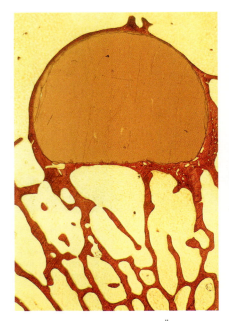 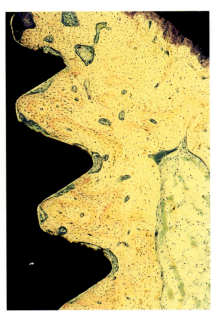 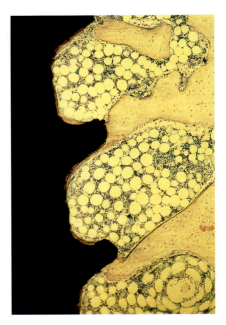

Abb. 3 Lichtmikroskopische Übersichtsaufnahme eines Glaskeramik-Prüfkörpers im Tierversuch nach 182 Tagen. Die einzelnen Trabekel nehmen direkt mit der Oberfläche Kontakt auf und sind untereinander auf der Implantatoberfläche lediglich durch eine dünne Knochenlamelle verbunden (primärer multilokulärer Einzel-Trabekel-Verbund). Eine ausgeprägte Rahmenstruktur fehlt (s. Abb. 4) (v. Kossa-Fuchsin, 5x).

Abb. 5 Dichter, Kortikalis-ähnlicher Knochen, der besonders die Gewindetäler eines Brånemark-Implantates nach 84 Tagen im Tierversuch ausfüllt. Der ausgeprägte kortikale Köcher umgreift hierbei die Gewindegänge des Brånemark®-Implantates wie das Gewinde einer Schraubenmutter und führt so zu einer rein makromechanischen Befestigung des Implantates. Am Knochen-Titan-Interface sind Regionen mit bindegewebigen Anteilen und teilweise Chondroid erkennbar (Giemsa, 20x).

Abb. 6 Primärer multilokulärer Einzel-Trabekel-Verbund beim Steri-Oss®-Implantat mit dünner Hydroxylapatitkeramik-Beschichtung nach 84 Tagen im Tierversuch. Die Implantatoberfläche ist mit einer dünnen Knochenschicht überzogen. Einzelne Trabekel ziehen von den Gewindespitzen in die Umgebung und verankern das Implantat im Knochen. In den intertrabekulären Räumen ist Knochenmark mit zahlreichen Hämatopoesezellen zu erkennen (Giemsa, 20x).

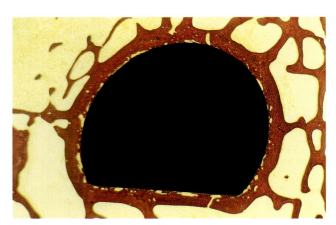

Abb. 4 Lichtmikroskopische Übersichtsaufnahme eines glatten Reintitan-Prüfkörpers im Tierversuch nach 365 Tagen. Deutlich erkennbar ist der ausgeprägte kortikal-knöcherne Rahmen (sog. Neo-Alveole). Von diesem knöchernen Rahmen ziehen Trabekel in die Umgebung des Implantates. Es handelt sich hierbei um einen sekundären multilokulären Einzel-Trabekel-Verbund, vermittelt durch die Rahmenstruktur (v. Kossa-Fuchsin, 5x).

Versuche, das In-vivo-Verhalten von Hydroxylapatitkeramiken durch Beschichtung mit osteoinduktiven Proteinkomplexen zu optimieren, zeigen keine überzeugenden Ergebnisse [43]. Zukünftige Entwicklungen müssen hier zur definitiven Beurteilung jedoch noch abgewartet werden.

Mechanisch-physikalische Faktoren. Ein wesentliches Ergebnis systematischer tierexperimenteller Untersuchungen in einem standardisierten Tiermodell und von Auswertungen bei Humanexplantaten ist die Beobachtung, daß der Körper natürlicherweise über zwei unterschiedliche Möglichkeiten verfügt, enossale Implantate in die Knochenstruktur zu inkorporieren [51, 110, 111].

- Bei *rauher* oder *bioaktiv beschichteter Implantatoberfläche* kommt es zu einem sog. *primären multilokulären Einzel-Trabekel-Kontakt bzw. -Verbund* (Abb. 3, s. a. Abb. 6). Hierbei sieht man bei der lichtmikroskopischen Untersuchung einzelne Trabekel direkt auf die Implantatoberfläche zustreben, wobei es in der Regel bei den Titanimplantaten ohne sichtbare Interposition einer

Bindegewebsschicht zu einem Kontakt zwischen Knochen und Implantatoberfläche kommt [54]. Wie bereits erwähnt, ist bei den Implantaten auf Metallbasis eine Mindestrauhtiefe von ca. 20 µm erforderlich, um durch eine direkte mechanische Verankerung der Trabekel an der Implantatoberfläche eine Lastübertragung zu ermöglichen (*Kraftschluß*) [51, 100].

- Im Gegensatz dazu bedient sich der Körper bei *glatten Implantaten* (mittlere Rauhtiefe < 5 µm) physiologischerweise einer Hilfsstruktur in Form eines kortikal-knöchernen Rahmens (sog. *Neo-Alveole*), da die Trabekel an der glatten Oberfläche keinen Angriff für einen kraftschlüssigen Kontakt vorfinden (sog. *Formschluß*) (Abb. 4 und 5) [110]. Von diesem knöchernen Rahmen aus ziehen dann einzelne Trabekel zum benachbarten Knochen und fixieren die Neo-Alveole über einen sog. *sekundären multilokulären Einzel-Trabekel-Verbund* im kortikalen oder spongiösen Knochen. Dieser Modus der Implantateinheilung wird zum Beispiel bei den glatten Titanimplantaten vom Typ Brånemark gefunden. Der kortikale Köcher umgreift hierbei wie das Gewinde einer Schraubenmutter die Gewindegänge des Brånemark®-Implantates und führt so zu einer rein makromechanischen Befestigung des Implantates (s. Abb. 5). Beim Steri-Oss®-Implantat mit Hydroxylapatitkeramik-Beschichtung als Vertreter der Implantate mit bioaktiver Oberfläche wird im histologischen Bild die für bioaktive Materialien typische Struktur des sog. primären multilokulären Einzel-Trabekel-Verbundes gefunden (Abb. 6).

Die physiologische und funktionelle Wertigkeit beider enossaler Inkorporationssysteme scheint klinisch ausgewogen und gleichrangig [62, 64, 81, 86]. Zusätzlich zum Parameter Rauhtiefe spielt bei porös-metallischen Strukturen sowohl die mittlere Porengröße als auch die Porosität bei der Reaktion des Knochens auf die dargebotene Implantatoberfläche eine Rolle. Durch Optimierung der Porengröße und dem Ausmaß der Porosität sollte ein zementloses Einheilen alloplastischer Implantate

Tabelle 4 Der Einfluß unterschiedlicher Porositätsgrade auf das Einwachsverhalten des Knochengewebes.

Porosität	Einwachsverhalten des Knochengewebes	Literatur-Quelle
60%	partielles Einwachsen	Georgette und Davidson [49]
30%	Bildung von Osteoblasten	Harris et al. [55]
<10%	kein Einwachsen ossärer Strukturen	Harris et al. [55]

Tabelle 5 Die Tabelle gibt eine Übersicht über den Einfluß der Porengröße respektive Spaltbreite auf das induzierte knöcherne Regenerat wieder. Vom Grenzwert der Spaltheilung bei 700 µm bis hinunter zu 70–50 µm werden Porositäten mit unterschiedlicher Kinetik von mineralisiertem Knochen gefüllt.

Porengröße	Einwachsverhalten des Knochengewebes	Literatur-Quelle
700 µm	Grenzwert der „Spaltheilung"	Schenk/Willenegger [105]
500 µm	reduzierte Einwachsgeschwindigkeit	Predecki et al. [101]
	Grenze des Einwachsens	Cook et al. [25]
400 µm	Einwachsen noch möglich	Bobyn et al. [15]
300 µm	Akzeleration des Einwachsens	Predecki et al. [101]
200 µm	sicherer Knochennachweis	Predecki et al. [101]
	Haverssche Systeme	Hulbert et al. [60]
100 µm	Einwachsen mineralisierten Knochens Mineralisation/Vaskularisation	Cameron et al. [21] Hulbert et al. [60] Klawitter et al. [72]
ca. 70 µm	← Grenzwert → ?	
50 µm	Ausbildung von Weichgewebe	Hulbert et al. [60]
ca. 10 µm	fehlendes Einwachsen	Klawitter et al. [72]
	Mindermineralisation	Hulbert et al. [60]

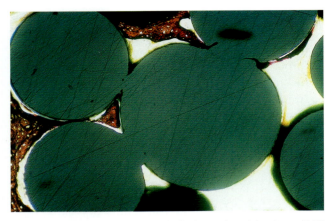

Abb. 7 Ausschnitt aus dem Abflachungsbereich eines F-75 CoCrMo-Prüfkörpers nach 184 Tagen im Patellagleitlager-Modell beim Kaninchen. Ein Einwachsen des Knochens kann nur in den obersten Schichten (linke Seite) nachgewiesen werden (v. Kossa-Färbung, 70x).

äußerst effizient und induzierte nach 84 und 365 Tagen einen äußerst festen Knochen-Implantat-Verbund, der bis an die Eigenfestigkeit der Patellagleitlager-Spongiosa von Kaninchen heranreichte [110, 130].

Das Titan-Knochen-Interface ist aufgrund der herausragenden biologischen Eigenschaften des Titans in der Lage, Druck- und Scherkräfte zu übertragen, wenn durch entsprechende Oberflächengestaltung die Möglichkeit für eine mechanische Retention geschaffen wird. Das Vorhandensein eines echten physiko-chemischen Implantat-Knochen-Verbundes wie bei den bioaktiven Implantatmaterialien wie z.B. Hydroxylapatit, Biogläsern oder Glaskeramiken konnte widerlegt werden [51, 110, 111].

langfristig ermöglicht werden. Durch Hineinwachsen von Knochentrabekeln in die Mikroporositäten wird eine verbesserte Krafteinleitung unter Vermeidung von Lastspitzen und hierdurch eine Verbesserung der Langzeitstabilität des Implantat-Knochen-Verbundes angestrebt. Dabei zeigen unterschiedliche Grade der Porosität verschiedenartige biologische Reaktionen (Tab. 4).

Wie von verschiedenen Autoren gezeigt [129, 132], beeinflußt neben der Porosität auch die Porengröße die knöcherne Reaktion und erwies sich neben anderen Faktoren als Determinante für die jeweilige Ausbildung einer Knochen-Implantat-Verankerung. Tabelle 5 faßt die der Literatur entnommenen einschlägigen Daten zusammen.

Im tierexperimentellen Versuch konnte bei Implantaten mit mehreren Lagen aufgesinterter Kugeln nur in den obersten Schichten ein Einwachsen des Knochens nachgewiesen werden, während sich in den tieferen Schichten nur Detritus und Zellresiduen ansammelten (Abb. 7) [110, 130]. Die einschichtige Lage (monolayer) geeigneter Kugelstrukturen scheint als Strukturierung der Oberfläche

Iatrogene Faktoren

Prä- und intraoperative iatrogene Faktoren. Bei korrektem Vorgehen während der Implantation wird eine negative Beeinflussung der Implantateinheilung weitestgehend vermieden. Schonende Präparation des Knochenlagers (s. S. 138 ff.), das Erreichen einer hohen Primärstabilität (s. S. 59 f.) und die Positionierung der Implantate bezüglich der späteren Belastungssituation (s. S. 107 ff.) sind hier ausschlaggebend.

Postoperative iatrogene Faktoren. Ein zu frühes Belasten von Implantaten ist häufig von einem Mangel an knöchernem Einwachsen in geeignete Oberflächen gefolgt, was die Ausbildung einer bindegewebigen Einscheidung des Implantates induziert, da in bewegten Geweben keine ungestörte Mineralisation stattfinden kann (s. S. 156 ff.). Des weiteren spielt die prothetische Versorgung für die Belastung der Implantate eine wichtige Rolle. So können ungenau sitzende Stegkonstruktionen die Implantate regelrecht herausheben [76].

Tabelle 6 Die gebräuchlichsten Implantatmaterialien und einige mechanische Parameter im direktem Vergleich. Bei den aufgeführten Werten der mechanischen und physikalischen Eigenschaften handelt es sich lediglich um Richtwerte, da die Meßergebnisse je nach Ausgangsmaterial, Verarbeitungsverfahren sowie Meßbedingung stark beeinflußt werden.

Eigenschaft	Stahl	Cr-Co-Mb-Legierung	Reintitan [7]	Ti_6Al_4V-Legierung	Spezial-Reintitan (Timedur®) [133]	Al_2O_3-Keramik [77]
Elastizitätsmodul [GPa]		180–230	110	110		390
Zugfestigkeit [MPa]	300–700	800–900	300–950	900–1200	950	320
Bruchdehnung [%]	15–25	10	16–30	15	19–26	< 0,1

Metallische Implantatmaterialien

Die unterschiedlichsten Metalle werden in der Implantologie seit mehreren Jahrzehnten mehr oder weniger erfolgreich eingesetzt (Tab. 6). So wurden Metalle wie chirurgischer Stahl (z.B. die Legierung 316 L) und Kobalt-Chrom-Molybdän-Legierungen (z.B. Vitallium®) bei der Konstruktion von Hüftgelenkimplantaten als auch bei den ersten Zahnwurzelimplantaten verwendet. Nichtmetallische Implantatmaterialien wie Polymere (Polymethylmethacrylat, bekannt als Knochenzement Palacos®), Triazin als ein kohlefaserverstärktes Harz, Glaskohle und Kohlenstoffe spielen in der oralen Implantologie keine oder nur auf experimenteller Basis eine geringe Rolle.

> Heute werden in der oralen Implantologie fast ausschließlich Implantate auf Titanbasis eingesetzt. Grundsätzlich gilt, daß alle in ein biologisches System eingebrachten Materialien de facto Fremdmaterialien sind, mit denen sich der Wirtsorganismus auseinandersetzen muß [50, 74, 75].

Titan und Titanlegierungen

Bereits 1951 wies LEVENTHAL auf die hervorragende Eignung von Titan als künstliches Material zum Knochenersatz hin [78]. Enossale Implantate aus Titan oder Titanlegierungen werden als alloplastischer Knochen- und Zahnersatz seit vielen Jahren, einige Systeme sogar seit mehr als zwei Jahrzehnten mit Erfolg angewendet [18, 19, 71, 118, 119, 120].

Titan gilt als reaktives Metall, das auf der Oberfläche spontan eine sehr resistente *Oxidschicht* ausbildet. Unter Anwendung der AUGER-Elektronenspektroskopie konnten MCQUEEN et al. nachweisen, daß die Oxidschichten von knöchern integrierten Titanimplantaten ein kontinuierliches Dickenwachstum von etwa 5 nm vor der Implantation bis zu 200 nm nach einer sechsjährigen Implantationsdauer unter klinischen Bedingungen aufwiesen [84]. Diese Schicht besteht aus verschiedenen Oxiden wie TiO_2, TiO und Ti_2O_3, wobei das häufigste Oxid das TiO_2 ist [4]. Diese Oxidschicht bestimmt maßgeblich das Verhalten des Metalls. Bei Verletzung wird diese Schutzschicht sofort wieder regeneriert. Sie schützt das Metall gegen chemische Angriffe und führt dazu, daß sich Titan im Körper sehr träge und somit nahezu inert verhält und kaum löslich ist [7, 87]. Selbst im aggressiven Milieu korrodieren Titan und Titanlegierungen nicht [7, 87].

Beim Einwachsen des Implantates stößt der Knochen so an der Oberfläche von Titanimplantaten zunächst auf das Oxid und reagiert dort mit dem Titanoxid; das metallische Titan selbst bleibt unbeteiligt. Allerdings konnten sowohl im periimplantären Knochen, in der periimplantären Schleimhaut als auch in den regionären Lymphknoten, in der Leber, Niere und Milz Titanionen nachgewiesen werden.

SCHLIEPHAKE et al. fanden beim Minischwein Anreicherungen in Lunge, Leber und Milz. Als Ursache wurde Mikroabrieb an der Implantatoberfläche diskutiert [109]. Den Krankheitswert solcher Befunde zu validieren ist schwierig, da Titanionen auch durch die Nahrungsaufnahme in den Stoffwechsel gelangen können.

Titan ist ein mechanisch solider Werkstoff, dessen Bruchfestigkeit dem von Stahl ähnelt (s. Tab. 6) [7]. Aufgrund der hohen Dehnbarkeit des Metalls kommt es bei Überbelastungen zur Verformung [87]. Die Zugfestigkeit beträgt das Vielfache der Zugfestigkeit von kompaktem Knochen (ca. 100–150 MPa).

Heute angewandte Implantate werden meist entweder aus *Reintitan* (99,75% Titan, z.B. Brånemark®-, Duraplant®-, HaTi®-, ITI-Bonefit®-Implantate) oder aus *Titanlegierungen* wie Ti_6Al_4V (90% Titan, 6% Aluminium, 4% Vanadium, z.B. Core-Vent®-, IMZ®-, Steri-Oss®-, Bonefit®-Implantate) hergestellt. Ti_6Al_4V weist eine höhere Festigkeit auf und wird deshalb besonders bei größeren Implantaten, wie z.B. Hüftgelenkprothesen, eingesetzt. Durch spezielle Vergütungsprozesse (Kaltverfestigung) sollen jedoch auch Reintitan-Implantate ähnliche physikalische Eigenschaften wie Ti_6Al_4V-Implantate erhalten (ZL-Timedur®, s. Tab. 6) [133].

Unlegiertes Titan besitzt bei Raumtemperatur eine hexagonale Struktur (*α-Phase*). Die Kaltverformbarkeit ist daher nur mäßig [7]. Oberhalb von 882 °C weist Titan eine kubischraumzentrierte Struktur auf (*β-Phase*). Durch Hinzufügen von bestimmten Legierungszusätzen kann diese ß-Phase bei Raumtemperatur stabilisiert werden [7]. Die Legierung Ti_6Al_4V enthält Aluminium als α-stabilisierendes und Vanadium als β-stabilisierendes Legierungselement [7, 87, 134]. Bei Raumtemperatur liegt diese Legierung in zweiphasiger (α + β) Form vor.

Nicht-Titan-Metalle

In der Osteosynthesetechnik wurden bereits früh *Edelstahllegierungen* angewendet. Subperiostale Implantate wurden in der Regel individuell aus *Chrom-Kobalt-Molybdän-Legierungen* gegossen.

Ebenso wurden in der Implantologie Tantal und Niobium eingesetzt. Heute werden in der enossalen Implantologie jedoch, wie bereits erwähnt, vorwiegend Titan oder dessen Legierungen eingesetzt, so daß die anderen Metalle aufgrund deren wesentlich ungünstigeren Korrosions- und Einwachsverhalten im lebendem Milieu lediglich eine untergeordnete Rolle spielen.

Die Einheilung der Edelstahl- und der Chrom-Kobalt-Molybdän-Legierungen in den Knochen erfolgt nach dem Muster der Distanzosteogenese unter Ausbildung einer mehr oder weniger stark ausgeprägten Binde- bzw. Weichgewebsschicht zwischen Implantat und knöchernem Implantatlager (s. Tab. 1 und 2) [u.a. 50]. Gut beobachtet werden kann diese Art der ossären Integration bei der Entfernung von Osteosynthesematerial aus Nicht-Titan-Metallen nach mehreren Monaten post operationem. Obwohl die Metallschrauben beim Inserieren mit einem nicht unerheblichen Kraftaufwand eingedreht wurden, lassen sich diese bei der Metallentfernung nach mehreren Monaten dank einer bindegewebigen Umscheidung teilweise lediglich mit einer Pinzette entfernen, wobei allerdings auch Relativbewegungen unter Funktion ursächlich sein dürften.

Keramische Implantatmaterialien

Keramiken werden allgemein definiert als anorganische, nichtmetallische Werkstoffe mit kristalliner oder amorpher Struktur [7]. Durch Sinterung der stets pulverförmigen Ausgangssubstanzen entsteht ein Festkörper, die eigentliche Keramik. Das Präfix „Bio" hat sich im Laufe der letzten Jahre in die Literatur eingeschlichen und soll die gut körperverträglichen Spezialkeramiken von den anderweitig kommerziell genutzten Keramikarten abgrenzen.

Auf der bereits mehrfach erwähnten Konsensus-Konferenz der European Society for Biomaterials konnte 1986 keine Einigung zur Definition des Begriffes „Biokeramik" erzielt werden. Es wurde deshalb vorgeschlagen, diesen Begriff bis auf weiteres als Alternative zu der Bezeichnung „keramisches Biomaterial" gelten zu lassen [131].

Die verschiedenen sogenannten Biokeramiken haben vor allem sowohl in der Unfallchirurgie, in der Orthopädie, in der Neurochirurgie, in der Mund-, Kiefer- und Gesichtschirurgie als auch in der Zahnmedizin als enossales Implantatmaterial zunehmend Anwendung gefunden [10, 16, 28, 59, 90, 94]. Die wichtigsten Materialien aus der Gruppe der Biokeramiken sind die folgenden:

- *Aluminiumoxidkeramik:* Al_2O_3
- *Kalziumphosphatkeramiken*
  - Hydroxylapatitkeramik: $Ca_{10}(PO_4)_6(OH)_2$
  - Tetrakalziumphosphatkeramik: $Ca_4(PO_4)_2O$
  - Trikalziumphosphatkeramik: $Ca_3(PO_4)_2$
- *Glaskeramiken/Biogläser*

Für die angewandte enossale Implantologie sind die Aluminiumoxidkeramiken (in mono- und polykristalliner Form) und die Kalziumphosphatkeramiken von aktueller Bedeutung. Bereits in den 60er Jahren wurde die sog. *crystalline bone screw (CBS-Anker)* entwickelt, die aus nahezu reiner Aluminiumoxidkeramik bestand [104]. Später wurden weitere Aluminiumoxidkeramik-Implantate in die klinische Anwendung eingeführt. Eines der bekanntesten Implantate aus diesem Material ist das sog. *Tübinger Sofortimplantat* [113]. Ebenso haben die Implantate auf Basis der *Biolox®-Keramik* mit den unterschiedlichsten Formen (Pfeilstift, Anker, Schraube) einen hohen Bekanntheitsgrad erreicht. Ausgangsstoff für diese Implantate ist hochreines Al_2O_3, das bei hohem Druck durch Sintern verdichtet wird [77].

Allen Keramiken gemeinsam ist die ausgeprägte Materialsprödigkeit (E-Modul z.B. von Aluminiumoxidkeramik 390 000 N/mm^2, s. Tab. 6). Für die praktische Anwendung bedeutet dies, daß die Keramiken nur relativ wenig auf Zug und nur sehr gering auf Biegung, z.B. bei exzentrischer Belastung, beansprucht werden können [7, 108]. Die Druckbelastbarkeit dagegen weist höhere Werte als viele Metalle auf [87]. Ungünstige Eigenschaften der keramischen Werkstofe allgemein sind die große Kerbempfindlichkeit und die Unfähigkeit, mechanische Spitzenbeanspruchung durch plastische Verformung abzubauen [7, 77, 87].

Die geringe Biegefestigkeit, besonders der polykristallinen Aluminiumoxidkeramik, kann durch eine geeignete Formgebung teilweise umgangen werden, indem z.B. grazile Konstruktionen vermieden werden. Speziell bei der Aluminiumoxidkeramik soll durch die Herstellung monokristalliner Implantate eine deutliche Erhöhung der Bruchfestigkeit (Faktor 3) erreicht worden sein [67]. Insgesamt zeigen die Aluminiumoxidkeramik-Implantate jedoch in der klinischen Praxis Brüche unter Dauerbelastung [108].

Ein anderer Weg ist der Einsatz der Keramik lediglich als *Beschichtungsmaterial*. Hierbei treten beim Beschichten mit Hydroxylapatitkeramik durch die hohen Temperaturen beim Plasma-Spritzverfahren weitere Probleme auf, da Hydroxylapatit relativ temperaturempfindlich ist.

Die Gewinnung bzw. *Herstellung der Keramiken* kann auf unterschiedliche Weise erfolgen. Zum einen können als Ausgangsmaterialien biologische kalzifizierte Materialien verwendet werden. So können die Kalziumphosphatkeramiken aus tierischen Knochen (xenogen) oder aus marinen Materialien gewonnen werden. Korallen (koralline Provenienz) ergeben makroporöse Keramiken, Algen (phykogene Provenienz) eher mikroporöse Formen. Letztendlich hat sich jedoch weitestgehend die *synthetische Herstellung* aus chemischen Reinstoffen durchgesetzt. Durch die Sinterung der pulverförmigen Ausgangssubstanzen kann je nach Prozeßführung eine poröse oder dichte Hydroxylapatitkeramik hergestellt werden. Da die Kalziumphosphate relativ temperaturempfindlich sind, ist eine genaue, elaborierte Temperaturführung bei der Sinterung von entscheidender Bedeutung [u.a. 41].

Verbundmaterialien

> Aufgrund einer sukzessiven Verbesserung des Know-how auf dem Gebiet der Verbundmaterialien (Compound-Materialien) haben diese in den letzten Jahren in der Implantologie eine zunehmende Verbreitung erfahren. Unter einem Verbundmaterial versteht man hierbei die Kombination von mindestens zwei unterschiedlichen Materialien oder Materialformen mit dem Ziel, die Vorteile der Ausgangsmaterialien zu vereinen.

Die Kombination von unterschiedlichen Materialien bietet sich vor allem in der Implantologie an, da Werkstoffe mit guten biologischen Eigenschaften, wie z.B. die bioaktiven Keramiken, über schlechte mechanische Eigenschaften verfügen, wohingegen Stoffe mit hervorragenden mechanischen Qualitäten, wie z.B. Stahl, mäßige biologische Eigenschaften aufweisen [95]. Mechanische Faktoren sprechen somit für den Einsatz von Metallen, die durch die hohe mechanische Festigkeit auch die Gestaltung klein dimensionierter, hoch belastbarer Implantate erlauben. Forderungen des biologischen Systems sprechen für die Anwendung bioaktiver Keramiken.

Die zur Zeit in der enossalen Implantologie gängigsten Verfahren sind die Kombination eines *Implantatgrundkörpers aus Titan* oder einer Titanlegierung entweder mit einer porösen Titanschicht oder mit einer *Hydroxylapatitkeramik-Beschichtung*.

Hydroxylapatitkeramik-Beschichtungen für enossale Implantate werden schon seit mehreren Jahren sowohl in der Orthopädie als auch in der Zahnmedizin bei Patienten eingesetzt. Trotzdem ist bislang keine Arbeit bekannt, in der das Langzeitverhalten dieser Beschichtungen an einer größeren Fallzahl untersucht wurde [28]. Hydroxylapatitkeramik-beschichtete Hüftgelenk-Endoprothesen zeigen jedoch seit fast einer Dekade sehr gute klinische Ergebnisse [46, 115]. Nach wie vor wird jedoch der Nutzen einer Hydroxylapatitkeramik-Beschichtung in der Literatur kontrovers diskutiert. Als gesichert kann bislang jedoch gelten, daß durch die „bioaktive" Beschichtung die Integration des Implantates eine deutliche Akzeleration erfährt.

Inwieweit diese günstigen Ergebnisse auch auf Implantatkörper unter dynamischer Belastung zutreffen, muß noch gezeigt werden, denn bei den Hydroxylapatitkeramik-beschichteten Implantaten besteht im Gegensatz zu den Implantaten mit metallischer Oberfläche die Möglichkeit, daß die Beschichtung in den Prozeß des Remodellings des Knochens miteinbezogen und sukzessive resorbiert wird [32, 73, 85]. Das Potential des lebenden Knochens zur dynamischen Adaptation an wechselnde Belastungszustände könnte somit – in Grenzen – zur funktionellen Optimierung des Implantat-Knochen-Komplexes beitragen [32, 85, 96].

Plasma-Spritzverfahren

Die Beschichtung des metallischen Prothesengrundkörpers wird nach Anrauhen der Implantatoberfläche mit Hilfe des Plasma-Spritzverfahrens appliziert. Der Halt der Beschichtung auf dem darunterliegenden Material ist dabei primär mechanischer Natur. Bei neueren Untersuchungen plasmagespritzter Hydroxylapatitkeramik-Beschichtungen konnten an der Keramik-Metall-Grenzfläche eine Interdiffusion von Substanzen in einem Bereich von wenigen Mikrometern nachgewiesen werden. Die Haftung der Beschichtung beruht demnach nicht nur auf dem Ausnutzen von *Mikrounterschnitten*, sondern offensichtlich auch auf der Bildung von *chemischen Verbindungen zwischen Keramik und Metall-Legierung* [34, 35, 37, 38, 47].

Bei der Herstellung von plasmagespritzten Schichten aus Kalziumphosphatkeramiken ist zu beachten, daß es durch die Applikation großer Wärmemengen zu chemischen Transformationen sowohl im Bereich der Beschichtung als auch am Implantatgrundkörper kommen kann. Im Falle des Titans und dessen Legierungen kann es zur Änderung des Kristallgefüges mit konsekutiver Veränderung der physikalischen Eigenschaften kommen. Hydroxylapatitkeramik ist bekanntlich nur begrenzt thermostabil und zersetzt sich an trockener Luft bei ungefähr 1300–1450° C [27, 41, 56, 57, 80]. Es kann so ein Gemisch aus Kalziumoxiden, Tetrakalziumphosphat, α- und β-Trikalziumphosphat etc. entste-

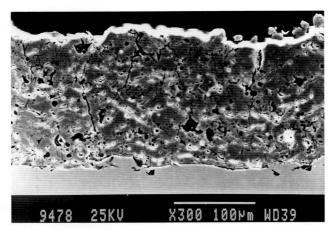

Abb. 8 REM-Querschliff-Aufnahme einer unter atmosphärischen Bedingungen gespritzten Hydroxylapatitkeramik-Beschichtung. Der Titangrundkörper ist als helles Band unten zu erkennen. Die Schicht weist zahlreiche Gasporen und Risse auf. Ebenso ist die lamelläre Schichtstruktur sichtbar (SE, Balkenlänge 100 µm).

hen [8, 10, 41, 61]. Ebenso ist eine Zunahme der amorphen Glasphase beobachtet worden [80]. Die Erhitzung von Hydroxylapatit weit über 1300 °C beim Plasmaspritzen löst auf jeden Fall eine meßbare Dekomposition der Grundsubstanz aus [8, 42, 80]. Der thermische Zerfall des Beschichtungswerkstoffes kann durch möglichst niedrige Temperaturführung und kurze Prozeßzeit vermieden werden [42]. Durch die neue Beschichtungstechnologie des Vakuum-Plasmaspritzens gelang es inzwischen, den Anteil des amorphen Hydroxylapatits an der Oberfläche der Beschichtung wesentlich zu reduzieren (s. unten) [53].

Ablösen der Beschichtung

Trotz früher Bemühungen zur Herstellung suffizienter Keramikbeschichtungen wurde die weitere Verbreitung dieses Implantattyps in den achtziger Jahren zunächst von Berichten über Schichtablösungen (Delaminationen) bei Autopsie-Präparaten sowie bei Explantaten bei tierexperimentellen Untersuchungen gehemmt. Diese Ablösungserscheinungen traten vornehmlich an der Grenzschicht zwischen der Keramikbeschichtung und der Titanunterlage auf.

Als *Ursachen* für das lokal auftretende Ablösen der Hydroxylapatitkeramik-Beschichtung vom Metallgrundkörper werden die im folgenden aufgezählten Phänomene angesehen, die bei der Herstellung einer Keramikbeschichtung mit Hilfe des bislang eingesetzten Plasma-Spritzverfahrens unter atmosphärischen Bedingungen beoachtet werden können (Abb. 8):

Bildung von Hohlräumen/Gasporen. Die Hohlräume innerhalb der Hydroxylapatitkeramik-Beschichtung entstehen während des Plasma-Spritzprozesses durch Einschluß von Gasen aus dem Umgebungsmedium in die erstarrende Beschichtung.

Bildung von Rissen (vertikal/horizontal). Diese Risse sind mit hoher Wahrscheinlichkeit auf intrinsische Spannungen zurückzuführen, die durch die sehr hohe Temperaturdifferenz beim Plasma-Spritzprozeß zwischen den auf geschmolzenen Keramikpartikeln und der relativ kühlen Oberfläche des Prothesengrundkörpers entstehen. Diese Spannungen treten beim Abkühlen des Implantates nach dem Beschichten auf Raumtemperatur sowohl innerhalb der Keramikschicht als auch zwischen der Beschichtung und der Unterlage auf [36].

Ungenügende Verschmelzung der Hydroxylapatitkeramik-Partikel. Manche Keramikpartikel schmelzen trotz der hohen Plasmatemperatur innerhalb der kurzen Flugdauer nicht oder nur teilweise und lagern sich dann als im Rasterelektronenmikroskop deutlich abgrenzbare Anteile in die Hydroxylapatitkeramik-Schicht ein. Durch geeignete Wahl der Plasmaspritz-Parameter kann dieser Anteil jedoch so gering gehalten werden, daß er in der Praxis keine Rolle spielt.

Optimierung der Beschichtung

Da die Hydroxylapatitkeramik-Beschichtung grundsätzlich nicht nur als Starter für die ossäre Integration des Implantates dienen soll, sondern sie vielmehr als Langzeitmediator zwischen dem Metall und dem lebenden Knochen für die gesamte Lebensdauer des Implantat-Knochen-Komplexes vorgesehen ist, gilt das Interesse vieler Untersuchungen zum einen der Reduktion der Schichtablösung unter mechanischen Bedingungen, zum anderen einer *Erhöhung der Resorptionsresistenz*.

Laseranwendung. Eine Möglichkeit zur Optimierung der Hydroxylapatitkeramik-Beschichtung wurde so z.B. durch die Anwendung eines CO_2-Lasers im defokussierten Betrieb untersucht [69]. Zum einen kann durch die thermische Beeinflussung durch Laseranwendung eine in den oberflächlichen Beschichtungsanteilen vollständig umgeschmolzene,

Implantatmaterialien

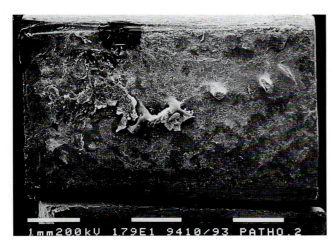

Abb. 9 REM-Übersichtsaufnahme der Abflachung eines mit Hydroxylapatitkeramik unter Vakuumbedingungen beschichteten Prüfkörpers nach Abzugversuch senkrecht zur Beschichtung (Tierversuch, 84 Tage). Deutlich erkennbar sind einige Trabekel, die noch auf der Keramikoberfläche haften. Die Keramikschicht selbst weist keine Ablösungen auf (SE, Balkenlänge 1 mm).

blasen- und rißfreie Hydroxylapatitkeramik-Beschichtung hergestellt werden. Zum anderen konnten durch Modifikation der Laser-Parameter auch Beschichtungen erzeugt werden, bei denen lediglich durch Verdichtung der Keramikstruktur im Sinne eines Nachsinterns die Anzahl und Größe der Fehlstellen minimiert und die einzelnen Partikel miteinander verschmolzen wurden.

In der Praxis konnten sich diese Verfahren jedoch nicht durchsetzen, da der Aufwand für die Lasermodifikation durch die Notwendigkeit einer elaborierten Prozeßführung vor allem bei komplexen Implantatstrukturen zu hoch ist.

Vakuum-Plasma-Spritzverfahren (VPS). In neuerer Zeit erlangte jedoch ein Verfahren einen hohen Bekanntheitsgrad, bei dem die Hydroxylapatitkeramik-Beschichtung mit Hilfe des Plasma-Spritzverfahrens unter Niederdruckbedingungen aufgebracht wird [53, 69]. Die Porosität und die Anzahl der Risse innerhalb der Keramikschicht können hierdurch deutlich reduziert werden [53, 69]. Ebenso erlaubt dieses Verfahren das Aufbringen von Reintitan-Schichten mit hohen mechanischen Festigkeitswerten als Haftschicht zwischen Metall und der VPS-Keramik-Beschichtung [53].

Diese neue Generation der Plasma-Spritzbeschichtung wird bereits seit einigen Jahren auf Hüftgelenk-Endoprothesen mit Erfolg eingesetzt. Tierexperimentelle Untersuchungen mit normierten Prüfkörpern konnten dieser sog. VPS-Beschichtung mit Titan-Haftschicht eine deutlich erhöhte Stabilität bei Abzugversuchen senkrecht zur Implantatoberfläche im Vergleich zu konventionell gespritzten Keramikschichten nachweisen [70]. Hierbei kommt es bei den VPS-Schichten bevorzugt zu Trennungsbrüchen innerhalb des spongiösen Knochens (Abb. 9). Bei konventionellen Hydroxylapatitkeramik-Beschichtungen fand hingegen die Separation fast ausnahmslos an der Hydroxylapatitkeramik-Metall-Grenzfläche statt (sog. adhäsiver Schichtverlust) [69, 70].

Beschichtungsdicke

Über die erforderliche Mindestdicke einer Hydroxylapatitkeramik-Beschichtung für einen metallischen Grundkörper herrschen nach wie vor unterschiedliche Ansichten. Fest steht, daß die Grenzschicht Hydroxylapatitkeramik-Knochen keine statische, sondern durch ossäre Umbauprozesse eine dynamische Grenze darstellt [6, 85]. Ebenso ist unbestritten, daß die Dicke einer Beschichtung nur ein Kompromiß aus mehreren limitierenden Faktoren sein kann [u.a. 26, 47, 48, 96]. Je dünner die Beschichtung auf der einen Seite ist, desto besser sind die mechanischen Eigenschaften in bezug auf Druck- und Zugfestigkeit etc. bei In-vitro-Testverfahren.

GEESINK et al. fanden unter idealen Implantatbedingungen bei dem Prozeß der Vereinigung mit dem lebenden Knochen eine Resorption von ca. 10–15 µm, wobei hierdurch die absolute Untergrenze einer Hydroxylapatitkeramik-Beschichtungsdicke festgelegt sein soll [47, 48]. Angesichts dieser Daten schlugen sie eine sinnvolle Schichtdicke von ca. 50 µm (Bandbreite 30–90 µm) vor [27, 47, 48]. DE GROOT et al. fordern eine absolute Mindeststärke für die Beschichtung alloplastischer Implantatwerkstoffe von 75–100 µm [28]. Andere Autoren halten Schichtdicken bis 200 µm für notwendig [42, 96]. OSBORN stellte sowohl bei Tierversuchen als auch bei Humanexplantaten einen Schichtverlust von ungefähr 50–80 µm während der ersten Monate fest, bis sich ein reifes Hydroxylapatitkeramik-Knochen-Interface ausbildete [93, 96]. Er schlug deshalb aus Sicherheitsgründen eine Mindestschichtdicke von 150–200 µm vor.

Durch die Ausbildung eines reifen Hydroxylapatitkeramik-Knochen-Interfaces soll ein weiterer Abbau der Beschichtung unterbunden werden [28, 32, 93, 96, 110]. Die Porosität der Beschichtung ist hierbei ein wichtiger, die Degradationsrate beeinflussender Faktor. Bekannt ist, daß dichte, gesinterte Hydroxylapatitkeramik nur sehr langsam abgebaut wird [20, 28, 42]. Pro Jahr soll von der Oberfläche eine Schicht von ungefähr 15 µm abgetragen werden [28].

Durch die Möglichkeit, mit Hilfe des Niederdruck-Plasma-Spritzverfahrens hochdichte Keramikschichten herstellen zu können, wird die Diskussion über die notwendige Beschichtungsdichte neu entflammen. Durch die Reduktion der Resorptionsrate erscheint die Verwendung dünnerer Beschichtungen möglich zu sein. Entsprechende Untersuchungen stehen jedoch noch aus.

Schlußbemerkungen

Exakte, durch wissenschaftliche Untersuchungen gewonnene biomechanische Daten der primären Zug- und Scherfestigkeit von mit Klemmpassung eingebrachten Implantatkonstruktionen sowie Festigkeitsparameter der Kinetik der Belastbarkeit des Interface nach unterschiedlichen, klar definierten Zeiträumen fehlen. Solche Daten können auch aus rein klinischen Beobachtungen bei humanen Implantatinsertionen nicht hergeleitet werden.

Die Beurteilung alloplastischer Implantatmaterialien zum Knochen- oder Zahnwurzelersatz wurde vielfach durch histologische Methoden oder durch quantitativ histologische, morphometrische Methoden durchgeführt, die eine Analyse der Hartgewebsanteile Knochen, Osteoid, Chondroid und des verbleibenden Weichgewebes an der Knochen-Implantat-Grenzfläche zum Gegenstand hatten.

Es ist in den letzten Jahren immer klarer geworden, daß eine zusätzliche biomechanische Testung von Implantatmaterialien zur Beurteilung eines Knochen-Implantat-Verbundes oder des Vorliegens eines Knochen-Implantat-Kontaktes von eminenter Bedeutung ist. Exakte biomechanische Untersuchungen des Knochen-Implantat-Verbundes durch Abzugversuche bzw. Zugfestigkeitsprüfungen, bei denen die Implantate nicht axial, sondern im rechten Winkel zur angewachsenen Fläche belastet werden, sind dringend erforderlich [52, 110, 111, 122]. Die systematische quantitativ-morphometrische Auswertung der Gewebe im Interface von u.a. GROSS et al. [52] und STRUNZ [122] bedeuten einen Fortschritt in der Bewertung von Implantatmaterialien.

Zahlreiche Arbeiten beschäftigten sich dabei mit der Festigkeit des Interfaces, wobei jedoch mißverständlicherweise vielfach Scherfestigkeits- und Zugfestigkeitsmessungen nicht streng getrennt wurden. Dabei wurden nicht selten Scherfestigkeitsparameter zitiert, obwohl die Zugfestigkeit charakterisiert werden sollte.

So wurden z.B. in den Arbeiten von THOMAS and COOK [125] und THOMAS et al. [126] Werte von 2 N/mm² für poliertes Titan angegeben. Bei diesen Werten handelt es sich jedoch eigentlich um die Scherfestigkeit des Interfaces, gemessen in Ausstoßversuchen, die lediglich ein Maß für die Summe der spezifischen Friktion des alloplastischen Materials im neugebildeten Knochen plus der mechanischen Verblockung von Implantaten oder Prüfkörpern im knöchernen Implantatlager aufgrund mechanischer Unterschnitte sind. Diese Zusammenhänge wurden lange Zeit nicht genügend beachtet und zu ungenau definiert. Als Maß bzw. Kriterium für die Belastbarkeit des Knochen-Implantat-Verbundes ist die Scherfestigkeit eine ungenaue, alleine nicht brauchbare Größe.

Kritisch äußerte sich SOLTÈSZ über die verschiedenen Techniken der Zugfestigkeitsprüfung [117]. Bei einer Charakterisierung verschiedener Materialien unter möglichst standardisierten Bedingungen und bei identischer Geometrie der Abzugsanordnung gibt es zur Zeit keine Alternative zum Zugtest, auch wenn er einer weiteren Standardisierung und Verbesserung bedarf.

Literatur

[1] Adell, R.: Clinical results of osseointegrated implants supporting fixed prostheses in edentulous jaws. J. Prosthet. Dent. 50 (1983), 251.

[2] Albrektsson, T.: The response of bone to titanium implants. CRC Critical Reviews in Biocompatibility 1 (1984), 53.

[3] Albrektsson, T., Hansson, H.-A., Ivarsson, B.: A comparative study of the interface zone between bone and various implant materials. In: Biomaterials '84, Transactions SFB 7 (1984), 84.

[4] Albrektsson, T., Brånemark, P.-I., Hansson, H.-A., Kasemo, B., Larsson, K., Lundström, I., McQueen, D., Skalak, R.: The interface zone of inorganic implants in vivo: titanium implants in bone. Ann. Biomed. Eng. 11 (1983), 1.

[5] Albrektsson, T., Brånemark, P.-I., Hansson, H.-A., Ivarsson B., Jönsson, U.: Ultrastructural analysis of the interface zone of titanium and gold implants. In: Lee, A.J.C., Albrektsson, T., Brånemark, P.-I. (eds.): Clinical Application of Biomaterials, pp. 167, John Wiley & Sons, London 1981.

[6] Bagambisa, F.B., Joos, U., Schilli, W.: The surface of implanted hydroxyapatite is subjected to the laws of remodelling. Book of abstracts, 2nd Int. Symposium on Ceramics in Medicine, Heidelberg, 10. und 11. Sept., Deutsche Keramische Gesellschaft 1989.

[7] Bargel, H.J., Schulze, G. (Hrsg.): Werkstoffkunde. VDI-Verlag, Düsseldorf, 1994.

[8] Bauer, G., Donath, K., Dumbach, J., Kroha, E., Sitzmann, F.: Reaktion des Knochens auf Kalziumphosphatkeramiken unterschiedlicher Zusammensetzungen. Z. Zahnärztl. Implantol. V. (1989), 263.

[9] Bauermeister, A.: Experimentelle Grundlagen für den Aufbau einer Knochenbank. H. Unfallheilk. 58, Springer, Berlin–Göttingen–Heidelberg 1958.

[10] Berndt, C.C., Haddad, G.N., Gross, K.: Thermal spraying for bioceramic applications. Book of abstracts, 2nd Int. Symposium on Ceramics in Medicine, Heidelberg, 10. und 11. Sept., Deutsche Keramische Gesellschaft 1989.

[11] Betz, T., Reuther, J.F., Bill, J., Buttler, E., Meier, J.: Klinische Nachuntersuchung enossaler Bone-Lock-Im-

plantate und periimplantärer Gewebe – Eine Studie über 3 Jahre. Z. Zahnärztl. Implantol. 10 (1994), 71.
[12] Bitter, K.: Freie gefäßgestielte Transplantationen. In: Pfeifer, G., Schwenzer, N. (Hrsg.): Fortschritte der Kiefer- und Gesichtschirurgie, S. 161. Thieme, Stuttgart 1983.
[13] Block, M., Delgado, A., Fontenot, M.G.: The effect of diameter and length of hydroxylapatite-coated dental implants on ultimate pullout force in dog alveolar bone. Int. J. oral maxillofac. Surg. 48 (1990), 174.
[14] Block, M., Finger, I., Fontenot, M., Kent, J.: Loaded hydroxlapatite-coated and grit-blasted titanium implants in dogs. Int. J. oral maxillofac. Impl. (1989), 219.
[15] Bobyn, J.D., Pilliar, R.M., Cameron, H.U., Weatherly, G.C.: The optimum pore size for the fixation of porous surfaced metal implants by the ingrowth of bone. Clin. Orthop. 150 (1980), 263.
[16] Boretos, J.W.: Advances in bioceramics. Advanced Ceramic Materials 2 (1987), 15.
[17] Brånemark, P.-I., Zarb, G.A., Albrektsson, T.: Gewebeintegrierter Zahnersatz - Osseointegration in klinischer Zahnheilkunde. Quintessenz, Berlin–Chicago–London–Rio de Janeiro–Tokio 1985.
[18] Brånemark, P.-I., Hansson, B.-O., Adell, R., Breine, U., Lindström, J., Hallen, Q., Ohman, A.: Osseointegrated implants in the treatment of the edentulous jaw. Scand. J. Plast. Reconstr. Surg. 11, Suppl. 16 (1977), 1.
[19] Brånemark, P.-I., Zarb, G., Albrektsson, T.: Tissue integrated prosthesis; Osseointegration in clinical dentistry. Quintessence, Chicago 1985.
[20] Brill, W., Katthagen, B.-D.: Die Grenzschicht zwischen HAK und neugebildetem Knochen im REM. Z. Orthop. 125 (1987), 183.
[21] Cameron, H.U., Pilliar, R.M., MacNab, I.: The rate of bone ingrowth into porous metal. J. Biomed. Mater. Res. 10 (1976), 295.
[22] Catto, M.: A histological study of a vascular necrosis of the femoral head after transcervical fracture. J. Bone Joint Surg. 47 (B) (1965), 749.
[23] Cockburn, A., Cockburn, E.: Mumies, disease and ancient cultures. In: Harris, J.E., Pomitz, P. (eds.): Dental Health in Ancient Egypt. Cambridge University Press, Cambridge 1955.
[24] Cook, S.D., Kay, J.F., Thomas, K.A., Jarcho, M.: Interface mechanics and histology of titanium and hydroxylapatite-coated titanium for dental implant applications. Int. J. Oral Maxillofac. Impl. 2 (1987), 15.
[25] Cook, S.D., Walsh, K.A., Haddad, R.J.: Interface mechanics and bone growth into porous Co-Cr-Mo-alloy implants. Clin. Orthop. 193 (1985), 271.
[26] De Groot, K., Geesink, R., Klein, C.P.A.T., Serekian, P.: Plasma sprayed coatings of hydroxyapatite. J. Biomed. Mater. Res. 21 (1987), 1375.
[27] De Groot, K.: Hydroxyapatite as coatings for implants. Interceram 4 (1987), 38.
[28] De Groot, K., Klein, C.P.A.T., Driessen, A.A.: Herstellung und Werkstoffeigenschaften der Kalziumphosphatbiokeramiken Apatit und Whitlockit. In: Fallschüssel, G.K.H. (Hrsg.): Kalziumphosphatkeramiken in der Zahnmedizin. Quintessenz, Berlin 1987.
[29] Dehen, M., Niederdellmann, H., Braumandl, G., Reck, B.: Zur Osteoinduktion von Titanplasma- und Hydroxylapatit-beschichteten Implantaten. Z. Zahnärztl. Implantol. VII (1991), 68.
[30] Dehen, M., Niederdellmann, H.: Zur postoperativen prothetischen Versorgung von Tumorpatienten. Z. Zahnärztl. Implantol. VII (1991), 131.
[31] Dielert, E.: Nutzen und Risiken implantologisch- prothetischer Therapien beim rekonstruierten Unterkiefer. Z. Zahnärztl. Implantol. 10 (1994), 177.
[32] Donath, K., Rohrer, M.D., Hörmann, K.: Mobile and immobile hydroxyapatite integration and resorption and its influence on bone. J. Oral Implant. 1 (1987), 75.
[33] Donath, K., Hillmann, G., Ehrenfeld, M., Riediger, D.: Enossale Einheilung Tübinger Implantate in frei und gefäßgestielt replantierte Beckenkammsegmente. Eine tierexperimentelle Studie. Z. Zahnärztl. Implantol. VII (1991), 58.
[34] Ducheyne, P., Radin, S., Cuckler, J.M.: Bioactive ceramic coatings on metal: structure-property relationship of surfaces and interfaces. In: Oonishi, H., Aoki, H., Sawai, K. (eds.): Bioceramics. Proceedings of 1st International Bioceramic Symposium. Ishiyaku, Tokyo–St. Louis 1989.
[35] Ducheyne, P., Healy, K.E.: Surface spectroscopy of calcium phosphate ceramic and titanium implant materials. In: Ratner, B.D. (Hrsg.): Surface characterization of biomaterials. Progress in Biomedical Engineering, pp. 175, Elsevier, Amsterdam 1988.
[36] Elsing, R., Knotek, O., Balting, U.: Anwendung der Methode Simulation in der Werkstofftechnik. Metall 3 (1989), 235.
[37] Elsing, R., Knotek, O.: Untersuchungen zum lamellaren Aufbau von Plasmaspritzschichten. Metall 39 (1985), 1145.
[38] Elsing, R., Knotek, O.: Struktur und Rißbildung in Plasmaspritzschichten. DVS-Berichte 108 (1987), 133.
[39] Esser, E.: Enossale Implantate im radiogen belasteten Kiefer nach Tumorradikaloperation. Z. Zahnärztl. Implantol. 10 (1994), 167.
[40] Eulenberger, J., Keller, F., Schröder, A., Steinemann, S.G.: 4. Vortragsreihe des DVM-Arbeitskreises Implantate, S. 131. Deutscher Verband für Materialprüfung e.V. (DVM), Berlin 1984.
[41] Fallschüssel, G.K.H.: Chemie und Mineralogie der Kalziumphosphate. In: Fallschüssel, G.K.H. (Hrsg.): Kalziumphosphatkeramiken in der Zahnmedizin. Quintessenz, Berlin 1987.
[42] Fallschüssel, G.K.H.: Lastaufnehmende enossale Hydroxylapatitimplantate. In: Fallschüssel, G.K.H. (Hrsg.): Kalziumphosphatkeramiken in der Zahnmedizin. Quintessenz, Berlin 1987.
[43] Feifel, H., Schmitz, H.-J., Albert-Deumlich, J., Wimmer, F., Schmidt, K.-H.: Knöcherne Integration porösen korallinen Hydroxylapatits nach Beschichtung mit einem osteoinduktiven Proteinkomplex. Z. Zahnärztl. Implantol. 10 (1994), 89.
[44] Frost, H.M.: The bone dynamics in osteoporosis and osteomalacia. Springfield, III.: Thomas 1966.
[45] Furlong, R.J., Osborn, J.F.: Fixation of hip prostheses by HAC coatings. J. Bone Joint Surg. [Br] 73-B (1991), 741.
[46] Furlong, R.: The fixation of the HAC-coated prosthesis. In: Oonishi, H., Aoki, H., Sawai, K. (eds.): Bio-

ceramics. Proceedings of 1st International Bioceramic Symposium. Ishiyaku, Tokyo–St. Louis 1989.
[47] Geesink, R.G.T., De Groot, K., Klein, C.P.A.T.: Chemical implant fixation using hydroxylapatite coatings. The development of a human total hip prosthesis for chemical fixation to bone using hydroxylapatite coatings on titanium substrates. Clin. Orthop. Rel. Res. 225 (1987), 147.
[48] Geesink, R.G.T., De Groot, K., Klein, C.P.A.T.: Bonding of bone to apatite-coated implants. J. Bone Joint Surg. 70-B (1988), 17.
[49] Georgette, F.S., Davidson, J.A.: The effect of hipping on the fatigue and tensile strength of a cast, porous coated CoCrMo-alloy. Proceedings of the 11th Annual Meeting of the Society of Biomaterials, Abstr. 118. San Diego (California, USA) 1985.
[50] Graf, H.-L., Knöfler, W.: Zur Knochenreaktion auf Biomaterialien. VIII. Prinziperkenntnisse zur Knochenregeneration unter Fremdkörpereinfluß. Z. Zahnärztl. Implantol. IX (1993), 62.
[51] Gross, U.M., Müller-Mai, Ch., Fritz, T. Voigt, Ch., Schmitz, H.-J.: Implant surface roughness and mode of load transmission influence periimplant bone structure. In: Heimke, G., Soltesz, U., Lee, A.J.C.: Clinical Implant Materials, Advances in Biomaterials, vol. 9. Elsevier, Amsterdam 1990.
[52] Gross, U.M., Strunz, V.: The anchoring of glass-ceramics of different solubility in the femur of the rat. J. Biomed. Mater. Res. 14 (1980), 607.
[53] Gruner, H.: Plasma sprayed coatings on endoprotheses. Proc. North Sea Conf. on Biomedical Engineering, Antwerpen 1990.
[54] Hansson, H.-A., Albrektsson, T., Brånemark, P.-I.: Structural aspects of the interface between tissue and titanium implants. J. Prosth. Dent. 50 (1983), 108.
[55] Harris, W.H., White, R.E., McCarthy, J.C., Walker, P.S.: Bony ingrowth fixation of the acetabular component in canine hip joint arthroplasty. Clin. Orthop. 176 (1983), 7.
[56] Hastings, G.W., Dailly, D., Morrey, S.: Hydroxyapatite coatings. In: Oonishi, H., Aoki, H., Sawai, K. (Hrsg.): Bioceramics. Proceedings of 1st International Bioceramic Symposium. Ishiyaku, Tokyo–St. Louis 1989.
[57] Hench, L.L., Paschall, H.A.: Direct chemical bond of bioactive glass ceramic materials to bone and muscle. J. Biomed. Mater. Res. 4 (1973), 42.
[58] Hench, L.L., Splinter, R.J., Allen, W.C., Greenlee, T.K.: Bonding mechanism at the interface of ceramic prosthetic materials. J. Biomed. Mater. Res. 2 (1971), 117.
[59] Hench, L.L.: Biomaterials reliability: A vital issue. In: Oonishi, H., Aoki, H., Sawai, K. (eds.): Bioceramics. Proceedings of 1st International Bioceramic Symposium. Ishiyaku, Tokyo–St. Louis 1989.
[60] Hulbert, S.F., Young, F.A., Mathews, R.S., Klawitter, J.J., Talbert, C.D., Stelling, F.H.: Potential of ceramic materials as permanently implantable skeletal prostheses. J. Biomed. Mater. Res. 4 (1970), 433.
[61] Ishimaru, H., Oonishi, H.: Characterization of the materials properties of the plasma spray coated hydroxyapatite. Preprint for the 2nd Int. Symposium on Ceramics in Medicine, Heidelberg, 10. und 11. Sept., Deutsche Keramische Gesellschaft 1989.
[62] James, R.A., Altman, A.F., Clem, D.C., Lozada, J.: A critical review of the osseointegrated litterature. Oral Implantologist 3 (1986), 36.
[63] Jänicke, S., Pelster, C., Schmitz, H.-J.: Möglichkeiten, Grenzen und Probleme der Oberkieferinterpositionsosteoplastik mit simultaner Implantatversorgung. Z. Zahnärztl. Implantol. 10 (1994), 161.
[64] Jemt, T., Lekholm, U., Ragnar, A.: Osseointegrated implants in the treatment of partially edentulous patients: A preliminary study on 876 consecutively placed fixtures. Int. J. oral maxillofac. Implants 4 (1989), 211.
[65] Jerusalem, C.R., Jap, P.H.K.: General pathology of the transplantation reaction in experimental and clinical organ grafts. In: Altmann, H.W., Bücher, Cottier, F., Grundmann, E., Holle, G., Letterer, E., Masshoff, W., Kleesen, H., Roulet, F., Seifert, G., Siebert, G. (Hrsg.): Handbuch der Allgemeinen Pathologie, Transplantation, 6. Band, 8. Teil, S. 617. Springer, Berlin–Heidelberg–New York 1977.
[66] Kasemo, B.: Biocompatibility of titanium implants: surface science aspects. J. Prosth. Dent. 49 (1983), 832.
[67] Kawahara, H., Hirabayashi, M., Shikita, T.: Single crystal alumina for dental implants and bone screws. J. biomed. Mater. Res. 14 (1980), 597.
[68] Kent, J.N., Block, M.S., Misiek, D.S.: Three year clinical results with HA-coated dental implants. Proc. World Biomaterials Congress, April 1988.
[69] Kettner, R.: CO_2-Laser-Optimierung der Oberfläche von Hydroxylapatitkeramik-beschichteten Titan-Blechen. Inaugural-Dissertation der Med. Fak. der RWTH Aachen 1993.
[70] Kettner, R., Erbe, M., Jänicke, S., Schmitz, H.-J.: Vergleichende Testung einer Vakuum-gespritzten Hydroxylapatit-Keramik-Beschichtung im Tiermodell. Dtsch. Z. Mund Kiefer GesichtsChir. 19 (1995), 28.
[71] Kirsch, A., Ackermann, K.L.: The IMZ osseointegrated implant system. Dent. Clin. North. Am. 33 (1989), 733.
[72] Klawitter, J.J., Bagwell, J.G., Weinstein, A.M., Sauer, B.W., Pruit, J.R.: An evaluation of bone growth into porous high density polyethylene. J. Biomed. Mater. Res. 10 (1976), 311.
[73] Klein, C.P.A.T., Driessen, A.A., De Groot, K., Van Den Hooff, A.: Biodegradation behaviour of various calcium phosphate materials in bone tissue. J. Biomed. Mater. Res. 17 (1983), 769.
[74] Knöfler, W., Graf, H.-L.: Zur Knochenregeneration auf Biomaterialien. I. Komplexes Versuchsmodell zur Beschreibung der Knochenumbauvorgänge und Interfacereaktion unter Biomaterialeinfluß. Z. Zahnärztl. Implantol. V (1989), 265.
[75] Knöfler, W., Graf, H.-L., Gröschel, T., Löwicke, G.: Zur Knochenregeneration auf Biomaterialien. II. Ergebnisse der fluoreszenzmikroskopischen Untersuchungen zur Beobachtung der initialen Knochenbildung. Z. Zahnärztl. Implantol. VI (1990), 145.
[76] Kovacs, A., Christ, H.: Erste Erfahrungen mit dem Bone-Lock-Implantat-System bei der prothetischen Versorgung nach Resektion von Mundhöhlentumoren. Z. Zahnärztl. Implantol. IX (1993), 19.167.

[77] Kriegesmann, J.: Technische Keramische Werkstoffe. Deutscher Wirtschaftsdienst, Loseblattsammlung Grundwerk 1989, Lieferung 1992. John von Freyend, Köln 1992.

[78] Leventhal, G.: Titanium, a metal for surgery. J. Bone Jt. Surg. 33A (1951), 473.34.

[79] Linder, L., Albrektsson, T., Brånemark, P.-I., Hansson, H.-A., Ivarsson, B., Jönsson, U., Lundström, I.: Electron microscopic analysis of bone-titanium interface. Acta Orthop. Scand. 54 (1983), 45.64.

[80] Lugschneider, E., Weber, T., Knepper, M., Vizethum, F.: Production of biocompatible coatings by atmospheric plasma spraying. Mat. Sci. Eng. 170 (1991), 92.144.

[81] Lum, L.B., Beirne, O.R.: Viability of the retained bone core in the Core-Vent dental implant. Int. J. oral maxillofac. Surg., 44 (1986), 341.97.

[82] Maatz, R., Lentz, W., Graf, R.: Die Knochenbildungsfähigkeit konservierter Späne. Ein Beitrag zur Knochenbank. Zbl. Chir. 77 (1952), 1376.13.

[83] Maatz, R., Lentz, W., Graf, R.: Spongiosa test of bone grafts. J. Bone Jt. Surg. A36 (1954), 721.15.

[84] McQueen, D., Sundgren, J.-E., Ivarsson, B., Lundström, I., Ekenstam, A., Svensson, A., Brånemark, P.-I., Albrektsson, T.: Auger electron spectroscopic studies of titanium implants. In: Lee, A.J.C., Albrektsson, T., Brånemark, P.-I. (eds.): Clinical Applications of Biomaterials, p. 179. John Wiley & Sons, London 1982.

[85] Meenen, N.M., Osborn, J.F., Dallek, M., Donath, K.: HAC-bone regeneration complex - morphological aspect of its mechanical adaptation. Proceedings of 4th World Biomaterials Congress, p. 321.95. Berlin, 24.–28. April 1992.

[86] Meffert, R.M.: Has osseointegration become implant osseohysteria? The New York State Dental Journal 55 (1989), 45.74.

[87] Merkel, M., Thomas, K.-H.: Taschenbuch der Werkstoffkunde, 4. Aufl., S. 177. Fachbuchverlag, Leipzig–Köln 1994.

[88] Meyle, J., Gültig, K., Hüttemann, W., Von Recum, A., Elßner, G., Wolburg, H., Nisch, W.: Oberflächenmorphologie und Zellreaktion. Z. Zahnärztl. Implantol. 10 (1994), 51.

[89] Nentwig, G.-H., Reichel, M.: Vergleichende Untersuchungen zur Mikromorphologie und Gesamtoberfläche enossaler Implantate. Z. Zahnärztl. Implantol. 10 (1994), 150.

[90] Ohnishi, M.: The clinical applications of hydroxyapatite porous blocks in oral and maxillofacial surgery. In: Oonishi, H., Aoki, H., Sawai, K. (eds.): Bioceramics. Proceedings of 1st International Bioceramic Symposium. Ishiyaku, Tokyo–St. Louis 1989.

[91] Oonishi, H., Tsuji, E., Ishimaru, H., Delecrin, J.: Best weightbearing time after implantation as inferred from interface observation. Book of abstracts, p. 118. 8th European Conference on Biomaterials, Heidelberg, 7.–9. Sept. 1989.

[92] Orth, J., Kautzmann, J., Griss, P., Dörre, E.: Bone tissue response to porous hydroxyapatite and wire meshs of stainless steel and pure titanium with and without coatings of hydroxyapatite and titaniumnitrite. Book of abstracts, p. 117. 8th European Conference on Biomaterials, Heidelberg, 7.–9. Sept. 1989.

[93] Osborn, J.F.: Some functional aspects related to HAC coated THR prostheses. Abstract for Concerted Action on Skeletal Implants, Sub Group Meeting, Leiden 1990.

[94] Osborn, J.F.: Die biologische Leistung der Hydroxylapatitkeramik-Beschichtung auf dem Femurschaft einer Titanendoprothese – erste histologische Auswertung eines Humanexplantats. Biomed. Technik 32 (1987), 177.

[95] Osborn, J.F.: Biowerkstoffe und ihre Anwendung bei Implantaten. Schw. Mschr. Zahnheilk. 89 (1979), 1138.

[96] Osborn, J.F.: Bonding osteogenesis under loaded conditions – the histological evaluation of a human autopsy specimen of a hydroxyapatite ceramic coated stem of a titanium hip prosthesis. In: Oonishi, H., Aoki, H., Sawai, K. (eds.): Bioceramics. Proceedings of 1st International Bioceramic Symposium. Ishiyaku, Tokyo–St. Louis 1989.

[97] Osborn, J.F., Donath, K.: Die enossale Implantation von Hydroxylapatitkeramik und Tricalciumphosphatkeramik: Integration versus Substitution. Dtsch. Zahnärztl. Z. 39 (1984), 970.

[98] Östrup, L.T., Fredrickson, J.M.: Reconstruction of mandibular defects after radiation, using a free, living bone graft transferred by microvascular anastomoses. Plast. Reconstr. Surg. 55 (1975), 563.

[99] Östrup, L.T., Fredrickson, J.M.: Distant transfer of a free living bone graft by microvascular anastomoses. Plast. Reconstr. Surg. 54 (1974), 274.

[100] Parsegian, V.A.: Molecular forces governing tight contact between cellular surfaces and substrates. J. Prosth. Dent. 49 (1983), 838.

[101] Predecki, P., Stephan, J.E., Auslaender, B.A., Mooney, V.L., Kirkland, K.: Kinetics of bone growth into cylindrical channels in aluminium oxide and titanium. J. Biomed. Mater. Res. 6 (1972), 375.

[102] Rasmussen, H., Bordier, P.: The physiological and cellular basis of metabolic bone disease. Williams & Wilkins, Baltimore 1974.

[103] Riediger, D., Ehrenfeld, M.: Mikrochirurgische Beckenkammtransplantate in Kombination mit enossalen Implantaten. Ein neues Verfahren zur Rehabilitation extrem atrophierter Kiefer. Z. Zahnärztl. Implantol. VII (1991), 178.

[104] Sandhaus, S.: Wissenschaftlicher Beitrag zum Gebiet der Oralrehabilitation mit Hilfe des Implantationsverfahrens CBS. Zahnärztl. Welt/Reform 80 (1971), 597.

[105] Schenk, R.K., Willenegger, H.: Zur Histologie der primären Knochenheilung. Modifikation und Grenzen der Spaltheilung in Abhängigkeit von der Defektgröße. Unfallheilkunde 80 (1977), 155.

[106] Schenk, R.K., Willenegger, H.R.: Zur Histologie der primären Knochenheilung. Langenbecks Arch. f. Klin. Chir. 308 (1964), 440.

[107] Schenk, R.K., Willenegger, H.: Morphological findings in primary fracture healing. Symposium Biol. Hung. 7 (1967), 75.

[108] Schlegel, A., Leitenstorfer, B., Jakobsen, M., Toutenburg, H.: Zur klinischen Bruchfestigkeit von Al_2O_3-Implantaten. Z. Zahnärztl. Implantol. 10 (1994), 68.

[109] Schliephake, H., Reiss, J., Urban, R., Neukam, F.W., Günay, H.: Freisetzung von Titan aus Schraubenimplantaten. Z. Zahnärztl. Implantol. VII (1991), 6.

[110] Schmitz, H.-J.: Optimierung der Oberfläche enossaler Implantate mit Eximer-Laser. Habilitationsschrift der Med. Fakultät der RWTH Aachen 1991.

[111] Schmitz, H.-J., Fritz, T., Strunz, V., Fuhrmann, G., Gross, U.M.: Vergleichende biomechanische und histomorphometrische Untersuchungen des neuen Implantatmaterials HIP-Titan-Glaskeramik mit Glaskeramik, Titan und Titanlegierungen. Dtsch. Z. Mund Kiefer GesichtsChir. 14 (1990), 53.

[112] Schmitz, H.-J., Strunz, V., Kinne, R., Fuhrmann, G., Gross, U.M.: Surface structure and bone adhesion: Histological and biomechanical studies. Transactions 3rd World Biomaterials Congress, 4C2-21, p. 310. 21.-25. April, Kyoto (Japan) 1988.

[113] Schulte, W., Heimke, A.: Das Tübinger Sofort-Implantat. Quintessenz 27 (1976), 17.

[114] Schweiberer, L., Eitel, F.: General Pathology of the Transplantation Reaction in Experimental and Clinical Organ Grafts. In: Altmann, H.W., Bücher, Cottier, F., Grundmann, E., Holle, G., Letterer, E., Masshoff, W., Kleesen, H., Roulet, F., Seifert, G., Siebert, G. (Hrsg.): Handbuch der Allgemeinen Pathologie, Transplantation, 6. Band, 8. Teil, S. 617, Springer, Berlin–Heidelberg–New York 1977.

[115] Shepperd, J.A.N.: 2-5 years clinical results on 100 Furlong® HAC coated stems. Symposium London: The use of the HAC coated hip prosthesis, 31st October 1991.

[116] Skalak, R.: Biomechanical considerations in osseointegrated prostheses. J. Prosth. Dent. 49 (1983), 843.

[117] Soltesz, U., Baudendistel, E.: Ermittlung der Zugfestigkeit von Knochen-Implantat-Verbunden. Z. Zahnärztl. Implantol. VII (1991), 197.

[118] Spiekermann, H.: Enossale Implantate bei Totalersatz im Unterkiefer. Dtsch. Zahnärztl. Z. 33 (1978), 473.

[119] Spiekermann, H.: Implantatprothetik. In: Voß, R., Meiners, H. (Hrsg.): Fortschritte der Zahnärztlichen Prothetik und Werkstoffkunde, Bd. 1 (1980), Bd. 2 (1984), Bd. 3 (1987). Hanser, München–Wien.

[120] Spiekermann, H.: Clinical and animal experiences with enosseous metal implants. In: Heimke, G. (ed.): Dental Implants. Hanser, München–Wien 1980.

[121] Steinemann, S.G., J. Eulenberger, P.-A., Maeusli, A., Schröder: Adhesion of bone to titanium. In: Christel, P., Kleunier, A., Lee, A.J.C. (eds.): Biological and Biomechanical Performance of Biomaterials. S. 409, Elsevier, Amsterdam 1986.

[122] Strunz, V.: Enossale Implantationsmaterialien in der Mund- und Kieferchirurgie. Hanser, München–Wien 1985.

[123] Strunz, V., Bunte, M., Sauer, G.: Zahnwurzeln aus Ceravital®. Einjährige klinische Ergebnisse mit einem bioaktiven Implantatmaterial. Dtsch. Zahnärztl. Z. 32 (1977), 903.

[124] Taylor, G.I., Miller, D.H., Ham, F.J.: The free vascularized bone graft. Plastic Reconstr. Surg. 55 (1975), 533.

[125] Thomas, K.A., Cook, S.D.: An evaluation of variables influencing implant fixation by direct bone apposition. J. Biomed. Mat. Res. 19 (1985), 875.

[126] Thomas, K.A., Cook, S.D., Renz, E.A., Anderson, R.C., Haddach, R.J., Hambold, A.D., Yapp, R.: The effect of surface treatments on the interface mechanics of LTF pyrolytic carbon implants. J. Biomed. Mat. Res. 19 (1985), 145.

[127] Wächter, R., Stoll, P.: Möglichkeiten und Grenzen enossaler Implantate bei der oralen Rehabilitation von Tumorpatienten nach Bestrahlung. Z. Zahnärztl. Implantol. 10 (1994), 171.

[128] Watzek, G., Blahout, R.: Historischer Rückblick. In: Watzek, G.: Enossale Implantate in der oralen Chirurgie, S. 17. Quintessenz, Berlin–Chicago–London–Moskau–Sao Paulo–Tokio 1993.

[129] Welsh, R. P., Pilliar, M., MacNab, I.: The role of surface porosity in fixation to bone and acrylic. J. Bone Jt. Surg., 53-A (1971), 963.

[130] Welzel, A.: Effizienz einer zusätzlich plasmagespritzten Hydroxylapatitbeschichtung bei metallischen Implantatgrundkörpern aus madreporischen F-75 CoCrMo- und Ti_6Al_4V-Implantaten. Inaugural-Dissertation der Med. Fak. der RWTH Aachen 1994.

[131] Williams, D.F.: Definitions in biomaterials. In: Williams, D.F.: Proceedings of a Consensus Conference of the European Society for Biomaterials (ESB), p. 60. Chester (England), 3.–5. March 1986. Elsevier, Amsterdam 1987.

[132] Yue, S., Pilliar, R.M., Weatherly, G.C.: The effect of a porous coating on the fatigue resistance of Ti_6Al_4V alloy. Second World Congress on Biomaterials, p. 332. Washington DC, 27. April–1. May 1984.

[133] ZL-Microdent-Attachment GmbH: Prüfbericht zu Timidur®, Firmenmitteilung 1995.

[134] Zwicker, U.: Umwandlungs- und Ausscheidungsmechanismen bei Titanlegierungen. In: Zwicker, U.: Titan und Titanlegierungen, S. 76. Springer, Heidelberg 1974.

Indikation, Kontraindikation und Differentialindikation aus chirurgischer Sicht

von Gerhard Wahl

Inhaltsübersicht

Einleitung 33
Indikationen 33
Kontraindikationen 34
   Allgemeinmedizinische Kontraindikationen 34
Lokale Kontraindikationen 37
Differentialindikationen 38
Zusammenfassung 39
Literatur 39

Einleitung

Bei den vielen Fragen und oftmals überraschenden Resultaten aus vielen Versuchen und Langzeitstudien zur knöchernen Integration von Implantaten standen lange Zeit das Material und die Einheilung als Grundvoraussetzungen für eine implantatgestützte Versorgung im Vordergrund. Ziel all dieser Bemühungen war und bleibt es jedoch, Pfeiler für prothetische Suprakonstruktionen zu gewinnen. Auf chirurgischem Wege soll die Basis für eine prothetische Rehabilitation geschaffen werden, die einen höherwertigen Zahnersatz erlaubt oder auch dem Prothetiker erst Alternativlösungen eröffnet, die der konventionellen Prothetik bislang verschlossen waren. Diese Erweiterung des therapeutischen Spektrums in interdisziplinärer Kooperation reicht von der Verbesserung der prothetischen Ausgangssituation in einem ansonsten gesunden Kiefer oder Kieferbereich über Fixierungen von prothetischem Ersatz auch bei Tumorpatienten einschließlich der Indikation einer – eventuell auch nur kurzfristigen – sozialen Rehabilitation bis hin zur Versorgung mit Epithesen.

Für den Zahnarzt besteht zunächst die Aufgabe, aus prothetischer Sicht die Notwendigkeit, den sinnvollen Einsatz implantologischer Maßnahmen gegenüber einer konventionellen Prothetik abzuwägen. Erst danach ist unter chirurgischen Aspekten zu prüfen, ob dieses gewünschte Konzept mit künstlichen Implantatpfeilern im Kieferknochen auch umsetzbar ist. Die allgemeinen gesundheitlichen Umstände, der Gesundheitszustand des stomatognathen Systems und letztlich die Quantität und Qualität des Knochenangebotes entscheiden über Indikation und Kontraindikation einer Implantatsetzung. Dabei sind die einschränkenden Bedingungen einer Kontraindikation sehr genau zu prüfen und abzuwägen, ob nicht z.B. durch andere vorbereitende allgemeinmedizinische, zahnärztliche, zahnärztlich-chirurgische oder auch kieferchirurgische Maßnahmen oder kieferorthopädische Vorbehandlungen eine primäre Kontraindikation relativiert oder gar beseitigt werden kann.

Indikationen

Differentialtherapeutische Überlegungen oder auch der Wunsch des Patienten nach Implantaten führen zur Abwägung einer Implantatindikation. Ist aus prothetischer Sicht eine implantatgestützte Versorgung sinnvoll, um dem Patienten einen höherwertigen Zahnersatz als Alternative anzubieten, oder liegt ein zahnloser Unterkiefer vor, bei dem eine funktionell akzeptable Versorgung nur mit der Hilfe von Implantaten möglich ist, entscheiden letztlich chirurgische Aspekte über die Implantatinsertion. Prinzipiell ist dabei zu berücksichtigen, daß auch bei einem Mißerfolg die präimplantologische Ausgangssituation sich nicht oder nur unwesentlich verschlechtert und Implantate nicht erst ein prothetisches Problem induzieren.

Optimale Grundbedingungen liegen vor, wenn die nachfolgenden Faktoren erfüllt sind:

- gesunder Allgemeinzustand einschließlich der intraoralen Situation
- voraussichtlich normale, ungestörte Wundheilung
- weitgehend abgeschlossenes Kieferwachstum
- gute Mundhygiene
- ausreichendes Knochenangebot in vertikaler, mesiodistaler und orovestibulärer Richtung
- ein Patient, der sich des unvermeidbaren Restrisikos einer jeglichen Implantatversorgung voll bewußt ist

Ändert sich auch nur eine dieser optimalen Grundbedingungen, führt dies letztlich zur Risikoerhöhung und beeinträchtigt die Erfolgssicherheit. Daraus kann sich – auch in Abhängigkeit von der Persönlichkeit des Patienten – ggf. eine Kontraindikation entwickeln.

Immer wieder wird hierbei das *Patientenalter* diskutiert, das jedoch im rein kalendarischen Sinne keine Indikationseinschränkung darstellt. Die biologischen Begleitumstände können aber als wesentliche Reduktionsfaktoren das Alter des Patienten zum Problem werden lassen. Generell wird für ältere Patienten eher eine günstigere Prognose angegeben [15], ohne daß hierfür eine ausreichende Erklärung zu finden ist. Die verlangsamten Stoffwechselvorgänge könnten eine Rolle spielen [15], evtl. aber auch die Tatsache, daß sich gerade im Alter eher die selbstbewußten und gegenüber der Implantation aufgeschlossenen Patienten überhaupt noch einem solchen Versorgungsaufwand unterziehen [9]. Berücksichtigt werden sollte jedoch auch die *Lebenserwartung* der Patienten, wobei ein Minimum von etwa 5 Jahren diskutiert wird [14].

Eine *Altersgrenze nach unten* zu ziehen, ist nicht so einfach, obwohl postuliert wird, daß das Kieferwachstum abgeschlossen sein sollte. Hierbei wird das 15.–16. Lebensjahr als Mindestalter angegeben

[12, 14]. Diese Altersangabe wird zunehmend kritisch eingeschätzt, da das Gesichtswachstum – nach Geschlecht unterschiedlich – noch länger andauern kann. Bei einer frühzeitigeren Implantation aber nimmt das Knochensegment mit dem Implantat nicht an der vertikalen Wachstumsentwicklung teil [10]; die Versorgung wird dadurch immer schwieriger. Dies hat wiederum Auswirkungen auf die ästhetischen und letztlich auch funktionellen Ergebnisse.

Kontraindikationen

Während Einzeldarstellungen und die Diskussionen über die Bewertung der Kontraindikationen für eine Implantation in den letzten Jahren immer weiter die Grenzbereiche ausloten, wird in der Literatur noch eine eher restriktive Haltung dokumentiert. Die guten Erfahrungen und hohen Erfolgsquoten der Langzeitstudien stellen die bisherigen Indikationsgrenzen in Frage, die sich im wesentlichen an einer höchstmöglichen Sicherheit für eine Implantatprognose orientiert haben, indem alle möglichen Risikofaktoren – soweit dies überhaupt realistisch ist – ausgeschaltet wurden. Bei jeglicher Indikationsausweitung ergeben sich Risiken, die nur teilweise oder gar nicht abschätzbar sind und je nach Krankheitsbild allein aufgrund geringer Fallzahlen auch noch für lange Zeit nicht abschätzbar sein werden.

Um überhaupt eine richtungweisende Abschätzung der Kontraindikationen vorzunehmen, hat sich die Einteilung in *allgemeinmedizinische und zahnmedizinische Kontraindikationen* bewährt. Dabei ist die weitere Unterteilung in *absolute, relative und temporäre Kontraindikationen* hilfreich, zumindest was die Bewertung der temporären Einschränkung anbelangt.

Da die Versorgung mit Implantaten in der Regel einen Wahleingriff darstellt, besteht keine Notwendigkeit bei zeitlich absehbaren Krankheitsverläufen, z. B. bei Infektionen und akut entzündlichen Erkrankungen, eine Implantation vorzunehmen. Ähnliches gilt für die temporäre Einnahme von Medikamenten wie Antikoagulanzien, Kortikosteroiden, Immunsuppressiva oder anderen Medikationen, die die Einheilung beeinträchtigen könnten. Ebenso überfordern eventuell körperliche und psychische Streßphasen den Patienten [3]; auch die Schwangerschaft kann eine Streßsituation darstellen, und die speziellen hormonellen Einflüsse können zusätzliche Komplikationen beinhalten.

Zwischen absoluter und relativer Kontraindikation zu differenzieren, gestaltet sich immer schwieriger, da hier

- das spezifische Krankheitsbild des Patienten
- die Erfahrungen und Kenntnisse des implantierenden Zahnarztes, Oralchirurgen oder Kieferchirurgen
- die Möglichkeiten einer Praxis oder eines Klinikums und
- die individuelle Risikobereitschaft des Patienten eine bedeutsame Rolle spielen (Abb. 1).

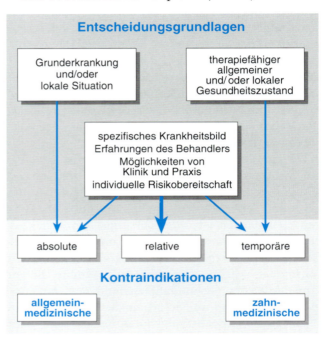

Abb. 1 Schematische Zuordnung des Charakters der Kontraindikationen und ihrer kausalen Ursprünge.

Allgemeinmedizinische Kontraindikationen

Unter chirurgischen Aspekten ist in der präimplantologischen Planungsphase abzuwägen, inwieweit insbesondere *chronische Erkrankungen* primär schon die Einheilung des Implantates stören können oder aber auch nach erfolgreicher Einheilung durch interkurrente Veränderungen, Medikationsänderungen oder evtl. auch akute Schübe die Langzeitstabilität gefährden. Hier finden sich mit zunehmendem Alter immer häufiger Erkrankungen, deren Prognose auch für den behandelnden Allgemeinmediziner oder Internisten nur mit Einschränkung zu definieren ist und die sich auch erst als Kontraindi-

Tabelle 1 Auflistung von allgemeinmedizinischen Kontraindikationen aus einer Literaturauswahl zwischen 1983 und 1994.

Art	Autoren	Art	Autoren
Knochensystemerkrankungen	MAEGLIN 1983 [7] FONESCA und DAVIS 1986 [4] SPIEKERMANN 1994 [14]	Antikoagulation	FONESCA und DAVIS 1986 [4]
		Immunsuppressiva	SPIEKERMANN 1994 [14]
Erkrankungen des rheumatischen Formenkreises	MAEGLIN 1983 [7]	Ehlers-Danlos-Syndrom u. a. Kollagenosen	FONESCA und DAVIS 1986 [4] SPIEKERMANN 1994 [14]
		Radiatio	MAEGLIN 1983 [7] FONESCA und DAVIS 1986 [4] TETSCH 1991 [15]
Infektionsrisiko (Endokarditisgefährdung)	TETSCH 1991 [15] BEHNEKE und WAGNER 1994 [2] SPIEKERMANN 1994 [14]	Nierenschaden	MAEGLIN 1983 [7] FONESCA und DAVIS 1986 [4] TETSCH 1991 [15]
allgemeine Infektanfälligkeit	BEHNEKE und WAGNER 1994 [2]	Leberzirrhose	MAEGLIN 1983 [7]
mangelhafte Immunabwehr	MAEGLIN 1983 [7]	Enteritis	FONESCA und DAVIS 1986 [4]
bedenklicher Ernährungszustand	SPIEKERMANN 1994 [14]	Zustand nach Organtransplantation	FONESCA und DAVIS 1986 [4]
Verdacht auf Herdinfektion	MAEGLIN 1983 [7] SPIEKERMANN 1994 [14]	metallische Endoprothesen	MAEGLIN 1983 [7]
Herz-Kreislauf-Erkrankungen	TETSCH 1991 [15] SPIEKERMANN 1994 [14]	Drogen	LEKHOLM und ZARB 1985 [5] TETSCH 1991 [15] SPIEKERMANN 1994 [14]
instabiler Diabetes mellitus	FONESCA und DAVIS 1986 [4] BEHNEKE und WAGNER 1994 [2] SPIEKERMANN 1994 [14]	Alkohol	LEKHOLM und ZARB 1985 [5] SPIEKERMANN 1994 [14]
Hämophilie	FONESCA und DAVIS 1986 [4] SPIEKERMANN 1994 [14]	Streßsituationen	TETSCH 1991 [15]
Granulozytopenie	FONESCA und DAVIS 1986 [4] BEHNEKE und WAGNER 1994 [2] SPIEKERMANN 1994 [14]	psychisch schwierige Patienten	MAEGLIN 1983 [7] TETSCH 1991 [15] SPIEKERMANN 1994 [14]
		nicht kompensierbare manuelle Behinderung	TETSCH 1991 [15]
Cortisontherapie	FONESCA und DAVIS 1986 [4] BEHNEKE und WAGNER 1994 [2] SPIEKERMANN 1994 [14]	Geisteskrankheiten (Neurosen/Psychosen)	LEKHOLM und ZARB 1985 [5] TETSCH 1991 [15] SPIEKERMANN 1994 [14]
Antibiotikaprophylaxe	FONESCA und DAVIS 1986 [4]		

kation für eine Implantation im weiteren Krankheitsverlauf sekundär darstellen können [9].

Schon 1972 wurde eine umfangreiche Auflistung mit über 100 absoluten und relativen Kontraindikationen publiziert [6]. In einem amerikanischen Buchbeitrag finden sich 1986 noch 16 absolute Kontraindikationen [4 (zit. nach 8)], die auch in die tabellarische Auflistung aufgenommen wurden, und immerhin weitere 51 relative Kontraindikationen (Tab. 1).

Mit fortschreitender Optimierung der Implantatmaterialien und implantologischer Techniken sowie mit zunehmender Erfahrung haben sich die Gewichtungen zwischen absoluten und relativen Kontraindikationen verschoben.

Neben einigen absoluten Kontraindikationen wird heute mehr über eine Risikoabstufung diskutiert.

Dabei läßt sich eine solche Risikograduierung nicht immer nach definierten Krankheitsbildern einteilen, da innerhalb der einzelnen Erkrankungen unterschiedliche Schweregrade vorliegen können, so daß ein geringes, mittleres oder erhöhtes Risiko bis hin zur Überschreitung der Grenze zur absoluten Kontraindikation nicht exakt abzuschätzen ist.

Unter diesem Aspekt relativieren sich zum Teil die umfangreichen Auflistungen möglicher Kontraindikationen aus früheren Zeiten [4 (zit. nach 8), 6]. In einer Publikation zur präimplantologischen Entscheidungsfindung für oder gegen eine Implantation aus dem Jahre 1992 [17] werden neben zwei lokalen nur noch vier allgemeinmedizinische Kontraindikationen angegeben:

- *lokal*
  - schwierige Kieferrelationen
  - mangelhafte Knochenmorphologie
- *allgemein*
  - Gesundheitszustand
  - unrealistische Patientenerwartungen
  - Psychosen
  - Drogenabusus

Diese vordergründig recht knappe Zusammenfassung von Kontraindikationen ist in ihrem summarischen Charakter jedoch für den Zahnarzt und den Arzt, dem eine wichtige Aufgabe in der präimplantologischen Phase bei der Risikoabwägung zukommen kann, problematisch. Unter dem Stichwort „Gesundheitszustand" verbergen sich eine Fülle von Problemen, die nur in groben Zügen umfassend abgeklärt werden können, so daß auch eine noch so abgewogene Risiko/Nutzen-Analyse relativ und letztlich – wie schon erwähnt – nicht exakt definierbar bleibt. Hierin verbirgt sich eine große Verantwortung für Zahnarzt und auch beratenden Arzt; von Fall zu Fall kann frei entschieden werden, abgestimmt auf die individuellen Besonderheiten und ohne dogmatische Bindung. Voraussetzung jedoch ist ein intensiver Austausch zwischen Zahnärzten und Ärzten, da sich die meisten Ärzte mit den Besonderheiten der Implantologie nicht auskennen und auch die Belastung eines operativen Eingriffes bei einer Implantation nicht abzuschätzen vermögen.

Neben der Einbeziehung zahnmedizinischer Besonderheiten bei bestimmten Erkrankungen besteht zumindest zur Zeit noch die Situation, daß über Implantationen bei Patienten mit bekannter Grunderkrankung bislang keine validen Daten zur Langzeitprognose und -problematik vorliegen. Allenfalls Fallberichte und „gute Erfahrungen" werden in der Literatur dokumentiert.

So wird z.B. lebhaft diskutiert, ob eine Implantation bei einem Patienten mit *Diabetes mellitus* zu befürworten ist oder nicht. Während sich bei einem stabilen Altersdiabetes (Typ II), sei er diätetisch oder auch medikamentös eingestellt, eine allgemeine Zustimmung abzeichnet, wird eine Implantation bei Vorliegen eines juvenilen oder labilen Diabetes weitgehend abgelehnt. Die Neigung zur labilen Stoffwechsellage, zu diabetischen Mikroangiopathien, zu Nephropathien und Polyneuropathien läßt die Implantateinheilung und auch die interkurrenten Beeinflussungen nach erfolgter Einheilung – z.B. durch periimplantäre Infektionen – problematisch erscheinen.

Einen anderen Aspekt zur Abwägung zwischen Indikation und Kontraindikation beinhaltet die Frage, inwieweit das Implantat selbst ein Gesundheitsrisiko in sich birgt. So ist eine entscheidende Frage bei endokarditisgefährdeten Patienten ebenso wie bei Patienten mit Endoprothesen (z.B. Gefäßprothesen, Gelenkprothesen), ob und mit welcher Wahrscheinlichkeit ein Implantat im Kieferbereich eine bedrohliche *Bakteriämie* auslösen kann. Das Implantat im Kieferbereich durchbricht die ektodermale Integrität und stellt eine mögliche permanente Eintrittspforte für Bakterien dar, so daß die Diskussion über eine evtl. gar lebensbedrohliche Beeinflussung über diese Pforte durchaus realistisch erscheint. Andererseits dürfte ein reizlos eingeheiltes osseointegriertes Implantat bei einem Patienten mit guter Mundhygiene kein signifikantes Risiko für eine Endokarditis beinhalten. Zumindest ist kein höheres Risiko zu erwarten als es bei jedem Zahn und jeder intraoralen Blutung, die schon beim Zähneputzen ausgelöst werden kann, ebenfalls besteht. Über potentielle Gesundheitsrisiken durch Implantate nach ihrer Insertion liegen jedoch ebenfalls keine sicheren Daten vor.

> In diese Nutzen/Risiko-Abwägung muß auch der Patient einbezogen werden und so weit informiert sein, daß er über die geplante Implantationsmaßnahme zustimmend oder ablehnend entscheiden kann. Dies dürfte um so schwieriger werden, je komplexer die möglichen beeinflussenden Risikofaktoren unter medizinischen Gesichtspunkten zu diskutieren sind. Neben der medizinischen Problematik eröffnet sich hier auch ein juristisches Spannungsfeld.

Da in der Kürze eines Übersichtsbeitrages eine ausführliche Abwägung von Risiken bei der Fülle spezifischer Krankheitsbilder nicht darstellbar ist, wurden in Tabelle 1 Erkrankungen zusammengestellt, die von verschiedenen Autoren der Gruppe der Kontraindikationen zugeordnet wurden, ohne dabei allerdings in jedem Falle immer genau zwischen relativer und absoluter Kontraindikation zu unterscheiden. Sicherlich erhebt diese Auflistung nicht den Anspruch der Vollständigkeit, zeigt jedoch in der Zuordnung über den Zeitraum von 1983 bis 1994 deutliche Unterschiede auf. In einigen Punkten aber besteht eine unveränderte Übereinstimmung über die Jahre hinweg. Diese Zusammenstellung erfolgte aus Übersichtsartikeln, Buchbeiträgen und Monographien verschiedener Autoren der internationalen Literatur [2, 4, 5, 7, 14, 15] und deckt sich weitgehend mit den Empfehlungen der Konsensus-Konferenz zur Implantologie in Mainz 1989 [13].

Lokale Kontraindikationen

Erscheinen die lokalen Kontraindikationen aus der Sicht des Zahnarztes als fachspezifische Determinanten zunächst besser erfaßbar, zeigt die Zusammenstellung nach den zuvor genannten Autoren (Tab. 2) ebenfalls keine übereinstimmenden Angaben zu allen angeführten pathologischen Veränderungen. Dies liegt z.T. daran, daß viele lokale Befunde durch entsprechende Maßnahmen – von der Zahnsanierung bis hin zur kieferchirurgischen Korrektur von Dysgnathien – verbesserungsfähig sind.

Sind solche Vorbehandlungen aus den verschiedensten Gründen jedoch nicht möglich oder werden sie vom Patienten nicht gewünscht, wird auch hier die zunächst temporäre oder relative Kontraindikation doch letztlich zur absoluten Kontraindikation. So kann z.B. allein der Faktor der Mundhygiene bei einer fehlenden Motivation zur Verbesserung einer mangelhaften Mundhygiene eine Kontraindikation darstellen. Nicht die fehlende manuelle Geschicklichkeit liegt der Einschätzung eines solchen Verhaltens als Kontraindikation zugrunde, sondern allein die mangelnde Einsicht in die Notwendigkeit zur Verbesserung der Mundhygiene, verbunden mit der Demonstration, daß ein implantatbewußtes Verhalten nicht zu erwarten ist. Dieses Verhalten ist leider in einem hohen Prozentsatz in der Bevölkerung anzutreffen [16].

Als absolute lokale Kontraindikationen verbleiben Zustände, bei denen eine Besserung nicht erreicht oder abgewartet werden kann. Neben den länger bestehenden *therapieresistenten Funktionsstörungen* (s. S. 52) ist hier z.B. die *Xerostomie* anzuführen, die zu einer hochgradig verletzbaren Mundschleimhaut mit ebenso hoher Entzündungsbereitschaft führt, was zwangsläufig eine eingeschränkte bis unmögliche Mundhygiene nach sich zieht.

Auch *Knochensystemerkrankungen*, insbesondere solche mit unkontrolliertem Wachstum (Morbus PAGET) oder mit degenerativem Charakter (Osteomalazie, Osteodystrophia fibrosa generalisata) stellen in der Regel eine Kontraindikation dar. Ähnliches gilt für *ausgedehnte Mundschleimhautveränderungen mit therapieresistentem oder rezidivierendem Verlauf* (Leukoplakien, therapieresistente Pemphigusformen, rezidivierende Stomatitiden).

Nicht zuletzt ist das *lokale Knochenangebot* in Höhe und Breite, die Qualität und Struktur des Knochengewebes und die Nachbarschaft zu unveränder-

Tabelle 2 Auflistung zahnmedizinischer Kontraindikationen nach den gleichen Autoren aus Tabelle 1.

Art	Autoren	Art	Autoren
unzureichendes Knochenangebot und anatomisch ungünstige Kieferverhältnisse	BEHNEKE und WAGNER 1994 [2] SPIEKERMANN 1994 [14]	hohes lokales Infektionsrisiko (z. B. nach Radiatio)	MAEGLIN 1983 [7] BEHNEKE und WAGNER 1994 [2] SPIEKERMANN 1994 [14]
ungünstige Okklusionsverhältnisse	MAEGLIN 1983 [7] BEHNEKE und WAGNER 1994 [2] SPIEKERMANN 1994 [14]	Status nach Osteomyelitis	MAEGLIN 1983 [7]
pathologische Befunde im Kieferknochen	TETSCH 1991 [15] SPIEKERMANN 1994 [14]	Makroglossie	MAEGLIN 1983 [7] SPIEKERMANN 1994 [14]
parodontale Insuffizienz	MAEGLIN 1983 [7]	Xerostomie	SPIEKERMANN 1994 [14]
mangelhafte Mundhygiene	MAEGLIN 1983 [7] TETSCH 1991 [15] BEHNEKE und WAGNER 1994 [2] SPIEKERMANN 1994 [14]	Kiefergelenkbeschwerden	TETSCH 1991 [15] MAEGLIN 1983 [7]
		neuralgiforme Schmerzen unklarer Genese	TETSCH 1991 [15]
pathologische Mundschleimhautveränderungen	MAEGLIN 1983 [7] SPIEKERMANN 1994 [14]	psychogene Protheseniintoleranz	TETSCH 1991 [15]

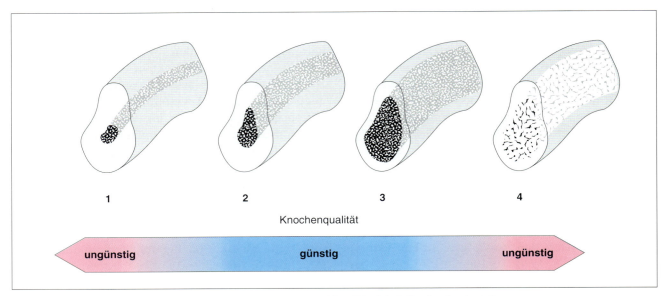

Abb. 2 Knochenqualitäten in der Klassifizierung von 1 bis 4 und ihre Wertigkeit für eine Implantation (modifiziert nach LEKHOLM und ZARB [5]).

baren anatomischen Strukturen zu berücksichtigen. Auch wenn Osteoplastiken oder lokalisierte gesteuerte Knochenregenerationen mit Hilfe der Membrantechnik einen Zuwachs an Knochensubstanz für die Implantatsetzung ermöglichen, stellt sich die Frage, inwieweit allein schon strukturelle Bedingungen wie große Spongiosalakunen und ein sehr locker aufgebautes Knochenmark eine Kontraindikation darstellen. Es ist letztlich nicht bekannt, wieviel oder wie wenig Knochenanlagerung und -einbau ein Implantat benötigt, um seine Funktion auf lange Sicht erfüllen zu können. Sehr wohl bekannt aber ist, daß sehr kompakte oder stark aufgelockerte Knochenstrukturen prinzipiell eine ungünstigere Ausgangssituation darstellen (Abb. 2) [5]. Da trotz ausführlicher präimplantologischer Diagnostik (s. S. 91 ff.) erst der Operateur die spezielle Knochenbeschaffenheit vor Augen hat, muß der Patient darüber informiert sein, daß möglicherweise auch noch intraoperativ die Entscheidung gegen eine Implantation getroffen werden kann.

Differentialindikationen

Bei der Frage nach der optimalen Indikation führt die individuelle Konstellation der speziellen zahnmedizinischen Ausgangssituation und des allgemeinen Gesundheitszustandes zu einer synoptischen Analyse, die bei konkurrierenden Therapieformen den Ausschlag gibt (Abb. 3 und 4). Wenn prinzipiell aus prothetischer und chirurgischer Sicht eine Implantation möglich ist, entscheidet letztlich der Patient über das weitere Vorgehen in Kenntnis der möglichen Alternativen und auch prognostischen Aspekte einschließlich der Situation nach Implantatverlust.

Es scheint so zu sein, als ob bei einem gesunden Patienten mit optimalen Grundvoraussetzungen für eine Implantation die Prognose für eine implantatgestützte Versorgung besser ist als bei einer konventionellen Versorgung, da die funktionellen Reize des Implantates zu einem längeren Erhalt des Alveolarknochens beitragen können. Je nach Begleit-

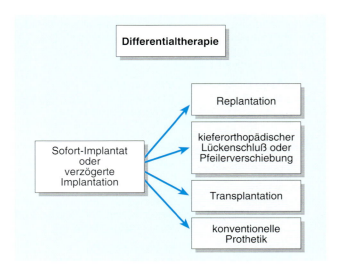

Abb. 3 Mögliche Alternativen zur sofortigen oder verzögerten Implantation.

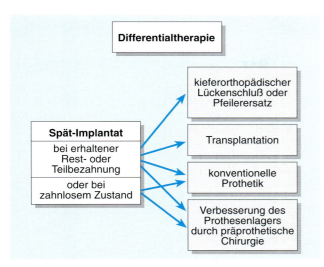

Abb. 4 Alternativen zum Spät-Implantat in Abhängigkeit vom Zahnstatus.

erkrankung oder bei ungünstigen lokalen Bedingungen stellt sich jedoch die Frage, ob dieser Nutzen nicht durch andere Risiken aufgehoben wird und ob dieser funktionelle Stimulus überhaupt erreicht werden kann.

Andererseits relativiert sich oftmals der primäre Wunsch des Patienten nach einer festsitzenden Versorgung, wenn z.B. bei Prothesenträgern eine korrekte Neuanfertigung erfolgt, wobei präprothetisch-chirurgische Korrekturen auch kleineren Umfanges (partielle Vestibulumplastiken, Beseitigung störender Bändchen etc.) hilfreich sein können (s. Abb. 4). Insbesondere ältere Patienten sind häufig danach schon zufriedengestellt und verzichten auf weitere Implantatmaßnahmen, da für sie subjektiv empfunden ein optimaler Zustand erreicht werden konnte [9].

Differentialindikationen und Kontraindikationen können unter Umständen jedoch in den Hintergrund treten, wenn die implantologische Maßnahme selbst als therapeutische Alternative immer mehr an Gewicht gewinnt. So beinhaltet z.B. die Implantatsetzung bei Tumorpatienten prognostisch viele einschränkende Aspekte, bleibt aber oftmals die einzige Möglichkeit zur – eventuell auch nur kurzfristigen – funktionellen und insbesondere auch sozialen Rehabilitation.

Zusammenfassung

Eine grundlegende umfassende Anamnese und eine gezielte Diagnostik sind Voraussetzungen, um zwischen Indikation und Kontraindikation abwägen und Differentialindikationen diskutieren zu können. Dieses objektive und auch selbstkritische Entscheiden zum Wohle des Patienten ist eine originäre Aufgabe des Arztes und Zahnarztes und in Anlehnung an den hippokratischen Eid im „Genfer Gelöbnis" verankert, welches der Weltärztebund 1948 in einer Neufassung formulierte. Das Prinzip des „primum nil nocere" ist auch Grundlage der Implantologie [11].

Der Zahnarzt entscheidet von Fall zu Fall aufgrund seines Wissens und Könnens, ob er dieses Optimum, dieses Wohl seiner Patienten in seiner Praxis erreichen kann. Dabei ist wie in vielen Bereichen der Medizin häufig nicht nur die eigentliche Therapie, sondern schon die Entscheidungsfindung und Vorplanung eine interdisziplinäre Aufgabe, insbesondere wenn Grenzfälle zur Diskussion stehen. Diese präimplantologische Planungsphase umfaßt zwangsläufig auch Überlegungen zu einem möglichen Implantatverlust und der sich dann entwickelnden Situation für eine weitere Versorgung. Die Hilfe oder Mitarbeit von prothetisch und zahnärztlich-chirurgisch erfahrenen Fachkollegen, von Kieferchirurgen, Ärzten, Psychologen, evtl. auch Betreuungspersonen oder das Potential eines großen Klinikums können sich als notwendig erweisen, um der speziellen Situation eines Patienten gerecht zu werden oder aber auch, um den Zahnarzt selbst vor forensischen Komplikationen zu schützen.

Die American Dental Association (ADA) hat 1980 erklärt, daß Implantate keine Routineversorgungen darstellen, daß aber in ausgewählten Fällen nach ausführlicher Information des Patienten über die relativen Vorteile und Risiken Implantate durchaus angewendet werden können [1]. An dieser Aussage hat sich im wesentlichen bis heute nichts geändert.

Literatur

[1] ADA Council on Dental Materials, Instruments and Equipment. J. Am. Dent. Ass. 100 (1980), 247.
[2] Behneke, N., Wagner, W.: Enossale Implantate zum Einzelzahnersatz. In: Hupfauf, L. (Hrsg.): Praxis der Zahnheilkunde, Bd. 5. Festsitzender Zahnersatz. Urban & Schwarzenberg, München–Wien–Baltimore 1994.
[3] Brass, M.: USA Konsensus-Konferenz zur Dentalen Implantologie. Z. Zahnärztl. Implantol. 5 (1989), 147.
[4] Fonesca, R., Davis, H.: Reconstructive preprosthetic oral and maxillofacial surgery. Saunders, Philadelphia 1986.
[5] Lekholm, U., Zarb, G. A.: Patientenselektion und Aufklärung der Patienten. In: Brånemark, P.-I., Zarb,

G. A., Albrektsson, T.: Gewebeintegrierter Zahnersatz, S. 195–205. Quintessenz, Berlin–Chikago–London–Rio de Janeiro–Tokio 1985.

[6] Lhotsky, B.: Über Mißerfolge in der Implantologie, Teil II: Der Implantat-Patient. ZWR 8 (1972), 326.

[7] Maeglin, B.: Kritische Stellungnahme zur Problematik der zahnärztlichen Implantate. In: Strub, J.R., Gysi, B.E., Schärer, P.: Schwerpunkte in der oralen Implantologie und Rekonstruktion, S. 15–22. Quintessenz, Berlin–Chikago–London–Rio de Janeiro–Tokio 1983.

[8] Matukas, V.J.: Medical risk associated with dental implants. J. Dent. Educ. 52 (1988), 7745.

[9] Müller, F., Wahl, G., Fuhr, K.: Feasibility and demand for implant stabilised dentures related to age. Poster: International Association for Dental Research (IADR), Chicago/USA 10.-14.03.1993.

[10] Ödmann, J., Gröndahl, K., Lekholm, U., Thilander, B.: The effect of osseointegrated implants on the dentoalveolar development: A clinical and radiographic study in growing pigs. Eur. J. Orthodont. 13 (1991), 279.

[11] Schroeder, A.: Editorial: Zum „primum nil nocere" in der Implantologie. Philip Journal 6 (1989), 257.

[12] Schroeder, A., Sutter, F., Buser, D., Krekeler, G.: Orale Implantologie. Thieme, Stuttgart–New York 1994.

[13] Schulte, W.: Patienteneignung. In: Tetsch, P. et al.: Konsensus-Konferenz zur Implantologie, 18.10.1989 in Mainz. Z. Zahnärztl. Implantol. 6 (1990), 5.

[14] Spiekermann, H.: Implantologie. In: Rateitschak, K.H., Wolf, H.F. (Hrsg.): Farbatlanten der Zahnmedizin 10. Thieme, Stuttgart 1994.

[15] Tetsch, P.: Enossale Implantationen in der Zahnheilkunde. Hanser, München–Wien 1991.

[16] Wahl, G., Kraus, G.: Zur Häufigkeit der Implantatindikation zwischen 18–25 Jahren. Z. Zahnärztl. Implantol. VII (1991), 77.

[17] Zarb, G. A., Lewis, D. W.: Dental Implants and decision making. J. Dent. Educ. 56 (1992), 863.

Indikation, Kontraindikation und Differentialindikation aus prothetischer Sicht

VON BERND KOECK

Inhaltsübersicht

Einleitung 43
Einzelzahnersatz 43
Unterbrochene Zahnreihe 44
    Oberkiefer 44
    Unterkiefer 46
Verkürzte Zahnreihe 46
Zahnloser Kiefer 49
Kontraindikationen 51
Zusammenfassung 52
Literatur 52

Einleitung

Die moderne Implantologie auf dem Wege zum Traum vom Zahnersatz im eigentlichen Sinne?

Auch wenn die zahnärztliche Implantologie in den letzten zwei Jahrzehnten durch werkstoffkundliche und technologische Entwicklungen sowie klinische Fortschritte mit den erforderlichen Nachuntersuchungen eine Belebung erfahren hat wie kaum ein anderes Gebiet der Zahnheilkunde in der Vergangenheit, so ist doch der Traum noch nicht in jedem Fall zur Realität geworden. Zwar hat die zahnärztliche Implantologie einen Standard erreicht, der auch für die Zukunft hoffen läßt – insbesondere, wenn der Weg von der Chirurgie und Prothetik weiter gemeinsam beschritten wird. Die biologischen Gegebenheiten im stomatognathen System haben sich aber nicht geändert und werden dies auch nicht.

So wird voraussichtlich auch in Zukunft die Implantologie aus anatomischen Gründen ein Problem bleiben – gerade dann, wenn der Prothetiker ihre Hilfe besonders benötigen würde. Dies trifft vor allem für die Versorgung der uni- und/oder bilateral verkürzten Zahnreihe im Oberkiefer zu, wenn festsitzender Ersatz wünschenswert wäre, aber die anatomischen Verhältnisse einer implantatgestützten Versorgung entgegenstehen.

Die Zukunft wird zeigen, ob in derartigen Situationen spezielle Operationstechniken (z.B. Sinuslift) oder ein geändertes Implantatdesign Abhilfe schaffen können.

Der Prothetiker wird aber auch über die implantologischen, anatomisch-strukturell bedingten Schwierigkeiten hinausgehend immer wieder prüfen müssen, ob eine anderweitige Versorgung – auch unter dem Aspekt der Wertigkeit der Restbezahnung und des Alters des Patienten – nicht prospektiv und langfristig sinnvoller erscheint. Dabei sollte auch berücksichtigt werden, daß die prothetische Versorgung des Lückengebisses mit kombiniert festsitzend-abnehmbarem oder abnehmbarem Zahnersatz durchaus bei entsprechender Planung und Ausführung über viele Jahre funktionstüchtig bleibt und keineswegs die statistisch gesicherten Nachteile der Modellgußprothetik gegenüber festsitzenden Versorgungen aufweisen muß [6, 13, 14, 15].

Mit dem geänderten Bewußtsein für eine parodontal-hygienisch einwandfreie Gestaltung der Verankerungselemente und der Teilprothese selbst ist – auch verbunden mit einer gezielten Mundhygiene-Verbesserung – ein langfristiger Erfolg der teilprothetischen Versorgung gewährleistet [8]. Ferner muß auch im Einzelfall geprüft werden, wie eine möglicherweise notwendig werdende Implantatentfernung in eine Sekundärversorgung münden kann.

Darüber hinaus sollten aber auch Überlegungen, inwieweit überhaupt eine Versorgungsnotwendigkeit besteht, in das *Beratungsgespräch* einfließen. Nicht jede verkürzte Zahnreihe ist grundsätzlich prothetisch zu versorgen. Die Kaufunktion ist sicherlich beim Verlust einzelner Molaren nicht eingeschränkt, und sogar unter Einbeziehung prophylaktischer Überlegungen zur Vermeidung von Funktionsstörungen ist nicht in jedem Falle eine sofortige Komplettierung der Zahnreihe erforderlich [7, 12, 15, 17].

Eine sinnvolle Abschätzung der Schaden/Nutzen-Relation im Bewußtsein, daß Zahnersatz nie dem natürlichen Zahn gleichwertig sein kann, kann auch Overtreatment vermeiden helfen. Ein sorgfältiges Abwägen der Vor- und Nachteile einer Versorgung, respektive Nichtversorgung, bei Zahnverlust ist auch unter dem Aspekt der Ätiologie des Zahnverlustes erforderlich. Sind die Zähne aufgrund parodontaler Erkrankungen, verknüpft mit mangelhafter Mundhygiene, verlorengegangen, so sollte auch nach einer *Mundhygieneanweisung* geprüft werden, ob und inwieweit der Patient zur konsequenten Pflege motivierbar ist.

Ferner muß kritisch hinterfragt werden, welche Funktion des Kausystems (Kaufunktion, Abstützungsfunktion, Ästhetik oder Phonetik) durch die Implantatversorgung effektiv verbessert wird. Wie wirkt sich die Versorgung eventuell auf die Restbezahnung oder die des Gegenkiefers aus? Aber auch die Frage nach Wirtschaftlichkeit sowie sozial-ökonomische Aspekte sollten vor der Entscheidung zur implantatgestützten prothetischen Versorgung in die Überlegungen einfließen.

Einzelzahnersatz

> Zum Ersatz eines einzelnen Zahnes oder einzelner Zähne im *Frontzahnbereich* kommt implantatgetragener Zahnersatz immer dann in Betracht, wenn die anatomisch-strukturellen Voraussetzungen gegeben sind und gleichzeitig die Nachbarzähne nicht überkronungsbedürftig sowie parodontal gesund sind [31, 32, 33].

Häufig ist aber auch nach traumatischem Frontzahnverlust die vestibuläre Knochenlamelle zer-

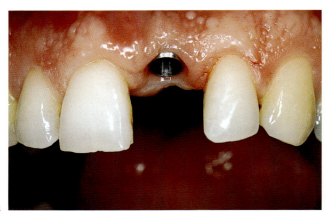 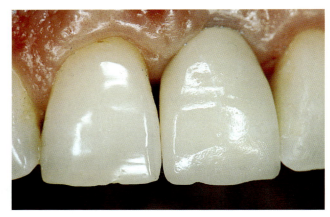

Abb. 1a und b Implantatgetragene Einzelkrone 21. Trotz günstiger Implantatposition (a) ästhetisch nicht ganz befriedigender zervikaler Übergang (b).

stört oder teilzerstört [39, 42]; oder aber es besteht bei primärer Nichtanlage und kieferorthopädisch offengehaltener Lücke bereits eine vestibuläre Einziehung der Knochenlamelle, so daß allein aus diesen Gegebenheiten eine nach palatinal versetzte, ungünstige Implantatposition entsteht [24]. Bei den dann notwendigerweise zu verwendenden abgewinkelten Aufbauten ist eine axiale Belastung des Implantates nicht zu gewährleisten und der Langzeiterfolg wird fragwürdig [28].

Aber auch bei ausgeprägt kleiner apikaler Basis und der damit verbundenen vestibulär ausgerichteten Implantatposition besteht die Gefahr einer nach vestibulär gerichteten Kraftkomponente mit der Möglichkeit des vorzeitigen Implantatverlustes. Selbst bei günstigen anatomischen Voraussetzungen muß geprüft werden, ob ein vestibulär gerichteter Kraftvektor in Abhängigkeit von der statischen und dynamischen Okklusion vermieden werden kann. Der implantatgetragene Zahnersatz darf in der dynamischen, exzentrischen Okklusion keine ausschließliche Führungsfunktion übernehmen.

Möglicherweise sprechen aber auch ästhetische Aspekte gegen eine Implantatversorgung. So kann der Übergangsbereich zwischen dem Implantatpfosten und der Suprastruktur bei rechteckigen Zahnformen oder vertikal atrophiertem Alveolarkamm, insbesondere bei Vorhandensein einer hohen Lachlinie, Probleme bereiten (Abb. 1). Schließlich sei erwähnt, daß altersabhängig geprüft werden muß, ob das Wurzelwachstum bereits abgeschlossen ist.

Aber auch bei den therapeutischen Alternativen

– konventionelle Brücke
– Adhäsivbrücke
– kieferorthopädischer Lückenschluß
– Teilprothese

müssen die jeweiligen Vor- und Nachteile patientenbezogen eruiert und gegenüber der implantatgetragenen Versorgung kritisch betrachtet werden (Tab. 1) [2, 11].

Sprechen alle Voraussetzungen für einen implantatgetragenen Einzelzahnersatz, so sind die Vorteile evident [30, 31, 32, 38].

Neben der Schonung der Zahnhartsubstanz der benachbarten Zähne wird die Kinetik der natürlichen Zähne nicht behindert, der Alveolarfortsatz wird vor weiterer Atrophie weitgehend bewahrt, und insbesondere bleibt eine bessere Möglichkeit zur Interdentalraumhygiene und damit zur Parodontalprophylaxe auch für die benachbarten Zähne erhalten.

Derartige Vorteile sind auch gegeben, wenn im Ausnahmefall im *Seitenzahnbereich* die Indikation zur implantatgetragenen Krone gegeben ist. Oftmals sprechen aber bereits anatomisch-strukturelle Gegebenheiten gegen eine derartige Versorgungsmöglichkeit. Die abwägenden Überlegungen zur Indikation, Differentialindikation oder Kontraindikation sind gleichermaßen wie für den Frontzahnbereich zu treffen.

Unterbrochene Zahnreihe

Oberkiefer

> In der Regel ergibt sich eine Indikation für sog. *Unterstützungsimplantate* bei langspannigen Schaltlücken oder bogenförmigem Verlauf des Brückenzwischenglied-Bereiches.

Die Indikation unter dem Aspekt der Pfeilervermehrung gewinnt insbesondere dann an Bedeutung,

Tabelle 1 Vor- und Nachteile der Alternativversorgungen zum Implantat.

Alternativversorgung	Vorteile	Nachteile
Konventionelle Brücke	kein chirurgischer Eingriff Parallelversorgung der Ankerzähne möglich gute Ästhetik möglich	Präparation eventuell gesunder Zahnsubstanz Verblockung der Nachbarzähne erforderlich bei lückiger Zahnstellung ästhetisch unbefriedigend Gefahr des Vitalitätsverlustes
Adhäsivbrücke	kein chirurgischer Eingriff notwendig substanzsparende Präparation eventuell gute Ästhetik möglich	Präparation und Verblockung erforderlich bei geringem Schmelzangebot nicht möglich bei ungünstigen Okklusionsverhältnissen nicht möglich bei lückiger Zahnstellung nicht möglich eventuelle Zahnfarbveränderung durch Klebebrückenflügel Karies bei unbemerktem Lösen der Retentionsteile
Kieferorthopädischer Lückenschluß	endgültiges, in der Regel risikoloses Behandlungsergebnis	eingeschränkte Indikation ästhetisch unbefriedigend funktionelle Probleme Gefahr der Wurzelresorption Kariesgefährdung bei unzureichender Mundhygiene Dauer der Behandlung Kosten
Teilprothese	nur als Übergangslösung bei nicht abgeschlossenem Wurzelwachstum indiziert	

wenn es gelingt, die Implantatposition möglichst mittig zwischen die natürlichen Pfeilerzähne respektive bei bogenförmigem Zwischengliedverlauf am weitest entfernten Punkt von der Sehne der Pfeilerzähne zu realisieren (Abb. 2). Nur dann kann gewährleistet werden, daß das Implantat schädigende, extra-axiale Kräfte für die natürlichen Pfeilerzähne verringert. Aber auch bei möglicherweise günstigen Voraussetzungen muß wiederum beachtet werden, daß das Implantat selbst keinen paraxial einwirkenden Kräften ausgesetzt wird. Nach RICHTER führen vestibuläre Transversalbelastungen zu den größten Biegemomenten und damit größten Spannungen im Implantat-Knochen-Interface, so daß mit pathologischen Auswirkungen der Belastung auf das periimplantäre Knochenbett auf Dauer zu rechnen ist [28]. Idealerweise würde die Führungsfunktion durch die natürlichen Zähne – insbesondere die Eckzähne – übernommen werden.

Ferner sollte, wie bei jeder konventionellen Brückenversorgung, das Brückenzwischenglied in orovestibulärer Richtung reduziert werden, indem die *Laterotrusionsfacetten* reduziert und abgeflacht werden, um möglichst während der Funktion, insbesondere aber auch während möglicher Parafunktionen, keine Scherkräfte entstehen zu lassen. Ebenso sind wie bei jeder okklusalen Gestaltung festsitzenden Zahnersatzes *Mediotrusionskontakte* zu vermeiden. Ist eine unmittelbare Disklusion aus den statischen, punktförmigen Okklusionskontakten durch die Eckzahnführung nicht zu erzielen, so ist eine Gruppenführung trotz der bekanntermaßen vorhandenen rekonstruktiven Schwierigkeiten anzustreben.

In die grundsätzlichen Überlegungen zur Indikation zwischengeschalteter Implantate muß aber auch die Beurteilung der Wertigkeit der lückenbegrenzenden Zähne sowie der Zähne auf der Gegenseite des Kiefers einbezogen werden. Auch hier gilt es wieder, prothetisch sinnvoll prospektiv zu planen, um sich nicht der Möglichkeit einer Sekundärversorgung zu entheben. Dies gilt insbesondere bei zu erwartenden Schwierigkeiten im Bereich der Restzahnreihe, die eventuell eine kombiniert festsitzend-abnehmbare prothetische Versorgung zukünftig notwendig werden lassen. Ist hingegen die Erwartung an die Verweildauer des endständigen natürlichen Brückenpfeilers eingeschränkt, so kann bei rechtzeitigem Eingreifen ein vorzeitiger Verlust der Gesamtkonstruktion durch Trennen des

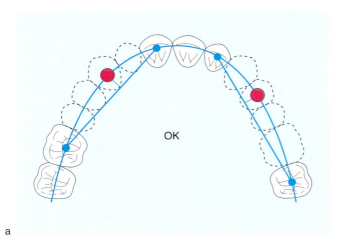

Brückenzwischengliedes im Sinne eines Prämolarenanhängers und Extraktion des endständigen Pfeilers vermieden werden [33, 34].

Unterkiefer

Für die Zwischenschaltung von Stützimplantaten bei langspannigen Brücken im Unterkiefer gelten grundsätzlich ähnliche Überlegungen wie für den Oberkiefer. Es kommt jedoch hinzu, daß mit der elastischen Deformation der Unterkieferspange die Problematik weiter erhöht wird. Neben der unterschiedlichen Pfeilerkinetik von natürlichen Zähnen und künstlichen Implantatwurzeln wird die elastische Deformation der Unterkieferspange die Auslenkung der Pfeilerzähne in orovestibulärer Richtung verstärkt beeinflussen. Erweist sich schon die langspannige Endpfeilerbrücke auf natürlichen Pfeilerzähnen, insbesondere bei schlechter Retentionsform des endständigen Zahnes, als problemhaft, so dürfte dies auch – oder vielleicht gar verstärkt – bei den zwischengeschalteten Implantatstützpfeilern mittelfristig Schwierigkeiten bereiten.

Während natürliche Pfeilerzähne die elastische Deformation der Unterkieferspange durch ihren Zahnhalteapparat zum Teil kompensieren, wirkt sich diese auf den osseointegrierten Implantatpfosten in voller Stärke aus. So ist u. E. insbesondere bei ungenügender Retentionsform des endständigen natürlichen Pfeilerzahnes eine geschiebige Verbindung vor dem Endpfeiler dazwischenzuschalten, um der Verwindung der Unterkieferspange Rechnung zu tragen.

Die aufgezeigten Schwierigkeiten können vermieden werden, wenn die anatomischen Gegebenheiten es ermöglichen, die Lücken durch Einzelzahnimplantate oder durch eine bedingt abnehmbare, rein implantatgetragene Brücke zu schließen [22, 28].

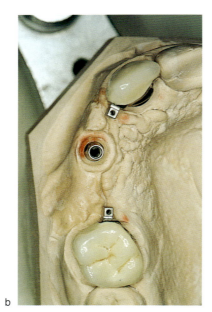

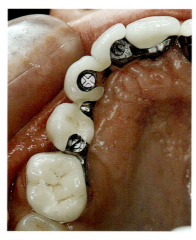

Abb. 2a–c Statisch günstige Plazierung der Implantate bei bogenförmigem Alveolarkammverlauf (a). Klinische Situation bei multipler Nichtanlage – implantatgestützte, festsitzende Versorgung (b und c).

Verkürzte Zahnreihe

Kaum eine prothetische Behandlungsmaßnahme wird immer wieder so kontrovers diskutiert wie die Versorgung der einseitig oder beidseitig verkürzten Zahnreihe. Durch die Implantologie ist eine Versorgungsmöglichkeit gegeben, die die Behandlungsmöglichkeiten sinnvoll erweitert und manche der diskutierten Schwierigkeiten umgehen kann [3, 7].

Bei der Versorgung der ein- oder beidseitig verkürzten Zahnreihe gilt es aber im besonderen Maße,

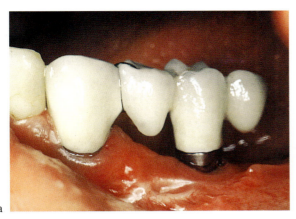 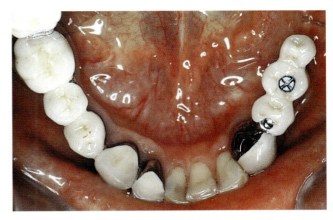

Abb. 3a und b Implantatgestützter Zahnersatz einer unilateral verkürzten Zahnreihe. Bedingt teilabnehmbare Brücke von 33 zum Implantat in Regio 35.

Nutzen und Schaden der durchzuführenden Therapie gegeneinander abzuwägen und nach Prüfung der anatomischen, physiologischen, pathologischen und hygienischen Gegebenheiten des Kauorgans zu überlegen, ob und inwieweit eine Behandlungsnotwendigkeit besteht [12, 17]. Diese Frage ist mit Sicherheit zu verneinen, wenn nur der zweite Molar oder die zweiten Molaren verlorengegangen sind.

Auch beim Verlust beider Molaren wird sicherlich der Patient eine Versorgungsnotwendigkeit aus kaufunktionellen Gründen ablehnen. Es kommt hinzu, daß nach Untersuchungen von RICHTER die implantologisch-prothetisch versorgte Kieferseite von keinem der Probanden als Hauptkauseite benutzt wurde [28]. Der Zahnarzt sollte aber bereits jetzt abwägen, ob funktionell-prothetische Gesichtspunkte wie Zahnreihenauflockerung, Antagonistenverlängerung oder funktionelle Beschwerden im Bereich der Kiefergelenke oder der Kaumuskulatur zu einer Versorgung einer derartig verkürzten Zahnreihe zwingen.

Es kann aber auch durchaus sinnvoll sein, den Zeitpunkt der Versorgung hinauszuzögern, wenn ohnehin eine Versorgungsnotwendigkeit der antagonistischen Molaren im Sinne einer Verblockung unter Beibehaltung parodontalhygienischer Aspekte besteht, und gleichzeitig die endständigen Prämolaren noch füllungs- und kariesfrei sind.

Fehlt auch der zweite – oder sogar der erste – Prämolar, so ist sicherlich auch zur Stabilisierung der Kiefergelenkposition eine prothetische Versorgung nötig (Abb. 3).

Dabei ist zu entscheiden, ob durch entsprechende Implantatpositionierung eine den eventuell intakten ersten Prämolaren schonende, rein implantatgetragene Brücke oder Einzelimplantate gegenüber einer implantatgestützten Brückenversorgung unter Einbeziehung der natürlichen Zähne vorzuziehen ist [22, 23, 25, 26, 28, 35, 36]. Der implantatgetragenen Brücke oder den implantatgetragenen Einzelkronen sollte u. E. dann der Vorzug gegeben werden, wenn die anatomischen Gegebenheiten dies ermöglichen und zugleich keine Versorgungsnotwendigkeit für den ersten Prämolaren besteht. Hierdurch wird die physiologische Zahnbeweglichkeit erhalten und gesunde Zahnsubstanz geschont [26].

Die *Behandlungsalternativen* zur Versorgung der verkürzten Zahnreihe mit abnehmbarem, kombiniert festsitzend-abnehmbarem Zahnersatz oder auch die Distalisierung eines Prämolaren [5] sind ebenso kritisch zu betrachten (Tab. 2). Die Distalisierung eines Prämolaren mit anschließender festsitzender prothetischer Versorgung erfordert einen hohen zeitlichen Aufwand und größte Kooperationsbereitschaft des Patienten und beinhaltet das Beschleifen zweier, möglicherweise gesunder Prämolaren, sofern nicht eine Klebebrücke bevorzugt wird.

Andererseits steht auch in Frage, ob ein kombiniert festsitzend-abnehmbarer oder abnehmbarer Zahnersatz überhaupt in der Lage ist, eine Antagonistenverlängerung oder auch eine Fehlpositionierung der Kiefergelenke zu verhindern. Derzeit bestehende, in sich widersprüchliche Forderungen erschweren eine klare Stellungnahme. So wird einerseits gefordert, daß bei fehlenden Stützzonen die Molarenabstützung zur Stabilisierung der Antagonisten und zur Stabilisierung der Kiefergelenkposition wiederhergestellt werden sollte; andererseits wird aber gleichzeitig gefordert, daß der Freiendsattel im

Tabelle 2 Behandlungsalternativen zur Versorgung der verkürzten Zahnreihe.

Alternativversorgung	Vorteile	Nachteile
Abnehmbarer Zahnersatz	kaum invasives Vorgehen kostengünstig Erweiterbarkeit bedingt möglich	Satteleinsenkung Resorption Unterfütterungsbedarf Hebelwirkung auf die Klammerzähne große Verbinder (Sublingual-, Transversalbügel) erforderlich Klammerverlauf oft ästhetisch ungünstig Bruchgefahr der Klammern mit Auflagen Stabilisierung der Okklusion fraglich
Kombiniert festsitzend-abnehmbarer Zahnersatz	bessere biomechanische Ankoppelung der Teilprothese an die Halte- und Stützzähne bessere Ästhetik	Präparation erforderlich extraaxiale Kräfte Unterfütterungsbedarf bei Teleskopen: Frakturgefahr der Zähne, evtl. ungünstige Zahnform bei Geschieben: kompliziertes Handling, eingeschränkte Reparaturmöglichkeit Stabilisierung der Okklusion fraglich
Distalisierung Prämolar	Brückenversorgung möglich rein parodontale Abstützung ästhetisch und funktionell befriedigend	lange Behandlungsdauer Wurzelresorption möglich Präparation erforderlich

distalen Drittel entlastet werden sollte, um die Haltezähne vor allzu großen extra-axialen Auslenkungen zu bewahren [21]. Somit wird meist verlangt, die okklusalen Kontakte im Bereich der zweiten Molaren zu reduzieren, so daß allein hierdurch und durch die mögliche Satteleinsenkung eine Elongation der Antagonisten nicht sicher zu verhindern ist, wenn die antagonistischen Zähne nicht zusätzlich primär verblockt werden.

Ebenso fragwürdig erscheint das Postulat, daß durch eine derartige Versorgung im Molarenbereich die Kiefergelenkposition stabilisiert wird. Auch hier wird in der Regel durch Freischleifen der posterioren Antagonistenkontakte und die Prothesenkinematik des Freiendsattels bereits der Resilienzweg der Kiefergelenke voll erschöpft oder überschritten, so daß u. E. bei Versorgung einer Freiendlücke im herkömmlichen Sinne mit kombiniert festsitzend-abnehmbarem Zahnersatz eine sichere Gelenkstabilisierung nicht zu erreichen ist [17].

Unter diesen Aspekten muß die bis vor gut zehn Jahren vertretene Lehrmeinung der grundsätzlichen Komplettierung der Zahnreihen kritisch gesehen werden [12, 43]. Die verblockende Überkronung der Prämolaren mit distalem Prämolarenanhänger stellt eine mittlerweile gängige therapeutische Maßnahme dar, ohne daß die Forderung nach vollständiger Molarenstütze erreicht wird [18].

Es kann somit auch nicht verwundern, wenn die Indikation zur Versorgung der einseitig oder auch doppelseitig verkürzten Zahnreihe grundsätzlich sehr unterschiedlich gewertet wird. Nach KÄYSER dürfen die verkürzten Zahnreihen nur dann prothetisch verlängert werden, wenn damit entscheidende Probleme gelöst werden können [17]. Anderenfalls sollte das Restgebiß sowohl vom Patienten als auch vom Zahnarzt gut gepflegt und regelmäßig kontrolliert werden.

Auch KERSCHBAUM plädiert zur *Nichtversorgung einer Freiendlücke* [14, 15], wenn

– die Prämolarenstütze mit zwei okklusalen Einheiten erhalten ist oder wiederhergestellt werden kann,
– eugnathe Frontzahnbeziehungen bestehen,
– keine dysgnathen Verhältnisse vorliegen,
– Funktionsstörungen im Kauorgan und entsprechende subjektive Beschwerden sicher ausgeschlossen werden können,
– kein Hinweis auf eine Störung der Nahrungsaufnahme besteht und somit
kein Hinweis auf subjektive Behandlungsbedürftigkeit besteht.

Aufgrund dieser Kriterien kann in Umkehrung eine *Indikation zur Versorgung* der uni- oder bilateral verkürzten Zahnreihe gegeben werden [17]:

- Besteht eine subjektive Behandlungsbedürftigkeit?
- Ist die Behandlungsbedürftigkeit objektivierbar?
- Ist die Prämolarenstütze verlorengegangen?
- Deuten sich Okklusionsstörungen in Form von Zahnreihenauffächerungen oder/und Antagonistenverlängerung an?
- Sind Funktionsstörungen im Kauorgan mit Bezug zur verkürzten Zahnreihe zu diagnostizieren (z. B. Gelenkkompression)?

In diesen Fällen sollte u. E. eine prothetische Versorgung der verkürzten Zahnreihe erfolgen. Bei einer derartigen Versorgungsnotwendigkeit hat sicherlich die implantatgestützte Brückenversorgung gegenüber allen anderen differentialtherapeutischen Möglichkeiten erhebliche Vorteile. Die Befürchtung, daß konventionelle prothetische Versorgungen der verkürzten Zahnreihe eher zum Schaden als zum Nutzen für das Restgebiß sein könnten, wird vermieden; gesunde Zahnsubstanz wird geschont, und die konventionelle prothetische Lösung wird um viele Jahre hinausgeschoben.

Da es bisher keine klinischen Vergleichsstudien zu den unterschiedlichen Versorgungsformen gibt, muß nach individuellen Gegebenheiten entschieden werden, welche Therapie im speziellen Fall sinnvoll ist.

Noch problematischer erscheint die Entscheidung zur Versorgung oder Nicht-Versorgung der verkürzten Zahnreihe im *Oberkiefer*. Die mögliche Versorgungsnotwendigkeit ergibt sich zusätzlich aus ästhetischen Ansprüchen. Der Wunsch nach ästhetisch ansprechender Restauration des sichtbaren Zahnverlustes ist verständlich, die Möglichkeiten der Implantologie im Oberkiefer-Seitenzahnbereich sind aber noch immer problematisch (spongiöse Knochenstruktur, fehlendes Knochenangebot) [29].

Auch wenn aufwendige Operationstechniken mit autologem oder heterologem Knochenersatz möglich sind, steht die klinische Langzeitbewährung noch aus. Nur die individuelle Beratung und die Bereitschaft des Patienten zum Risiko respektive die vorausschauende Planung der Suprastruktur unter Einbeziehung des möglichen Implantatverlustes lassen eine derartige Therapie möglicherweise sinnvoll erscheinen.

Zahnloser Kiefer

Eine Domäne zur Verbesserung der prothetischen Situation durch enossale Implantate stellt der zahnlose, stark atrophierte Unterkiefer dar [1, 9, 40]. Von jeher ist die Versorgung des zahnlosen Unterkiefers mit totalem Zahnersatz wegen der geringen Auflagerungsfläche und der nur eingeschränkt wirksamen adhäsiven Kräfte eine besondere Herausforderung für die zahnärztliche Prothetik. So wie in vergangenen Jahrzehnten das DOLDER-Steggelenk – auf dekapitierten, wurzelgefüllten oder überkronten Eckzähnen befestigt – eine hervorragende Verbesserung der Lagestabilität für die Totalprothese oder Subtotalprothese des Unterkiefers bedeutete, so ist im letzten Jahrzehnt verstärkt der Einsatz enossaler Implantate mit Steg-Suprastruktur zur *Verbesserung der Lagestabilität der Unterkiefer-Totalprothese* zu beobachten. Zwar läßt sich in der Regel auch der totale Zahnverlust durch prothetisch konventionelle Behandlung kompensieren, insbesondere wenn funktionelle und statische Gesichtspunkte bei der Gestaltung der Totalprothese gleichermaßen berücksichtigt werden; andererseits ist es aber auch klinisch evident, daß jedwedes Verankerungselement zur Vermeidung von Horizontalschüben äußerst hilfreich für die Versorgung des zahnlosen Unterkiefers und die Zufriedenheit der Patienten mit der Funktion des eingefügten Zahnersatzes ist.

Mechanische Retentionshilfen erleichtern dem Patienten die Adaptation an den Zahnersatz und verbessern auch ganz wesentlich seine Bereitschaft zur Inkorporation. Neben psychologischen Aspekten (Sicherheit beim Sprechen oder Essen) ist sicherlich auch eine Steigerung der Kaueffizienz mit lagestabilisiertem Unterkiefer-Zahnersatz für die Akzeptanz des Zahnersatzes von Bedeutung. So zeigen Untersuchungen aus dem skandinavischen Raum im Vergleich zwischen Totalprothesen-Trägern und Patienten mit osseointegriertem Brückenersatz im Unterkiefer einen Anstieg des maximalen Kaudruckes um 85% [20]. Ebenso sind die Ergebnisse zur Überprüfung der Kaueffizienz in gleicher Richtung zu interpretieren. Die geringste Kaueffizienz weisen Patienten mit totalem Zahnersatz auf, während Patienten mit osseointegriertem Zahnersatz nach der Adaptation eine deutlich verbesserte Kaueffizienz zeigten. Auch die okklusale Tastsensibilität scheint sich mit osseointegrierten Implantaten zu steigern [19, 20].

Wenn die konventionelle prothetische Versorgung vom Patienten funktionell nicht akzeptiert wird, kann durch Insertion zweier Implantate in Regio 33/43 mit anschließender Steggelenk-Verankerung in der Regel ein zufriedenstellendes Ergebnis erzielt werden (Abb. 4). Das Einbringen von zwei Implantaten in die interforaminale Region stark atrophierter Kiefer kann mittlerweile als Standardtherapie angesehen werden [1, 27, 35].

Es hat sich auch bei diesen Patienten bewährt, daß zunächst der Prothetiker den Patienten und den vorhandenen Zahnersatz untersucht und gegebenenfalls durch Abänderung oder auch Neuanfertigung Fehler des prothetischen Ersatzes, die zur Lageinstabilität führen, beseitigt. Derartige Fehler während der Herstellung des Zahnersatzes bestehen häufig in einer falschen Aufstellung der Zahnreihen, wie z. B. Nichtberücksichtigen der korrekten Lage der Okklusionsebene leicht unterhalb des Zungenäquators oder Nichtberücksichtigen des muskelinaktiven Bereiches des Kauschlauches. Insbesondere aber auch eine statisch ungünstige Aufstellung der unteren Frontzähne vor der Kieferkamm-Mitte zur Vermeidung einer sagittalen Stufe, wodurch ein dorsokraniales Ausweichen der Prothese bei jeder Mundöffnung durch zu aktive Anlagerung des Musculus orbicularis oris und Musculus mentalis entsteht.

Ist eine *Neuanfertigung der Prothesen* erforderlich, so sollte u. E. dies vor der Implantation erfolgen. Dadurch wird bei funktionsgerechter Aufstellung und Gestaltung der Totalprothese eine Übertragung muskulärer, die Prothese destabilisierender Kräfte auf die Implantat-Stegkonstruktion sicher vermieden. Ferner hat das prächirurgisch-prothetische Vorgehen den Vorteil, daß die Implantatposition aus statischen und ästhetischen Überlegungen optimiert werden kann [37]. Die angestrebte axiale Kraftübertragung auf die Implantat-Stegkonstruktion wird einerseits von der Implantatposition und Implantatachsenneigung, andererseits aber auch von einer statisch günstigen Aufstellung der Zahnreihe beeinflußt. So wird auch gefordert, daß der implantatgetragene Steg zur zentrischen Scharnierachse des Unterkiefers rotationssymmetrisch ausgerichtet werden soll. Dabei soll der Steg in der Frontalebene zur Scharnierachse parallel angeordnet werden. Hierzu wurde eigens ein Steglokalisator für die entsprechenden Artikulatoren konzipiert.

Selbstverständlich müssen bei einer rotationsfähigen Abstützung über eine Stegkonstruktion alte prothetische Grundsätze beachtet werden. So muß die Rotationsachse

- möglichst lang sein,
- linear und
- möglichst rechtwinklig zum Alveolarkamm im Seitenzahnbereich verlaufen.

Nur hierdurch wird gewährleistet, daß bei Satteleinsenkung keine Kippmomente entstehen.

Die mit Stegreitern versehene Totalprothese sollte nach Ansicht deutscher Autoren *schleimhautgelagert* sein [36, 37]. Dies setzt voraus, daß die Steghülse mit einem Schleimhautresilienz-abhängigen Distanzhalter in die Prothese eingearbeitet und der Unterfütterungsbedarf regelmäßig überprüft wird. Die Implantat-Stegkonstruktion sichert somit die Prothese gegen Abzug und Horizontalschübe und wird primär nicht durch Kaudruck belastet. Allerdings treten bei Zugkräften distal der Steggelenkverbindung destabilisierende Rotationsbewegungen auf, die häufig ein Einkürzen der vestibulären Schürze erforderlich machen. Diesen Rotationsbewegungen kann besser entgegengewirkt werden, wenn es gelingt, durch Pfeilervermehrung die Stegverankerung nach distal zu extendieren, um somit die Abzugskräfte besser zu kompensieren. Es ist somit von

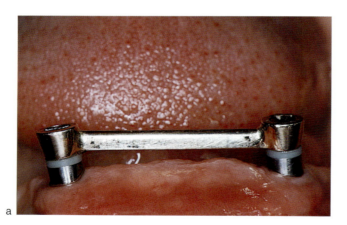

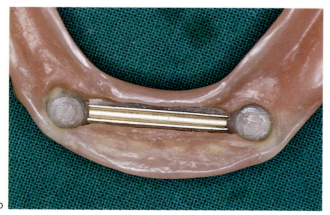

Abb. 4a und b An zwei Implantaten verankerte DOLDER-Steg-Retentionshilfe für eine untere Totalprothese.

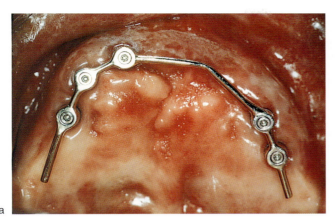 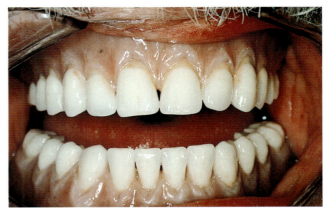

Abb. 5a und b Implantat-prothetische Versorgung eines zahnlosen LKG-Patienten.

prothetischer Seite, sofern die anatomischen Gegebenheiten dies ermöglichen, wünschenswert, die dislozierenden Abzugskräfte durch vier oder mehr Pfeiler weitgehend zu verhindern.

Mit zunehmender Stabilisierung der Unterkiefer-Prothese und damit verbundener besserer Belastbarkeit beider Prothesen muß bereits während der Aufstellung der Totalprothesen besonders darauf geachtet werden, daß durch die Okklusion keine Kippmomente für die obere Totalprothese entstehen. Insbesondere sind nach resilienzabhängiger Einlagerung der Prothese Okklusions-Kontakte im Frontzahnbereich zu vermeiden, da anderenfalls das Prothesenlager des Oberkiefers im anterioren Bereich im Sinne einer Schlotterkammbildung geschädigt werden könnte.

Dies gilt insbesondere für osseointegrierte, bedingt abnehmbare Brückenversorgungen im Unterkiefer, denen eine Totalprothese im Oberkiefer gegenübersteht.

Die prächirurgisch-prothetische Planung und Aufstellung der Zahnreihen nach ästhetischen, insbesondere aber funktionell-statischen Gesichtspunkten wird in diesen Fällen besonders wichtig, um nicht durch falsche Implantat- und Suprastrukturpositionierung die Statik der Oberkiefer-Totalprothese zu gefährden. Es ist vorab zu entscheiden, ob bei fortgeschrittener Atrophie Normalbiß- oder Kreuzbißverzahnung zu realisieren ist.

Die grundsätzlichen Richtlinien zur statisch und dynamisch korrekten Aufstellung im Sinne einer bilateral-balancierten Okklusion stabilisieren die Totalprothese in transversaler Richtung. Frontal gerichtete, die dorsale Abdämmung öffnende Horizontalschübe durch Früh- oder Fehlkontakte auf Protrusionsfacetten bedingt, sind ebenso zu vermeiden wie Kippmoment-auslösende Frontzahnkontakte.

Dabei müssen auch bei ästhetisch günstiger, tangentialer Aufstellung der Frontzähne vor der Kieferkamm-Mitte als Lippenstütze der vertikale und sagittale Überbiß berücksichtigt werden. Auch hierdurch ergeben sich zwingend notwendige prächirurgische Überlegungen zur Implantatposition.

Ferner muß auch in die Planung einfließen, ob eine gleichzeitige Stabilisierung der Oberkieferprothese durch Implantate im Eckzahn-Prämolaren-Bereich möglich ist, um unter anderem die Abbeißfunktion zu verbessern. Langfristig könnte hierdurch auch die Gefahr einer Destruktion des Prothesenlagers des Oberkiefers durch eine zu starre Unterkieferversorgung vermieden werden.

Mögliche *Indikationen* zur implantatgestützten prothetischen Versorgung des zahnlosen Oberkiefers bestehen sicherlich bei:

– vollständiger oder nahezu vollständiger Zahnreihe im Unterkiefer
– berufsbedingt erforderlichem „sicheren Umgang" mit der Prothese (Sänger, Schauspieler, Blasmusiker u. ä.)
– Prothesenintoleranz (Würgereiz)
– LKG-Patienten (Abb. 5)

Kontraindikationen

Indikation und Differentialindikation zur implantatgestützten Prothetik müssen sich wie alle kostenintensiven Therapien an der Effektivität und dem erforderlichen Langzeiterfolg messen lassen. Es kann nicht das Ziel einer wissenschaftlich begründeten Zahnheilkunde sein, kurzzeitige „Therapieerfolge" im Sinne einer Komfortsteigerung zu favorisieren.

Die Indikation zum Implantat muß daher nach Abwägen der Vor- und Nachteile von konventionell-prothetischer und implantologisch-prothetischer Therapie im Einzelfall immer neu bedacht werden. Die begründete Sorge des Prothetikers vor Parodontalproblemen, bei schlechter Motivierbarkeit zur exzellenten Mund-, Zahn- und Parodontalhygiene einerseits und die Sorge um Belastungsreaktionen der parodontalen oder periimplantären Gewebe ergeben auch die grundsätzlichen *lokalen Kontraindikationen*:

– unsichere Prognose des Restgebisses
– fehlende Motivierbarkeit zur Mundhygiene
– orofaziale Dyskinesien (Knirschen, Pressen, Habits)
– fehlendes oder zu hohes vertikales Platzangebot
– ungünstige Okklusionsverhältnisse in Statik und Dynamik

Der Langzeiterfolg ist eben nicht nur vom Implantatdesign, der Biokompatibilität der Implantatwerkstoffe, dem Einheilungsmodus, anatomisch strukturellen Gegebenheiten u.ä. abhängig – dies kann auch schon für ein unbelastetes Implantat bedeutungsvoll sein. Vielmehr entscheidet die nach prothetischen Gesichtspunkten geplante, kaufunktionell sinnvolle Gestaltung der Suprastruktur mit Beachtung „parodontal-hygienischer Aspekte" sowie die Belastung der Suprastruktur mit ihren Auswirkungen auf das periimplantäre Gewebe über langfristigen Erfolg oder Mißerfolg.

Zusammenfassung

Die moderne Zahnheilkunde ist ohne implantologisch-prothetisch-therapeutische Verfahren nicht mehr denkbar. Die Furcht vor implantologischem Mißerfolg ist einer gewissen Euphorie gewichen, wobei die Indikation stetig erweitert wird.

Ohne Zweifel haben sich Implantate zur Verankerung von Zahnersatz am zahnlosen Unterkiefer bewährt [1, 9, 36]. Auch der implantatgetragene Ersatz einzelner Zähne, insbesondere im Frontzahnbereich des Oberkiefers, gehört mittlerweile bei entsprechender Indikation zur Standardtherapie [4, 10, 31, 32, 37]. Die Ausweitung der Indikation zur Implantation im teilbezahnten Kiefer sowie zur festsitzenden Versorgung im zahnlosen Kiefer offenbart aber, daß vor diesem Hintergrund prothetische Planungen und Konstruktionsprinzipien weit mehr über Erfolg oder Mißerfolg entscheiden.

Da derartige umfangreiche implantat- oder zahn-/implantatgetragene Versorgungen generell umfassendes prothetisches und implantologisches Wissen und Können erfordern, ist u.a. auch die prospektiv sinnvolle prothetische Planung vonnöten. Die prothetische Seele im Zahnarzt sollte zumindest in Zehnjahresdaten denken und immer Vor- und Nachteile der Versorgungsmöglichkeiten abwägen.

Es ist aber auch Balsam für die prothetische Seele, mit der Implantologie, dem Traum vom Zahnersatz im eigentlichen Sinne näherzukommen und Versorgungen anbieten zu können, die entweder entscheidend funktionsverbessernd sind oder aber die Zahnsubstanz schonen gegenüber der konventionellen prothetischen Therapie.

Vor diesem Hintergrund ist sicherlich in Zukunft damit zu rechnen, daß die Implantatprothetik noch weit mehr in die zahnärztliche Praxis Eingang finden und im Gleichklang zwischen Prothetik, Chirurgie und Parodontologie sich stetig weiterentwickeln wird.

Literatur

[1] Adell, R., Eriksson, B., Legholm, U., Branemark, P.-I., Jemt, T.: A long-term follow-up study of osseointegrated implants in the treatment of totally edentulous jaws. Int. J. Maxillo-Facial Implants 5 (1990), 347.
[2] Behneke, N., Reiber, Th., Weigelt, G.: Zur Differentialtherapie des Einzelzahnverlustes – Implantat oder Adhäsivbrücke. Zahnärztl. Welt Ref. 4 (1986), 368.
[3] Behneke, N., Fuhr, K., Tetsch, P.: Implantatgestützter festsitzender Zahnersatz. In: Hupfauf, L. (Hrsg.): Festsitzender Zahnersatz. Praxis der Zahnheilkunde, Bd. 5, 3. Aufl. Urban & Schwarzenberg, München 1993.
[4] Behneke, N., Wagner, W.: Enossale Implantate zum Einzelzahnersatz. In: Hupfauf, L. (Hrsg.): Festsitzender Zahnersatz. Praxis der Zahnheilkunde, Bd. 5, 3. Aufl. Urban & Schwarzenberg, München 1993.
[5] Dietrich, P., Erpenstein, H.: Der distalisierte Prämolar als Alternative zum Implantatpfeiler – Eine retrospektive Querschnittstudie. Dtsch. Zahnärztl. Z. 48 (1993), 199.
[6] Eismann, H.: Longitudinalstudie zur Effektivität abnehmbarer, gegossener Teilprothesen. Dtsch. Zahnärztl. Z. 45 (1991), 455.
[7] Fuhr, K., Behneke, N.: Die Versorgung der einseitig verkürzten Zahnreihe mit Hilfe implantatverankerter Prothesen aus prothetischer Sicht. Dtsch. Zahnärztl. Z. 40 (1985), 1060.

[8] Fuhr, K., Behneke, K., Behneke, N., Reiber, Th.: Die Teilprothese – Diagnostik, Planung, Therapie. Hanser, München–Wien 1990.
[9] Heners, M.: Suprakonstruktion auf Implantaten beim zahnlosen Kiefer – Ergebnisse einer Fallkontrollstudie. Dtsch. Zahnärztl. Z. 41 (1986), 1184.
[10] d'Hoedt, B., Lucas, D., Schulte, W.: Das Tübinger Implantat als Sofort- und Spätimplantat, ein statistischer Vergleich. Dtsch. Zahnärztl. Z. 41 (1986), 1068.
[11] Holste, Th.: Der Frontzahnverlust im jugendlichen Gebiß – Therapiemöglichkeiten aus der Sicht des Prothetikers. Dtsch. Zahnärztl. Z. 39 (1984), 430.
[12] Käyser, A.F.: Verkürzte Zahnreihe – Pathophysiologie und klinische Auswirkungen. Dtsch. Zahnärztl. Z. 48 (1993), 677.
[13] Katay, L., Kerschbaum, Th.: Intensivbetreuung von Patienten mit herausnehmbarem Teilersatz. Dtsch. Zahnärztl. Z. 41 (1986), 293.
[14] Kerschbaum, Th.: Zustand und Veränderungen des Restgebisses nach der Versorgung mit herausnehmbarem Teilersatz und Zahnkronen. Eine Analyse und Bewertung. Med. Habilschr., Köln 1979.
[15] Kerschbaum, Th.: Läßt sich die erhöhte Kariesfrequenz bei Patienten mit herausnehmbarem Teilersatz reduzieren? In: Ketterl, W. (Hrsg.): Deutscher Zahnärztekalender. Hanser, München–Wien 1985.
[16] Koeck, B., Sander, G.: Über die elastische Deformation der Unterkieferspange. Dtsch. Zahnärztl. Z. 33 (1978), 254.
[17] Koeck, B.: Die Versorgung der einseitig verkürzten Zahnreihe. Dtsch. Zahnärztl. Z. 40 (1985), 1049.
[18] Landolt, A., Lang, N.P.: Erfolg und Mißerfolg bei Extensionsbrücken. Schweiz. Mschr. Zahnmed. 98 (1988), 239.
[19] Lindquist, L.W., Carlsson, G.E.: Long-term effects on chewing with mandibular fixed prostheses on osseointegrated implants. Acta Odont. Scand. 43 (1985), 39.
[20] Lindquist, L.W., Carlsson, G.E., Hedegard, B.: Changes in the bite force and chewing efficiency after denture treatment in edentulous patients with denture adaptation difficulties. J. Oral Rehabil. 13 (1986), 21.
[21] Ludwig, P.: Abformung und Basisgestaltung von abnehmbarem Zahnersatz. In: Akademie Praxis und Wissenschaft in der DGZMK (Hrsg.): Rehabilitation des Lückengebisses mit herausnehmbarem Zahnersatz. Hanser, München–Wien 1994.
[22] Mailath, G., Schmid, N., Lill, W., Miller, J.: 3-D-Finite-Elemente – Analyse Biomechanik von rein implantatgetragenen Extensionsbrücken. Z. Zahnärztl. Implant. 7 (1991), 205.
[23] Montag, H., Krafft, H.: Experimentelle Untersuchungen zur Belastungsdynamik implantatgetragener Prothetik. Z. Zahnärztl. Implant. 7 (1991), 37.
[24] Nentwig, G. H.: Präoperative Planung der Spätversorgung von Einzelzahnlücken mit Implantaten. Dtsch. Zahnärztl. Z. 38 (1983), 689.
[25] Niedermeyer, W., Krasp, J.: Biometrische Untersuchungen an implantierten und natürlichen Prothesenpfeilern. Dtsch. Zahnärztl. Z. 45 (1990), 571.
[26] Richter, E.J., Jovanovic, S.A., Spiekermann, H.: Rein implantatgetragene Brücken – Eine Alternative zur Verbundbrücke? Z. Zahnärztl. Implant. 6 (1990), 137.
[27] Richter, E.-J., Jansen, V., Spiekermann, H., Jovanovic, S.A.: Langzeitergebnisse von IMZ- und TPS-Implantaten im interforaminalen Bereich des zahnlosen Unterkiefers. Dtsch. Zahnärztl. Z. 47 (1992), 449.
[28] Richter, E.-J.: Die Verbundbrücke zwischen Zahn und Implantat: Ergebnisse experimenteller und klinischer Untersuchungen. Med. Habilschr., Aachen 1992.
[29] Richter, E.-J., Spiekermann, H.: Die Bedeutung von Implantaten im Rahmen der teilprothetischen Behandlung. In: Akademie Praxis und Wissenschaft in der DGZMK (Hrsg.): Rehabilitation des Lückengebisses mit herausnehmbarem Zahnersatz. Hanser, München–Wien 1994.
[30] Scholz, F., d'Hoedt, B.: Der Frontzahnverlust im jugendlichen Gebiß – Therapiemöglichkeiten durch Implantate. Dtsch. Zahnärztl. Z. 39 (1984), 416.
[31] Schulte, W.: Das Tübinger Implantat aus Frialit – fünfjährige Erfahrungen. Dtsch. Zahnärztl. Z. 36 (1981), 544.
[32] Schulte, W., d'Hoedt, B., Axmann, D. Gomez, G.: 15 Jahre Tübinger Implantat und seine Weiterentwicklung zum Frialit-II-System. Z. Zahnärztl. Implant. VII (1992), 77.
[33] Spiekermann, H.: Implantat-Prothetik. In: Voß, R., Meiners, H. (Hrsg.): Fortschritte der zahnärztlichen Prothetik und Werkstoffkunde, Bd. 1. Hanser, München–Wien 1980.
[34] Spiekermann, H.: Implantatprothetik. In: Voß, R., Meiners, H. (Hrsg.): Fortschritte der zahnärztlichen Prothetik und Werkstoffkunde, Bd. 2. Hanser, München–Wien 1984.
[35] Spiekermann, H.: Implantatprothetik. In: Voß, R., Meiners, H. (Hrsg.): Fortschritte der zahnärztlichen Prothetik und Werkstoffkunde, Bd 3. Hanser, München–Wien 1987.
[36] Spiekermann, H.: Enossale Implantate. In: Hupfauf, L. (Hrsg.): Totalprothesen. Praxis der Zahnheilkunde, Bd. 7, 3. Aufl., Urban & Schwarzenberg, München–Wien–Baltimore 1991.
[37] Spiekermann, H.: Implantologie. In: Rateitschak, K.H., Wolf, H.F. (Hrsg.): Farbatlanten der Zahnmedizin 10. Thieme, Stuttgart 1994.
[38] Strub, J.R., Rohner, D., Schärer, P.: Die Versorgung des Lückengebisses mit Implantat-zahngetragenen Brücken – eine Longitudinalstudie über $7^{1}/_{2}$ Jahre. Z. Zahnärztl. Implant. 3 (1987), 242.
[39] Tetsch, P., Wagner, W.: Das Frontzahntrauma als implantologisches Problem. Dtsch. Zahnärztl. Z. 36 (1981), 89.
[40] Tetsch, P., Hauser, I.: Die Alveolarkammresorption nach Zahnverlust. Dtsch. Zahnärztl. Z. 37 (1982), 102.
[41] Tetsch, P.: Indikation und Erfolgsaussichten von enossalen Implantaten. Dtsch. Zahnärztl. Z. 38 (1983), 111.
[42] Wahl, G.: Das Tübinger Sofort-Implantat im Frontzahnbereich. Dtsch. Zahnärztl. Z. 36 (1981), 596.
[43] Witta, D.J., Cramwinkel, A.B., van Rossum, G.M., Käyser, A. F.: Shortend dental arches and masticatory ability. J. Dent. 18 (1990), 185.

Konstruktionsprinzipien aus chirurgischer Sicht

VON WILFRIED WAGNER

Inhaltsübersicht

Einleitung 57
Konstruktionsprinzipien der Implantate
im enossalen Teil 57
    Allgemeine Zielsetzungen 57
    Implantatdimensionen 58
    Implantatlängen 58
    Implantatdurchmesser 58
    Implantatformen und Oberflächen-
    strukturierungen 59
    Übersicht 59
    *Primär- bzw. Sekundärstabilität und
    Rotationssicherung* 59
    Oberflächenstrukturierung 61
    Mikrostrukturierungen 61
    *Makrostrukturierungen und Gewinde-
    formen* 62
    Lagerpräparation und Implantation 62
    *Implantatdesign und Knochen-
    qualität* 62
    *Implantate als Fixierungsschraube
    für Osteosynthesen* 63

Konstruktionsprinzipien der Implantate
am Durchtritt durch die Weichgewebe 64
    Ein- oder zweiphasige Systeme/Sub-
    oder transgingivale Einheilung 64
    *Position der Implantatoberkante bzw.
    Trennstelle zum Aufbauteil* 65
    Konstruktive Aspekte des Aufbauteils ... 65
Übersicht über die chirurgischen
Konstruktionsprinzipien der wichtigsten
Implantattypen 66
    Ankylos®-Implantat 66
    Astra®-Implantat 66
    Brånemark®-Implantat 67
    Frialit®-2-System 67
    IMZ-TwinPlus®-System 68
    ITI®-System 69
    Tiolox®- und BoneLock-System 70
    Duraplant®-Implantatsystem 70
    Sonstige Implantatsysteme 70
Zusammenfassung 72
Literatur 73

Einleitung

Betrachtet man die Geschichte der modernen enossalen Implantologie, so wird deutlich, daß die ursprünglichen Formen der einteiligen Blätter, Schrauben und Stifte zu zweiteiligen rotationssymmetrischen Grundkörpern weiterentwickelt wurden. Durch die gleichzeitige Entwicklung modularer Aufbauprinzipien entstanden meist zylindrische und schraubenförmige Implantate – oft sogar im gleichen Implantatsystem. Dies hat zu immer ähnlicheren Implantatgrundkörpern und Aufbauteilen geführt. Die heute gängigen Implantate sind fast ausschließlich *Titanimplantate* und unterscheiden sich nur noch in Details wie *Schraubengeometrie, Oberflächenmodifikation und Methode der Ankopplung* der unterschiedlichen Aufbau- und prothetischen Hilfsteile (Abb. 1). Genormte Lagerpräparation, vorgefertigter Aufbau und Prothetikteile sowie eine breite Palette an Durchmessern und Längen sind bei allen Systemen selbstverständlich geworden. Systemweiterentwicklungen führen zunehmend zu einer Annäherung der verschiedenen Implantatsysteme in einer modularen Variabilität innerhalb eines Implantatsystems. Die modulare Entwicklung zur Adaptierung an möglichst alle individuellen Situationen hat jedoch auch beim einzelnen System zum Teil zu einer Vielzahl von Implantatformen und Hilfsteilen geführt, die inzwischen bei einigen Implantatsystemen durchaus zu einem logistischen Problem geworden sind. Dies ist unschwer an der Dicke der Bestellkataloge erkennbar.

Das enossale Implantat, das in die Kieferknochen eingebracht wird, perforiert die Weichteile aus Bindegewebe und Epithel und muß dann im keimbesiedelten Mund durch Stabilisierung herausnehmbarer Prothesen oder über festsitzende Kronen und Brückenkonstruktionen erhebliche Kräfte aufnehmen. Es hat daher aus chirurgischer Sicht im wesentlichen drei biologische Reaktionspartner:

- den Knochen
- das subepitheliale Bindegewebe mit Nerven und Gefäßen
- das Epithel

Aus chirurgischer Sicht sind daher nebeneinander die Aspekte der *Weichgewebeanlagerung* und der *Knochenanlagerung* zu betrachten. Wie bei der gesamten implantologischen Behandlung überlappen sich dabei jedoch die chirurgischen und prothetischen Aspekte, da immer eine gegenseitige Wechselbeziehung besteht (s. S. 75 ff.).

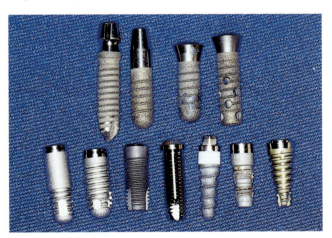

Abb. 1 Kleine Auswahl heute üblicher Schraubenimplantate (obere Reihe von links nach rechts: alte Ledermannschraube, ein- und zweiteilige ITI®-Vollschraube, zweiteilige ITI®-Hohlschraube; untere Reihe von links nach rechts: IMZ-Twin Plus-Apikalschraube und Schraubenimplantat, Astra-Schraubenimplantat, selbstschneidende Brånemark®-Schraube (MKII), Tiolox®-Schraubenimplantat, Frialit®-2-Stufenschraube, HaTi®-Schraubenimplantat.

Konstruktionsprinzipien der Implantate im enossalen Teil

Allgemeine Zielsetzungen

Grundsätzlich hat sich der *direkte Implantatknochenkontakt* auch unter funktioneller Belastung – von BRÅNEMARK [10] als Osseointegration und von SCHRÖDER [48, 49] als funktionelle Ankylose bezeichnet – als der z. Z. erreichbare, optimale Integrationstyp bewährt. Daher sind alle Maßnahmen am enossalen Implantatteil sinnvoll, die diese knöcherne Einheilung fördern bzw. erhalten. Dabei können im wesentlichen fünf Ansätze betrachtet werden (Tab. 1).

Tabelle 1 Grundsätzliche Ansätze zur Sicherung der knöchernen Implantateinheilung.

1. ein möglichst vitales Lager	=> schonende Lagerpräparation
2. geringe Distanz zwischen Knochen und Implantat	=> paßgenaue Lagerpräparation
3. biokompatibles Material	=> gewebefreundliche Werkstoffe und Oberflächenmodifikation
4. Vermeidung von Relativbewegung	=> hohe Primärstabilität
5. Erhalt der Knochenanlagerung	=> optimale Krafteinleitung/hohe Sekundärstabilität

Die Implantate müssen mit dem enossalen Implantatanteil die eingeleiteten Kräfte an die Umgebung weitergeben und sollen dabei das Knochenangebot optimal ausnützen und so über die *funktionelle Krafteinleitung* zum Knochenerhalt beitragen. Da die Druck-Zug-Transformation der parodontalen Aufhängung dem enossalen Implantat fehlt, muß Druckreduktion und Vermeidung von Druckspitzen durch eine abgerundete und möglichst große Oberfläche angestrebt werden. Gemäß diesen Überlegungen müßten möglichst große Implantate mit einer *großen Oberfläche* hergestellt werden.

Andererseits sollte bei einem möglichen Implantatverlust durch periimplantäre Entzündungen und dadurch bedingte Knochenabbauvorgänge oder bei der notwendigen Entfernung des Implantates ein möglichst kleiner Knochendefekt entstehen, was bei den Implantatentwicklungen zu tendenziell *kleinen Implantatformen* geführt hat.

Im klinischen Alltag bestimmt auch weiterhin das bei längerer Zahnlosigkeit durch Atrophie reduzierte Knochenangebot – trotz der Möglichkeit des Knochenaufbaus durch Transplantate oder durch gesteuerte Knochenregeneration – im wesentlichen eine maximale Implantatgröße, die meist sowohl in der Länge (krestobasale Richtung) als auch in der Dicke (orovestibuläre Richtung) limitiert sein kann.

Diese beiden Problemkreise der möglichst optimalen Ausnutzung des vorhandenen Knochenangebotes bzw. die oft limitierte Ausdehnung haben bei fast allen modernen Implantaten zu einem *modularen Implantatkonzept* geführt, das eine weitgehende Variation der Implantatlängen und Implantatdurchmesser erlaubt. Da zusätzlich unterschiedliche Knochenqualitäten zur Verfügung stehen, wurden auch unterschiedliche Implantatoberflächen (z.B. Schraubendesign und Zylinderform beim IMZ-TwinPlus®) oder unterschiedliche Implantationstechniken (z.B. selbstschneidendes Implantat oder Gewindeschneider beim Brånemark®-System) innerhalb des gleichen Implantatsystems entwickelt.

Implantatdimensionen

Implantatlängen

Als *minimale Implantatlängen* gelten 6 bis 8 mm. Diese sehr kurzen Implantate erscheinen aber nur als Hilfsimplantate zu weiteren Implantaten sinnvoll, da unter 10 mm Implantatlänge die Implantatprognose allgemein deutlich abnimmt. Als klinisch durchschnittliche *Implantatlängenobergrenze* haben sich 16 bis 18 mm ergeben.

Das Prinzip der Ausnützung der Gegenkortikalis zur sicheren Primärstabilität, wie es insbesondere vom Konzept der primärbelasteten Ledermannschrauben [30, 53] angegeben wurde, ist im *Unterkiefer* wegen der dabei oft erheblichen Implantatlängen im allgemeinen wieder verlassen worden. Im *Oberkiefer* dagegen ist mit dem sehr spongiösen weitmaschigen Lagerknochen die Abstützung im Bereich der Nasenbodenkortikalis oder des Kieferhöhlenbodens durchaus erwünscht. Lediglich für die Knochentransplantate werden Implantatlängen auch von 18 und 20 mm, mit z.T. modifizierten Implantatformen, angeboten (z.B. IMZ®, Konusimplantat bei Brånemark®). Auch hier haben sich wegen der notwendigen Weichteilbedeckung des Transplantates Implantatlängen von 14 bis 16 mm Länge als sinnvoll erwiesen.

In den meisten Indikationen werden durch *anatomische Grenzen*, wie Nervverlauf, Nasen- bzw. Kieferhöhlenboden, die maximalen Implantatlängen festgelegt, so daß lediglich im zahnlosen Unterkiefer eine Variabilität für den Behandler besteht. Aber auch dort gelten etwa $^2/_3$ des verfügbaren Restknochens als durchaus ausreichend. Selbst bei transgingivaler Einheilung zeigte sich bei einer Implantatlänge von 12 mm eine hohe Erfolgssicherheit [5, 40, 51].

> In der klinischen Routine werden heute überwiegend Implantate in den Längen zwischen 10 und 15 mm angewandt.

Implantatdurchmesser

Als minimaler Implantatdurchmesser hat sich bei den überwiegend angewandten zweiteiligen Titanimplantaten ein Durchmesser von ca. 3 mm bewährt, während bei den einteiligen Blattimplantaten durchaus geringere Materialstärken möglich sind. Bei dieser Grenzdimension muß bei starker Belastung oder als Ermüdungseffekt mit Frakturen gerechnet werden. Daher haben sich Implantatstärken für zweiphasige Implantate von 3,3 bis 4 mm Durchmesser als die häufigsten Implantatformen etabliert.

Nur bei einem sehr breiten und gleichzeitig kurzen krestobasalen Knochenangebot sowie in der Indikation des Sofortimplantates werden größere Implantatdurchmesser von 5 bis 7,5 mm angeboten. Gerade bei der Indikation zum *Sofortimplantat* [4, 32, 49, 56] können durch größere Implantatdurchmesser und ein eher wurzelförmiges Implantatde-

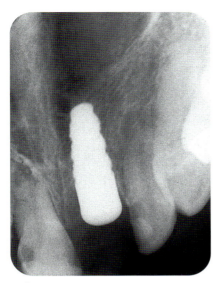

Abb. 2 Frialit®-2-Implantat als Sofortimplantat zum Ersatz des mittleren Schneidezahns.

Tabelle 2 wesentliche Grundformen der Implantate.

blattförmig	Extension zur Druckreduktion Minimierung des Durchmessers Ausnutzung des Restknochenangebots Individualisierung (Biegung)
zylindrisch	rotationssymmetrische Lagerpräparation Klemmpassung oder Gewinde einfache paßgenaue Lagerpräparation Entfernbarkeit (geringer Defekt)
konisch	wurzelanaloge Form (Sofortimplantat) Anpassung an die interrad. Distanz definierter Endpunkt der Präparation

Tabelle 3 Beziehung zwischen Grundformen und Makrostrukturierungen der Oberfläche bei einer Auswahl von Implantatsystemen.

Grundform	zylindrische Oberfläche	schraubenförmig
Zylinder	IMZ® Duraplant® ITI® Calcitite® IMZ®	Duraplant® ITI® Calcitite® Brånemark® Ankylos® Astra® Pitt-Easy® Screw-/Micro-Vent® NLS (Ledermann)®
Konus	Frialit®-2	Frialit®-2 BoneLock® Tiolox® HaTi® Bauer-Schraube

sign periimplantäre Knochentaschen auch ohne Folienanwendung primär vermieden werden (Abb. 2).

Der Implantatdurchmesser ist jedoch keineswegs nur vom verfügbaren Knochenangebot bzw. der minimal notwendigen Materialstärke abhängig, sondern sollte auch dem Durchmesser des zu ersetzenden Zahnes, insbesondere bei Einzelkronen, angepaßt werden, damit ein ästhetisch ansprechender Implantatübergang (emergence profil) auch ohne extreme Absenkung der Implantatschulter möglich wird.

Bei Implantatdurchmessern über 5 mm besteht bei zahnbezogenen, nebeneinanderstehenden Implantaten auch die Gefahr eines zu geringen interimplantären Abstands im Knochenbereich, v.a. am Weichteilabschluß, so daß keine ästhetisch ansprechende Zahnfleischpapille entstehen bzw. chirurgisch aufgebaut werden kann [33, 38, 52].

Implantatformen und Oberflächenstrukturierungen

Übersicht

Als Implantatformen können drei wesentliche Prinzipien unterschieden werden: *Blatt – Zylinder – Konus*.

Während bei den blattförmigen Implantaten (z.B. Osteoplate® 2000) neben der optimalen Ausnutzung verbliebener schmaler Kieferabschnitte die individuelle Adaptation durch Modifikation des Implantats wesentliche Zielsetzung der Formgebung ist, gilt bei den zylindrischen und konischen Implantatformen die Rotationssymmetrie zur paßgenauen Lageaufbereitung mit rotierenden Instrumenten als ein wesentliches Konstruktionsprinzip. Auch bei den blattförmigen Implantaten [21] wurde zumindest für die nicht bogenförmig individuell adaptierten Implantatformen ein Instrumentarium zur genormten Lageraufbereitung entwickelt. Die Rotationssymmetrie erleichtert jedoch auch die Explantation (Tab. 2 und 3).

Primär- bzw. Sekundärstabilität und Rotationssicherung

Unter Primärstabilität wird die intraoperativ erreichbare Stabilität des Implantates verstanden, die während der Einheilung schädliche Relativbewegungen und Implantatdislokationen (z.B. in die Kieferhöhle) vermeiden soll [52, 53, 54, 62]. Das heißt, eine *Eigenstabilisierung durch das Implantat im knöchernen Lager.* Bei einteiligen transgingivalen Implantatsystemen kann aber auch durch gegenseitige Verblockung (z.B. Ledermann-Schrauben mit Stegverbindung) oder durch den Verbund mit dem natürlichen Zahn mit Hilfe einer provisorischen Brücke eine Steigerung bzw. Unterstützung der Primärstabilität erreicht werden.

Die nach der knöchernen Einheilung entstehende *Stabilisierung durch Knochenanlagerung* und *Durchwachsen von Implantatperforationen* wird als Sekundärstabilität definiert, die jedoch keineswegs eine statisch konstante Größe darstellt, sondern sich auch unter Belastung im Sinne der Adaptation verändern kann.

Bei den *zylindrischen Implantatformen* erfolgt die Primärstabilität bei den glatten Implantaten nach dem Einbringen in ein diskret unterdimensioniert präpariertes Lager durch Klemmpassung, während bei den *schraubenförmigen Implantaten* eine Stabilität durch unterschiedlich geformte selbstschneidende oder vorgeschnittene Gewindegänge erreicht wird.

Die Sekundärstabilität wird bei allen Implantaten durch Knochenanlagerung an der Implantatoberfläche in die vorhandene Rauhigkeit bzw. Makrostrukturen (Einziehungen) oder das Durchwachsen von Fenestrationen erzielt. Die Sekundärstabilität ist bei den rotationssymmetrischen Implantaten insbesondere zur Vermeidung einer Lösung des Implantates durch Rotationskräfte und Abzugkräfte dringend erforderlich. Bei Implantaten ist daher in der frühen Belastungsphase, z.B. bei der Montage der Suprastruktur, ein zu großes Drehmoment dringend zu vermeiden [11]. Deshalb ist eine Drehmomentbegrenzung der Instrumente und Aufbauteile bei den modernen Systemen Standard geworden.

Bei der Rotationssicherung muß einerseits die *Rotationssicherung des Implantats* und andererseits die *Rotationssicherung des Aufbaus* [26] unterschieden werden. Die Rotationssicherung des Implantats ist bei rotationssymmetrischen Implantatformen erforderlich, da es sonst zum Lösen des Implantates unter Rotationsbelastung kommen könnte. Dies wird einerseits durch Makrostrukturierung (wie Perforationen oder Einziehungen apikal oder durch Längsfurchen) und die Sekundärstabilität durch die Mikrostrukturierung erreicht (s. Abb. 4 bis 6). Bei den mit Hydroxylapatitkeramik beschichteten Implantaten wird die Rotationssicherung durch einen echten Verbund des Knochens mit

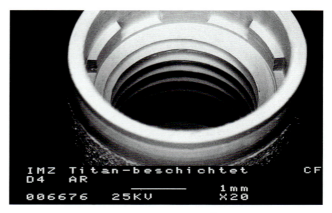

Abb. 3 Innenzapfen beim IMZ-TwinPlus®-System als Rotationssicherung des Aufbaus.

der Keramikoberfläche und durch partielle Schichtauflösungen erwartet [58, 61].

Bei der Rotationssicherung des Aufbaus muß zwischen aufgelagerten Sechs- oder Achtkantstrukturen und innengelegenen Retentionen (Abb. 3) unterschieden werden (s. S. 79ff.). Aus chirurgischer Sicht sind Konstruktionen zu bevorzugen, bei denen im Rahmen der Freilegung keine kleinen Gewebestreifen zwischen dem Aufbau und Implantat den Sitz und den Halt stören. In diesem Sinne haben konische Paßformen wie am Astra®-Implantat oder ITI®-Implantat deutliche Vorteile, obwohl die Rotationssicherung in diesen Fällen nur durch die Reibpassung im Konus erfolgen kann. Deshalb wurde im Ankylos®-System zusätzlich die thermische Ausdehnungskoeffizienz des Materials ausgenützt. Die Aufbauten werden unterkühlt eingebracht und entwickeln dann durch die Erwärmung auf Körpertemperatur eine zusätzliche Reibhaftung.

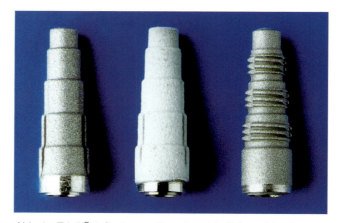

Abb. 4 Frialit®-2-System mit unterschiedlicher Oberflächenstrukturierung. Links: Stufenzylinder mit additiver Aufrauhung (TPF-Spritzbeschichtung); Mitte: Stufenzylinder mit additiver Aufrauhung (Hydroxylapatitkeramik-Spritzbeschichtung); rechts: Stufenschraube (Gewindemakrostrukturierung) mit ablativer Aufrauhung (mechanisch stabiler).

Tabelle 4 Übersicht über die gebräuchlichen Oberflächenmodifikationen.

Makrostrukturierungen	additive Mikrostrukturierung	ablative Mikrostrukturierung
Gewinde	Titan-Plasma-Flame-Beschichtung	Abstrahlung + Ätzung
Lakunen	Hydroxylapatit-Beschichtung	nur Abstrahlung
Perforationen	aniodische Oxidation	abgedrehte Oberfläche
Längsnuten		

Oberflächenstrukturierung

Die meisten enossalen Implantate, die sich heute in klinischer Anwendung befinden, bestehen aus Titan (s. S. 71f.), d.h. meist Reintitan oder bei mechanisch anspruchsvollen Teilen mechanisch stabileren Titanlegierungen [8, 55, 59]. Große Unterschiede bestehen jedoch in der Oberflächenstrukturierung bzw. Beschichtung, so daß insbesondere durch die Mikrostrukturierungen auch bei unterschiedlicher Implantatgeometrie erhebliche Oberflächenvergrößerungen entstehen [36] (Abb. 4 und Tab. 4).

Mikrostrukturierungen

Während ein Teil der Implantate eine glatte Oberfläche entsprechend der Maschinenbearbeitung besitzt (z.B. Brånemark®-Implantat), haben andere Implantate durch additive Beschichtung (Titan-Plasma-Flame-Spritzschichtverfahren) oder ablative Strukturierung (Abstrahlung + Säureätzbehandlung) eine davon unterschiedliche Oberflächenstruktur.

> Durch diese Oberflächenstrukturierung soll die primäre und sekundäre Stabilität erhöht werden. Experimentelle Befunde zeigen eine deutlich höhere Knochenanlagerung an den so strukturierten Oberflächen gegenüber einer glatten Oberfläche.

Neben der Titan-Plasma-Flame-Beschichtung gibt es auch additive Schichten im Sinne einer Stabilisierung der Titanoxidschicht, oder es werden möglichst stabile Kalziumphosphatkeramiken aufgebracht, die zu einer rascheren Knochenintegration, insbesondere im vorbelasteten (z.B. bestrahlten) Lagergewebe, und einer Reduktion der Titanionenabgabe im Lagergewebe führen sollen. Hochdichte Aluminiumoxidkeramiken sind wegen der unzureichenden mechanischen Bruchstabilität fast völlig verschwunden und werden z.Z. nur experimentell als Verbundwerkstoff für den Weichgewebsdurchtritt geprüft (Abb. 5 bis 7).

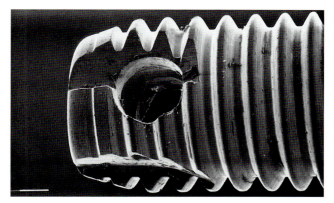

Abb. 5 Maschinierte glatte Oberfläche des Brånemark®-Implantats mit basaler Aussparung und Perforation zur Rotationssicherung.

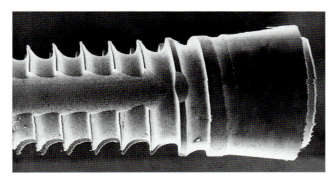

Abb. 6 Ablative Oberflächenstrukturierung am HaTi®-Implantat mit aniodischer Oxidation und Längsrillen zur Rotationssicherung.

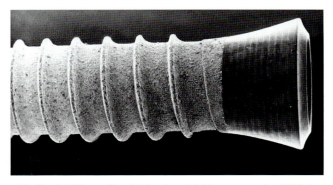

Abb. 7 Additive Oberflächenbeschichtung durch TPF-Beschichtung am Bonefit®-Vollschraubenimplantat; Rotationsstabilität durch Einwachsen des Knochens in die rauhe Implantatoberfläche.

Makrostrukturierungen und Gewindeformen

Die Gewindeformen sind ganz unterschiedlich ausgebildet, wobei überwiegend das *Profil der Zug- bzw. Druckschrauben* aus der Osteosynthese auf die Implantate übertragen wurde. Zur Vermeidung von Druckspitzen wurden die Kanten der Schraubengewinde bei den meisten Implantaten abgerundet. Die Schraubenflanken, insbesondere bei den konischen Grundformen, überlappen zum Teil die nächste Schraubenwindung, um Lastschattenphänomene (= fehlende Knochenanlagerung in entlasteten Implantatabschnitten) zu vermeiden. Zu nahezu allen modernen Implantatformen wurden spannungsoptische Vergleichsuntersuchungen oder finite Elementberechnungen durchgeführt, die jedoch zu keiner optimalen Implantatform geführt haben, da die klinische Wertigkeit wegen der vielfältigen Ausgangsbedingungen kaum simuliert werden kann.

Während ein Teil der Implantate ein homogenes Gewinde vom kortikalen Durchtritt bis zur Spitze des Implantates (Brånemark®, Astra®, Duraplant®, IMZ®) besitzen, sind bei einigen Implantaten die Gewinde nur im spongiösen apikalen Implantatabschnitt (Frialit®-2, HaTi®-Schraube) oder zum Apex hin mit zunehmender Gewindetiefe (progressives Gewinde: z.B. Ankylos®-Implantat, Pitt-Easy®) versehen. Im kortikalen Durchtritt sollte sich zur Vermeidung einer Überlastung kein Gewinde befinden. Bei glatten zylindrischen Implantathälsen kann es leicht zur Ausbildung einer spitzwinkeligen, und bei schraubenförmigen Implantaten zu einer körbchenförmigen Knochentasche bis zur ersten Windung kommen, da hier eine Knochenanlagerung nicht erfolgte bzw. rasch aufgelöst wurde. Beim Tiolox®-Implantat wurde im Gegensatz dazu an dieser Stelle ein Hydroxylapatitkragen aufgebracht, um einen möglichst raschen Knochenverbund mit hoher mechanischer Ankopplung in diesem Gebiet zu erzielen und ein Einwachsen von Bindegewebe zu verhindern. Hier sind diametrale Gegensätze im Implantatkonzept erkennbar, wobei experimentelle Vergleichsstudien dazu nach bisheriger Kenntnis fehlen. Es bestehen lediglich klinische Erfahrungen über die unterschiedlichen Knochenabbauvorgänge, die bei glatter, zylindrischer Implantatgeometrie im Kortikalisbereich rasch spitzwinkelige Knochentaschen bis zur ersten Gewindeschulter oder der rauhen Implantatoberfläche zeigen.

> Diese klinische Erfahrung zeigt, daß das tiefe Versenken der Implantate kritisch hinterfragt werden muß, wenn nicht ästhetische Aspekte oder Fragen der Primärstabilität dazu zwingen.

Lagerpräparation und Implantation

Zur Lagerpräparation (s. S. 132 ff.) haben sich *genormte Aufbereitungsbohrer* in aufsteigender Reihenfolge durchgesetzt, wobei teilweise extern gekühlte Bohrer und teilweise Innenkühlsysteme zur möglichst schonenden Lagerpräparation angewandt werden [1, 28, 39, 62]. Dabei bestehen durchaus Unterschiede bezüglich der Paßgenauigkeit der Lagerpräparation [62], obwohl bei ausreichender Primärstabilität auch kleinere Distanzen überwunden werden können.

Der unterschiedliche instrumentelle Aufwand (abhängig von der Verwendung von Einmalinstrumenten, wie sie im Brånemark®-System eingeführt wurden) muß jedoch auch kritisch gesehen werden. Der klinische Nutzen der sehr aufwendigen Innenkühlsysteme, die bei exakter Aufbereitung und Sterilisation auch unter strengen Hygieneanforderungen durchaus mehrfach verwandt werden können, ist nicht bewiesen. Auch bei extern gekühlten Instrumentarien kann eine ausreichende Kühlung und sichere knöcherne Integration erzielt werden.

Bei der eigentlichen Implantation ist aus chirurgischer Sicht die Anlieferung in bereits sterilisiertem Zustand mit Doppelverpackung, eindeutiger Identifizierung und Klebeetiketten zur Dokumentation heute Standard geworden. Daneben wird die Praktikabilität auch durch bereits vormontierte oder individuell abgestimmte, leicht ohne Implantatberührung aufbringbare Einbringhilfen erleichtert (Abb. 8). Eine farbcodierte Verschlußschraube für den Implantatdurchmesser ist später bei der Freilegung zusätzlich hilfreich.

Implantatdesign und Knochenqualität

In der Literatur gibt es vielfach Hinweise auf die Abhängigkeit der Implantatprognose und der Primärstabilität eines Implantates von der vorgegebenen Knochenstruktur. Es gibt hierbei eine Vielzahl von Einteilungen, von denen sich zwei ziemlich ähnliche Einteilungen allgemein durchgesetzt haben. Es handelt sich dabei um die Einteilung der Knochenqualität nach LEKHOLN und ZARP sowie nach JUDY und MITCH in jeweils vier Knochenqualitäten, die mit D1 bis D4 gruppiert werden.

Während bei sehr dichten, d.h. kompakten *D1-Knochen* im allgemeinen ein zylinderförmiges Im-

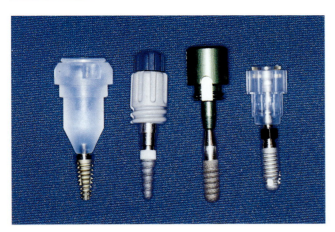

Abb. 8 Bereits vormontierte Einbringhilfen verschiedener Implantatsysteme (v.l.n.r.: HaTi®-Implantat, Tiolox®-Implantat, ITI®-Vollschraube [altes System], IMZ-TwinPlus-Schraubenimplantat).

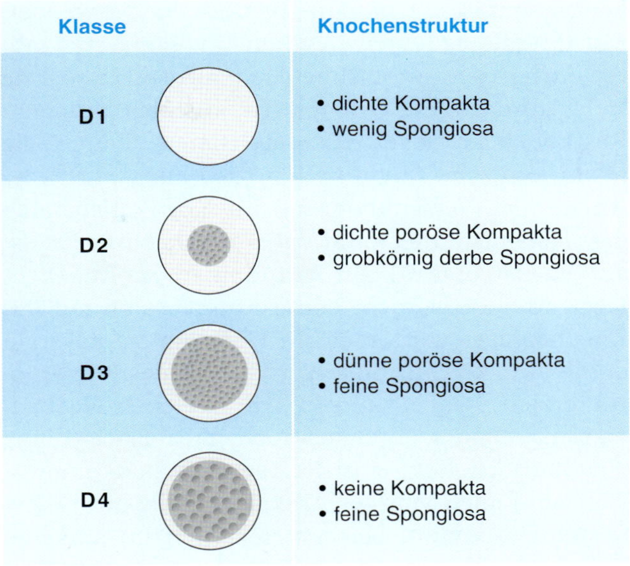

Klasse		Knochenstruktur
D1	○	• dichte Kompakta • wenig Spongiosa
D2	⊙	• dichte poröse Kompakta • grobkörnig derbe Spongiosa
D3	◉	• dünne poröse Kompakta • feine Spongiosa
D4	◉	• keine Kompakta • feine Spongiosa

Abb. 9 Knochenqualitäten.

plantat eine gute Primärstabilität erreicht, sollte dagegen bei schraubenförmigen Implantaten mit Gewindeschneidern ein Lager vorpräpariert werden. Dieser Knochen setzt aber dem selbstschneidenden Schraubensystem im allgemeinen zu hohe Widerstände entgegen und leistet damit der Gefahr der Implantatbeschädigung bzw. Knochenüberhitzung Vorschub.

In den *mittleren Qualitäten* werden Schraubenimplantate diskutiert, da in diesem Knochen durch die Schraubenimplantate eine höhere Primärstabilität erzielt werden kann.

Im Gegensatz dazu wird für die extrem weitmaschige Spongiosa des *D4-Knochens* eine bessere Primärstabilität für die Klemmpassung der Zylinderimplantate angegeben. Dies ist wiederum sehr stark von der Gewindeform des vorgesehenen Implantats abhängig. Hier eignen sich vor allem selbstschneidende Implantate (Abb. 9).

In der eigenen klinischen Erfahrung ist mit fast jedem Implantat bei exakter Lagerpräparation in allen Knochenqualitäten eine Primärstabilität zu erreichen. Wichtig erscheint dabei jedoch eine Anpassung an die individuelle Situation durch Details. So wird man bei spongiösem Lager auf den Gewindeschneider verzichten und evtl. durch Ausnutzung von Gewindegängen oder konisch abstützenden Implantatteilen auch in der krestalen Kompakta und durch bewußte Ausnützung der Gegenkortikalis die notwendige Stabilität erzielen.

Besonders schwierig ist die *Lagerpräparation für schraubenförmige, insbesondere zylindrische Implantatformen* bei krestal schmal auslaufenden Kieferkämmen, da Implantat und Gewindeschneider durch den oral bestehenden Knochen nach vestibulär zum Defizit hin abgedrängt werden und erst basal Retention finden. Hier wurde bewußt die IMZ-TwinPlus®-Apikalschraube entwickelt, die im basalen Anteil durch ihre Schraubenform Retention findet, während sie spannungsfrei im krestal zylindrischen Lager liegen kann. Daneben eignet sich diese Implantatform auch zur Zugschraubenfixierung der weichen Beckenkammspongiosa. Gute klinische Erfahrungen hat man auch mit den *konischen Implantatformen* gemacht, die weitgehend im Implantatlager versenkt werden können und bei denen dann geführt ein Gewinde hergestellt werden kann, wie beispielsweise beim Frialit®-2-System. Es besitzt ebenfalls an der krestalen Stufe kein Gewinde und wird nur durch ein apikales Gewinde in die Endposition geführt. Hilfsinstrumente für dieses Detailproblem befinden sich bei anderen Systemen in klinischer Erprobung.

Implantate als Fixierungsschraube für Osteosynthesen

Es hat sich gezeigt, daß Implantate – insbesondere Schraubenimplantate – zur Fixierung von Osteoplastiken geeignet sind. Mit ihnen kann die Osteoplastik ortsstabil fixiert werden, ohne die Revaskularisation zu behindern, und gleichzeitig durch die funktionelle Krafteinleitung die Dimensionsstabilität der Osteoplastik verbessert werden (s. S. 177ff.). Sicherlich am häufigsten werden dazu die Schraubenimplantate ad modum BRÅNEMARK verwendet. Mit ihrem sehr feinen Gewinde (in den letzten Jahren auch in der selbstschneidenden Form) eignen sie sich gut dazu, die Osteoplastik auch bei geringem Restknochenangebot zu stabilisieren. Durch die leicht konische Modifikation bzw. auch durch die Anlage der Versenkbohrung im Kortikalisbereich des Transplantates kann dabei ein leichter Druck auf die Osteoplastik zur Adaption an das Knochenlager erreicht werden. Diese Kompression auf das Knochenlager wird auch im ITI®-Implantatsystem durch eine kelchförmige Versenkung des Implantates erzielt, wobei in der sehr weichen Beckenkammspongiosa durchaus auch ohne Erweiterung ein Gleitlocheffekt eintritt. Zugschraubenkompression wird auch von der Apikalschraube des IMZ®-Systems ausgeübt, bei dem lediglich im apikalen Teil des Implantats (im ortsständigen Gewebe) ein Gewinde vorgesehen ist, während im Transplantatteil die zylindrische Implantatform eine Kompression durch die verbreitete Deckschraube ermöglicht. Bei niedrigen Transplantathöhen sind vergleichbare Effekte auch mit dem Frialit®-Schraubenimplantat denkbar, das nur im ortsständigen Knochen fixiert ist oder mit dessen Hilfe ein Knochentransplantat auf den Sinusboden gepreßt wird.

> Klinisch konnten wir weder beim Astra®-, Brånemark®-, ITI®- oder Apikalschrauben-System einen wesentlichen Unterschied beobachten, so daß Langzeiteffekte und größere bzw. vergleichende Kollektive abgewartet werden müssen.

Konstruktionsprinzipien der Implantate am Durchtritt durch die Weichgewebe

Ein- oder zweiphasige Systeme/Sub- oder transgingivale Einheilung

Ein wesentliches Differenzierungsmerkmal der Implantatsysteme bezüglich der Weichgewebsanlagerung aus chirurgischer Sicht ist die Art der Einheilung des Implantats. Es gibt *geschlossen submukös einheilende*, sog. zweiphasige Systeme, d.h. mit der Notwendigkeit einer zweiten sogenannten Freilegungsoperation, und *transgingival einheilende* einphasige Implantatsysteme, die nur eine Operation benötigen. Innerhalb der einphasigen Systeme können dann nochmals einteilige Implantate (ohne Aufbauteile bis zum eigentlichen prothetischen Aufbau) mit meist primärer Belastung von zweiteiligen Implantatformen (mit Aufbauteilen nach der Einheilung) mit weitgehend entlasteter Einheilung unterschieden werden.

Während die transgingival einheilenden Systeme eine primäre Adaptation der Weichteile am Implantat erlauben, muß dies bei den subgingival einheilenden Implantaten in einer zweiten Operation geschehen. Dabei besteht grundsätzlich ebenfalls die Möglichkeit der exakten Weichteiladaptation, obwohl insbesondere der Trend zu temporären Aufbauten für die Heilungsphase bewirkt, daß der epitheliale Ansatz tendenziell tiefer am Übergang des Implantats zum Aufbau zu liegen kommt. Deshalb ist es besonders wichtig, daß bei diesen Implantaten nicht eine Implantation unter das Knochenniveau erfolgt, damit ein bindegewebiger Kragen am Übergang zum Knochen gleichsam als narbige Manschette um das Implantat oberhalb des Knochenniveau abschließen kann.

Die Form des transgingivalen Konstruktionsteils erscheint in leicht konischer auslaufender kelchförmiger Strukturierung günstiger als ein parallelwandig aufsteigendes Teil. Insbesondere bei dieser Form läßt sich eine sehr schöne Adaptierung des Weichteilkragens erreichen, der durch eine zirkuläre Naht um das Implantat auf die Unterlage zusätzlich gepreßt wird. Als wichtige Implantatentwicklung in diesem Zusammenhang muß das *ITI®-System* angesprochen werden, das abgesehen von den ästhetisch bedeutsamen Indikationen im Bereich der Oberkieferfront die transgingivale Einheilung in beiden Formen konzeptionell am konsequentesten umgesetzt hat (Abb. 10).

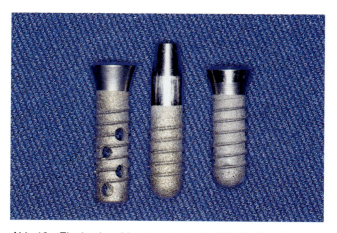

Abb. 10 Einphasig, d.h. transgingival einheilendes ein- und zweiteiliges ITI®-System (links: zweiteilige Hohlzylinderschraube; Mitte: einteilig primär belastete Vollschraube; rechts: entlastet aber transgingival, d.h. einphasig einheilende Vollschraube).

Position der Implantatoberkante bzw. Trennstelle zum Aufbauteil

Die Höhe der Implantatoberkante in Relation zur Knochenoberkante bei der Implantation wird vom Knochenangebot (Primärstabilität), Implantatsystem (Konzept der Einheilung) und im Bereich der Oberkieferfront zum großen Teil von ästhetischen Aspekten bestimmt. Die Position der Implantatoberkante wurde in der Arbeitsgruppe um Brånemark zur Sicherung der Primärstabilität durch Aufweitung im Bereich der Kortikalis unter das Knochenniveau gelegt. So können auch mit dem Versenken der Verschlußschraube Fehlbelastungen des Implantates sicher vermieden werden. Die klinische Beobachtung von regelmäßig bis zum ersten Gewindegang auftretenden körbchenförmigen Knochentaschen spricht jedoch für eine weniger tiefe Einbringung, wenn eine ausreichende Primärstabilität vorhanden ist, und eine Fehlbelastung durch eine Prothese weitgehend vermieden werden kann.

Auch andere Implantatsysteme belassen wenige Millimeter des Implantates über dem Knochenniveau. Bei diesen Implantatsystemen wird jedoch gefordert, den nicht beschichteten polierten oberen Rand (meist ca. 2 mm) nicht unter das Knochenniveau zu versenken. So bleibt ein bindegewebiger Kragen periimplantär oberhalb des Knochenniveaus als Schutzschicht über dem Knochen auch beim Wechsel des Aufbauteils erhalten. Auf diese Weise kann man auch vermeiden, daß beim Wechsel des Aufbauteils (Heilungsaufbau) der Epithelansatz durch Tiefenwachstum bis zur Trennstelle bis ans Knochenniveau heranreicht und so primär tiefere Weichteiltaschen am Implantat entstehen. Einige Kollegen empfehlen jedoch ein diskret 1 mm tieferes Absenken, um der postoperativ immer auftretenden geringfügigen Knochenresorption Rechnung zu tragen. Wenn die Trennstelle oberhalb des Knochenniveaus zu liegen kommt, wird es allerdings als Folge des Metallüberstandes häufiger zu spontanen Implantatfreilegungen durch Perforationen der Schleimhaut kommen. Diese sollten in der Einheilungszeit kontrolliert und ggf. vorzeitig korrekt freigelegt werden (s. S. 161 ff.).

Bei den transgingival einheilenden zweiteiligen Systemen, wie dem ITI®-System, wird die Trennstelle daher konsequent oberhalb der Weichteilschicht angestrebt, wenn nicht ästhetische Gründe ein tiefes Versenken der Implantatschulter erzwingen. Es ist sicherlich denkbar, daß auch bei für die subgingivale Einheilung konzipierten Implantaten bei ausreichend hoher Primärstabilität eine Einheilung transgingival mit einem leichten Überstand über dem Knochenniveau sinnvoll sein kann. Insbesondere bei der Sofortimplantation hat sich eine primär offene Einheilung ohne Entlastungsschnitte zur plastischen Deckung mit einer maximalen Erhaltung der physiologischen Gingivastruktur bewährt. So wären jeweils leichte Modifikationen der Implantate denkbar, die entweder eine konsequente subgingivale Einheilung oder umgekehrt eine transgingivale Einheilung ermöglichen. Dabei ist jedoch durchaus an Modifikationen der Aufbauteile oder des Implantates, z.B. der Implantatoberflächenstruktur (Höhe der Plasma-Flame-Schicht bzw. Strukturierung) gedacht und nicht nur an einen zusätzlichen Bohrer, der das tiefe Versenken mit dem Preis einer primär tieferen Knochentasche ermöglicht.

Konstruktive Aspekte des Aufbauteils

Bei den konstruktiven Aspekten des Aufbauteils überlappen sich die chirurgischen und prothetischen Anforderungen besonders, da die Auswahl und auch ggf. individuelle Lösungen von prothetischen Erfordernissen bestimmt werden (s. S. 75 ff.). Nicht zuletzt aus diesen Gründen wurde eine Vielzahl unterschiedlicher Aufbauteile und Zwischenaufbauten als Gingivaformer oder Heilungsdistanzhülsen entwickelt, damit bei einer Behandlung im Team die definitive Auswahl nach Abheilung dem Prothetiker bzw. Hauszahnarzt überlassen werden kann. Grundsätzlich erscheint es jedoch erstrebenswert, die Anwendung von Wechselteilen nach der Freilegung zu begrenzen, da es durch den Wechsel verstärkt bis zu dieser Trennstelle zum Epitheltiefenwachstum kommen wird.

Die *chirurgischen Anforderungen an den transgingivalen Implantatdurchtritt* bei einphasigen Systemen bzw. an die entsprechenden Aufbauteile bei den mehrteiligen Systemen sind relativ gering, sie werden aber von den einzelnen Systemen bisher sehr unterschiedlich gelöst.

- leichte Positionierung (Interposition Weichgewebe?)
- stabile sichere, aber reversible Verankerung (Dauerstabilität; Austauschbarkeit)
- Rotationssicherheit bei definitiven Aufbauten gegenüber dem Implantat und den Prothetikpfosten
- Spaltfreiheit zum Implantat und Vermeidung von Hohlräumen

- evtl. Kompensation von Durchmesser-/Achsenproblemen
- konische, ausreichend dick dimensionierte Form
- glatte, nicht plaqueakkumulierende, mechanisch stabile Oberfläche

Bedingt durch die Forderung nach Rotationsstabilität durch unterschiedliche Retentionen auf dem Implantat oder als Innenstrukturierung muß das Implantat mit einer *exakten Positionierung* zumindest des definitiven Aufbaus versorgt werden. Dabei müssen Gewebeinterpositionen möglichst vermieden werden, die den exakten Sitz verhindern. Dies ist bei schwer zugänglichen Implantatpositionen und nach Einsproßung von Weichgewebe zwischen Abdeckschraube und Implantat keineswegs so leicht. Hier haben konische Paßformen deutliche Vorteile in der Handhabung, bei durchaus ausreichender Rotationsstabilität.

Zur Anlagerung der Weichteile haben eher dickere Durchtrittsteile mit einer leicht *konischen Form* Vorteile, da sich die Weichteilmanschette leichter adaptieren und mit einer zirkulären Annaht am Implantat auf die Knochenunterlage adaptieren läßt. Auch die entstehende konzentrische Narbe wird bei einer leicht konischen Form durch Schrumpfung auf die Knochenunterlage adaptiert und durch die überhängenden Aufbauteile zusätzlich mechanisch geschützt. Diese Form ist jedoch selbstverständlich auf ästhetisch nicht bedeutsame Indikationen begrenzt, da sonst der dunkle Metallkragen nicht abdeckbar aus der Schleimhaut herausragt.

Insbesondere bei den selteneren Indikationen mit Weichteilersatz in der rekonstruktiven Chirurgie ist darüber hinaus eine besonders breite Variabilität der Aufbauteile gefordert, da es keineswegs immer gelingt, durch Weichteilchirurgie eine optimale Durchtrittsposition und Weichteildicke bzw. Qualität zu erzielen.

Eine wichtige Forderung an das Aufbauteil ist die Möglichkeit einer *langfristig erreichbaren Plaquekontrolle und Pflege durch den Patienten*. Hierbei haben z.B. möglichst glatte Oberflächen, v.a. bei hochdichter Aluminiumoxidkeramik, und große Durchmesser am Durchtritt deutliche Vorteile. Die mechanische Empfindlichkeit bei der Reinigung mit Hilfsmitteln ist insbesondere für die Titanoberflächen vielfach erforscht worden. Als Folge dieser Untersuchungen wurde das BoneLock®-Implantat mit einer besonders gehärteten TiNiob-Oberfläche beschichtet. Insbesondere am Weichteildurchtritt sind in Zukunft noch Detailverbesserungen denkbar.

Übersicht über die chirurgischen Konstruktionsprinzipien der wichtigsten Implantattypen

Ankylos®-Implantat

Das Ankylos®-System, das von NENTWIG und MOSER [34, 36, 37] entwickelt wurde, stellt ein ablativ oberflächenstrukturiertes Titan-Schraubenimplantat mit progressiver, d.h. nach apikal zunehmender Gewindetiefe dar. Durch ein Kreisbogenprofil soll insbesondere in der Spongiosa nach apikal zunehmend nicht nur vertikalen, sondern auch horizontalen Kraftvektoren ein Maximum an Übertragungsfläche geboten werden. Gleichzeitig soll durch einen polierten zervikalen Bereich von 2 mm keine kraftschlüssige Verzahnung mit der Kortikalis bzw. kortikalisnahen Spongiosa entstehen. Dies soll zu einer apikal verstärkten Belastung bei gleichzeitiger Entlastung im zervikalen Bereich führen mit dem Ziel, frühe belastungsbedingte Einbrüche im Kortikalisbereich zu reduzieren. Entsprechende Finite-Elementberechnungen wurden durchgeführt. Knocheneinbrüche unter 20% sprechen für eine klinische Wirksamkeit des Konzeptes. Gleichzeitig wurde zur Ankoppelung der Suprastruktur ein Konusprinzip angewandt, das durch zusätzliche thermische kraftschlüssige Verspannung eine mechanische Dauer- und Rotationsstabilität sowie bakteriendichte Spaltfreiheit erzielen soll. Erste Langzeitstudien von NENTWIG belegen die Erfolgssicherheit des Systems, so daß von einem bewährten Implantatsystem gesprochen werden kann.

Astra®-Implantat

Das Astra®-Implantat ist ein vom Brånemark®-System abgeleitetes bzw. weiterentwickeltes Implantatsystem. Es unterscheidet sich im wesentlichen durch eine *ablativ aufgerauhte Implantatoberfläche* und eine *konische*, dem Ankylos®- oder ITI®-Implantat vergleichbare Ankoppelung der Suprastruktur. Bereits primär wurde das Implantat als selbstschneidende Schraube entwickelt und hat mehrfach nutzbare Implantationsinstrumente eingesetzt. Das Problem der Einzelzahnversorgung wurde durch eine eigene Implantatform gelöst, in die entsprechend abgewinkelte Aufbauten einzementiert werden. Gegenüber dem Brånemark®-System fällt eine deutlich geringere Systemvielfalt der Aufbau- und prothetischen Hilfsteile auf. Dies ist ein logistischer Vorteil auf der einen Seite, auf der anderen Seite nachteilig bei ästhetisch bzw. prothetisch aufwendigen Problemsituationen. In der eigenen klinischen Erfahrung hat sich das Implantat in allen Standardindikationen auch in Kombination mit Osteoplastiken, insbesondere wegen seiner guten Primärstabilität bewährt. Die Adaptation des Aufbauteils bei der Freilegung ist sehr leicht, und wenn man auf Einmalinstrumente verzichtet, kann der logistische Aufwand erheblich reduziert werden (s. S. 120ff.).

Brånemark®-Implantat

Nicht zuletzt wegen der umfangreichen und systematisch wissenschaftlichen Studien der Arbeitsgruppen um P. I. Brånemark in Schweden und der nachfolgenden Multicenterstudien gilt das Implantat heute weltweit als „Gold-Standard" für subgingival einheilende Schrauben-Implantate und ist gedanklich fest gekoppelt mit dem Begriff der Osseointegration. Viele fast identische Formen oder ähnliche als Nachbau wurden auf den Markt gebracht. Sie werden deshalb trotz Detailmodifikationen nicht einzeln erwähnt.

Am Anfang standen strenge Forderungen der Asepsis, standardisiertes Op.-Vorgehen mit vorgegebenen Umdrehungen, Gewindeschneidern und Einmalinstrumenten. Durch die zusätzlich konsequente subgingivale Einheilung und Beschränkung der *Indikation auf den zahnlosen Unterkiefer* konnten sehr hohe Langzeiterfolge erzielt werden. Diese werden heute als Standard angesehen, sie werden allerdings auch von allen anderen modernen Implantatsystemen in ähnlicher Form erreicht.

Die Entwicklung von neuen Implantatformen (selbstschneidende Schraube = MKII®; Durchmesser 5 mm) und einer Vielzahl von Hilfsteilen (CeraOne®-Abutment; EsthetiCone®) hat zu einer universellen Anwendbarkeit auch mit hohem ästhetischem Anspruch geführt, was inzwischen aber auch zu einem logistischen Problem wurde. Aus chirurgischer Sicht eignet sich die Schraube, um auch bei geringem Restknochenangebot eine hohe Primärstabilität zu erzielen. Damit kann das Implantat auch zur Fixierung von Osteoplastiken eingesetzt werden. Problematisch erscheint die geringe Rotationsstabilität, insbesondere wenn sich die einzige Rotationssicherung des glatten Schraubenimplantates im enossalen Teil an der Spitze des Implantates im Augmentat des Kieferhöhlenbodens oder im sehr spongiösen ortsständigen Knochen befindet. Die zweite Fehlerquelle liegt im notwendigen korrekten Sitz des Aufbauteils. Dazu sind ggf. mehrere Röntgenkontrollen erforderlich, die von den Patienten kritisch angenommen werden (Abb. 11 und 12).

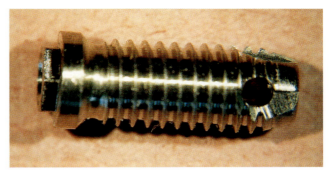

Abb. 11 Brånemark®-Standardimplantat.

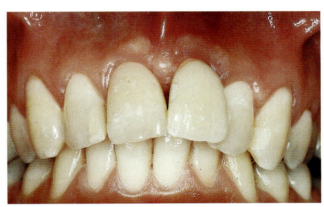

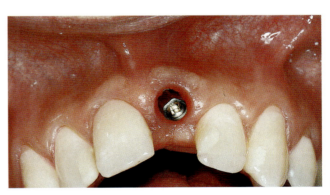

Abb. 12a und b Ästhetisch anspruchsvolle Rekonstruktion einer Zahnfehlstellung mit Ersatz des Zahnes 21 und Keramikkrone auf einem CeraOne-Aufbau.

Frialit®-2-System

Das Frialit®-2-System ist die konsequente Weiterentwicklung des von Schulte und Heimke entwickelten Tübinger Sofortimplantats aus polikristalliner Aluminiumoxid-Keramik. Neben dem charakteristischen zahnähnlichen Design des *Stufenzylinders* (mit 2 unterschiedlichen Oberflächenmodifikationen) wurde die sogenannte *Stufen-*

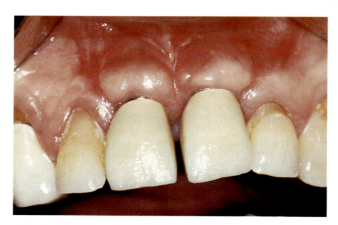

Abb. 13   Klinische Situation mit vier Implantaten.

schraube (mit selbstschneidenden Gewindegängen auf den unteren Implantatabschnitten) entwickelt und eine rotationsgesicherte, verschraubte Aufbaumöglichkeit geschaffen, die vorgefertigte Implantatteile und eine höchstmögliche Anpassung an die individuelle Situation erlauben. Diese Forderungen wurden bereits sehr früh nach Einführung des Tübinger Implantats aufgestellt, aber lange Zeit als unberechtigt zurückgewiesen.

Da das Implantat in unterschiedlichen Längen und insbesondere in großen Durchmessern angeboten wird, bietet es sich neben den Standardindikationen chirurgisch vor allem für den *Sofortersatz* an. Mit der wurzelanalogen Form ist wenig Aufbereitung erforderlich, es wird einer möglicherweise reduzierten interradikulären Distanz Rechnung getragen, und Knochenhohlräume werden periimplantär vermieden (Abb. 2, 4 und 13).

IMZ-TwinPlus®-System

Das von KOCH primär entwickelte und von KIRCH mehrfach weiterentwickelte IMZ®-System (IMZ = Intramobiles Zylinderimplantat) muß als „Gold-Standard" der Zylinderimplantate angesehen werden, das wie das Brånemark®-System bei den Schraubenimplantaten viele ähnliche Nachbauten weltweit gefunden hat. Insbesondere in Deutschland war das IMZ®-System als eines der ersten subgingival einheilenden Systeme mit genormter, innengekühlter Lageraufbereitung lange Jahre Schrittmacher eines modernen Implantatkonzeptes, so daß auch Langzeitstudien mit realistischer Erfolgseinschätzung und Problemdarstellung (trichterförmige Knochentaschen) vorliegen.

Aus chirurgischer Sicht war die *einfache Handhabung* des Systems und die *hohe Primärstabilität*, die in allen Knochenqualitäten durch ein gut funktionierendes innengekühltes Instrumentarium verläßlich erreicht wird, ein wesentlicher Vorteil des Systems. Die einzige Indikationsbeschränkung bestand beim Einzelzahnersatz wegen der fehlenden Rotationsstabilität und des relativ geringen Implantatdurchmessers. Sehr gute Langzeitergebnisse bei gleichzeitig hohen Implantatzahlen in nahezu allen Indikationen belegen die Praxisreife und klinische Bewährung des Systems.

Die zweite konstruktive, namengebende Besonderheit des Systems ist die *Mobilitätsadaptation* durch das intramobile Element (IME) bzw. den intramobilen Konnektor (IMC). Dieser war Gegenstand vieler Untersuchungen und wurde stets bezüglich seiner Notwendigkeit bzw. langfristigen Bedeutung immer kontrovers diskutiert. Ziel ist dabei die Anpassung der Mobilität des Aufbaus auf dem ankylotisch, nahezu unbeweglich eingeheilten Implantat an die physiologische Zahnbeweglichkeit, eine Kompensation der UK-Dimension bei dessen Öffnungsbewegung und eine modifizierte Krafteinleitung in den Knochen. Diese Effekte lassen sich experimentell darstellen, doch fehlt bisher der Beweis für die klinische Notwendigkeit in prospektiv vergleichenden Studien. Ein wesentlicher Vorteil besteht jedoch in der regelmäßigen Implantatkontrolle im Zusammenhang mit dem jährlichen Austausch des Kunststoffteils, obwohl dadurch langfristig ein erheblicher Kosten- und Kontrollaufwand entsteht.

Die Neuentwicklung des IMZ®-Systems als Twin Plus® belegt die Flexibilität und Anpassungsfähigkeit des Systems an die veränderten Forderungen einer immer noch dynamischen Implantatentwicklung. Es wurde ein sowohl bezüglich des enossalen Verankerungsteils (modifizierter Zylinder-Schraube-Apikalschraube) als auch bezüglich der konzeptionell prothetisch unterschiedlichen Versorgung (kinetic line mit Mobilitätsadaptation – aesthetic line = ohne Mobilitätsausgleich) ein modulares Prinzip geschaffen, das durch zusätzliche Integration der Rotationssicherung und viele Detailverbesserungen auch bei den prothetischen Hilfsteilen und beim Instrumentarium dazu führen wird, die große Bedeutung des IMZ®-Systems für die Implantatentwicklung auch künftig zu erhalten. Ganz besonders hervorgehoben werden muß in diesem Zusammenhang die Kompatibilität der Weiterentwicklungen mit den bisherigen Systembestandteilen. Langzeitergebnisse fehlen verständlicherweise mit den Modifikationen, wobei gerade dieses neue Konzept zu

Konstruktionsprinzipien aus chirurgischer Sicht

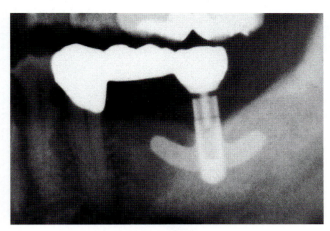

Abb. 14 Klinischer Fall eines früh vom Markt genommenen IMZ-Etensionsimplantats (Typ II) nach über 10 Jahren.

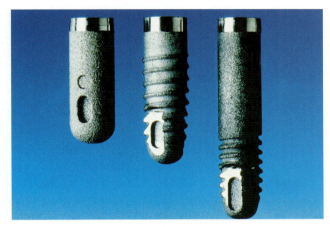

Abb. 15 Neues IMZ-TwinPlus®-Implantat.

wissenschaftlich vergleichenden Studien bezüglich enossalem Design und prothetischem Konzept als sich bedingenden oder unabhängigen Variablen ruft (Abb. 14 und 15).

ITI®-System*

Das von SCHROEDER und SUTTER ursprünglich als transgingival einheilender Hohlzylinder mit rauher Oberfläche (TPF-Beschichtung) entwickelte System muß ebenfalls zu den großen Standardimplantatsystemen gerechnet werden, da mit diesem System die Idee der *transgingivalen Einheilung,* das Prinzip der *Oberflächenvergrößerung* (gezielten Oberflächenaufrauhung; Hohlzylinderdesign) und *Elastizitätsanpassung* im knöchernen Anteil in die implantologische Diskussion eingeführt wurde. Durch die konsequente Weiterentwicklung zum heutigen ITI®-System, das insbesondere in der Modifikation der zweiteilig, entlastet, aber transgingival einheilenden Vollschraube weltweit Anwendung findet, muß dieses Implantatsystem nach Verbesserungen auch im prothetischen Versorgungskonzept als ein bewährtes System bezeichnet werden (bezüglich Langzeiterfolg und universeller Anwendbarkeit) (s. S. 332ff.).

Die Konstruktion der Hohlzylinderimplantate des ITI®-Systems soll den Knochendefekt möglichst gering halten bei gleichzeitig maximaler Oberfläche zur Kraftübertragung. Durch dieses Konzept der perforierten Hohlzylinder strebt man eine Elastizität an, die der Knochenelastizität nahekommt. Problematisch waren in der ersten Version bei den hochgelegenen Perforationen Infektionen in den Perforationen, die zu einer therapieresistenten innerimplantären Infektion geführt haben (Bifurkationseffekt). Dies hat zu einer Reihe von frühzeitigen Explantationen geführt. Außerdem konnten Minderperfusionen der zentralen Knochenzapfen mit Nekrose dieses Knochenzapfens beobachtet werden, so daß sich insbesondere bei schlecht vaskularisiertem, d.h. kompaktem oder gar bestrahltem Knochen, eher die Entfernung des zentralen Knochenzapfens bei der Implantation durchgesetzt hat. Dieser entfernte Knochenzapfen konnte außerdem als lokale periimplantäre Knochenanlagerung genutzt werden. Das Implantat hat insbesondere als abgewinkelter Hohlzylinder einen festen Stellenwert im ITI-Bonefit®-Programm, v.a. für die Implantation im Bereich der Oberkieferfront mit notwendiger Korrektur der Achsenneigung. Die Anwendungsfrequenz dürfte aber durch das Oktasystem mit gleichzeitig tiefer Implantatinsertion bzw. durch neuentwickelte abgewinkelte Aufbauten zurückgehen (Abb. 16).

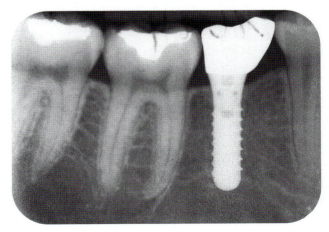

Abb. 16 Einzelzahnversorgung mit einer ITI®-Vollschraube ohne Knocheneinbruch und periimplantärer Knochenverdichtung.

---
* Früher auch als Bonefit®-System auf dem Markt.

Tiolox®- und BoneLock®-System

Die Geometrie des Implantates als *konisches Schraubenimplantat* und insbesondere die spannungsoptische Optimierung des Implantates erfolgte durch REUTHER zunächst mit einem Aluminiumoxidkeramik-Implantat. Durch unterschiedliche Weiterentwicklungen und Firmen bei deutlich differenten Materialkonzepten erschienen zwei ähnliche, aber konzeptionell sehr wohl unterschiedliche Implantate auf dem Markt.

Während das von REUTHER und THULL entwickelte BoneLock®-Implantat im enossalen Teil eine additive Beschichtung mit einem stabilen Titan-Zirkonoxid trägt, ist das von HOTZ abgewandelte Tiolox®-Implantat mechanisch enossal ablativ aufgerauht und trägt im Kortikalisbereich eine additive Hydroxylapatitbeschichtung aus Osprovit®. Beim Tiolox®-Implantat soll konzeptionell eine hohe und möglichst rasche Ankopplung auch am Kortikalisdurchtritt erfolgen, während bei der Titan-Zirkonoxid-Beschichtung die Stabilität der Titanoxidschicht wesentlicher Entwicklungsansatz war. Bezüglich des Aufbauteils wurde die mechanisch besonders stabile Titan-Niob-Beschichtung beim BoneLock®-System bereits erwähnt. Beim Tiolox® existieren als Innovation aufschraubbare ausbrennbare Kugelsysteme, die in größerem Rahmen Winkeladaptationen zulassen. Von beiden Systemen liegen durchaus positive wissenschaftliche Untersuchungen von größeren Patientenkollektiven vor, jedoch bisher überwiegend von den entwickelnden Arbeitsgruppen (Abb. 17).

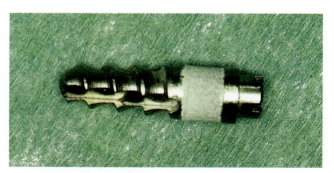

Abb. 17 Tiolox®-Implantat.

Duraplant®-Implantatsystem

Das Duraplant®-Implantat soll wegen seiner *besonderen Implantatoberfläche* (TiCer®) im enossalen Teil und dem originellen in allen Winkeln adaptierbaren *Kugelkopf* (TiVersa®) erwähnt werden. Die

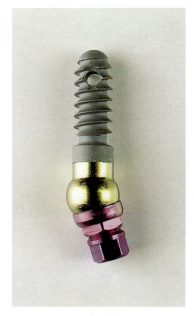

Abb. 18 Duraplant®-Schraubenimplantat mit TiVersa®-Kugelkopfaufbau.

von KNÖFLER und Mitarbeitern an der Universität Leipzig entwickelte Oberfläche ermöglicht eine der Hydroxylapatitkeramik-Beschichtung vergleichbare Knochenanlagerung, die durch Laseraufrauhung und CaP-Anreicherung der Oberfläche erreicht wird. Das als zylinder- und schraubenförmiges Implantat vorliegende System erlaubt dann mit einer Kugelkopfankopplung eine weitgehende Anpassung an unterschiedliche Implantatachsenneigungen. Die Langzeitergebnisse sind bisher gering, verglichen mit anderen Systemen (Abb. 18).

Sonstige Implantatsysteme

Daneben existieren eine Reihe von *konzeptionell ähnlichen Implantatnachbauten*, die nicht weiter besprochen werden, aber auch konzeptionell völlig unterschiedliche Systeme, die wegen des Umfangs nur erwähnt werden können.

Das für die Implantatentwicklung weltweit bedeutsamste Implantatkonzept stellen neben den erwähnten drei großen *rotationssymmetrischen Systemen* (Bonefit® – Brånemark® – IMZ®) die auf LINKOW zurückgehenden *Blattimplantate* dar. Sie wurden als alternatives Konzept zwar aufgeführt, im Umfang entspricht dies jedoch keineswegs seiner weiterhin noch aktuellen, wenn auch zurückgehenden Bedeutung. Hier muß auf entsprechende Über-

Konstruktionsprinzipien aus chirurgischer Sicht

Übersichtstabelle (ohne Extensionsimplantate)

Implantat-Typ	Durchmesser	Längen	Form	Oberfläche	Merkmal
Ankylos®	3,5–4,5–5,5	11–14–17	zylindrische Schraube	abgestrahlt geätzt	progressive Gewinde/ Konus-Dicht.
Astra®	3,5–4	9–11–13–15 bis 17–19	zylindrische Schraube	abgestrahlt geätzt	struktur. Oberfläche
B.I.T.-Schraube	3,25–3,7	9,5–17,517,5	Apikalschraube		zylindrische Apikalschraube
Bicortical-Schraube	2,5–3,5–4,6	21–26–30	Schraube	glatt-maschiniert	selbstschneidende Helikoidalschraube
Bio-Design-Impl.	variabel	biolog. variabel	individuell wurzelanalog	gefräst und gestrahlt	individuelles Sofortimplantat
Bonefit® (ITI)	3,3/4 mm	8–10–12–14–16	Hohlzylinder, Hohlschraube zylindrische Vollschraube	TPF-Beschichtung	ein- und zweiteilig (transgingivale Einheilung)
Bone-Lock®-I.	3,5/4,5	9–17 mm	konische Schraube	Ti-Zirkonoxid-Beschichtung Ti-Niob-Oxinitrid-Beschichtung	beschichtet stabile Oxidschichten
Brånemark®	3,75–4–5 mm	7–20	zylindrische Schraube (selbstschneidend MKII)	maschiniert	Außensechskant; Vielzahl proth. Aufbauteile
Integral-	3,25–4 mm	8–10–13–15–18	Zylinder	Hydroxylapatit-Beschichtung	IMZ analog Achtkant-Rotationssicherung
Dentsply	3,5–4,5 3,25–4,25	8–16	Zylinder Schrauben	Hydroxylapatit-Beschichtung glatt/Hydroxylapatit-Beschichtung	IMZ- und Brånemark-analog Innensechskant
Disk-Implantate	5–10 mm	8–12,5	T-förmig	glatt-maschiniert	Turbinen-Präparation lateraler Scheibenschnitt
Frialit®2	3,8–4,5 bis 5,5–6,5	11–13–15	Zylinder Stufenschraube	TPF; Hydroxylapatit-Beschichtung abgestrahlt/geätzt	wurzelanaloge Form selbstschneidend
HaTi®	3,5–4,5 bis 5–6–7	11–14–17–20	konische Schraube	abgestrahlt oxidiert	selbstschneidende konische Schraube
IMZ-TwinPlus®	3,3 und 4 mm	8–18	Zylinder; zylindrische/Apikalschraube	TPF-/HA-Beschichtung abgestrahlt/geätzt	Mobilitätsadaptation; Innenrotations-Sicherung
KSI-Bauer-Schr.	3,0–4,1	12,5–20	konische Schraube		transging. Einheilung Ti6Al4V
Ledermann-Schraube (NLS)	3,5/4 mm	11–20	zylindrische Schraube	alt: TPF-Beschichtung neu: gestrahlt u. geätzt	transgingivale selbstschneidende Schraube
Osteoplate® 2000	70 Formen	10–17	Blattimplantat	strukturiert/TPF	ein-/zweiphasig
Paraplant	2,7–4,2	8–11	Zylinder	sandgestrahlt Beschichtung	IMZ analog/resiliente Suprastruktur
Pitt-Easy®	3,25–3,75–4	8–24	zylindrische Schraube	TPF-Beschichtung	Progressivgewinde
Tiolox®	3,5	12–16	konische Schraube	aufgerauht + Hydroxylapatitkragen	Hydroxylapatit-Abschluß
ZL-Duraplant®	2,9–3,2–3,5	9–12–15	Zylinder und Schrauben	Ticer (addit. Beschichtung)	Kugelkopfaufbau (Tiversa) TiA1V

sichtsliteratur und durchaus positive Langzeitstudien verwiesen werden.

Die bereits angesprochene klinisch bewährte, transgingival einheilende titan-plasma-flame-beschichtete *Ledermann-Schraube* wurde durch die einteilige *ITI®-Vollschraube* – trotz der Weiterentwicklung zur neuen Ledermann-Schraube (NLS) – am Markt weitgehend ersetzt. Durch die Ledermann-Schraube wurde das Alternativkonzept der primär belasteten Verblockung durch Steg auf an der Gegenkortikalis zusätzlich abgestützten vier Implantaten aufgezeigt.

Konzeptionell ähnlich wird transgingival, meist sogar transmukös die leicht konische *TKS-Kompresssionsschraube* von BAUER, möglichst mit Abstützung an der Gegenkortikalis, angewandt. Sie ist wegen ihrer geringen Dimension auch in sehr schmalen Kieferabschnitten einsetzbar oder kann als temporäres Hilfsimplantat, insbesondere im Oberkiefer, während der Einheilungsphase (SCHUPPAN: Kölner Konzept) angewandt werden.

Auch das ebenfalls von LEDERMANN entwickelte *HaTi®-Schrauben-Implantat*, das als eines der ersten Implantatsysteme die Paßgenauigkeit präfabrizierter Prothetikteile als prothetisches Konzept für die Implantatentwicklung konsequent genutzt und eingeführt hat, ist z.Z. leider nicht mehr am Markt erhältlich, so daß auf eine ausführliche Darstellung verzichtet wird. Es handelt sich dabei um eine konische selbstschneidende Schraube mit ablativer Oberflächenaufrauhung.

Von einigen Gruppen in Deutschland und Frankreich wird das auf SCORTECCI zurückgehende *Diskimplantat* mit konzeptionell dreidimensionaler Kortikalisabstützung, insbesondere bei geringem Restknochenangebot, häufiger angewandt, obwohl periimplantäre Osteolysen und Defekte beim Implantatverlust zur Zurückhaltung mahnen, zumal exakte wissenschaftliche Langzeitstudien bisher fehlen.

Konzeptionell neue Wege geht das *Bio-Design-Implantat* als Re-Implant-Verfahren, bei dem von einem individuell nach Zahnextraktion gewonnenen Größenmodell durch Laserabtastung innerhalb von 48 Stunden ein computergestütztes Titanimplantat erstellt wird, das in die bestehende Alveole eingebracht werden kann. Wesentlicher konzeptioneller Mangel besteht jedoch darin, daß so der meist apikal noch vorhandene Knochen nicht zur Implantateinheilung genutzt werden kann und häufig gebogen oder unter sich gehende Wurzelabschnitte nicht exakt replaziert werden können.

Völlig ohne Beschreibung müssen die subperiostalen Implantatsysteme sowie das transmandibuläre Implantatsystem nach BOSKER bleiben, da diese nicht in die Systematik der hier vorgestellten enossalen Implantate gehören.

Zusammenfassung

Die insgesamt erfreuliche Entwicklung der Implantate hat durch eine weitgehende *Standardisierung des operativen Vorgehens* und *Normierung der Instrumente* aus chirurgischer Sicht zu einer deutlichen Qualitätsverbesserung durch die relativ sichere Vorhersagbarkeit des Implantaterfolges im Sinne der knöchernen Einheilung und einer reizfreien Weichteilanlagerung geführt. Dabei wurden variable Implantatformen entwickelt, die eine fast freie Auswahl für das jeweils individuelle Optimum unter Berücksichtigung des vorhandenen Knochenangebots, der Indikation und anderer individueller Faktoren ermöglichen.

Qualitätssicherungsmaßnahmen der Industrie entsprechend den gesetzlichen Qualitätsnormen und CE-Zertifizierung geben dem Anwender und dem Patienten zusätzliche Sicherheiten. Aus chirurgischer Sicht wünschenswert wäre eine stärkere System-Normierung durch die Industrie (Durchmesser, Aufbauteile, Schraubverbindungen etc.) sowie Kompatibilität der Systeme, wodurch die Kosten deutlich reduziert werden könnten.

Die große Variabilität des Angebots an scheinbar sehr unterschiedlichen, aber doch im Grundsatz ähnlichen Systemen verlangt vom Anwender ein hohes Maß an Kenntnissen der Systembesonderheiten der unterschiedlichsten Systeme, um eine auf biologisch-medizinischen Argumenten beruhende (und nicht Kosten-Nutzen-Überlegungen) und sachorientierte Auswahl zu treffen. Die Indikationspalette der einzelnen Systeme wurde zunehmend erweitert, so daß wir bei einigen modernen Systemen dem Ziel eines *Universalimplantates* für alle Anforderungen sehr nahekommen. Die klinische Erfahrung mit einer Vielzahl unterschiedlicher Systeme zeigt, daß weiterhin sachliche Gründe im individuellen Fall für die Auswahl eines bestimmten Implantates zu finden sind. Kritisch angemerkt werden muß jedoch, daß wir noch weit davon entfernt sind, den Stellenwert der Unterschiede zwischen den Systemen zu kennen. Aus punktuellen Erfahrungen und klinischen Beobachtungen werden verallgemeinernde Rückschlüsse und Selektionskriterien entwickelt. Hier wären trotz der großen Probleme bei der Realisierung prospektiv randomisierte Studien (s. S. 327ff.) für eine zielgerichtete Implantatweiterentwicklung dringend erforderlich. Vielleicht haben wir uns auch einem weitgehenden Optimum angenähert, so daß für die verbliebenen Unterschiede bei hoher Langzeitverlässlichkeit der meisten Systeme keine essentielle Bedeutung für die Implantatprognose belegt werden kann. Daher dürften in Zukunft Aspekte des Knochenabbaus, der Dynamik und der Ausprägung periimplantärer Taschen und der marginalen Weichteilbefunde im stärkeren Maß die weitere Entwicklung bestimmen.

Literatur

[1] Addiere, R., Watzek, G., Plenk, H.: Effects of drill cooling hand bone structure on IMZ Implant fixation. Int. J. Oral maxillofac. Implants 8 (1993), 83.

[2] Bavitz, J. B., Harn, St. D., Hansen, C. A., Lang, M.: An anatomical study of mental neurovascular Bundle-Implant relationships. Int. J. oral maxillofac. Implants 8 (1993), 563.

[3] Behneke, A., Behneke, N., Wagner, W.: Zur Freilegung subgingivaler Implantatsysteme. Z. zahnärztl. Implantol. 9 (1993), 50.

[4] Behneke, N., Wagner, W.: Implantate als Einzelzahnersatz. In: Hupfauf, L. (Hrsg.): Praxis der Zahnheilkunde, 3. Aufl., Bd. 7, S. 233. Urban & Schwarzenberg, München–Wien–Baltimore 1993.

[5] Behneke, A., Behneke, N., Wagner, W.: Ergebnisse mit transgingival inserierten enossalen Implantaten (Bonefit®-System) Z. zahnärztl. Implantol. VIII, (1992), 92.

[6] Berberi, A., le Breton, G., Mani, J., Woimant, H., Nasseh, I.: Lingual paresthesia following surgical placement of implants: Report of a case. Int. J. oral maxillofac. Implants 8 (1993), 580.

[7] Berglundh, T., Lindhe, J., Ericsson, I., Marinello, C. P., Liljenberg, B., Thomsen, P.: The soft tissue barrier at implants and teeth. Clin. oral Implants Res. 2 (1991), 81.

[8] Betz, Th., Reuther, J. F., Bill, J.: Klinische Nachuntersuchung enossaler BoneLock-Implantate unter besonderer Berücksichtigung der periimplantären Gewebe. 19 (1995), 35.

[9] Buser, D., Dahlin, Ch., Schenk, R.: Guided bone regeneration in implant dentistry. Quintessenz, Berlin 1995.

[10] Brånemark, P.-I., Breine, U., Adell, R., Hansson, B. O, Lindström, J., Ohlsen, A.: Intraosseous anchorage of dental prostheses. Scand. J. plast. reconstr. Surg. 3 (1969), 81.

[11] Carr, A. B., Larsen, P. E., Papazoglou, E., McGlumphy, E.: Reverse torque failure of screw-shaped implants in baboons: baseline data for abutment torque application. Int. J. oral maxillofac. Implants 10 (1995), 167.

[12] Clokie, C. M. L., Warshawsky, H.: Morphologic and radioautographic studies of bone formation in relation to Titanium implants using the rat tibia as a model. Int. J. oral maxillofac. Implants 10 (1995), 155.

[13] Dietrich, U., Lippold, R., Dirmeier, Th., Behneke, N., Wagner, W.: Statistische Ergebnisse zur Implantatprognose am Beispiel von 2017 IMZ-Implantaten unterschiedlicher Indikation der letzten 13 Jahre. Z. zahnärztl. Implantol. 9 (1993), 9.

[14] Dietrich, U., Skop, P., Lippold, R., Behneke, N., Wagner, W.: Vergleich verschiedener Implantatsysteme und deren Prognose im zahnlosen Unterkiefer. Dtsch. zahnärztl. Z. 48 (1993), 793.

[15] Duelund, H.: Vergleich von Knochendefekten nach Extraktion natürlicher Zähne und Explantation von Implantaten. In: GOI (Hrsg.): Jahrbuch für orale Implantologie 1993, Bd. 3, S. 131. Quintessenz, Berlin 1993.

[16] d'Hoedt, B., Ney, T., Möhlmann, H., Luckenbach, A.: Temperaturmessungen mit Hilfe der Infrarottechnik bei enossalen Fräsungen für dentale Implantate. Z. zahnärztl. Implantol. 3 (1987), 123.

[17] Ehrl, P. A., Müller, K.: Implantatregister. In: Hartmann, H.-J. (Hrsg.): Aktueller Stand der zahnärztlichen Implantologie, Bd. 1. Spitta, Balingen 1994.

[18] Foitzik, Ch.: ITI – Das Dental Implantat System. Schlütersche Verlagsanstalt, Hannover 1994.

[19] Gieloff, B., Klaus, G.: Bio-Design-Implantate Sofort-Implantate mit dem Re-Implant System. Zahnärztl. Welt 104 (1995), 252.

[20] Graf, H.-L., Bärenklau, U.: Vergleichende experimentelle Untersuchungen zur Plaqueadhäsion an oberflächenmodifiziertem Titan. In: GOI (Hrsg.): Jahrbuch für orale Implantologie 1993, Bd. 3, S. 81. Quintessenz, Berlin 1993.

[21] Grafelmann, H.-L.: Das Osteoplate-2000-Blattimplantatsystem. In: Hartmann, H.-J. (Hrsg.): Aktueller Stand der zahnärztlichen Implantologie, Bd. 2. Spitta, Balingen 1994.

[22] Heimke, G.: Werkstoffprobleme im perigingivalen Bereich von Implantaten. In: GOI (Hrsg.): Jahrbuch für orale Implantologie 1993, Bd. 3, S. 13. Quintessenz, Berlin 1993.

[23] Hertel, R. C., Blijdorp, P. A., Kalk, W., Baker, D. L.: Stage 2 surgical techniques in endosseous implantation. Int. J. oral maxillofac. Implants 9 (1994), 273.

[24] Hotz, W.: Das Tiolox-Implantat-System. Zahnärztl. Praxis 42 (1991), 254.

[25] Hotz, W.: Bioakzeptanz des Tiolox Implantates unter Verwendung verschiedener Werkstoffe. In: GOI (Hrsg.): Jahrbuch für orale Implantologie 1993, Bd. 3, S. 61. Quintessenz, Berlin 1993.

[26] Jansen, V. K., Conrads, G., Richter, E.-J.: Untersuchungen zur Dichtigkeit der Implantat-Prothetikpfosten-Verbindung. Implantologie 3 (1995), 229.

[27] Johansson, P., Strid, K.-G.: Assessment of bone quality from cutting resistance during implant surgery. Int. J. oral maxillofac. Implants 9 (1994), 279.

[28] Kirschner, H., Bolz, U., Michel, G.: Thermometrische Untersuchungen mit innen- und umkühlten Bohrern am Kieferknochen und Zähnen. Dtsch. zahnärztl. Z. 39 (1988), 802.

[29] Ledermann, Ph. D., Markwalder, T. H., Frischherz, R.: Das HaTi-Implantat Fünfeinhalb Jahre klinische Er-

fahrung. Schweiz. Monatsschr. Zahnmed. 101 (1991), 611.
[30] Ledermann, Ph. D.: Die neue Ledermannschraube. Swiss dent 10 (1989), 31.
[31] Melsen, B., Klemt, B., Guerra, L., Milano, F.: Teamarbeit – die Zukunft in der Zahnheilkunde. Phillip J. 10 (1993), 515.
[32] Mensdorff-Pouilly, N., Haas, R., Mailath, G., Watzek, G.: The immediate implant: a retrospective study comparing the different types of immediate implantation. Int. J. oral maxillofac. Implants 9 (1994), 571.
[33] Mormann, H. R., Hürzeler, M. B., Kern, J.: Plastisch-parodontalchirurgisches Vorgehen bei der ästhetischen Einzelzahnimplantatversorgung. Implantologie 3 (1995), 249.
[34] Moser, W., Nentwich, G.-H.: Finite-Elemente-Studien zur Optimierung von Implantatgewindeformen. Z. zahnärztl. Implantol. V (1989), 29.
[35] Myska, R.: Überlebenszeit von Blattimplantaten nach Linkow, eine statistische Studie aus der Praxis. In: GOI (Hrsg.): Jahrbuch für orale Implantologie 1993, Bd. 3, S. 211. Quintessenz, Berlin 1993.
[36] Nentwig, G.-H., Reichel, M.: Vergleichende Untersuchungen zur Gesamtoberfläche enossaler Implantate. Z. zahnärztl. Implantol. 10 (1994), 150.
[37] Nentwig, G.-H., Moser, W., Knefel, T., Ficker, E.: Dreidimensionale spannungsoptische Untersuchungen der NM-Ankylosimplantatgewindeform im Vergleich mit herkömmlichen Implantatgewinden. Zahnärztl. Implantol. VIII (1992), 130.
[38] Palacci, P., Ericsson, I., Engstrand, P., Rangert, B.: Optimal implant positioning & soft tissue management for the Brånemark system. Quintessence, Chicago–London–Berlin–Tokio 1995.
[39] Parr, G. P., Steflik, D. E., Sisk, A. L.: Histomorphometric and histologic observations of bone healing around immediate implants in dogs. Int. J. oral maxillofac. Implants 8 (1993), 534.
[40] Richter, E.-J., Jansen, V. K., Spiekermann, H., Jovanovic, S. A.: Langzeitergebnisse von IMZ- und TPS-Implantaten im interforaminalen Bereich des zahnlosen Unterkiefers. Dtsch. zahnärztl. Z. 47 (1992), 449.
[40] Riedmüller, J., Soltèsz, U.: Modelluntersuchungen zur Spannungsverteilung in der Umgebung von Zahnimplantaten. Zahnärztl. Welt (1977), 842.
[41] Ridgon, R. H.: Tissue reaction to foreign materials. CRC crit. Rev. Food Sci. Nutr. 7 (1975), 435.
[42] Riess, G.: Bioreaktive Implantate in der Zahnheilkunde. Quintessenz, Berlin 1986.
[43] Ritter, R.: Bericht über subperiostale Implantate, die vor 17–23 Jahren eingesetzt wurden. Zahnärztl. Welt 87 (1978), 795.
[44] Roberts, W. E.: Bone tissue interface. J. dent. Educ. 52 (1988), 804.
[45] Rosenquist, B.: Implant Placement in combination with nerve transpositioning: experiences with the first 100 cases. Int. J. oral maxillofac. Implants 9 (1994), 522.
[46] Schulte, A. K., Jakobsen, M., Fichtner, G., Leitensdorfer, B., Toutenburg, H.: Verweildauer von enossalen Blatt- und subperiostalen Implantaten – eine 15 Jahresstudie. In: GOI (Hrsg.): Jahrbuch für orale Implantologie 1993, Bd. 3, S. 203. Quintessenz, Berlin 1993.
[47] Schroeder, A., Pohler, O., Sutter, F.: Gewebereaktion auf ein Titan-Hohlzylinderimplantat mit Titan-Spritzschichtoberfläche. Schweiz. Monatsschr. Zahnheilkd. 86 (1976), 713.
[48] Schroeder, A., Sutter, F., Buser, D., Krekeler, G.: Orale Implantologie Allgemeine Grundlagen und ITI-System, 2. Aufl. Thieme, Stuttgart–New York 1994.
[49] Schulte, W., Heimke, G.: Das Tübinger Sofortimplantat. Quintess. zahnärztl. Lit. 27 (1976), 5456.
[50] Siegle, D., Soiltesz, U.: Numerische Untersuchungen zum Einfluß der Implantatform auf die Beanspruchung des Kieferknochens. Z. zahnärztl. Implantol. 3 (1987), 161.
[51] Singer, R.: Hat sich die transgingivale Einheilung bewährt? Z. zahnärztl. Implantol. 11 (1995), 55.
[52] Spiekermann, H.: Implantologie. In: Rateitschak, K. H., Wolf, H. F. (Hrsg.): Farbatlanten der Zahnmedizin, Bd. 10. Thieme, Stuttgart–New York 1994.
[53] Tetsch, P.: Enossale Implantationen in der Zahnheilkunde, 2. Aufl. Hanser, München–Wien 1991.
[54] Tetsch, P., Ackermann, K. L., Behneke, N., Galandi, M., Geis-Gerstorfer, J., Kerschbaum, Th., Krämer, A., Krekeler, G., Nentwig, G. H., Richter, E. J., Schulte, W., Spiekermann, H., Strunz, V., Wagner, W., Watzek, G., Weber, H.: Konsensus-Konferenz zur Implantologie, 18. 10. 1989 in Mainz. Z. zahnärztl. Implantol. 6 (1990), 5.
[55] Thull, R.: Oberflächenmodifiziertes Titan durch Hartstoffbeschichtung als Werkstoff für enossale Zahnimplantate. In: GOI (Hrsg.): Jahrbuch für orale Implantologie 1993, Bd. 3, S. 49. Quintessenz, Berlin 1993.
[56] Wagner, W., Tetsch, P., Bossler, L.: Bisherige klinische Erfahrungen mit dem Frialit-Implantat Typ Tübingen. Dtsch. zahnärztl. Z. 36 (1981), 585.
[57] Wagner, W., Wahlmann, U. W.: Vergleichende tierexperimentelle Untersuchungen zur Knochen-Regeneration nach der Implantation verschiedener Kalziumphosphat-Keramiken. Dtsch. zahnärztl. Z. 40 (1985), 664.
[58] Wagner, W.: Humane und tierexperimentelle histologische Untersuchungen nach der Implantation unterschiedlicher alloplastischer Materialien. Coll. med. dent. 29 (1985), 316.
[59] Wagner, W., Valentin, A.: Morphologischer Vergleich der Knochenregeneration an Titan und einer vanadiumhaltigen und vanadiumfreien Titanlegierung. Z. zahnärztl. Implantol. 3 (1987), 48.
[60] Wagner, W., Wahlmann, U. W., Jänicke, S.: Morphometrischer Vergleich der Knochenreaktion auf Tricalciumphosphat, Hydroxylapatit und Ceravital. Dtsch. zahnärztl. Z. 43 (1988), 108.
[61] Wahlmann, U. W., Wagner, W., Stender, E.: Experimentelle Untersuchung zur Stabilität der HA-Beschichtung von Titanimplantaten im Weichteillager. Z. zahnärztl. Implantol. 9 (1993), 91.
[62] Watzek, G.: Enossale Implantate in der oralen Chirurgie. Quintessenz, Berlin–Chicago–London–Moskau 1993.

Konstruktionsprinzipien aus prothetischer Sicht

VON ERNST-JÜRGEN RICHTER

Inhaltsübersicht

Einleitung 77
Allgemeines zur Konzeption von Implantatsystemen 77
Spezielle Aspekte zur Gestaltung der Verbindungsstelle Implantat – Prothetikpfosten . 79
    Verdrehsicherung 79
    Befestigung des Prothetikpfostens 81
    Spalten zwischen den Einzelteilen 82

Prothetikpfosten 83
    Nachgiebige versus starre Aufbauten 83
    Gerade und abgewinkelte Aufbauten 84
    Präparationsrand 86
Temporäre Versorgungen 86
Zusammenfassung 86
Literatur 87

Einleitung

Weltweit wird eine nahezu unüberschaubare Anzahl von Implantatsystemen angeboten, die sich zumeist in vielfältiger Art und Weise unterscheiden. Dennoch lassen sich die verschiedenen Implantattypen in Gruppen mit gemeinsamen Kennzeichen einteilen, und bei genauerem Hinsehen stellt man fest, daß Unterschiede häufig nur in Details zu finden sind. Ein wesentlicher Faktor für dieses Phänomen ist, daß die konstruktiven Möglichkeiten der Konzeption eines Implantatsystems aus technischer Sicht begrenzt sind. Weiterhin limitiert die notwendige Kleinheit der Teile, also der Bauraum, insbesondere der der prothetischen Aufbaupfosten, deren Gestaltungsmöglichkeiten. Darüber hinaus werden hohe Anforderungen an derartige Bauteile gestellt. An erster Stelle steht eine ausreichende Festigkeit der Konstruktion. Elastische Deformationen sollen sich in engen Grenzen halten, plastische Formveränderungen müssen vermieden werden. Weiterhin sollen sich die einzelnen Komponenten eines Implantatsystems bei Bedarf auch wieder entfernen lassen. Bereits diese wenigen Aspekte verdeutlichen, daß die Konstruktionsmöglichkeiten für Implantatsysteme limitiert sind.

Dieser Beitrag soll die Gemeinsamkeiten und die Unterschiede zwischen einigen der bekanntesten und häufiger gebrauchten Implantatsystemen verdeutlichen. Weiterhin sollen die durch die jeweilige Konzeption bedingten Probleme benannt und nach Möglichkeit bewertet werden, denn diese können den Anwender im Praxisalltag vor Schwierigkeiten stellen. Dabei soll ein Schwergewicht auf die prothetischen Aufbauelemente gelegt werden, die bei mehrteiligen Systemen auf das jeweilige Implantat geschraubt werden können. Daher stehen im Mittelpunkt dieses Beitrags *ein- oder zweiphasige, gedeckt oder offen einheilende Implantatsysteme* mit separatem Prothetikpfosten (Abb. 1).

Auf sog. „*Monokörperimplantate*" (einteilige Implantate mit Ansatzstück für den Stegpfosten), die sich nur für spezielle Versorgungsformen des zahnlosen Unterkiefers eignen, soll nicht näher eingegangen werden. Darüber hinaus kann herausnehmbarer Totalersatz für den zahnlosen implantatversorgten Kiefer mit verschiedenartigen Attachments an den Implantaten verankert werden (Steggelenk, Steggeschiebe, Kugelkopfanker, Magnete, Konuskronen etc.). Auch diese Verbindungselemente sollen an dieser Stelle nicht näher behandelt werden.

Allgemeines zur Konzeption von Implantatsystemen

Implantatform. Die Grundform des enossalen Anteils eines modernen Implantates ist als *Zylinder* oder, seltener, als *Konus* ausgelegt (s. Abb. 1), wenn man von *Blattimplantaten* absieht. Letztere wurden ursprünglich vor dem Hintergrund konzipiert, eine große, in mesiodistaler Richtung langgestreckte, dem Kieferknochen angepaßte Verankerungsfläche zu schaffen, um den Kaudruck gleichmäßig auf einen relativ großen Knochenbereich zu übertragen. Dieses Design bedingt jedoch, daß sich ein formkongruentes Knochenbett nur schwer gestalten läßt, wenn man unnötiges Entfernen von Knochen-

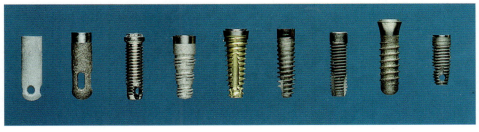

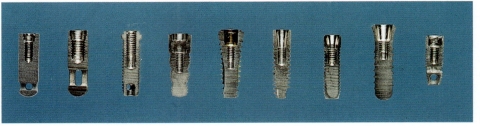

Abb. 1a und b Auswahl moderner, zwei- bzw. mehrteiliger Implantate in der Aufsicht (a) und im Schnitt (b). Äußerlich unterscheiden sie sich zwar, dennoch besitzen alle Implantate Makro- (Schraubengänge) und/oder Mikroretentionen (rauhe Oberfläche) bzw. eine Hydroxylapatitoberfläche zur Verankerung im Knochen. Die Verbindungsstelle Prothetikpfosten – Implantat ist jedoch unterschiedlich gestaltet.
Von links nach rechts: Calcitec, IMZ, Brånemark, Frialit II, HaTi, Ankylos, Astra, Bonefit, Semados.

gewebe vermeiden will. Zylindrische oder konische Bohrstellen lassen sich dagegen mit guter Abstimmung auf das Implantatdesign recht einfach durch rotierende Instrumente wie Spiralbohrer o.ä. herstellen. Weiterhin hat sich gezeigt, daß auch wesentlich kleiner dimensionierte Implantate auf Dauer den Belastungen standhalten [1, 2, 3, 19].

Oberflächengestaltung. Eine gezielte Oberflächengestaltung des enossalen Implantatanteiles dient der bestmöglichen, ankylotischen Verankerung des Fremdkörpers. Man unterscheidet Makro- und Mikroretentionen, welche auch kombiniert sein können (s. Abb. 1).

> Die gängigste und wirkungsvollste Form der *Makroretention* stellen Schraubenwindungen auf der Implantataußenfläche dar. Diese führen zu einer hohen Primärstabilität des Implantatkörpers sofort nach dessen chirurgischer Insertion und sind daher auf zahlreichen aktuellen Implantaten zu finden.

Glatte Schraubengänge bieten allerdings selbst nach Abschluß der Einheilphase nicht immer die Gewähr, daß ein Herausdrehen des Implantates aus dem Knochen unmöglich ist. Wirksame Abhilfe schaffen zusätzliche *Mikroretentionen*, die sich durch additive *Plasma-Flame-Spray-Beschichtung* oder durch abtragende und gleichzeitig aufrauhende *Ätzverfahren* herstellen lassen. Weiterhin gibt es verschiedene Titanimplantate, die mit mehr oder weniger porösen Keramiken, insbesondere *Hydroxylapatit*, beschichtet sind. Dadurch soll neben der mechanischen Implantat-Knochen-Ankylose ein gewisser physikochemischer Verbund erzielt werden. In jüngster Zeit haben dennoch reine Titanimplantate im Vergleich zu anderen Implantaten (Aluminiumoxid-Grundkörper) eine vorrangige Bedeutung erlangt, jedoch hat sich noch nicht abzeichnen können, ob eine bestimmte Form der Oberflächengestaltung auf lange Sicht eindeutige Vorteile bietet.

Nomenklatur der Implantatkonstruktion. Grundsätzlich hat es sich als sinnvoll erwiesen, die Implantatkonstruktion nach anatomisch-konstruktiven Gesichtspunkten in den *enossalen Anker*, die *transgingivale Übergangszone* und den *prothetischen Aufbaupfosten* für die Suprastruktur zu unterteilen. Hinsichtlich der Nomenklatur werden von seiten der Anbieter jedoch vielfältige Bezeichnungen gewählt. Zum Teil wird das Implantat auch als *Fixtur* bezeichnet. Der transgingivale Anteil eines Implantates wird sehr unterschiedlich benannt, wobei hier Konstruktionskennzeichen einfließen: Distanzhülse, Extension, Abutment, Connector, Halsbereich und Schleimhautdistanzstück sind als die wichtigsten anzuführen.

Auch der eigentliche prothetische Aufbaupfosten hat unterschiedliche Bezeichnungen, die zum Teil besondere konstruktive Merkmale zum Ausdruck bringen sollen: Kronenaufbau, Brückenaufbau, Stützpfeiler, Standard Abutment, „angulated Abutment", „EsthetiCone-Abutment" (beide Brånemark-System), „Octa-System" (Bonefit-Implantat), wobei für manche Pfosten präfabrizierte, angußfähige Kronenbasen verfügbar sind. Die Summe dieser Komponenten stellt die *Substruktur* für den Zahnersatz dar. Die eigentliche prothetische Konstruktion wird neuerdings genauer benannt: Wenn diese in zweiteiliger Form ausgelegt ist, spricht man häufig von einer *Mesostruktur*, sofern ein die Implantate primär verblockender Steg eingesetzt wird. Die Prothese bezeichnet man in jedem Fall als *Suprastruktur*.

Aufbauelemente. Aus der Sicht des Prothetikers haben die Aufbauelemente besondere Bedeutung. In der Regel werden diese im Implantat verschraubt; zementierte Aufbauten haben praktisch nur Ausnahmecharakter, weil sie sich wegen zumeist kurzer Verankerungszapfen im Implantat auf Dauer nicht sicher befestigen lassen. Grundsätzlich ist zwischen ein- und zweiteiligen Aufbauten zu unterscheiden: Letztere bestehen aus einer Befestigungsschraube und dem eigentlichen Aufbau, bei ersteren ist der Schraubenzapfen fest mit dem Prothetikpfosten verbunden. Daraus ergeben sich die folgenden Konsequenzen:

> *Einteilige verschraubte Aufbauten* lassen sich nicht rotationsstabil verankern. Zwischen Implantat- und Pfostengewinde besteht eine kraftschlüssige Verbindung. Diese wird durch die Reibung im Gewinde erzielt, die wiederum durch Vorspannung (festes Anziehen des Pfostens) erreicht wird. Wenn diese Vorspannung (z. B. durch wiederholte Beanspruchung) vermindert wird, kann sich die Verbindung lösen.

Die Ausrichtung eines abgewinkelten, einteiligen Prothetikpfostens hängt von der Positionierung des Implantates (bzw. dessen Gewinde) im Knochen ab.

Dadurch wird eine eindeutige Positionierung des Pfostens festgelegt, so daß derartige Aufbauten vielfach beschliffen werden müssen, um sie den Platzverhältnissen anzupassen. Dies wiederum verbietet die Verwendung präfabrizierter Kronenbasen. Weiterhin sollten derartige Aufbauten nach der Plazierung im Munde belassen werden, da sie sich zumeist nicht wieder in derselben Position fixieren lassen (Ausrichtung abhängig von Anzugsmoment des Pfostens). Derartige Verhältnisse finden sich häufiger bei im Durchmesser klein dimensionierten Implantaten.

Zweiteilige verschraubte Aufbauten weisen dagegen in der Regel eine Verdrehsicherung in Gestalt eines formschlüssigen Sechs- oder Achtkants auf. Dieser erlaubt verschiedene Ausrichtungen des Aufbaus im Implantat, so daß sich der Pfosten zumeist nach den individuellen Verhältnissen plazieren läßt, nicht präpariert werden muß und präfabrizierte Kronenbasen verwendet werden können. Außerdem lassen sich diese Aufbauten nach Entfernung wieder eindeutig reponieren, was während der labortechnischen Herstellung des Zahnersatzes von Vorteil ist.

Allerdings besteht zwischen den Passungsflächen des Implantates und denen des Aufbaues immer ein gewisses Spiel, so daß dennoch geringfügig unterschiedliche Ausrichtungen des Aufbaues gegenüber dem Implantat möglich sind. Daher sollten auch diese Prothetikpfosten nach Möglichkeit durch Anziehen der Befestigungsschraube verspannt und nicht wieder aus dem Mund entfernt werden.

Für *Einzelkronenrestaurationen* auf Implantaten eignen sich ausschließlich verdrehgesicherte Prothetikaufbauten, die sich formschlüssig im Implantat verankern lassen. Ein mögliches geringes Passungsspiel ist zumeist ohne Bedeutung, wenn die Befestigungsschraube fest angezogen ist. Die formschlüssige Verbindung von Implantat und Aufbau gewährleistet, daß Belastungen direkt auf das Implantat weitergeleitet werden, ohne daß es zum Lösen der Befestigungsschraube kommt. Wenn jedoch *zwei oder mehr Implantate* mit einer einteiligen Suprakonstruktion verbunden werden, kann auf rotationsgesicherte Aufbauten verzichtet werden. Daher bieten viele Hersteller zweiteilige Prothetikpfosten mit und ohne Verdrehsicherung an; es kann daneben auch auf einteilige Aufbauten zurückgegriffen werden.

Grundsätzlich bieten zweiteilige, verdrehgesicherte Prothetikaufbauten universellere Anwendungsmöglichkeiten als einteilige. Allerdings muß der Implantatkörper entsprechend gestaltet sein.

Spezielle Aspekte zur Gestaltung der Verbindungsstelle Implantat – Prothetikpfosten

Verdrehsicherung

Im Hinblick auf die Erzielung einer paßgenauen und stufenfreien Verbindungsstelle zwischen Implantat und Prothetikpfosten einerseits und der Gestaltung einer Verdrehsicherung zwischen diesen Teilen andererseits, tritt ein grundsätzliches Problem fertigungstechnischer Art auf. Es ist hier notwendig, zwei Passungen zu schaffen, die sich jedoch gegenseitig beeinflussen und daher immer mit gewissen Ungenauigkeiten bzw. Toleranzen behaftet sind. Zum einen soll die basale Anschlußfläche des Prothetikpfostens bündig mit der entsprechenden Kontaktfläche des Implantates abschließen, und beide Teile sollen ohne Stufenbildung der Außenkontur ineinander übergehen. Zum anderen müssen Matrize und Patrize der verdrehsichernden Konstruktionselemente (Sechs- oder Achtkant) zentrisch fluchtend zueinander passen. Orthogonal zur Implantatachse muß also eine *Doppelpassung* gefertigt werden, was mit einem extrem hohen Aufwand verbunden ist.

In der Regel ist es einfacher, eine fluchtende Außenkontur herzustellen, wobei man aber ein gewisses Spiel bei der Verdrehsicherung in Kauf nehmen muß (Abb. 2). Dies ist auch schon deshalb er-

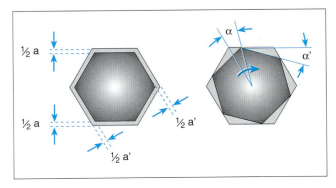

Abb. 2 Zwischen Innen- und Außensechskant besteht ein gewisses Spiel a („Spielpassung" – links). Dieses ist notwendig, um die Teile problemlos ineinanderfügen zu können. Werden die Teile verschraubt, können sie sich um den Winkel α verdrehen (rechts).

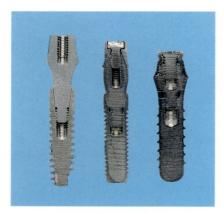

Abb. 3 Die konische Gestaltung der Fügeflächen zwischen Implantat und Aufbau gewährleistet eine definierte, spielfreie Verbindung beider Teile. Beim Ankylos- (links) und beim Astra-Implantat (Mitte) muß zwangsläufig eine stufenförmige Außenkontur der Konstruktion in Kauf genommen werden. Beim Bonefit-Implantat (mit „Octa-System" – rechts) gestattet die präfabrizierte Kronenbasis, die auf den Achteckflansch geschraubt wird, dennoch eine glatte Außenkontur zwischen Krone und Implantat.

forderlich, um beide Teile ohne Schwierigkeiten ineinanderzufügen. Diese Problematik läßt sich nur durch eine *konische Gestaltung der Fügeflächen* umgehen, wie dies beim Astra- und beim Ankylos-Implantat realisiert wurde, wobei allerdings auf eine stufenlose Außenkontur der Konstruktion verzichtet werden muß (Abb. 3). Im folgenden sollen die verschiedenen Gestaltungsmöglichkeiten diskutiert werden:

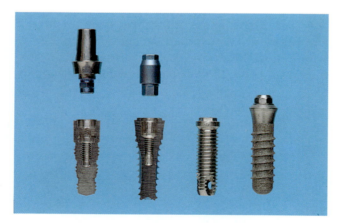

Abb. 4 Das Design der Implantat–Prothetikpfosten-Verbindungsstelle beeinflußt nicht nur die Handhabung der Aufbauteile (siehe Text), sondern bestimmt auch die mechanischen Eigenschaften der Verbindung (s. Abb. 5). Stirnseitig auf dem Implantat lokalisierte Befestigungsflansche (Brånemark-Implantat, zweites von rechts, und Bonefit-Implantat mit Octa-System, rechts) sind grundsätzlich in ihrer Höhe limitiert, die Fügeflächen sind klein. Lang dagegen fällt der in das Frialit-II-Implantat (links) ragende Zapfen aus, beim HaTi-Implantat (zweites von links) ist der Sechskantzapfen mit ca. 2 mm mittellang).

Als verdrehsicherndes Konstruktionselement wird bei vielen Implantatsystemen ein *Sechskant* verwendet [7, 11]. Dieser kann als Patrize gestaltet sein und sitzt dann auf der Stirnseite des Implantates (Brånemark-System u.a.), oder dieses Formelement liegt als Matrize im Innern des Implantates (Frialit-II-Implantat). Es besteht zwar hinsichtlich des damit erzielten Effektes (Rotationssicherung des Prothetikaufbaues) kein grundsätzlicher Unterschied, aber die Gestaltung der umliegenden Strukturen kann Einfluß auf die prothetischen Arbeitsschritte und die Suprakonstruktion haben.

Ein stirnseitig *auf dem Implantat* gelegener Sechskant ist in der Regel nur ca. 0,5 mm hoch. Da die Passung dieses Formelementes relativ grob ist, gestattet sie auch dann eine sichere Abdrucknahme mit Hilfe miteinander verbundener Übertragungspfosten, wenn die Einschubrichtungen bei mehreren Implantaten leicht differieren. Dies macht die Handhabung derartiger Implantate im Praxisalltag einfach.

Dieser Vorteil entfällt bei *im Implantat* gelegenem Sechskant, der mitunter relativ tief im Implantat sitzt. Beim Frialit-II-System besitzt der in das Implantat gesteckte Teil des Prothetikpfostens neben dem Sechskant zylindrische Abschnitte, die zur Stabilität des Aufbaues beitragen (Abb. 4). Durch diese tief in das Implantat ragenden Pfostenanteile ist die Einschubrichtung des Aufbaues jedoch eindeutig festgelegt, so daß die oben erwähnte Technik der Abdrucknahme bei mehreren Implantaten oft nicht durchführbar ist. Statt dessen muß auf die weniger verläßliche Methode der Repositionierung des Übertragungspfostens in den Abdruck zurückgegriffen werden [5].

Nicht nur in der Durchführung der Abformtechnik grenzen sich die beiden Designs der Implantate voneinander ab, sondern es bestehen auch Unterschiede zwischen beiden Ausführungen hinsichtlich der Festigkeit der Konstruktion. Bei *obenliegender Verdrehsicherung* wird die Befestigungsschraube des Prothetikaufbaues bei orthogonal bzw. exzentrisch zur Implantatachse gerichteter Belastung erheblich auf Biegung beansprucht (Abb. 5) [16]. Typischerweise kann die Schraube auf Höhe der Stirnseite des Sechskantflansches brechen. Hier wirkt das größte Biegemoment ein (Hebelarm: klinische Kronenlänge und Länge des Schleimhautdistanzstückes), wobei das Schraubengewinde durch Ausbildung hoher Kerbspannungen eine potentielle Schwachstelle darstellt [25].

Im Gegensatz zu diesem häufig zu findenden De-

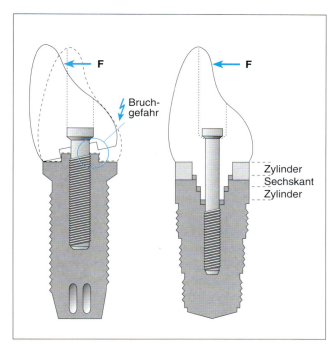

Abb. 5 Unterschiedliche Gestaltung des Verbindungsbereiches Implantat – Prothetikpfosten: Bei orthogonaler Belastung der Suprastruktur wird die Konstruktion auf Biegung beansprucht. Ein kurzer Flansch (Beispiel Brånemark-Implantat, links) gibt eher nach als ein langer (Beispiel Frialit-II-Implantat, rechts).

sign des Implantates ist die *tiefliegende Verdrehsicherung* belastungstechnisch günstiger. Bei transversal-horizontaler Belastung wird nicht die Befestigungsschraube beansprucht, sondern der im Durchmesser deutlich größer dimensionierte Sechskant- bzw. Zylinderflansch (Frialit-II-Implantat), so daß eine Bruchgefahr auszuschließen ist (s. Abb. 5).

Eine Alternative zur formschlüssigen Gestaltung der Verdrehsicherung ist die *reib- oder kraftschlüssige Verbindung* in Form eines *Konus*, wie sie im Astra-, im Ankylos- und im Bonefit-Implantat realisiert ist. Das Problem der Doppelpassung wird dabei umgangen, allerdings ergibt sich eine Stufe in der Außenkontur zwischen Implantat und Prothetikpfosten (s. Abb. 3). Um eine dauerhaft sichere Verbindung beider Teile herzustellen, müssen die Aufbaupfosten fest angezogen werden, wobei der kleine Konuswinkel eine hohe Haftreibung wirksam unterstützt. Auf diese Weise wird eine nahezu unlösbare Verbindung hergestellt, wobei beim Ankylos-Implantatsystem dieser Effekt noch dadurch unterstützt wird, daß der Aufbau nach Abkühlung montiert wird [13].

Für das Astra- und das Ankylos-Implantatsystem werden nur einteilige Aufbaupfosten angeboten, während für das Bonefit-System zweiteilige Aufbau-

ten zur Verfügung stehen (Octa-System) (s. Abb. 3). Auf dem Konuspfosten, der stirnseitig mit einem ca. 1 mm hohen Achtkant versehen ist, wird eine (angußfähige) Kronenbasis montiert, so daß sich ein nahezu glatter Übergang zwischen Krone und Implantat ergibt.

> Ob die verschiedenen Ausführungen von klinischer Relevanz sind, kann derzeitig noch nicht beurteilt werden. Hinsichtlich der Biegefestigkeit dieses Bereiches ist eine Konusverbindung besonders gut geeignet. Bruchgefährdet sind dagegen aufgeschraubte Prothetikpfosten, bei denen horizontale Belastungen allein von der Befestigungsschraube abgefangen werden müssen.

Befestigung des Prothetikpfostens

Von zentraler Bedeutung für die Fixierung des Prothetikpfostens ist dessen *Befestigungsschraube*. Dabei spielt die Länge des Gewindeanteils nur eine nebensächliche Rolle, sofern etwa *drei bis vier volle Windungen* zur Verankerung greifen. Diese reichen aus technischer Sicht aus, um die Schraube und die Konstruktion zu verspannen. Sie übertragen die gesamte Zugkraft, die durch das Anzugsmoment in der Schraube erzeugt wird, auf das Muttergewinde im Implantat. Weitere Gewindegänge liegen nur formschlüssig in dem entsprechenden Gegenstück, ohne eine Haltefunktion auszuüben, denn die erzeugte Zugspannung wird in den ersten drei bis vier Windungen abgebaut, wobei im ersten Gewindegang der Verschraubung bereits ca. ein Drittel der gesamten Zugkraft abgefangen wird [14, 23].

Weiterhin entsteht durch diese Windungen und die Auflagefläche des Schraubenkopfes im Prothetikpfosten die notwendige Reibung, die sich dem Lösen der Schraube widersetzt. Allerdings bedingt die Haftreibung keine im technischen Sinne sichere Verbindung, zumal das Lösemoment für in der Implantatprothetik übliche Befestigungsschrauben in der Regel um etwa ein Drittel kleiner ist als das Anzugsmoment.

Unter Wechselbelastung, also bei kaufunktioneller Belastung, kann es daher zum Lösen der Schraube kommen [18, 20]. Für dieses Manko konnte bisher keine verläßliche Abhilfe geschaffen werden, weil das geringe Bauvolumen und die Abmessungen der Schrauben zumeist keine Sicherungselemente zulassen, die in der allgemeinen Technik üblich sind

(Fächer-, Zahnscheiben etc.). Daher müssen die Befestigungsschrauben von Prothetikaufbauten so fest wie möglich angezogen werden, denn Drehmomentschlüssel zur Erzeugung einer ausreichend hohen Vorspannung in der Schraubenverbindung haben sich bei Wechselschwellbeanspruchung (mastikatorische Beanspruchung) als wenig zuverlässig erwiesen [4, 8].

Implantate und Prothetikpfosten werden zumeist aus Reintitan hergestellt, für die Halteschrauben wird dagegen häufig eine Legierung gewählt. Diese weist eine höhere Härte als der Werkstoff des Implantates auf, was den Eindrehvorgang begünstigt, und sie besitzen einen anderen Elastizitätsmodul. Ist dieser höher, so ist die Festigkeit dieser Schraube im Vergleich zu einer Titanschraube größer. Vielfach werden jedoch auch Goldschrauben mit vergleichsweise niedrigem Elastizitätsmodul zur Verankerung von Prothetikaufbauten bzw. Suprastrukturen benutzt. Diese verfügen über ein großes Dehnungsvermögen und lassen sich daher gut verspannen. Dieser Effekt wird beim „Cera-One-Abutment" des Brånemark-Implantatsystems durch eine sog. *Dehnschaftschraube* in spezieller Weise genutzt [12].

Eher von praktischer Bedeutung ist es, ob jedes einzelne Aufbauteil auf einem Implantat für sich durch eine Schraube befestigt oder ob eine einzige *Durchgangsschraube* verwendet wird.

> Als zweckmäßiger haben sich *Einzelverschraubungen* erwiesen, denn dann können z.B. tiefliegende Teile des Aufbaues (Distanzhülse im Schleimhautdurchtrittsbereich) permanent belassen werden, was im Hinblick auf eine störungsfreie Gingivaanlagerung vorteilhaft ist. Auch können abgewinkelte Aufbauten montiert werden, bei denen die Halteschraube für die Suprastruktur dann in günstiger Ausrichtung zur Okklusionsebene, aber in geneigter Richtung zur Implantatachse, verläuft.

Bei Durchgangsschrauben, die die Suprastruktur und darunterliegende Aufbaupfosten zugleich verankern, können neben Schwierigkeiten bei der Handhabung auch Probleme aus der einmal festgelegten Achsrichtung des Implantates bzw. der Befestigungsschraube resultieren.

Spalten zwischen den Einzelteilen

> Als Schwachstelle eines jeden Implantatsystems müssen Spalten zwischen den Einzelteilen der Konstruktion angesehen werden.

Ähnlich wie der Übergangsbereich einer künstlichen Krone zum Zahn Irritationen und Folgeschäden (Sekundärkaries, Parodontopathie) hervorrufen kann, können Salträume bei Implantatkonstruktionen den periimplantären Bereich beeinflussen, insbesondere wenn hier Mikrobewegungen auftreten [9, 16, 17]. Dies kann zu einer Akkumulation von Bakterien führen, die schädigenden Einfluß auf das Implantatlagergewebe haben können. Daher hat die zumeist subgingival liegende Übergangszone Implantat–Distanzhülse besondere Bedeutung.

Weiterhin bestehen Spalten zwischen Distanzhülse, eventuell vorhandenem „Pufferelement" und Prothetikpfosten. Sofern die Krone, Meso- bzw. Suprastruktur nicht zementiert werden, treten weitere Spaltbereiche auf. Kritische Übergangszonen von erheblicher Ausdehnung und daher großer Verschmutzungsgefahr ergeben sich dann, wenn auf stegförmigen Mesostrukturen bedingt abnehmbare Suprakonstruktionen montiert werden (Abb. 6). Allerdings ist die tatsächliche Bedeutung dieser Spaltzonen im Hinblick auf ihre klinische Relevanz noch nicht eingehender untersucht worden. Dennoch gibt es Bestrebungen, die Aufbauteile auf Implantaten mit *Dichtmanschetten* zu versehen (Abb. 7).

Das Problem der *Abdichtung innerimplantärer Räume* kann auch durch eine spezielle Gestaltung der Verbindungsstelle Implantat–Prothetikpfosten angegangen werden. Beim Ankylos-Implantat ist

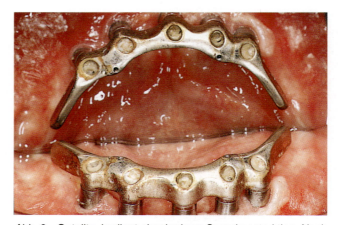

Abb. 6 Geteilte, bedingt abnehmbare Suprakonstruktion: Nach Abnahme des auf einem gefrästen Steg (Mesokonstruktion) befestigten Zahnersatzes zeigen sich trotz guter Mundhygiene des Patienten massive Verschmutzungen.

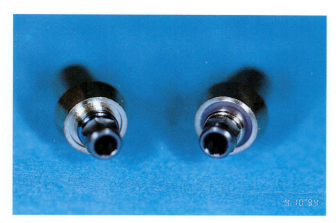

Abb. 7 Bisheriger und neuer Prothetikpfosten des Frialit-II-Implantates. Deutlich ist ein sich blau abzeichnender Dichtring zu erkennen.

diese als Konus ausgelegt, wobei der einteilige Aufbau zunächst abgekühlt und dann in das Implantat verschraubt wird. Durch diese Technik soll sich die subgingival gelegene Übergangszone gas- bzw. bakteriendicht verschließen lassen [13]. Diesbezüglich stellt das HaTi-Implantat eine Besonderheit hinsichtlich der Gestaltung keramisch verblendeter Einzelkronen dar. Dessen präfabrizierte, hochgoldhaltige Kronenbasis wird über eine schrägverlaufende Querverschraubung (sog. „Zuggurtung") auf den stirnseitigen Implantatbund gepreßt (Abb. 8), was zu sehr geringen Randspalten führen soll.

Gelegentlich wird die Meinung vertreten, daß ein festes, eventuell wiederholtes Anziehen der Befestigungsschraube des Prothetikaufbaues zunächst zum Einebnen von Oberflächenrauhigkeiten der Kontaktflächen führen und schließlich sogar eine dichte, kaltverschweißte Verbindung entstehen soll. Dies konnte vom Autor jedoch klinisch noch nicht verifiziert werden. Diese Form der Dichtung erscheint sehr unwahrscheinlich, weil extraaxiale Belastungen der Suprastruktur stets zum Aufreißen eines möglichen Verbundes führen.

Erheblichen Einfluß auf die *Größe der Spalten* zwischen den Einzelteilen eines Implantatsystems haben die Art und Herstellungsweise der Prothetikteile. In der Regel ergibt sich folgende Reihenfolge mit abnehmender Präzision:

- präfabrizierte Aufbauteile (systemimmanent)
- präfabrizierte Aufbauteile (Fremdfabrikat)
- gegossene Aufbauteile aus präfabrizierten Kunststoffteilen
- gegossene Aufbauteile aus individuell gefertigten Kunststoffteilen

Es liegt in diesem Zusammenhang auf der Hand, daß *labortechnisch gefertigte Aufbauten* trotz der gängigen Feingußtechnik Ungenauigkeiten aufweisen. Die Kanten sind mehr oder weniger abgerundet, Formelemente (Sechskant, Achtkant) werden nur unzureichend geprägt. Daher ist maschinell gefertigten Aufbauteilen eindeutig der Vorzug zu geben, andere Bauteile stellen nur einen Notbehelf dar.

Prothetikpfosten

Nachgiebige versus starre Aufbauten

Ankylotisch im Knochen verankerte Implantate zeigen im Vergleich zu Zähnen ein andersartiges biomechanisch-kinematisches Verhalten als Zähne. Allerdings sind diese Unterschiede nach neuesten Untersuchungen geringer als allgemein erwartet [20, 21]. Dennoch erhebt sich die prinzipielle Frage, ob ein nachgiebiges Zwischenstück zwischen Implantat und Suprastruktur von Nutzen ist oder nicht. Aus funktioneller Sicht wäre ein derartiges „Pufferelement" nur dann sinnvoll, wenn es die Zahnbeweglichkeit mehr oder weniger genau nachahmen kann. Eng verbunden mit der Zahnbeweglichkeit bzw. der Nachgiebigkeit eines „Pufferelementes" ist jedoch die Belastung oder, genauer gesagt, die Kraft, die auf das Knochenlager übertragen wird. Wenn sich diese durch die Zwischenschaltung eines nachgiebigen Elementes bei Implantaten deutlich verringern ließe, wäre eine derartige Konstruktion sinnvoll. Genau dies konnte aber nicht nachgewiesen werden [10, 20].

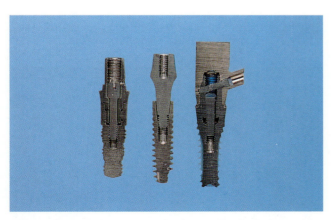

Abb. 8 Besonderheiten der Implantat–Prothetikpfosten-Verbindung: Frialit-II-Implantat mit Pfosten und separater Befestigungsschraube (links), Ankylos-Implantat mit einteiligem, verschraubtem Pfosten und Konus-Reibverbindung (Mitte) sowie HaTi-Implantat mit verschraubtem Pfosten (Sechskant-Verdrehsicherung) und schräg verlaufender Zuggurtungsschraube durch Pfosten und Kronenbasis.

Weiterhin belegen klinische Untersuchungen, daß starre Implantate ebenso gute und sogar bessere Langzeitergebnisse zeigen als Implantate mit nachgiebigen Aufbauten [15, 19, 22]. Diese können sogar eher zu klinischen Problemen führen, was folgenden Schluß zuläßt:

> Prothetikpfosten auf Implantaten sollten möglichst einfach konzipiert sein. Starre Aufbauten sind daher eindeutig vorteilhafter zu bewerten als nachgiebige.

Dies bedingt jedoch eine *paßgenaue Gestaltung der Suprastruktur*. Läßt sie sich nicht spannungsfrei (d.h. ohne erkennbare Spaltbildung zwischen Distanzhülse und Kronenbasis) aufsetzen und wird dennoch mit Hilfe der Befestigungsschrauben fixiert, entstehen im Knochenlager des Implantates hohe, dauerhaft einwirkende Spannungen, die nach allgemeiner Auffassung zu periimplantären Knochenläsionen führen können. Unter diesem Aspekt bieten nachgiebige Aufbauten eine gewisse Toleranzbreite, was dennoch zu unkalkulierbaren Verspannungen der Gesamtkonstruktion führen kann. Da diese letztlich nicht zu quantifizieren und ihre Langzeitwirkungen nicht abschätzbar sind, ist in jedem Fall ein präzises Arbeiten erforderlich.

Gerade und abgewinkelte Aufbauten

> Ein aus prothetischer Sicht ideal plaziertes Implantat kann in der Regel mit einem Prothetikpfosten versehen werden, der sich in Implantatachsenrichtung erstreckt.

Derartige Aufbauten sind aus biomechanischer Sicht hinsichtlich der Höhe der in den Lagerknochen eingeleiteten Implantatbelastung am günstigsten zu beurteilen [6, 25]. Sie sind zumeist leicht konisch und in verschiedenen Höhen zu bekommen. Damit ist gewährleistet, daß eine prothetische Versorgung des Implantates in den meisten Fällen ohne präparatorische Maßnahmen am Pfosten durchgeführt werden kann.

> Weichen dagegen Implantatachsenrichtung und Ausrichtung der klinischen Krone stärker voneinander ab (Oberkieferimplantate), muß auf abgewinkelte Prothetikpfosten zurückgegriffen werden (Ausnahme: abgewinkeltes Bonefit-Implantat).

Allerdings lassen sich in derartigen Fällen nicht immer alle ästhetischen Belange der Versorgung realisieren, was schon bei der Planung und der operativen Insertion des Implantates zu berücksichtigen ist: Auf der Seite, die der „Abwinkelungsrichtung" gegenüberliegt, liegt der spätere Kronenrand in der Regel höher als auf der Pfostenneigungsseite. Dieses metallische „Knie" des Aufbaues läßt sich zumeist selbst durch eine relativ tiefe Insertion des Implantates nicht vollständig verdecken, vor allem, wenn das um 32° geneigte Abutment des Brånemark-Systems verwendet wird. Das Knie ist um so stärker ausgeprägt, je größer der Neigungswinkel ist (Abb. 9 und 10).

Aus technischer Sicht tritt eine weitere Schwierigkeit auf, die mit der Befestigungsschraube des Abutments und dem Gewinde zur Fixierung der Suprastruktur zusammenhängt. Bei kleinen Neigungswinkeln (bis ca. 15°) besteht aufgrund der Größen-

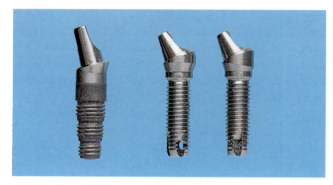

Abb. 9 Ein metallisches „Knie" (jeweils rechte Implantatseite) ist bei abgewinkelten Aufbauten – vor allem, wenn konfektionierte, systemimmanente Kronenbasen verwendet werden (Frialit-II- [links] und Brånemark-System) – nicht zu vermeiden. Rechts: alte Ausführung des um 32° geneigten Brånemark-Aufbaues, Mitte: die neue Version mit „reduziertem Knie".

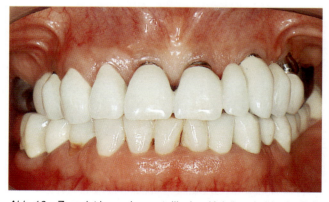

Abb. 10 Zumeist kann das metallische „Knie" – wie hier im Prämolarenbereich bei einer Oberkieferversorgung – nicht ausreichend kaschiert werden. Bei einer hohen Lachlinie resultieren daraus ästhetische Einbußen.

Abb. 11
Abgewinkelte Prothetikpfosten.

a) Bei kleinen Neigungswinkeln α eines abgewinkelten Prothetikpfostens (α < 15°) entsteht eine große Schaftlänge sl im geneigten Teil des Aufbaues, wodurch dieser erheblich geschwächt wird, wenn h klein sein soll. Daher sind geneigte Prothetikpfosten aus Festigkeitsgründen zumeist sehr hoch (h groß) und besitzen kein Gewinde (gl) zur Verschraubung der Suprastruktur. Nur wenn der Neigungswinkel α groß ist (ca. 30°), ergibt sich die Möglichkeit, bei ausreichender Gewindelänge gl eine relativ kleine Höhe h bei hinreichender Festigkeit der Konstruktion zu gestalten, wobei sl ebenfalls klein ausfällt.

b) Das neue 17°-Abutment des Brånemark-Systems präsentiert sich diesbezüglich als ein gelungener Kompromiß: Die Suprakonstruktion kann darauf verschraubt werden, gl scheint noch ausreichend dimensioniert zu sein.

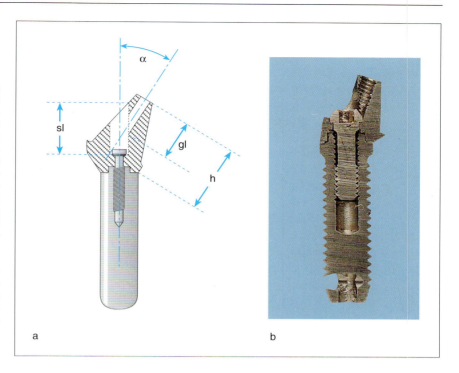

verhältnisse zuwenig Platz für die Gestaltung sowohl eines Lagers für den Kopf der Befestigungsschraube des Aufbaues als auch für ein ausreichend langes Gewinde für die Befestigungsschraube der Suprastruktur (Abb. 11). Daher besitzen derartige Pfosten kein Gewinde für die Kronenversorgung – die Suprastruktur muß zementiert werden, was die prothetischen Möglichkeiten eventuell einschränkt. Weiterhin sind diese Kronenstümpfe relativ lang. Erst bei abgewinkelten Aufbauten mit ca. 32° ist es aus Festigkeitsgründen möglich, zwei separate Schraubenschäfte zu gestalten („angulated Abutment" des Brånemark-Systems). Die konstruktiven Restriktionen schränken also die Möglichkeiten bei der Gestaltung nur geringfügig geneigter Pfosten, die klinisch häufig von Vorteil sind, erheblich ein. Dennoch kann das neuartige 17°-Abutment des Brånemark-Systems unter obengenannten Gesichtspunkten als optimal bezeichnet werden (Abb. 12).

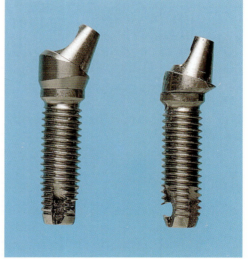

Abb. 12 17°-Abutment des Brånemark-Systems. ▷

a) Beim neu konzipierten 17°-Abutment des Brånemark-Systems (rechts) tritt das metallische „Knie" aufgrund der leicht exzentrischen Ausrichtung des Pfostens kaum in Erscheinung. Auch bei diesem Abutment können die systemimmanenten Kronenbasen (für „EsthetiCone" und 32°-„angulated Abutments") verwendet werden. Im Vergleich dazu das modifizierte 32°-Abutment (links).

b) Das klinische Bild zeigt eine zahn-implantatverankerte Konstruktion bei der Gerüstprobe, wobei das Implantat in Position 23 mit dem 17°-Abutment versorgt wurde (zur Verdeutlichung der Richtung der Verschraubung mit Abformpfosten-Befestigungsschraube verlängert).

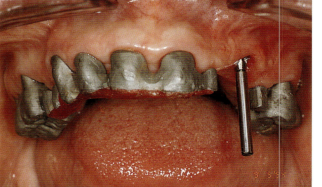

Präparationsrand

Moderne Implantatsysteme zeichnen sich u. a. dadurch aus, daß sie über genormte Prothetikpfosten in verschiedenen Ausführungen verfügen. In den meisten Fällen gelingt es damit, ansprechende Suprastrukturen zu gestalten. Dabei ergeben sich im Vergleich zur prothetischen Versorgung von Zahnstümpfen besondere Vorteile: Die Übergangsverhältnisse der Restauration zum Pfeiler sind in Form einer präzisen Randgestaltung genau definiert, dieser Bereich verlangt keine präparatorischen Maßnahmen, und die intraorale Situation läßt sich durch Übertragungspfosten in idealer Weise auf ein zahntechnisches Arbeitsmodell übertragen, so daß die Herstellung der Suprastruktur mit Hilfe vorgefertigter Kronenbasen oder auf genau den Abutments erfolgen kann, die auch im Munde plaziert werden. Auf diesem Wege lassen sich sehr gute Rand- bzw. Übergangsverhältnisse gestalten.

Diese systemimmanenten Vorteile gehen verloren, wenn man gezwungen ist, ein Implantat oder dessen Aufbauten zu beschleifen. Dann muß auf die herkömmliche Abdrucktechnik zurückgegriffen werden, wobei die Gefahr einer Verletzung der empfindlichen periimplantären Weichgewebe nicht auszuschließen ist. Schon deshalb sind für die Erlangung eines ansprechenden Resultates bei implantologischen Maßnahmen eine genaue präprothetische Planung und Detailkenntnisse über die Konstruktionsmöglichkeiten mit dem jeweiligen Implantatsystem unerläßlich.

Temporäre Versorgungen

Zunehmend gewinnen temporäre Versorgungen auf Implantaten an Bedeutung, vor allem bei ausgedehnten Zahnersatzkonstruktionen. Provisorische Restaurationen vor Eingliederung des definitiven Ersatzes bieten sich vor allem aus zwei Gründen an. Sie gestatten eine schnelle Interimsversorgung der Implantate, was im Sinne des Patienten ist, und gewähren eine gute Möglichkeit, die Konsolidierung der Weichgewebe nach der operativen Implantateröffnung für einen längeren Zeitraum abzuwarten. Dadurch ist es möglich, besonders gute ästhetische Ergebnisse zu erzielen, was vor allem im Oberkiefer-Frontbereich von großer Bedeutung ist. Weiterhin läßt sich auf diese Weise ein guter Eindruck von den Möglichkeiten zur Gestaltung des definitiven Zahnersatzes und von dessen Aussehen im Mund des Patienten gewinnen. Änderungen sind leicht möglich.

Nur wenige Hersteller (z. B. Nobelpharma, Straumann, Astra) bieten allerdings einfache, leicht zu verarbeitende Aufbauteile für Provisorien an. Daher müssen Zahnarzt und Zahntechniker zumeist eigenständig die Möglichkeiten zur zweckmäßigen Herstellung temporärer Versorgungen ausloten.

Zusammenfassung

Der Versuch einer zusammenfassenden Beurteilung und Wertung kann nur die verschiedenen Konstruktionsprinzipien, nicht jedoch Implantatsysteme umfassen, die das jeweilige Konzept realisiert haben.

- Ohne jeden Zweifel sind *rotationssymmetrische* Implantate gegenüber anderen Formen wegen ihrer genormten Insertionstechnik vorteilhaft. Derartige moderne Systeme verfügen über retentive Strukturen auf der Implantatoberfläche, so daß eine gute Primärstabilität im Knochenlager gegeben ist.
- Grundsätzlich sollten die prothetischen Aufbauteile von Implantaten *einfach* und für eine universelle Anwendung konzipiert sein, um die Anzahl von Zubehörteilen gering zu halten [24]. Nach Auffassung des Verfassers bieten daher *zweiteilige, starre Prothetikaufbauten* die vergleichsweise besten Möglichkeiten zur Anpassung der Suprastruktur an die jeweiligen individuellen Verhältnisse eines Patienten.
- Dabei sollten *verdrehgesicherte* Aufbauten bei Einzelzahnrestaurationen verwendet werden. Diese müssen, wie alle anderen Pfosten, so fest wie möglich verschraubt werden.
- Hinsichtlich der *Spaltbildung* sind präfabrizierte, angußfähige Kronenbasen als besonders günstig einzustufen, jedoch ist von Herstellerseite zu fordern, daß diesbezüglich in naher Zukunft noch Verbesserungen in Form von Dichtungen vorgenommen werden.

Anmerkung zur photographischen Wiedergabe der Implantat–Prothetikpfosten-Verbindungsstelle: Da es sich zur Verdeutlichung der Innenkonstruktionen um Halbschnittpräparate handelt, entstehen beim losen Zusammensetzen der Einzelteile mehr oder weniger deutlich sichtbare Spalten. Sie sind daher darstellungstechnisch bedingt und fallen tatsächlich erheblich kleiner aus.

Literatur

[1] Adell, R., Lekholm, U., Rockler, B., Brånemark, P.-I.: A 15-year-study of osseointegrated implants in the treatment of the edentulous jaw. Int. J. Oral Surg. 10 (1981), 387.

[2] Adell, R., Eriksson, B., Lekholm, U., Brånemark, P.-I., Jemt, T.: A long-term follow-up study of osseointegrated implants in the treatment of the totally edentulous jaw. Int. J. Oral Maxillofac. Implants 5 (1990), 347.

[3] Babbush, C.A., Kent, J.N., Misiek, D.J.: Titanium plasma-sprayed (TPS) screw implants for the reconstruction of the edentulous mandible. J. Oral Maxillofac. Surg. 44, 4 (1986), 274.

[4] Burguete, R.L., Johns, R.B., King, R., Patterson, E.A.: Tightening characteristics for screwed joints in osseointegrated dental implants. J. Prosthet. Dent. 71 (1994), 592.

[5] Carr, A.B.: A comparison of impression techniques for a five-implant mandibular model. Int. J. Oral Maxillofac. Implants 6 (1991), 448.

[6] Clelland, N.L., Gilat, A., McGlumphy, E.A., Brantley, W.A.: A photoelastic and strain gauge analysis of angled abutments for an implant system. Int. J. Oral Maxillofac. Implants 8 (1993), 541.

[7] English, C.E.: Externally hexed implants, abutments, and transfer devices: a comprehensive overview. Implant. Dent. 1 (1992), 273.

[8] Golleen, K.L., Vermilyea, S.G., Vossoughi, J., Agar, J.R.: Torque generated using hand-held screwdrivers and torque drivers for osseointegrated implants. In: Proceedings of the Eighth Annual Meeting of the Academy of Osseointegration, pp. 103. San Diego 1993.

[9] Hertel, R.C., Richter, E.-J.: Das intramobile Element des IMZ-Systems in der klinischen Prüfung. Z. Zahnärztl. Implantol. IV, 1 (1988), 43.

[10] Holmes, D.C., Grigsby, W.R., Goel, V.K., Keller, J.C.: Comparison of stress transmission in the IMZ implant system with polyoxymethylene or titanium intramobile element: a finite element stress analysis. Int. J. Oral Maxillofac. Implants 7 (1992), 450.

[11] Jansen, C.E.: Restorative options with dental implants. CDA J. 20 (1992), 30.

[12] Jörneus, L., Jemt, T., Carlsson, L.: Loads and designs of screw joints for single crowns supported by osseointegrated implants. Int. J. Oral Maxillofac. Implants 7 (1992), 353.

[13] Mairgünther, R., Nentwig, G.-H.: Das Dichtigkeitsverhalten des Verbindungssystems beim zweiphasigen NM-Implantat. Z. Zahnärztl. Implantol. 8 (1992), 50.

[14] Patterson, E.A., Johns, R.B.: Theoretical analysis of the fatigue life of fixture screws in osseointegrated dental implants. Int. J. Oral Maxillofac. Implants 7 (1992), 26.

[15] Quirynen, M., Naert, I., van Steenberghe, D., Duchateau, L., Darius, P.: Periodontal aspects of Brånemark and IMZ implants supporting overdentures: a comparative study. In: Laney, W.R., Tolman, D.E. (eds.): Tissue Integration in Oral, Orthopedic & Maxillofacial Reconstruction. Quintessence, Chicago 1992.

[16] Rangert, B., Gunne, J., Sullivan, D.Y.: Mechanical aspects of a Brånemark implant connected to a natural tooth: an in vitro study. Int. J. Oral Maxillofac. Implants 6 (1991), 177.

[17] Richter, E.-J., Hertel, R.C.: Das intramobile Element des IMZ-Systems in der mechanischen Prüfung. Z. Zahnärztl. Implantol. III, 4 (1987), 235.

[18] Richter, E.-J., Spiekermann, H., Jovanovic, S.A.: Tooth-to-implant fixed prosthesis: biomechanics based on in vitro and in vivo measurements. In: Laney, W.R., Tolman, D.E. (eds.): Tissue Integration in Oral, Orthopedic & Maxillofacial Reconstruction. Quintessence, Chicago 1992.

[19] Richter, E.-J., Jansen, V.K., Spiekermann, H., Jovanovic, S.A.: Langzeitergebnisse von IMZ- und TPS-Implantaten im interforaminalen Bereich des zahnlosen Unterkiefers. Dtsch. zahnärztl. Z. 47 (1992), 449.

[20] Richter, E.-J.: Die Verbundbrücke zwischen Zahn und Implantat: Ergebnisse experimenteller und klinischer Untersuchungen. Med. Habil., Aachen 1992.

[21] Richter, E.-J., Wyndorps, P., Lambert, S., Klöppel, H.: Quantitative Messung der Verankerungsfestigkeit von Zähnen und Implantaten. Dtsch. zahnärztl. Z. 50 (1995), 204.

[22] Schramm-Scherer, B., Dietrich, U., Alt, K., Tetsch, P.: Untersuchungen zum Knochenabbau nach IMZ- und TPS-Implantationen im zahnlosen Unterkiefer. Z. Zahnärztl. Implantol. 4 (1988), 115.

[23] Sopwith, D.P.: The distribution of load in screw loads. Proc. Inst. Mech. Eng. 159 (1948), 373.

[24] Spiekermann, H.: Implantatprothetik. In: Tetsch, P. et al.: Konsensus-Konferenz zur Implantologie. Zahnärztl. Mitt. 80 (1990), 481.

[25] Weinberg, L.A.: The biomechanics of force distribution in implant-supported prostheses. Int. J. Oral Maxillofac. Implants 8 (1993), 19.

Diagnostik, Planung und Aufklärung aus chirurgischer Sicht

VON GEORG-HUBERTUS NENTWIG

Inhaltsübersicht

Einleitung 91
Diagnostik und Planung im Bereich
des knöchernen Implantatlagers 91
    Pathologische Knochenveränderungen 92
    Traumata 92
    Altersveränderungen 92
    Regeneration 92
    Beurteilung des Implantatlagers bei Spät-
    implantationen 93
    *Vertikales Knochenangebot im
    Unterkiefer* 93
    Vertikales Knochenangebot im Oberkiefer . 95
    *Erweiterte Behandlungsmöglichkeiten
    bei ungenügendem vertikalen Knochen-
    angebot* 95

    Horizontales Knochenangebot 96
    Transversales Knochenangebot 97
    *Erweiterte Behandlungsmöglichkeiten
    bei ungenügendem horizontalen
    Knochenangebot* 99
    Beurteilung des Implantatlagers bei
    Sofortimplantationen 99
Diagnostik und Planung im Bereich
des Schleimhautdurchtrittes 100
    Allgemeinbeurteilung 100
    Beurteilung der Schleimhaut am Ort
    der Implantation 100
Aufklärung 101
Literatur 101

Einleitung

Ein Implantat hat prinzipiell das gleiche biologische Umgebungsfeld wie der natürliche Zahn: Knochen, Epithel und subepitheliales Bindegewebe. Nur werden in fast allen Fällen zum Zeitpunkt der Implantatinsertion die Ausgangsbedingungen, verglichen mit der früheren Situation des natürlichen Zahnes, schlechter sein, da sich infolge des Zahnverlustes dessen Umgebungsgewebe – der knöcherne Alveolarfortsatz mit seiner bedeckenden Alveolarmukosa – regressiv verändert hat (Abb. 1).

Diese regressiven Veränderungen sind in erster Linie dadurch bedingt, daß der alveoläre Knochen als Stützgewebe nicht mehr in dem Maße gebraucht wird, als er noch die Aufgabe hatte, den über den Zahn eingeleiteten Kaudruck aufzunehmen. Wir sprechen von einer Inaktivitätsatrophie, die im Laufe der Zeit fortschreitet. Ihr Verlauf ist, wie die klinische Erfahrung zeigt, zu Beginn am stärksten ausgeprägt. Sie kann gestoppt werden, wenn der Knochen durch ein Implantat wieder funktionell genutzt wird und bleibt nahezu aus, wenn unmittelbar oder kurz nach dem Zahnverlust implantiert wird [15].

Das bedeckende Epithelgewebe macht den Höhen- und Breitenverlust des Knochens passiv mit, so daß sich die mukogingivale Grenze nach krestal verschiebt und damit die Breite der keratinisierten, befestigten Alveolarmukosa an der prospektiven Durchtrittsstelle des Implantates abnimmt. Auch damit verschlechtern sich die lokalen Verhältnisse, da ein breites, keratinisiertes periimplantäres Epithelgewebe das Optimum für die Aufrechterhaltung der zarten, bakteriendichten Verklebung mit dem Implantathals darstellt.

Aus den genannten Gründen wird also vor einer Implantation jedesmal die Frage zu stellen sein, ob die lokalen Voraussetzungen für eine funktionsstabile Integration gegeben sind.

> Die Aufgabe der präimplantologischen Diagnostik von chirurgischer Seite aus lautet daher, das lokale Gewebe an der Stelle quantitativ und qualitativ zu evaluieren, wo eine Implantation aus prothetischer Indikationsstellung heraus sinnvoll ist. Damit wird deutlich, daß chirurgische und prothetische Befundung und Diagnostik nicht voneinander zu trennen sind und stets parallel, nie hintereinander ablaufen.

Diagnostik und Planung im Bereich des knöchernen Implantatlagers

Knochenan- und -abbau erfolgen nicht nur in der Wachstumsperiode, sondern gehen während des ganzen Lebens vor sich („Turnover"). Knochen kann sich in gewissen Grenzen steigender Belastung anpassen. Erreichen diese Kräfte jedoch unphysiologische Werte, z.B. in Form von überhöhten Druckspitzen im Inneren durch scharfkantige oder nadelförmige Implantatkörper oder von außen durch schlecht sitzende Prothesenbasen, resultieren lokaler Abbau und bindegewebige Umstrukturierung mit dem Bestreben, diese Kräfte abzupuffern. Aber auch Minderbelastung oder Funktionslosigkeit, wie z.B. nach der Extraktion eines Zahnes, bedingen eine lokale Regression des Knochens, was sich durch Reduktion der inneren Gerüststeifigkeit und Rückbildung der Konturen manifestiert.

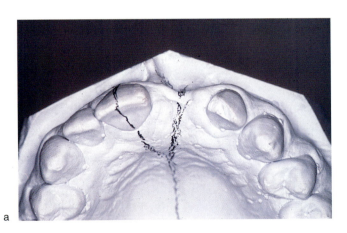

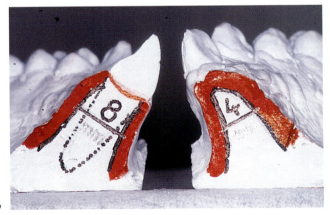

Abb. 1a und b Regressive Veränderungen des Alveolarfortsatzes nach Zahnverlust.
a) Modell-Sägeschnittstudie zum direkten Vergleich.
b) Alveoläres Profil mit und ohne funktionelle Nutzung.

Pathologische Knochenveränderungen

Nicht nur die genannten statischen und dynamischen Effekte, sondern eine Vielzahl endogener und exogener Einflüsse sind für den biologischen Zustand des Knochens verantwortlich. Fein abgestimmte hormonelle Regelkreise beeinflussen die stoffliche Zusammensetzung der anorganischen Bestandteile. Die lokale Trophik und der Stoffwechsel spielen wie überall im Organismus eine entscheidende Rolle für die Vitalität des Gewebes. Störungen dieser Systeme und ihre Auswirkung auf den Knochen müssen präimplantologisch erkannt werden. Es gilt ferner, Tumoren, Zysten, Zahnretentionen und degenerative Erkrankungen auszuschließen.

Darüber hinaus besteht bei den knöchernen Strukturen des bezahnten Alveolarfortsatzes die Besonderheit, daß sie über den parodontalen und endodontalen Weg vom exogenen, potentiell infektiösen Milieu der Mundhöhle erreichbar sind. Aus *odontogenen Infektionen* resultieren nicht selten dramatische, irreversible Schäden, da der Knochen auf Entzündungsreize stets mit Demineralisation zugunsten der Etablierung von gefäßreichem Granulationsgewebe zur Infektabwehr bzw. -abgrenzung reagiert und dies in Abhängigkeit von Virulenz und Dauer der Infektion erhebliche Ausmaße annehmen kann. Daher ist nach Beseitigung der Infektionsursache – also z.B. der Extraktion des Zahnes – nicht immer sichergestellt, daß letztendlich ein implantationsfähiger Knochen zur Verfügung steht.

Traumata

Traumatische Schädigungsmöglichkeiten des alveolären Knochens mit primärem Substanzverlust oder sekundärem Untergang ergeben sich nach Unfällen mit Zahnverlust, aber auch durch iatrogene Einflüsse wie Zahnextraktionen mit Totalluxationen von alveolären Knochenwänden oder operativen Eingriffen mit großzügigen Knochenresektionen. Bei der mechanischen Bearbeitung von Knochen mit spanabhebenden rotierenden Instrumenten können insbesondere thermische Schäden zu ausbleibender Regeneration oder sogar zu zusätzlichem Gewebeverlust führen. Bei allen iatrogenen Eingriffen sind außerdem postoperative Infektionen möglich, wenn auch relativ selten.

Altersveränderungen

Altersveränderungen des Knochens durch hormonal bedingte Einflüsse spielen bekanntlich besonders bei Frauen nach der Postmenopause (Östrogenmangel) eine Rolle. Die daraus resultierende *Osteoporose* bewirkt eine Strukturänderung des Knochens, ohne die äußere Form und Größe wesentlich zu beeinflussen. Die Knochendichte nimmt durch innere Resorption von Bälkchenstrukturen und Kompakta ab. In erster Linie sind Röhrenknochen und Wirbelkörper betroffen. Eine direkte Korrelation zwischen Osteoporose und gehäuftem Implantatmißerfolg konnte bislang nicht gefunden werden. Über Verfahren einer präimplantologischen Osteoporosediagnostik wird diskutiert [9].

Bei lange bestehender Zahnlosigkeit wird im Alter häufig die *Pars alveolaris* der Mandibula und Maxilla *nahezu vollständig abgebaut* sein. Während im Oberkiefer das palatinale Knochengewölbe (Krafteinfluß des Zungenrückens) und die Stützpfeiler der Crista zygomatico-alveolaris und Spina nasalis relativ resorptionsstabil bleiben, werden vor allem die vestibulären Partien des Alveolarfortsatzes von der Involution betroffen – der Kieferkamm verkleinert sich. Umgekehrt imponiert nach dem Verlust des Alveolarfortsatzes im Unterkiefer die nach außen breiter entwickelte Spange des Corpus mandibulae, die im funktionellen Gleichgewicht mit der hier ansetzenden Muskulatur der Masseter-/Pterygoideus-Schlinge, des Mundbodens, der Zunge und der mentalen und suprahyoidalen Muskulatur steht. Durch den Einfluß der Muskelansätze erklärt sich auch der Beibehalt relativ kräftiger kortikaler Strukturen im atrophierten Unterkiefer, während im Oberkiefer vor allem vestibulär stets eine sehr dünne Kompaktalamelle angetroffen wird.

Regeneration

Knochen-, Binde- und Epithelgewebe gehören zu den Geweben mit hoher regenerativer Potenz. Knochen als hochdifferenziertes Stützgewebe benötigt allerdings bis zur vollständigen Ausreifung, d.h. bis zum Abschluß der Mineralisation, relativ lange Zeit. Einen wesentlichen Einfluß auf die Geschwindigkeit und das Ausmaß der Knochenheilung nehmen allgemeine und lokale Faktoren. Zu den ersten zählen z.B. Gesundheitszustand und biologisches Alter, letztere bestehen in Defektgröße, Vitalität und Quantität des umgebenden Knochengewebes („ersatzstarkes" Lager einer mehrwandigen Knochenkavität, z.B. nach Extraktion eines Zahnes und vollständigem Erhalt der knöchernen Alveole, „ersatzschwaches" Lager einer muldenförmigen Defektes, z.B. nach Verlust einer fazialen Knochenlamelle durch Extraktion).

Eine überragende Rolle für das Heilungsergebnis spielen *funktionelle Einflüsse*. In der ersten Phase (Konsolidierungsphase) müssen alle Krafteinwirkungen unterbleiben, die am Ort der Regeneration zu Relativbewegungen führen oder das sich organisierende Blutkoagulum beeinträchtigen, weil sich dann lediglich eine mehr oder weniger bindegewebige Ausheilung ergeben wird („Pseudarthrose" bei Frakturheilungen). Sobald die Mineralisation zu einer Verfestigung des Regenerates geführt hat, ist eine fraktionierte Belastungsaufnahme sinnvoll, um durch funktionelle Reize die Ausreifung des neugebildeten Knochens zu fördern.

Leider läßt sich dieser feingewebliche Heilungsprozeß am Menschen mit klinischen oder radiologischen Mitteln nicht exakt verfolgen, so daß im Falle einer Implantateinheilung sicherheitshalber ein belastungsfreies Intervall von mindestens drei Monaten einzuhalten ist, bevor die kaufunktionelle Nutzung begonnen wird. MISCH fordert, die prothetische Belastung in Abhängigkeit von der bei der Implantation gefundenen Knochenqualität – er unterscheidet hier in Anlehnung an LEKHOLM und ZARB [6] vier Qualitätsklassen – allmählich aufzunehmen (progressive bone loading), um dem Knochen Zeit zur funktionellen Anpassung zu geben [8].

In der präimplantologischen Phase müssen Knochenheilungsprozesse röntgenologisch bis zu deren Ausheilung verfolgt werden, es sei denn, der Defekt ist klein genug, um das Implantat im begrenzenden Knochen primär stabil inserieren zu können. Dies gilt für Sofort- oder verzögerte Sofortimplantationen und für lokale Knochendefizite, die mit Hilfe von Membranen knöchern ausheilen.

Die *Allgemeinbeurteilung des Kieferknochens* im Rahmen der präimplantologischen Diagnostik beinhaltet also:

- Ausschluß von lokalen oder generalisierten *pathologischen Veränderungen* (entzündliche Osteolysen, Zysten, retinierte Zähne, Tumoren, Strahlenschäden etc.)
- Untersuchung der *lokalen Knochenstrukturen* (Spongiosadichte)
- Beurteilung von *regenerativen Prozessen* (Verlaufskontrollen nach chirurgischen Eingriffen wie Osteotomien, Zystenentfernung etc. oder traumatischen Schädigungen)

Als diagnostische Hilfsmittel dienen Röntgenaufnahmen (Panoramaschichtaufnahme, Zahnfilme, Aufbißaufnahmen). Bei Verdacht auf eine generalisierte Knochenerkrankung ist eine fachärztliche Untersuchung zu veranlassen.

Beurteilung des Implantatlagers bei Spätimplantationen

Implantationen in knöchern konsolidierte Alveolarfortsätze nach länger zurückliegendem Zahnverlust bezeichnen wir als Spätimplantationen. Nach Planung der gewünschten Implantatinsertionsstelle aus prothetischer Sicht gibt die dreidimensionale Erfassung des lokalen Knochenangebotes Antwort auf die Fragen, ob, in welcher Länge und mit welchem Durchmesser implantiert werden kann.

Vertikales Knochenangebot im Unterkiefer

Anatomische Grenzen, die nicht oder nur bedingt tangiert werden dürfen und sich auch während des späteren chirurgischen Eingriffes in der Regel nicht „unter Sicht" kontrollieren lassen, zwingen zu einer besonders sorgfältigen Beurteilung des vertikalen Knochenangebotes zur präoperativen Festlegung der Implantatlänge. Im Unterkiefer sind diese Grenzstrukturen der Mandibularkanal und das Foramen mentale sowie alle lingual stark untersichgehenden, kaudal gelegenen Knochenpartien.

Verletzungen des Nervus alveolaris inferior mit den daraus resultierenden transienten oder permanenten Sensibilitätsstörungen gehören zu den gravierendsten Komplikationen in der enossalen Implantologie [19]. Deswegen wird bei der implantologischen Planung gefordert, die Implantatlänge unter Beachtung eines Sicherheitsabstandes von mindestens 1 mm zum Dach des Canalis mandibularis festzulegen. Mesial des Foramen mentale empfiehlt sich sogar ein größerer Sicherheitsabstand, da der Mandibularkanal eine syphonartige Schleife mesial des Foramens beschreiben kann [17].

Zur Planung eignet sich die *Panoramaschichtaufnahme*, die eine weitgehend verzerrungsfreie, jedoch leicht vergrößerte Übersicht über die knöchernen anatomischen Strukturen vermittelt. Dank seiner kortikalen Begrenzung ist der Verlauf des Mandibularkanals einschließlich des Foramen mentale

Röntgenschablone X-Ray Template	Implantate Implants				
Maßstab 1:1 Scale	Maßstab 1,1:1 Scale		Maßstab 1,25:1 Scale		
A 8	A 8		A 8		
A 11	A 11	B 11	A 11	B 11	
A 14	B 14	C 14	A 14	B 14	C 14	A 14	B 14	C 14
	B 17	C 17	B 17	C 17	B 17	C 17

Abb. 2 Implantat-Klarsichtschablone in verschiedenen Maßstäben.

meist gut identifizierbar. Die Aufnahme muß der aktuellen knöchernen Situation unmittelbar vor der Implantation entsprechen.

Als Planungshilfe dienen im allgemeinen *Implantat-Umrißschablonen*, die die Silhouetten der zur Verfügung stehenden Implantatgrößen des jeweiligen Systems in verschiedenen Vergrößerungsmaßstäben (meist 1:1, 1,1:1, 1,25:1) darstellen (Abb. 2). Bei der Panoramaschichtaufnahme kommt in der Regel der Maßstab 1,25:1 zum Einsatz. Es empfiehlt sich, den Vergrößerungsmaßstab des eigenen Panoramaschichtaufnahme-Gerätes sicherheitshalber einmal unabhängig von einer implantologischen Planung zu überprüfen, indem man beispielsweise einen Metallkörper in Form einer Sechskantmutter hochkant bei einer Routineaufnahme zwischen den Zahnreihen des Seitenzahngebietes mitröntgt und anschließend das Verhältnis zwischen ausgemessener Abbildungsgröße und realer Größe errechnet.

Ein ähnliches Vorgehen muß gewählt werden, wenn die Auswertung mittels Umrißschablonen einen grenzwertigen Abstand zum Mandibularkanal ergibt. Hier wird eine Tiefziehschiene gefertigt, die sich während des Röntgenvorganges über die Zahnreihen oder – bei zahnlosem Kiefer – über Aufbisse sicher fixieren läßt und in die an der geplanten Implantationsstelle auf dem Alveolarfortsatz eine Sechskantmutter oder eine *Metallkugel* von ca. 6 mm Durchmesser eingeschmolzen ist. Anhand des Röntgenbildes kann der individuelle lokale Vergrößerungsmaßstab wie oben angegeben bestimmt und damit die auf dem Bild gemessene Knochenhöhe in das annähernd reale Maß überführt werden (Abb. 3).

Dieses Verfahren läßt sich natürlich auch bei allen anderen ähnlichen metrischen Fragestellungen einsetzen. Trotz höherer Genauigkeit können dennoch Verzerrungsungenauigkeiten resultieren [16], so daß auch hier der Sicherheitsabstand von 1 mm zum Mandibularkanal eingehalten werden muß. Eine Alternative zu der genannten Metallkugel besteht im Mitröntgen eines *Metallrasters* (Rast-o-Pan-Verfahren [2]).

Bei der Durchführung der Implantation können nivellierende Kammglättungen, deren Notwendigkeit präoperativ nicht erkannt und bei der Planung demzufolge nicht berücksichtigt wurden, dazu führen, daß die Implantatlänge nicht mehr der ak-

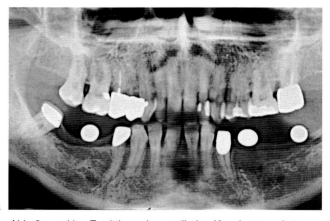 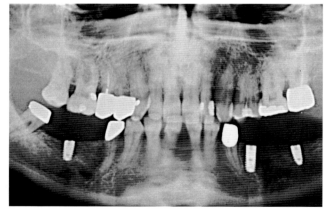

Abb. 3a und b Ermittlung des vertikalen Knochenangebotes.
a) Panoramaschichtaufnahme mit Metallkugeln am Ort der geplanten Implantation.
b) Postoperative Röntgenkontrolle.

tuellen Knochenhöhe entspricht und so der Sicherheitsabstand unterschritten wird. In diesem Fall muß auf ein kürzeres Implantat zurückgegriffen oder die Implantation abgebrochen werden.

Röntgenologisch sind mit Hilfe der Panoramaschichtaufnahme untersichgehende Zonen nicht darstellbar, die im Seitenzahnbereich unterhalb der Linea mylohyoidea oder im Frontalbereich in der Fossa digastrica die Insertionstiefe eines Implantates limitieren. Eine Perforation und ein Belassen der Implantatspitze außerhalb der knöchernen Kontur wird hier in der Regel nicht toleriert, da das mobile Gewebe mechanisch zu stark gereizt wird. Während sich die Linea mylohyoidea und die darunter befindliche Knocheneinziehung meist gut palpieren und ihr Abstand zum Kieferkamm auf diese Weise abschätzen läßt, kann das Zurückweichen des Basalbogens im anterioren Bereich von der Mundhöhle aus nicht ertastet werden, da der Ansatz des Musculus genioglossus an der Spina mentalis posterior einen zu großen Gewebswiderstand bietet. Eine Darstellung des Profilverlaufes des Unterkieferkörpers im Symphysenbereich gewinnt man anhand einer *Fernröntgen-Seitenaufnahme* [13]. Bei noch erhaltener Pars alveolaris wird man häufig eine nach ventral gerichtete scharfe Abknickung zum Corpus mandibulae und somit die Grenze für die erlaubte Implantathöhe finden. Eine metrische Bewertung mit Hilfe von mitgeröntgten Metallkugeln ist selbstverständlich möglich. Für eine Schablonenauswertung gilt hier der Vergrößerungsmaßstab 1:1.

Die klinische Erfahrung zeigt jedoch, daß in den meist bevorzugten Implantatregionen der ehemaligen seitlichen Schneide- und Eckzähne andere geometrische Verhältnisse als im Symphysenbereich vorliegen können, so daß hier der linguale Konturverlauf intraoperativ nach Abpräparation des Mukoperiostes dargestellt sowie Implantatrichtung und -länge entsprechend gewählt werden sollten.

Vertikales Knochenangebot im Oberkiefer

Der Verlauf des Nasen- und Kieferhöhlenbodens stellt die Grenzzone für die Implantatlänge im Front- bzw. Seitenzahnbereich dar. Während der Nasenhöhlenboden eine anatomisch sehr konstante Konfiguration bewahrt, kann sich der *Kieferhöhlenboden* nach der Extraktion der Oberkiefer-Seitenzähne im Rahmen der eintretenden Alveolarfortsatzatrophie sekundär absenken, was häufig zu implantationsunfähigen Knochenverhältnissen führt.

Die Evaluation der möglichen Implantatlänge geschieht auf gleiche Weise wie im Unterkiefer anhand von Orthopantomogramm-Aufnahmen und Röntgen-Umrißschablonen oder – wie beschrieben – unter Zuhilfenahme von Meßschablonen mit eingearbeiteten Metallkugeln. Allgemein gilt, daß eine basale Perforation der Kieferhöhle nicht zum Abbruch der Implantation zwingt, wenn das Implantat die knöcherne Kavität exakt ausfüllt und apikal nicht wesentlich übersteht. Es muß allerdings von seiner Oberflächenstruktur her nach knöcherner Einheilung eine ausreichende Lastübertragung in den zirkulär gelegenen Knochen gewährleisten, da es basal nicht mehr unterstützt ist. Nach bisherigen Erfahrungen kommt es in der Regel zu keinen Komplikationen von seiten der Kieferhöhle.

Anders ist die Situation bei Perforationen des *Nasenhöhlenbodens*. Die sehr gut innervierte Nasenschleimhaut würde bei jeder Belastung des Implantates sensibel reagieren. Außerdem bestünde bei einem Übertritt des meist rauh strukturierten apikalen Implantatabschnittes in die Nasenhöhle eine permanente Infektionsgefahr.

> Zur Beurteilung des vertikalen Knochenangebotes sind Orthopantomogramm-Aufnahmen, auf denen Mandibularkanal, Foramen mentale, Regio interforaminalis sowie die basale Begrenzung der Nasen- und Kieferhöhlen gut zu identifizieren sind, essentiell. Bei gutem vertikalen Knochenangebot kann die Implantatlänge über transparente Implantat-Umrißschablonen des entsprechenden Vergrößerungsmaßstabes (meist 1,25 : 1) ermittelt werden. In Grenzfällen empfiehlt sich die metrische Auswertung der Knochenhöhe durch das Mitröntgen eines definierten Metallgitters oder Metallkörpers (Sechskant, Kugel) am Ort der geplanten Implantation. Ein Sicherheitsabstand von 1 mm ist einzuhalten. Durch unvorhergesehene intraoperative Kammabtragungen verkleinert sich die vertikale Dimension entsprechend, so daß die präoperative Implantatlängenbestimmung neu überdacht werden muß. Daher sollte in der Planungsphase auch eine genaue Profilanalyse des Knochens vorgenommen werden.

Erweiterte Behandlungsmöglichkeiten bei ungenügendem vertikalen Knochenangebot

Bei ungenügenden vertikalen Dimensionen steht heute eine Reihe von weitergehenden chirurgischen

Behandlungsverfahren zur Verfügung, die allerdings nicht als Routineverfahren für die zahnärztliche Praxis gelten können.

Unterkiefer-Seitenzahnbereich. Mit Hilfe *computertomographischer Transversalschnitte* kann im sog. Real-time-Verfahren von der geplanten Insertionsstelle ein genaues Querschnittsbild mit Konturverlauf der Kortikalis und Lage des Mandibularkanals gewonnen werden [14]. Theoretisch ist damit eine Festlegung der Implantatachse lingual oder vestibulär vom Mandibularkanal möglich, beim praktischen Vorgehen verbleibt dennoch ein hohes Restrisiko für die Integrität des Nervus alveolaris inferior. Daher werden CT-Verfahren in Kombination mit speziellen Röntgenschablonen und Markierungshilfen, die sich zu Bohrrichtungsschablonen umgestalten lassen, diskutiert [20].

Andere Autoren empfehlen eine *temporäre chirurgische Freilegung* dieses Nervs mit Transposition nach vestibulär, womit eine Implantation unter Sicht möglich wird. Eine weitere Alternative stellt eine *Auflagerungsosteoplastik* mittels autologem Knochentransplantat dar, wobei präoperativ die Mindestdicke des Transplantates, das meist über das Implantat mit dem ortsständigen Knochen verschraubt wird, festgelegt werden muß.

Bei mangelhaftem vertikalen Knochenangebot im Unterkiefer-Frontbereich kommen ebenfalls Auflagerungsosteoplastiken *mit gleichzeitiger Implantatinsertion* in Frage, wobei der Knochen avaskulär oder mikrovaskulär reanastomosiert verpflanzt werden kann. Die Planung und Durchführung sollte mit mindestens vier Implantaten erfolgen, da der induzierte funktionelle Reiz für die spätere Konstanterhaltung des transferierten Knochens wichtig ist.

Oberkiefer-Seitenzahnbereich. Zur Kompensation eines vertikalen Knochenmangels wird zunehmend von der Technik der *Sinusboden-Augmentation („Sinuslift-Operation")* Gebrauch gemacht. Dabei wird ebenfalls in der Regel ein autologes Knochentransplantat in Form eines kortikospongiösen Spans oder eines Spongiosagranulates (evtl. gestreckt mit Knochenersatzmaterial auf Kalziumphosphat-Basis) zwischen Sinusboden und hochpräparierter Sinusschleimhaut eingebracht und das Implantat entweder – bei stabiler Insertionsmöglichkeit – primär oder – nach knöcherner Konsolidierung des Transplantates – sekundär gesetzt. Wenn kein übermäßig großes Transplantat erforderlich ist, kann dessen Entnahme aus der Kieferwinkel- oder Kinnregion geplant werden. Präoperativ ist eine *Übersichtsaufnahme der Nasennebenhöhlen* erforderlich.

Transversale Computertomographien haben für die Entscheidungsfindung, ob palatinalwärts vom Sinus maxillaris genügend Knochenstärke für eine Implantation vorhanden ist, eine gewisse Bedeutung. Jedoch gilt auch hier, daß die exakte Einhaltung der erforderlichen Bohrrichtung schwierig ist. Zudem weicht die Implantatachse meist erheblich von der optimalen interalveolären Verbindungslinie ab. Auf die hier angesprochenen diagnostischen und chirurgischen Verfahren wird im Abschnitt *Neukamm* detailliert eingegangen.

Horizontales Knochenangebot

Planungsbedarf in horizontaler Dimension ergibt sich in erster Linie, wenn der *Abstand zu benachbarten Zahnwurzeln* zu bestimmen ist. Bei Einzellücken kann es dabei um die Frage gehen, ob eine Implantation ohne erhöhtes Verletzungsrisiko für die Nachbarwurzeln überhaupt möglich ist. Nicht selten befinden sich z.B. nach kieferorthopädischen Lückenöffnungen die Zahnkronen vom klinischen Bild her für eine Einzelimplantation weit genug auseinander; im Röntgenbild zeigt sich dann jedoch eine konvergierende Stellung der Zahnwurzeln. Das *Orthopantomogramm* gibt wiederum am besten Aufschluß über die aktuelle Situation. Allerdings können die Abstände von vertikalen, parallelen Strukturen (Zahnwurzeln) durch unterschiedliche Kurvaturen von Zahnbogen und Bahnverlauf der rotierenden Filmkassette verzerrt wiedergegeben sein, so daß mit Hilfe von Implantat-Umrißschablonen die Platz- bzw. Abstandsfrage nicht sicher geklärt werden kann.

Bei zahnlosen Patienten ergibt sich manchmal im Unterkiefer die Frage, bis zu welcher Position seitlich implantiert werden kann, damit mesial vom Foramen mentale noch der nötige Sicherheitsabstand eingehalten wird. Eine *Tiefziehschiene mit mehreren eingearbeiteten Metallkügelchen* in der Eckzahn-Prämolarenregion, die der Patient mit Hilfe von seitlichen Aufbissen während des Röntgenvorganges am Unterkiefer ortsstabil fixiert, liefert auf der Panoramaschichtaufnahme die nötigen Informationen, wie weit distal eine Implantation möglich ist. Die Schiene kann anschließend leicht als Markierungsschablone umgearbeitet werden. Zusätzliche Sicherheit gibt die operative Darstellung des Foramen mentale bei der Implantatinsertion. Ein analoges Planungsverfahren empfiehlt sich

Diagnostik, Planung und Aufklärung aus chirurgischer Sicht

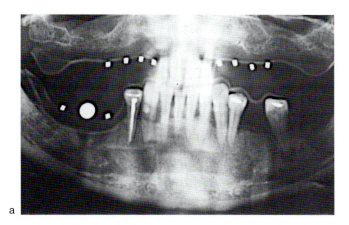

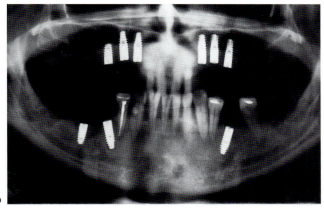

Abb. 4a und b Ermittlung des horizontalen Knochenangebotes.
a) Panoramaschichtaufnahme mit Metallmarkierungen zur Bestimmung der möglichen distalen Implantatpositionierung in Relation zur Kieferhöhle; eine Implantation ist nur bis in Höhe der jeweils dritten Markierung durchführbar.
b) Postoperative Röntgenkontrolle; beachte die Insertion der Unterkiefer-Implantate bezüglich des Verlaufes des Nervus alveolaris inferior bzw. der Lage des Foramen mentale.

für den zahnlosen Oberkiefer, wenn das Platzangebot im Frontbereich zwischen den beiden Kieferhöhlen oder distal in der Tuberregion optimal ausgenutzt werden soll (Abb. 4).

Zur Beurteilung des horizontalen Platzangebotes benötigen wir bei Einzellücken den Abstand der benachbarten Kronen (Vermessung im Mund oder am Modell) und den Verlauf der Wurzeln (Panoramaschichtaufnahme); letzteres gilt auch für eine Implantatinsertion unmittelbar neben einem natürlichen Zahn bei Freiend- oder Schaltlücken. Bei zahnlosen Kiefern und vorgesehener Implantation unmittelbar mesial vom Foramen mentale oder der Kieferhöhle sind Panoramaschichtaufnahmen mit metallmarkierten Tiefziehschienen zur Planung der Insertionsstelle erforderlich.

Transversales Knochenangebot

Die transversale Breite und der Profilverlauf des knöchernen Alveolarfortsatzes sind die entscheidenden Parameter für die Wahl des Implantatdurchmessers und der Implantatachse. Inspektion und Palpation der klinischen Situation erlauben nur eine Grobdiagnostik. Fehleinschätzungen kommen insbesondere dann zustande, wenn sich unter Prothesenbasen die äußere Kontur erhält, während sich der Knochen infolge ungünstiger Belastungsverhältnisse in fibröses Bindegewebe umstrukturiert hat. Auch nach zurückliegenden operativen Eingriffen (Wurzelresektionen, Osteotomien etc.) bildet sich häufig unter der Mukosa nur eine schlecht mineralisierte Knochennarbe. Durch generelle Atrophievorgänge entzieht sich der Kieferkamm schließlich zunehmend der klinischen Beurteilung.

Um ein realitätsnahes Bild des knöchernen Alveolarfortsatzes zu gewinnen, benötigen wir *Modelle*, die am Ort der geplanten Implantation transversal zersägt werden. Nach Abzug der individuellen Schleimhautdicke läßt sich auf der Sägeschnittfläche das Knochenprofil zur Darstellung bringen [10].

Zur Modellherstellung eignen sich *Abdruckverfahren*, die unter Kompression der beweglichen Schleimhaut den Alveolarfortsatz maximal abformen. Dies geschieht bei teil- oder unbezahnten Kiefern am besten mit individuellen Löffeln, wobei selbstverständlich Teilabformungen der Kieferpartien, in denen implantiert werden soll, genügen. Als Abdruckmaterialien sind hochvisköse Silikone zu empfehlen.

Nach Fertigstellung der *Sägeschnittmodelle* wird am Patienten die Schleimhautdicke gemessen und direkt auf das Modell übertragen. Je mehr Werte im Verlauf des Alveolarkammes ermittelt werden, desto genauer läßt sich das Knochenprofil unter Verbindung der gewonnenen Punkte einzeichnen. Die exakte Übertragung der Meßpunkte vom Patienten auf das Modell erfordert die Bereitstellung einer tiefgezogenen Schablone, die in der Sägeschnittebene entsprechende Perforationen aufweist, über welche die Schleimhaut, z.B. mit Methylenblau, markiert wird. Somit ist eine Korrespondenz zum Modell gegeben (Abb. 5) [12].

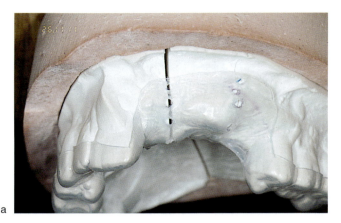
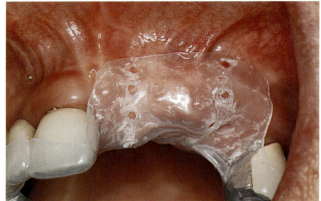
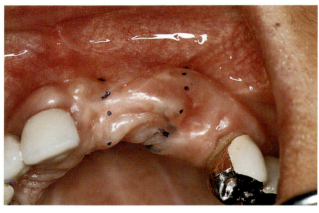
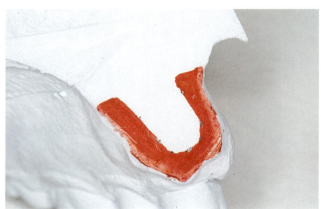

Abb. 5a–d Ermittlung des transversalen Knochenangebotes.
a) Modell nach Kompressionsabformung mit perforierter Übertragungsschablone.
b) Übertragungsschablone in situ.
c) Markierte Meßpunkte zur Schleimhautdickenmessung.
d) Knochenprofil am Sägeschnittmodell.

Die *Messung der Gewebedicke* selbst gestaltet sich am einfachsten mit einer dünnen *Injektionskanüle*, die an ihrer Spitze einen Gummistop aufgesteckt bekommt. Unter Oberflächenanästhesie wird die Kanüle bis zum Knochenkontakt eingestochen, wobei sich die Gummischeibe zurückschiebt und somit die Eindringtiefe markiert (Abb. 6a). Dieses bewährte Verfahren besitzt lediglich den Nachteil, daß es blutig und nicht völlig schmerzfrei ist. Eine Infiltrationsanästhesie ist nicht möglich, da sie das Gewebevolumen lokal erhöht, was leicht zu Falschmessungen führt.

Eine unblutige und völlig schmerzlose Meßmethode steht mittels *Ultraschalltechnik* zur Verfügung. Das SDM-Gerät *(Krupp-Medizintechnik, Essen)* arbeitet nach dem Prinzip des Echo-Impulsverfahrens. Aus dem im Meßkopf befindlichen Piezokristall werden Ultraschallimpulse ausgesandt, die nach Durchlaufen des schalldurchlässigen Weichgewebes an der Knochenoberfläche reflektiert und im Meßkopf wieder empfangen werden. Jeder dieser Meßzyklen dauert 1 ms. Die Vielzahl der Einzelmessungen wird fortlaufend elektronisch gemittelt und mit der Gewebeschallgeschwindigkeit von 1 520 m/sec multipliziert. Das Produkt ergibt die Schleimhautdicke, welche auf $^1/_{10}$ mm genau vom Gerät abzulesen ist. Der Meßbereich liegt zwischen 0,5 und 8 mm. Falschmessungen sind möglich, wenn der Meßkopf mit zu starkem Druck auf der Schleimhaut angesetzt wird (Abb. 6b) [5].

Neben diesen zeitaufwendigen, aber relativ genauen Methoden gibt es *Schnellverfahren*, die eine direkte Information über die Knochenkammbreite vor Ort liefern (Osteometer „Münchner Modell", Schieblehre „Mainzer Modell" etc.). Die entsprechenden Instrumente ähneln Schieblehren oder Tastzirkeln und perforieren ebenfalls mit Dornen die Schleimhaut bis zur Knochenoberfläche. Über angebrachte Skalen können die Meßstrecken sofort abgelesen werden. Dieses Vorgehen ist auch geeig-

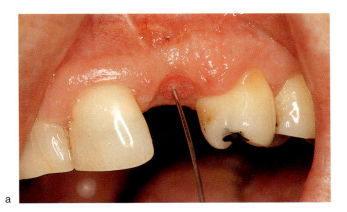

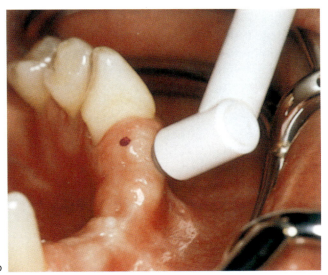

Abb. 6a und b Bestimmung der Schleimhautdicke.
a) Mittels Kanüle mit aufgestecktem Gummistop.
b) Mittels Ultraschallmessung (SDM-Gerät).

Zur Beurteilung des transversalen Implantatlagers benötigen wir die Bestimmung des knöchernen Profilverlaufes. Im Kammbereich gelingt dies über Sägeschnittmodelle des Alveolarfortsatzes nach Abzug der Schleimhautdicke, die durch blutiges Sondieren oder Ultraschallmessung ermittelt werden kann. Computertomographien zur Darstellung des Gesamtprofils sind nur in Grenzfällen erforderlich. Eine FRS-Aufnahme ist zur Profilanalyse des zahnlosen Unterkiefer-Symphysenbereiches hilfreich.

net bei weniger gut ausgeprägten knöchernen Alveolarfortsätzen.

All die genannten Verfahren büßen an Bedeutung ein, wenn die Atrophie des Alveolarfortsatzes das klinische Kammprofil weitgehend zum Verschwinden gebracht hat. Zur Wiedergabe des Knochenprofils benötigt man jetzt radiologische Methoden, beispielsweise ein *Fernröntgen-Seitenbild* für die zahnlose Ober- und Unterkiefermitte oder aufwendige *Computertomographien*, mit denen jede beliebige Schnittebene exakt dargestellt werden kann. Verschiedene Hersteller bieten bereits Zusatzprogramme für Geräte für Panoramaschichtaufnahmen an, mit denen transversale Schichtungen möglich sind. Jedoch überzeugt hier die geräte- und softwareabhängig oft wenig exakte Definition der Schnittebene sowie die Bildqualität noch nicht in allen Fällen [3].

Erweiterte Behandlungsmöglichkeiten bei ungenügendem horizontalen Knochenangebot

Bei primär zu schmaler Knochenbreite für eine Implantation ist eine exakte Planungsdiagnostik wichtig für die Entscheidung, ob sich durch *Knochenspreizung* („bone spreading") ein Implantatlager schaffen läßt oder primär bzw. begleitend regenerative Techniken erforderlich werden [11]. Eine Knochenspreizung mit meißelförmigen Instrumenten ist meist möglich, wenn die Knochenkammbreite krestal mindestens 2,5 mm beträgt. Stärkere Defizite werfen die Frage auf, ob sich ein Implantat primär stabil im Restknochen verankern läßt und der fehlende Knochen unter einer abdeckenden Membran generiert werden kann, oder ob der Knochen zunächst augmentativ verstärkt werden muß, um ein ausreichendes Implantatlager zu erhalten. Grundsätzlich kommen die eben genannten Planungsverfahren zur Anwendung, wobei auf eine möglichst detaillierte Wiedergabe des knöchernen Profils zu achten ist. Nähere Ausführungen zu diesen Verfahren finden sich auf S. 179 ff.

Beurteilung des Implantatlagers bei Sofortimplantationen

Implantationen unmittelbar nach Zahnextraktion bzw. nach abgeschlossener epithelialer Regeneration der Schleimhaut über der Extraktionsstelle bezeichnen wir als *Sofort- bzw. verzögerte Sofortimplantation*. Die Primärdiagnostik des potentiellen Implantatlagers sollte in allen Fällen im Rahmen der Extraktion erfolgen. Bei Extraktionen aufgrund einer nicht beherrschbaren dentogenen Infektion empfiehlt sich eine Zurückstellung der Implantation um 6–8 Wochen, um nach Beseitigung der entzündlichen Gewebeveränderungen eine normale

Mineralisationsbereitschaft des Knochens anzutreffen.

Liegen größere *osteolytische oder zystische Defekte* vor, so muß nach der Extraktion und Enukleation des Granulationsgewebes bzw. des Zystenbalges entschieden werden, ob überhaupt ein Implantatlager zur primär stabilen Aufnahme eines Implantates in absehbarer Zeit präpariert werden kann oder ob eine längere Regenerationsphase zwischengeschaltet werden muß. Gleiches gilt bei Defiziten oder Defekten der knöchernen Alveolenwände von marginal her. Insbesondere die faziale Alveolenwand im Front-Eckzahnbereich weist häufig Rezessionen auf, was mit Hilfe einer stumpfen Sonde nach der Extraktion leicht zu ertasten ist. Auf eine knöcherne Regeneration kann hier, auch unter Zurückstellung der Implantation, nicht gehofft werden. Da das Implantat zervikal knöchern umgeben sein soll, bleiben zwei Alternativen: bei geringfügigen Rezessionen ein entsprechend vertieftes Inserieren des Implantates (cave Ästhetik) oder die Rekonturierung des Defizits mit Hilfe regenerativer Techniken.

Letztere spielen bei Sofort- oder verzögerten Sofortimplantationen auch eine Rolle, wenn das zur Verfügung stehende Implantatsystem den *Querschnitt* des extrahierten Zahnes im Alveoleneingang nicht erreicht, was zu Dimensionsunterschieden von mehreren Millimetern in diesem Bereich führen kann. Hier wird die zirkuläre subgingivale Abdeckung mit einer Membran diskutiert [1]. Implantatsysteme, die mehrere Durchmesservarianten anbieten, kommen ohne dieses Hilfsmittel aus, wobei zur Bestimmung des geeigneten Durchmessers die Dimension des Alveoleneinganges über einen Tastzirkel ermittelt wird.

Die *Längenplanung* bei einer Sofortimplantation richtet sich nicht nach der Länge der extrahierten Zahnwurzel, sondern nach dem vertikalen Gesamtangebot, das, wie beschrieben, mittels einer Panoramaschichtaufnahme eruiert wird. Das Implantat wird in der Regel länger als die natürliche Wurzel sein und, gegebenenfalls abweichend von der ehemaligen Zahnwurzelachse, zentral im Alveolarfortsatz inseriert.

Diagnostik und Planung im Bereich des Schleimhautdurchtrittes

Aus biologischer und – im einsehbaren Bereich – ästhetischer Sicht kommt der periimplantären Mukosa eine wesentliche Bedeutung zu. Die Aufrechterhaltung der ektodermalen Integrität und damit der Schutz vor Kontamination und Infektion wird allein von der Weichgewebsmanschette übernommen. Das mit dem Implantathals in Kontakt stehende Saumepithel bildet bei mechanischer Ruhe und Entzündungsfreiheit über hemidesmosomale Haftmechanismen eine bakteriendichte Schranke [4, 7] und ist somit mit dem Anheftungsmechanismus beim natürlichen Zahn vergleichbar.

Diese epitheliale Haftungszone ist relativ zart und wird nur durch den Gewebsturgor des darunterliegenden Bindegewebes gestützt. Anders als beim natürlichen Zahn, bei dem dentogingivale subepitheliale Faserstrukturen eine stabile Aufhängung bilden, kann hier der kollagene Faserapparat lediglich zirkulär um den Implantathals herumlaufen und auf kurzem Wege in den alveolären Knochen einstrahlen. In dieser Form bietet er dennoch beste Voraussetzungen für einen wirksamen mechanischen Schutz der epithelialen Verklebung. Es liegt daher auf der Hand, daß eine periimplantäre Zone von fixierter, keratinisierter Mukosa erstrebenswert ist, wenngleich experimentelle und klinische Studien gezeigt haben, daß bei kontrollierter Hygiene auch bei reduzierter oder fehlender attached gingiva eine stabile periimplantäre Weichgewebssituation aufrechterhalten werden kann [18].

Allgemeinbeurteilung

Der Zustand des dentogingivalen Verschlußapparates im Bereich vorhandener Eigenzähne stellt zwar kein unmittelbares Planungskriterium für die Implantatdurchtrittsstelle dar, gilt jedoch als entscheidendes Hygienekriterium in der präimplantologischen Phase. Erst nach Herstellung von stabilen biologischen Verhältnissen und Aufrechterhaltung der Entzündungsfreiheit durch die Mitarbeit des Patienten sind implantologische Maßnahmen indiziert. Die zahnlosen Alveolarabschnitte müssen frei von pathologischen Gewebeveränderungen, wie z.B. Hyperkeratosen oder Fibromen, sein.

Beurteilung der Schleimhaut am Ort der Implantation

Ein wichtiges Planungskriterium besteht in der *Dicke des Weichgewebsmantels* am Ort der Implantation, welche mit Hilfe der zuvor beschriebenen Schleimhautdickenmessung eruiert wird. Bei subgingival, d.h. auf Knochenniveau einheilenden

Implantatsystemen, stellt sich die Frage nach der transgingivalen Distanz im Hinblick auf die spätere prothetische Versorgung mit den vorhandenen Aufbauteilen des Systems. Vielfach gibt es Aufbaupfosten oder Distanzhülsen in verschiedenen Sulkushöhen, so daß der individuellen Situation entsprochen werden kann. Dennoch können Verhältnisse vorliegen, die bei verdickter Schleimhaut zu deren Ausdünnung oder bei zu dünnem Tegument zu einer vertieften Insertion des Implantates zwingen. Letzteres spielt vor allem im einsehbaren Bereich eine Rolle, wenn aus ästhetischen Gründen der Kronenrand leicht in der Gingiva eingebettet sein soll.

Weniger Variabilität besitzen in der Regel transgingival einheilende Implantatsysteme, weil hier die gingivale Höhe in Form einer polierten Randzone am enossalen Teil fest vorgegeben ist. Vor allem bei vergleichsweise dicker Mukosa wird das Implantat nach korrekter Insertion in den Knochen das Schleimhautniveau nicht erreichen.

Bei der Planung der Insertionsstelle ist auch abzusehen, ob der Implantataufbau später in einer zirkulären Zone von fixierter Mukosa zu liegen kommt. Für den Fall, daß die bewegliche Schleimhaut bzw. submuköse Bänder kammnah ansetzen, kann die Implantatinsertion mit einer lokalen *Vestibulumplastik* nach der von KAZANJIAN oder PICHLER/EDLAN beschriebenen Methode kombiniert werden. Dies ist besonders erfolgreich bei noch gut ausgeprägtem Kammprofil, während bei flachen, atrophen Kieferabschnitten häufig Rezidive zu beobachten sind.

Ist die Gingiva bei hoher Lachlinie einsehbar, so müssen – besonders bei Einzelkronen – auch Überlegungen hinsichtlich der Farbe der periimplantären Weichgewebszone angestellt werden. Bei einem Defizit von blasser, keratinisierter Gingiva läßt sich mit Hilfe eines *Schleimhauttransplantates* aus dem harten Gaumen keratinisiertes Gewebe einbringen, das in seiner Farbe und Konsistenz der befestigten Gingiva der Nachbarzähne ähnelt. Präimplantologisch kann damit auch ein Weichgewebskissen geschaffen werden, das die oft fehlende Interdentalpapille bei der späteren Kronenversorgung auszugleichen hilft.

> Die Diagnostik im Bereich des späteren Schleimhautdurchtrittes dient zur Beurteilung der Weichgewebsdicke und der prospektiven periimplantären Situation. Gegebenenfalls lassen sich im Rahmen der Implantatinsertion durch kleine chirurgische Maßnahmen die Voraussetzungen für eine fixierte, stabile Weichgewebsmanschette am Implantathals verbessern. Besondere Überlegungen hinsichtlich Kontur und Farbe spielen eine Rolle bei ästhetisch relevanten, bei Sprechen und Lachen einsehbaren Bereichen.

Aufklärung

Die exakte Erhebung der Einzelbefunde im Rahmen der präimplantologischen Diagnostik bietet eine gute Grundlage für die Unterrichtung des Patienten bezüglich des geplanten chirurgischen Eingriffes und dessen allgemeine und spezielle Risiken. Da es sich bei Implantationen stets um Wahleingriffe, nie um Akuttherapien handelt und in der Regel nichtchirurgische Therapiealternativen bestehen, ist besonders sorgfältig aufzuklären – gerade auch unter Hinweis auf konventionelle prothetische Lösungen. Dem Patienten muß genügend Zeit eingeräumt werden, seine Entscheidung zu überdenken. Die Einzelpunkte der Aufklärung sind schriftlich festzuhalten. Der Patient bestätigt durch seine Unterschrift, daß er die Erläuterungen verstanden hat und den Eingriff akzeptiert. Die Planungsunterlagen (Röntgenbilder, Modelle, Meßschienen etc.) sollten vom Behandler archiviert werden.

Literatur

[1] Augthun, M., Yildirim, M., Biesterfeld, S., Spiekermann, H.: Gesteuerte Knochenregeneration bei Sofortimplantaten. Z. Zahnärztl. Implantol. IX (1991), 223.

[2] Brandau, R.: Vermessen von Panorama-Röntgenbildern und Lokalisation zweiphasiger Implantate. Fortschr. Zahnärztl. Implantol. I (1985), 219.

[3] Bschorer, R., Fuhrmann, A., Gehrke, G., Keese, E., Uffelmann, U.: Die Darstellung des Canalis mandibulae mit der Unterkieferquerschnitt-Panoramaschichttechnik. Dtsch. Zahnärztl. Z. 48 (1993), 786.

[4] Gould, T.R.L., Westbury, L., Brunette, D.M.: Ultrastructural study of the attachment of human gingiva to titanium in vivo. J. Prosth. Dent. 52 (1984), 418.

[5] Knapp, G., Nentwig, G.-H.: Ultraschall-Laufzeitmessung zur klinischen Bewertung der Schleimhaut-Periostdicke. Z. Zahnärztl. Implantol. VII (1991), 97.

[6] Lekholm, U., Zarb, G.A.: Patient selection and preparation. In: Brånemark, P.I., Zarb, G.A., Albrektsson, T.: Tissue-integrated prostheses, osseointegration in clinical dentistry. Quintessenz, Berlin 1985.

[7] McKinney, R.V., Steflik, D.E., Coth, D.L.: Evidence for a junctional epithelial attachment to ceramic dental implants. J. Periodontol. 56 (1985), 579.

[8] Misch, C.E.: Density of bone: Effect on treatment plans, surgical approach healing and progressive bone loading. Int. J. Oral Implantol. 6 (1990), 23.

[9] Moeglin, A., Welzel, K., Grünert, B., Becker, J.: Bedeutung der Knochendichtemessung für die präimplantologische Diagnostik im Unterkiefer. Z. Zahnärztl. Implantol. IX (1993), 281.

[10] Nentwig, G.-H.: Präoperative Planung der Spätversorgung von Einzelzahnlücken mit Implantaten. Dtsch. Zahnärztl. Z. 38 (1983), 689.

[11] Nentwig, G.-H., Nick, I., Helmke, U.: Die Implantation bei schmalem Kieferkamm – Diagnostik, Klassifikation und Operationsverfahren. Z. Zahnärztl. Implantol. IX (1993), 156.

[12] Nick, I., Helmke, U., Nentwig, G.-H.: Präimplantologische Diagnostik mit dem SDM-Gerät – Zuverlässigkeit der Methode durch Vergleichsuntersuchungen. Jahrbuch für orale Implantologie 93. Quintessenz, Berlin 1993.

[13] Pröbster, L., Freesmeyer, W.B.: Der zahnlose Unterkiefer im Fernröntgenseitbild. Z. Zahnärztl. Implantol. V (1989), 68.

[14] Schlegel, A., Randelshofer, P., Donath, K., Benner, U., Sommer, B.: Identität von Computertomographie und Realvermessung. Jahrbuch für orale Implantologie 93. Quintessenz, Berlin 1993.

[15] Schulte, W., d'Hoedt, B., Axmann, D., Gomez, G.: 15 Jahre Tübinger Implantat und seine Weiterentwicklung zum Frialt-2-System. Z. Zahnärztl. Implantol. VIII (1992), 77.

[16] Setz, J., Krämer, A., Lin, W.: Vermessungen von Orthopantomogrammen in der präimplantologischen Diagnostik. Z. Zahnärztl. Implantol. V (1989), 64.

[17] Spiekermann, H.: Implantologie. In: Rateitschak, K.H., Wolf, H.F. (Hrsg.): Farbatlanten der Zahnmedizin, Bd. 10. Thieme, Stuttgart 1994.

[18] Strub, J.R., Gaberthüel, T.W., Grunder, U.: Die Rolle der attached Gingiva für die Gesundheit der periimplantären Gewebe bei Hunden. Teil 1: Klinische Befunde. Int. J. Parodontol. Restaurat. Zahnheilkd. 11 (1991), 305.

[19] Tetsch, P., Strunz, V.: Schädigungen des Nervus alveolaris inferior durch Implantationen im Unterkieferseitenzahnbereich. Z. Zahnärztl. Implantol. III (1987), 53.

[20] Weingart, D., Düker, J.: Röntgentomographische Technik zur Darstellung des atrophierten Alveolarfortsatzes vor enossaler Implantation. Z. Zahnärztl. Implantol. VII (1991), 271.

Diagnostik, Planung und Aufklärung aus prothetischer Sicht

VON ERNST-JÜRGEN RICHTER

Inhaltsübersicht

Einleitung 105
Allgemeine präprothetische Aspekte 105
Spezielle Ausgangssituationen 105
    Einzelzahnersatz 105
    Verkürzte und unterbrochene Zahnreihe . 107
    Teilbezahnter Kiefer 110
    Stark reduziertes Restgebiß 110
    Teilbezahnter Oberkiefer 111
    Teilbezahnter Unterkiefer 112
Zahnloser Kiefer 113
Patientenaufklärung 115
Literatur 115

Einleitung

Wenn aus chirurgischer Sicht die Voraussetzungen zur Insertion von Implantaten gegeben sind, ist in einem zweiten Schritt ebenso kritisch abzuwägen, ob sich mit dieser Form der Therapie die Gesamtheit der prothetischen Anforderungen realisieren läßt. Diese stehen, zumindest was die Ästhetik und die Langlebigkeit des Ersatzes angeht, für einen Patienten, insbesondere für denjenigen, der sich einer vergleichsweise invasiven und aufwendigen Implantatbehandlung unterziehen will, an erster Stelle. Natürlich muß sich weiterhin eine normofunktionelle Wiederherstellung des stomatognathen Systems erzielen lassen.

Damit hat die prothetische Komponente im Rahmen der präimplantologischen Diagnostik, Planung und Patientenaufklärung ein besonderes Gewicht. Das Wissen um die möglichen Probleme bewahrt den Behandler und den Patienten vor späteren Überraschungen und erlaubt es, die speziellen Belange angemessen zu berücksichtigen. Dabei sollte der folgende Grundsatz gelten:

> Die vorgesehene prothetische Restauration sollte hinsichtlich der Planung und Fertigung so einfach und damit so sicher wie möglich konzipiert werden.

Dazu gehört es in der Regel auch, die Anzahl der Implantate auf die aus funktioneller Sicht notwendige Anzahl zu beschränken.

Allgemeine präprothetische Aspekte

Je nach Ausgangssituation kann der Umfang der zu berücksichtigenden Befunde und der Planungsaufwand für eine implantatstabilisierte prothetische Rekonstruktion sehr unterschiedliche Ausmaße annehmen. Für eine Versorgung im zahnlosen Unterkiefer sind die diagnostischen und Planungsmaßnahmen im allgemeinen deutlich weniger umfangreich als für implantologische Therapien im zahnlosen Oberkiefer oder im teilbezahnten Gebiß.

> Aus prothetischer Sicht haben die klinische Inspektion der Mundhöhle sowie einartikulierte Studienmodelle der Ausgangssituation zentrale Bedeutung für die Befunderhebung.

Ergänzend zu der allgemeinzahnärztlichen Befundung ist die Schleimhautsituation (Breite der fixierten Gingiva) zu beurteilen und durch bidigitale Palpation das transversale Knochenangebot, die Kontur des Alveolarfortsatzes und die Dicke des Tegumentums festzustellen. Weiterhin empfiehlt es sich, zumindest bei einem Anhalt für eine Funktionsstörung des Gebisses eine klinische und eventuell auch eine instrumentelle Funktionsanalyse durchzuführen und die Dysfunktion bzw. damit einhergehende Schmerzen durch eine Schienentherapie oder andere adäquate Maßnahmen abzustellen oder zu lindern. Andernfalls sollten implantologische Therapieformen sehr zurückhaltend in Erwägung gezogen werden.

Im Artikulator montierte Studienmodelle stellen die beste Möglichkeit zur Beurteilung der räumlichen Verhältnisse dar. Insbesondere geben sie Aufschluß über die Relation von Ober- und Unterkiefer sowie Ausmaß, Form und Beziehung einer Zahnlücke zu bezahnten Kieferabschnitten. Weiterhin lassen sich die statische und dynamische Okklusion beurteilen.

Spezielle Ausgangssituationen

Einzelzahnersatz

> Aus prothetisch ästhetischer Sicht stellt die Einzelzahnrestauration eines Oberkiefer-Frontzahnes mit Hilfe eines Implantates die bei weitem schwierigste implantologisch-prothetische Aufgabe dar.

Aus diesem Grunde sind differentialtherapeutische Alternativmaßnahmen kritisch abzuwägen (s.S. 44). Letztlich entscheidend ist der Lokalbefund, wobei allerdings bei jungen Patienten primär deren Alter zu berücksichtigen ist. Dies ist darin begründet, daß der periimplantäre Knochen keinem weiteren Wachstum unterliegt. Darüber hinaus besteht keine eindeutige Relation zwischen dem Alter des Patienten und dem Abschluß des Kieferwachstums, so daß Implantate nur in Ausnahmefällen bei Patienten, die jünger als 20 Jahre sind, geplant werden sollten [16, 23]. Gewisse Rückschlüsse zu dieser Problematik lassen sich aus dem Durchbruchszustand bzw. der klinischen Kronenlänge bleibender Zähne ableiten.

Das häufigste Problem jeder *Einzelzahnimplantation im Oberkiefer* stellt sich in der Regel erst einige Zeit nach Implantation bzw. Behandlungsabschluß dar: Gelegentlich beobachtet man eine *Rezession der vestibulären Gingiva*, die zur Freilegung des Implantathalses führt und durch eine im Vergleich zum Nachbarzahn lang erscheinende Krone (Andeutung der Zahnwurzel) ausgeglichen werden muß. In jedem Fall sind damit ästhetische Einbußen verbunden.

Um die genannten Beeinträchtigungen zu vermeiden, ist eine umfassende Befunderhebung zur Einschätzung der Situation notwendig. Die folgenden Sachverhalte sind zu ermitteln:

- Knochenangebot in vestibulooraler Richtung, Knochenkonturverlauf, Ausmaß des alveolären Kollapses (nach Zahnextraktion)
- Bißlage, Zahnstellungen, Verzahnungsverhältnisse in Okklusions- und Artikulationsstellung
- Ausmaße der Lücke koronal und zervikal, Vergleich mit der klinischen Krone des kontralateralen Zahnes
- Schleimhautprofil: Anteile von Gingiva und Mukosa im Vergleich zum kontralateralen Zahn, Kontur der marginalen Gingiva der die Lücke begrenzenden Zähne im Kammbereich des zahnlosen Alveolarfortsatzes
- Höhe und Verlauf der Lachlinie

Im Hinblick auf die Gefahr späterer gingivaler Rezessionen ist abzuschätzen, ob eher mit einer dicken oder mit einer dünn auslaufenden fazialen Knochenlamelle nach Setzen des Implantates gerechnet werden muß, denn im Rahmen des operativen Eingriffs und der Implantateinheilung führen knöcherne Umbauvorgänge zur Resorption, insbesondere von zarten Knochenlamellen [6]. Daher hat das orofaziale Knochenangebot große Bedeutung, jedoch ist auch die Orientierung des Implantates relativ zum krestalen Bereich des Alveolarfortsatzes zu berücksichtigen. Diese kann durch die antagonistische Lagebeziehung, die Stellung der Zähne sowie funktionelle Gesichtspunkte beeinflußt werden. Entscheidend ist, ob ausreichend Raum für eine ästhetisch ansprechende prothetische Kronenrestauration zur Verfügung steht.

Mitunter lassen sich diese Aspekte nur schwer in Einklang bringen: So erfordert der Ersatz eines Frontzahnes in einer lückig stehenden Front zwangsläufig ein Implantat, jedoch kann sich dies bei Vorliegen eines Deckbisses und damit einhergehenden steilen Führungsverhältnissen als äußerst schwierig erweisen.

Aus ästhetischen Gründen ist es in der Regel anzustreben, quasi durch eine Kopie der kontralateral vorhandenen Zahnkrone die Harmonie im Frontbereich des Gebisses durch eine analoge implantatfixierte Restauration wiederherzustellen. Besonders sensibel im Hinblick auf das Aussehen ist jedoch die Weichteilsituation um das Implantat. Wenn die die Lücke begrenzenden Zähne noch einen ausgeprägten interdentalen Col aufweisen, ist häufig auch mit der Wiederausbildung einer Interdentalpapille zwischen Zahn und implantatgetragener Restauration zu rechnen. Sofern allerdings der zahnlose Kieferabschnitt durch mehr als ein Implantat rekonstruiert werden soll, stellt sich eine vollständige Neubildung einer interimplantären Papille häufig nicht ein.

Weiterhin ist es auch wichtig, daß eine ausreichend breite Zone fixierter Gingiva vorhanden ist, um einen gleichmäßig harmonischen Konturverlauf von blasser Gingiva und eher rosaroter Mukosa zu gewährleisten. Allerdings sind diese Zielvorstellungen weniger bedeutungsvoll, wenn der Patient keine hohe Lachlinie besitzt.

Der Ersatz eines *Unterkiefer-Frontzahnes* durch ein Implantat sollte sehr zurückhaltend erwogen werden. Die Ausdehnung der Zahnlücke in mesiodistaler Richtung ist in aller Regel so gering (Abb. 1a), daß sich häufig zwar Implantate mit dem kleinsten Durchmesser verankern lassen, jedoch kaum ausreichend Platz für eine regelrechte Ausformung der Weichgewebe verbleibt und zusätzlich dadurch Mundhygienemaßnahmen in diesem besonders kritischen Bereich erschwert werden (Abb. 1b). In dieser Region liegt vor allem eine Indikation für Adhäsivbrücken vor.

Im Rahmen der Planung des Ersatzes ist nach der Diagnostik vor allem abzuklären, welches Implantatsystem im vorliegenden Fall zweckmäßig ist. Vorteilhaft sind gedeckt einheilende, mehrteilige Systeme. Diese müssen über geeignete, u.a. abgewinkelte Prothetikaufbauten verfügen, die bei Divergenz der Implantat- und Kronenachse eine Anpassung erlauben. Eventuell muß das Implantat aufgrund des Designs der Rotationssicherung (in der Regel ein Innen- oder Außensechskantflansch) in einer bestimmten Position verankert werden, um wiederum eine bestimmte Ausrichtung des abgewinkelten Aufbaus zu erreichen.

Weiterhin kann die Höhe des zervikalen, an das Implantat anschließenden Präzisionsbundes im Schleimhautdurchtrittsbereich von Bedeutung sein (ausreichende chirurgische Verankerungstiefe des Implantates zur subgingivalen Lage dieses Metallbundes). Aus der Sicht der Paßgenauigkeit sind präfabrizierte, angußfähige, standardisierte Suprastrukturteile günstiger als individuell gefertigte,

Diagnostik, Planung und Aufklärung aus prothetischer Sicht

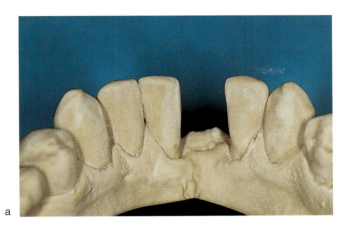

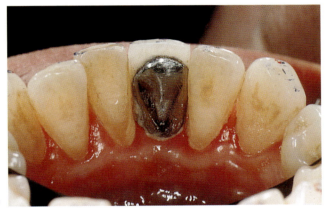

Abb. 1a und b Ersatz eines Unterkiefer-Frontzahnes durch ein Implantat.

a) Das Situationsmodell zeigt, daß sich aufgrund der interradikulären Distanz in diesem Falle ein Implantat verankern ließe. Führt man sich jedoch die mesiodistale Breite eines Incisivus im zervikalen Bereich vor Augen, wird klar, daß hier eine grazile Adhäsivbrücke ein besseres Ergebnis erwarten läßt.
b) Der Ersatz eines mittleren unteren Frontzahnes durch ein Implantat ist zwar prinzipiell möglich, jedoch verhindert der relativ voluminöse zervikale Implant- bzw. Kronenbereich die Ausbildung regelrechter Interdentalpapillen. Die Reinigung dieser sensiblen Zone ist erheblich erschwert.

eventuell an präparatorisch veränderten Aufbauten angepaßte bzw. über ausbrennbare Kunststoffhülsen hergestellte, metallische Implantat-Kronenbasen.

Sofern nur ein einzelnes Implantat verankert werden soll, kann der geübte Behandler auf eine *Operationsschablone* zur prothetisch korrekten Plazierung des Implantates verzichten. Wenn jedoch eine schwierige Ausgangssituation vorliegt (eher geringes Knochenangebot, zierliche Zahnkronen, ausgeprägte Divergenz zwischen Implantat- und Kronenachse), empfiehlt sich die Anfertigung einer Schablone als richtungsweisendes Hilfsmittel zur operativen Insertion des Implantates.

Verkürzte und unterbrochene Zahnreihe

Aus implantologisch-prothetischer Sicht kommen drei *alternative Versorgungsmöglichkeiten* in Betracht:

- Verbundbrückenkonstruktion zwischen Implantat(en) und einem oder mehreren Zähnen
- die rein implantatverankerte Brücke
- implantatfixierte Einzelkronen

Einfluß auf die Entscheidung, welche dieser Möglichkeiten realisiert wird, haben zunächst die anatomisch-topographischen Verhältnisse, die Implantate eventuell nur an bestimmten Stellen zulassen, wenn man von risikobehafteten chirurgischen Eingriffen absieht. Es hat sich gezeigt, daß es vielfach aufgrund der Atrophie des Alveolarfortsatzes nicht möglich ist, ein Implantat im ehemaligen Prämolarenbereich des Unterkiefers zu verankern.

> Gegenüber der klinischen Inspektion und der Beurteilung der Schleimhautverhältnisse hat die Modellanalyse überragende Bedeutung für die präprothetische Diagnostik und Planung von Implantaten und deren Suprakonstruktion.

Eine *geringe vertikale Distanz* des zahnlosen Kieferabschnitts zu den Antagonisten kann in Folge einer fehlenden Abstützung vorliegen. Halten sich die Elongationen in Grenzen (Abb. 2), können sie toleriert werden und gestatten kurze klinische Kronen auf den Implantaten, was hinsichtlich deren Belastung günstig ist. Allerdings sollte eine eher steile Eckzahn- oder Gruppenführung bestehen, so daß

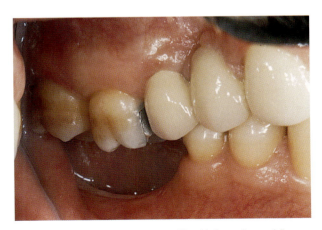

Abb. 2 Geringfügig elongierte Oberkiefermolaren können im Rahmen einer Neuversorgung des zahnlosen Unterkieferabschnittes in dieser Form belassen werden, wenn eine steile Eckzahnführung eine sichere Disklusion bei der Lateralbewegung zuläßt.

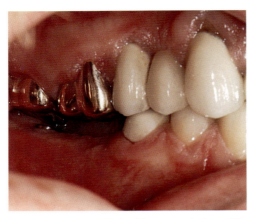

Abb. 3 Eine geringe vertikale Distanz zwischen Oberkieferzähnen und zahnlosem Unterkieferabschnitt kann eine zweckmäßige Gestaltung implantatgetragenen Ersatzes erheblich erschweren. In einem derartigen Fall sind weiterreichende Maßnahmen notwendig.

eine sichere Disklusion im Seitenzahnbereich gewährleistet ist. Ein zu kleiner Abstand kann die Gestaltung und Befestigung implantatgetragenen Ersatzes jedoch erschweren (Abb. 3) oder unmöglich machen. Daher ist in seltenen Fällen eine kieferorthopädische Intrusion, das Überkronen der Antagonisten oder zumindest ein okklusales Einschleifen notwendig, was allerdings einen hohen Aufwand darstellen kann.

Liegt dagegen aufgrund ausgeprägter Höhenatrophie des Alveolarfortsatzes ein *großer Abstand* vor (Abb. 4), ergeben sich lange Kronen auf den Implantaten mit dementsprechend hohen, vor allem transversalen Belastungen. In Extremfällen ist daher eventuell eine Überkronung der Antagonisten mit gleichzeitiger Abstimmung auf die Implantatposition oder kieferorthopädische Extrusion zu diskutieren. Allerdings sollte das Niveau der Kauebene dennoch nur mäßig disloziert werden.

Das Ausmaß des rekonstruktiven Ersatzes in *mesiodistaler Richtung* richtet sich vor allem nach der Bezahnung des Gegenkiefers. Je mehr unverblockte Zähne hier vorhanden sind, desto länger muß die implantatverankerte Versorgung nach posterior sein, und um so mehr Implantate sind notwendig, wenn man keine zusätzlichen Maßnahmen im Gegenkiefer zur Verblockung einzeln stehender Zähne vornehmen will. Als Anhalt gilt bei verkürzten Zahnreihen: Wenn mehr als zwei Zähne durch ein Implantat ersetzt werden sollen, ist ein weiteres Implantat notwendig. Sie sollen in mesiodistaler Richtung nach der Zahnachse der Antagonisten ausge-

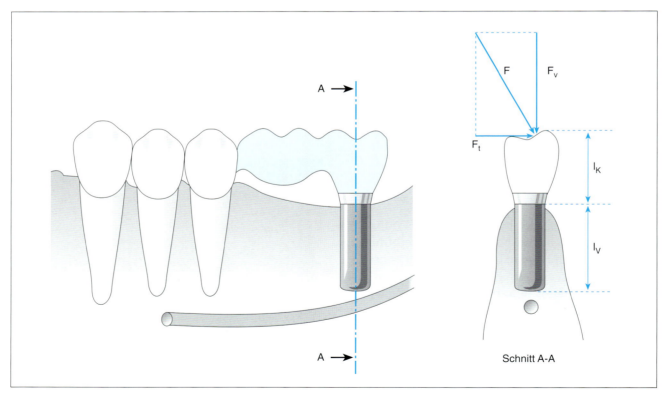

Abb. 4 Lange klinische Kronen auf kurzen Implantaten ($l_K > l_V$) können hohe Beanspruchungen insbesondere im krestalen Bereich des knöchernen Implantatlagers verursachen, da sich die horizontale Komponente (F_t) einer okklusal einwirkenden Belastung (z.B. bei der Mastikation) über einen langen Hebelarm auswirkt [18].

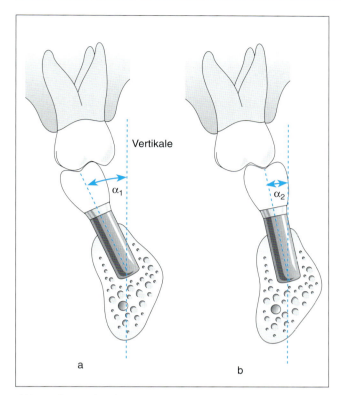

Abb. 5 Dentoalveoläre Relation in der Transversalen und Ausrichtung der Implantatachse: Aus biomechanischer Sicht ist eine senkrechte bzw. nur wenig davon abweichende Ausrichtung der Implantatachse (kleiner Winkel α) günstig, auch wenn eine Kreuzbißverzahnung in Kauf genommen werden muß.

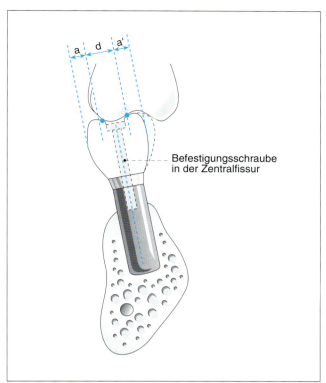

Abb. 6 Eine zentrische Implantatbelastung in der Okklusion ist günstig. Die Suprakonstruktion ist vergleichsweise schmal zu gestalten, die okklusalen Kontakte liegen im Idealfall innerhalb des (projizierten) Implantatdurchmessers d oder gleichmäßig verteilt auf den klein dimensionierten „Überhängen" a und a', um Biegebelastungen auf das Implantatlager zu vermeiden.

richtet sein. Ideal ist die Ausrichtung des Implantats in vestibulooraler Richtung dann, wenn dessen Mittelachse auf den tragenden Höcker des Antagonisten zeigt. Vielfach muß jedoch aus anatomischen Gründen von dieser Richtlinie abgewichen werden, so daß sich eine Kreuzbißverzahnung ergibt und das Unterkiefer-Implantat in einem derartigen Fall auf einen vestibulären Höcker des Oberkiefer-Antagonisten ausgerichtet ist (Abb. 5). Aus prothetischer Sicht ist eine annähernd vertikale Achsrichtung des Implantates anzustreben. Eine schräg auf den tragenden antagonistischen Höcker ausgerichtete Implantatinsertion sollte vermieden werden, denn grundsätzlich gilt:

> Im Seitenzahnbereich sollten Implantate – bezogen auf eine Transversalebene – möglichst im Verlauf der Muskelkräfte, also vertikal, verankert werden.

Die *Suprakonstruktion* ist so zu gestalten, daß der Kauflächenkomplex eher schmaler als bei Zähnen ist und dem Implantat mittig aufsitzt, so daß nur klein dimensionierte, gleichmäßig nach oral und vestibulär ausladende Anteile das Implantat in der Transversalen überragen (Abb. 6). Dann ist sichergestellt, daß die okklusale Befestigungsschraube bzw. deren Zugangsstollen zentral, möglichst in der Hauptfissur, zu liegen kommt. Daher ist ein *prothetisches Wax up* im Planungsstadium sinnvoll, wodurch diese Relationen erkannt und leicht in Form einer Operationsschablone umgesetzt werden können. Diese Schablonen bieten einen guten Anhalt für die bestmögliche Plazierung von Implantaten. Gleichzeitig wird bei kritischen anatomischen Verhältnissen sichtbar, wie weit man von der Idealposition abweichen muß. Sofern z.B. bei Implantationen für implantatfixierte Einzelkronen nahe an einem die Lücke begrenzenden Zahn operiert werden muß, zwingen diese Schablonen zu einer korrekten Ausrichtung der Aufbereitungsinstrumente für das Implantatbett. Andernfalls kann es leicht geschehen, daß der Abstand des Implantates zum endständigen Zahn zu groß ausfällt.

Die drei möglichen implantologisch-prothetischen Versorgungen unterscheiden sich nur unwesentlich hinsichtlich der präoperativen Diagnostik. Eine Verbundbrückenkonstruktion verzeiht durch die adaptiven Gestaltungsmöglichkeiten des Brückenkörpers Fehler bei der Plazierung des Implantates in mesiodistaler Richtung. Wird jedoch eine Rekonstruktion auf zwei oder mehr Implantaten geplant, ist eine annähernd parallele Insertionsrichtung der Implantate unbedingt notwendig. Andernfalls können die Befestigungsschrauben bzw. die Zugangsstollen miteinander interagieren und eine korrekte Fixierung der Suprakonstruktion erschweren.

Teilbezahnter Kiefer

Stark reduziertes Restgebiß

Bewertet man in diesem Falle das stark reduzierte Restgebiß als einen Restzahnbestand, der normalerweise nur eine herausnehmbare Prothese erlaubt (Abb. 7), die zudem aufgrund der Verteilung und der prothetischen Wertigkeit der Pfeilerzähne eine eher limitierte Funktionsperiode erwarten läßt, so ist es Aufgabe zusätzlicher künstlicher Pfeiler, diese Ausgangssituation entscheidend zu verbessern.

> Ziel implantologischer Eingriffe ist es daher, eine herausnehmbare Prothese zu stabilisieren

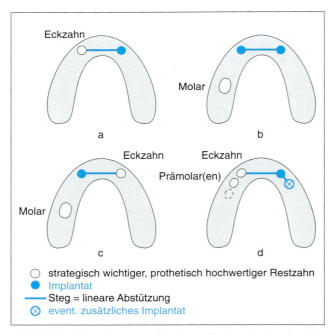

Abb. 7 Typische Ausgangssituationen für das stark reduzierte Unterkieferrestgebiß, in dem durch Hinzufügen von Implantaten eine prothetisch günstige, lineare Abstützung für herausnehmbaren Zahnersatz geschaffen wird.

und insbesondere eine möglichst frontal verlaufende Auflage- bzw. Rotationsachse zu schaffen, die eine definierte Prothesenkinematik ermöglicht.

Es sei hier angemerkt, daß Eckzähne und Molaren häufig die letzten erhaltungswürdigen Zähne eines Gebisses sind, welche zudem eine strategisch wichtige Funktion erfüllen.

Im Falle der *Ein-Zahn-Situation* (meist unterer Eckzahn) wird durch Insertion eines Implantates in Position des fehlenden kontralateralen Eckzahnes die prothetische Ausgangslage erheblich verbessert, weil dann ein die Prothese frontal abstützender Steg mit ausreichender Länge möglich ist [17]. Ist dagegen im Unterkiefer noch ein *Molar* vorhanden, so sollten mindestens zwei frontale Implantate inseriert werden (vergleiche Therapiekonzepte für den zahnlosen Unterkiefer), so daß sich dadurch eine trianguläre, funktionsstabile Verankerung der Prothese erreichen läßt. In beiden Fällen wird durch diese Maßnahmen die Funktion der nicht abgestützten, relativ langen Prothesensättel als Hebelarme dahingehend abgemildert, daß die transversal durch den Zungendruck und die bei der Mastikation in die Prothese eingeleiteten Rotationsmomente abgefangen werden.

Für den *Oberkiefer* lassen sich aufgrund der ungünstigen Knochenkonfiguration und der damit verbundenen höheren Implantatverlustrate keine derartig, einfachen Konzepte aufstellen [9].

Bei der aus prothetischer Sicht ungünstigen Verteilung von *zwei oder mehr, diagonal im Kiefer verteilt stehenden Pfeilern* (einer der Zähne ist in der Regel ein Eckzahn), kann vielfach durch ein Implantat in Eckzahnposition ebenfalls eine frontale, lineare Auflageachse geschaffen werden. Die Prognose der Restzähne wird dadurch erheblich verbessert, weil durch dieses Implantat ebenfalls eine trianguläre Prothesenabstützung geschaffen wird.

Sind *unilokulär noch bis zu drei benachbarte Zähne* in einem Kieferabschnitt vorhanden, können auf kontralateraler Seite plazierte Implantate für die Langzeitstabilität einer Prothese sehr hilfreich sein.

In diesen Fällen werden zumeist kombinierte Steg-Teleskopkonstruktionen und Overdenture-Prothesen als Zahnersatz verwendet. Diese bieten in hohem Maße Anpassungsmöglichkeiten an schwierige Zahn- und Implantatstellungen, so daß an die Positionierung der Implantate und an die dazu notwendige Diagnostik keine besonderen Anforderungen gestellt werden.

Teilbezahnter Oberkiefer

Unter bestimmten Voraussetzungen ist es möglich, trotz eines umfangreichen Zahnverlustes herausnehmbaren Zahnersatz mit Hilfe von *Implantaten an strategisch wichtigen Stellen* zu vermeiden [20]. Von zentraler Bedeutung ist die Anzahl, die Verteilung und die prothetische Wertigkeit der restlichen Zähne. Weiterhin dürfen keine ausgeprägten Hart- und Weichgewebedefekte, insbesondere im Frontbereich, vorliegen, die eine über den Brückenkörper hinausgehende sattelähnliche Gestaltung zur Defektauffüllung erforderlich machen und dadurch die Hygienefähigkeit und Ästhetik des Ersatzes einschränken würden.

Allerdings bestehen derzeit für die festsitzende, vorzugsweise bedingt abnehmbare Rekonstruktion eines reduzierten Oberkiefer-Restgebisses mit Hilfe einzelner oder mehrerer künstlicher Pfeiler noch keine weitreichenden Empfehlungen zu der jeweils als notwendig erachteten Anzahl von Implantaten, zu deren günstigster Lokalisation im Kiefer sowie zur Konstruktion der Suprastruktur. In dieser Situation sollte daher auf bekannte Grundsätze aus der herkömmlichen Prothetik zurückgegriffen werden, wonach eine ausreichende Anzahl von festverankerten Pfeilern, insbesondere in gebogen verlaufenden Kieferabschnitten, vorhanden sein muß.

> Dies bedeutet, daß in der Regel nur so viele Implantate verankert werden sollten, wie aus prothetischer Sicht zur Wiederherstellung der Funktion nötig sind.

Diese Empfehlung sollte unbedingt eingehalten werden, um den Patienten nicht unnötig zu belasten oder etwaigen unmittelbaren oder späten Risiken auszusetzen. Je höher die Anzahl der Implantate ist, desto größer kann auch die Gefahr des Eintretens implantatbedingter Komplikationen sein, und um so komplexer fällt die Suprastruktur aus. Allerdings gibt diese Richtlinie keine genauen Angaben zur Anzahl der jeweils notwendigen Implantate.

Es zeichnet sich jedoch ab, daß herkömmliche prothetische Grundsätze nicht immer für die Implantatprothetik übernommen werden müssen. Ein Beispiel, das „klassische Brånemark-Protokoll" für den festsitzenden, distal bis zum ersten Molaren extendierten Ersatz auf fünf im interforaminalen Bereich des zahnlosen Unterkiefers lokalisierten Implantaten, soll verdeutlichen, daß Implantate im Gegensatz zu Zähnen dauerhaft hohen Belastungen standhalten können. Es konnte nachgewiesen werden, daß das knöcherne Implantatlager derartige bis zu 12–15 mm extendierte prothetische Konstruktionen und die damit verbundenen Belastungen in der weit überwiegenden Mehrzahl der Fälle ohne die Ausbildung von periimplantären Knochendefekten erträgt [1, 2]. Dabei ist bemerkenswert, daß 90% der auf einer der Extensionen eingeleiteten Belastung von dem jeweils endständigen Implantat dieser Kieferseite aufgenommen wird [14, 15]. Im Gegensatz dazu hätte ein ähnlich gestalteter und auf natürlichen Pfeilern verankerter Zahnersatz mit den ersten Prämolaren als endständigen Zähnen nach allgemeiner Auffassung sicher nicht eine derart günstige Prognose, auch wenn immer wieder von einzelnen Erfolgen berichtet wird. Dies ist als ein deutlicher Hinweis zu verstehen, daß für implantatgetragenen Zahnersatz besondere Richtlinien gelten können.

Die im folgenden vorgestellten implantologisch-prothetischen Konzepte in Form *ausgedehnter, kombiniert abgestützter Suprakonstruktionen im Oberkiefer* sind nicht nur unter dem oben genannten Belastungsaspekt realisierbar, sondern vor allem auch wegen der breitbasigen Verankerung des Oberkiefers am knöchernen Gesichtsschädel, die diesen trotz seiner „Leichtbauweise" erheblich stabilisiert

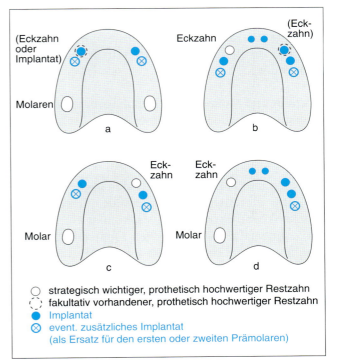

Abb. 8 Häufiger vorzufindende mögliche Verteilung der prothetisch hochwertigen Restzähne eines teilbezahnten Oberkiefers. Durch das Setzen von Implantaten an biomechanisch-funktionell wichtigen Lokalisationen ist die Eingliederung quadrangulär bzw. vielfach abgestützter, festsitzender Restaurationen möglich.

und versteift. Zentrale Bedeutung haben die aus strategischer Sicht wichtigen Eckzähne und Molaren (Abb. 8) [7]. Es sind daher grundsätzlich vier verschiedene Ausgangssituationen zu unterscheiden:

- Die endständigen Molaren sind vorhanden, zusätzlich eventuell ein Eckzahn.
- Die Molaren fehlen, ein oder beide Eckzähne sind vorhanden.
- Diagonal sind Eckzahn und Molar vorhanden.
- Unilateral sind Eckzahn und Molar vorhanden.

In diesen Fällen ist es das Ziel der prothetischen Planung, eine *möglichst starre, vorzugsweise einteilige, ganz oder teilweise bedingt abnehmbare Brückenkonstruktion* zu realisieren.

Endständige Molaren vorhanden. Ein, zwei oder mehrere Implantate werden dort verankert, wo der eine oder die Eckzähne fehlen. Damit ergibt sich eine biomechanisch günstige und im Vergleich zu den anderen Situationen größtmögliche quadranguläre Abstützung für die Brückenkonstruktion.

Molaren fehlen. Die Implantate als zusätzliche Pfeiler sollten nur im vorderen Kieferabschnitt verankert werden. Neben möglichst weit distal plazierten Implantaten (Regio praemolaris) sind außerdem Implantate im Bereich der mittleren Schneidezähne notwendig.

Eckzahn und Molar stehen sich diagonal gegenüber. Es werden distal des Eckzahnes möglichst zwei Implantate verankert und der fehlende Eckzahn durch ein oder zwei Implantate ersetzt.

In diesen drei Fällen empfiehlt sich als Suprastruktur eine einteilige teleskopierende, verschraubte Brückenkonstruktion, die als sekundär verblockender Zahnersatz zu einer hohen Querstabilisierung von Zähnen und Implantaten führt und zudem eine hygienisch und ästhetisch günstige Interdentalraumgestaltung zwischen den einzelnen Brückengliedern gestattet [20].

Alternativ dazu können Implantate auch im Tuberbereich verankert werden [3]. Allerdings wird deren knöcherne Integration als wenig widerstandsfähig angesehen [4]. Weiterhin entstehen dann zumeist wegen der Ausdehnung der Kieferhöhle große Spannweiten zwischen den Pfeilern, und die Mundhygienefähigkeit ist bei diesen Lokalisationen stark eingeschränkt, so daß auf eine über eine primär verblockende Stegkonstruktion (Mesokonstruktion) verankerte, herausnehmbare Suprastruktur zurückgegriffen werden muß [24].

Unilateral sind nur noch der Eckzahn und ein Molar vorhanden. Es empfiehlt sich die Verankerung von drei Implantaten im gegenüberliegenden Eckzahn-Prämolaren-Bereich und, eventuell zusätzlich, die Fixierung von zwei Implantaten als mittlere „Inzisivenpfeiler". Dadurch wird ein günstiges Widerlager für eine auf der Implantatseite um ca. 10 mm extendierte Brückenkonstruktion geschaffen, weiterhin wird die Querstabilisierung des Implantattriplets wesentlich erhöht. In diesem Fall sind alternativ zwei unterschiedliche Suprastrukturkonstruktionen möglich. Zum einen eine einteilige teleskopierende, verschraubte Brücke, wobei auf die Implantate in der Inzisivenposition verzichtet werden kann, zum anderen eine zweiteilige Brücke. Der zahnverankerte Anteil wird zementiert, der implantatgetragene mehrfach von okklusal verschraubt. Beide Teile werden ihrerseits durch eine Schraube gesichert, um ein Ausweichen der zahnfixierten Rekonstruktion auszuschließen [21].

Teleskopierende Konstruktionen auf Implantaten sind zwar aus technischer Sicht als sehr aufwendig einzustufen, sie bieten aber neben der Querstabilisierung im Oberkiefer weitere Vorteile. So lassen sich Achsendivergenzen, die für hier verankerte Implantate typisch sind, relativ einfach durch kurze konische, konfektionierte Prothetik-Abutments ausgleichen. In der Regel sind keine abgewinkelten Prothetikpfosten notwendig, die sich im übrigen nicht immer optimal für die jeweiligen Verhältnisse eignen. Weiterhin lassen sich Form und Abmessung eines Teleskops sowie die Lokalisation der Befestigungsschraube für die Suprastruktur der individuellen Situation in idealer Weise anpassen. Zwar sind prinzipiell auch mehrteilige Konstruktionen möglich [10], doch sind diese in der Regel konstruktiv aufwendiger, weniger stabil und bieten kaum Möglichkeiten zur Umgestaltung.

Teilbezahnter Unterkiefer

Der teilbezahnte Unterkiefer soll hier, was die Position und Verteilung der restlichen Zähne anbetrifft, analog zu dem zuvor diskutierten teilbezahnten Oberkiefer verstanden werden. Dies bedeutet, daß – im Gegensatz zur verkürzten bzw. unterbrochenen Zahnreihe – nicht nur strategisch wichtige Zähne im distalen Kieferabschnitt (Molaren), sondern auch die Eck- und Schneidezähne weitgehend fehlen.

In dieser Situation ist es aus biomechanischen Gründen nicht zu empfehlen, starre einteilige Suprakonstruktionen wie im Oberkiefer vorzusehen. Im Gegensatz zur Maxilla kann der Unterkiefer, insbesondere im Bereich der horizontalen Äste, durch Muskelzug relativ stark deformiert werden [8, 11, 13].

Bei einer Einschränkung dieser elastischen Deformierbarkeit durch starren Zahnersatz und starr im Knochen fixierte Implantate ist es nicht auszuschließen, daß erhebliche Belastungen auf Zähne und Implantate bzw. deren knöcherne Verankerung einwirken. Da sich diese Deformationen bzw. die damit einhergehenden Kräfte im Einzelfall nicht im voraus bestimmen lassen und weiterhin deren Einfluß aus klinischer Sicht und auf lange Zeit unbekannt ist, sollten im Unterkiefer keine ausgedehnten einteiligen zahn-implantatfixierten Konstruktionen vorgesehen werden.

Um die skizzierten Probleme sicher zu umgehen, ist es ratsam, eine zumindest dreiteilige Versorgung in Form getrennter Front- und Seitenrestaurationen einzugliedern, die eventuell durch Stiftgeschiebe o.ä. im Sinne eines „Stressbreakers" verbunden sein

können (Abb. 9). Die Geschiebe zwischen den Brückenteilen führen zu einer gewissen Querstabilisierung bei gleichzeitiger Nachgiebigkeit des Ersatzes im distalen Bereich. Damit können, was den Seitenzahnbereich anbetrifft, die für die verkürzte und unterbrochene Zahnreihe beschriebenen prothetischen Konzepte in modifizierter Form angewendet werden.

Zahnloser Kiefer

Für die Planung von implantatgestütztem bzw. implantatverankertem Zahnersatz im zahnlosen Kiefer kann der Umfang präprothetisch-diagnostischer Maßnahmen sehr unterschiedlich sein. Dieser hängt ab von der Bißlage, dem Ausmaß der Atrophie, der Form der Kiefer, der Weichteilphysiognomie und der Art des geplanten Zahnersatzes, wobei herausnehmbare Prothesen in der Regel einen Ausgleich von Disproportionen jeglicher Art auf einfache Weise erlauben.

Der mit dem Zahnverlust und möglicherweise mit dem Tragen einer Prothese verbundene *Abbau der Pars alveolaris* kann zu *erheblichen Veränderungen der Kieferrelation* sowohl in der vertikalen als auch in der sagittalen Dimension führen. Dadurch können skelettal progene bzw. prognathe Anlagen der Kiefer verstärkt und eine Plazierung der Implantate nach prothetisch günstigen Gesichtspunkten erschwert werden [5, 12, 22]. Nur wenn normale Verhältnisse in der Vertikalen und in der Sagittalen vorliegen und der Patient einen aus ästhetischer und funktioneller Sicht akzeptablen Zahnersatz trägt, liegt für einfache implantatgestützte Konstruktionen (Deckprothese über zwei bis vier Implantate im interforaminalen Bereich des zahnlosen Unterkiefers) eine überschaubare Situation vor, bei der auf die Einartikulation von Modellen zumeist verzichtet werden kann. In diesen Fällen genügt es häufig, die Relation der Kieferbasen in der Ruheschwebelage intraoral von vorne und von der Seite zu beurteilen.

Neben der Bißlage bzw. der skelettalen Anlage hat das *Ausmaß der Atrophie* großen Einfluß auf die prothetische Planung: Je größer das Ausmaß des Knochenabbaus ist, desto größer ist der vertikale Abstand der Kieferbasen und desto eher muß auf herausnehmbaren Zahnersatz zurückgegriffen werden, weil dieser relativ leicht einen Ersatz der feh-

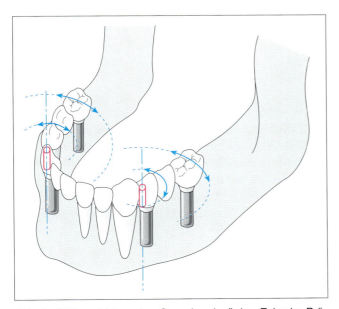

Abb. 9 Stiftgeschiebe als „Stressbreaker" im Eckzahn-Prämolarenbereich einer kombiniert zahn-implantatgetragenen Restauration erlauben bei guter Querstabilisierung der Brückenteile eine gewisse transversale Nachgiebigkeit der Seitenzahnkonstruktionen.

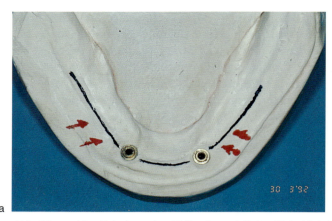 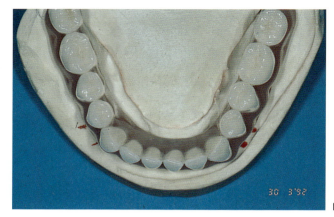

Abb. 10a und b   Bei einer eher V-förmig gestalteten Unterkieferbasis ist dem Verlauf des Kieferkammes im Eckzahn-Prämolarenbereich bei der Zahnaufstellung besonderes Augenmerk zu schenken, wenn eine nur durch zwei Implantate an einem Steg verankerte Deckprothese eingegliedert werden soll. Erzwingt eine aus anatomischen und ästhetischen Gründen vorgegebene, eher runde Ausformung des Oberkiefer-Frontzahnbogens eine dementsprechend Anpassung des Unterkieferzahnbogens, kommen die Unterkiefer-Eckzähne und -prämolaren außerhalb des Kieferkammes zu stehen. Dadurch kann es trotz einer Stegverankerung der Prothese zum Kippen des Ersatzes kommen.

lenden Weichgewebeanteile ermöglicht. Festsitzende Konstruktionen sind in diesen Fällen nur in Ausnahmefällen indiziert, weil oralhygienische Maßnahmen erheblich erschwert sein können.

Weiteren Einfluß auf die Entscheidung über die Art der Rekonstruktion hat die *Form der Kiefer* (Abb. 10a). Aus prothetischer Sicht können sich besonders dann Probleme einstellen, wenn im Unterkiefer eine „gotische" Kieferform *(V-Form)* und im Oberkiefer eher eine „romanische" *(U-Form)* vorliegen, was sich aufgrund des Atrophiemusters häufiger ergibt. In diesen Fällen kann es notwendig sein, die Zähne der Unterkieferprothese der (nach ästhetischen und funktionellen Gesichtspunkten ausgerichteten) Zahnaufstellung im Oberkiefer anzupassen. Dies hat zur Folge, daß die Unterkiefer-Eckzähne und -Prämolaren außerhalb des Kieferkammes aufgestellt werden müssen (Abb. 10b), was auch bei einer Stegverankerung zum Kippen der Prothese führen kann. Um dies zu vermeiden, muß der aus funktioneller Sicht wichtige Eckzahn-Prämolaren-Bereich ausreichend abgestützt werden, indem man in dieser Region Implantate verankert. Daher ist differentialtherapeutisch kritisch abzuwägen, ob nur zwei Implantate in der Position der ehemaligen Eckzähne ausreichend erscheinen, um eine Prothese sicher zu verankern [19].

Den Patienten interessiert im Rahmen einer implantologisch-prothetischen Therapie neben einer Funktionsverbesserung der Prothese in erster Linie ein gefälliges *Aussehen*. In vielen Fällen muß eine *Oberlippenstütze* mit dem Ersatz verbunden sein, was mit fixem Zahnersatz nicht immer erreichbar ist [4]. Dieses Ziel läßt sich in der Regel leichter mit einer herausnehmbaren Prothese verwirklichen. Gerade diese Form von Rekonstruktion steht jedoch häufig aus der Sicht des Patienten nicht mehr zur Disposition, wenn Implantate in Betracht gezogen werden, da vielfach regelmäßig mit Implantaten festsitzender Zahnersatz verbunden wird. Die klinische Erfahrung lehrt jedoch, daß trotz weitreichender präimplantologischer Diagnostik mitunter dennoch auf diese Form der Rekonstruktion verzichtet werden muß, weil die morphologischen Voraussetzungen zur Realisation eines normofunktionellen, fixen Zahnersatzes nicht gegeben sind oder sich nur mit relativ riskanten Therapien (guided bone regeneration, Sinuslift-Operation, Nerv-Verlagerung, u.a.) herstellen lassen. Deshalb:

> Niemals sollte dem Patienten festsitzender Zahnersatz auf Implantaten versprochen werden. Aus anatomischen Gründen oder wegen des Verlustes von Implantaten an strategisch wichtiger Stelle kann es bei sonst günstiger Ausgangslage möglich sein, daß auf herausnehmbare Konstruktionen zurückgegriffen werden muß.

Weiterhin ist zu klären, *wo im Kiefer und wie viele Implantate* unter Berücksichtigung der Zahnersatzkonstruktion erforderlich sind. Aus Gründen der Mundhygienezugänglichkeit sollten, insbesondere bei betagten Patienten, die mit zunehmendem Alter eher nachlassende Oralhygieneanstrengungen vermuten lassen, Implantate möglichst nur in den frontalen Kieferabschnitten erwogen werden. Gleichzeitig sind eher einfache prothetische Versorgungen (Deckprothesen) mit nicht mehr als vier Implantaten angezeigt. Festsitzender Zahnersatz erfordert dagegen bis zu sechs Implantate, vorzugsweise in gleichmäßigen Abständen, die ebenfalls ausschließlich im frontalen Kieferbereich verankert werden sollten.

Zusammenfassend bieten die folgenden Hinweise eine gewisse Grundlage für die Planung aus prothetischer Sicht:

- Sofern keine skelettalen Disproportionen vorliegen, kann fixer Zahnersatz auf Implantaten indiziert sein.
- Wenn jedoch Diskrepanzen festzustellen sind, bieten sich in der Regel herausnehmbare Prothesen an.
- Je größer diese Abweichungen sind, desto mehr Implantate sind erforderlich.
- Je mehr Implantate verankert werden, desto fester sitzt der herausnehmbare Zahnersatz.

Wenn sich die Ausgangssituation als schwierig darstellt, ist ein *prothetisches Wax up*, insbesondere bei festsitzendem Zahnersatz, zweckmäßig, um die Problembereiche zu visualisieren. Diese Arbeit zahlt sich in jedem Falle aus, zumal das Aufstellen der Zähne im Rahmen der Herstellung einer Operationsschablone ohnehin erforderlich ist. Das Wax up ermöglicht dem Behandler jedoch, schon frühzeitig die prothetischen Aspekte des Falles zu erkennen.

Patientenaufklärung

Aufgrund der zuvor dargestellten Zusammenhänge gibt es aus prothetischer Sicht keine exakte Vorgabe für Art und Umfang der Aufklärung des Patienten. Im Vordergrund steht in jedem Falle die Darlegung der Therapie bzw. die Erläuterung des geplanten Zahnersatzes und dessen Alternativen, die z.B. wegen sich einstellender Komplikationen erforderlich werden können. Von hohem Nutzen sind nicht nur Abbildungen, sondern auch Schaumodelle, die zumeist keiner aufwendigen Erklärungen seitens des Zahnarztes bedürfen. Wesentlich ist weiterhin eine detaillierte Aufklärung über das posttherapeutische Verhalten (implantologische und prothetische Nachkontrollen). Eine Conditio sine qua non ist heutzutage, daß das Aufklärungsgespräch in der Behandlungskarte vermerkt und eine Einverständniserklärung mit den wesentlichen Aufklärungsinhalten vom Patienten unterzeichnet wird. Hierin sollte in besonderen Fällen auf herausnehmbaren Zahnersatz als Alternative zu fixen Restaurationen eingegangen werden.

Literatur

[1] Adell, R., Lekholm, U., Rockler, B., Brånemark, P.-I.: A 15-year-study of osseointegrated implants in the treatment of the edentulous jaw. Int. J. Oral Surg. 10 (1981), 387.
[2] Adell, R., Eriksson, B., Lekholm, U., Brånemark, P.-I.: A long-term follow-up study of osseointegrated implants in the treatment of the totally edentulous jaw. Int. J. Oral Maxillofac. Implants 5 (1990), 347.
[3] Bahat, O.: Treatment planning and placement of implants in the posterior maxillae: report of 732 consecutive Nobelpharma implants. Int. J. Oral Maxillofac. Implants 8 (1993), 151.
[4] Beumer, J., Hamada, M.O., Lewis, S.: A prosthodontic overview. Int. J. Prosthodont. 6 (1993), 126.
[5] Desjardins, R.P.: Tissue-integrated prostheses for edentulous patients with normal and abnormal jaw relationships. J. Prosth. Dent. 59 (1988), 180.
[6] Dietrich, U., Skop, P., Lippold, R., Behneke, N., Wagner, W.: Vergleich verschiedener Implantatsysteme und deren Prognose im zahnlosen Unterkiefer. Dtsch. Zahnärztl. Z. 48 (1993), 793.
[7] Fuhr, K., Reiber, T.: Festsitzende Brücken. In: Hupfauf, L. (Hrsg.): Praxis der Zahnheilkunde, Bd. 5, 3. Aufl. Urban & Schwarzenberg, München–Wien–Baltimore 1993.
[8] Hobkirk, J. A., Schwab, J.: Mandibular deformation in subjects with osseointegrated implants. Int. J Oral Maxillofac. Implants 6 (1991), 319.
[9] Jaffin, R.A., Berman, C.L.: The excessive loss of Brånemark fixtures in type IV bone: A 5 year analysis. J. Periodontol. 62 (1991), 2.
[10] Kay, H.B.: Free-standing versus implant-tooth-interconnected restorations: understanding the prosthodontic perspective. Int. J. Periodont. Rest. Dent. 13 (1993), 47.
[11] Koeck, B., Sander, G.: Über die elastische Deformation der Unterkieferspange. Dtsch. Zahnärztl. Z. 33 (1978), 254.
[12] Laney, W.R.: Selecting edentulous patients for tissue-integrated prostheses. Int. J. Oral Maxillofac. Implants 1 (1986), 131.
[13] Marx, H.: Die funktionsbedingten elastischen Deformierungen der menschlichen Mandibula. Med. Habil., Mainz 1966.
[14] Montag, H., Krafft, H.: Experimentelle Untersuchungen zur Belastungsdynamik implantatgetragener Prothetik. Z. Zahnärztl. Implantol. VII (1991), 37.
[15] Mailath, G., Schmid, M., Lill, W., Miller, J.: 3-D-Finite-Elemente-Analyse der Biomechanik von rein implantatgetragenen Extensionsbrücken. Z. Zahnärztl. Implantol. VII (1991), 205.
[16] Oesterle, L.J., Cronin, R.J., Ranly, D.M.: Maxillary im-

plants and the growing patient. Int. J. Oral Maxillofac. Implants 8 (1993), 377.
[17] Richter, E.-J.: Die prothetische Versorgung des stark reduzierten Restgebisses. Phillip-Journal 6 (1992), 269.
[18] Richter, E.-J.: Die Verbundbrücke zwischen Zahn und Implantat: Ergebnisse experimenteller und klinischer Untersuchungen. Med. Habil. Aachen 1992.
[19] Richter, E.-J., Spiekermann, H.: Die implantologisch-prothetische Behandlung des zahnlosen Patienten – Die Aachener Therapiekonzepte. Implantologie 2 (1993), 117.
[20] Richter, E.-J., Spiekermann, H.: Die Bedeutung von Implantaten im Rahmen der teilprothetischen Behandlung. In: Akademie Praxis und Wissenschaft in der DGZMK: „Rehabilitation des Lückengebisses mit herausnehmbarem Zahnersatz". Hanser, München–Wien 1994.
[21] Rieder, C.E., Parel, S.M.: A survey of natural tooth abutment intrusion with implant-connected fixed partial dentures. Int. J. Periodont. Rest. Dent. 13 (1993), 335.
[22] Spiekermann, H.: Enossale Implantate. In: Hupfauf, L. (Hrsg.): Praxis der Zahnheilkunde, Bd. 7, 3. Aufl. Urban & Schwarzenberg, München–Wien–Baltimore 1991.
[23] Spiekermann, H.: Implantologie. In: Rateitschak, K., Wolf, H.F. (Hrsg.): Farbatlanten der Zahnmedizin 10. Thieme, Stuttgart–New York 1994.
[24] Weber, H., Frank, G.: Spark erosion procedure: A method for extensive combined fixed and removable prosthodontic care. J. Prosth. Dent. 69 (1993), 222.

Operatives Vorgehen

VON WILFRIED WAGNER

Inhaltsübersicht

Einleitung 119
Voraussetzungen 119
    Allgemeine Vorbemerkungen 119
    Instrumentelle Voraussetzungen 120
    Räumliche, röntgenologische und
    hygienische Voraussetzungen 123
    Personelle Voraussetzungen 124
    Juristische Voraussetzungen 125
Operationsablauf 127
    Vorbereitungen 127
      Operationsterminierung 127
      Instrumente 127
      Patientenlagerung 127
      Position des Behandlungsteams 128
    Prämedikation 128
      Antibiose 128
      Sedierung 129
    Anästhesie 130
    Schnittführung (Implantation) 132
      *Transgingivale Implantation versus
      operative Freilegung* 132
      *Übersicht über die möglichen Schnitt-
      führungen* 132
      *Geradlinige Schnittführungen auf
      dem Kieferkamm (mit mesialer/distaler
      Entlastung)* 134
      *Vestibulär bogenförmige Schnittführung
      (kammgestielter Bogenschnitt)* 135
      S-förmige Schnittführung 136
      *Schnittführungen bei Einzelzahn-
      implantation* 137
      Auswahlkriterien der Schnittführungen .. 138
    Übersicht über die einzelnen
    Implantationsschritte 138
      Kieferkammglättung 139
      Markierungsbohrung 140

      Orovestibuläre Positionierung 141
      Mesiodistale Positionierung 141
      *Bohrhilfen – Orientierungsschablonen
      versus Bohrschablonen* 142
      *Spezielle Aspekte bei der Implantat-
      positionierung* 143
      Pilotbohrung 145
      Normaufbereitung 146
      Formaufbereitung 147
      Einbringen des Implantats 149
      Wundverschluß 152
      Postoperative Diagnostik 153
      Postoperative Dokumentation 154
      Postoperative Verhaltensmaßnahmen ... 155
      Begleitmedikation 155
Perioperative Komplikationen 156
    Übersicht 156
    Weichteile 157
    Knochen 158
    Zähne 158
    Nerven 158
    Seltene und spezielle Komplikationen ... 160
Einheilungszeit und Interimsversorgung ... 161
    Einheilungszeit 161
    Provisorische Versorgung (Interims-
    versorgung) 162
Freilegungsoperation 162
    Definition und Zielsetzung 162
    Eröffnung (Methoden und Schnittführung) 163
    Exzision (ablativ-destruktive Methoden) . 164
    Transposition (konstruktiv-modifizierende
    Methoden) 164
    Vestibulum-/Mundbodenplastiken 168
    Transplantate 168
    Knochenabtragung 169
    Auswahl des Aufbauteils 169
Explantation 170
    Übersicht und Indikation 170

Methoden 171	Zusammenfassung 172
Versorgung des Knochendefekts 172	Literatur 173

Einleitung

Die enossale Implantation stellt praktisch immer einen *Wahleingriff* dar, d.h., sie ist eine bezüglich Indikation, Zeitpunkt und Umfang frei wählbare Operation. An die Wahleingriffe werden besonders strenge juristische Bedingungen bzw. Voraussetzungen und qualitative Ansprüche bezüglich Indikation, Planung, Aufklärung und Durchführung gestellt [31, 56]. Daher erfordert die Implantation hinsichtlich Diagnostik und Indikationsstellung, Abwägung zu alternativen Behandlungsmöglichkeiten sowie einer möglichst optimalen Ausführung (organisatorische Voraussetzungen, Ausbildung) eine gewissenhafte Vorbereitung [76].

Das operative Vorgehen bei der Implantation ist entsprechend der Vielfalt der Systeme und Indikationen sehr variabel und heterogen. Neben dem angewandten Implantatsystem und der Implantatindikation bestimmen vor allem die individuellen lokalen und allgemeinen Voraussetzungen und ggf. zusätzlich notwendige operative Maßnahmen wesentlich den Ablauf der Implantation (Tab. 1).

In diesem Beitrag kann daher nur verallgemeinernd das operative Vorgehen in den Grundzügen dargestellt und die Differentialkriterien der verschiedenen operativen Möglichkeiten bzw. Modifikationen mit den Begleitmaßnahmen und den möglichen Problemen andiskutiert werden. Es existieren bereits einige sehr gute Implantatbücher [28, 74, 75, 84], die jedoch teilweise nur bestimmte Implantatsysteme darstellen [29, 69]. Eine zusammenfassende Darstellung ohne Betonung eines Implantatsystems erscheint durchaus gerechtfertigt, da gewisse chirurgische Grundprinzipien der Implantologie, wie z.B. die maximal mögliche Schonung des Lagerknochens oder die paßgenaue Aufbereitung, sich bei fast allen Implantatsystemen durchgesetzt haben. Die bestehenden Unterschiede sind dabei durchaus zur Individualisierung der Therapie bezüglich der Systeme und Voraussetzungen beim einzelnen Patienten notwendig und sinnvoll. Kriterien zur Differenzierung von Systemauswahl und Operationsstrategie können nur angedeutet, aber keineswegs für alle Systeme und individuelle Patientensituationen besprochen werden.

Es können im Ablauf jeder Implantation einige grundsätzliche Arbeitsschritte in relativ uniformer Abfolge unterschieden werden, an denen sich auch die nachfolgende Darstellung orientiert (Tab. 2).

Voraussetzungen

Allgemeine Vorbemerkungen

Die inzwischen breit geführte Diskussion zu Maßnahmen der Qualitätssicherung in der Medizin [18,

Tabelle 1 Einflußfaktoren auf die Art des operativen Vorgehens.

Kriterium	Auswirkungen
Indikation	Implantationsort (Oberkiefer/Unterkiefer) Indikation (Indikationsklassen) Anatomie (Nervus mentalis, Sinus maxillaris) prothetisches Konzept (Prothese – Brücke)
Operationszeitpunkt	Sofortimplantat (sofort = primär, verzögert = sekundär) Spätimplantat
Voraussetzungen	allgemein (Vorerkrankungen) lokal (Knochen/Weichteile)
adjuvante Therapie	Knochenmangel: GBR, Sinuslift, Splitting, Knochentransplantation Weichteilprobleme: Vestibulumplastik
Implantatform	Normbohrung (z.B. Schrauben) Extensionen (z.B. Blattimplantate)
Einheilungsmodus	Freilegung nötig? plastische Deckung

Tabelle 2 Abfolge der Behandlungsschritte.

Vorbereitung	Diagnostik Planung Vorbehandlung Aufklärung
Implantation	Operationsvorbereitung Prämedikation Lokalanästhesie Schnittführung Knochenbearbeitung Implantateinbringung Wundverschluß Röntgenkontrolle
Nachsorge	postoperatives Verhalten (Mundspülung) medikamentöse/physikalische Begleittherapie
Freilegung (ggf.)	Schnittführung Instrument
prothetische Versorgung	provisorische Versorgung in der Einheilungsphase definitive Versorgung
Recall	Hygienemotivation Okklusionskontrolle Röntgenkontrolle Therapie von Komplikationen (Explantationen)

34] hat zu allgemein formulierten Anforderungen geführt, die heute in unterschiedliche Kriterien gegliedert werden:

– *Strukturqualität*
 räumliche Voraussetzungen
 hygienische Voraussetzungen
 personelle Voraussetzungen
 organisatorische Voraussetzungen
– *Prozeßqualität*
 Durchführung
 Dokumentation
– *Ergebnisqualität*
 Sicherung
 Statistik
 Markeroperation

Es ist heute unbedingt erforderlich, die Diskussion der Qualitätssicherung aufzugreifen [34] und die notwendigen Standards weiterzuentwickeln [38, 76]. Die enossale Implantologie bleibt dabei jedoch eine überwiegend ambulant durchgeführte Chirurgie, wobei in einer modern ausgerüsteten zahnärztlichen oder Mund-Kiefer-Gesichts-chirurgischen Praxis die notwendigen technischen und hygienischen Strukturvoraussetzungen realisiert werden können. Dies bedeutet jedoch nicht, daß nicht auch eine stationäre Behandlung erforderlich sein kann (individuelle Allgemeinfaktoren oder lokale Probleme).

Damit die Qualität sowohl ambulant als auch stationär gesichert werden kann, existieren eine Reihe von Voraussetzungen, die möglichst zu realisieren sind. Dabei müssen die chirurgischen Aspekte in gleicher Weise wie die prothetischen Therapieschritte betrachtet werden. Nachfolgend wird versucht, einige operative Strukturparameter herauszuarbeiten.

Instrumentelle Voraussetzungen

Implantationsinstrumentarium

Die instrumentellen Voraussetzungen für die enossale Implantation sind heute durch unterschiedlich aufwendige, meist sehr übersichtliche Instrumentarien der einzelnen Implantathersteller relativ gut standardisiert (Abb. 1a und b), so daß zu einem in chirurgisch tätigen Praxen üblichen Grundinstrumentarium (s. Bd. 9) [80] nur das entsprechende Implantations- oder Freilegungsset für das jeweils angewandte Implantatsystem zusätzlich bereitgestellt werden muß. *Tray-Systeme* mit den üblichen Normmaßen oder Halbnormmaßen scheinen sich zunehmend durchzusetzen.

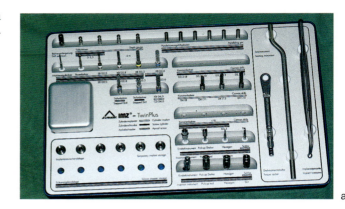

a

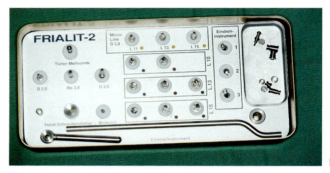

b

Abb. 1 Implantationsinstrumentarium.
a) Tray des IMZ®-Implantatsystems: Übersichtliches Instrumentarium mit beschrifteten Steckplätzen.
b) Tray des Frialit®-II-Implantatsystems: Gut beschriftete Steckplätze am Instrumententray mit durchgängiger, am Durchmesser des Implantats orientierter Farbkodierung (Steckplatz, Bohrer, Implantatverpackung, Verschlußschraube, temporäre Aufbauteile, Abdruckteile etc.).

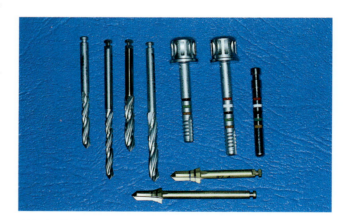

Abb. 2 Beispiel eines sehr kompakten, mehrfach anwendbaren ITI-Instrumentariums. Die Farbkodierung ist an der Länge des Implantats orientiert. Abgebildet sind jeweils ein langer und ein kurzer Bohrer für 3,3 mm Durchmesser mit dem farblich markierten Versenker für die subgingivale Anwendung.

Die *Anzahl der Bohrer* ist bei den verschiedenen Implantatsystemen sehr unterschiedlich und davon abhängig, ob für jede Länge pro Durchmesser ein spezieller Bohrer oder ein universeller Bohrer mit

Operatives Vorgehen

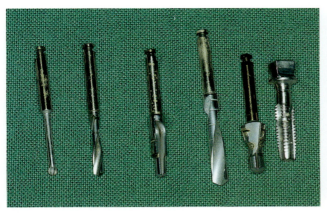
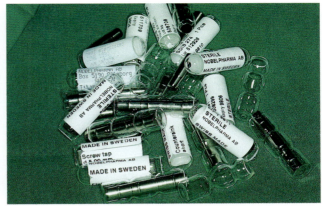

Abb. 3 Einmalinstrumentarium für das Brånemark-Implantatsystem.
a) Vorgesehene Bohrerabfolge für ein Implantat.
b) Abfall durch die durchaus sinnvolle Doppel-Sterilverpackung beim Brånemark-System (steriler Anteil der Doppelverpackung), der durch die Außenverpackung noch gesteigert wird.

Markierungsrillen für alle Längen zur Anwendung kommt (Abb. 2). Dabei sind für die tägliche Arbeit eine feste, standardisierte, im Tray bereits vorgegebene *Bohrerabfolge* und eine durchgängige *Farbkodierung* für die verschiedenen Längen (z.B. ITI®-System) oder die unterschiedlichen Durchmesser (z.B. Frialit® II) sehr hilfreich s. Abb. 1b). Immer sollte eine auch nach mehrfacher Nutzung und Sterilisation gut lesbare Beschriftung (z.B. aufgeätzte Beschriftungen, Farbringkodierungen) die Identifikation des Bohrers ohne Nachmessen während der Operation ermöglichen.

Vorbereitete Einsteckplätze im Tray mit Beschriftung und zusätzlicher Farbkodierung z.B. für unterschiedliche Implantatdurchmesser (s. Abb. 1b) erleichtern für die Helferin oder die Operationsschwester eine komplette und dem Implantationsablauf entsprechende Aufbereitung des Instrumentariums. Innen- und/oder außengekühlte genormte Bohrer steigenden Durchwassers sind neben speziellen Hilfsteilen zur Adaptierung an spezielle Situationen vorhanden.

Zum Teil werden Bohrer zur *Einmalverwendung* (z.B. Brånemark®-System) empfohlen, um mögliche Lagerschäden, Schärfeverlust bei Vielfachverwendung, Sterilitätsprobleme und vor allem die Gefahren durch Fremdkontamination (Blutreste, Staub etc.) zu vermeiden (Abb. 3a). Diese Einmalinstrumente sind jedoch mit einem deutlich erhöhten Logistik- und Kostenaufwand verbunden. Bei mehreren unterschiedlichen Implantatgrößen bzw. zusätzlichen Durchmessern kann dies bei einem Patienten durchaus erhebliche Kosten verursachen, die auch erstattet werden müssen. Daneben wird auch ein größerer Abfall (Abb. 3b) durch die notwendige Sterilverpackung und Kennzeichnung verursacht (Abb. 4).

Bei einigen Systemen ist nicht zuletzt aus Kostengründen eine *begrenzte Wiederverwendbarkeit* vorgesehen. Die sinnvolle Frequenz der Wiederverwendung ist wesentlich vom Material der Bohrinstrumente und der Belastung bei der Aufbereitung durch unterschiedliche Knochenqualitäten (Dichte und Anteil der Kortikalis) abhängig. Für Stahlinstrumente wird eine Frequenz der Wiederverwendung zwischen 5 und 10 Implantationen empfohlen. Bei entsprechend durch Beschichtungen oder Materialauswahl besonders gehärteten Instrumenten (z.B. Wolframcarbid) werden bis zu 50 Implantationen oder gar eine – allerdings unrealistisch erscheinende – Dauernutzung als mögliche Anwendungsfrequenz angegeben.

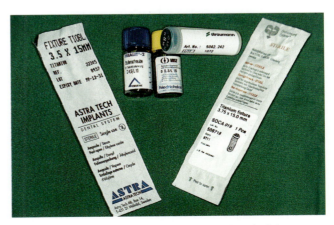

Abb. 4 Anlieferungszustand (Doppelverpackung) einiger Implantatsysteme (Astra®, Brånemark®, Frialit® II, IMZ®, ITI®).

Als praktische Orientierung über die *Gebrauchsfrequenz* des einzelnen Bohrers haben sich bei geringer Wiederverwendung (max. 10 Implantationen) *Markierungsrillen* am Bohrerschaft bewährt. Markierungskleber auf der Deckelinnenseite der Aufbewahrungs- bzw. Sterilisationsbox für das Instrumentarium sind eine Alternative, die jedoch keine Rückschlüsse auf die Nutzungsfrequenz der einzelnen Bohrer zuläßt. Klinisch ist nach einiger Erfahrung jedoch die Bohrleistung bei der Implantation, insbesondere im kortikalen Knochen der Unterkiefer-Frontregion bei Alveolarkammatrophie, ein relativ sicheres Maß für den Abnutzungsgrad.

Damit jedoch auch während der Operation ein entsprechend abgenutzter Bohrer ausgetauscht werden kann – was auch durch Sturz auf die Erde oder Unsterilität durch Nutzungsfehler notwendig werden kann –, sollten alle Bohrer bereits sterilisiert, einzeln oder als sinnvolle Gruppe (z.B. alle Längen eines Durchmessers) zusammengefaßt und eingeschweißt als Ersatz zur Verfügung stehen.

Bohraggregate und Kühlung

Spezielle Bohraggregate mit der Möglichkeit der Drehzahl- und/oder Durchzugskraftregulierung sowie einer automatisch dosierten Zufuhr der Küllösung werden von mehreren Herstellern angeboten und haben sich trotz der zusätzlichen Kosten bewährt und weitgehend durchgesetzt. Dabei werden für die allgemeine zahnärztliche Chirurgie universell einsetzbare Maschinen (z.B. Äskulap) neben speziell für ein Implantatsystem optimierten Ausrüstungen (z.B. Brånemark-System) angeboten.

Vor allem, wenn mehrere Implantatsysteme nebeneinander in der Praxis verwandt werden, empfehlen sich adaptierbare, implantatunabhängig, chirurgisch universell (z.B. für Osteotomien retinierter Zähne) einsetzbare Maschinen (Abb. 5). Durch elektronische Steuerung sind die maximalen Drehzahlen und die maximalen Drehmomente für drei unterschiedliche Bohrvorgänge (z.B. Knochenglättung 900 U/min., Lagerpräparation 500 U/min., Gewindeschneiden/Implantation 20 U/min.) vorprogrammierbar oder völlig frei wählbar. Auf einer Digitalanzeige ist die jeweilige Einstellung auch während der Operation ablesbar. Akustische Signale beim Linkslauf sowie die Steuerung der Umdrehungsrichtung, Umdrehungsanzahl und die Aktivierung der Kühlmittelzufuhr mit dem Fußschalter (bei mit der Umdrehungsgeschwindigkeit automatisch regulierter und vorwählbarer Kühlmittelzufuhr) sind meist realisiert.

Bei der Auswahl innerhalb des vielfältigen Angebots der Industrie sollte die Notwendigkeit einer hohen Durchzugskraft auch bei niedriger Drehzahl beachtet werden. Diese wird von den üblichen Elektromotoren an zahnärztlichen Behandlungsstühlen oft nicht erreicht. Als künftige Entwicklung wäre eine kontinuierliche Anzeige oder Maximalwertangabe des notwendigen Drehmoments bei konstanter Umdrehung zur Knochenaufbereitung wünschenswert, da hier eine orientierende Maßzahl zur Knochenqualität bzw. Dichte zur Verfügung stünde, die für die Dauer der Einheilung oder für die zeitliche Dynamik und Höhe der Belastung des Implantats in der primären Gebrauchs- bzw. Belastungsphase signifikant sein könnte. Bisher auf dem Markt sind Maschinen, die über eine wählbare Drehmomentvoreinstellung (z.B. 40 Ncm) eine Überlastung verhindern bzw. eine ausreichende Fixierung prothetischer Aufbauteile sichern.

Unumstritten ist die Notwendigkeit einer *zusätzlichen Kühlung bei der Knochenaufbereitung* zur Vermeidung von hitzebedingten Schäden am knöchernen Implantatlager, obwohl die Methodik der Kühlmittelzufuhr (Innenkühlung/Außenkühlung/Kombination) sehr unterschiedlich diskutiert wird. Als Kühlmedium wird zum Teil im Kühlschrank vorgekühlte, sterile physiologische Kochsalzlösung benutzt.

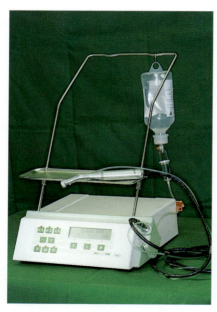

Abb. 5 Beispiel für eine universell einsetzbare Chirurgie-Bohrmaschine (elcomed® von H&W) mit drei unterschiedlichen, selbst modifizierbaren Einstellungen für Umdrehungsgeschwindigkeit und automatisierter Kühlung mit steriler Kochsalzlösung.

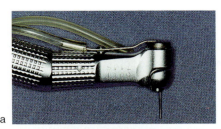
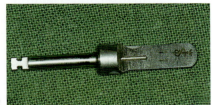

Abb. 6 Kühlung bei der Knochenaufbereitung.
a) Winkelstück mit einer kombinierten Innen- und Außenkühlung.
b) Gut funktionierende Innenkühlung am IMZ-Kanonenbohrer (4 mm/11 mm).

Bei der enossalen Implantation sollte die Kühlung bei der Knochenaufbereitung eine Selbstverständlichkeit sein. Die Zufuhr von unsterilem Leitungswasser bei den üblichen zahnärztlichen Behandlungsstühlen, insbesondere auch in Kombination mit der hochtourigen Turbine zur Präparation des knöchernen Implantatlagers, ist obsolet.

Die *Zuführung des Kühlmediums* erfolgt entweder manuell mit Hilfe einer Spritze oder einfacher kontinuierlich mit Infusionssystemen in Kombination mit Sperrventilen. Am elegantesten wird sie von Pumpensystemen, am Bohraggregat integriert, kontinuierlich extern bzw. im Bohrer (innere Kühlung) [1, 44] oder auch kombiniert an das Instrument geführt (Abb. 6a und b).

Die z.T. emotionale Diskussion um die externe oder interne Zufuhr des Kühlmediums erscheint unnötig, da beide Systeme abhängig von der Anwendung und Form des Bohrers Vor- und Nachteile besitzen. Dabei erscheint im Bereich der Kompakta die externe bzw. eine zusätzliche *externe Kühlung* hilfreich, während die *innere Kühlung* in der Tiefe der Spongiosa speziell bei großen Implantatlängen Vorteile bietet [1]. Handstücke für die Implantologie bieten inzwischen beide Optionen, so daß zumindest das Handstück nicht gewechselt werden muß.

Während die für die Markierungsbohrer verwandten Rosenbohrer und die ersten, im Durchmesser (meist ca. 2 mm) reduzierten Spiralbohrer oft nur extern gekühlt angewandt werden, wird für Hohlfräsen oder Kanonenbohrer eine interne Kühlmittelzufuhr bevorzugt. Ungelöst bleibt jedoch der erhöhte Pflegeaufwand spezieller Innenkühlsysteme, die bei nicht geradliniger Wasserführung leicht verstopfen und einer Reinigung nur schwer zugänglich sind. Die Frage der Hygiene nach Blutkontamination in den engen, einer mechanischen Reinigung praktisch nicht zugänglichen Kanälen der Innenkühlung ist bisher unzureichend wissenschaftlich untersucht. Damit könnte bei diesen Bohrern mit Blick auf die strukturelle Qualitätssicherung die Einmalverwendung unumgänglich werden.

Es darf jedoch nicht die Kühlung allein als Lösungsansatz zur Vermeidung möglicher Hitzeschäden am Lagergewebe angesprochen und beachtet werden. Es bestehen mehrere Ansatzpunkte zur Vermeidung von Hitzeschäden im Lagergewebe (Tab. 3).

Tabelle 3 Mögliche Maßnahmen zur Vermeidung von Hitzeschäden.

Maßnahmen	Parameter
reduzierte Drehgeschwindigkeit	max. 500 U/min. drehzahlreduziertes Winkelstück (1:7→1:64) Handaufbereitung
Kühlung (physiologische Kochsalzlösung)	extern → Kompaktabereich intern → Tiefe/Implantatlänge Kombination
intermittierendes Bohren/Fräsen	tupfend mit Säuberung des Bohrers
reduzierter Druck	
scharfe Instrumente	Einmalinstrumente begrenzte Anwendungsfrequenz

Räumliche, röntgenologische und hygienische Voraussetzungen

Die Implantation als chirurgischer Eingriff mit der Einbringung von alloplastischen Fremdkörpern in den Knochen erfordert möglichst aseptische Kautelen [17], obwohl diese im strengen Sinne in der Mundhöhle aufgrund der vielfältigen Mundflora und Nischenbildung nicht erreichbar sind. Dennoch gehören eine chirurgische Händedesinfektion, sterile Operationshandschuhe und Operationskleidung (Operationskittel, Mundschutz, Opera-

> tionshaube) mit steril aufbereitetem und vorgehaltenem Instrumentarium heute zu den notwendigen hygienischen Voraussetzungen [16, 17, 69, 74, 75, 79]. Zum Eigenschutz sollten auch Schutzbrillen getragen werden, da bei den gekühlten, rotierenden Instrumenten ein potentiell infektiöses Aerosol entsteht.

Die sterile Aufbereitung des Instrumentariums nach den Richtlinien der DAHZ [79] und die Aufbewahrungsfristen desselben müssen bedacht und kontrolliert werden. Daher sollte eine Sterilverpackung gewählt werden, die zumindest eine geschützte Aufbewahrung für sechs Wochen gewährleistet, oder es sollte eine jeweils aktuelle Aufbereitung des Instrumentariums einen Tag vor der Operation (Aufbewahrungsfrist 24 Stunden) angestrebt werden.

Zur Erleichterung der Hygiene während der Implantation hat sich die *organisatorische Aufteilung des Behandlungsplatzes* in einen sterilen Bereich (für Operationspersonal und Patient) und einen unsterilen Bereich für Anreichungen (für Springer) bewährt. Im sterilen Bereich sollten alle Gegenstände (incl. Lampengriff, Bohraggregate), die vom Behandlungsteam berührt werden, sterilisiert oder steril abgedeckt (Tücher, Klebefolien etc.) sein, damit die sogenannte Sterilitätskette nicht unterbrochen werden muß. Auch die Bedienungsfelder der Bohrgeräte müssen mit einer dünnen Sterilfolie abgeklebt oder von der unsterilen Helferin bedient werden. Hierbei sind die neuen zahnärztlichen Behandlungssysteme zu begrüßen, die alle wichtigen Funktionen in den Fußanlasser verlegen, auch wenn dessen Bedienung etwas gewöhnungsbedürftiger wird.

Einmalartikel haben sich inzwischen weitgehend durchgesetzt und werden zum Teil von den Herstellern bereits als fertige Sets angeboten, die wie die Implantatkosten und die Einmalinstrumente als Materialkosten den Patienten auch in Rechnung gestellt werden können. In Praxen mit hoher chirurgischer Frequenz können jedoch aufbereitbare Tücher weiterhin organisatorische und finanzielle Vorteile bieten sowie den erhöhten Anfall von Abfallmaterialien mit Entsorgungsproblemen reduzieren.

Selbstverständlich sind auch in zahnärztlichen Praxen die hygienischen Voraussetzungen für eine enossale Implantation möglich, obwohl ein speziell vorgesehener *Operationsraum* oder ein dazu besonders eingerichteter Behandlungsplatz *(Eingriffsraum)* sehr hilfreich, jedoch bei Routineimplantationen keine absolute Notwendigkeit ist. Allgemeinmedizinische Faktoren oder komplexe Operationen, wie z.B. Implantate mit Beckenkammtransplantaten, können jedoch auch die Durchführung in Operationsräumen, auch unter klinisch stationären Bedingungen, notwendig machen.

Die Diskussion um die Qualitätssicherung und die geforderten Voraussetzungen für die Durchführung ambulanter Eingriffe im ärztlichen Bereich [18] werden jedoch eine Diskussion um die Verschärfung der räumlichen und hygienischen Anforderungen auch für die ambulante Implantologie in den zahnärztlichen Praxen verursachen.

Für eine Praxis mit häufigen enossalen Implantationen ist neben den hygienischen Anforderungen auch eine minimale *röntgenologische Diagnostik* zu fordern. Neben den enoralen Zahnfilmen mit Raster sollte die Möglichkeit von Panoramaschichtaufnahmen und – damit meist kombiniert angeboten – auch von Fernröntgenseitaufnahmen vorhanden sein. In Kombination mit entsprechenden metrischen Auswerthilfen (Meßkugel, Raster, Implantatschablonen o.ä.) stellt dies eine wertvolle, in der präimplantologischen Diagnostik praktisch unverzichtbare Hilfe dar. Andererseits sollte den Forderungen nach präimplantologischer computertomographischer Diagnostik oder dreidimensionalen Rekonstruktionen [25, 39, 40, 41, 72] widersprochen werden, da diese bei den Routineindikationen nicht notwendig und in Relation zum Aufwand zu wenig therapeutisch relevanten diagnostischen Zugewinn bieten.

Personelle Voraussetzungen

> Zur Implantation sind in der Regel – auch zur Sicherstellung der Hygiene im Operationsablauf – drei oder besser vier Personen direkt erforderlich. Neben dem Operateur und einer sterilen Operationsassistenz ist eine instrumentierende Schwester oder Helferin im sterilen Bereich sinnvoll. Diese muß eine chirurgische Händedesinfektion durchführen und sterile Operationskleidung (Mantel und Handschuhe) tragen.

Eine zusätzliche Helferin oder Operationsschwester ist als *Springer* für Anreichungen oder Hilfsdienste im unsterilen Bereich erforderlich, damit die Sterilitätskette nicht unterbrochen wird. Es empfiehlt sich, diesem Personenkreis eine intensive *Fortbildung* in Hygiene, chirurgischen Grundlagen und speziell im Gebiet der Implantologie zu ermöglichen, da nur so ein möglichst reibungsloser und gleichzeitig hygienisch unbedenklicher Ablauf der Implantationen möglich ist. In diesem Zusammenhang ist das Angebot einiger Implanthersteller auch sehr zu begrüßen, durch z.T. speziell ausgebildete Kollegen und/oder Helferinnen die erste Implantation in der jeweiligen Zahnarztpraxis zu begleiten, um Tips zum konkreten Ablauf vor Ort zu geben und damit Anfangsfehler zu reduzieren und den Start zu erleichtern.

Juristische Voraussetzungen

Aufklärung (Tab. 4)

Die juristischen Voraussetzungen zur Durchführung der Implantation beinhalten vor allem eine rechtswirksame Einwilligung, die bei implantologischen Wahleingriffen sehr ausführlich sein sollte. Neben der Aufklärung über die Notwendigkeit (Indikation) und Vorteile der Therapie *(Krankheitsaufklärung)* müssen das operative Vorgehen sowie die Art der prothetischen Versorgung auch in der Einheilungsphase mit Prothesenkarenz und Provisorien *(Therapieaufklärung)* und mögliche Komplikationen, Erfolgsaussichten und Folgeschäden bei einem eventuellen Implantatverlust *(Risikoaufklärung)* besprochen werden. Gerade die Aufklärung über mögliche Nebenwirkungen und Risiken sowie über alternative Behandlungsmöglichkeiten ohne Implantate *(Alternativaufklärung)*, was selbstverständlich auch umgekehrt bei einem konservativen Therapieansatz ohne Implantate gilt, sind heute wesentliche Aspekte juristischer Auseinandersetzungen im Zusammenhang mit einer implantologischen Therapie. Bei fast immer gegebenen alternativen Behandlungsmöglichkeiten und berufspolitisch oft gewünschter, aber fehlender Leistungsübernahme durch die gesetzlichen Krankenversicherungen besteht eine wirtschaftliche Beratungspflicht (alternative Kosten, Kostenübernahme o.ä.). Es muß über die Kosten der Implantation und der Suprastruktur *(Kostenaufklärung)* Einigkeit und eine vertragliche Regelung erzielt werden.

Daneben muß der Patient auch über Verhaltensmaßnahmen mit der Notwendigkeit einer regelmäßigen Nachkontrolle *(Verhaltensaufklärung)* informiert werden. Die ausführliche mündliche Aufklärung wird in der Karteikarte vermerkt oder noch verläßlicher vom Patienten durch eine schriftliche Einverständniserklärung mit den wesentlichen Aufklärungsinhalten bestätigt. Dabei haben sich kommerziell erhältliche Aufklärungsbogen oder individuell zusammengestellte Aufklärungsstandards bewährt. Diese sollten durch handschriftliche Anmerkungen sinnvoll ergänzt werden, die die Individualität der erfolgten Aufklärung, die immer von einem entsprechenden Aufklärungsgespräch begleitet werden muß, belegen.

Implantologische Erfahrung (Ausbildung)

Die zahnärztliche Aus- oder Weiterbildung auf dem Gebiet der Implantologie erfordert ein hohes persönliches Engagement, insbesondere wenn mehrere Implantatsysteme und unterschiedliche prothetische Konzepte zur Anwendung kommen sollen. Es müssen praktische Erfahrungen und profunde Kenntnisse auf dem Gebiet der Chirurgie, der Prothetik, der Parodontologie und der zahnärztlichen Prophylaxe vorhanden sein [74].

In vielen Fällen ist es möglich und auch sinnvoll, daß die implantologische Versorgung durch den Hauszahnarzt oder einen entsprechend weitergebildeten Zahnarzt durchgeführt wird *(Chirurgie und Prothetik in einer Hand)*. In Abhängigkeit von der Komplexität bzw. dem Schwierigkeitsgrad der individuellen Problemstellung und den Anforderungen,

Tabelle 4 Übersicht über die Aufklärungsinhalte.

Aufklärungsschwerpunkt	Aufklärungsinhalte
Krankheitsaufklärung	Indikation zum Implantat Vorteile und Nachteile des Implantats
Therapieaufklärung	operatives Vorgehen Versorgung in der Einheilungsphase Art der prothetischen Versorgung
Risikoaufklärung	Komplikationen (operativ) Prognose (Erfolgsaussichten) Folgeschäden (Verlust)
Alternativaufklärung	(Adhäsiv-)Brücke Prothese kieferorthopädischer Lückenschluß ohne Therapie
Kostenaufklärung	Implantationskosten (Material, Operation) prothetische Versorgung (Labor) Folgekosten (Recall)
Verhaltensaufklärung	postoperative Maßnahmen Recall-Notwendigkeit Hygieneanforderungen

vor allem im Bereich der Grenzzonen enossaler Implantologie (z.B. in der Kombination mit Osteoplastiken bzw. Nerventranspositionen) oder bei schwirigen prothetischen Mesostrukturen, ist die Nutzung von Spezialerfahrungen im Team *(team approach)* durch Aufgabenteilung zum Vorteil der Patienten notwendig bzw. sinnvoll [52]. Damit können in diesen Fällen auch bessere Resultate ermöglicht werden.

Voraussetzungen sind dabei jedoch eine enge Kooperation und kollegiales Miteinander in gegenseitiger Wertschätzung sowie lückenlose Information bereits zum Zeitpunkt der Diagnostik und Planung wie auch während der Therapie. Dies führt dann bei reibungsloser Kooperation zu einer zunehmenden, nahezu ausschließlichen Aufgabenteilung auch bei den Routinefällen, wie die eigenen persönlichen Erfahrungen in der Mainzer Klinik belegen. Keinesfalls sollten aber justitiable Aussagen in diesem Bereich zur Überlegenheit der einen oder anderen Therapieform die Therapiefreiheit der Kollegenschaft einschränken.

Noch nicht im Bereich der Implantologie, aber bereits im Bereich der allgemeinen zahnärztlich-chirurgischen Behandlung sind die Fragen des Erfahrungsstandes, der Aus- und Weiterbildung bzw. der Qualifikation in der speziellen Therapie Gegenstand juristischer Auseinandersetzung und gutachterlicher Anfragen von Gerichten geworden. Dies sollte auch bei den verständlichen Diskussionen um die implantologische Weiterbildung und die Bestrebungen für eine mögliche Zusatzbezeichnung bedacht werden, wenn die Implantologie integrierter Bestandteil der Zahnheilkunde bleiben bzw. werden soll.

> Neben der theoretischen Ausbildung über die chirurgischen, prothetischen und systemspezifischen Grundlagen der Implantation sind eine praktische Übungsphase am Modell, anschließend ein klinischer Einstieg über Operationsassistenz und danach assistierte, selbst durchgeführte Operationen ein wünschenswerter, aber z.Z. noch nicht realisierter Ausbildungsaufbau.

Maßnahmen zur Strukturierung der Fortbildung sollten als Beitrag zur Qualitätssicherung genutzt und nicht als Ausgrenzung fehlgedeutet oder mißbraucht werden. Die Integration in den Ausbildungskatalog der Zahnmedizin durch die neue Approbationsordnung wird hier hoffentlich eine wesentliche Rechtsunsicherheit beseitigen und die Ausbildung im Bereich der Implantologie in allen Aspekten (chirurgisch/prothetisch/parodontologisch) verbessern. Eine regelmäßige Fortbildung ist dabei wie in allen anderen Gebieten der Zahnheilkunde eine in der Berufsordnung verankerte Pflicht.

Systemauswahl (Zulassung/wissenschaftliche Prüfung)

Noch keine justitiable Bedeutung besitzt nach dem bisherigen Kenntnisstand trotz inzwischen zahlreicher gutachterlicher Anfragen die Systemauswahl. So kann unabhängig von Langzeiterfahrungen oder klinischen Studien, abseits einer Genehmigung durch eine Ethikkommission, jedes auch völlig neu entwickelte Implantatsystem angewandt und letztendlich auch humanexperimentell erprobt werden. In diesem bestehenden Graufeld der Implantologie können die ansonsten sehr wertvollen und begrüßenswerten Register [27] keine Rechtssicherheit vermitteln, so daß langfristig rechtsverbindliche Zulassungskriterien zur allgemeinen Anwendung (z.B. DGZMK-Zulassung, DGI-Empfehlung o.ä.) und Minimalstandards der Anforderungen an Materialvoraussetzungen sowie an die experimentelle und klinische Erprobung erarbeitet werden sollten.

Eine sicher wichtige Fortentwicklung zur Qualitätssicherung besteht trotz Detailmängeln in dem auf entsprechenden EG-Richtlinien (Medical Device Directive vom Juli 1993) beruhenden *Medizinproduktegesetz* (MPG) mit der Vergabe des CE-Zeichens (ISO 9000 bzw. EN 29000), das eine Qualität des Produkts gewährleistet. Dies verpflichtet jedoch auch den Anwender zur Dokumentation der entsprechend angewandten Implantat-Chargen-Nummer.

Besonders kritisch müssen in diesem Zusammenhang die partikulären *alloplastischen Kalziumphosphat-Keramiken* und die *allogenen Knochenersatzformen* (gefriergetrockneter Knochen, DFDB = demineralized freeze-dried bone) angesprochen werden, die nahezu alle in Deutschland keine Zulassung haben oder nicht den strengen Richtlinien einer Gewebebank unterliegen, so daß deren Anwendung auch aus juristischen Gründen sehr kritisch gesehen werden muß. Es häufen sich experimentelle Befunde [22] und klinische Beobachtungen, nach denen die biologische Effektivität dieser Produkte zumindest inhomogen, unsicher und teilweise nicht nachweisbar ist.

Operatives Vorgehen

Operationsablauf

Vorbereitungen

Operationsterminierung

Die Festlegung des Operationstermins muß neben den praxisorganisatorischen Zwängen auch die individuellen Voraussetzungen des Patienten berücksichtigen. Neben der beruflichen Planung, die meist eine Integration des Wochenendes oder eines Feiertags zur Rekonvaleszenz und damit zur Reduktion der erforderlichen Krankschreibung sinnvoll macht, darf die Möglichkeit der postoperativen Kontrolle (daher eher keine Implantation am Freitag ohne Absicherung des Wochenendes) oder die Notwendigkeit von Blutzucker- oder Blutdruckkontrollen nicht unbedacht bleiben. Aus diesen Gründen bieten Operationstermine am Vormittag (Nachblutungskontrolle zur Praxiszeit, ggf. hausärztliche, internistische oder sogar anästhesiologische Mitbetreuung) und spätestens am Donnerstag (Nachkontrolle am Freitag) innerhalb der Woche Vorteile.

Keineswegs sollten aus beruflichen Zwängen oder sonstigen verständlichen Wünschen des Patienten zahnärztlich sinnvolle, z.T. auch langwierige Zeitabläufe mit entsprechenden Einheilungsphasen oder therapeutisch sinnvollen Zwischenschritten (Kieferrelationsbestimmung, Rohbrand- bzw. Gerüstanprobe) zugunsten einer Kurzbehandlung an einem oder wenigen Tagen abgeändert oder sogar werbewirksam, teilweise gegen die fachliche Überzeugung vermarktet werden.

Instrumente

Die wichtigsten Vorbereitungen sind die *sterile Aufbereitung der Instrumente* zur Implantation und die *sterile Bereitstellung der Implantate* mit einer kontaminationsfreien Applikationsmöglichkeit [79]. Die Implantationsinstrumente, heute überwiegend in einem übersichtlichen Tray-System oder einer Box, werden auf dem mit einem sterilen Tuch abgedeckten Instrumententisch zusammen mit einem chirurgischen Grundinstrumentarium (s. Bd. 9) für kleine dentoalveoläre enorale Eingriffe griffbereit aufgestellt.

Damit die Sterilitätskette nicht durchbrochen wird, müssen auch die Antriebsaggregate, soweit nicht sterilisiert, mit einem sterilen Folienschlauch aus Stoff oder Kunststoff eingehüllt werden. In zahnärztlichen Praxen besteht meist nicht die Möglichkeit der Gassterilisation der Mikromotoren, die teilweise konstruktiv bedingt nicht im Autoklaven sterilisiert werden können. Im Gegensatz dazu ist die Möglichkeit der Sterilisierung der Hand- und Winkelstücke unabhängig von chirurgischen Eingriffen sichergestellt, so daß dies auch als Standard bei der enossalen Implantologie erwartet werden darf.

Bei der Vorbereitung muß auch auf die *Absicherung der Instrumente* mit Halte- oder Sicherungsfäden gegen das versehentliche Verschlucken oder – noch gravierender – versehentliches Aspirieren hingewiesen werden. Insbesondere bei einer Behandlung in liegender Position sollten alle Instrumente (vor allem Schraubenzieher und Parallelitätshilfen) mit einem nach extraoral geführten Faden abgesichert werden, soweit sie nicht im Handstück fixiert sind. Diese Forderung gilt nicht nur für die chirurgische Implantation, sondern auch für die prothetische Behandlung bzw. Nachsorge, wie entsprechende Notfälle mit Schraubenzieheraspiration belegen.

Patientenlagerung

Die Lagerung des Patienten erfolgt im zahnärztlichen Stuhl in *halb sitzender Position oder liegend*, oft auf einem speziellen Operationstisch. Der Körper wird mit sterilen Tüchern und das Gesicht mit einem Lochtuch abgedeckt.

Vor der Abdeckung sollte eine *Desinfektion der perioralen Haut* und der angrenzenden Gesichtspartien mit entsprechenden alkoholischen Desinfektionslösungen durchgeführt werden. Das z.T. empfohlene Abkleben der perioralen Haut erscheint nicht erforderlich.

Eine *intraorale Desinfektion* ist nicht möglich, obwohl eine Spülung oder ein Auswischen mit Chlorhexidin-Lösung (0,2%ig, ca. 1 min) oder auch Jodlösungen (Polividon-Jod) eine deutliche Keimreduktion bewirkt. Dies ist jedoch keineswegs unbedingt erforderlich, und die Effektivität für die Prognose des Implantates bisher von keiner Studie belegt.

Unbestritten jedoch ist die Notwendigkeit der *chirurgischen Händedesinfektion* (mindestens 5 ml Lösung, 5 min Einwirkungszeit) und der Sterilität der Operationskleidung (sterile Operationshandschuhe und -kittel, Tragen von Mundschutz und Operationshaube) der Behandler sowie der hygienischen Händedesinfektion (3 ml Desinfektionslösung bei mindestens 30 Sekunden Einwirkungszeit) der anreichenden Hilfskraft.

Position des Behandlungsteams

> Der Operateur sitzt (als Rechtshänder) meist in der 8–10-Uhr-Position auf der rechten Seite des Patienten, wobei jedoch zur Implantation im Bereich des zahnlosen Unterkiefers die 12-Uhr-Position hinter dem Kopf des Patienten eine besonders gute Einsicht bietet und eine günstige Handhaltungsposition darstellt (Abb. 7). Die Assistenz sitzt meist links in 2–4-Uhr-Position, um unter ebenfalls günstiger Sicht gezielt absaugen bzw. die Weichteile abhalten zu können.

Bei nicht automatisierter Zufuhr der Kühlflüssigkeit ist eine zweite Assistenz gelegentlich hilfreich. Ansonsten müssen die Weichteile mit feststehenden Haltern oder Mundspreizern bzw. am schonendsten durch temporäre Annaht abgehalten werden. Die Position der sterilen Operationsschwester oder Helferin ist meist rechts vom Operateur, wobei in diesem Bereich auch der sterile Operationstisch vorbereitet wird.

Prämedikation

Antibiose

Indikation. Die Einbringung enossaler Implantate in der Mundhöhle muß als eine Operation mit „sauber kontaminierter Wunde" angesehen werden, bei der die Indikation für eine Antibiotikaprophylaxe umstritten ist. Als Routinemaßnahme ist sie nicht erforderlich [69, 74, 77], obwohl dies in einigen Operationsanleitungen gefordert wird. Nur bei lokalen oder allgemeinmedizinischen Risikofaktoren (z.B. Zustand nach Radiatio) oder bei allgemeinem Infektionsrisiko (z.B. Diabetes mellitus) bzw. bei hohen Folgerisiken einer intraoperativ möglichen Bakteriämie (z.B. Endokarditisrisiko) sollte immer eine begleitende antibiotische Prophylaxe erfolgen (Tab. 5).

Auch bei den länger dauernden Operationen bei multiplen Implantaten im Ober- und Unterkiefer bzw. bei zusätzlichen Osteoplastiken oder Fremdmaterialien (Folien, Fremdknochen o.ä.) wird allgemein eine antibiotische Prophylaxe durchgeführt. Nicht zuletzt aus Angst vor Auseinandersetzungen zwischen Kollegen wird die Indikation für eine Antibiotikaprophylaxe teilweise recht großzügig gestellt, obwohl keine gesicherten Daten die Effektivität belegen.

Voraussetzungen. Wesentliche Voraussetzung einer wirkungsvollen Antibiotikaprophylaxe ist die *präoperative Gabe des Antibiotikums*, damit bereits perioperativ, also zum Zeitpunkt der Keimkontamination, ein ausreichender Wirkstoffspiegel vorhanden ist. Nur dann kann eine Infektion sicher verhindert werden. Dabei kann eine Einzelgabe präoperativ durchaus ausreichend sein [54].

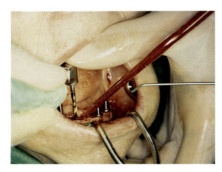

Abb. 7 Handhaltung am Unterkieferrand mit gleichzeitiger Führung des Bohrers durch den Behandler (in der 12-Uhr-Position) bei Implantation im zahnlosen Unterkiefer.

Tabelle 5 Indikationen für eine Antibiotikaprophylaxe.

Indikation für eine perioperative Antibiose	Ursachen	Beispiele
hohes lokales Infektionsrisiko	Knochenschäden Xerostomie	Zustand nach Radiatio
	Zusatztherapie (infektionsgefährdet)	Osteoplastik periimplantäre Defekte (GTR)
hohes allgemeines Infektionsrisiko	reduzierte Infektabwehr	Diabetes mellitus Cortisontherapie
	negative Infektionsfolgen	Endokarditis Rheuma

Tabelle 6 Formen der Antibiotikaprophylaxe.

Antibiotikaprophylaxe-Form	Dauer
one shot	Einzeldosis präoperativ
Ultrakurzzeit	präoperativ und Wiederholung am Operationstag
Kurzzeit	präoperativ und 2–3 Tage postoperativ
Langzeit	präoperativ bis Fädenentfernung ca. 5–8 Tage

Tabelle 7 Indikationen und Kontraindikationen für eine Prämedikation.

Indikationen	Kontraindikationen
überängstliche Patienten	unzureichende präoperative Diagnostik
Streßreduktion bei Vorerkrankungen	unzureichende perioperative Betreuung
unruhige, unkooperative Patienten	aktive Teilnahme am Straßenverkehr
umfangreiche, langdauernde Behandlung	Gravidität (Wahleingriff)
erwartete reduzierte Lokalanästhesiewirkung	spezielle Medikamentenkontraindikation

Die moderne Antibiotikaprophylaxe unterscheidet zwischen One-shot- (Einzelgabe 1–2 Stunden präoperativ), Ultrakurzzeit- (Wiederholung nur am Operationstag) und Kurzzeitprophylaxe (bis maximal 2 Tage postoperativ) (Tab. 6). Es gibt zur Implantatindikation keine prospektiv durchgeführten randomisierten Studien [71], so daß aus vergleichbaren Studien zur antibiotischen Prophylaxe in anderen Indikationen geschlossen werden muß, daß die Einzelgabe *(one shot)* präoperativ oder die Wiederholung am Operationstag *(Ultrakurzzeitprophylaxe)* eine ausreichende antibiotische Prophylaxe darstellt. Nur wenn auch danach ein erhöhtes Infektionsrisiko besteht, sollten die länger dauernden Prophylaxeformen diskutiert werden.

Präparate. Als Antibiotikum bieten sich die *β-Lactam-Antibiotika* (Penicilline und Cephalosporine: z.B. 1–2 Mega Penicillin V) und Medikamente der *Lincomycin-Gruppe* (z.B. 600 mg Sobelin®) an, die möglichst eine Stunde vor der Operation eingenommen werden sollen, falls sich nicht erst während der Operation durch Verlaufsbesonderheiten eine Indikation zur Antibiose ergibt.

Postoperative antibiotische Therapie. Eine postoperative Antibiose bei aufgetretenen Infektionen, die sicherlich sehr selten notwendig ist, sollte bis zum Abklingen der Symptome und mindestens 5–8 Tage durchgeführt werden. Sie kann allerdings bei bereits aufgetretenen entzündlichen Komplikationen die Chancen für einen Implantaterfolg nur bedingt verbessern [71].

Sedierung

Indikation. Die Sedierung ist wie die antibiotische Prophylaxe keine zwingende Routinemaßnahme und in einem hohen Maße von individuellen Faktoren, insbesondere von dem vorgesehenen Operationsumfang (z.B. Sinuslift, regionäre Osteoplastik o.ä.) und der Compliance bzw. der Ängstlichkeit des Patienten, abhängig (Tab. 7). Auch die Verminderung der Streßbelastung und damit der endogenen Adrenalinausschüttung kann bei kardiovaskulären Risikopatienten eine Indikation zur Prämedikation darstellen [45]. Die nichtmedikamentösen Methoden zur Reduktion bzw. Bewältigung der Angstbelastung durch eine psychologisch einfühlsame Patientenführung oder verbale bzw. musikalische Ablenkung sollten ausgenutzt werden und können in vielen Fällen eine medikamentöse Sedierung unnötig machen.

Man unterscheidet in der Applikation eine vor der Operation begonnene, meist orale *Prämedikation* von einer in der Regel unmittelbar präoperativ begonnenen und intraoperativ unterhaltenen intravenösen *Analgosedierung*, für die z.T. ein zweiter Arzt mit entsprechender Erfahrung gefordert wird [29].

> Im Rahmen der Implantologie ist die orale präoperative Prämedikation ausreichend. Nur bei zusätzlichen, vor allem kardialen oder sonstigen Risiken erscheint nach Überprüfung der Indikation für enossale Implantate (Wahleingriff, Alternativtherapie) eine Operation in Analgosedierung mit Stand-by-Funktion durch einen Anästhesisten notwendig und sinnvoll.

Diese Entscheidung kann nur durch eine entsprechende präoperative Risikoabschätzung (Anamnese, Allgemeinbefund) getroffen werden, die wie die entsprechende Aufklärung, perioperative Überwachung

Tabelle 8 Präparate und Dosierung einiger Benzodiazepam-Präparate (nach [29]).

Präparat	Handelsname	Dosierung	Halbwertszeit	Wirkung Anxiolyse/Sedierung/Amnesie
Diazepam	Valium®	5–10 mg	20–42 h	++/++/+
Flunitrazepam	Rohypnol®	1–2 mg	20 h	++/+++/+
Midazolam	Dormicum®	5–7,5 mg	1,5–3 h	++/+++/+++

und der Rücktransport (keine aktive Teilnahme am Straßenverkehr) auch Voraussetzung für eine orale präoperative Sedierung ist.

Präparate. Zur Sedierung (Beruhigung) und Anxiolyse (Angstlösung) haben sich ambulant Medikamente der *Benzodiazepin-Gruppe*, vor allem als orale Prämedikation, bewährt, die teilweise zusätzlich eine zeitlich begrenzte Amnesie (Erinnerungslücke) bewirken (Tab. 8). Bei den relativ kurz dauernden Implantationen haben die Präparate mit kurzer Wirkungsdauer (Halbwertszeit) einen wesentlichen Vorteil, da der Zeitraum einer notwendigen Überwachung (ca. 30 Minuten nach einer oralen Prämedikation und ca. zwei Stunden nach intravenöser Analgosedierung) reduziert wird. Allerdings muß auch bei diesen Präparaten auf die Auswirkung auf die Verkehrstüchtigkeit (Begleitperson unbedingt erforderlich, keine aktive Teilnahme am Straßenverkehr) hingewiesen werden.

Nebenwirkungen und Kontraindikationen. Die Nebenwirkungen der Benzodiazepine, die über die erwünschte Wirkung, vor allem die Sedierung mit der reduzierten Reaktionsfähigkeit hinausgehen, sind im Rahmen der oralen Prämedikation erfreulich gering [82]. Nur bei höheren Dosen muß mit einer klinisch relevanten Atemdepression und einer deutlichen Reduktion der Schutzreflexe gerechnet werden, mit einer gesteigerten Gefahr der Aspiration in halb liegender Behandlungsposition. Bei hohen Dosen besteht darüber hinaus die Gefahr der Kreislaufdepression (Bradykardie, Blutdruckabfall), so daß bei entsprechenden anamnestischen Angaben und bei Patienten mit chronischen Leber- und Nierenerkrankungen eine vorsichtige Dosierung erfolgen sollte. Bei Myasthenia gravis sind die Substanzen kontraindiziert, und bei selten auftretenden inversen/paradoxen Reaktionen (gesteigerte Unruhe bis zu Agitatio) darf keinesfalls versucht werden, durch Dosissteigerungen die gewünschte Wirkung doch noch zu erreichen.

Kombination mit Analgesie. Die gleichzeitige Applikation eines starken Analgetikums (z.B. Pentazocin, Fortral®) mit einem sedierenden Präparat (z.B. Midazolam, Dormicum®) wird als intravenöse Analgosedierung überwiegend in stationärer Behandlung oder in Zusammenarbeit mit einem Anästhesisten durchgeführt.

Anästhesie

Anästhesieform

Die Implantation ist eine auch in der zahnärztlichen oder Mund-Kiefer-Gesichts-chirurgischen Praxis in der Regel *ambulant in Lokalanästhesie* durchführbare Behandlung. Hierbei gelten die üblichen allgemeinen Einschränkungen bezüglich Indikationen und Kontraindikationen, wie diese auch bei allen anderen zahnärztlich-chirurgischen Eingriffen in Lokalanästhesie zu berücksichtigen sind (s. Bd. 9) [50].

Nur wenn zusätzliche Operationen, wie autologe Kieferkammaugmentationen mit nicht regionären, d.h. nicht aus dem Kieferbereich entnommenen, autologen Knochentransplantaten oder gleichzeitige Umstellungsosteotomien der Kiefer, vorgesehen sind, ist eine Behandlung in *Allgemeinnarkose* mit stationärem Aufenthalt notwendig. Grenzfälle sind sehr umfangreiche Implantationen in beiden Kiefern oder sehr ängstliche Patienten. Keineswegs kann die Forderung nach einer Allgemeinnarkose mit Abstopfen des Rachenraumes als Voraussetzung für eine sterile Einbringung der Implantate oder die stationäre Aufnahme mit Sondenkost als notwendige Standards für enossale Implantate akzeptiert werden.

Zwischen diesen beiden Extremen, der Behandlung in Lokalanästhesie und in Intubationsnarkose, ist die adjuvante sedierende Prämedikation und *Analgosedierung* zusätzlich zur Lokalanästhesie vor allem bei ausgedehnteren Implantationen (evtl. mit Zusatzmaßnahmen wie Sinuslift oder Nerventransposition) oder bei ängstlichen Patienten angezeigt (s.o.).

Bei dieser Form der Analgosedierung ist es zwingend erforderlich, daß eine Überwachung auch nach der Operation erfolgt und keinesfalls aktiv am Straßenverkehr (auch nicht als Fußgänger) teilgenommen werden darf. Trotz fehlender eindeutiger Befunde für eine Beeinträchtigung durch das Lokalanästhetikum selbst wird sogar bei alleiniger Lokalanästhesie empfohlen, auf eine postoperativ mögliche Beeinträchtigung der Verkehrstüchtigkeit von mindestens einer Stunde hinzuweisen [63].

Die Frage, ob die lokale Betäubung als *Leitungsanästhesie* oder als *vestibuläre Infiltration* erfolgen soll, stellt sich praktisch nur im Unterkiefer-Seitenzahngebiet. Hier wird von einer vestibulären Infiltration allein, ohne Leitungsanästhesie, eine schmerzbedingte Protektion des Nervus alveolaris inferior erwartet [29]. Die Eigenerfahrung bei Patienten mit vorzeitiger Schmerzreaktion, obwohl noch ein relativ weiter Nervenabstand vorhanden war, und die Begutachtung sowie Literaturangaben [43] von Nervenschäden, die trotz alleiniger vestibulärer Injektion aufgetreten waren, lassen die Methode unsicher erscheinen. Daher bleibt eine exakte Diagnostik des verfügbaren Knochenangebots über dem Verlauf des Nervus trigeminus, unabhängig von der Lokalanästhesieform, notwendig. Bei sehr geringem Abstand zum Nervus alveolaris inferior erscheinen eine primär geringere Aufbereitungstiefe und Zwischenröntgenkontrolle vor der endgültigen Tiefenaufbereitung sicherer. Sie sollten in ihrer Absicherung nicht durch eine nur vestibuläre Lokalanästhesie ersetzt werden.

Eine beidseitige Leitungsanästhesie im *Unterkiefer* ist subjektiv für den Patienten wegen des Engegefühls und der praktisch immer mit auftretenden Zungensensibilitätsstörung unangenehm und sollte in ihrer Auswirkung mit dem Patienten besprochen werden. Oft läßt sich die beidseitige Stammanästhesie durch Leitungsanästhesie am Nervus mentalis und zusätzliche vestibuläre und linguale Infiltrationsanästhesie auch vermeiden, obwohl die beidseitige Anästhesie am Nervus mandibularis durchaus mit entsprechender Kontrolle des Patienten und Aufklärung ambulant möglich ist.

Im *Oberkiefer* ist die Lokalanästhesie nur bei gleichzeitiger Sinusbodenanhebung (Sinuslift), wenn dieser auch dorsale Abschnitte der Kieferhöhle betreffen soll, etwas schwieriger. Hier ist eine hohe Tuberanästhesie oder eine Lokalanästhesie ca. 1–2 cm tief im Canalis palatinus eine sichere Analgesieform (s. Bd. 9).

Monitoring

Die Implantation stellt wie alle zahnärztlichen und chirurgischen Behandlungen für den Patienten oft einen erheblichen emotionalen Streß mit endogener *Adrenalinfreisetzung* dar. Hinzu kommt das exogen mit der Lokalanästhesie, allerdings meist in geringen Dosen, zugeführte Adrenalin. Ein Adrenalinzusatz in einer Dosierung von 1:200 000 reicht auch bei umfangreichen Implantationen praktisch immer aus und kann in dieser Dosierung auch bei anamnestisch auffälligen, aber klinisch symptomfreien Risikopatienten angewandt werden.

Die Frage der *Kreislaufüberwachung* bei der Implantation stellt sich aber nur bei sehr lang dauernden Eingriffen mit hohen Dosen von Lokalanästhetika und Katecholaminen oder zusätzlicher sedierender und damit meist atemdepressiver Prämedikation sowie allgemein bei entsprechender Risikoanamnese. Neben Geräten zur kontinuierlichen unblutigen Blutdruckmessung hat sich auch die perkutane Messung der Sauerstoffsättigung bewährt, die beide z.T. in den Geräten kombiniert angeboten werden (Abb. 8).

Gerade bei ängstlichen Patienten kann ein solches Gerät ein zusätzliches Sicherheitsgefühl vermitteln, und als eigentliche Indikation können sich anbahnende Probleme bei Risikopatienten frühzeitiger diagnostiziert werden. Allerdings sollten diese Geräte auch keine falschen Sicherheitsgefühle vermitteln, so daß die Beschränkung der ambulanten

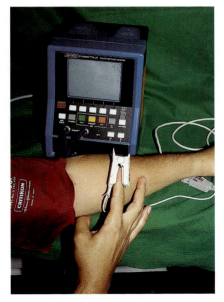

Abb. 8 Beispiel für eine sinnvolle Kombination aus Pulsoximeter und Blutdruckmeßgerät (Dinamap®) zur kontinuierlichen orientierenden Kreislaufkontrolle.

Tabelle 9 Übersicht über Vor- und Nachteile der transgingivalen Implantation gegenüber der operativen Freilegung.

Eröffnung	Vorteile	Nachteile	Wertung
transgingivale Präparation (nach Stichinzision oder Stanze der Durchtrittsstelle)	geringes Operationstrauma (Blutungs-/Infektionsgefahr, geringe Patientenbelastung, keine Periostablösung) geringer Aufwand kurze Dauer Nahtmaterial	keine Übersicht (optimales Knochenangebot, pathologische Prozesse) keine Zusatztherapie (Vestibulumplastik, gesteuerte Gewebereaktion [GTR]) Gewebeverlagerung (Epithel, Bindegewebe)	bei breiter fixierter Mukosa und ausreichendem Knochenangebot möglich
Aufklappung und Knochendarstellung	Übersicht (optimales Knochenangebot, pathologische Knochenprozesse, Perforationen [vestibulär]) Schleimhautanpassung (Ausdünnung, Vestibulumplastik) Transpositionsplastiken augmentative Maßnahmen (GBR o.ä.) Kombination	großes Operationstrauma (Patientenbelastung, Periostablösung mit Resorption, Infektion/Blutungsgefahr) hohe Operationsdauer hohe Kosten	immer notwendig bei Grenzindikationen und möglicher Zusatztherapie

Behandlung zumindest ohne ärztliche, meist anästhesiologische Unterstützung (stand by) auf die entsprechenden ASA-Gruppen [45, 80] beschränkt werden sollte.

Schnittführung (Implantation)

Transgingivale Implantation versus operative Freilegung *(Tab. 9)*

Vor allem bei einer breiten Zone fixierter Gingiva und bei ausreichendem Knochenangebot wird bei einigen, insbesondere nadelförmig oder grazilen, auch schraubenförmigen, dann immer einphasigen (d.h. transgingival einheilenden) Implantatsystemen die *transgingivale Implantation* ohne Eröffnung und Freilegung des verfügbaren Knochens bevorzugt. Dabei wird mit einer dem Implantatdurchmesser entsprechenden Stanze eine Schleimhautexzision durchgeführt und das Implantat transgingival in den Knochen unter bidigitaler Palpation eingebracht.

In den meisten Fällen empfiehlt sich jedoch auch bei transgingival einheilenden Systemen [29] die *operative Eröffnung*, die die Darstellung des Knochens mit Optimierung der Implantatposition oder ergänzenden Maßnahmen und eine modifizierende Schleimhautanlagerung ermöglicht. Vestibuläre Perforationen in untersichgehenden vestibulären (Oberkiefer) oder auch lingualen (Unterkiefer) Knochenabschnitten können so eher vermieden werden.

Übersicht über die möglichen Schnittführungen *(Abb. 10, 14 und 16)*

Die *Form und Lage der Schnittführungen* zur Implantation werden kontrovers diskutiert, obwohl wissenschaftlich exakte, evtl. sogar vergleichende Untersuchungen fehlen und eigene Erfahrungen bezüglich der Implantatprognose bisher eher keinen Einfluß belegen [15, 65]. Während Schnittführungen im Bereich der fixierten Gingiva relativ wenig Blutung und ein geringes postoperatives Ödem und damit eine reduzierte subjektive Belastung für die Patienten verursachen, bieten Schnittführungen im Bereich der Umschlagfalte eine sichere Abdeckung der Implantate [65].

Die unterschiedlichen Schnittführungen können geradlinig, winkel- und bogenförmig verlaufen. Geometrisch geradlinige Schnittführungen erlauben im allgemeinen eine exaktere Reposition, während die bogenförmigen Schnittführungen eher Flexibilität und Anpassung beim Wundverschluß ermöglichen.

Die *Eröffnung der Schleimhaut* erfolgt meist scharf mit einem Skalpell (z.B. Fig. Nr. 15). Elektrokaustik und Laserchirurgie haben sich bisher wegen der thermischen Wundrandschäden und des apparativen Aufwands nicht durchsetzen können.

Im Bereich der fixierten Schleimhaut erfolgt der Schnitt primär gleichzeitig durch die Schleimhaut und das Periost. Zur weiteren *subperiostalen Abpräparation* sollten möglichst scharfe, nicht zu brei-

Operatives Vorgehen

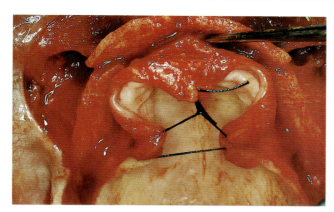

Abb. 9 Annaht der Wundränder palatinal zur Wundrandschonung bei S-förmigem Wechselschnitt. Frontal: vestibulär mit submuköser Präparation: sagittale Alveolarkammspreizung; seitlich: palatinal mit subperiostaler Präparation bei Sinusbodenanhebung.

te Raspatorien eingesetzt werden, die auch bei narbigen Adhärenzen eine weitgehend schonende Ablösung der Weichteile mit möglichst intaktem Periost erlauben.

Die *Wundränder* können relativ schonend mit Haltefäden in einer Klemme oder durch Annaht an der gegenüberliegenden Zahnreihe oder Wundkante abgehalten werden (Abb. 9). Unabhängig davon ist beim nachfolgenden Bohrvorgehen zusätzlich ein Schutz mit dem Raspatorium vor allem lingual zum Mundboden sinnvoll.

Von diesem Vorgehen im Bereich der fixierten Schleimhaut abweichend, wird gelegentlich bogenförmig vestibulär nur die Schleimhaut durchtrennt und zunächst submukös bis zur Grenze der fixierten zur beweglichen Schleimhaut präpariert und erst dort das Periost scharf durchtrennt. Dieses Vorgehen wird angewandt, wenn gleichzeitig eine Vestibulumplastik nach EDLAN und MEJCHAR durchgeführt wird, die periostale Durchblutung einer vestibulären Knochenlamelle bei der Knochenspreizung erhalten oder eine doppelschichtige Wechselschnittführung bzw. Naht eine sichere Abheilung bei Folienimplantationen bzw. GTR-Maßnahmen oder Osteoplastiken gewährleisten soll.

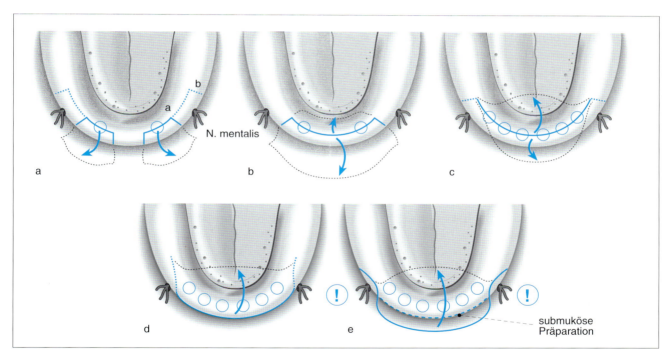

Abb. 10 Schnittführungen für die Implantation im zahnlosen Unterkiefer.

a) Isolierte trapezförmige Eröffnung, umschrieben nur im Implantatbereich. Sie erlaubt insbesondere bei geringer Restknochenhöhe durch den Erhalt einer Gewebebrücke im Unterkiefer-Mittenbereich eine Mobilitätsunterbrechung zwischen Mundboden und Unterlippe.
Ausgezogene Linie: minimale Eröffnung, z.B. nach Radiatio oder relativen Operationskontraindikationen.
Punktierte Linie: Erweiterungsmöglichkeiten.
b) Kieferkammschnittführung interforaminal für Routineimplantationen, v.a. wenn zwei einphasig transgingival einheilende Implantate geplant sind.
c) Kieferkammschnittführung interforaminal mit Extension distal der Nervenaustrittsstelle, v.a. wenn 4–6 interforaminale Implantate geplant sind.
d) Vestibulärer Wechselschnitt am Übergang zur beweglichen Mukosa vestibulär (Vermeidung einer Naht über dem Implantat!).
e) Vestibulärer Bogenschnitt (Vestibulumplastik) als Kombination zur Verbesserung der fixierten Mukosa.

Geradlinige Schnittführungen auf dem Kieferkamm (mit mesialer/distaler Entlastung)

Die geradlinigen Schnittführungen auf dem Kieferkamm sind vor allem bei *transgingival einheilenden Implantatsystemen* indiziert, da die vorhandene Zone fixierter Mukosa je zur Hälfte oder im Verhältnis $1/_3 : 2/_3$ durchtrennt wird.

Durchführung. Der breitere Anteil der fixierten Schleimhaut wird im allgemeinen auf der Seite der mobileren, d.h. im Unterkiefer meist zur lingualen Seite, belassen, zumal lingual im Bereich des Mundbodens Sekundärkorrekturen (Mundbodenplastiken) wesentlich schwieriger als vestibulär (Vestibulumplastiken) durchführbar sind. Im Oberkiefer sollte stets versucht werden, einen möglichst breiten Streifen (ca. 3 mm) palatinal immer reichlich vorhandener, fixierter Mukosa von palatinal nach vestibulär zu verlagern.

Nach der Implantation kann bei der Rücklagerung die Zone fixierter Mukosa als periimplantärer Kragen um den Implantatdurchtritt positioniert werden. Vor allem wenn der Schnitt etwas nach dorsal (minimal ein Implantatdurchmesser) verlängert wird, kann mit einer distalen kleinen Entlastung, die im Bereich der fixierten Mukosa durchgeführt wird, eine distomesiale Transposition erreicht werden, die eine günstige Ausformung der periimplantären Weichteile ermöglicht.

Auch bei *zweiphasigen Implantaten* kann – insbesondere bei Implantaten, die bis aufs Knochenniveau versenkt werden sollen, und bei dicker Schleimhaut über dem Implantat – dieser Schnitt routinemäßig angewandt werden. Bei dünner Schleimhaut und 2–3 mm über das Knochenniveau implantierten Systemen treten jedoch häufig unkontrollierte Spontanperforationen in der Abheilungsphase der Schleimhaut oder unter der Prothese während der Einheilungsphase des Implantats auf [11], so daß in diesen Fällen eine implantatferne Schnitt- bzw. Wundrandlage sinnvoll ist (Abb. 11).

Entlastung. Die geraden Schnittführungen erfordern meist eine distale und/oder mesiale Entlastung im Bereich der fixierten Mukosa, vor allem bei stark gekrümmten Kieferkämmen, um ohne starke Traumatisierung den Mukoperiostlappen abdrängen zu können. Diese dann trapezförmigen Schnittführungen können als Standardschnittführungen für die transgingivalen Systeme angesprochen werden. Sie haben auch bei den zweiphasigen Implantaten durchaus ihre Berechtigung und breite Anwendung gefunden.

Starke Unterkieferatrophie. Bei starken Atrophieformen des Unterkiefers kann eine zweigeteilte Schnittführung mit Belassen eines am Kieferkamm fixierten zentralen Gewebeanteils sinnvoll sein, um eine Aufhebung der Barriere durch diese fixierte Mukosa zwischen Mundboden und Unterlippe zu vermeiden. Eine primär winkelförmige Schnittführung, mesial beginnend, hat sich hier bewährt. So kann zunächst mit einer subperiostal eher lingual beginnenden Präparation das Foramen mentale auch bei hoch auf dem Kieferkamm austretendem Nerv dargestellt und dann unter Sicht mit sicherer Schonung des Nervus mentalis der distale Entlastungsschnitt durchgeführt werden. Die beiden gewonnenen Trapezlappen können dann entweder reponiert oder um die Implantatdurchtrittsstellen adaptiert werden (Abb. 12a und b).

Als Minimalmodifikation dieser Schnittführung können vor allem bei zwei Implantaten interforaminal zwei kleine isolierte Trapezläppchen angesprochen werden [69], die isoliert mit jeweils mindestens einer Breite von zwei Implantatdurchmessern gebildet werden. Der freie Rand wird beim Wundverschluß mit fixierter Mukosa kragenförmig um das Implantat gelagert (Abb. 13a und b).

Vestibulär bogenförmige Schnittführung (kammgestielter Bogenschnitt)

Die vestibulär bogenförmige Schnittführung mit dem Ziel eines doppelschichtigen Wundverschlusses oder als Kombination zur gleich-

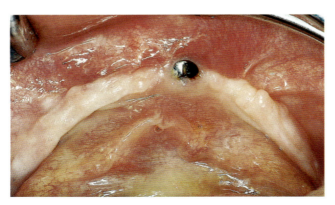

Abb. 11 Spontan perforiertes Brånemark-Implantat bei gerader Schnittführung über den Implantaten mit Verlust der Restzone der keratinisierten Mukosa.

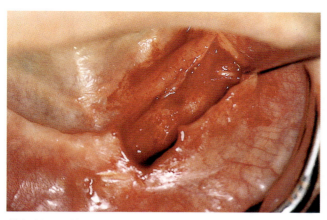 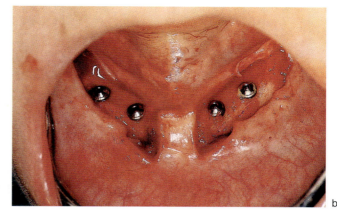

Abb. 12a und b
a) Primär winkelförmige Schnittführung auf dem Kieferkamm mit Darstellung des Foramen mentale.
b) Implantation von vier Astra®-Schraubenimplantaten mit Belassen einer medianen Gewebebrücke beidseits.

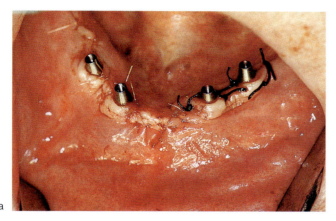 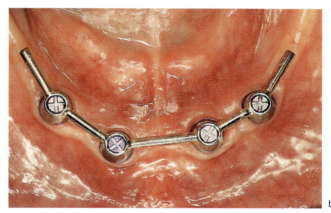

Abb. 13a und b
a) Anlagerung der Restzonen der keratinisierten, fixierten Mukosa periimplantär als Kragen um die Hälse einphasiger, transgingival einheilender ITI®-Vollschraubenimplantate.
b) Schmale Zone keratinisierter, fixierter Mukosa um die Implantate mit Extensionssteg.

zeitigen Vestibulumplastik wird bei praktisch allen Implantatindikationen mit submukös einheilenden Implantaten angewendet.

Vorteile. Der vestibuläre Bogenschnitt bewirkt vor allem als Wechselschnitt mit weiter vestibulär, nur selten weiter oral gelegener Durchtrennung der tiefen Schichten eine dicke epiimplantäre Gewebeschicht. Sie ermöglicht eine sichere, z.T. zweischichtige Naht außerhalb der Implantate. So kann ein Freiliegen der Implantate auch bei umschriebenen Wundheilungsstörungen praktisch ausgeschlossen werden.

Nachteile. Der Nachteil dieser Schnittführung besteht neben einer zusätzlichen Operationsnarbe im Vestibulum bei starken Atrophieformen in der relativ starken Gefährdung des Nervus mentalis, die jedoch durch ein schrittweises Vorgehen vermieden werden kann. Von mesial beginnend und mit stumpfer, am sichersten subperiostaler Präparation ab der ehemaligen Eckzahnregion kann die Darstellung des Nervus mentalis ohne Gefährdung erreicht werden.

Indikationen. Die Indikation für diese Schnittführung besteht vor allem bei zusätzlich geplanten Maßnahmen, wie Knochenspreizung, Knochentransplantaten oder Folienanwendungen. Bei diesen Operationen würde eine Freilegung durch Nahtdehiszenz das Operationsergebnis durch frühzeitige Infektion in Frage stellen.

Korrekturmaßnahmen. Der vestibuläre Bogenschnitt eignet sich jedoch auch als primäre Maß-

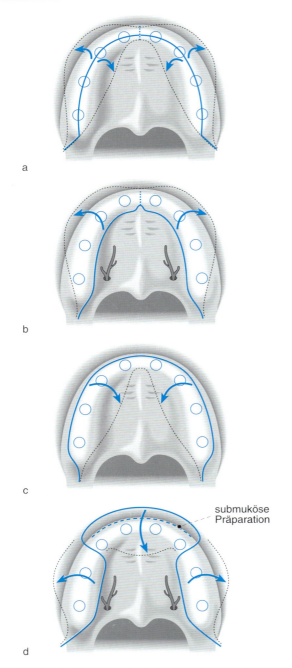

Abb. 14 Schnittführungen für die Implantation im zahnlosen Oberkiefer.

a) Kieferkammschnittführung, evtl. mit medianer und distal vestibulärer Entlastung für Routineimplantationen, v.a. wenn einphasig transgingival einheilende Implantate geplant sind.
b) Knapp palatinale Schnittführung (mit Schonung des Nervus palatinus und incisivus) für Routineimplantationen, v.a. wenn 4–6 subgingival einheilende Implantate geplant sind.
c) Vestibulärer Wechselschnitt am Übergang zur beweglichen Mukosa vestibulär (Vermeidung einer Naht über dem Implantat).
d) Vestibulärer Bogenschnitt mesial (mit submuköser Präparation) mit palatinaler Schnittführung distal (Bedeckung des Kieferhöhlenfensters) als Kombination. Beispiel für individuell modifizierende Schnittführungen (s. Abb. 9) zur Verbesserung der Abdeckung bei frontal sagittaler Spaltung oder Augmentation und distalem Sinuslift.

nahme zur *Verbreiterung der Zone fixierter Gingiva* bzw. zur *Beseitigung des Zugs* störender Schleimhautbänder oder der hoch ansetzenden Wangenweichteile. Dabei kommen überwiegend zweiphasige Implantatsysteme zur Anwendung. In der zweiten Operation kann bei der Freilegung die gewonnene Zone fixierter Mukosa an den Implantatdurchtritt je nach Bedarf, z.B. lingualwärts, verlagert werden. Bei der als Vestibulumplastik angelegten Bogenschnittführung wird dann bewußt ein relativ dünner Mukosalappen präpariert, der auf das von Muskulatur und Bindegewebe befreite Periost, das möglichst aus resorptionsprophylaktischen Gründen belassen wird, mit Einzelknopf- oder Matratzennaht aufgesteppt wird. Im Unterkiefer-Seitenzahngebiet wurde eine zusätzliche subperiostale alloplastische Augmentation mit Hydroxylapatitgranulaten angegeben, das heute z.T. durch autologe Knochenspäne in Kombination mit Folientechniken ersetzt ist [8, 20, 81].

S-förmige Schnittführung

> Die S-förmige Schnittführung ist eine eher selten, vor allem zur Bedeckung der Implantatrille über blattförmigen Implantaten eingesetzte Schnittführung [28]. Insbesondere bei der Freiendsituation im seitlichen Unterkiefer wird dieser Schnitt angewandt, wobei der distale Schenkel des „S" vestibulär zur Schonung des Nervus lingualis und mesial eher lingual zur Schonung des Nervus mentalis gelegt wird.

Eine weitere Indikation ergibt sich bei transgingivalen Systemen, bei denen im distalen Vestibulum eine Verbreiterung der fixierten Schleimhaut vorgesehen ist, während mesial eine günstige Schleimhautsituation besteht. Der linguale Bogen sollte aus nahttechnischen Gründen lingual nicht über die Grenze der fixierten Mukosa hinausgeführt werden, da die dünne Mundbodenmukosa sehr leicht bei der Naht einreißt.

Im Oberkiefer hat sich in Kombination von vestibulärer Augmentation oder Knochenspreizung im Bereich der Front und gleichzeitigem Sinuslift seitlich ebenfalls eine S-förmige Schnittführung bewährt, wobei der Bogen distal palatinal und im Frontgebiet vestibulär liegt. So wird eine sichere Deckung des Augmentatbereichs bzw. des Kieferhöhlenfensters erreicht. Wenn gleichzeitig eine

Operatives Vorgehen

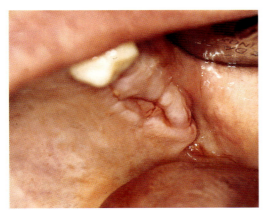

Abb. 15 Spontan abheilende Schleimhautrandnekrose bei unnötig weit palatinal gelegener Schnittführung.

Knochenspreizung vorgesehen ist, kann in diesem Gebiet submukös-epiperiostal präpariert werden, was die Ernährung der vestibulären Lamelle zusätzlich sichert (Abb. 15).

Schnittführungen bei Einzelzahnimplantation
(Abb. 17)

Die Schnittführung bei der Einzelzahnimplantation [12] hängt wesentlich vom Zeitpunkt der Implantation (Sofortimplantat: unmittelbar/verzögert oder Spätimplantat) und von evtl. notwendigen Augmentationen ab.

Bei der *Sofortimplantation* in die leere Alveole erübrigt sich die Frage nach der primären Schnittführung, so daß eher die Frage der adaptierenden Schleimhautfixierung (Abb. 18) versus plastische Deckung des Implantats abgewogen werden muß. Soweit es sich nicht um eine unmittelbare Sofortimplantation handelt, muß die maximale Schonung der Zahnfleischpapille aus ästhetischen Gründen beachtet werden. Meist genügt eine Adaptierung der Gingivaränder unter Erhaltung der gingivalen Faserarchitektur als „halboffene" Einheilung, wie es bereits beim Tübinger Sofortimplantat empfohlen

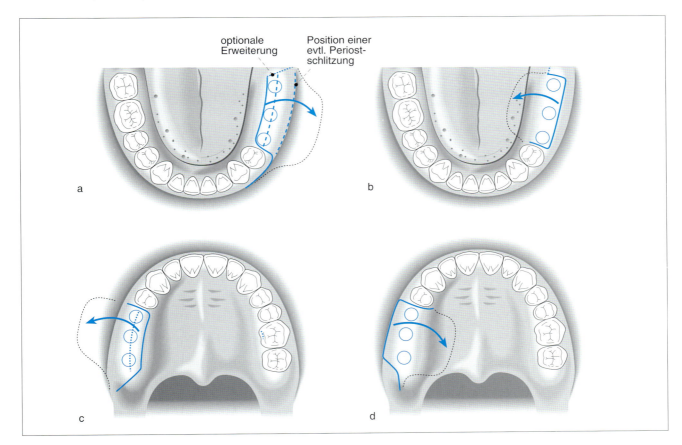

Abb. 16 a–d   Schnittführungen für die Implantation bei Freiendsituationen.
a) und c) Lingual (a) bzw. palatinal (c) knapp außerhalb des Implantats gelegene Wechselschnittführung für submukös einheilende Implantate, die insbesondere bei einphasig transgingival einheilenden Implantaten auch auf dem Kieferkamm (Kieferkammschnittführung = gestrichelt) liegen kann.
b) und d) Vestibulär außerhalb des Implantats gelegene Wechselschnittführung für submukös einheilende Implantate (evtl. mit vestibulärer Extension als umschriebene Vestibulumplastik. Sie dient zur Verbreiterung der fixierten Mukosa als Standard submukös einheilender Implantate, wobei die Zahnfleischpapille distal des letzten Zahns möglichst geschont wird.

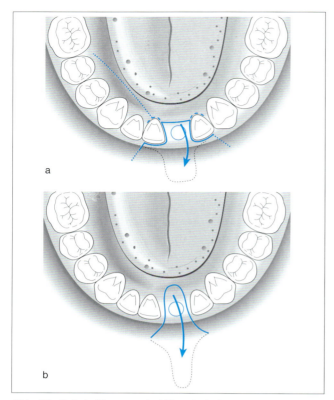

Abb. 17 Schnittführungen bei Einzelzahnimplantationen.
a) Trapezförmige marginale Schnittführung mit Erweiterungsmöglichkeit (punktiert) nach palatinal (Bindegewebstransplantat) und vestibulär (GTR-Option).
b) Fingerförmige paramarginale Schnittführung (Schonung der Zahnfleischpapillen bei breiter Zahnlücke).

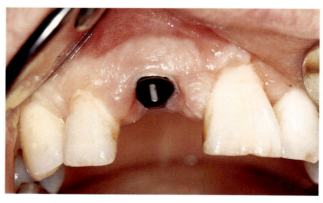

Abb. 18 Erhalt der fixierten Gingiva nach Einheilung eines zweiphasigen Frialit®II-Stufenschraubenimplantats, das zur offenen Einheilung primär mit dem Gingivaformer versehen wurde.

wurde. Eine Deckung des Implantats mit einem trapezförmigen Mukoperiostlappen wird ebenfalls häufig, trotz Zerstörung der fixierten Gingivazone, zur Sicherung der reizlosen knöchernen Einheilung (Osseointegration) durchgeführt. In diesem Fall wird dann bei der Freilegung eine Rekonstruktion dieser Zone notwendig.

Die Abdeckung des Implantats ist nur für die sichere Einheilung eines möglicherweise notwendigen Augmentates von Bedeutung, wozu sich ein verzögertes Vorgehen nach Abheilung der Schleimhäute empfiehlt. Dies wird am besten in einer leicht palatinal gelegenen bogenförmigen Eröffnung, die im Sulkus der beiden Nachbarzähne verlängert wird, erreicht. Nur selten ist dann dort eine zusätzliche vestibuläre Entlastungsinzision am Übergang zum lateralen Drittel des Marginalsaums erforderlich. Bei einer ausreichend breiten Zahnlücke kann das marginale Parodontium der beiden Nachbarzähne auch mit einem schmalen Mukoperiostläppchen völlig geschont werden.

Auswahlkriterien der Schnittführungen

Die Wahl der optimalen Schnittführung wird durch die Systemvariablen (ein-/zweiphasig), die mögliche zusätzliche Therapieabsicht (Vestibulumplastik, GTR) und die anatomischen Vorgaben (Nervenverlauf) bestimmt:

- *System*
- *Einheilung*
  transgingival (einteilige Systeme)
  halboffene Einheilung (Sofortimplantat)
  subgingival (zweiteilige Systeme)
- *mukogingivale Aspekte*
  Schonung der Interdentalpapille
  Nutzung der fixierten Mukosa
- *Zusatzzielsetzung*
  Vestibulumplastik
  Augmentation
  Knochenspreizung
- *Anatomie* (Nervenschonung)
  Nervus lingualis
  Nervus mentalis

Übersicht über die einzelnen Implantationsschritte

Die Knochenbearbeitung zur Aufnahme der alloplastischen Formkörper (Implantation) wurde in den letzten 15 Jahren zunehmend standardisiert, so daß eine genormte, paßgenaue Präparation mit stufenweise aufsteigendem, schonendem Vorgehen unter starker Drehzahlreduktion und Kühlung mit physiologischer Kochsalzlösung bei fast allen Systemen zur Routine geworden ist.

Im Ablauf können dabei meist einige Detailschritte unterschieden werden, die relativ starr nacheinander ablaufen (Tab. 10).

Tabelle 10 Übersicht über die üblichen Implantationsschritte.

Implantationsschritte	Instrumente	Zielsetzungen
Alveolarkammglättung	Luersche Knochenzange Fräse (Kugel, Birne)	Säuberung von Bindegewebe Verbreiterung, Nivellierung
Markierungsbohrung	Markierungsbohrer Rosenbohrer	Positionierung Ankörnung
Pilotbohrung	dünner Drillbohrer dünne Lindemann-Fräse	Tiefenorientierung Richtungsorientierung
Erweiterungsbohrung	Zwischenbohrer	Lagerschonung
Normaufbereitung	Normbohrer	endgültige Längen- und Richtungsbestimmung
Formaufbereitung	Gewindeschneider Stufenbohrer	Paßgenauigkeit
Implantation	Implantat	Primärstabilität (Klemmung, Retentionsform) endgültige Formaufbereitung (selbstschneidendes Implantat/Keilform)
Verschluß	Deckschraube Guttaperchastift	Schonung der Implantatinnenstruktur (Verhinderung des Einwachsens)

Kieferkammglättung *(Abb. 19a und b)*

Ziele	Beseitigung fibröser Gewebe Nivellierung des Knochenniveaus Verbreiterung der krestalen Kante
Instrumente	kugel-/birnenförmige Fräsen Luersche Knochenzange kleine oszillierende Säge
Probleme	Höhenverlust Verlagerung der fixierten Mukosa

Bei stärkeren Atrophieformen entstehen oft sehr schmale und hohe Knochengrate, insbesondere der alveolären Unterkieferanteile. Sie bestehen im oberen Anteil aus *narbig-fibrösem Gewebe*, das vor der Implantation entfernt werden sollte. Wichtig erscheint dabei die Entfernung des oft narbig-fibrösen, am Restkamm des Kieferabschnitts anhaftenden Bindegewebes.

Bei sehr schmal auslaufenden Kieferkämmen kann eine Kieferkammglättung zusätzlich zur *Verbreiterung und Nivellierung des Alveolarkamms* sinnvoll und erforderlich sein. Die Einebnung des Knochenniveaus erfolgt bis auf die Breite des minimalen Implantatdurchmessers, was teilweise einen erheblichen Höhenverlust bedeuten kann, wenn nicht mit Knochenspreizung bzw. Knochenanlagerung oder gesteuerter Geweberegeneration ein entsprechender periimplantärer, meist vestibulärer Defekt ausgeglichen werden soll. Vor allem die Dicke der vestibulären Knochenlamelle scheint eine wesentliche prognostische Bedeutung zu besitzen [75]. Im Einzelfall muß immer zwischen dem Nachteil des Höhenverlustes mit dann relativ sicherer vestibulärer Knochenbedeckung und dem prognostisch, insbesondere bei unsicherer Weichteilbedeckung, nicht sicher beurteilbaren augmentativen Verfahren abgewogen werden.

Die Kieferkammglättung gelingt am einfachsten relativ flächig mit der Luerschen Knochenzange oder mit relativ großen, birnen- und kugelförmigen Fräsen bei mittelhoher Umdrehungszahl. Bei einigen Systemen wurden bzw. werden spezielle Bohrer (Crestotom 30) angeboten. Bei sehr hohen, schmalen Kammformen können auch mit einer dünnen Säge diese Teile schonend gewonnen und als vestibuläre Knochenanlagerung genutzt werden (Abb. 19d).

Ein weiterer günstiger Effekt ist die Nivellierung der Knochenoberfläche bei geringen *Knochenstufen*, die vor allem bei zahnlosen Kieferabschnitten die prothetische Versorgung erleichtert. Bei geringem Abstand zur Gegenbezahnung kann bei ausreichendem Restknochenangebot auch eine Indikation zur Reduktion des Alveolarkamms bestehen, die in Kombination mit einer möglichst tiefen Implantation die spätere prothetische Versorgung erleichtern kann.

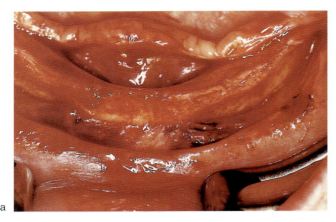
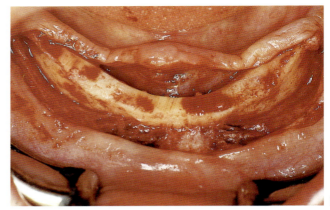
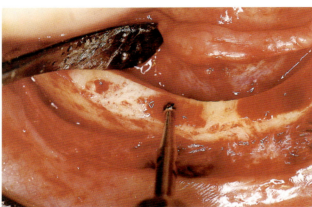
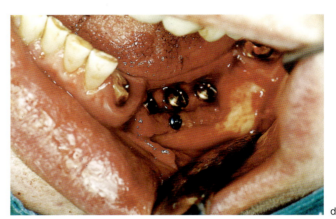

Abb. 19   Kieferkammglättung bei einer Implantation interforaminal im zahnlosen Unterkiefer.
a) Spitzer Kiefergrad nach Schleimhauteröffnung.
b) Abtragung des Grads mit der Luerschen Knochenzange und endgültige Glättung des Kieferkamms mit der kugel-/birnenförmigen Fräse.
c) Markierungsbohrung der Implantatposition mit dem Rosenbohrer.
d) Alternativ Sägeosteotomie des spitz auslaufenden Kieferkamms im Seitenzahngebiet. Bearbeitung mit einem dünnen Sägeblatt und Knochenanlagerung auf vestibulär freiliegende Implantatteile.

Markierungsbohrung (Abb. 19c)

Ziele	Festlegung der Implantatposition Ankörnung der Kortikalis
Instrumente	kleiner Rosenbohrer (ca. 2 mm) dünner Spiralbohrer (transmukös)
Probleme	mesiodistale Positionierung (zu eng/weit) vestibulo-orale Positionierung (zu oral) (prothetische Planungs-/Bohrschablonen)

Auch in Position und Achsenrichtung falsch eingebrachte Implantate heilen meist knöchern ein. Sie können jedoch prothetisch nicht sinnvoll genutzt oder nur mit erheblichem konstruktiven Aufwand bzw. mit erheblichen ästhetischen Nachteilen versorgt werden. Daher ist die optimale Einbringung der Implantate entsprechend der prothetisch-chirurgischen Planung ein wesentliches Therapieziel. Die Festlegung der Implantatposition in orovestibulärer und mesiodistaler Richtung ist Ziel der Markierungsbohrung. Sie erfolgt meist nach Darstellung und Glättung des Knochens, da so Knochenangebot und prothetische Planungsaspekte gleichzeitig bedacht werden können.

Es wird auch empfohlen, vor der Eröffnung der Schleimhaut mit sehr dünnen Markierungsspiralbohrern transmukös die Implantatposition mit den rein schleimhautgetragenen, dann besser positionierbaren Bohrschablonen zu markieren oder zumindest als Orientierung die Unterkiefermitte zu fixieren [73]. Die Markierungsbohrung erleichtert

Tabelle 11 Therapiemöglichkeiten bei vestibulärem Defizit.

umschriebene vestibuläre Einziehung	Durchmesserreduktion orale Positionierung	ästhetische Kompromisse righ lap design
mäßiges, nur krestales Defizit	Alveolarkammspreizung GBR simultan mit Implantation	Stabilisierung des Implantats Weichteilverschluß
schüsselförmiger Defekt	lokoregionäre Osteoplastik + GBR mit sekundärer Implantation	Zeitbedarf 2. Operation
sagittales und vertikales Defizit	Knochentransplantation + Osteosynthese	meist ITN nötig Weichteilsituation

durch das Ankörnen der Knochenoberfläche auch die gezielte Anwendung der nachfolgenden Pilotbohrer.

Als Instrument zur Markierungsbohrung wird meist eine unterschiedlich dimensionierte Kugelfräse (Rosenbohrer 2–4 mm Durchmesser) genutzt. Größere Bohrer dienen einer gleichzeitigen modellierenden Alveolarkammglättung mit Verbreiterung, während kleinere Rosenbohrer nur zum Ankörnen der Kortikalis genutzt werden. Neben dem bereits erwähnten Markierungseffekt der Implantatposition wird hierdurch auch die ortsstabile Anwendung der meist spiralförmigen Pilotbohrer erleichtert. Bei einigen Systemen (z.B. BoneLock®, Tiolox®) wird zusätzlich ein Planfräser eingesetzt, der den Alveolarkamm bis zum Durchmesser des Implantats glättet, was die Abschätzung des minimalen Implantatabstands erleichtert.

Die Implantatposition wird entweder von Bohrhilfen entsprechend der prothetischen Planung direkt übertragen oder in Abhängigkeit von dem implantologisch verfügbaren Knochenangebot und der geplanten prothetischen Versorgung intraoperativ chirurgisch festgelegt. Beide Aspekte – die prothetisch optimale und die vom Knochenangebot chirurgisch optimale Implantatposition – müssen stets simultan betrachtet und berücksichtigt werden. Oft ist ein Kompromiß möglich und sinnvoll. Andererseits bestehen Grenzen, die bei ästhetisch anspruchsvollen, vor allem festsitzenden Implantatversorgungen sehr eng sein können, so daß keine Kompromisse möglich sind. Hier werden alternative Methoden der Augmentation notwendig, damit ein Implantat sinnvoll bleibt.

Orovestibuläre Positionierung

Vestibuläre Knochendehiszenzen wurden in der Vergangenheit prognostisch ungünstig beurteilt, so daß eine tendenziell eher orale Implantatposition mit mindestens 1 mm vestibulären Knochen angestrebt wurde. Inzwischen wird im Vertrauen auf die Möglichkeiten der gesteuerten Knochenregeneration durchaus eine vestibuläre Dehiszenz toleriert und mit Folien und unterschiedlichen Augmentaten versorgt (Tab. 11). Freiliegende Folien mit frühzeitiger Infektion oder ausbleibende Knochenregeneration sind jedoch Zusatzrisiken dieser Technik, die nur bei prothetisch und in diesem Sinne meist auch ästhetisch zwingenden Fällen eine kompromißlose Implantatpositionierung rechtfertigen.

Zielsetzung, Aufwand und Risiko müssen auch bei allen Fortschritten der gesteuerten Gewebereaktion im individuellen Fall bedacht werden. Es sollte daher nicht ohne zwingenden prothetisch-ästhetischen Grund die Chance eines implantologisch optimal verfügbaren ortsständigen Knochens als Implantatposition aufgegeben werden.

Mesiodistale Positionierung

Die mesiodistale Positionierung ist einerseits von den anatomischen Strukturen, d.h. vom verfügbaren implantologischen Knochenlager (Nervus mentalis, Kieferhöhle, Nachbarzähne), und andererseits vom interimplantären Abstand sowie der geplanten prothetischen Suprastruktur bestimmt.

Der Abstand zwischen zwei Implantatpositionen sollte dabei immer so bemessen sein, daß mindestens ein 1–2 mm breites interimplantäres Knochenseptum zur Ernährung erhalten bleibt. Ebenso wichtig ist jedoch eine ca. 1–2 mm breite Distanz am Weichteildurchtritt, damit sich eine gesunde periimplantäre Weichteilmanschette bzw. eine für die ästhetische Wirkung notwendige Papille zum letzten Zahn ausbilden kann.

Da viele Implantate im Bereich des Schleimhautdurchtritts etwas ausladender und damit breiter als im enossalen Anteil sind, ist ein entsprechend größerer *Abstand der Implantatpositionen* zu wählen. Distanzmarkierungen an den Meßlehren oder auch entsprechend geformte temporäre Pfosten, die allerdings erst nach der Vorbohrung eingebracht werden können, erleichtern die Einhaltung des Mindestabstands. Bei sehr breiten Alveolarkämmen im Oberkiefer-Seitenzahngebiet kann durch eine leichte *Triangulation* der Implantatanordnung dabei eine optimale, d.h. nicht nur lineare, sondern auch flächige Unterstützung des prothetischen Ersatzes erreicht werden.

Bohrhilfen – Orientierungsschablonen versus Bohrschablonen

Die Positionierung des Implantats geht im allgemeinen von der prothetisch geplanten Wunschposition aus. Anschließend muß geprüft werden, ob diese Position von den lokalen Voraussetzungen her problemlos oder nur mit Zusatztherapie (Nervenverlagerung, Kieferhöhlenbodenanhebung, GTR o.ä.) möglich ist.

> Sowohl im Teamwork als auch in der Einzelversorgung ist die Integration von exakter präoperativer prothetischer Planung mit entsprechender klinischer und radiologischer Diagnostik einerseits und chirurgischer Planung vor der Implantation andererseits notwendig.

Die Bohrhilfen sind chirurgisch genutzte, prothetische Planungs- bzw. röntgenologische Diagnostikhilfsmittel. Ihre Ergebnisse sind von der prothetischen und anatomischen Ausgangssituation stark abhängig. Sie sind daher auch unterschiedlich hilfreich, um die geplante Implantatversorgung im Einzelfall zu realisieren (Abb. 20a und b).

Die Achsenrichtung der Implantate muß in der Positionierung mesiodistal und orovestibulär ausgerichtet und zusätzlich in der Neigung der Bohr- bzw. Implantationsrichtung in allen drei Richtungen des Raumes orientiert werden. Dies gelingt klinisch nach einiger Erfahrung auch ohne Hilfsmittel, nur mit Hilfe der meist vorhandenen Parallelisierungspfosten, erstaunlich gut. Andererseits werden viele, sehr unterschiedlich angefertigte und aufwendige Bohrhilfen angegeben, die helfen sollen, die geplante Implantatposition auf die klinische Situation zu übertragen.

Orientierungsschablonen, die nach oralem Ausschleifen praktisch nur die Zahnposition und die Grenzpositionen als Orientierung für die Implantatposition bieten, werden neben starren Bohrschablonen, die durch teilweise metallische Führungshülsen Implantatposition und Richtung starr vorgeben, angewandt [55].

Bei allen Bohrhilfen besteht bei geringem Knochenangebot der Konflikt zwischen optimaler Implantatposition und optimalem Knochenangebot, der keineswegs immer zu identischen Implantatpositionen führt. Es blieb bisher offen, ob durch zusätzliche Maßnahmen der Augmentation (Knochenspreizung, GTA o.ä.) immer die prothetisch-ästhetisch intendierte Idealposition gewählt oder das knöchern zuverlässigere Implantatlager zur Positionierung gewählt werden soll. Tierexperimentelle Hinweise auf eine starke Resorption des neugebildeten Knochens bei früher Belastung [9] lassen zu-

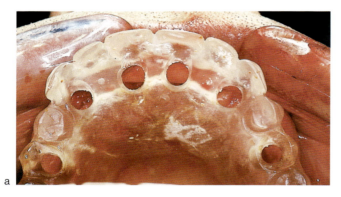

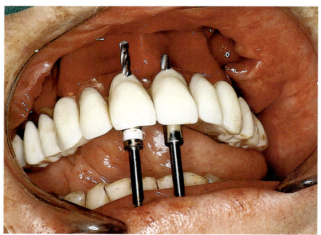

Abb. 20 Bohrschablonen.

a) Doublierte Oberkieferprothese als orientierende Bohrschablone.
b) Unzureichendes Knochenangebot in der gewünschten Implantatposition für einen festsitzenden implantatgetragenen Ersatz mit der Notwendigkeit einer Knochentransplantation.

Operatives Vorgehen

mindest Fragen für die Langzeitbeurteilung dieser Implantate offen. Dabei bestehen sicherlich Unterschiede zwischen rein implantatgetragenen Versorgungen im ästhetisch bedeutsamen Frontzahngebiet und stegprothetischen Versorgungen im zahnlosen Unterkiefer.

> Mit festsitzenden Rekonstruktionen und mit zunehmenden ästhetischen Anforderungen steigen die Notwendigkeit und der Nutzen von Bohrschablonen an. Diese sollten neben der Idealposition für das Implantat auch den Grenzbereich der Implantatposition deutlich machen, bei dessen Überschreitung eine prothetisch sinnvolle Implantation nicht möglich ist.

Wir sollten uns jedoch hüten, in Veröffentlichungen methodische Maximaldiagnostik (dreidimensionale Computertomographie, Aufwachsbohrplanungen mit metallischen Bohrerführungen etc.) gleichsam als Routine darzustellen und evtl. justitiable Standards zu suggerieren. Für eine Vielzahl von Indikationen wird die Orientierung am vorhandenen Knochenangebot unter klinischer Berücksichtigung der geplanten prothetischen Versorgung ausreichen, wobei diagnostische Schablonen (evtl. doublierte Prothese mit Meßkugel = Röntgenschablone) als zusätzliche Positionierungshilfe sinnvoll eingesetzt werden können.

Die Probleme der exakten Positionierung nach operativer Eröffnung und der *Sterilität solcher Schablonen* dürfen keinesfalls unterschätzt werden (Tab. 12). Während bei teilbezahnten Indikationen durch die vorhandene Restbezahnung eine relativ exakte Positionierung auch nach chirurgischer Weichteileröffnung möglich ist, ist dies bei zahnlosen Kiefern, insbesondere bei stark atrophierter Unterkiefersituation, oft nicht möglich. Als Ausweg werden erste Orientierungsbohrungen vor der Schleimhauteröffnung angegeben, obwohl in diesen Situationen immer auch der Sinn und praktische Wert solcher Schablonen hinterfragt werden muß.

Tabelle 12   Probleme der Bohrschablonen.

Diskrepanz zum optimalen Knochenangebot
exakte Positionierung intraoperativ (nach Eröffnung)
Sterilität der Schablonen (thermostabiler Kunststoff)
Kontamination von Bohrern und Knochenlager mit Bohrspänen

Bei nicht ausreichend weiten Bohrkanälen besteht die Gefahr der Kontamination der Bohrer und, wenn nicht nur die Markierungsbohrung mit diesen Schablonen erfolgt, auch der Kontamination des Knochenlagers.

Die aus der prothetischen Planung (Doublieren der vorhandenen Prothese, provisorische Aufstellung, Aufwachsen der prothetischen Konstruktionen) entwickelten Schablonen für eine optimale Implantatposition können zunächst röntgenologisch bezüglich der Realisierbarkeit geprüft werden. Im zweiten Schritt ist die Anwendbarkeit (exakte Positionierung mit und ohne Aufklappung) vor allem bei zahnlosen Kiefern oft schwierig. Kritisch ist die Entscheidung, ob die prothetisch-ästhetisch gewünschte Implantatposition mit adjuvanten Maßnahmen angestrebt werden muß oder ob eine Kompromißposition zwischen optimalem Knochenangebot und prothetisch-ästhetischer Wunschposition bezüglich sagittal-vertikaler Position und/oder Achsenneigung im individuellen Fall günstiger ist.

Spezielle Aspekte der Implantatpositionierung

Zahnloser Unterkiefer. Im zahnlosen Unterkiefer wird die Implantatposition zunächst vom prothetischen Konzept (zwei Implantate mit Steg bzw. Kugelknopfanker oder vier bis sechs Implantate) bestimmt. Vor allem die Position des Foramen mentale und der durchaus unterschiedliche Nervverlauf am Foramen mentale [73] legen die maximal distale Postion von mehr als zwei interforaminalen Implantaten fest. Dabei sollte auch bereits auf der Panorama-Schichtaufnahme dem Nervenverlauf Beachtung geschenkt werden, da bogenförmige Verläufe nach mesial (bis zu 5 mm) durchaus häufiger beobachtet werden, so daß einige Autoren minimal 6 mm als Sicherheitsabstand empfehlen [73].

Die maximale Anzahl und die Position der mittleren Implantate (zwei bis vier) ergeben sich dann aus dem minimalen interimplantären Abstand (Implantatdurchmesser am Schleimhautdurchtritt + 2 mm) oder der optimalen prothetischen Verteilung auf dem verbleibenden Restkieferabschnitt. Auch hier gilt wieder die weitestgehende Berücksichtigung der prothetischen Planung bei der Festlegung der optimalen Implantatposition. Sie erfährt aufgrund einer möglichen Nervgefährdung ihre oft erst intraoperativ erkennbare Grenze.

Bei zwei vorgesehenen Implantaten wird meist zunächst die Unterkiefermitte markiert und beidseits ein optimal weiter geradliniger Abstand

(10–15 mm) abgetragen, so daß ein ausreichend langer, symmetrischer Stegverlauf möglich wird, ohne daß der Steg durch den Mundboden verläuft.

Bei zahnorientierter Implantatpositionierung für die Versorgung mit einem festsitzenden Zahnersatz und bei Konuskronenversorgungen wird zunächst die geplante Position des Eckzahns festgelegt und jeweils distal im Prämolarenabstand und in der Position der beiden mittleren Inzisivi ein Implantat vorgesehen.

Verkürzte Seitenzahnreihe im Unterkiefer. Bei der verkürzten Seitenzahnreihe im Unterkiefer wird die mesiodistale Position vom prothetischen Konzept (rein implantatgetragene Brücken-/Einzelzahnversorgung versus Verbundbrücke) und von der Distanz zum letzten natürlichen Zahn mit dessen individueller Wurzelneigung und meist distaler Spitzenabknickung bestimmt. Wiederum gilt es im Sinne der Schadensvermeidung oft, einen über die prothetische Planung hinausgehenden Abstand vom letzten Zahn einzuhalten, der dann eher ein mesiales Freiendglied sinnvoll macht, so daß die erste Implantatposition ca. 3–4 mm ($1/2$ Implantatdurchmesser + mindestens 1–2 mm) oder 7 mm + 3,5 mm (1 + $1/2$ Prämolarenbreite) häufig sinnvolle mesialste Implantatpositionen zum letzten natürlichen Zahn sind.

Die Position des zweiten Implantats sollte ca. 7 mm (mindestens 1 Implantatdurchmesser + 2 mm), d.h. etwa eine Prämolarenbreite dahinter, erfolgen. Auch ohne Bohrschablonen empfiehlt es sich, die Implantatpositionen etwa im Zentrum vom Vielfachen einer Prämolarenbreite (ca. 7 mm) anzustreben. Sollte nicht für jeden zu ersetzenden Zahn ein Implantat vorgesehen sein, empfiehlt es sich, jeweils 7 mm für ein Prämolarenbrückenglied und 12 mm für ein Molarenzwischenglied als Abstand bis zur nächsten Implantatposition hinzuzurechnen. Inzwischen wurden auch entsprechende Abstandsschablonen entwickelt, die diese Planungen intraoperativ relativ leicht und ohne starre Vorgaben einer Bohrschablone realisieren lassen.

Zahnloser Oberkiefer. Die Implantatpositionierung im zahnlosen Oberkiefer ist aufgrund der meist erheblichen ästhetischen und phonetischen Problematik, vor allem bei rein *implantatgetragenen festsitzenden Versorgungen*, und der Bedeutung der Implantatachsenrichtung im Zusammenhang mit extremer extraaxialer Belastung sehr limitiert. So kann sich gelegentlich wegen der vorwiegend orovestibulär gerichteten Resorption mit pseudoprogenen knöchernen Kieferrelationen eine Indikation zur skelettalen Verlagerungsosteotomie ergeben. In anderen Fällen ist nur eine implantatgestützte, *herausnehmbare prothetische Versorgung* wirklich sinnvoll.

Bei festsitzenden Versorgungen haben sich die Position der ehemaligen bzw. zu ersetzenden ersten Inzisivi, die Lage der Eckzähne und die geplanten Regionen der ersten bzw. falls möglich zweiten Prämolaren bei meist sechs Implantaten als sinnvolle Implantatpositionen ergeben. Seltener werden, meist bei Stegkonstruktionen, auch weit distal stehende Implantatpositionen im Tuberbereich gewählt, die trotz mechanischer Vorteile bei der Prothesenabstützung hygienische Probleme für den Patienten und eine höhere Verlustrate durch geringere knöcherne Einheilung bei ungünstigem, weitmaschigem Knochenlager nach sich ziehen.

Die klassischen Stegversorgungen im Oberkiefer sind meist auf 4–6 Implantaten abgestützt, die entsprechend dem Knochenangebot praktisch immer im frontalen Knochenabschnitt und insbesondere im paranasalen Knochen, beidseits der Apertura piriformis, verankert sind.

Freiendsituation im Oberkiefer. Bis vor wenigen Jahren galt die distale Freiendsituation im Oberkiefer oft als eine besondere Problemindikation für enossale Implantate. Erst durch die Möglichkeiten der zumindest in der primären Einheilungsphase der Implantate unproblematischen Kieferhöhlenbodenanhebung hat hier eine deutliche Indikationsausweitung stattgefunden. In der Freiendsituation des Oberkiefers sollten immer größer dimensionierte Implantatdurchmesser als Alternative bei reduziertem Knochenangebot bis 8 mm geprüft werden, die darüber hinaus im sehr spongiösen Oberkiefer-Seitenzahngebiet die Primärstabilisierung erleichtern. Im Oberkiefer werden jedoch wesentlich seltener mesiale Freiendbrücken geplant, da der überwiegend mesial vorhandene Restknochen implantologisch sinnvoll genutzt werden kann.

Einzelzahnimplantate. Bei Einzelzahnimplantaten stellt sich das Problem der mesiodistalen Positionierung nicht so sehr, da lediglich ein ausreichender Abstand zu den Parodontien der beiden Nachbarzähne berücksichtigt werden muß. Unter Umständen kann bei eingeengter Lücke oder engstehenden Wurzelspitzen eine vorangehende kieferorthopädi-

Operatives Vorgehen

sche Achsenkorrektur notwendig sein. Die enge interradikuläre Distanz kann durchaus die Implantatwahl zugunsten eines grazilen, oft konischen Implantattyps (z.B. HaTi®, BoneLock®, Tiolox®, Frialit® II) beeinflussen oder die alternative Versorgung (z.B. Klebebrücke) zur Schadensvermeidung sinnvoller erscheinen lassen.

Pilotbohrung

Ziele	orientierende Festlegung der Implantatrichtung
	orientierende Festlegung der Implantatlänge
Instrumente	kleine Spiral-/Drillbohrer (ca. 1,5–2 mm)
	Parallelisierungsstifte mit/ohne Tiefenmarkierung
Probleme	Perforationen
	Zahnverletzungen
	Implantatneigung/Achsenrichtung
	Implantatparallelität
	Instrumentenfraktur

Die Pilotbohrung dient der Längenbestimmung und der Festlegung der räumlichen Orientierung der Implantatachse mit Hilfe von meist im Durchmesser sehr reduzierten Spiralbohrern (ca. 1,5–2 mm), die zur Tiefenorientierung Markierungshilfen in Form von Rillen oder Farbmarkierungen besitzen. Die Bohrung erfolgt in intermittierender Bohrtechnik unter sorgfältiger Kühlung (Abb. 21a).

Die sehr dünnen Pilotbohrer besitzen nur teilweise die Möglichkeit der *Innenkühlung*, so daß bei einigen Systemen ein Wechsel des Handstücks erforderlich wird. Bei gleichzeitig vorhandener Innenkühlung in den dann sehr grazilen Bohrern kann es gelegentlich zur *Instrumentenfraktur* kommen, die jedoch mit einem Trepanbohrer mit einem Außendurchmesser unterhalb des Implantatdurchmessers relativ leicht korrigiert werden kann.

Bereits in dieser Phase der Implantatbettgestaltung ist eine möglichst *achsenparallele Führung* des Bohrers ohne Kippung notwendig. Häufig tritt der Fehler einer apikalwärts geänderten Implantatrichtung durch eine schräge Pilotbohrung auf. Insbesondere bei Implantationen unmittelbar distal eines endständigen Prämolaren oder Eckzahns besteht die Tendenz einer apikal mesialwärts gerichteten Bohrung mit Gefährdung der distal gekrümmten Wurzelspitze des natürlichen Zahns. Dieser Fehler entsteht sehr leicht durch die Behinderung der achsenparallelen Bohrung durch die frontale Restbezahnung und durch eine z.T. unbewußte Angst vor dem distal höher austretenden Foramen mentale.

Mit der Pilotbohrung wird meist schon die *definitive Implantatlänge* festgelegt. Neben dem Konzept einer optimalen Ausnutzung des implantologisch verfügbaren Knochens mit dem Ziel einer möglichst bikortikalen Implantatabstützung (z.B. Ledermann-Schraube) werden z.T. reduzierte Implantatlängen mit 12–16 mm Maximallängen empfohlen. Hierbei wird die Gegenkortikalis, z.B. am zahnlosen Unterkiefer, bewußt zur Vermeidung von Überhitzung, Instabilität oder Weichteilinfektionen bei Perforationen vermieden.

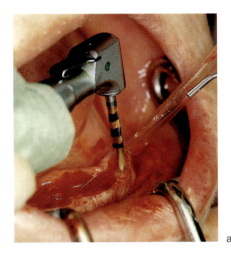

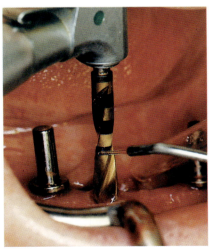

Abb. 21 Knochenaufbereitungsschritte.
a) Orientierungsbohrung mit einem dünnen Vorbohrer.
b) Richtungskontrolle mit dünnen Parallelisierungshilfen; Erweiterungsbohrung und ggf. marginale Anpassung (kortikale Erweiterung oder krestale Ausformung).

Für das ITI®-System wird eine Implantatlänge empfohlen [69], die allgemein nur ²/₃ des verfügbaren Knochens ausnützt, was bei starken Atrophieformen sicherlich relativ gesehen werden muß. In eigenen Untersuchungen hat sich eine Standard-Implantatlänge von 12 mm beim ITI®-System als völlig ausreichend erwiesen, während beim zylindrischen IMZ® 15 mm angestrebt wurden. Sicherlich sollten Längen über 16 mm nur bei besonderen Indikationen (z.B. Fixierung einer Osteoplastik) angewandt werden, da selbst bei 12 mm langen Implantaten ein periimplantärer infektiöser Knochenabbau schon längst eine Implantatentfernung erforderlich macht, bevor die Stabilität durch die ankylotische Einheilung verlorengeht. Die Entfernung des integrierten Implantatanteils wird dann trotz Hilfsbohrer sehr mühsam.

Bei optimaler Ausnutzung des implantologisch nutzbaren Knochens, z.B. über dem Nervus alveolaris inferior, ist es unbedingt erforderlich, bei der Planung der Implantatlänge die tiefere Aufbereitung der Bohrer zu berücksichtigen [69]. Diese ist mit ca. 0,5–1,75 mm zwar nur gering, aber doch bei sehr vielen Systemen vorhanden, vor allem bei Spiralbohrern (z.B. Brånemark®, Astra®, ITI®) im Gegensatz zu Kanonenbohrern (z.B. IMZ®-System) und Hohlfräsen (ITI®-Systeme). Soll gerade bei sehr grenzwertigem Knochenangebot auf eine risikobehaftete Nerventransposition [7, 64] verzichtet werden, kann eine Zwischenröntgenkontrolle nach der primären Pilotbohrung mit dem Bohrer oder speziellen Markierungsstiften als abschließende Längenkontrolle durchaus sinnvoll sein.

Nach der Pilotbohrung ist meist ein Meßinstrument oder ein *Parallelisierungsstift* einsetzbar, der die Einschubrichtung besser erkennbar macht und eine parallele Bohrung des nächsten Implantats erleichtert. Dieser Parallelisierungsstift dient auch als Orientierungshilfe für die nächste im Durchmesser ansteigende Bohrung. Daher ist er auch bei der definitiven Aufbereitung sinnvoll, da umschriebene Korrekturen der Achsenrichtung sowohl beim Einzelzahnimplantat als auch speziell bei mehreren Implantaten noch erfolgen können.

Die Achsenrichtung des Implantats ist vor allem bei festsitzenden Kronen oder Brücken im Frontzahngebiet wichtig. Die Implantatachse sollte optimal in der Verlaufsrichtung der Nachbarzähne liegen oder mit abgewinkelten Implantaten oder Sekundärteilen dieser Achsenrichtung möglichst angenähert werden. Andernfalls ist durch die notwendige, vestibulär gelegene Verschraubung eine bedingt abnehmbare Lösung nicht möglich, obwohl transversal verschraubte Kronenaufbauten ebenfalls eine Erleichterung gebracht haben. Im Bereich der Oberkieferfront gelingt die Orientierung mit einer Parodontalsonde, die an den beiden Nachbarzähnen an der Inzisalkante und am Schmelz-Zement-Übergang angelegt wird, sehr leicht. Auf diese Weise können die optimale Achsenrichtung und die notwendige Vertiefung der Implantat- bzw. Aufbaukante (mindestens 1–2 mm unterhalb der Schmelz-Zement-Grenze des Nachbarzahns) festgelegt werden.

Normaufbereitung

Ziele	Aufweitung des Implantatlagers
	Festlegung des Implantatdurchmessers
Instrumente	Hohlfräsen
	Drillbohrer/Drillcountersink
	Normfräsen (z.B. Stufenbohrer, Kanonenbohrer)
	inkl. Parallelisierungspfosten und Tiefenmeßlehren
Probleme	thermische oder mechanische Lagerschäden
	Festlegung von definitiver Implantatlänge und -durchmesser
	Logistik (Implantat in Länge und Durchmesser vorhanden?)

Die Normaufbereitung erfolgt durch schrittweise Erweiterung (meist 2–3 Schritte) mit unterschiedlich geformten Normfräsen bis zum gewünschten Implantatdurchmesser (Abb. 21b). Diese Instrumente besitzen wie die Pilotbohrer zur Längenorientierung Markierungsrillen bzw. Farbkodierungen. Es können sogar Bohrstops vorhanden sein, die eine versehentliche Überinstrumentierung in der Länge verhindern.

Die Aufbereitung des Implantatlagers bis auf den Normdurchmesser sollte besonders schonend durchgeführt werden und erfolgt daher bei einigen Systemen nicht maschinell, sondern mit Handinstrumenten und entsprechenden Ratschen [33]. Die *Handaufbereitung* gilt als viel sensibler, exakter und risikoärmer als die *maschinelle Aufbereitung* [49]. Allerdings verwenden die meisten Systeme Maschineninstrumente mit entsprechender Innen- und/oder Außenkühlung, wobei z.T. eine instrumentell gesicherte Drehzahlreduktion und Drehkraftbegrenzung (maximales Drehmoment und maximale Drehzahl) zur Verfügung stehen.

Die Handaufbereitung ist unbedingt erforderlich

für konische, schraubenförmige Implantatsysteme (z.B. HaTi®, BoneLock®, Tiolox®), die einen definierten Aufbereitungs- und Implantationsendpunkt besitzen. Die größere Schonung des Lagers durch die Handaufbereitung erscheint bisher nicht belegt. Die Vorteile der durch die Handaufbereitung zwingend reduzierten Umdrehungszahl wird möglicherweise durch inkongruente, z.T. wackelnde Handbewegungen mit Infrakturierung der randbildenden Spongiosabälkchen aufgehoben. Es fehlen bisher überzeugende vergleichende Untersuchungen, die im Praxisalltag die Überlegenheit der Handaufbereitung belegen.

Bei diesem Knochenaufbereitungsschritt können Knochenteile (Spongiosastückchen) oder ein gezielt mit Hohlfräsen entnommener Knochenzapfen als *lokoregionäre Transplantate* für bereits erkennbare Knochendefekte oder als Füllmaterial unter einer Folie (GTR, GBR) gewonnen werden [47], die sonst oft unaufmerksam verworfen bzw. abgesaugt werden. In diesen Fällen sollte jedoch auch auf die Pilotbohrung verzichtet und der Knochenzapfen primär mit einem gut, evtl. innen- und außengekühlten Trepanbohrer bei reduzierter Umdrehungszahl gewonnen werden.

Wichtiger als der gewonnene Knochenzapfen ist jedoch die angestrebte Primärstabilität des eingebrachten Implantats, weshalb immer Trepanbohrer mit einem gegenüber dem definitiven Implantat etwas geringeren Außendurchmesser eingesetzt werden sollten. Bohrspäne an Drillbohrern werden bei einer intensiven Kochsalzspülung sehr leicht abgeschwemmt, so daß in diesen Fällen ein Kompromiß von Spülung und Drehzahlreduktion angestrebt werden muß. Bei der Handaufbereitung können die zu entfernenden Knochenpartikel an den Aufbereitungsinstrumenten sehr leicht als autologes Augmentationsmaterial gewonnen werden.

Formaufbereitung

Ziele	Kongruenz von Implantat und Knochenlager
	Anpassung an Makrostrukturierungen
Instrumente	Gewindeschneider
	Normfräsen
	Implantat
Probleme	Festlegung der definitiven Implantatform

Nach der Normaufbereitung bis zum angestrebten Implantatdurchmesser und bis zur angestrebten Implantatlänge erfolgt vor der Implantatauswahl und der entsprechenden Formaufbereitung eine *definitive Tiefenmessung*, da bei einigen Formfräsen die Geometrie von der Implantatlänge abhängig ist (z.B. Stufenzylinder, konische Schraube).

Bei Makrostrukturierungen der Implantatoberfläche ist vor der Implantation eine *adaptierende Formaufbereitung* notwendig, für die meist Instrumente entsprechend der vorgesehenen Implantatlänge zur Verfügung stehen (Tab. 13).

Extensionen. Die auffälligste und sicherlich neben der Schraube auch älteste Makrostrukturierung stellen die seitliche Implantatextensionen dar, wie sie für die Blattimplantate typisch sind. Sie stellen einen Schwerpunkt der Implantatbettgestaltung dar. Hierfür wurden entsprechende Fräsen bzw. scheibenförmige Räder entwickelt, die eine an die Form angenäherte Aufbereitung ermöglichen. Die blattförmigen Implantate (z.B. Osteoplate® 2000) haben zur Aufbereitung eine semigenormte Insertionstechnik mit Tiefenfräsen, z.B. mit einem perforierten Kreissägeblatt (Perimatex-Kreissägen), das

Tabelle 13 Übersicht über die Strukturierungen der häufigsten Implantattypen.

Makrostrukturierungen	Implantattyp
Extensionen	Linkow-Blattimplantat
	Osteoplate® 2000
Gewinde	Brånemark®
	ITI®
	IMZ (neu)
	Ankylos®
	Apaceram®-PTH
	Bikortikal-Schraube
	Astra®
	Frialit® II
	Ledermann-Schraube
	Pitt-Easy® Bio-Oss®-Implantatsystem
	ZL-Duraplant®
	Bio-Oss®
	Steri-Oss®-Implantat (Hex-Lock-Schrauben)
	Tiolox®
	BoneLock®
	HaTi®
krestal konische Form	BIT®
	Astra ST®
	Kon. Brånemark®
Zylinder	IMZ®
	Calcitek®
	ZL-Duraplant®
	Steri-Oss®-Implantat (Hex-Lock-Zylinder)
	Hohlzylinder (ITI®)
Stufen	Frialit® II

ein schlitzförmiges Implantatbett schafft, in das das Implantat eingepreßt (Schlangengleitprofil) wird. Es erfährt so eine Primärstabilität durch Friktion mit zusätzlicher bikortikaler Abstützung [30].

Gewinde. Eine zweite, ebenfalls häufig verwandte Makrostrukturierung sind die Gewindegänge schraubenförmiger Implantate. Dabei bestehen bezüglich der Gewindeherstellung im Lagerknochen grundsätzliche Unterschiede. Zunächst kann das *Vorschneiden der Gewinde* (Abb. 22a und b) mit entsprechenden Gewindeschneidern von den sogenannten *selbstschneidenden Gewindeformen* (Abb. 22c und d), bei denen das Gewinde bei der endgültigen Implantation durch das Implantat selbst präpariert wird, unterschieden werden. Bei einigen Implantaten bestehen jedoch beide Möglichkeiten, so daß in Abhängigkeit von der Knochenstruktur bei eher weichem, spongiösem Knochen selbstschneidende Implantatformen zur Anwendung kommen, während bei sehr kompaktem Knochenlager ein entsprechendes Gewinde vorgeschnitten wird.

Dabei wird im spongiösen Lager die Primärstabilität gesteigert, während im kompakten Lagergewebe eine geringere Lagerbelastung (Hitzeentwicklung, mechanische Kompression) diskutiert wird. Bei einem intraindividuellen, randomisierten Rechts-Links-Vergleich im Unterkiefer-Frontbereich konnten in der Einheilungsphase jedoch keine Unterschiede festgestellt werden. Die Nutzung der optimalen Implantatstabilität durch eine schraubenförmige Oberflächengeometrie wird auch durch unterschiedliche Oberflächengestaltung (zylindrisch – schraubenförmig) beim gleichen Implantat (Frialit® II, IMZ®) deutlich. Ob die Implantatgeometrie darüber hinaus auch einen wesentlichen Einfluß auf die periimplantären Knochenabbauvorgänge hat, darf zwar durch die klinische Erfahrung und Spannungsanalysen (Spannungsoptik, Finite-Element-Berechnungen) vermutet werden, randomisierte vergleichende Studien fehlen jedoch.

In der Methodik der Lagergestaltung können darüber hinaus maschinelle und handgetriebene Aufbereitungen unterschieden werden. Insbesondere

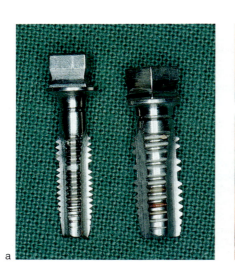
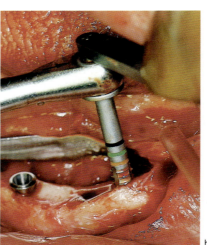
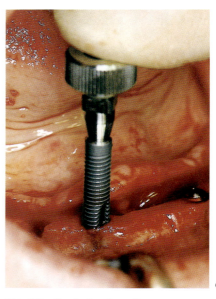
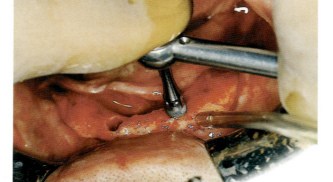

Abb. 22 Gewindepräparation.

a) Maschinengetriebener Gewindeschneider des Brånemark®-Systems (3,75 und 5 mm).
b) Gewindepräparation mit Hilfe einer Ratsche und eines Gewindeschneiders (z.B. ITI®-System).
c) Gewindepräparation durch das selbstschneidende Implantat (z.B. Astra®-System).
d) Endpositionierung des Frialit®-II-Stufenschraubenimplantats durch einige Gewindegänge – Markierung zur Angleichung.

Operatives Vorgehen

konische schraubenförmige Implantate benötigen einen definierten Endpunkt der Eindringtiefe, der gleichzeitig auch der Punkt der maximalen Retention des Schraubengewindes bedeutet. Auch kombinierte stufenförmige Implantatanteile bedingen einen definierten Endpunkt, wobei jedoch ein vorzeitiger Stop der Eindringtiefe noch keinen Verlust der Retention des Schraubengewindes bedeutet.

Konisch erweiterte Implantatformen. Das dritte, häufiger angewandte Formelement sind im alveolären oder krestalen Anteil konisch sich aufweitende Implantatformen (Astra® ST, versenkte Bonefit®-Implantate, konische Brånemark®-Implantate u.a.), die zusätzlich eine Abstützung im kortikalen Durchtritt nutzen. Konische Erweiterungsfräsen werden hierzu gelegentlich in Kombination mit dem letzten Bohrer der Normfräsung eingesetzt. Glatte konische Anteile scheinen jedoch einer Taschenbildung in diesem Bereich bis zur ersten Gewindewindung Vorschub zu leisten.

Eine Besonderheit der Formaufbereitung besteht beim nur apikal schraubenförmigen IMZ®, bei dem zur Erzielung einer Zugschraubenwirkung das Lager im ortsständigen Knochen zusätzlich als Gleitloch aufgeweitet wird. Oftmals wird jedoch bereits mit der Normaufbereitung die definitive Formaufbereitung erreicht, wie dies vor allem beim ITI®-Hohlzylinderimplantat bereits mit dem Trepanbohrer deutlich wird. Auch bei diesem Implantat existiert eine zusätzlich schraubenstrukturierte Variante, bei der die zusätzliche Stabilisierung nach Gewindepräparation genutzt wird.

Einbringen des Implantats

Ziele	Primärstabilität
Instrumente	Implantat als Gewindeschneider
	Setzinstrumente
	Einbringpfosten
Probleme	Kontamination (Keime, Fremdmaterial)
	Austausch bei Instabilität

Die Implantation hat das Ziel, ein dem präparierten Implantatlager entsprechendes Implantat ohne Kontamination mit Keimen oder an der Oberfläche adsorbierten Fremdpartikeln (Staub, Textilfasern o.ä.) primär stabil einzubringen bzw. gleichzeitig mit der definitiven Positionierung auch die letzte Ausformung des Implantatlagers (selbstschneidende Gewinde, Klemmpassung durch eine geringe Aufweitung des Lagers) zu bewirken.

Kontaminationsfreiheit. Die kontaminationsfreie Applikation wird durch Einbringhilfen unterschiedlicher Länge, die teilweise bereits vormontiert mit dem Implantat geliefert oder, individuell der lokalen Situation angepaßt, unmittelbar vor der Implantation aufgebracht werden, erreicht. Zu diesem Zweck wurden unterschiedliche Aufbewahrungs- und Transportsysteme entwickelt, die eine Montage von Einbringhilfen und die Einbringung ins Knochenlager ohne Berührung der Implantatoberfläche erlauben.

Die Implantate werden bereits sterilisiert in Doppelverpackung angeliefert, die eine sterile Aufbewahrung und intraoperative Anreichung erleichtern. Die sterilen Glasampullen (z.B. Astra®, Brånemark®) oder sterile Kunststoffbehälter als Aufbewahrungshilfen (z.B. Frialit®, IMZ®, ITI®, HaTi®) sind in eine Sterilverpackung eingeschweißt, die vom unsterilen Springer aufgerissen wird, so daß das Implantat geschützt steril entnommen werden kann. Die Montage der Einbringhilfen ist bereits erfolgt (IMZ®, HaTi®, Frialit®) oder kann am Implantat erfolgen, das im Aufbewahrungsgefäß fixiert (ITI®) oder durch eine abnehmbare Titanschutzhülle vor Kontamination durch die Handschuhe (z.B. Staub oder Puder) geschützt ist. Die nachträgliche Montage erhöht die Adaptiermöglichkeit der Aufbringteile an die individuelle Situation und reduziert den Materialaufwand für die Einmaleinbringhilfen. Bei allen Systemen ist jedoch der Materialaufwand zur sterilen Anlieferung und kontaminationsfreien Einbringung beachtlich.

Stabilität. Das Ziel einer maximalen Primärstabilität wird im wesentlichen durch die paßgenaue Aufbereitung des Implantatbetts angestrebt und auch in den meisten Fällen realisiert. Man unterscheidet die sogenannte *Primärstabilität* unmittelbar nach der Implantation, die im wesentlichen mechanisch durch ein paßgenaues Lager bzw. eine retentive Form des Implantats erreicht wird, von der *Sekundärstabilität* nach der knöchernen Einheilung, die durch die zusätzliche biologische Retention gekennzeichnet ist (Tab. 14). Dabei gelten heute die Vermeidung von Relativbewegungen durch die Primärstabilität und eine zumindest unterkritische Belastung ohne Relativbewegung und Lagerschäden in der Einheilungsphase als wichtige Vor-

Tabelle 14 Formen der Implantatstabilisierung.

Primärstabilität	Sekundärstabilität
mechanische Retentionen (Klemmwirkung, Reibung, Unterschnitte, Gewinde)	mechanische Verzahnung (Oberflächenstrukturierungen, Perforationen)
	biologischer Verbund (Hydroxylapatit, Bioglas)

aussetzungen, um den gewünschten Knochenkontakt oder sogar -verbund zur optimalen Sekundärstabilität zu erreichen.

> Wichtigstes Ziel der eigentlichen Implantation ist die primär stabile Implantatfixierung, da gerade bei transgingivalen Systemen sonst kaum ein Knochenkontakt erreicht wird. Dies kann durchaus zusätzliche Maßnahmen zur Stabilisierung erforderlich machen (baldige Verblockung mit dem früh angefertigten Steg oder provisorische Schienung an den natürlichen Zähnen). Wenn im sehr spongiösen, weitmaschigen Knochen keine Primärstabilität erreicht werden kann, sollte auf ein Implantat verzichtet werden.

Bei einigen Systemen ist eine Stabilisierung durch Wechsel auf ein Implantat mit zusätzlich schraubenförmiger Oberflächenstrukturierung oder geringfügig größerem Implantatdurchmesser *(emergency implant)* analog den Osteosyntheseschrauben durchaus möglich. Als Kompromiß kann auch eine Stabilisierung des Implantats durch erneute Einbringung mit zusätzlichen Spongiosapartikeln oder Hydroxylapatitgranula [81] an der Oberfläche versucht werden. Diese Implantate sollten jedoch bei einer verlängerten Einheilungszeit (ca. sechs Monate) im Knochenniveau versenkt werden, um die Relativbewegung durch die Belastung bei submuköser Einheilung zu vermeiden.

Die *Tiefe der Implantatpositionierung* wird unterschiedlich diskutiert. Während einige Systeme eine Versenkung unter das Knochenniveau, z.T. mit zusätzlichen Versenkbohrern *(Countersink),* zur maximalen Primärstabilität fordern, werden andere Implantate bewußt mit dem meist polierten Halsteil oberhalb des Knochenniveaus belassen, damit eine periimplantäre bindegewebige Narbe oberhalb des Knochens als biologische Schutzmanschette entsteht und die Trennstelle der Sekundärteile außerhalb des Knochens zu liegen kommt. Nach eigener Erfahrung sollte bei ausreichender Stabilität immer die Trennstelle oberhalb des Knochenniveaus gelegt werden, obwohl ästhetische Aspekte im Bereich der Oberkieferfront eine ausreichend tiefe Positionierung auch unter Knochenniveau erfordern, so daß gelegentlich sogar eine Reduktion der krestalen Knochenhöhe sinnvoll ist.

Periimplantäre Knochendefekte. Verbleibende periimplantäre Knochendefekte müssen möglichst ver-

Tabelle 15 Übersicht über die möglichen Therapieansätze bei Knochenmangel.

krestoapikal (Knochenhöhe über Nerven/Sinus/Nase)	Augmentation	Beckenspongiosa lokoregionärer Knochen Alloplastik demineralisierter Knochen
	GTR (GBR)	resorbierbar (Kollagen, Kunststoff)
	TIME-Technik	regionäre Osteoplastik + Mikro-Titan-Mesh
	Knochenosteotomie	Sandwich
	anatomische Modifikationen	Nervverlagerung Sinuslift
orovestibulär (Knochenbreite)	Augmentation	Beckenspongiosa lokoregionärer Knochen Alloplastik demineralisierter Knochen
	GTR (GBR)	resorbierbar (Kollagen, Kunststoff)
	TIME-Technik	Mikro-Titan-Mesh + Knochen
	Knochenosteotomie	Knochenspreizung

mieden bzw. entsprechend therapiert werden. Vor allem nach einer Sofortimplantation, aber auch bei einem schmalen vestibulären Knochenangebot bzw. bei einer aus prothetisch-ästhetischen Gründen erforderlichen vestibulären Implantatpositionierung verbleibt gelegentlich ein Knochendefizit [15]. Insbesondere bei primärer (unmittelbar nach der Extraktion) und sekundärer (verzögert nach Abheilung der Weichteile) Sofortimplantation in die noch nicht knöchern ausgeheilte Extraktionsalveole [53] oder bei unzureichendem Knochenangebot (s. S. 177ff.) verbleiben nach der Implantation periimplantäre Knochendefekte, die in unterschiedlichen Formen auftreten und heute in vielfältiger Weise therapiert werden können (Tab. 15) [8, 10, 46, 53, 66] (Abb. 23a bis c).

Wesentlich erscheint dabei nicht so sehr die Form der Therapie als vielmehr die Einbeziehung einer notwendigen Therapie in die primären Überlegungen zum Operationszeitpunkt und zur Schnittführung (Abb. 24a bis e). Speziell unter dem Aspekt, die Zeit bis zur prothetischen Versorgung zu reduzieren (Ausheilung der Alveolen plus Einheilungszeit enossaler Implantate) und möglicherweise einen primären Knochenverlust durch Verlust von alveolärem Knochen zu vermeiden (primäre Resorptionsprophylaxe), besteht zur Zeit ein gewisser Trend zu möglichst frühzeitigen Implantationen. Es sind erste Hinweise in der Literatur zu finden [84], wonach hierbei keine höheren Implantatverluste zu erwarten sind.

Allen Empfehlungen gemeinsam ist die gleichzeitige Anwendung von Membranen zur Defektabdeckung und Förderung der Knochenregeneration, wobei autologe Knochentransplantate zur Hohlraumbildung bevorzugt werden [8, 19, 58], während sich zu den demineralisierten und gefriergetrockne-

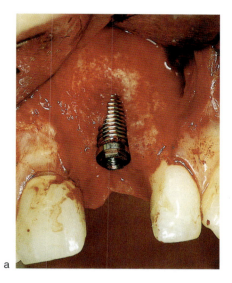
a
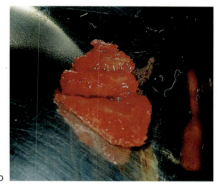
b
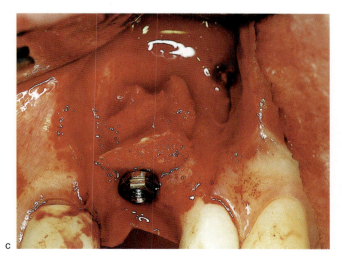
c

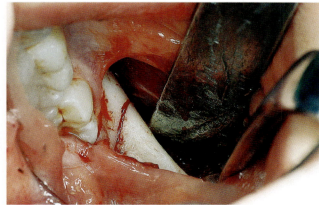
a

Abb. 23 Lokale Knochentransplantate bei Knochendefizit.
a) Weit freiliegendes Brånemark®-Implantat.
b) Knochen des Implantatlagers (Trepanbohrer) und Anteile der Spina nasalis.
c) Knochenauflagerung auf die freiliegenden Implantatteile.

Abb. 24 Knochentransplantate im Rahmen einer zusätzlichen Weisheitszahnentfernung.
a) Sägeosteotomie zur Weisheitszahnentfernung mit Gewinnung des Transplantats.
b) bis e) Siehe folgende Seite.   ▷

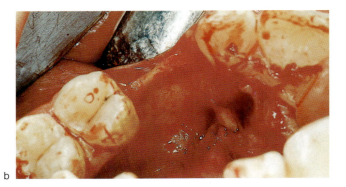
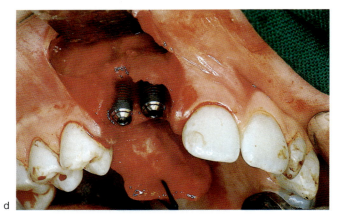
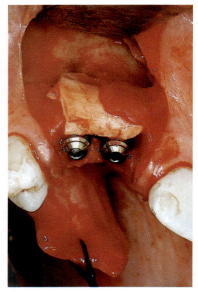

Abb. 24 Fortsetzung.
b) Dünne Knochenlamelle bei fehlendem Zahn 13.
c) Fixierung von zwei Knochenlamellen (Regio 38 gewonnen) mit einem Brånemark®-Implantat.
d) Periimplantäres Knochendefizit an zwei Astra®-Implantaten.
e) Aufbau der vestibulären Wand durch Einklemmung eines Transplantats von 48.

ten Fremdknochen zunehmend kritische Stimmen zur Wirksamkeit [10] und zum Risiko finden. Bei augmentativen Verfahren mit der Folientechnik besteht ein gewisser Trend zu einem zweizeitigen Vorgehen (erst die Augmentation und nach 6–9 Monaten die Implantation). Differentialkriterium für eine primäre gleichzeitige Implantation kann hier nur die ausreichende Primärstabilität des Implantats im ortsständigen Knochen sein.

Wundverschluß

Das Implantat wird vor dem Wundverschluß, nachdem die Einbringhilfen abgenommen wurden, mit Kochsalzlösung oder 3%iger H_2O_2-Lösung von Blutresten *gesäubert* und mit entsprechenden Verschlußschrauben oder Heilkappen *verschlossen*. Bei konischen Verschlußteilen und subgingivalen Implantaten ist eine sparsame *Salbenapplikation* (z.B. Aureomycin-Salbe, sterile Vaseline) hilfreich, da das Lösen der Schraube bei der Freilegung und Versorgung wesentlich erleichtert wird. Bei konischen Verschlußschrauben darf die Schraube nur mit leichtem Druck angezogen werden, da sonst durch Verkeilung beim Lösen auch der Knochenkontakt am Implantat verlorengehen kann.

Die Art der *Nahtversorgung* der Operationswunde nach dem Verschluß des Implantats und der abschließenden Wundsäuberung ist ebenso wie die Schnittführung wesentlich von der grundsätzlichen Intention der Einheilung (sub-/transgingival) bestimmt [68]. Allgemein wird ein möglichst dichter Verschluß mit exakter Anlage der Wundkanten aneinander oder im optimalen Kontakt zum Implantathals angestrebt, so daß die Heilung und damit der Abschluß zum keimbesiedelten Speichelmilieu der Mundhöhle möglichst rasch gelingt.

Als Nahttechnik kommt überwiegend die *Einzelknopfnaht* (Abb. 25a) zur Anwendung, wobei zur besseren Wundrandadaptation gelegentlich vertikale und horizontale Rückstichnähte sinnvoll sind (s. Bd. 9). Fortlaufende Nahttechniken sind intraoral nicht sehr gebräuchlich, obwohl diese in manchen Operationsanleitungen empfohlen werden [2]. Durch eine exakte Nahtadaption ohne Spannung kann die Wundheilung wesentlich unterstützt werden. Daher empfiehlt sich bei etwas über das Knochenniveau herausragenden Implantaten und nach zusätzlich augmentativen Maßnahmen eine zusätzliche Periostschlitzung, wie sie ja von der REHRMANN-Plastik zum Verschluß einer Fistel zur Kieferhöhle bekannt ist (s. Bd. 9).

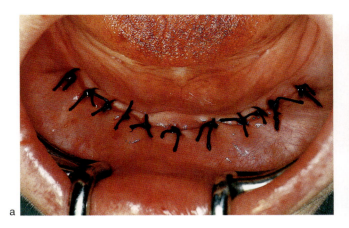
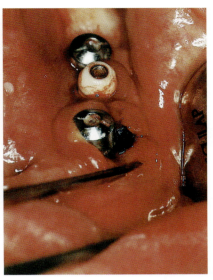

Abb. 25a und b
a) Nahtverschluß mit Einzelknopfnähten.
b) Fadengranulom bei belassenem Seidenfaden im Rahmen der Freilegung.

Die Einzelknopfnähte erfolgen meist mit *nicht-resorbierbaren, polyfilen Nahtmaterialien* (z.B. Seide, Ethibond® o.ä.) der Stärke 2–3*0, die nach 7–10 Tagen wieder entfernt werden. *Resorbierbare Nahtmaterialien* haben sich bei Periostfixierungen (Vestibulumplastik), die bei der Entfernung sehr schmerzhaft sein können, oder bei Patienten mit starkem Würgereiz bei distal gelegenen Implantaten durchgesetzt. Resorbierbare Kunststoffäden haben dabei wegen ihres besseren Knotensitzes Vorteile gegenüber den Catgut-Fäden, die sich leicht spontan lösen. Auch bei Rückstichnähten ist die Entfernung oft schwierig, so daß leicht Fadenreste verbleiben, die zu Fistelbildungen führen können. In der Handhabung sehr angenehm sind Vicryl® rapid (3*0) als polyfiler Faden und Monocryl® (3*0) als resorbierbarer monofiler Faden, obwohl die Patienten subjektiv die Seide als angenehmer empfinden.

Bei transgingival einheilenden – vor allem bei konischen Implantatformen im Gingivabereich – hat sich eine *zirkulär adaptierende Naht* bewährt, die den Kragen aus meist fixierter Mukosa an den Implantatdurchtritt anlagert und gleichzeitig kaudalwärts auf die knöcherne Unterlage adaptiert. Dieser Faden ist etwas schwieriger zu entfernen, sollte aber wie alle nicht-resorbierbaren Nahtmaterialien sorgfältig entfernt werden, da Fistelbildungen und chronische periimplantäre Schleimhautinfektionen durch Reste des Nahtmaterials möglich sind (Abb. 25b). Alternativ kann in diesen Situationen ebenfalls resorbierbares Nahtmaterial verwandt werden. Besonders bei vestibulären Schnitten wird häufig eine zusätzliche Naht submukös im Bereich des Musculus mentalis oder als Periostnaht durchgeführt, selbstverständlich ebenfalls mit resorbierbarem Nahtmaterial.

Postoperative Diagnostik

Eine postoperative *Röntgendiagnostik* erscheint schon aus forensischen Gründen insbesondere im nervengefährdenden Unterkiefer-Seitenzahngebiet unumgänglich. Trotzdem gibt es Empfehlungen, wegen der Strahlenbelastung des Knochens mit möglicher Hemmung der Knochenheilung auf die postoperative Röntgenkontrolle zu verzichten. Dies ist jedoch eher theoretisch postuliert, da wir aus den günstigen Erfahrungen der Heilung von Implantaten bei Tumorpatienten, die nachfolgend mit 60 Gy bestrahlt wurden, wissen, daß ein Knochenkontakt selbst unter diesen Strahlenbelastungen verläßlich auftritt [78].

Bei der Analyse der unmittelbaren diagnostischen und/oder therapeutischen Relevanz einer postoperativen Kontrollaufnahme erscheint deren zwingende Indikation durchaus fragwürdig. Allerdings dient diese Aufnahme über eine mögliche forensische Bedeutung hinaus als wichtiger Vergleichsbefund bei Beschwerden oder Komplikationen im postoperativen Verlauf, so daß auf einen postoperativen Zahnfilm bei Einzelzahnimplantaten und eine Panorama-Schichtaufnahme bei den übrigen Indikationen nicht verzichtet werden sollte (Abb. 26a und b).

Die modernen Schichtgeräte (z.B. Orthophos plus) erlauben die Wahl eines entsprechenden Ausschnittes, so daß die Strahlenbelastung der übrigen Kiefer-

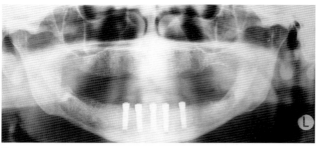

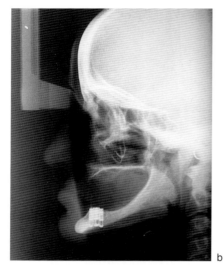

Abb. 26 Abschließende Röntgenkontrolle.
a) Panorama-Schichtaufnahme am Operationstag mit fünf Brånemark®-Implantaten.
b) Fernröntgenseitbild mit vier IMZ®-Implantaten bei extremer Atrophie.

abschnitte vermieden werden kann. Ob künftig digitale Röntgentechniken mit reduzierter Strahlenbelastung und Vorteilen im Bereich der Nachbearbeitung, metrischen Auswertung und Archivierung zur Routine werden, kann zur Zeit noch nicht beantwortet werden.

Die Projektion einer Implantatposition in unmittelbarer Nervennähe bei der postoperativen Kontrolle bedeutet keinesfalls, daß es zu einer Nervenschädigung gekommen ist. In diesen Situationen ist bei klinisch unwahrscheinlicher Verletzung (z.B. nach operativer Darstellung des Foramen mentale) ein kurzfristiger Kontakt nach Abklingen der Anästhesie, z.B. durch Kontrolle am Abend des Operationstages oder telefonische Rückversicherung, ausreichend, so daß dann bei klinischen Sensibilitätsstörungen ein Austausch des Implantats mit deutlich reduzierter Länge (mindestens 2 mm) möglich ist. Speziell bei einem bogenförmigen Verlauf am Foramen mentale kann sich der Nerv auf die Spitze des Implantats projizieren, obwohl durch klinische Messung am Foramen mentale eine Nervenschädigung sicher ausgeschlossen war.

Postoperative Dokumentation

Eine zunehmende Bedeutung gewinnt die Dokumentation der Operation und des Implantats (Tab. 16). Das Festhalten der Chargen-Nummer des Implantats ist seit dem 1.1.1995 notwendig. Dies macht spätere Recherchen bei entsprechenden Materialproblemen möglich. Beim HaTi-Implantat wurde dies durch einen beigefügten Aufkleber erleichtert [70]. Bei der Fa. Friatec sind entsprechende Aufkleber mit der Chargen-Nummer auf den Glasfläschchen.

Vom Arbeitskreis Implantologie der DGZMK wurde bereits sehr früh eine einheitliche Implantatdokumentation angeregt, die leider aus vielerlei Aspekten keine allgemeine Akzeptanz fand. Diese sollte nicht nur aus wissenschaftlichen Gründen und wegen der Qualitätssicherung (Erfolgskontrolle), sondern vor allem auch aus forensischen Gründen sorgfältig durchgeführt werden.

Besonderheiten des Implantationsverlaufs (Perforationen basal, Nasenboden, Kieferhöhlenboden) oder periimplantäre Knochendefizite sowie notwendige Begleitmaßnahmen sollten dokumentiert werden. Daneben würden selbstklebende Etiketten mit den wesentlichen Implantatmerkmalen (Typ, evtl.

Tabelle 16 Sinnvolle Inhalte einer minimalen Implantatdokumentation.

Patienten-Kenndaten	Implantat-Kenndaten	Operationsbesonderheiten
Personalien	Implantatort	Antibiose
Risiken	Implantattyp	Komplikationen
Indikation	Chargen-Nummer	Zusatztherapie
Operationsdatum	Implantatdurchmesser	
	Implantatlänge	

Subtyp, Länge, Durchmesser, ggf. Oberflächenmodifikation und Chargen-Nummer) die eigentliche Dokumentation des Implantats erleichtern. Diese könnten in der Behandlungskarte bzw. dem Operationsbuch sowie im Implantatpaß für die Patienten eingeklebt werden, so daß auch später wichtige Informationen für einen möglichen Nachbehandler oder für Recherchen bei Mißerfolgen zur Verfügung stünden.

Postoperative Verhaltensmaßnahmen

Das unmittelbare postoperative Verhalten wird durch die Wundsituation und die bestehende Lokalanästhesie bestimmt.

Ernährung. *Nahrungskarenz* empfiehlt sich bis zum Abklingen der örtlichen Betäubung aufgrund der bekannten Verletzungs- und Verbrennungsgefahr. Die Beschränkung auf eine mechanisch schonende, eher *weiche Kost* bis zur Nahtentfernung ist eine sinnvolle allgemeine Empfehlung.

Prothesenkarenz. Der Verzicht auf eine rein schleimhautgetragene Prothese in der unmittelbar postoperativen Phase ist sehr wichtig, da – bedingt durch Paßungenauigkeiten als Folge der Operation und durch die ödematöse perioperative Weichteilschwellung – eine Fehlbelastung durch Protheseninstabilität gefördert wird. Dabei sind insbesondere transgingival einheilende Implantate und hierbei im stark atrophen Unterkiefer vor allem die beiden distalen Implantate gefährdet. Bei Implantationen im Bereich der ästhetisch sichtbaren Oberkieferfront ist eine Empfehlung zur Prothesenkarenz kaum zumutbar oder wird vielfach nicht befolgt. Hier sollte die Prothese vorübergehend einbehalten oder möglichst rasch postoperativ durch Freilegung der Implantatregion angepaßt werden.

Physikalische Maßnahmen. Unmittelbar postoperativ und für 2–3 Tage angewandt haben sich *lokale Kälteanwendung* und *Kompression* (lokal mit Aufbißtupfer/Kompresse für ca. 15–20 Minuten) zur Routineprophylaxe bzw. zur Reduzierung des postoperativen Ödems bewährt und als ausreichend erwiesen. Die lokale Kälte kann sehr einfach mit Kühlaggregaten oder Eisstückchen appliziert werden, zur Vermeidung lokaler Kälteschäden an der Haut in einem Tuch (z.B. Waschlappen). Intermittierend angewandt ist die lokale Kälteanwendung bis etwa zum dritten postoperativen Tag wirksam. Danach ist eher lokale Wärme zur Unterstützung der resorptiven Vorgänge hilfreich.

Mundhygiene. Die postoperative Mundspülung dient der Säuberung von Wunde und Naht von Speiseresten und soll gleichzeitig die Plaqueanlagerung an den natürlichen Zähnen während der Zeit der reduzierten Mundhygiene vermindern. Es empfiehlt sich eine 0,2%ige Chlorhexidin-Lösung, die ab dem zweiten postoperativen Tag bis zur Nahtentfernung, speziell nach den Mahlzeiten, möglichst unverdünnt angewandt werden kann. Wegen der dabei gelegentlich beobachteten Geschmacksstörung können auch alternativ Kamillelösungen oder andere pflanzliche Spüllösungen empfohlen werden.

Das Zähneputzen sollte in unmittelbarer Wundumgebung zunächst bis zur Abheilung der Wunde unterbleiben. Danach können und sollten auch die transgingivalen Implantatteile mit einer weichen Zahnbürste mechanisch gereinigt werden.

Wundheilpasten. Von einigen Autoren werden bei lokalen Wunddehiszenzen oder partiellen Schleimhautnekrosen Wundheilpasten zur lokalen Desinfektion (Plak Out Gel®) oder zur Abdeckung mit einer erwarteten Förderung der Gewebsneubildung (Solcoseryl® Dental Adhäsivpaste = eiweiß- und antigenfreies Hämodialysat aus Kälberblut) empfohlen [4]. Objektive wissenschaftliche Daten zur Wirksamkeit beider Maßnahmen liegen bisher nicht vor.

Allgemeine Empfehlungen. Wichtig sind auch Hinweise auf sonstige Faktoren, die die Einheilung beeinträchtigen können. So gibt es sehr konkrete Untersuchungsergebnisse, wonach durch das perioperative *Rauchen* die Mißerfolgsquote verdoppelt wird [6]. Eine Nikotinkarenz ist also wünschenswert, obwohl allzu hohe Erwartungen an die Befolgung unrealistisch sind. Aus den gleichen Gründen wird empfohlen, große *körperliche Anstrengungen* für einige Tage zu vermeiden.

Aufgrund der perioperativen Streßsituation ist die Erinnerung an mündliche Anweisungen deutlich eingeschränkt. *Handzettel* mit nachlesbaren Empfehlungen und Notfalltelefonnummer (eher psychologischer Wert) werden empfohlen.

Begleitmedikation

Die postoperative medikamentöse Therapie umfaßt die *Infektionsprophylaxe* durch eine perioperative

Tabelle 17 Übersicht über die perioperativen Begleitmaßnahmen.

Infektionsprophylaxe	Antibiotika	Penicillin oral
		Clindamycin
	lokale Spülung	Chlorhexidin
	lokale Salben	
Ödemprophylaxe	physikalische Maßnahmen	Kälte (Kompression)
	Antiphlogistika	periphere Analgetika
		Glukokortikoide
Schmerzreduktion	Analgetika	Ibuprofen
		Paracetamol + Koffein/Kodein

Antibiotikaprophylaxe (s. S. 128f.) und lokal desinfizierende Spülungen sowie die *Ödemprophylaxe* durch lokale physikalische Anwendungen und medikamentöse Antiphlogistika (Tab. 17).

Eine *analgetische Therapie* erleichtert subjektiv die postoperative Phase. Es sollten periphere Analgetika gewählt werden, die zugleich antiphlogistisch wirken. Sie haben sich auch aus psychologischen Gründen bewährt. Die Patienten erwarten eine postoperative Schmerzphase, die jedoch bei einem unauffälligen Verlauf erfreulich gering ist. Salicylate sollten wegen der Wirkung auf die Thrombozyten und der auch bei Einmalgabe nachweisbaren Verlängerung der Blutungszeit [57] eher zurückhaltend eingesetzt werden. *Ibuprofen* (400 mg) oder die Kombination von *Paracetamol mit Coffein* haben sich als Routineanalgetika bewährt.

Die präoperative Gabe von Antiphlogistika wie Diclofenac (Voltaren®) oder Cortison ist nur bei sehr ausgedehnten Operationen, insbesondere im Mundbodenbereich (Mundbodenplastik), sinnvoll.

Perioperative Komplikationen

Übersicht

Trotz der hohen (deutlich über 90% angegebenen) Erfolgssicherheit der modernen Implantologie [23, 24, 62] lassen sich Komplikationen nicht völlig vermeiden. Sie sollten im Rahmen der Aufklärung, Therapieentscheidung und Nachsorge bedacht werden. Das Wissen um diese möglichen Komplikationen hilft darüber hinaus, sie zu vermeiden bzw. rechtzeitig zu erkennen.

Diese z.T. operations- oder besser therapietypischen Komplikationen sind oft aufklärungsbedürftig, zumal auch in der entsprechenden Literatur Zahlen von unter 5% bis über 10% für ihre Häufigkeit genannt werden.

Tabelle 18 Lokale Komplikationen.

	Intraoperative Komplikationen	Postoperative Komplikationen
Weichteile	Quetschung	Ödem
	Einriß	Infektion (Infiltrat/Abszeß)
	Blutung	Nekrose
	Emphysem	Blutung
Knochen	Perforation (basal, Nase, Kieferhöhle)	Osteomyelitis
	Fraktur (Sprengung)	Fraktur
Nerven	Hämatom/Ödem	Parästhesie
	Neuropraxie	
	Neurotmesis	
Nachbarzähne	Wurzelverletzung	Vitalitätsverlust
		Knochenverlust
Instrumente, Implantate	Implantat-/Instrumentenfraktur	Ermüdungsfraktur
	fehlende Primärstabilität	

Die *perioperativen*, also akut intraoperativ oder unmittelbar postoperativ auftretenden *Komplikationen* müssen von den *Spätkomplikationen* in der weiteren Gebrauchsphase der Implantate unterschieden werden (s. S. 307 ff.).

Die allgemeinen Komplikationen können in akute Exazerbationen bereits bestehender Allgemeinerkrankungen oder in allgemeine lokale Komplikationen gegliedert werden. Die *Allgemeinerkrankungen* bieten keine implantologischen Besonderheiten, wenn man von postoperativen Störungen des Blutzuckerspiegels absieht, die als Folge der geänderten Ernährung durch weiche bis flüssige Kost auftreten können, was eine diätetische Einstellung erschwert. Die Notwendigkeit einer perioperativen Antibiotikaprophylaxe bei bestehendem Endokarditisrisiko wurde bereits angesprochen.

Die *allgemeinen lokalen Komplikationen* wie Nachblutungen oder lokale Infektionen können als Folge jeder zahnärztlichen Operation in ähnlicher Form auftreten (s. Bd. 9). Daher soll im folgenden lediglich auf die implantatspezifischen Komplikationen eingegangen werden (Tab. 18).

Weichteile

Intraoperative Komplikationen

Die häufigsten intraoperativen Komplikationen im Weichteillager bestehen in Quetschungen durch traumatische Präparation, in einem Einriß bei der Lappenbildung durch narbige oder entzündliche Adhärenzen sowie in intra- bzw. postoperativen Nachblutungen.

Die *Quetschungen* können durch Annaht der Wundränder und Vermeidung von Wundhaken reduziert werden. Durch scharfe Raspatorien und die Kombination von subperiostaler Präparation und gezielter scharfer Durchtrennung narbiger Adhärenzen lassen sich *Einrisse* bei der Lappenbildung vermeiden. Die *Nachblutungen* sind meist gering und können durch Elektrokaustik relativ einfach gestillt werden.

Nur bei lingual tiefer Präparation (Weichteilablösung) oder Perforationen des Knochens lingual (Abb. 27) bei der Präparation des Implantatlagers kann durch die Verletzung der meist kräftigen Arteria sublingualis durchaus auch eine lebensbedrohende Blutung im Mundbodenbereich mit Verlegung der peripheren Atemwege resultieren [59, 60]. Im Mundbodenbereich kommt es zur unkontrollierten Ausbreitung des Hämatoms, da in diesem

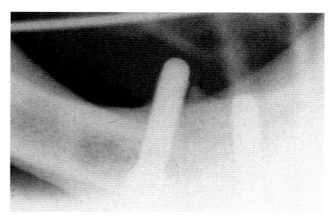

Abb. 27 Linguale Perforation eines ITI®-Implantats mit Hämatom im Mundboden und anschließendem Mundbodenabszeß.

weichen Gewebe keine Kompression des Gefäßes erfolgt. Sowohl im Front- als auch im Seitenzahngebiet ist eine auftretende Blutung im Mundboden kritisch zu kontrollieren, da nicht von einem spontanen Stillstand ausgegangen werden darf. Vielmehr muß mit einer die Spontanatmung bedrohenden Ausbreitung gerechnet werden.

Von den häufigsten iatrogen verursachten *Blutgerinnungsveränderungen* müssen die Einstellung mit Marcumar® (Cumarinderivaten) sowie den Thrombozytenaggregationshemmern beachtet werden. In diesen Fällen werden eine kleine Blutgerinnungsanalyse (Quick, PTT, PTZ) und die Bestimmung der Thrombozytenzahl (kleines Blutbild) empfohlen. Nach Einnahme von Thrombozytenaggregationshemmern werden häufig Nachblutungen beobachtet. Die präoperative Medikation von Salicylaten als Antiphlogistikum sollte daher umgangen werden. Viele ältere Patienten sind jedoch mit einer Dauermedikation zwischen 100 und 500 mg Acetylsalicylsäure eingestellt, die die Blutungszeit erst nach ca. fünf Tagen und die Aggregationsfähigkeit erst nach 4–7 Tagen normalisiert. Zur Vermeidung dieser Blutungskomplikation sollte daher in Absprache mit dem Behandler mindestens sechs Tage vorher die Thrombozytenaggregation abgesetzt werden [57].

Bei diesen Patienten mit Blutgerinnungsveränderungen, aber auch bei den oft älteren Patienten mit arteriosklerotisch bedingt fragilen Gefäßen sollte bei der Aufklärung auf eine mögliche Hämatombildung im Wangen- und Lidbereich bzw. im Kinn- und Halsbereich eingegangen werden, die sich in seltenen Fällen bis in die obere Thoraxwand ausbreiten kann.

Postoperative Komplikationen

Lokale *ödematöse Weichteilschwellungen* sind unvermeidbar. In ihrem Ausprägungsgrad sind diese jedoch neben einer individuellen Neigung vor allem von der Größe des Traumas (Ausdehnung und Dauer) abhängig. Ausgeprägte Wundrandödeme können zum Ausreißen der Nähte mit Wunddehiszenzen oder durch Überlappen transgingivaler Implantatteile zu schmerzhaften Reizungen und Überschußgranulationen führen. Sekundärnähte bringen hier keine Hilfe. Überschußgranulationen sollten nach einer Abheilungszeit von ca. 2–3 Wochen abgetragen werden.

Schwerwiegende postoperative Komplikationen stellen akut *entzündliche Infektionen* dar, die auch zu Mundbodenphlegmonen führen können. Diese Infektionen treten häufiger nach Perforation des lingualen oder basalen Knochens auf, so daß sich in diesen Fällen eine antibiotische Prophylaxe empfiehlt.

Knochen

Möglichkeiten der Knochenverletzung sind insbesondere eine periimplantäre Überhitzung oder eine Infektion, die durch Schädigung der regenerativen Potenz des Lagerknochens eine Osseointegration verhindern. Neben diesen individuell oft nicht erkennbaren Ursachen für einen Implantatmißerfolg besteht im Knochen die Gefahr einer Fraktur oder einer Osteomyelitis.

Eine *Fraktur des Unterkiefers* tritt bei starken Atrophieformen, vor allem im Eckzahnbereich, auch durch die Sprengwirkung konischer Implantatteile auf. In diesen Fällen wird bewußt das vorhandene Knochenlager (basale Kompakta) perforiert, um die Sprengwirkung mit resultierender Fraktur zu vermeiden, obwohl gelegentlich lokale Probleme durch die Infektion in den Kinnweichteilen entstehen (Abb. 28).

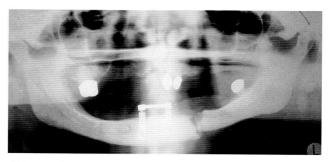

Abb. 28 Fraktur des Unterkiefers durch Osteomyelitis nach Implantatverlust.

Eine schwerwiegende Komplikation stellt die – allerdings sehr seltene (< 1 ‰) – *Osteomyelitis* im Bereich der Implantation dar. Kritisch müssen dabei jedoch periimplantäre Entzündungen nach Bestrahlung des Kiefers kontrolliert und konsequent therapiert werden.

Zähne

Zahnverletzungen treten vor allem bei engen Einzelzahnlücken oder am distalen Unterkieferzahn bei Freiendsituationen auf. Auch bei dem Versuch, zwei Implantate als Ersatz für einen Molaren anzuwenden, kann es zur Schädigung des distalen Molaren kommen (s. S. 238f.). Besonders bei der Implantation in der Region des ersten Prämolaren besteht technisch durch die Behinderung der meist langen Eckzahnkrone und im teils unbewußten Bemühen um eine Schonung des Nervus mentalis eine apikal nach mesial geneigte Bohrrichtung, die zur Verletzung des häufig nach distal gekrümmten Apex am endständigen Prämolaren oder Eckzahn führen kann. Eine Vitalexstirpation mit Wurzelfüllung, ggf. auch mit zusätzlicher Wurzelspitzenresektion, kann Zahn und Implantat in Funktion erhalten. Bei sehr enger Beziehung kann es jedoch auch zu vorübergehenden Schmerzen am Nachbarzahn kommen, die sich nach wenigen Tagen spontan zurückbilden, so daß bei erhaltener Sensibilität eine wenige Tage lang kontrollierende, abwartende Haltung gerechtfertigt ist.

Nerven

Schwerwiegende Nervenkomplikationen sind die *Verletzungen des Nervus alveolaris inferior* in seinem wechselnden Verlauf [61] im seitlichen Unterkiefer und die nachfolgende Beeinträchtigung der Sensibilität (Abb. 29) des Nervus mentalis [43]. Selten wird auch über eine Beeinträchtigung des Nervus lingualis berichtet [13]. Verletzungen des Nervus palatinus, Nervus incisivus oder gar Nervus infraorbitalis im Oberkiefer spielen praktisch keine Rolle. Im Bereich der Oberkieferfront können lokale Perforationen des Nasenbodens und bei Belastung schmerzhafte Implantate bei Perforationen am Canalis incisivus als seltene, aber lokaltypische Komplikationen angesprochen werden, die durchaus die Entfernung des Implantats notwendig machen können. Sensibilitätsstörungen des Nervus infraorbitalis mit schmerzhafter Dysästhesie sind künftig bei der zunehmend durchgeführten Sinusboden-Augmentation zu erwarten.

Operatives Vorgehen

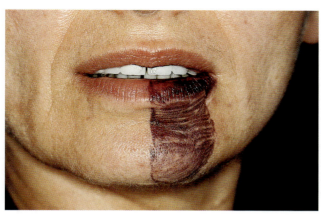

Abb. 29 Anästhesiezone nach Durchtrennung des Nervus alveolaris inferior.

Als *Ursachen* dieser Nervenfunktionsstörungen können eine Vielzahl von unterschiedlichen Mechanismen diskutiert werden, die zwar meist vermeidbar sind, aber dennoch bei entsprechenden Indikationen als „operationstypische Komplikationen" zu den notwendigen Aufklärungsinhalten gehören sollten (Tab. 19). Dabei wird bei interforaminalen Implantationen im Unterkiefer das Risiko oft unterschätzt. Eine Schädigung ist durch Inzision und Nervendarstellung durch das „Mentalisknie" oder „Mentalissiphon" (nach mesial ausladender bogenförmiger Verlauf am Foramen mentale) sowie durch Traktion infolge der Aufwicklung der frontal verlaufenden Endäste (Abb. 30) – insbesondere bei schraubenförmigen Implantaten – möglich [61, 73].

Sehr nervennahe Implantatpositionen sollten interforaminal, aber auch über dem Nervkanal im Seitenzahngebiet vermieden und ein Abstand von 1–2 mm angestrebt werden (Abb.

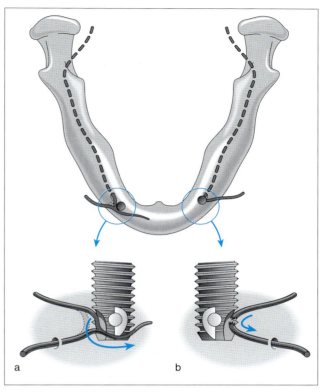

Abb. 30a und b Nervenschädigung durch Aufdrehen des frontalen Astes des Nervus mentalis (a) oder direkte Schädigung des mesial ausladenden Nervenverlaufs/Mentalisknie (b).

31). Neben den direkten Schäden sind auch Blutungen, Ödeme oder den Nerven komprimierende Kanaldachsplitter bzw. durch den entstehenden Knochenkallus Sensibilitätsstörungen möglich. Besonders bei sehr grazilen Blattimplantaten wird auch ein sekundäres Absinken mit sekundärer Nervenkompression häufig beschrieben.

Tabelle 19 Ursachen der Nervenschäden im Rahmen der Implantologie.

Verletzungsursachen	
mechanische Zerstörung *Neurotmesis*	Weichteilinzision (Nervus mentalis) Bohrverletzung (Nervus alveolaris inferior) Zerreißung (Aufdrehen der frontalen Fasern)
mechanische Kompression *Neuropraxie*	Ödem Blutung Implantat Knochensplitter (Kanaldach) Knochenkallus
entzündlich	Osteomyelitis (extrem selten)
chemisch	Lokalanästhesie

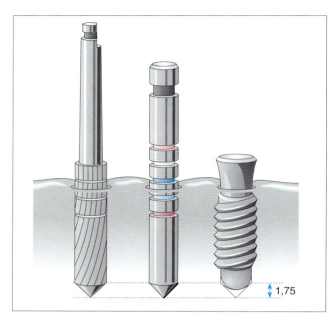

Abb. 31 Tiefere Aufbereitung der Spiralbohrer: Gefahr der Nervenverletzung durch die tiefere Eindringstrecke der Spiralbohrer (Spitzeneffekt), verglichen mit der Länge des definitiv vorgesehenen Implantats.

Zur *Häufigkeit* der Nervenverletzungen existieren keine verläßlichen Daten, obwohl die eigene Erfahrung zeigt, daß diese Komplikationen bei exakter präoperativer Diagnostik und korrekter Operation in den Standardindikationen vermeidbar sind oder zumindest sehr selten auftreten. Wesentlich höher und nicht in jedem Fall trotz größter Sorgfalt vermeidbar sind die Nervenkomplikationen als temporäre oder permanente Funktionsstörungen bei direkten Eingriffen am Nerv [26, 36], wie dies bei der Nerventransposition intentionell geschieht.

Eine Nervendekompression durch *Zurücknahme der Implantateindringtiefe* (Austausch des Implantats oder Zurückdrehen bei schraubenförmigen Implantaten) kann in vielen Fällen innerhalb der ersten Tage (bis zu zwei Wochen) durchaus eine wertvolle Hilfe darstellen [43]. Bei völliger Anästhesie und röntgenologischem Verdacht auf vollständiger Durchtrennung des Nervs ist nach sorgfältiger Diagnostik (inkl. eines Computertomogramms) die Entscheidung zur Entfernung des Implantats eindeutig, aber die Indikation zur mikrochirurgischen Nervrekonstruktion [32, 43] nur sehr schwer und nur individuell zu stellen.

Seltene und spezielle Komplikationen

- *Luftemphyseme* sind sehr selten und werden nur bei ganz speziellen Situationen (Hohlzylinder im Bereich der Kieferhöhle, Präparation mit der Turbine, Luftbläsereinsatz) beobachtet.
- Im Bereich der Unterkieferfront werden als lokale Komplikationen *Infektionen im Kinnbereich* beobachtet, die spät – viele Monate nach einer Implantation – zu Fisteln als Folge eines chronischen Knocheninfekts führen können (Abb. 32).
- Im Oberkiefer-Seitenzahngebiet tritt die *Perforation zur Kieferhöhle* mit einer sehr selten nachfolgenden chronischen Sinusitis (Abb. 33 und 34) häufiger auf. Die Perforation selbst stellt keine eigentliche Komplikation dar. Im Bestreben, den implantologisch verfügbaren Restknochen auszunützen, wird sie bewußt in Kauf genommen. Auch bei der Methode der Kieferhöhlenboden-Augmentation lassen sich Perforationen der Mukosa nicht immer vermeiden. Abschwellende Nasentropfen und eine antibiotische Begleittherapie sollten jedoch prophylaktisch eingesetzt werden.
- Die *retromaxilläre Blutung bzw. Infektion* ist eine sehr seltene lokaltypische Komplikation, die insbesondere bei distalen Tuberimplantaten auftritt, die den kompakten Knochen des Processus pterygoideus ausnutzen wollen.

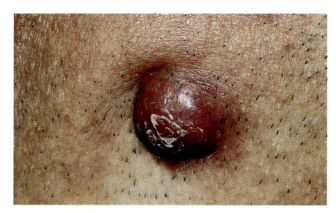

Abb. 32 Fistel submental, sechs Monate nach Implantation von vier Omnilock-Implantaten in der Unterkieferfront.

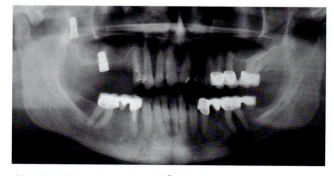

Abb. 33 Dislokation eines ITI®-Implantats in die Kieferhöhle und unzureichendes Knochenangebot für das Frialit®-Implantat.

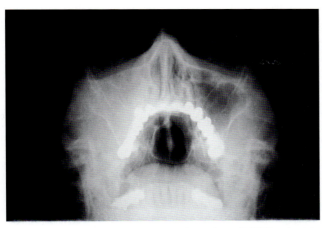

Abb. 34 Sekundär nach Implantation eines IMZ®-Implantats entstandene Sinusitis maxillaris (ohne Sinusbodenanhebung).

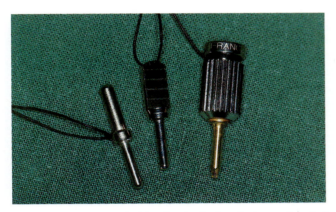

Abb. 35 Wegen der Gefahr der Aspiration, insbesondere bei der Behandlung am liegenden Patienten, ist die exakte Fadensicherung auch der Hilfsteile dringend zu empfehlen.

- Das Verschlucken bzw. die Aspiration von Instrumenten sollte durch Fadensicherung vermeidbar sein (Abb. 35).

Einheilungszeit und Interimsversorgung

Einheilungszeit

> Bei den enossalen Implantaten gilt heute der funktionell belastbare, unmittelbare Implantat-Knochen-Kontakt (ankylotische Einheilung, Osseointegration) als die günstigste realisierbare Einheilungsform. Damit diese verläßlich erreicht werden kann, hat sich eine Entlastung oder zumindest subkritische Belastung (ohne Relativbewegung zwischen Lager und Implantat oder Druckschädigung) wie bei der allgemeinen Frakturheilung bewährt.

Der *Zeitpunkt der funktionellen Belastung* bei transgingival einheilenden Implantaten bzw. der *Termin der Freilegungsoperation* bei subgingival einheilenden Systemen ist daher abhängig von der zu erwartenden Knochenregeneration, die zu einem belastungsfähigen Knochen-Implantat-Kontakt (Osseointegration) führen soll.

- Im *Unterkiefer* wird allgemein eine Einheilungszeit von ca. *drei Monaten* empfohlen, wobei für sehr spongiöse Knochenareale im Seitenzahngebiet auch bis zu sechs Monaten abgewartet werden kann.
- Im eher spongiösen *Oberkiefer* wird mindestens *vier Monate, meist sechs Monate* bis zur Freilegung der Implantate abgewartet.

Neben der groben Orientierung am Implantationsort werden vor allem die *Knochenstruktur* (spongiös – kompakt) bzw. die *Regenerationspotenz* des Knochens als – allerdings nur schwach definierte – Kriterien für eine modifizierte Einheilungszeit bzw. langsam zunehmende Belastung angesehen. Besonders nach zusätzlichen Maßnahmen wie der gesteuerten Geweberegeneration (GTR, GBR, GTA) oder Osteoplastiken wird die Einheilungszeit auf 7–9 Monate oder bei erwarteter verzögerter Knochenregeneration (z.B. nach Bestrahlung) bis zu einem Jahr verlängert.

Durch die *Knochenszintigraphie* ist grundsätzlich eine verläßlichere Information über die periimplantären Knochenumbauvorgänge zu erhalten. Sie muß sich wegen der zusätzlichen Strahlenbelastung auf wissenschaftliche Untersuchungen bzw. spezielle Fragestellungen im Zusammenhang mit Knochentransplantaten beschränken.

Möglicherweise werden zukünftig die direkte radiologische Bestimmung der periimplantären Knochendichte oder indirekt die Registrierung der notwendigen Drehmomente zur Implantatlageraufbereitung ein quantitativ verläßlicheres Maß für eine sinnvolle Einheilungszeit darstellen [42], als dies bisher mit der grob orientierenden anatomischen Unterscheidung Oberkiefer/Unterkiefer erfolgt.

Frühzeitige *Wunddehiszenzen* oder *Perforationen* über dem Implantat, die zu Weichteilinfektionen führen können, die der Dentitio difficilis ähneln, zwingen gelegentlich zu vorzeitigen Freilegungen, da diese Infektionen nach der Freilegung mit Beseitigung des Schlupfwinkels zwischen Implantat und bedeckender Mukosa spontan abheilen.

Provisorische Versorgung (Interimsversorgung)

> In der Phase der Wundheilung und der knöchernen Einheilung sollte die mechanische Fehlbelastung der einheilenden Implantate vermieden werden. Damit kommt der provisorischen Interimsversorgung eine wichtige Bedeutung für den Erfolg der Implantation zu. Die parodontal an der Restbezahnung sicher abgestützte Prothese stellt die beste, aber aufgrund der lokalen Voraussetzungen oder der Kosten oft nicht realisierbare Lösung dar.

Herausnehmbare, rein schleimhautgetragene Prothesen sollten für die Phase der Wundheilung (ca. 14 Tage) nicht getragen werden. Danach sollte das *Freischleifen der Implantatregion* an der Prothese zu einer Vermeidung von Fehlbelastungen der Implantate führen, was vor allem bei atrophen zahnlosen Unterkiefersituationen praktisch nur sehr bedingt realisierbar ist.

Sehr fraglich in der Aufwand-Nutzen-Relation erscheint die zusätzliche Einbringung von grazilen, primär mit einer provisorischen Brücke versorgten *Hilfsimplantaten* für die Einheilungsphase, die nach der Freilegung und Versorgung der definitiven Implantate wieder entfernt werden.

Als temporäre Versorgung bzw. Stabilisierung einteiliger, primär zumindest teilbelasteter Implantate haben sich verschiedene temporäre Versorgungen durchgesetzt. Bei zahnlosen Kiefern wird möglichst bald (nach wenigen Tagen) ein Steg zur *sekundären Verblockung der Implantate* untereinander eingefügt; bei Freiendsituationen wird mit einer provisorischen Brücke eine *Schienung* an den bereits beschliffenen natürlichen Pfeilerzähnen angestrebt.

Freilegungsoperation

Definition und Zielsetzung

Die Freilegung der enossalen Implantate nach einer submukösen, d.h. gedeckten Einheilungszeit ist essentieller Bestandteil der sogenannten zweiphasigen Implantatsysteme (zweite Operation erforderlich). Diese Systeme sind im Gegensatz zu den transgingival einheilenden (Abb. 36) einphasigen und meist einteiligen Implantatsystemen immer auch zweiteilig, d.h., bei der Freilegungsoperation werden entsprechende Aufbauteile aufgebracht, die die Dicke der Schleimhaut überbrücken. Daher wird

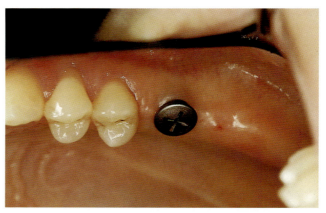

Abb. 36 Transgingival einheilendes, zweiphasiges ITI®-Implantat bei 26.

dieser Operationsschritt von einigen Autoren auch *Distanzoperation* genannt.

> Der Vorteil der zweiphasigen Implantate wird in der maximalen mechanischen Entlastung (Einheilung in Ruhe ohne mechanisch bedingte Relativbewegungen) und in der Protektion vor der mikrobiellen Mundflora während der knöchernen Einheilungsphase gesehen. Dagegen steht jedoch als wesentlicher Nachteil die Notwendigkeit eines zweiten operativen Eingriffs.

Als Kompromiß haben sich zunehmend zweiteilige, d.h. primär nicht prothetisch versorgte und belastete, aber transgingival einheilende Implantatsysteme klinisch durchgesetzt. Der wesentliche Vorteil dieser Systeme besteht neben der Vermeidung eines Zweiteingriffs in der optimalen Anlagerung der periimplantären Weichteile ohne submuköse Spaltbildungen, so daß ein narbiger, bindegewebiger Abschluß oberhalb des Knochenniveaus erwartet werden darf. Darüber hinaus kommt eine mögliche Spaltbildung am Übergang zwischen Implantat und Aufbauteil nicht subgingival, sondern außerhalb der Schleimhaut zu liegen, was jedoch in ästhetisch anspruchsvollen Indikationen problematisch sein kann (Abb. 36).

Die Schleimhaut über den Implantaten kann sehr unterschiedlich dick und auch von unterschiedlicher Qualität sein, so daß die Freilegungsoperation immer die Chance der Adaptation von Implantatteilen (Modifikation, Länge, Durchmesser) oder der Schleimhautsituation (Ausdünnung oder Exzision, Transposition, Vestibulumplastik) bedeutet; diese sollte konsequent genutzt werden.

Tabelle 20 Unterschiedliche Methoden der Implantatfreilegung.

Prinzip	Instrument/Methode	Nachteile	Vorteile
abtragend Exzision (destruktiv)	Skalpell	Verlust der fixierten Mukosa über dem Implantat	keine zusätzliche Schnittführung oder Wundsetzung
	Stanze	exakte Positionierung des Mukosadefekts schwierig	genormter Defekt
	Elektrotom	thermische Randschäden (Mukosa/Knochen)	fehlende Blutung Mukosaformung (Ausdünnung)
	Laser (CO$_2$, Nd-YAG)	Kosten/Aufwand Reflexion (Sekundärschäden)	keine thermischen Knochenschäden
	Spontanperforation	willkürliche Position des Durchtritts Tascheninfektion?	keine Zusatzoperation
verlagernd (Transposition)	orovestibuläre Transposition	Zusatzoperation mit Wundsetzung Operationsaufwand	Erhalt fixierter Mukosa Ausnutzung benachbarter fixierter Mukosa Ausformung der periimplantären Weichteile (Ästhetik)
	distomesiale Transposition		
Transplantate	Gingiva	Entnahmedefekt	Ästhetik Infektionsprophylaxe
	Bindegewebe	Entnahmedefekt Resorption	Ästhetik
	Alloplastik	Infektion Kosten	Ästhetik keine Zusatzoperation
	homologe Transplantate	Immunologie Kosten	keine Zusatzoperation

Eröffnung (Methoden und Schnittführung)

Die Freilegung eines Implantats nach der submukösen Einheilungsphase kann auf sehr unterschiedliche Weise erfolgen (Tab. 20). Allgemein gilt eine periimplantäre, zumindest schmale Zone fixierter Mukosa als wertvoll und erstrebenswert.

Die periimplantäre Erhaltung der Zone fixierter und keratinisierter Mukosa wird in ihrer Bedeutung für die periimplantäre Taschen- und Infektionsprophylaxe, die auch letztlich Knochenerhalt impliziert, keineswegs einheitlich beurteilt. Auch in klinischen Studien ist wegen der Vielzahl der Begleitfaktoren ihr Stellenwert für die Implantatlangzeitprognose nur sehr schwer wissenschaftlich zu belegen [5, 14, 67]. Unstrittig ist jedoch, daß eine auch geringe Zone fixierter, keratinisierter Mukosa am Implantat keinesfalls ein Nachteil, sondern eine grundsätzlich z.T. auch aus ästhetischen Gründen wünschenswerte periimplantäre Schleimhautsituation darstellt.

> Bei der Wahl der Freilegungsoperation sollte die Erhaltung oder die Ausnutzung benachbarter fixierter Mukosa am periimplantären Durchtritt Grundprinzip sein.

Wichtig erscheint in diesem Zusammenhang auch die Unterscheidung in *bewegliche* (d.h. bei Extrembewegungen passiv bewegbare) und bei normalen funktionellen Bewegungen *bewegte* periimplantäre Mukosa. Besonders bei stärkeren Atrophieformen verschlechtert der unmittelbare Übergang des bewegten Mundbodens in die mobile Unterlippenschleimhaut ohne Restfixierung am Unterkiefer die Langzeitprognose der Implantate in diesem Bereich erheblich. Entzündliche Komplikationen können durch operative Korrekturen nur schwer dauerhaft beseitigt werden. Diese Mobilität im Mundboden durch die Zungenbewegung ist auch häufig die wesentliche Ursache für therapieresistente periimplantäre Entzündungen in dieser Zone. Dabei wird und wurde mehrfach die Frage diskutiert, ob die linguale oder vestibuläre Zone fixierter Mukosa bedeutsamer sei [67], was relativ unerheblich erscheint. Jedoch ist die vestibuläre Seite einer Sekundärkorrektur wesentlich leichter und subjektiv weniger beeinträchtigend korrigierbar.

Die Freilegungsmethode des Implantats ist daher von einer Vielzahl unterschiedlicher Faktoren abhängig:

- geringste operative Belastung
- möglichst geringe Wundsetzung
- Ausnutzung der vorhandenen fixierten Mukosa
- Ausformung der periimplantären Weichteile
- ästhetische Aspekte

Exzision (ablativ-destruktive Methoden)

Alle Methoden der Exzision der das Implantat bedeckenden Mukosaanteile sind ablativ-destruktiv, da die Weichgewebe über den Implantaten entfernt werden.

Die einfachste Methode stellt dabei die *zirkuläre Exzision* der bedeckenden Mukosaanteile mit einem spitzen Skalpell (Fig. Nr. 11) oder speziell entwickelten Mukosastanzen dar. Der Vorteil der *Schleimhautstanzen* liegt neben der geringen operativen Belastung für den Patienten vor allem in einem klar definierten Durchmesser der Exzision, ohne zusätzliche Traumatisierung der Implantatumgebung. Dies gelingt jedoch nur, wenn die Implantatposition eindeutig durch Markierung bei der Implantation, durch Bohrschablonen oder durch Palpation bzw. Sondierung festgelegt werden kann.

Falls die Implantatposition nicht eindeutig festgelegt werden kann, muß wenigstens umschrieben eine Schleimhauteröffnung erfolgen, so daß dann gezielt eine Exzision störender Schleimhautanteile am Implantatdurchtritt, z.B. auch mit Hilfe einer kleinen spitzen Schere, erfolgen kann. Der wesentliche Vorteil ist dabei die zusätzliche Möglichkeit der Schleimhautausdünnung bei sehr dicken Weichgeweben, wie sie insbesondere an Implantatdurchtrittsstellen nach Lappenrekonstruktionen im Rahmen der Tumorchirurgie auftreten.

Bei der *thermischen Abtragung* der bedeckenden Schleimhaut kann man die elektrische Thermokaustik und die Laserabtragung unterscheiden. Die *Laserabtragung* mit dem CO_2- oder auch Nd-YAG-Laser bietet den Vorteil einer sehr gezielten Abtragung mit einer minimierten thermischen Belastung des knöchernen Implantatlagers. Andererseits ist die Investition nicht unerheblich und die gezielte Appli-

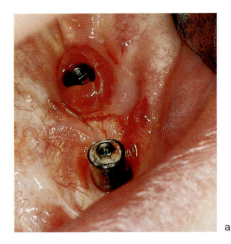
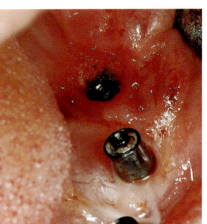

Abb. 37 Periimplantäre Hyperplasie am distalen Implantat beim Tumorpatienten.
a) Klinischer Befund.
b) Gezielte Abtragung mit dem CO_2-Laser.

kation an distalen Implantatabschnitten schwierig. Hilfreich erscheint die Methodik der Laservaporisierung jedoch, um periimplantäre hyperplastische Gewebereaktionen gezielt abzutragen [83] und einen dicken Weichteildurchtritt, z.B. nach Lappenplastiken, modellierend zu reduzieren (Abb. 37a und b).

Wegen der Möglichkeit der modellierenden Schleimhautabtragung und gleichzeitiger Blutstillung hat sich auch die Freilegung mit der *Elektroschlinge* klinisch relativ rasch durchgesetzt, obwohl deutliche Nachteile für diese Freilegungsform belegt sind [11].

Transposition (konstruktiv-modifizierende Methoden)

Alternativ zu den ablativen Methoden werden in den letzten Jahren zunehmend rekonstruktiv-modifizierende Freilegungstechniken angewandt. Sie haben die maximale Ausnützung der vorhandenen Zonen fixierter Mukosa auch in der Implantatumgebung und die mögliche *ästhetische Verbesserung* der periimplantären Voraussetzungen durch Transposition und ggf. zusätzliche Bindegewebstransplantate zum Ziel. Insbesondere im Bereich der ästhetisch wichtigen Oberkieferfront ist eine sorgfältige Schleimhautchirurgie (soft tissue management) erforderlich, um ästhetisch optimale und auch langzeitstabile periimplantäre Ergebnisse zu erzielen.

Dabei müssen keineswegs aufwendige Operationen notwendig werden. Die grundsätzlichen Techniken sind die gleichen, die auch bei der Eröffnung der Schleimhaut für die Implantation bei einphasigen Implantaten zur Anwendung kommen (s. S. 132 ff.). Im Gegensatz zur enossalen Implantation muß die Knochenoberfläche meist nicht freigelegt werden, so daß eine supraperiostale bzw. submuköse Präparation der Schleimhaut möglich ist. Diese beläßt eine Weichgewebsbedeckung auf dem Knochen, so daß nicht alle Wundabschnitte beim Wundverschluß wieder bedeckt werden müssen, da eine sekundäre Abheilung in der Mundhöhle meist rasch innerhalb 1–2 Wochen spontan erfolgt.

Da die Deckung der Implantate bei der Sofortimplantat-Indikation immer eine plastische Deckung mit Trapezlappen und palatinaler Transposition bedeutet, wird in diesen Fällen gelegentlich nur eine „semi-geschlossene" oder *halboffene Einheilungstechnik* bevorzugt. Dabei werden die Weichteile nur im Bereich der Interdentalpapille, die sorgfältig mit dünnen atraumatischen Fäden rekonstruiert wird, verschlossen, während im Zentrum über dem Implantat die Schleimhaut offenbleibt.

Vestibuläre Transposition

Sicherlich am häufigsten wird eine vestibuläre Transposition eines Trapezläppchens oder eine Aufdehnung der vorhandenen fixierten Mukosa durchgeführt (Abb. 38a und b).

Bei der *Aufdehnung der bedeckenden Mukosa* wird bei ausreichend vorhandener fixierter, keratinisierter Mukosa und ausreichend breiter Distanz ein Schnitt auf der Implantatmitte geführt und der Schleimhautrand evtl. mit geringer ovalärer Exzision nach vestibulär und palatinal verdrängt. Ein entsprechender Gingivaformer wird nach Entfernung der Implantatverschlußschraube aufgebracht, der bis zur Stabilisierung der Schleimhaut (mindestens zwei Wochen) verbleibt. Eine leichte druckbedingte Anämie der Schleimhautränder tritt dabei immer auf. Es muß darauf geachtet werden, daß es nicht zur Nekrose mit Verlust der bedeckenden Mukosa kommt, so daß der Implantatrand ästhetisch störend freiliegt. Bei der Schnittführung beim Einzelzahn muß unbedingt die Interdentalpapille beidseits geschont werden. Eher sollte eine größere Exzision durchgeführt werden, so daß diese Technik als Übergang der rekonstruktiven und ablativen Techniken zu sehen ist.

Gerade bei Einzelzahnimplantaten im Oberkiefer kann durch eine Transposition die palatinal immer reichlich vorhandene fixierte Mukosa nach vestibulär verlagert werden, um eine keratinisierte Mukosa auch aus ästhetischen Gründen am Implantatdurchtritt zu erreichen (Abb. 39a bis e). Dabei wird die Schnittführung – unter Schonung der Papille des benachbarten Zahns – im alveolären Bereich parallel zum Implantat geführt und von palatinal schräg

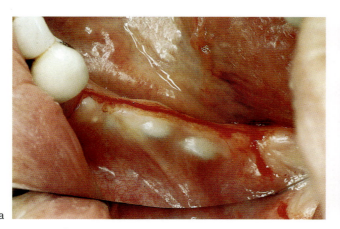 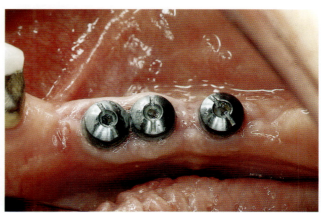

Abb. 38 Gingivaverlagerung trotz bereits durchscheinender Implantate.
a) Klinischer Befund.
b) Schmaler Saum fixierter Schleimhaut nach Abheilung.

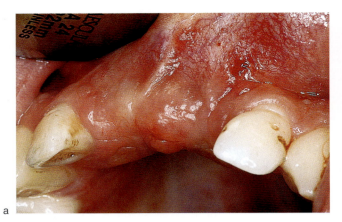
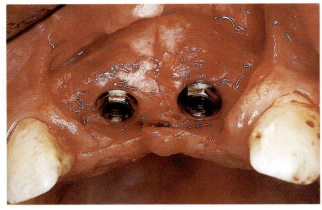

Abb. 39 Freilegung der Oberkieferfront mit palatinal-vestibulärer Lappenplastik.

a) Ausgangsbefund nach plastischer Deckung für die Augmentation mit lokalem Knochen und GBR.
b) Girlandiforme Freilegung und Folienentfernung.
c) Adaptierung der von palatinal verlagerten Mukosa.
d) Prothetische Versorgung nach Abheilung (drei Wochen).
e) Einfügen der Kronen.

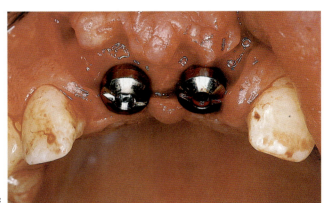
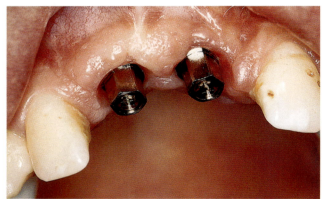
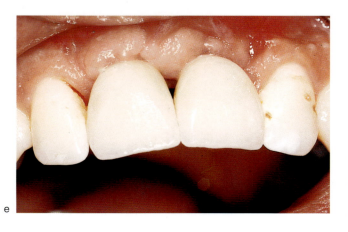

auf den Implantatrand, möglichst palatinal, epiperiostal geführt.

Bei der Einzelzahnlücke (Abb. 40) erfolgt der zweite Schnitt wiederum parallel unter Schonung der Papille bis zum Übergang der fixierten zur mobilen Mukosa. So kann nach Hebung der Mukosa über dem Implantat durch epiperiostale Präparation der gebildete Lappen nach vestibulär verlagert und als Gingivamanschette vestibulär am Aufbauteil des zweiphasigen Implantats vorgelagert werden. Es empfiehlt sich dabei, im Bereich der fixierten Mukosa parallel geführte Schnitte durchzuführen, da bei trapezförmigen Läppchen keine ausreichend breite Wundkante zum Wundverschluß im Bereich der fixierten Mukosa zur Verfügung steht. Durch Anschrägung muß in diesem Fall Abhilfe geschaffen werden; sie verursacht jedoch immer ästhetische Kompromisse.

Zur alveolären Konturierung können dann vor Nahtverschluß *Bindegewebstransplantate* eingelagert werden. Diese Bindegewebstransplantate können palatinal direkt periimplantär – oder besser durch einen zusätzlichen paramarginalen Entlastungsschnitt im Seitenzahnbereich – gewonnen und zur Ausformung der Gingiva dem vestibulär verlagerten Schleimhautlappen untergelegt werden. Der paramarginale Entlastungsschnitt muß relativ großzügig über mehrere Zahnbreiten (mindestens 3–4 Zähne) geführt werden. Wegen der Gefahr der Blutung aus der Arteria palatina sollte die Möglich-

Operatives Vorgehen

Distomesiale Transposition

Die distomesiale Transposition (Abb. 41) hat ihre wesentliche Indikation bei *Freiendsituationen*, da hier nicht eine zu schonende Papille des endständigen bzw. die Lücke begrenzenden Zahnes die natürliche Grenze darstellt. In der näheren Umgebung, vor allem distal der geplanten Implantatdurchtrittsstelle im Unterkiefer, findet man Zonen fixierter Mukosa, die insbesondere bei einer festsitzend geplanten prothetischen Versorgung nicht zum Halt des prothetischen Ersatzes beitragen. Daher kann bei der Freilegung durch Extension der Schnittführung nach distal um mindestens zwei Implantatdurchmesser (Summe der Implantate + 1 Implantatdurchmesser) nach einer vestibulären Entlastung und Periostschlitzung oder vestibulär epiperiostalen Lappenbildung dieses Gewebe als periimplantäre Schleimhautmanschette um die Implantatdurchtrittsstelle nach mesial vorverlagert werden (Abb. 42a und b).

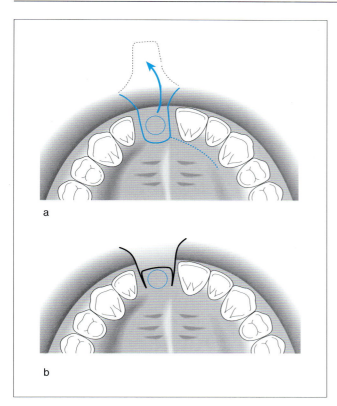

Abb. 40 Palatinal/lingual-vestibuläre Transposition zur Ausnützung der vorhandenen fixierten Mukosa.

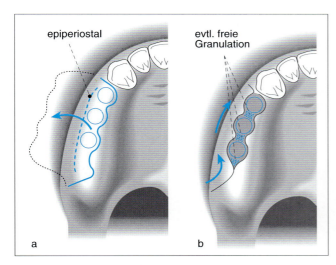

Abb. 41 Vestibulär-mesiale Transposition zur Ausnützung der vorhandenen fixierten Mukosa.

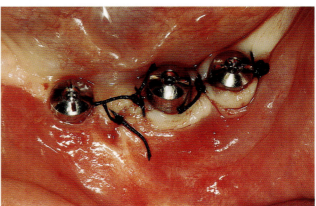

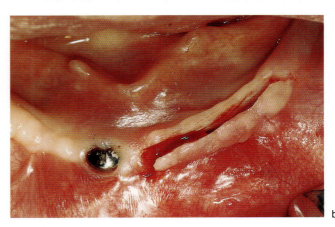

Abb. 42a und b
a) Bildung eines breiten vestibulären Mukosaläppchens (mesial und distal + 1 Implantatdurchmesser).
b) Anlagerung als Gingivamanschette an die Sekundärteile.

keit einer Elektrokoagulation gegeben sein. Über die Langzeitstabilität dieser Weichgewebstransplantate bestehen bisher keine Untersuchungen, obwohl die Primärergebnisse und die allgemein komplikationslose Einheilung ermutigend sind.

Dies bedeutet in der Regel bei Freiendsituationen eine Extension der Schnittführung bis zur maximal distalen Ausbildung fixierter Schleimhaut. Im zahnlosen Kiefer muß die Schnittführung auch bei interforaminalen Implantaten deutlich hinter das Foramen mentale bis in die Molarenregion geführt werden. Daher bestehen Grenzen im Bereich stark atrophierter Kiefer, wenn dadurch eine Gefährdung für einen hoch austretenden Nervus mentalis entsteht. Dann erscheint eine primär bei der Implantation oder sekundär bei sich abzeichnenden periimplantären Weichteilproblemen durchgeführte Vestibulumplastiken sinnvoller.

> Mit der distomesialen Transposition können ohne zusätzlichen Aufwand subjektiv belastende Vestibulumplastiken vermieden und die ästhetischen Ergebnisse verbessert werden [35].

Vestibulum-/Mundbodenplastiken

Vestibulumplastiken zur Verbreiterung der Zone fixierter, nicht bewegter Schleimhautzonen am Implantatdurchtritt sind in ihrer Bedeutung für die Langzeitprognose enossaler Implantate umstritten und daher, nicht zuletzt wegen der nicht unerheblichen Belastung für die Patienten, in der Anwendungshäufigkeit rückläufig. Während die EDLAN-Technik vor allem bei der Implantation gleichzeitig angewandt werden kann, hat sich bei Sekundärmaßnahmen auch bei Implantatfreilegungen die epiperiostale Ablösung der mobilen Gewebezonen in Kombination mit Schleimhaut- bzw. bei großen Arealen mit Spalthauttransplantation bewährt. Dabei können vorbereitete Verbandplatten mit Hilfe der Implantate die Einheilung der Transplantate erleichtern (Abb. 43 und 44).

Transplantate

Bei umschriebenen Vestibulumplastiken zur Auflösung von Schleimhautarealen am Implantatdurchtritt, die bei physiologischer Mimik bzw. Kau- und Schluckfunktion durch einstrahlende Bänder bewegt werden, haben sich vor allem im Oberkiefer-Frontbereich umschriebene Gingivatransplantate bewährt. Sie werden mit dem Mukotom am Gaumen entnommen. Dabei müssen ästhetisch beeinträchtigende Farbunterschiede mit dem Patienten genau besprochen werden.

Zur ästhetischen Ausformung im Bereich der Oberkieferfront werden zusätzlich zur GBR-Technik freie Bindegewebstransplantate eingesetzt, die meist in paramarginaler Schnittführung palatinal gewonnen werden können.

Da sowohl die Bindegewebstransplantate als auch die Transpositionsplastiken in den ersten Wochen oder sogar Monaten einem erheblichen Umbau unterliegen, besteht ein Trend zu hochwertigen Langzeitprovisorien, die eine Adaptierung an sich ändernde Weichteilsituationen erlauben und eine gezielte Weichgewebsausformung („Papillenzüchtung") ermöglichen. Unebenheiten in der Schleimhautkontur werden mit rotierenden Diamanten durch sukzessive Abtragung an der Gingiva und Modifikationen am provisorischem Ersatz korrigiert. Hier dürfen jedoch bei aller Begeisterung über die vorgestellten Erfolge bei meist wenigen Patienten die Aufwand/Kosten-Nutzen-Relation und die Frage der Realisierbarkeit in den zahnärztlichen Praxen nicht aus den Augen verloren werden.

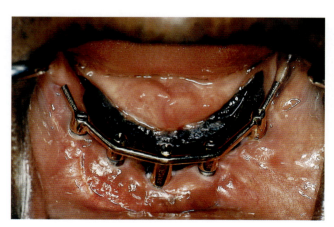

Abb. 43 Mundbodenplastik bei einem dunkelhäutigen Patienten nach Unterkieferrekonstruktion mit Beckenkamm und IMZ®-Implantaten.

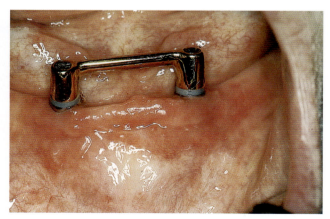

Abb. 44 Umschriebene frontale Vestibulumplastik nach PICHLER bzw. EDLAN/MEJCHAR bei einem Doldersteg auf zwei IMZ®-Implantaten.

Knochenabtragung

Nach dem Ablösen der Weichteile ist bei tiefer enossaler Implantation oft das Implantat von einer dünnen *Knochenlamelle* bedeckt, die vor der Entfernung der Verschlußschraube beseitigt werden muß. Dies gelingt relativ einfach mit einem kleinen Rosenbohrer, wobei das Implantat selbst nicht beschädigt werden darf, damit ein paßgenauer Sitz des Aufbauteils möglich ist. Von den meisten Herstellern werden auch manuell oder maschinell getriebene Knochenfräsen, die mit einem Dorn in die Einsenkung der Verschlußschraube greifen, angeboten.

Gelegentlich hat sich auch Knochen zwischen der Verschlußschraube und dem eigentlichen Implantat gebildet, dessen Entfernung ohne Beschädigung der Implantatoberfläche wesentlich schwieriger ist. Dabei kann ein Trepanbohrer entsprechend dem Implantatdurchmesser, der über einen aufgeschraubten Führungsstift geführt wird (z.B. Brånemark®-System), sehr hilfreich sein.

Bei der Freilegung zeigt sich bei tiefer, unter dem Knochenniveau erfolgter Implantation oder bei nicht exakt sitzender Verschlußschraube öfter eine überschießende Knochenbildung, die eine exakte Adaptierung der Aufbauteile verhindert. Die Entfernung dieser Knochenanteile kann auf der Verschlußschraube relativ leicht mit einem kleinen Rosenbohrer erfolgen. In einigen Implantatsystemen werden entsprechende mechanische, meist handgetriebene Knochenfräsen angeboten. In der eigenen Anwendung erschienen sie jedoch aufgrund des häufigeren Verhakens im periimplantären Weichgewebe und des mangelnden Abtrags gegenüber der unproblematischen und zügigen Abtragung mit kleinen rotierenden Bohrern als nicht optimal.

Schwieriger dagegen ist die schonende Knochenabtragung auf der eigentlichen Implantatoberfläche, da sich hier durch rotierende Instrumente leicht Beschädigungen auf der Implantatschulter und damit Inkongruenzen zum Aufbauteil ergeben. Hier sind vorgegebene Aufbauteile mit definiert absenkbaren Hohlfräsen eine sinnvolle und wertvolle Hilfe. Nur sehr dünne Knochenlamellen können auch mit entsprechend zierlichen Küretten oder Zahnsteininstrumenten unter Schonung der eigentlichen Implantatoberfläche abgesprengt werden.

> Wichtig ist eine von Knochen und Weichgewebsfasern freie Implantatoberfläche nach der Freilegung. Nur so wird eine weitgehend spaltfreie Adaptierung der Aufbauteile ermöglicht.

Diese scheinbar leichte Phase der Implantatversorgung stellt, insbesondere bei planen Aufbauteilen, bei dicker Weichteildecke oder bei distalen Implantaten, eine nicht immer leichte Aufgabe dar. Hier bieten konische Ankopplungssysteme (z.B. Astra®, Ankylos®, ITI®-System bei subgingivaler Anwendung) deutliche Erleichterungen.

Auswahl des Aufbauteils

Die Auswahl des Aufbauteils auf dem enossalen Implantatteil ist wesentlich von der angestrebten prothetischen Versorgung abhängig. Die Entscheidung, ob ein temporäres Aufbauteil für die Heilungsphase der Schleimhaut oder gleich ein definitives Aufbauteil bei der Freilegungsoperation aufgebracht wird, ist nicht leicht zu treffen.

Wenn hohe ästhetische Anforderungen gestellt werden, ist wegen der immer vorhandenen postoperativen Schrumpfung der Weichgewebe ein *temporäres Aufbauteil* (Heilungsaufbau, Healing Abutment, Gingivaformer o.ä.) unverzichtbar, um nach der Wundheilung das bezüglich Höhe und Form optimale *definitive Aufbauteil* auszuwählen.

Bei ästhetisch unkritischen Indikationen kann die primäre Applikation definitiver Aufbauteile die bindegewebige und epitheliale Ausheilung oder Anheftung des transgingivalen Durchtritts auf einem höheren (kronenwärts gelegenen) Niveau mit einer breiten protektiven periimplantären Narbe erleichtern und die Kosten reduzieren.

Vor allem im Teamwork haben sich dennoch temporäre Aufbauteile allgemein durchgesetzt, zumal inzwischen auch Repliken der Aufbauteile verfügbar sind, so daß das optimale Aufbauteil erst nach Abheilung und Abdrucknahme am einartikulierten Modell mit Übertragung der Implantatposition ausgewählt werden kann. Hier zeigen sich jedoch Tendenzen einer überwiegend (prothetisch-)ästhetisch orientierten Implantologie, die nach den bisher günstigen Langzeiterfahrungen der Osseointegration oder funktionellen Ankylose das biologische Grundproblem einer Langzeitinkorporation eines lastaufnehmenden Fremdkörpers vernachlässigt, der den ektodermalen Abschluß des Körpers überschreitet und in ein keimbesiedeltes Milieu hineinragt.

Die *Befestigung des Aufbauteils* erfolgt überwiegend durch Schraubverbindungen, die teilweise durch konische Innenpassung (Ankylos®, Astra®, ITI®) zusätzlich abgedichtet und gegen Rotation stabilisiert werden. Durch diesen Innenkonus wird ein Lösen der Verbindung erschwert. Andere Systeme empfehlen zur Vermeidung einer ungewollten Lösung des Aufbauteils definierte Drehmomente, die durch Drehmomentratschen (z.B. Frialit®-2-Ratsche) oder maschinell vorwählbare Drehmoment-Schraubenzieher (z.B. Brånemark®) begrenzt werden. Dabei werden Drehmomente von ca. 30–35 Ncm empfohlen, was eine gewisse Sicherheit gegen die Zerstörung des Knochenkontaktes bietet, da bei schraubenförmigen Implantaten ca. 75 Ncm gemessen wurden [21].

Ein zu geringes Drehmoment kann zur Lockerung der Verbindungselemente und Funktionsuntüchtigkeit der Suprastruktur führen, während ein zu hohes Drehmoment die Gefahr einer Überbelastung der verwendeten Werkstoffe mit einer möglichen Fraktur der Aufbauteile bzw. Schraubverbindungen bedeutet. Während die temporären Verschlußschrauben mit 20–30 Nmm meist von Hand appliziert werden können, werden für die temporären Aufbauteile 70–100 Nmm und für die definitiven Halteschrauben 140–200 Nmm empfohlen.

Explantation

Übersicht und Indikation

> Die rechtzeitige und möglichst schonende Entfernung (s. Abb. 47) nicht erhaltungswürdiger Implantate ist für das Ausmaß der Folgeschäden enossaler Implantationen wesentlich. Die rechtzeitige Entfernung von Implantaten bei progredientem Knochenabbau ist zur Vermeidung von teilweise erheblichen Knochendefekten, bis hin zur Gefahr einer Spontanfraktur und zur möglichen Nachimplantation unumgänglich.

Schwieriger und wichtiger als die Explantation selbst ist die möglichst sachgerechte Festlegung des Zeitpunkts im Rahmen eines unbedingt notwendigen Recalls (s. S. 265 ff.), der auch durch eine behutsame Führung des Patienten eine rechtzeitige Entfernung ermöglicht. Dies wird nicht nur durch die frühere Diagnostik innerhalb des Recalls, sondern auch durch die kontinuierliche Information und damit kontinuierliche Motivation und Einsicht beim Patienten erleichtert (Abb. 45).

Die *Indikationen* zur Explantation sind vielfältig (Tab. 21). Vor allem bei schwerwiegenden, sogenannten absoluten Implantatindikationen ohne vergleichbare Alternativlösungen (z.B. Stabilisierung von totalem Unterkiefer-Zahnersatz oder totalen Resektionsprothesen, die konservativ nicht ausreichend versorgbar sind) ist die individuelle Indikationsstellung zur Implantatentfernung oft schwierig.

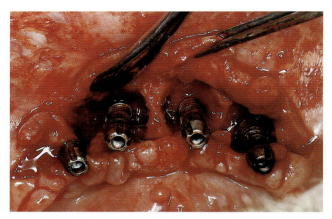

Abb. 45 Tiefe, therapierefraktäre periimplantäre Taschen an vier alten LEDERMANN-Schrauben trotz basal ankylotischer Einheilung vor der Entfernung.

Tabelle 21 Indikationen zur Implantatexplantation.

Indikation zur Explantation	Beispiele
entzündlich	therapierefraktäre periimplantäre Weichteilentzündungen progredienter entzündlicher Knochenabbau Bifurkationseffekt periimplantäre Osteomyelitis
allgemein-medizinisch	„Focus", Herdverdacht „psychopathologisch" Tumortherapie (Resektion)
ästhetisch	freiliegende Implantatteile
mechanisch	Zerstörung der Gewinde (Aufbau) Implantatfraktur
Lockerung	periimplantärer Knochenabbau Funktionsverlust der Prothetik

> Zweifelsfrei ist die Entfernung erforderlich, wenn bereits eine stärkere *Implantatlockerung* (> Grad 1) aufgetreten ist oder nicht therapierbare periimplantäre *Infektionen* bestehen, die zu einem progredienten Knochenabbau führen.

Besonders bei untersichgehenden Räumen an einem Implantat (Hohlzylinder, basale Perforation) kann eine Sanierung nicht mehr erwartet werden. Die

Operatives Vorgehen

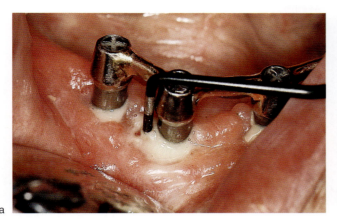
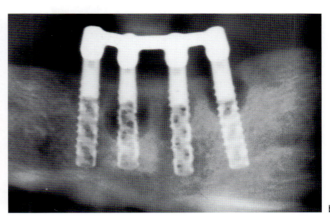

Abb. 46a und b
a) Akute eitrige Infektion und tiefe Taschen.
b) Beginnende periimplantäre infizierte Osteoradionekrose nach Bestrahlung.

therapierefraktäre Infektion in der Umgebung von Implantathohlräumen wird in Analogie zu den Parodontalbefunden an natürlichen Zähnen auch als „*Bifurkationseffekt*" bezeichnet (Abb. 46a und b).

Auch *ästhetische Gründe* können bei einer fortschreitenden Weichteildehiszenz über freiliegenden Implantatteilen eine Indikation zur Implantatentfernung darstellen. *Mechanische Schäden* durch Implantatfrakturen oder nicht wiederherstellbare prothetische Aufbaumöglichkeiten sind zwar seltenere, aber ebenfalls unstrittige Indikationen.

Schwierig ist die Beurteilung der Indikation bei Patienten mit psychopathologischem Hintergrund einer nicht objektivierbaren Schmerzverarbeitung oder auch die Bewertung eines Implantats als „Herd" in der sogenannten ganzheitlichen Zahnheilkunde. Bei Tumorpatienten müssen die Implantate gelegentlich auch bei der Resektion aufgetretener Rezidive oder neuer Tumoren mit entfernt werden.

Methoden

Die Explantation eines gelockerten Implantats ist relativ einfach; teilweise erfolgt sie spontan, als „Abstoßung" ohne ärztliche Hilfe durch den Patienten. Eine operative Revision der Implantatregion ist in den meisten Fällen, auch bei spontanem Implantatverlust, zur Entfernung des eingewachsenen Epithels und des entzündlichen Granulationsgewebes sinnvoll.

Schwierig dagegen ist die Explantation eines noch stabilen, wenigstens in den apikalen Anteilen osseointegrierten, d.h. ankylotisch eingeheilten Implantats (Tab. 22). Eine mechanische Lockerung durch

Tabelle 22 Explantationsmethoden.

Instrument	Probleme
Trepan (Explantationsbohrer)	Verkantungen Überhitzung des Knochens Titanpartikel im Knochen
Lindemann-Fräse	Knochendefekt Instrumentenfraktur Titanpartikel im Knochen
Kastenresektion	Knochendefekt
Belassen von apikalen Teilen	Nachimplantation nicht möglich Restentzündung

Luxationsbewegungen, analog der Extraktion eines Zahns, ist kaum oder nur sehr selten möglich, da meist vorher Implantatfrakturen auftreten oder die Stabilität des Kieferabschnittes gefährdet ist. Praktisch wird immer die Reduzierung der ankylotisch eingeheilten Implantatabschnitte notwendig. Die Entfernung oder zumindest Schwächung des periimplantären Knochens gelingt mit möglichst dünnen LINDEMANN-Fräsen, die jedoch häufiger durch Verkantung am alloplastischen Implantat zusätzlich im Knochen frakturieren, oder mit speziellen Trepanbohrern (Abb. 47), die auf das Implantat-

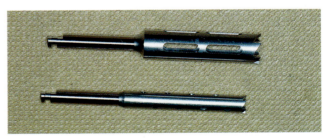

Abb. 47 Trepanbohrer mit 5 mm Durchmesser für die Explantation des Implantats und mit 3 mm Durchmesser zur Entfernung eines frakturierten Bohrers.

system abgestimmt sind. Bei gingival ausladenden Systemen (ITI®-System) ist dabei eine Abtragung der über dem knöchernen Anteil konturierten Implantatanteile im gingivalen Durchtritt sinnvoll, um den Knochenverlust zu reduzieren.

Bei nervennaher Implantation kann die Entfernung sehr risikoreich sein und muß, vor allem keine erneute Implantation vorgesehen ist, bei Implantatfrakturen mit dem Belassen des Fragmentes abgewogen werden. Dies muß selbstverständlich mit dem Patienten besprochen werden, damit er in die Entscheidung mit eingebunden wird.

Versorgung des Knochendefekts

Die nach einer Explantation entstehenden Knochendefekte sind, insbesondere bei zu später Explantation, gelegentlich nicht unerheblich, oft basal am Unterkiefer oder zur Kieferhöhle bzw. Nase perforierend. Nach der Entfernung des alloplastischen Implantats müssen durch Exkochleation die verbliebene Weichteilmanschette (Bindegewebe und eingewachsenes Epithel) im Knochen und auch die entzündlichen Granulationen im Weichgewebe chirurgisch entfernt werden. Die Knochenregeneration wird dadurch erleichtert. Bei epithelhaltigen Weichteilstrukturen im Knochen werden Zysten vermieden.

Schwieriger erscheint die Frage nach unterstützenden Maßnahmen zur Regeneration der zerstörten Strukturen im knöchernen Lagergewebe. Da es sich in den meisten Fällen um entzündlich bedingte Explantationen handelt, ist die Möglichkeit einer gesteuerten Geweberegeneration in unmittelbarem zeitlichen Zusammenhang mit der Explantation nur bedingt möglich. Als Folge der Entzündung bestehen nämlich Weichteilprobleme (plastische Deckung?), und es verbleiben immer Granulationsreste, die auch unter einer Folie eine ungestörte Regeneration eher behindern. Es erscheint eine *Abheilzeit von mindestens 6–8 Wochen* (besser ca. 3–6 Monate) sinnvoll, um knochenaugmentierende Operationen mit dann sicherer Möglichkeit des Weichteilabschlusses ohne verbliebene Restschädigung der knöchernen Regeneration durchzuführen.

Wenn das verbliebene Knochenangebot noch ausreichend erscheint, kann nach *6–12 Monaten erneut implantiert* werden. Insgesamt fehlen bisher gesicherte Konzepte zur Versorgung der Patienten nach Implantatverlust, da diese Problemgruppe nicht zuletzt aus zeitlichen Gründen noch nicht im Mittelpunkt der Implantatdiskussion steht. Hier Lösungskonzepte anzubieten wird jedoch eine wesentliche Aufgabe der künftigen Implantatentwicklung sein.

Zusammenfassung

> Die enossale Implantologie hat die zahnärztlichen Therapiemöglichkeiten erheblich erweitert und teilweise zu einem neuen Denken bezüglich der Therapiealternativen (Indikationstellung) und der Versorgungsziele nach Zahnverlust geführt. Strukturerhaltung (Nachbarzähne, Knochenangebot, Weichteile) und Funktionsverbesserungen können die Vorteile implantologischer Therapiekonzepte belegen.

Dabei soll keineswegs der Eindruck entstehen, daß die konventionellen und bewährten prothetischen Versorgungskonzepte überholt bzw. nicht suffizient und damit überflüssig geworden sind. Ein Großteil der zahnlosen Patienten (ca. 50%) ist mit der adäquaten prothetischen Versorgung hoch zufrieden oder scheut die operativen bzw. finanziellen Belastungen und Risiken einer Implantation (ca. 70%) [37].

Dennoch wird bei einem zunehmend hohen Anteil an älteren Menschen und einer gleichzeitig kritischen Einstellung junger Patienten zum herausnehmbaren Zahnersatz der Bedarf an Implantaten kontinuierlich zunehmen, zumal wenn der prophylaktische Aspekt der Strukturerhaltung durch Funktionseinleitung weiter belegt werden kann.

Der hohe Grad der Erfolgssicherheit der eigentlichen Implantation als operativer Eingriff mit seinen begleitenden notwendigen Maßnahmen ist inzwischen vielfach belegt. Die operative Versorgung im Rahmen der Implantologie ist durch eine hohe Standardisierung und Normierung der Instrumente in festgelegten Operationsabfolgen für einen chirurgisch erfahrenen Kollegen relativ einfach und erfolgssicher geworden. Es bestehen jedoch auch erhebliche Unterschiede in einer Vielzahl von Detailaspekten von Planung, Durchführung und Begleitmaßnahmen, so daß bei dem sich relativ rasch weiterentwickelnden Gebiet der Implantologie eine aufmerksame, aber auch kritische Beobachtung der Entwicklung und ein ständiges Bemühen um Verbesserungen notwendig sind.

Stets müssen die möglichen intraoperativen und langfristigen Risiken gegenüber den funktionellen Vorteilen abgewogen und in ihrem Schweregrad bzw. in ihrer langfristigen Bedeutung für den Patienten eingeschätzt werden. Es sollte jedoch die Schilderung möglicher Spätfolgen nicht als Vorwand einer negativen Aufklärung bei fehlender eigener implantologischer Erfahrung dienen.

Der Streit oder die semantisch teilweise bemerkenswerte Diskussion um die Teildisziplinen, die den operativen Teil, die prothetische Versorgung oder die Therapie möglicher periimplantärer Entzündungen durchführen, ist unnötig und der Sache nicht dienlich. Team approach (mit dem unbestrittenen Vorteil der Spezialisierung, insbesondere in Grenzsituationen) und Einzelbehandlung (mit den Vorteilen der Gesamtverantwortlichkeit für die Behandlung) werden immer nebeneinander bestehen, wobei individuelle Faktoren den jeweils besseren Weg bestimmen. Je komplexer die Anforderungen im jeweiligen Teilgebiet werden, um so mehr wird die Teamarbeit – unter der Voraussetzung einer kollegialen, engen Kooperation – die systemimmanenten Vorteile einer Spezialisierung kompensieren können.

Die Komplikationen können heute weitgehend reduziert, aber nicht vollständig vermieden werden. Neben der Aufklärung über die möglichen Folgen und die bestehenden Alternativen werden somit die Kontrolle und die Reduktion der eigenen operativen Unzulänglichkeiten, insbesondere im Hinblick auf die Qualitätssicherung, notwendig.

Literatur

[1] Addiere, R., Watzek, G., Plenk, H.: Effects of drill cooling hand bone structure Hohn IMZ implant fixation. Int. J. oral maxillofac. Impl. 8 (1993), 83.

[2] Andrä, A.: Leitsymptome in der Kiefer-Gesichts-Chirurgie, 2. Aufl. Barth, Leipzig 1990.

[3] Apaceram PTH-Implantate Operationsanleitung. 1993.

[4] Arx, Th. v., Hardt, N., Wallkamm, B.: Die TIME-Technik. Dtsch. Zahnärztl. Z. 50 (1995), 342.

[5] Attström, R.: The periimplant mucosa thoroughly investigated. Tandläkartidningen Ärg. 85 (1993), 686.

[6] Bain, C.A., Moy, P.K.: The association between the failure of dental Impl. and cigarette smoking. Int. J. oral maxillofac. Impl. 8 (1993), 609.

[7] Bavitz, J.B., Harn, St.D., Hansen, C.A., Lang, M.: An anatomical study of mental neurovascular bundle-implant relationships. Int. J. oral maxillofac. Impl. 8 (1993), 563.

[8] Becker, J.: Gesteuerte Knochenregeneration in der oralen Implantologie. In: Hartmann, H.-J. (Hrsg.): Aktueller Stand der zahnärztlichen Implantologie, Bd. 1. Spitta, Balingen 1995.

[9] Becker, W., Lekholm, U., Dahlin, Ch., Becker, B.E., Donath, K.: The effect of clinical loading on bone regenerated by GTAM barriers: a study in dogs. Int. J. oral maxillofac. Impl. 9 (1994), 305.

[10] Becker, W., Schenk, R., Higuchi, K., Lekholm, U., Becker, B.E.: Variations in bone regeneration adjacent to implants augmented with barrier membranes alone or with demineralized freeze-dried bone or autologous grafts: a study in dogs. Int. J. oral maxillofac. Impl. 10 (1995), 143.

[11] Behneke, A., Behneke, N., Wagner, W.: Zur Freilegung subgingivaler Implantatsysteme. Z. zahnärztl. Implantol. 9 (1993), 50.

[12] Behneke, N., Wagner, W.: Implantate als Einzelzahnersatz. In: Hupfauf, L. (Hrsg.): Praxis der Zahnheilkunde, Bd. 7, 3. Aufl., S. 233. Urban & Schwarzenberg, München–Wien–Baltimore 1993.

[13] Berberi, A., le Breton, G., Mani, J., Woimant, H., Nasseh, I.: Lingual paresthesia following surgical placement of implants: report of a case. Int. J. oral maxillofac. Impl. 8 (1993), 580.

[14] Berglundh, T., Lindhe, J., Ericsson, I., Marinello, C.P., Liljenberg, B., Thomsen, P.: The soft tissue barrier at implants and teeth. Clin. oral Impl. Res. 2 (1991), 81.

[15] Betz, Th., Reuther, J.F., Bill, J.: Klinische Nachuntersuchung enossaler Bone-Lock-Implantate unter besonderer Berücksichtigung der periimplantären Gewebe. Dtsch. Z. Mund-Kiefer-Gesichts-Chir. 19 (1995), 35.

[16] Bößmann, K: Infektionsschutz in der Zahnarztpraxis. In: IDZ (Hrsg.): Qualitätssicherung in der zahnmedizinischen Versorgung, S. 253. Deutscher Ärzte-Verlag, Köln 1995.

[17] Brinkmann, E: Praktische Voraussetzungen. In: Hartmann, H.-J. (Hrsg.): Aktueller Stand der zahnärztlichen Implantologie, Bd. 1, S. 1. Spitta, Balingen 1993.

[18] Bundesärztekammer: Richtlinie der Bundesärztekammer zur Qualitätssicherung ambulanter Operationen. Dtsch. Ärztebl. 91 (1994), B 1868.

[19] Buser, D., Hirt, H.-P., Dula, K., Berthold, H.: Membrantechnik/Orale Implantologie: Gleichzeitige Anwendung von Membranen bei Implantaten mit periimplantären Knochendefekten. Schweiz. Monatsschr. Zahnmed. 102 (1992), 1491.

[20] Buser, D., Dahlin, Ch., Schenk, R.: Guided bone regeneration in implant dentistry. Quintessenz, Berlin 1995.

[21] Carr, A.B., Larsen, P.E., Papazoglou, E., McGlumphy, E.: Reverse torque failure of screw-shaped implants in baboons: baseline data for abutment torque application. Int. J. oral maxillofac. Impl. 10 (1995), 167.

[22] Clokie, C.M.L., Warshawsky, H.: Morphologic and radioautographic studies of bone formation in relation to titanium implants using the rat tibia as a model. Int. J. oral maxillofac. Impl. 10 (1995), 155.

[23] Dietrich, U., Lippold, R., Dirmeier, Th., Behneke, N., Wagner, W.: Statistische Ergebnisse zur Implantatprognose am Beispiel von 2017 IMZ-Implantaten unterschiedlicher Indikation der letzten 13 Jahre. Z. Zahnärztl. Implantol. 9 (1993), 9.

[24] Dietrich, U., Skop, P., Lippold, R., Behneke, N., Wagner, W.: Vergleich verschiedener Implantatsysteme und deren Prognose im zahnlosen Unterkiefer. Dtsch. Zahnärztl. Z. 48 (1993), 793.

[25] Dula, K., Buser, D., Porcellini, B., Berthold, H., Schwarz,

M.: Computertomographie/Orale Implantologie (I). Schweiz. Monatsschr. Zahnmed. 104 (1994), 451.
[26] Ehrenfeld, M., Roser, M., Cornelius, C.P., Altenmüller, E.: Ergebnisse nach Lateralisation des Nervus alveolaris inferior. Dtsch. Zahnärztl. Zschr. 49 (1994), 71.
[27] Ehrl, P.A., Müller, E.: Implantatregister. In: Hartmann, H.-J. (Hrsg.): Aktueller Stand der zahnärztlichen Implantologie, Bd. 1. Spitta, Balingen 1994.
[28] Fallschüssel, G.K.H.: Zahnärztliche Implantologie. Quintessenz, Berlin 1986.
[29] Foitzik, Ch.: ITI – Das Dental Implantat System. Schlütersche Verlaganstalt, Hannover 1994.
[30] Grafelmann, H.-L.: Das Osteoplate-2000-Blattimplantatsystem. In: Hartmann, H.-J. (Hrsg.): Aktueller Stand der zahnärztlichen Implantologie, Bd. 2. Spitta, Balingen 1994.
[31] Günther, H.: Zahnarzt – Recht und Risiko. Hanser, München–Wien 1982.
[32] Hausamen, J.E.: Mikronervenchirurgie im Mund-, Kiefer- und Gesichtsbereich. In: Horch, H. (Hrsg.): Praxis der Zahnheilkunde Mund-Kiefer-Gesichtschirurgie I, Bd. 10/I, 2. Aufl., S. 213. Urban & Schwarzenberg, München–Wien–Baltimore 1990.
[33] Hellner, D., Thie, A., Lachenmayer, L., Janzen, R.W.C., Schmelzle, R.: Blunt trauma lesions of extracranial internal carotid artery in patients with head injury. J. Cranio-Maxillo-Facial Surg. 21 (1993), 234.
[34] Heners, M.: Qualitätssicherung braucht klare Ziele. Zahnärztl. Mitt. 84 (1994), 26.
[35] Hertel, R.C., Blijdorp, P.A., Kalk, W., Baker, D.L.: Stage 2 surgical techniques in endosseous implantation. Int. J. oral maxillofac. Impl. 9 (1994), 273.
[36] Hoffmeister, B., Kreusch, Th., Kirsch, A.: Innervationsstörungen nach präprothetischen Eingriffen und Implantaten im Unterkiefer. Dtsch. Zahnärztl. Z. 49 (1994), 67.
[37] Hofmann, M.: Zum Standard der Versorgung des zahnlosen Unterkiefers. Dtsch. Zahnärztl. Z. 49 (1994), 660.
[38] IDZ: Qualitätssicherung in der zahnmedizinischen Versorgung. Deutscher Ärzte-Verlag, Köln 1995.
[39] Imhof, K.: Dental-CT: Planungshilfe für den Implantologen. Phillip J. 9 (1992), 473.
[40] Jacobs, K.: Dreidimensionale Darstellungen und Implantationssimulation am eigenen Praxiscomputer. Zahnärztl. Prax. 45 (1994), 196.
[41] Jacobs, K., Loutrouki, F.: Implantationsplanung mit 3D-CT-Daten. Zahnärztl. Welt 104 (1995), 242.
[42] Johansson, P., Strid, K.-G.: Assessment of bone quality from cutting resistance during implant surgery. Int. J. oral maxillofac. Impl. 9 (1994), 279.
[43] Khoury, F.: Zur Problematik der Nervverletzungen bei implantologischen Maßnahmen im Unterkiefer. Z. zahnärztl. Implantol. 10 (1994), 183.
[44] Kirschner, H., Bolz, U., Michel, G.: Thermometrische Untersuchungen mit innen- und umkühlten Bohrern am Kieferknochen und Zähnen. Dtsch. Zahnärztl. Z. 39 (1988), 802.
[45] Kleemann. P.P.: Der Risikopatient in der zahnärztlichen Praxis – Erkennung und Behandlung der Notfälle. In: Ketterl, W. (Hrsg.): Praxis der Zahnheilkunde, Bd. 1, 3. Aufl., S. 263. Urban & Schwarzenberg, München–Wien–Baltimore 1994.
[46] Landsberg, C.J., Grosskopf, A., Weinreb, M.: Clinical and biologic observations of demineralized freeze-dried bone allografts in augmentation procedures around dental implants. Int. J. oral maxillofac. Impl. 9 (1994), 586.
[47] Lauer, G., Schilli, W.: Collected implant cavity borings used as peri-implant osseous augmentation material. Int. J. oral maxillofac. Impl. 9 (1994), 437.
[48] Ledermann, Ph. D., Markwalder, T.H., Frischherz, R.: Das HA-TI-Implantat. Fünfeinhalb Jahre klinische Erfahrung. Schweiz. Monatsschr. Zahnmed. 101 (1991), 611.
[49] Ledermann, Ph.D.: Die neue Ledermannschraube. Swiss Dent. 10 (1989), 31.
[50] Lipp, M.: Die Lokalanästhesie in der Zahn-, Mund- und Kieferheilkunde. Quintessenz, Berlin–Chicago–London–Tokio 1992.
[51] Meier, J.L., Reuther, J., Michel, Ch., Pistner, H., Betz, T.: Die Unterkieferrekonstruktion bei Tumorpatienten zur Rehabilitation mit dentalen Implantaten. Dtsch. Zahnärztl. Z. 49 (1994), 75.
[52] Melsen, B., Klemt, B., Guerra, L., Milano, F.: Teamarbeit – die Zukunft in der Zahnheilkunde. Phillip J. 10 (1993), 515.
[53] Mensdorff-Pouilly, N., Haas, R., Mailath, G., Watzek, G.: The immediate implant: a retrospective study comparing the different types of immediate implantation. Int. J. oral maxillofac. Impl. 9 (1994), 571.
[54] Merten, H.-A., Halling, F.: Perioperative Antibiotikaprophylaxe in der Kiefer-Gesichtschirurgie. Infection 21 (1993), 45.
[55] Miyamoto, M., Ichikawa, T., Horiuchi, M., Okamoto, Y.: Pilot-hole preparation: technical note presenting a new technique for proper implant positioning. Int. J. oral maxillofac. Impl. 9 (1994), 319.
[56] Nentwig, G.: Implantologische Operationsverfahren. In: Hartmann, H.-J. (Hrsg.): Aktueller Stand der zahnärztlichen Implantologie, Bd. 1, S. 1. Spitta, Balingen 1992.
[57] Nolte, J.: Das Verhalten der Blutungszeit nach einmaliger, oraler Applikation von Aspirin und die analgetische Wirkung bei elektrischer Stimulation der Zähne. Med. Diss., Mainz 1994.
[58] Parr, G.P., Steflik, D.E., Sisk, A.L.: Histomorphometric and histologic observations of bone healing around immediate implants in dogs. Int. J. oral maxillofac. Impl. 8 (1993), 534.
[59] Ratschew, C., Czernicky, W., Watzek, G.: Lebensbedrohende Blutung nach Implantation im Unterkiefer. Ein Fallbericht. Dtsch. Zahnärztl. Z. 49 (1994), 65.
[60] Ratschew, C., Czernicky, W., Watzek, G.: Lebensbedrohende Blutung nach Implantation im Unterkiefer. Zahnärztl. Mitt. 84 (1994), 2002.
[61] Reich, R.H., Gade, R.: Zur Verletzungsgefahr des Nervus alveolaris inferior bei der Implantatchirurgie des Unterkiefers anhand anatomischer Untersuchungen. Dtsch. Zahnärztl. Z. 38 (1983), 126.
[62] Richter, E.-J., Jansen, V.K., Spiekermann, H., Jovanovic, S.A.: Langzeitergebnisse von IMZ- und TPS-Implantaten im interforaminalen Bereich des zahnlosen Unterkiefers. Dtsch. Zahnärztl. Z. 47 (1992), 449.

[63] Riepert, T., Rahn, R., Urban, R.: Die Verkehrstüchtigkeit nach einer Lokalanästhesie. Zahnärztl. Mitt. 85 (1995), 133.
[64] Rosenquist, B.: Implant placement in combination with nerve transpositioning: experiences with the first 100 cases. Int. J. oral maxillofac. Impl. 9 (1994), 522.
[65] Scharf, D.R., Tarnow, D.T.: The effect of crestal versus mucobuccal incision on the success rate of implant osseointegration. Int. J. oral maxillofac. Impl. 8 (1993), 187.
[66] Schenk, R.K., Buser, D., Hardwick, W.R., Dahlin, Ch.: Healing pattern of bone regeneration in membrane-protected defects: a histologic study in the canine mandible. Int. J. oral maxillofac. Impl. 9 (1994), 13.
[67] Schlegel, K.A., Janson, O., Heumann, Ch., Toutenburg, H.: Attached gingiva und periimplantitis. Z. Zahnärztl. Implantol. 10 (1994), 212.
[68] Schmid, J.: Implantate beim parodontal erkrankten Patienten. Phillip J. 10 (1993), 493.
[69] Schroeder, A., Sutter, F., Buser, D., Krekeler, G.: Orale Implantologie: Allgemeine Grundlagen und ITI-System, 2. Aufl. Thieme, Stuttgart–New York 1994.
[70] Schulungskommission Dental Dr.h.c. R. Mathys-Stiftung: Operationstechnik des Ha-Ti-Implantatsystems. Mathys LTD Bettlach Art.No. S116.001 (1993).
[71] Skop, P., Dietrich, U., Baierl, G., Wagner, W.: Zur Frage der Antibiotikagabe in der zahnärztlichen Implantologie. Z. zahnärztl. Implantol. IX (1993), 219.
[72] Smith, J.P., Borrow, J.W.: Reformated CT imaging for implant planning. Oral Hand Maxillofac. Surg. Clin. North Amer. 3 (1991), 805.
[73] Solar, P., Ulm, Ch., Frey, G., Matejka, M.: A classification of the intraosseous paths of the mental nerve. Int. J. oral maxillofac. Impl. 9 (1994), 339.
[74] Spiekermann, H.: Implantologie. In: Rateitschak, K.H., Wolf, H.F. (Hrsg.): Farbatlanten der Zahnmedizin, Bd. 10. Thieme, Stuttgart–New York 1994.
[75] Tetsch, P.: Enossale Implantationen in der Zahnheilkunde, 2. Aufl. Hanser, München–Wien 1991.
[76] Tetsch, P., Ackermann, K.L., Behneke, N., Galandi, M., Geis-Gerstorfer, J., Kerschbaum, Th., Krämer, A., Krekeler, G., Nentwig, G.H., Richter, E.J., Schulte, W., Spiekermann, H., Strunz, V., Wagner, W., Watzek, G., Weber, H.: Konsensus-Konferenz zur Implantologie, 18.10.1989 in Mainz. Z. zahnärztl. Implantol. VI (1990), 5.
[77] Topazian, R.G.: The basis of antibiotic prophylaxis. In: Worthington, Ph., Branemark, P.-I. (eds.): Advanced osseointegration surgery, p. 57. Quintessenz, Chicago–London–Berlin 1992.
[78] Wächter, R., Stoll, P.: Möglichkeiten und Grenzen enossaler Implantate bei der oralen Rehabilitation von Tumorpatienten nach Bestrahlung. Z. zahnärztl. Implantol. 10 (1994), 171.
[79] Wagner, B.: Das Sterilisationspapier des DAHZ. Zahnärztl. Mitt. 84 (1994), 72.
[80] Wagner, W.: Grundlagen enoraler Operationen. In: Horch, H.-H. (Hrsg.): Praxis der Zahnheilkunde, Bd. 9, 3. Aufl., S. 49 ff. Urban & Schwarzenberg, München–Wien–Baltimore 1995.
[81] Wagner, W., Wahlmann, U.W., Jänicke, S.: Morphometrischer Vergleich der Knochenreaktion auf Tricalciumphosphat, Hydroxylapatit und Ceravital. Dtsch. Zahnärztl. Z. 43 (1988), 108.
[82] Wahlmann, U.W., Dietrich, U., Fischer, W.: Zur Frage der oralen Sedierung mit Midazolam bei ambulanten zahnärztlich-chirurgischen Eingriffen. Dtsch. Zahnärztl. Z. 47 (1992), 66.
[83] Walsh, L.J.: The use of lasers in implantology: an overview. J. Oral Implantol. 18 (1992), 1.
[84] Watzek, G.: Enossale Implantate in der oralen Chirurgie. Quintessenz, Berlin–Chicago–London–Moskau 1993.

Implantate bei unzureichendem Knochenangebot

VON FRIEDRICH WILHELM NEUKAM UND DANIEL BUSER

Inhaltsübersicht

Einleitung 179
Indikation und Kontraindikation für
Implantationen in Abhängigkeit vom vor-
handenen Restknochenangebot 179
Transplantatmaterialien zum Aufbau
des Implantatlagers bei unzureichendem
Knochenangebot 179
    Knochentransplantate 179
    Knochenersatzmaterialien 183
Autogene Knochentransplantate in
Kombination mit Implantaten 183
    Freies avaskuläres Knochentransplantat in
    Kombination mit enossalen Implantaten . 183
    Knochentransplantate aus der Becken-
    schaufel 184
    Transplantate aus der Tibia 184
    Rippentransplantate 184
    Transplantate aus der Schädelkalotte 185
    Transplantate aus dem Unterkiefer 185
    Mikrovaskulär anastomosiertes Knochen-
    transplantat in Kombination mit
    enossalen Implantaten 186
    Vaskularisiertes Beckenkammtrans-
    plantat 186
    Vaskularisiertes Scapulatransplantat ... 186
    Vaskularisiertes Fibulatransplantat 187
    Vaskularisiertes Radiustransplantat 188
Membrangeschützte Knochenregeneration . 188
    Verwendung einer geeigneten, wissen-
    schaftlich gut dokumentierten Membran 189
    Erzielung einer primären Weichteilheilung 189
    Erzielung und Aufrechterhaltung eines
    membrangestützten Hohlraums 192
    Stabilisation und Adaption der Membran
    an den Knochen 194
    Ausreichend lange Heilungsphase 194
Diagnostik und Behandlungsplanung zur

Implantatversorgung bei unzureichendem
Knochenangebot 194
    Orientierende röntgenologische Unter-
    suchung 194
    Modellanalyse 194
    Tomographie 195
    Computertomographie 196
    Diagnostik zur Beurteilung des Einbaus
    eines Knochentransplantates und der
    knöchernen Integration der Implantate .. 198
    Skelettszintigraphie 199
    Positronen-Emissions-Tomographie (PET) 199
Wiederherstellung der Kaufunktion über
Implantate bei unzulänglichem Knochen-
angebot 200
    Implantation im ortsständigen Knochen
    des Oberkiefers 200
    Intraoperative Perforation des Kiefer-
    oder Nasenbodens 200
    Implantation im Tuber maxillae 200
    Le Fort-I-Osteotomie 202
    Implantation im ortsständigen Knochen
    des Unterkiefers 202
    Alveolarextensionsplastik 205
    Rückverlagerung des Unterkiefers 205
    Osteoplastik mit freien avaskulären
    Knochentransplantaten 206
    Auflagerungsosteoplastik und simultane
    Implantation 206
    Sandwichplastik und enossale Implantate 207
    Auflagerungs- oder Sandwichplastik und
    sekundäre Implantation 208
    Einlagerungsplastik der Kieferhöhle 208
    Osteoplastik mit mikrovaskulären
    Knochentransplantaten 210
    Unterkiefer 210
    Oberkiefer 210
Schlußbetrachtung und Ausblick 211
Literatur 211

Einleitung

Nachdem wissenschaftliche Grundlagenforschung und klinische Langzeitstudien die Erfolgssicherheit enossaler Implantationsverfahren beweisen konnten, gilt die Implantologie heute bei einem ausreichenden ortsständigen Knochenangebot, bei strenger Indikationsstellung, sorgfältiger operativer Technik und exakter prothetischer Versorgung als eine klinisch etablierte Behandlungsmaßnahme zur definitiven Versorgung mit herausnehmbarem oder festsitzendem Zahnersatz im teil- und unbezahnten Gebiß [1, 2, 135, 139, 140]. In den vergangenen Jahren wurde der Einsatz enossaler Implantate zunehmend auch bei ungünstigen morphologischen Voraussetzungen wie der extremen Kieferatrophie oder im Rahmen osteoplastischer Rekonstruktionsverfahren für gerechtfertigt gehalten [24, 138, 141, 142, 143, 149, 168, 193, 194, 224].

Als entscheidende Voraussetzungen für den Erfolg enossaler Implantate gilt das Prinzip der *Osteointegration*, worunter der lichtmikroskopisch sich darstellende direkte knöcherne Kontakt zwischen dem vitalen knöchernen Lagergewebe und dem Implantat ohne zwischengeschaltete Bindegewebsstruktur verstanden wird [23]. Osteointegration ist keine statische Zustandsbeschreibung der Verankerungsart eines enossalen Implantates, sondern ist als ein kontinuierlich ablaufender Prozeß im Interface aufzufassen, der durch ständige funktionsabhängige Remodellation des vitalen periimplantären Knochens gekennzeichnet ist. Der Erhalt der Osteointegration ist an die Entzündungsfreiheit der periimplantären Weichgewebestrukturen geknüpft.

Daneben gilt die adäquate kaufunktionelle Belastung des knöchern in einem ausreichend dimensionierten und regelrecht strukturierten Lagergewebe eingeheilten Implantates als entscheidender Prognosefaktor. Funktionelle Überbelastung oder unzulängliche knöcherne Verankerung bei einem unzureichenden ortsständigen Knochenangebot kann zum periimplantären Knochenverlust, zum Verlust der Osteointegration und zum Implantatverlust führen, selbst dann, wenn das Implantat zunächst osteointegriert eingeheilt war. Hieraus wird deutlich, daß die mögliche Größe der über das Interface eines Implantates in den Knochen übertragbaren Kaukräfte und die Lebensdauer eines Implantates entscheidend vom Ausmaß des knöchernen Kontaktes abhängen und damit von der Qualität und Quantität des knöchernen Lagerknochenangebotes geprägt sind.

Indikation und Kontraindikation für Implantationen in Abhängigkeit vom vorhandenen Restknochenangebot

> In Abhängigkeit vom Implantationssystem können enossale Implantate im extrem atrophischen teil- oder unbezahnten *Unterkiefer* bis zu einem vertikalen Restknochenangebot von 6–10 mm und einer Knochenbreite von mindestens 4–6 mm eingepflanzt werden [1, 2, 32, 139, 140, 193]. Als prognostisch günstig gelten Implantationen demgegenüber im *Oberkiefer* erst ab einem ortsständigen vertikalen Knochenangebot von mehr als 10 mm und einer Knochenbreite von mehr als 6 mm, da sich bei einem geringeren Lagerknochenangebot die Erfolgssicherheit der Implantate deutlich verschlechtert [181, 202].

Bei einem für enossale Implantate unzureichenden Knochenangebot können räumlich begrenzte Knochendefekte durch die Methode der gesteuerten Geweberegeneration wieder aufgebaut werden. Größere knöcherne Substanzverluste lassen sich durch Knochentransplantate zur Augmentation der atrophierten Kieferabschnitte oder des Kieferhöhlenbodens ersetzen (Tab. 1).

Transplantatmaterialien zum Aufbau des Implantatlagers bei unzureichendem Knochenangebot

Knochentransplantate

Die Transplantation von Knochen ist heute eine weitverbreitete Methode zum Ersatz oder zum Wiederaufbau knöcherner Strukturen des Gesichtsschädels [7, 74, 103, 110, 111, 112, 113, 165, 167, 187, 209]. Knochentransplantate werden entsprechend ihrer Herkunft in autogene, allogene und xenogene Transplantate unterschieden. Das *autogene* Transplantat entstammt dem Körper, in den es wieder eingepflanzt wird, das *allogene* Transplantat einem anderen Individuum der gleichen Spezies und das *xenogene* Transplantat dem Körper einer anderen Spezies (Tab. 2).

Transplantate werden entweder als *Spongiosachips* oder *kortikospongiöse Späne* frei verpflanzt oder können nach entsprechender Präparation der nutritiven Gefäße und mikrovaskulärer Anastomosierung mit Gefäßen des Empfängerareals vital eingepflanzt werden.

Tabelle 1 Implantationen in Abhängigkeit vom ortsständigen Knochenangebot im Ober- und Unterkiefer.

Ortsständiges Knochenangebot			Therapie
Oberkiefer	Knochenhöhe >	10 mm	Implantation im ortsständigen Knochen
	Knochenbreite >	5 – 6 mm	
Oberkiefer	Knochenhöhe >	7 – 10 mm	Implantation im ortsständigen Knochen, membrangeschützte Knochenregeneration, ggf. in Kombination mit autogenem Knochen
	Knochenbreite <	5 – 6 mm	
Oberkiefer	Knochenhöhe	5 – 7 mm	*bei ausreichendem interalveolären Abstand:* Implantation im ortsständigen Knochen und simultane Implantation mit autogenem Knochen
	Knochenbreite <	5 – 6 mm	
			alternativ: Augmentation mit autogenem Knochen, 4 – 6 Monate später nach Einheilung des Knochentransplantates sekundäre Implantation
Oberkiefer	Knochenhöhe <	5 mm	*bei ausreichendem interalveolären Abstand:* Augmentation des Kieferhöhlenbodens mit autogenem Knochen, 4 – 6 Monate später nach Einheilung des Knochentransplantates sekundäre Implantation
	Knochenbreite <	5 – 6 mm	
Oberkiefer dorsal	Knochenhöhe	5 – 7 mm	*bei unzureichendem interalveolären Abstand:* Implantation im ortsständigen Knochen und simultane Augmentation des Kieferhöhlenbodens mit autogenem Knochen
	Knochenbreite <	5 – 6 mm	
			alternativ: Augmentation des Kieferhöhlenbodens mit autogenem Knochen, 4 – 6 Monate später nach Einheilung des Knochentransplantates sekundäre Implantation
Oberkiefer dorsal	Knochenhöhe <	5 mm	*bei unzureichendem interalveolärem Abstand:* Augmentation des Kieferhöhlenbodens mit autogenem Knochen, 4 – 6 Monate später sekundäre Implantation
	Knochenbreite <	5 – 6 mm	
Unterkiefer interforaminal	Knochenhöhe >	7 mm	Implantation im ortsständigen Knochen
	Knochenbreite >	5 – 6 mm	
Unterkiefer interforaminal	Knochenhöhe <	5 – 7 mm	Implantation im ortsständigen Knochen, membrangeschützte Knochenregeneration, ggf. in Kombination mit autogenem Knochen
	Knochenbreite <	5 – 6 mm	
Unterkiefer interforaminal	Knochenhöhe <	3 – 5 mm	*bei ausreichendem interalveolären Abstand:* Implantation im ortsständigen Knochen und simultane Implantation mit autogenem Knochen
	Knochenbreite <	5 – 6 mm	
			alternativ: Augmentation mit autogenem Knochen. 4 – 6 Monate später nach Einheilung des Knochentransplantates sekundäre Implantation
Unterkiefer interforaminal	Knochenhöhe <	3 mm	*bei ausreichendem interalveolären Abstand:* Augmentation mit autogenem Knochen. 4 – 6 Monate später nach Einheilung des Knochentransplantates sekundäre Implantation
	Knochenbreite <	5 – 6 mm	
Unterkiefer dorsal des Foramen mentale	Knochenhöhe <	7 – 10 mm kranial des N. alv. inf.	Herauslösen des Gefäß-Nerven-Bündels simultane Implantation im ortsständigen Knochen
	Knochenbreite <	6 mm	

Tabelle 2 Terminologie der Transplantation.

Transplantatart		Herkunft des Transplantates
Autotransplantat	autogen	Spender und Empfänger sind identisch. Keine Abstoßungsreaktion
Isotransplantat	syngen	Spender und Empfänger sind genetisch identisch (z. B. eineiige Zwillinge). Keine bzw. schwache zelluläre Abstoßungsreaktion
Allotransplantat	allogen	Spender und Empfänger sind genetisch different, gehören aber derselben Spezies an. Zelluläre Abstoßungsreaktion
Xenotransplantat	xenogen	Spender und Empfänger sind genetisch different, sie gehören verschiedenen Spezies an. Humorale, selten zelluläre Abstoßungsreaktion
Alloplastik	alloplastisch	Ersatz körpereigenen Gewebes durch künstlich hergestellte Fremdmaterialien. Keine Abstoßungsreaktion

Aufgrund der fehlenden Immunreaktion, seiner hohen osteogenetischen Potenz und erhaltener Stabilität gilt heute nach wie vor der frische autogene Knochen unbestritten als das Knochenersatzmaterial der ersten Wahl [68, 69, 74, 128, 187].

Bei der Einheilung eines frei verpflanzten autogenen Knochentransplantates kommt es bei der initialen Knochenbildung durch überlebende Transplantatosteoblasten in der zweiten Phase der Osteogenese zu einer *Aufschlüsselung* des verpflanzten Knochens durch einwachsende Lagergefäße. Dabei wird der gesamte frei verpflanzte Knochen resorbiert und sukzessive neu aufgebaut [71]. Diese Vorgänge werden bestimmt durch die Wertigkeit des Transplantatlagers im Sinne des ersatzunfähigen, ersatzschwachen, bzw. ersatzstarken Lagergewebes. Daneben sind mechanische Ruhe und ein enger Kontakt zwischen Knochenoberfläche und den anliegenden Weichteilen wesentliche Faktoren für den problemlosen Einheilungsvorgang freier Knochentransplantate. Es muß damit gerechnet werden, daß immer auch im ersatzstarken Lagergewebe größere freie Knochentransplantate – Spongiosatransplantate rascher als kortikospongiöse Späne – erst nach mehreren Monaten aufgeschlüsselt sind, bevor der frei verpflanzte Knochen vollständig ab- und neu aufgebaut wurde [5, 111, 112, 113, 116].

Während in der ersten Phase der Revaskularisation des freien Transplantates ein Maximum an Ruhe, insbesondere an den Anlagerungsflächen gefordert werden muß, ist in der zweiten Phase des Transplantatumbaus nach knöcherner Einheilung seine funktionelle Belastung entsprechend der vorgegebenen anatomischen Bedingungen von entscheidender Bedeutung zur induktiven Umformung [173, 174, 228].

Zentrales Problem aller Kieferkammerhöhungen mit freien Knochentransplantaten ist der kontinuierliche Verlust des aufgebauten Knochens durch *Resorption bei fehlender Funktion*. Nach Auflagerungsosteoplastiken und nachfolgender prothetischer Versorgung mit einem schleimhautgelagerten herausnehmbaren Zahnersatz wurde innerhalb des ersten Jahres postoperativ über Resorptionsquoten von bis zu 50%, nach 3 Jahren von bis zu 90–100% berichtet [44, 45, 49, 54, 110, 102, 190, 203, 206, 221]. Demgegenüber konnten klinische und tierexperimentelle Untersuchungen zeigen, daß die Kombination der Auflagerungsosteoplastik mit enossalen Implantaten und einem implantatgestützten Zahnersatz eine nur geringe Resorptionstendenz aufweist (Abb. 1). Über die kaufunktionelle Belastung der knöchernen integrierten Implantate wird gleichzeitig auch der osteoplastisch wieder aufgebaute Knochen funktionell adäquat belastet, so daß nur mit begrenzten Resorptionsraten gerechnet werden muß [1, 2, 144, 145, 149, 150, 152, 224].

Für ersatzunfähige Transplantatlager stehen heute als Alternative zur freien autogenen Knochentransplantation *vaskularisierte, mikrovaskulär anastomosierte Knochentransplantate* zur Verfügung, die sich durch eine hohe Volumenkonstanz auszeichnen. Bei suffizienten Gefäßanastomosen bleiben der gesamte transplantierte Knochen, das knöcherne Gerüst und die zellulären Bestandteile vital erhalten, und das Risiko einer postoperativen Infektion verbunden mit der Gefahr des Transplantatverlustes ist beim gefäßgestielten Knochentransfer im Vergleich zum freien avaskulären Knochen gering.

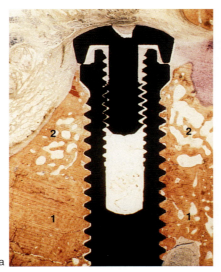
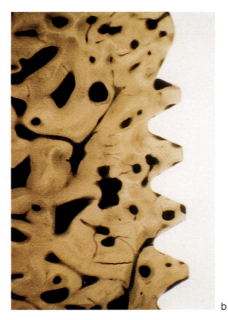

Abb. 1 Kastenresektion des Unterkiefers. Auflagerungsosteoplastik mit freiem Beckenkammtransplantat und simultaner Implantation beim Minischwein. Versuchsdauer: 3 Monate.

a) Histologischer Sägeschliff mit ankylotisch eingeheiltem Implantat im Bereich des ortsständigen Lagerknochens (1) und in den Abschnitten der ehemaligen Osteoplastik (2). Färbung: Alizarin; Vergrößerung: 7×.
b) Mikroradiogramm, Ausschnittsvergrößerung aus Abb. 1a: knöchern integriertes Implantat im Bereich der Osteoplastik. Vergrößerung: 32×.

Die Nachteile autogener Knochentransplantate bestehen in der *begrenzten Verfügbarkeit autogenen Knochenmaterials* und in der *erhöhten postoperativen Morbidität* durch die zusätzliche Entnahmeoperation zur Transplantatgewinnung. Alternativ wurden daher Konzepte meist zum Einsatz allogenen und seltener zum Transfer xenogenen Knochens erarbeitet und erprobt, obwohl ihre Anwendung wegen der Unverträglichkeitsreaktionen und der Infektionsgefahr nach wie vor umstritten ist. Ausmaß, Beginn und Dauer der akuten und chronischen Abstoßungsreaktionen werden im wesentlichen davon bestimmt, ob das Transplantat primär oder sekundär vaskularisiert ist, Lymphanschluß besitzt, antigenpräsentierende Zellen enthält, physikalisch oder chemisch vorbehandelt wurde oder ob das Immunsystem des Empfängers supprimiert wird. Nach Überwindung der Immunschranke wird der Fremdknochen entsprechend der osteoinduktiven Fähigkeit der Knochenmatrix im Vergleich zum autogenen Knochenmaterial verzögert in das Wirtslager eingebaut [35, 68, 77, 121, 158, 219].

Neben immunologischen Fragestellungen muß darüber hinaus bei der Transplantation allogenen und xenogenen Knochens auch die Problematik einer möglichen *Infektionsübertragung*, wie sie bei jeder Organtransplantation vorliegt, diskutiert werden [67, 96, 201]. Demgegenüber stellt die Knochentransplantation als vorbereitende Maßnahme für eine Implantatversorgung eine relative, keinesfalls eine vitale Indikation dar. Um die bekannten viralen und bakteriellen Infektionsrisiken bei der allogenen Knochentransplantation auszuschalten, werden geeignete Konservierungs- und Sterilisationsverfahren gefordert, die einerseits die Antigenität der körperfremden Gewebe vermindern und andererseits die Infektionsgefahr reduzieren oder wenn möglich beseitigen, ohne die osteoinduktiven Proteine der Knochenmatrix zu zerstören, damit die Knochenmaterialien langfristig keimfrei lagerbar und einsetzbar werden.

Als zusätzliche Problematik der allogenen und xenogenen Knochenmaterialien gilt die Gefahr der *Entwicklung von Isoantikörpern*, die später bei einer vital notwendigen Transplantation (z.B. Knochenmarks-, Nieren- oder Lebertransplantation) die Abstoßung des Transplantates verursachen können.

Bei der allogenen Knochentransplantation handelt es sich nahezu immer um freie Transplantate ohne Gefäßanschluß [6, 53, 60, 61, 107], obwohl erste experimentelle Untersuchungsergebnisse klinische Einsatzmöglichkeiten erwarten lassen [3, 4,

182, 230]. Allogenes Knochentransplantatmaterial zum Ersatz verlorener Kieferabschnitte kommt meist als gefriergetrocknetes entmineralisiertes Knochenbankmaterial zum Einsatz, da es seine osteogenetischen Eigenschaften bei nur geringer Immunreaktion behält.

Mit der Extraktion osteoinduktiver Substanzen aus der Knochenmatrix konnten Peptide *(bone morphogenetic protein – BMP)* isoliert werden, die die matrixgebundene Osteogenese im Knochentransplantat katalysieren. Durch die Anwendung dieser isolierten Matrixbestandteile wurden Möglichkeiten zur Induktion einer ektopen Knochenneubildung oder einer Knochenaugmentation aufgezeigt, obwohl nach wie vor strittig ist, ob die extrahierten Substanzen nach der Konservierung und Antigenextraktion noch osteogenetische Eigenschaften aufweisen [218, 219].

Knochenersatzmaterialien

Die begrenzte Verfügbarkeit autogenen Knochenmaterials und die zur Gewinnung erforderliche Zweitoperation mit ihren Komplikationen und die nicht sichere Einbaurate allogenen Knochens umschreiben die Bedeutung der Einsatzmöglichkeiten alloplastischer Knochenersatzmaterialien zum Kieferaufbau. Zu fordern wäre der knöcherne Einbau und die vollständige Durchbauung des Fremdmaterials als Voraussetzung zur Schaffung eines ausreichend dimensionierten Implantatlagers.

Als biokompatible alloplastische Knochenersatzmaterialien haben bisher die bioaktiven Keramiken in Form der resorbierbaren Trikalziumphosphat-Keramik und die im biologischen Milieu als weitgehend resistent geltende Hydroxylapatit-Keramik Bedeutung erlangt.

Als Nachteil der *Trikalziumphosphat(TCP)-Keramik* wird ihre unterschiedliche klinisch nicht sicher kalkulierbare Resorption im Knochen und in den Weichgeweben genannt [34, 47, 57, 89]. Daneben wird angeführt, daß die Substitution durch Regenerierung des Knochengewebes nach Implantation im Knochen unvollständig ist, so daß nach Abbau der Keramik ein Verlust an Knochenvolumen und Knochenmasse resultieren kann. Weiter ist der zeitliche Ablauf dieser Vorgänge nicht bekannt.

Hydroxylapatit-(HA-)Keramiken werden entweder synthetisch oder aus Korallen, Algen oder aus tierischem spongiösen Knochen durch Sinterungsverfahren hergestellt [83, 89, 95, 128, 225]. Zur Charakterisierung poröser HA-Keramiken ist eine Unterscheidung nach der Porengröße in Makroporen mit einem Durchmesser von 100–300 µm und Mikroporen mit einem Durchmesser von 1–5 µm sinnvoll [47]. In der Literatur finden sich kontroverse Angaben zum Ausmaß der knöchernen Durchbauung poröser HA-Keramiken in Block- und Granulatform. Als wesentliche Voraussetzung wird eine interkonnektierende Porosität angesehen. Während mikroporöse Materialien nur eine begrenzte knöcherne Durchbauung erwarten lassen, wurde über eine nahezu vollständige knöcherne Einheilung und Durchbauung makroporöser Keramiken berichtet [82, 95, 144, 145, 179, 180, 225].

HA- und TCP-Keramiken besitzen keine Osteoinduktion. Sie können lediglich Leitschienenfunktion *(Osteokonduktion)* für den regenerierenden Knochen übernehmen. Deshalb wird klinisch die Kombination der Keramiken mit autogenem Knochenmaterial (50 : 50) oder – bei einem allseitig knochenbegrenzten Lager – die gleichzeitige Anwendung osteoinduktiver Proteine für notwendig erachtet.

> Die Einsatzmöglichkeiten alloplastischer Materialien zum Aufbau eines geeigneten Implantatlagers im atrophischen Kiefer oder zur Augmentation des Kieferhöhlenbodens müssen nach heutigem Kenntnisstand nach wie vor äußerst zurückhaltend betrachtet werden, da die knöcherne Durchbauung der Materialien fraglich und der zeitliche Ablauf der Vorgänge derzeit nicht bekannt ist.

Autogene Knochentransplantate in Kombination mit Implantaten

Freies avaskuläres Knochentransplantat in Kombination mit enossalen Implantaten

Bei einer Augmentation des extrem atrophischen Kiefers läßt sich der frei verpflanzte Knochen durch enossale Implantate, die als Osteosynthesematerial durch das aufgelagerte Knochentransplantat bis in den ortsständigen Lagerknochen geführt werden, sicher fixieren, wenn die Implantate im verbliebenen Restknochen primär stabil verankert werden können (Abb. 2). Wegen des ersatzstarken Lagergewebes – große Knochenanlagerungsfläche und regelrechte Vaskularisation der umgebenden Weichgewebe – ist eine 3–5monatige Einheilungsphase für den vollständigen Einbau des freien Knochentransplantates und für die Osteointegration der Implantate im ortsständigen basalen Knochen wie auch in den Ab-

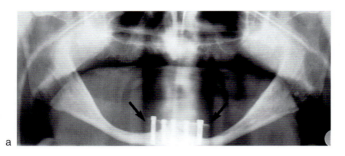
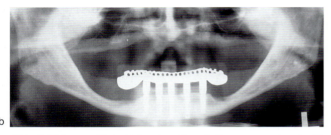

Abb. 2 Extreme Unterkieferatrophie. Auflagerungsosteoplastik mit freiem Beckenkammtransplantat und simultaner Implantation.
a) Röntgenbefund am 4. postoperativen Tag. Das freie Knochentransplantat (Pfeile) ist über enossale Schraubenimplantate am Restknochen des Unterkiefers fixiert.
b) Röntgenologische Kontrolle 6 Jahre nach Auflagerungsosteoplastik und $5^{1}/_{2}$ Jahre nach Versorgung mit einem ausschließlich implantatgestützten Zahnersatz im Unterkiefer. Erhalt des osteoplastisch aufgebauten Knochens.

schnitten der Osteoplastik ausreichend [13, 18, 19, 20].

Demgegenüber können enossale Implantate bei einem Kontinuitätsdefekt oder bei einem auf wenige Millimeter beschränkten Restknochen geringer Festigkeit bei simultaner Implantationstechnik nicht oder nicht ausreichend im ortsständigen vitalen knöchernen Lagergewebe verankert werden. Da der frei transferierte Knochen während der Um- und Einbauphase sukzessiv ab- und aufgebaut wird, ist fraglich, ob die Stabilität der Implantate als entscheidende Voraussetzung für deren ankylotischen Einbau während des Knocheneinbaus erhalten bleibt [114, 144, 145]. Wesentlich günstigere Voraussetzungen für eine Implantatversorgung ergeben sich dann bei einem zweiphasigen Vorgehen, wenn nach vorausgegangenem osteoplastischen Kieferaufbau bzw. Kieferersatz ein ausreichend groß dimensioniertes vitales knöchernes Lagergewebe für den sekundären Einbau der Implantate zur Verfügung steht [129, 130, 138, 139, 140, 141, 142, 168].

> Zur freien Knochenverpflanzung kommen meist Transplantate vom Beckenkamm, von den Rippen, der Schädelkalotte, vom Tibiakopf und vom Unterkiefer zum Einsatz.

Einerseits bestimmt die Wertigkeit des vorhandenen oder rekonstruierten Lagergewebes die Auswahl des knöchernen Ersatzmaterials, andererseits müssen der Bedarf an zu verpflanzendem Knochenvolumen und die Vor- und Nachteile der verschiedenen Spenderknochen unter Berücksichtigung der Komplikationsdichte bei der Transplantatgewinnung gegeneinander abgewogen werden [74]. Weiter sollte die kortikospongiöse Struktur und die damit verbundenen biologischen und mechanischen Eigenschaften des Transplantatknochens der ortstypischen Knochenstruktur des Lagers entsprechen.

Knochentransplantate aus der Beckenschaufel

Die Beckenschaufel ist aufgrund des großen und hochwertigen Knochenangebotes und der Möglichkeit der variablen Transplantatgestaltung nach wie vor die häufigste Spenderregion, die sich am besten zur Hebung freier Knochentransplantate eignet. Im dorsalen Abschnitt der Beckenschaufel ist der Spongiosaraum und damit das verfügbare Knochenvolumen größer als im anterioren Bereich. Für die Knochenentnahme lassen sich mit perkutanen Stanzverfahren begrenzte Spongiosamengen gewinnen; größere Spongiosatransplantate, monokortikale oder bikortikale Knochenspäne erfordern die operative Darstellung der Crista iliaca eventuell unter Darstellung der Innen- und Außenfläche der Beckenschaufel.

Transplantate aus der Tibia

Tibiatransplantate können als volumenmäßig begrenzte kortikospongiöse Knochentransplantate gehoben werden. Da sie größtenteils aus Kortikalis und fettreicher Spongiosa bestehen, können sie große Festigkeit vermitteln. Sie lassen sich vorgegebenen Defekten nur begrenzt anpassen. Deshalb kommen sie häufig als Knochenchips zum Einsatz. Die Entnahme größerer kortikospongiöser Tibiatransplantate kann neben ästhetischen Beeinträchtigungen zu fortbestehenden Beschwerden am Entnahmeort führen und birgt die Gefahr pathologischer Tibiafrakturen.

Rippentransplantate

Rippentransplantate können bei individuell vorgegebener Höhe und Breite in einer Länge von maximal 10–15 cm gewonnen werden. Kortikospongiöse Rippentransplantate und, in noch größerem Maße, gespaltene Rippen sind konturierbar und lassen sich unter Berücksichtigung ihrer vorgegebenen Form nach der Entnahme unterschiedlich konfigurierten Knochendefekten anpassen. Im Vergleich zu Beckenkammspänen wurden bei Rippentransplantaten häufiger stärkere Resorptionen beobachtet [88, 119, 226].

Transplantate aus der Schädelkalotte

Schädelkalottentransplantate bestehen größtenteils aus Kortikalis und vermitteln eine große Festigkeit. Als Deck- bzw. Belegknochen sollen sie im Vergleich zu knorpelig angelegten Knochen (z.B. Rippen, Beckenkamm) eine große Volumenkonstanz und geringe Resorptionstendenz aufweisen [105, 232]. Neuere Untersuchungen ziehen diesen Mechanismus jedoch in Zweifel und stellen mikrostrukturelle und biomechanische Gesichtspunkte in den Vordergrund [72, 159]. Bevorzugt werden Transplantate von der Schädelkalotte im Bereich des Os parietale als Knochenteil mit der größten Knochendicke entnommen. Transplantate können als dünne kortikale Knochenspäne, als monokortikale die gesamte Tabula externa umfassende Transplantate oder als bikortikaler Knochen gehoben werden. Hierzu wird das Transplantat unter Durchtrennung der Lamina externa und interna in voller Dicke gewonnen und anschließend in der Diploe-Ebene aufgetrennt. Die externe Kortikalislamelle wird zum Verschluß des Entnahmedefektes reponiert und fixiert. Die Lamina interna dient als Knochentransplantat. Da die Schädelkalottentransplantate wegen ihrer großen Festigkeit kaum konturiert werden können, muß vor der Knochenentnahme ein geeignetes Spenderareal ausgewählt werden [64, 122, 123].

Transplantate aus dem Unterkiefer

Die Entnahme kleinerer Knochentransplantate vom Unterkiefer zum Kieferaufbau hat in den letzten Jahren zunehmend Anwendung gefunden, da hierfür nur ein lokal begrenzter chirurgischer Eingriff in Lokalanästhesie erforderlich wird [101, 127]. Als Spenderareale kommen alle Unterkieferabschnitte in Betracht, die auf einfachem Wege von intraoral operativ zugänglich sind, wie die Retromolarregion, der Unterkieferrand und als ergiebigstes Spenderareal die Symphyse (Abb. 3) [178]. Während sich in der Retromolarregion oder im Bereich des aufsteigenden Unterkieferastes und vom Unterkieferrand lediglich

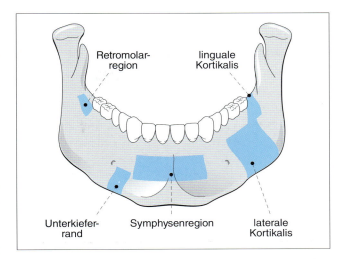

Abb. 3 Schematische Darstellung der Entnahmeorte für Knochentransplantate im Unterkiefer.

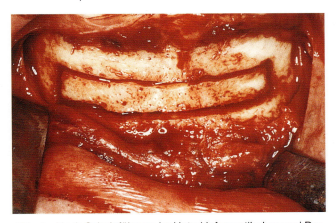

Abb. 4 Nach Schnittführung im Unterkiefervestibulum und Darstellung und Schonung der Nervi mentales an den Nervenaustrittspunkten kann ein ca. 5 cm langes und bis zu 6–8 mm hohes Knochentransplantat gehoben werden.

kleine, vorwiegend kortikal strukturierte Knochenspäne heben lassen, können im Symphysenbereich mono- oder bikortikale Späne von kortikospongiöser Struktur gewonnen werden (Abb. 4). Die Größe des in der Kinnregion zur Verfügung stehenden Transplantatvolumens unterliegt starken individuellen Schwankungen und ist abhängig vom Knochenangebot zwischen den Zahnwurzeln und der Außenkortikalis des Unterkiefers. Bei der Dimensionierung des Knochentransplantates ist die knöcherne Kinnkontur zu schonen, um sichtbare Störungen der Gesichtsphysiognomie zu vermeiden. Um die Vitalität der Zähne und den Nervus mentalis an seinem Austrittspunkt nicht zu gefährden, ist ein Sicherheitsabstand der Osteotomielinien zu den Zahnwurzeln bzw. zum Foramen mentale von mindestens 5 mm einzuhalten [137].

Mikrovaskulär anastomosiertes Knochentransplantat in Kombination mit enossalen Implantaten

Da nach der mikrochirurgischen Anastomose das gefäßgestielte Knochentransplantat regelrecht durchblutet ist, bleiben die zellulären Elemente und das knöcherne Gerüst der Spongiosa und der Kortikalis vital erhalten. Die darauf folgenden Gewebereaktionen lassen sich als Knochenheilung auffassen, die ihre Parallelen in der Dynamik der Frakturheilung haben. Sekundäre Implantationen können somit bereits 4–6 Wochen nach der osteoplastischen Rekonstruktion sicher ohne Risiko für das Knochentransplantat durchgeführt werden. Da die Vitalität und das Knochengerüst des mikrochirurgisch transferierten Knochens erhalten bleiben, ergeben sich darüber hinaus auch günstige Möglichkeiten für eine primäre, simultane Insertion von Implantaten, um hierdurch die Zeitspanne bis zur kaufunktionellen Rehabilitation abzukürzen und den operativen Eingriff zur Insertion der Implantate einzusparen [141, 142, 145, 147, 220]. Es ist davon auszugehen, daß wie bei Implantationen im ortsständigen Knochen bereits nach 3–4 Monaten mit einem knöchernen Einbau der enossalen Implantate gerechnet werden kann [93, 94, 117, 118, 131, 141, 144, 145, 168, 210, 220].

Zur mikrovaskulären Wiederherstellung stehen heute verschiedene *Spenderregionen* zur Verfügung, die das Heben ausreichend großer Knochentransplantate zum Kieferaufbau erlauben. Ihre Form und das Volumen sollten möglichst der des aufzubauenden Knochenabschnittes entsprechen, da sie wegen der Gefahr einer Vaskularisationsstörung nur wenig konturierbar sind. Zum Kieferersatz muß das Transplantat im Hinblick auf Höhe und Breite ausreichend dimensioniert sein, damit enossale Implantate zur kaufunktionellen Rehabilitation inseriert werden können. Der Gefäßstiel sollte möglichst lang und die Gefäße in ihrer Größe konstant sein; sie sollten in ihrem Verlauf keine Variationen aufweisen und die Möglichkeit bieten, gleichzeitig Weichgewebe zu verpflanzen [74, 150, 151].

> In der klinischen Routine haben sich als Spenderregionen der Beckenkamm, die Fibula, die Scapula und der Radius besonders bewährt, da sie den spezifischen Anforderungen der Empfängerregionen im Kieferbereich gerecht werden und die Gewinnung von ausreichend großen Transplantaten für eine primäre oder sekundäre Implantation erlauben [8, 80, 81, 93, 94, 141, 142, 143, 144, 145, 168, 169, 198, 220]. Zur osteoplastischen Rekonstruktion in Kombination mit Implantaten muß das vaskularisierte Knochentransplantat eine Mindesthöhe von 7–10 mm und eine Mindestbreite von 6 mm aufweisen [25, 24, 141, 142, 143, 220].

Vaskularisiertes Beckenkammtransplantat

Der Beckenkamm erlaubt die Hebung von ausreichend groß dimensionierten gefäßgestielten Transplantaten, die zur Konturierung entsprechend der Lokalisation und der Ausdehnung des knöchernen Defektes zwei- bis dreimal ohne Gefährdung der Durchblutung osteotomiert werden können. Der Gefäßstiel (Arteria circumflexa iliaca profunda, 2 Begleitvenen) ist meist ausreichend lang (ca. 8 cm) [214].

Als entscheidende *Vorteile* des vaskularisierten Beckenkammtransplantates gelten seine ausreichende Menge an kortikospongiösem Knochen in ausreichender Höhe und Breite, so daß enossale Implantate sowohl primär oder sekundär inseriert werden können [138, 146, 147, 150, 151, 168, 220]. Als wesentliche *Nachteile* gelten die für eine sofortige Implantation nur geringe Stabilität vermittelnde Beckenkammspongiosa, die große Weichgewebemenge und die nicht zu vernachlässigende Morbidität dieser Spenderregion.

Vaskularisiertes Scapulatransplantat

Der osteokutane Scapulalappen ist insbesondere zur Rekonstruktion des Gaumens und des Oberkiefers geeignet. Die Scapula, ein planer Knochen, besteht aus einem dünnen (0,1–0,4 cm), zentralen, kortikalen Anteil und einem dickeren fest strukturierten, kortikospongiösen Randabschnitt (ca. 1,2 cm), der Margo. Die Scapula ist im Bereich der Margo aus fest strukturiertem kortikospongiösen Knochen in einer Dicke von ca. 1,2 cm aufgebaut, während die zentralen Anteile der Scapula sehr dünn sind (0,1–0,4 cm). Ausreichend Knochen für eine sichere Implantatinsertion findet sich lediglich in den Randabschnitten, die zur Rekonstruktion des Alveolarfortsatzes genutzt werden können (Abb. 5). Das Scapulatransplantat wird von der Arteria circumflexa scapulae aus der Arteria subscapularis versorgt; der Gefäßstiel ist ca. 4–6 cm lang [150, 151, 191, 207].

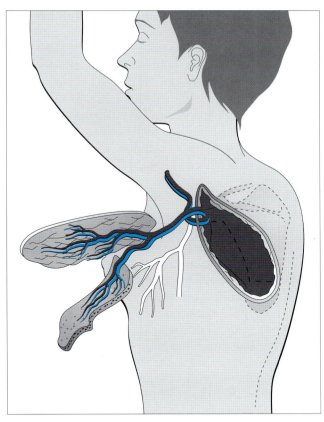

Abb. 5 Schematische Darstellung der Entnahme eines osteokutanen Scapulatransplantats zur partiellen Unterkieferrekonstruktion – Unterkieferkörper und aufsteigender Ast – und zum Ersatz eines intra- bzw. extraoralen Weichgewebedefektes.

Vorteile des Lappens bestehen in der sehr geringen Morbidität der Spenderregion. Als entscheidender *Nachteil* des Lappens gilt, daß die Entnahme in Seitenlage erfolgen muß und Lappenhebung und Präparation des Lagergewebes nicht simultan möglich sind (Abb. 6).

Vaskularisiertes Fibulatransplantat

Die Fibula ist ein langer, gut vaskularisierter Knochen, der aus kräftiger Kortikalis aufgebaut ist; der Knochen kann in einer Länge von bis zu 25 cm gehoben werden [80, 82]. Der Gefäßstiel ist 8–12 cm lang. Die Blutversorgung erfolgt über die Arteria peronaea (fibularis), die meist durch zwei Venae comitantes begleitet wird. Zur exakten Defekteinpassung kann die Fibula, ohne die Blutversorgung zu gefährden, mehrfach osteotomiert werden. Aufgrund ihrer über die gesamte Strecke des Knochens nahezu gleichen Größe, Höhe und Breite ist die vaskularisierte Fibula zur primären und zur sekundären Implantation von enossalen Implantaten geeignet, da die Implantate bikortikal sicher primär stabil inseriert werden können [63, 131, 150, 151].

Vorteile des vaskularisierten Fibulatransplantates liegen in der Größe des Knochenspans, der gehoben werden kann, in seiner guten Vaskularisation und in der geringen Spendermorbidität. Als *Nachteile* gel-

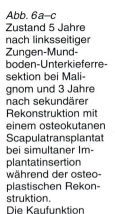

Abb. 6a–c
Zustand 5 Jahre nach linksseitiger Zungen-Mundboden-Unterkieferresektion bei Malignom und 3 Jahre nach sekundärer Rekonstruktion mit einem osteokutanen Scapulatransplantat bei simultaner Implantatinsertion während der osteoplastischen Rekonstruktion.
Die Kaufunktion konnte nach Versorgung mit einem implantatgetragenen Zahnersatz im Unterkiefer weitgehend wiederhergestellt werden. Die Implantate im Oberkiefer sind für die spätere Versorgung vorgesehen.

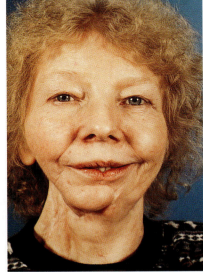

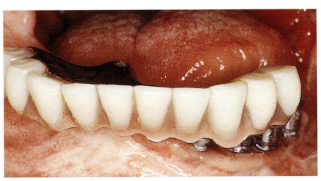

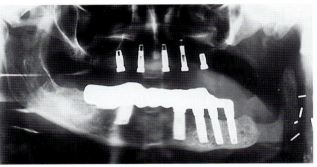

ten das begrenzte Knochenangebot für eine sichere Implantatinsertion bei Frauen und die geradlinige Form des Knochens.

Vaskularisiertes Radiustransplantat

Da der Vorderarmlappen Haut, Nerven und Knochen umfassen kann, gilt er als sehr vielseitig einsetzbarer osteokutaner Lappen zur Deckung kombinierter Hart- und Weichgewebedefekte mit einem langen (bis zu 18 cm) und sicheren Gefäßstiel [118, 134, 196, 197]. Die Blutversorgung erfolgt über Perforatoren aus der Arteria radialis. Für den Knochentransfer können bis zu 40% des lateralen Radius gehoben werden. Während aufgrund des in Höhe und Breite begrenzten Knochenangebotes bei Männern meist noch eine Implantatversorgung möglich wird, dürften bei Frauen kaum Möglichkeiten für eine sichere Implantatinsertion bestehen [63, 131].

Der entscheidende *Vorteil* des Vorderarmlappens ist in der dünnen flexiblen Haut zu sehen, die ideal geeignet ist, Weichgewebedefekte der Mundhöhle auszukleiden. Ein *Nachteil* ist in der ästhetischen Beeinträchtigung der Spenderregion am Unterarm und der erforderlichen Spalthauttransplantation zum Defektverschluß zu sehen.

Membrangeschützte Knochenregeneration

In den letzten Jahren ist die membrangeschützte Knochenregeneration (guided bone regeneration) zur Regeneration lokaler Knochendefekte im Kieferbereich zunehmend in den Blickpunkt des Interesses gerückt. Bei dieser Methode werden alloplastische Membranen über Knochendefekten in situ und so an den umgebenden Knochen adaptiert und stabilisiert, daß zwischen dem Knochen und der Membran ein Hohlraum entsteht. Durch die Membran, die als physikalische Barriere wirkt, werden Zellen der bedeckenden Mukosa an der Besiedlung dieses Hohlraums gehindert, während blutgefäß- und knochenbildende Zellen aus den eröffneten Knochenmarksräumen einen exklusiven Zugang zu diesem Defekt erhalten und diesen dadurch mit Knochen regenerieren können.

Membranen wurden erstmals in der orthopädischen und maxillofazialen Chirurgie getestet, indem bereits in den späten 50er und frühen 60er Jahren Millipore-Filter zur Regeneration von Knochendefekten verwendet worden sind [9, 22, 85]. Diese Studien haben jedoch nicht zu einer breiten klinischen Anwendung in der Zahnmedizin geführt. Der eigentliche Durchbruch der Membrantechnik erfolgte erst Mitte der 80er Jahre durch ein skandinavisches Forscherteam, welches bioinerte Membranen erfolgreich zur Regeneration des parodontalen Stützgewebes verwendete (Übersicht s. [156]). Diese Ergebnisse in der Parodontologie führten ab 1986 zu einer erneuten intensiven experimentellen Prüfung von bioinerten Membranen für die Regeneration von Knochendefekten [41, 42, 43].

Details der Knochenregeneration unter Membranen konnten aber erst durch eine kürzlich von SCHENK und Mitarbeitern publizierte Studie gewonnen werden [177]. Diese histologische Studie zeigte, daß die Knochenregeneration in membrangeschützten Knochendefekten dem Muster des normalen Knochenwachstums folgt. Dabei wird, nach Stimulation der Knochenheilung durch das Operationstrauma, der Defekt zunächst mit einer primären Spongiosa durch Geflechtknochenbildung aufgefüllt, die dann durch normale Reifungsprozesse via Kortikalisierung und Remodelling in reifen Knochen umgebaut wird. Dieser Heilungsprozeß ist zeitintensiv, und die Heilungsperiode von der Defektgröße abhängig.

Basierend auf den ersten tierexperimentellen Studien begann 1988 auch die klinische Testung der Membrantechnik bei Implantatpatienten mit lokalen Knochendefekten [10, 28, 108, 155]. In Kombination mit der Insertion von enossalen Implantaten sind zwei verschiedene Anwendungsmöglichkeiten der membrangeschützten Knochenregeneration möglich:

– gleichzeitiges Vorgehen, bei dem die Membran zur Regeneration eines periimplantären Knochendefektes bei gleichzeitiger Implantatinsertion zur Anwendung kommt
– zeitlich gestaffeltes Vorgehen, bei dem die Membran zur lokalen Kieferkammaugmentation benutzt wird, um bei einem Zweiteingriff enossale Implantate in den neu aufgebauten Kieferkamm einsetzen zu können

Die klinische Erfahrung von mehr als sechs Jahren zeigte, daß beide Verfahren erfolgreich und zuverlässig an Patienten angewendet werden können [11, 31]. Bei Patienten mit einem ungenügenden Knochenangebot ist das zu wählende operative Vorgehen von drei *Selektionskriterien* abhängig: Wenn der intraoperative Befund zeigt, daß

– für das Implantat keine Primärstabilität erzielt werden kann,

- das Implantat aus prothetischer Sicht nicht in einer günstigen Position eingesetzt werden kann und/oder
- der periimplantäre Knochendefekt ausgedehnt wäre,

ist das zeitlich gestaffelte, zweiphasige Vorgehen dem gleichzeitigen vorzuziehen, um die Risiken für ein ungenügendes Operationsergebnis zu minimieren. Um zuverlässige Operationsergebnisse erzielen zu können, sind fünf Aspekte wesentlich, auf die im folgenden näher eingegangen wird:

- Verwendung einer geeigneten, wissenschaftlich gut dokumentierten Membran
- Erzielung einer primären Weichteilheilung, um eine Membranfreilegung zu vermeiden
- Erzielung und Aufrechterhaltung eines membrangeschützten Hohlraums
- Stabilisation und enge Adaptation der Membran an den umgebenden Knochen, um das Einwachsen kompetitiver Weichteilzellen zu verhindern
- ausreichend lange Heilungsperiode von 4–9 Monaten

Verwendung einer geeigneten, wissenschaftlich gut dokumentierten Membran

Die am besten dokumentierte Membran für die Regeneration von Knochendefekten ist zur Zeit die *GTAM-Membran* (Gore-Tex-Augmentation-Material; W.L. Gore & Associates, USA), die aus expandiertem Polytetrafluorethylen (e-PTFE) hergestellt wird. Diese Membran ist bioinert und nicht resorbierbar. Solange die Membran nicht durch Bakterien kontaminiert ist, zeichnet sie sich durch eine ausgezeichnete Biokompatibilität aus [73].

Daneben haben experimentelle Studien demonstriert, daß diese Membran als physikalische Barriere wirkt [177]. Die Membran ist jedoch komprimierbar, da sie durch den Weichgewebsdruck teilweise oder ganz kollabieren kann. Deshalb werden heute in der Membrantechnik zunehmend Stützschrauben, metallverstärkte Membranen, und/oder Füllmaterialien verwendet, um einen Kollaps der Membran zu verhindern [29, 65, 152, 215]. Auf diesen Punkt wird im folgenden noch detaillierter eingegangen.

Letztlich ist auch die klinische Handhabung durch den Chirurgen während der Membranoperation wichtig. Hier hat sich die e-PTFE-Membran in der Anwendung gut bewährt, da sie problemlos zugeschnitten, gebogen und festgeschraubt werden kann, um paßgenau und lagestabil über dem Defekt in situ gebracht werden zu können. Dadurch kann in der Peripherie der Membran die notwendige Abdichtung des Defektes erzielt werden, um das Einwachsen von Weichgewebszellen der bedeckenden Mukosa zu verhindern.

In den letzten Jahren sind auch *resorbierbare Membranen* bei Tieren und Menschen zur Regeneration von parodontalen Defekten geprüft worden [40, 58, 120, 184, 231]. Für die parodontale Regeneration können resorbierbare Membranen den klinischen Vorteil besitzen, daß ein Zweiteingriff zur Membranentfernung nicht notwendig ist. Dieser Vorteil besteht bei Implantatindikationen nicht, da die Operationsstelle in der Regel ein zweites Mal eröffnet werden muß; sei es für die Distanzoperation zur Applikation der Distanzhülse (gleichzeitiges Vorgehen) oder für die Insertion von Implantaten (zeitlich gestaffeltes Vorgehen). Falls resorbierbare Membranen in Zukunft die gleichen zuverlässigen Ergebnisse erbringen könnten wie e-PTFE-Membranen, wäre bei der Zweitoperation allerdings eine nicht so ausgedehnte Aufklappung notwendig. Aus diesem Grund müssen die Ergebnisse von gut kontrollierten klinischen Studien abgewartet werden, bevor resorbierbare Membranen für Implantatindikationen definitiv beurteilt werden können. Zur Zeit ist allerdings die Gore-Tex®-Membran als Standard zu betrachten, welche mit der richtigen Operationstechnik zuverlässige Operationsergebnisse erbringt.

Erzielung einer primären Weichteilheilung

Die Erzielung einer primären Weichteilheilung ist wichtig, um während der Heilungsphase eine Membranfreilegung zu verhindern. Klinische Studien haben deutlich gezeigt, daß die Operationsergebnisse bei einer *Weichteildehiszenz mit Membranexposition* signifikant schlechter ausfallen als bei Membranen, die während der gesamten Heilungsperiode durch die Weichteile abgedeckt sind [11, 28, 92, 192]. Im Falle einer Weichteildehiszenz wird deshalb allgemein eine frühzeitige Membranentfernung nach 6–8 Wochen empfohlen, um eine Membraninfektion zu verhindern.

Die frühzeitige Membranentfernung führt jedoch auch zu einer Verschlechterung des Operationsergebnisses, da das Geweberegenerat unter der Membran bei einer frühzeitigen Membranentfernung offensichtlich noch nicht ausgereift ist und erhöht anfällig ist auf resorptive Prozesse [109]. Aus diesem Grund ist bei der Membranoperation unbedingt eine primäre Weichteilheilung anzustreben. Am wich-

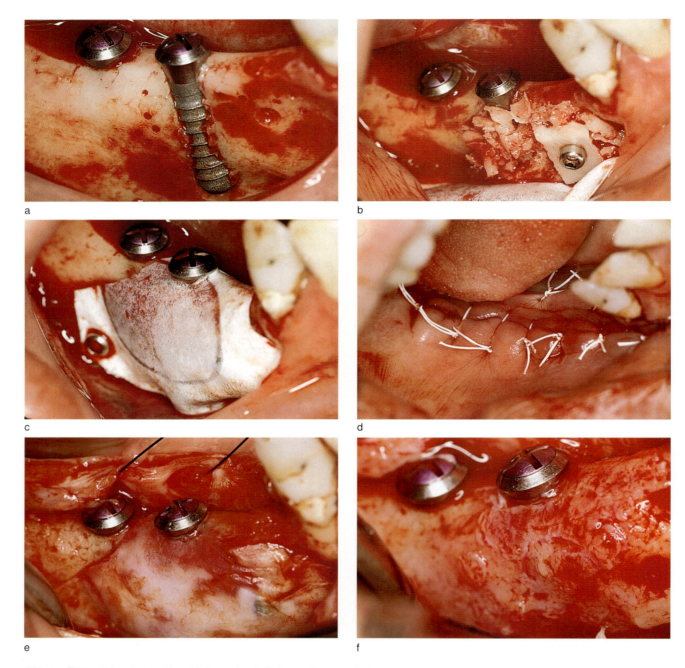

Abb. 7 Freiendsituation im Unterkiefer rechts bei einer 37jährigen Patientin.

a) Status nach Insertion von zwei ITI-Schraubenimplantaten Regio 45 und 46. Wegen des schmalen Kieferkammes zeigt das stabil eingesetzte Implantat in Regio 45 einen ausgedehnten bukkalen Dehiszenzdefekt.
b) Applikation von autogenen Knochenchips zur Deckung der freiliegenden Implantatoberfläche in Regio 45 und zum lateralen Kammaufbau in Regio 44.
c) Applikation einer Gore-Tex® Membran (GT 9), die genau an den umgebenden Knochen adaptiert wird und durch zwei Memfix®-Schrauben sowie um den Implantathals in Regio 45 fixiert ist.
d) Primärer Weichteilverschluß durch Matratzen- und Einzelknopfnähte.
e) Status 7 Monate nach Membranoperation und komplikationsloser Weichteilheilung. Die Membran ist nach der Wiedereröffnung gut erkennbar und liegt klinisch reizlos in situ.
f) Nach der Membranentfernung zeigt sich die ausgezeichnete Knochenregeneration beim Implantat Regio 45. Die vormals freiliegende Implantatoberfläche ist komplett mit Knochengewebe abgedeckt.

g) bis l) Siehe gegenüberliegende Seite.   ▷

Abb. 7 Fortsetzung

g) und h) Direkter Vergleich des Augmentationsergebnisses in okklusaler Ansicht: Nach der Lappenbildung mit einer vestibulären Inzisionstechnik zeigt der intraoperative Befund den schmalen Kieferkamm in Regio 44 und 45, der keine normale Implantation zuläßt (g). 7 Monate nach Membranoperation ist der Gewinn an Knochenbreite gut erkennbar (h). Die Kammverbreitung in Regio 44 ermöglicht die Implantation eines dritten Implantates.

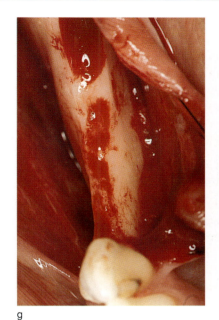
g

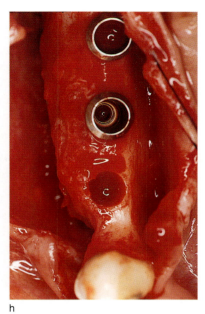
h

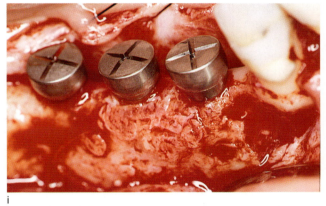
i

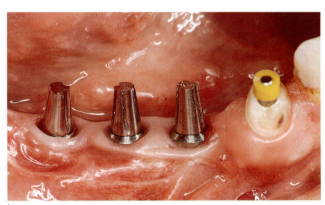
j

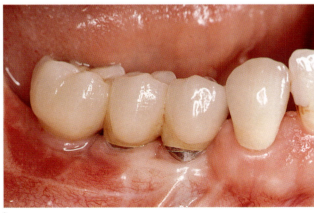
k

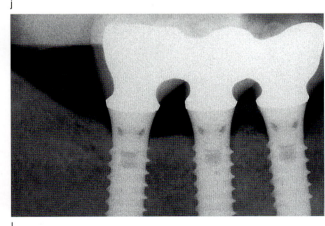
l

Abb. 7 Fortsetzung

i) Status nach Implantation des dritten Implantates: Alle drei Implantate weisen bukkal eine aureichend breite Knochenlamelle auf.
j) 3 Monate nach der Zweitoperation weist auch das Implantat 44 eine erfolgreiche Osteointegration auf, so daß konische Sekundärteile inseriert werden können.
k) 18 Monate nach der Membranoperation: Die drei Implantate wurden mit einer zementierten Brücke, sowie Zahn 43 nach endodontischer Vorbehandlung mit einer Einzelzahnkrone versorgt.
l) Die Röntgenkontrolle zeigt normal osteointegrierte Implantate. Die Liegedauer der beiden distalen Implantate beträgt 19 Monate, die des mesialen Implantates 12 Monate.

tigsten ist dabei eine geeignete *Schnittführung*, da die klinische Erfahrung gezeigt hat, daß die sonst übliche Kamminzision keine zuverlässige Primärheilung ergeben. Es werden deshalb laterale Inzisionstechniken empfohlen, um die Komplikationsrate mit Weichteildehiszenzen zu reduzieren [28, 29, 30, 91, 92].

Erzielung und Aufrechterhaltung eines membrangeschützten Hohlraums

Die Erzielung eines Hohlraums unter der Membran ist eine unabdingbare Voraussetzung, damit die membrangeschützte Knochenregeneration überhaupt funktioniert. Wie bereits erwähnt, zeigt die GTAM-Membran durch den Weichteildruck eine gewisse Anfälligkeit für einen partiellen oder totalen Kollaps, wodurch der Hohlraum verlorengeht [29, 177]. Aus diesem Grund müssen bei einem Operationssitus, bei dem die Membran nicht durch lokal vorhandene Knochenwände ausreichend abgestützt wird, membranstützende Maßnahmen ergriffen werden. Als mögliche Lösung wurden *Schrauben* empfohlen, die gewissermaßen als „Zeltstangen" verwendet werden [29, 65]. Zudem wurden auch *titanverstärkte Membranen* in der parodontologischen Regeneration erfolgreich getestet [215]. Als weitere Alternativen kommen *Knochentransplantate* und *Knochenersatzmaterialien* in Frage.

Leider muß kritisch angemerkt werden, daß die meisten Knochenersatzmaterialien für die Applikation in membrangeschützten Defekten ungenügend wissenschaftlich dokumentiert sind, weshalb diese zur Zeit nur mit Vorbehalt zu empfehlen sind. Der eigentliche „Gold-Standard" in der Chirurgie ist, wie bereits ausführlich dargelegt, das autogene Knochentransplantat, welches für diese Indikationen meist in ausreichender Menge im Bereich der Kiefer gewonnen werden kann. Die klinische Erfahrung zeigte, daß durch die Kombination von autogenen Knochentransplantaten und Membranen eine Synergie erzielt werden kann, wodurch die Operationsergebnisse optimiert werden konnten [30, 31]. Dies wird vor allem dadurch erklärt, daß die Membran die applizierten Knochentransplantate zusammenhält und stabilisiert sowie während der Heilungsphase gegen Resorption schützt. Als alternatives Füllmaterial werden auch – vor allem in den USA – gefriergetrocknete allogene Knochentransplantate (entkalkt und nicht entkalkt) empfohlen, die in der Literatur aber nur durch einige Fallberichte dokumentiert sind [152, 153, 189].

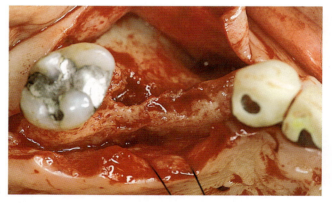 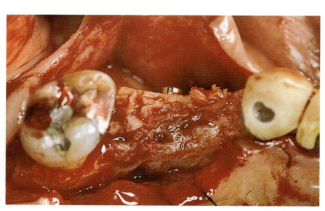

Abb. 8 Schaltlücke 14/15 mit ausgedehntem intraossärem Knochendefekt und vestibulärer Abflachung.
a) Okklusale Ansicht.
b) Kammaugmentation mit autogenen Knochentransplantaten aus dem Retromolarbereich des Unterkiefers. Der intraossäre Teil des Defektes wird mit einem schraubenfixierten kortikospongiösen Blocktransplantat abgedeckt.
c) Applikation einer Gore-Tex® Membran (GT 9). Die Membran ist vestibulär durch zwei Memfix®-Schrauben und palatinal durch eine Matratzennaht stabilisiert.
d) Nach Periostschlitzung zur Lappenmobilisation erfolgt der primäre Weichteilverschluß durch Matratzen- und Einzelknopfnähte.
e) Klinischer Status 8 Monate nach komplikationsloser Wundheilung. Das veränderte Kammprofil ist offensichtlich.
f) Nach Entfernung der Membran ist der neugebildete Knochen gut erkennbar, der zum Teil sogar das Blocktransplantat bedeckt.
g) Die okklusale Ansicht verdeutlicht den neugebildeten Kieferkamm mit einer Breite von rund 8 mm. Dies ermöglicht die Präparation der beiden Implantatstollen in idealer Position mit einer ausreichend breiten bukkalen Knochenlamelle.
h) Status 3 Monate nach Implantation und komplikationsloser transmukosaler Heilung. Die Implantate sind ankylotisch stabil und zeigen klinisch entzündungsfreie periimplantäre Weichgewebe.
i) Klinischer Status nach prothetischer Versorgung mit zwei verblockten, bedingt abnehmbaren Einzelkronen.
j) Röntgenbefund 12 Monate nach Implantation: Die periimplantären Knochenstrukturen zeigen die beiden osteointegrierten ITI-Implantate ohne Zeichen einer periimplantären Aufhellung.

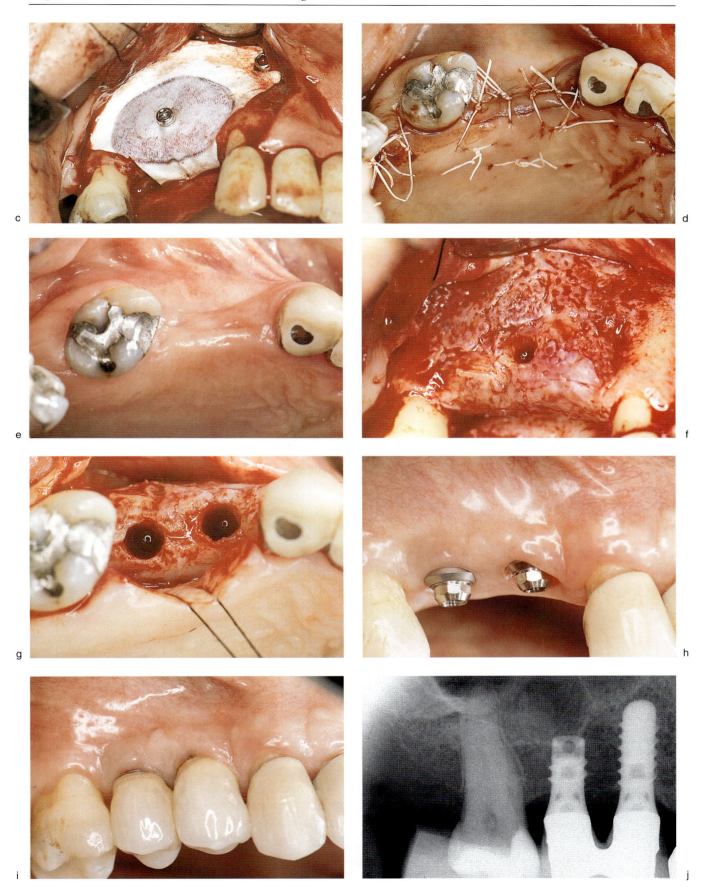

Stabilisation und Adaptation der Membran an den Knochen

Eine genaue Membranadaptation ist notwendig, um einen Abdichtungseffekt zu erzielen. Damit soll das Einwachsen von kompetitiven Weichgewebszellen aus dem darüberliegenden Bindegewebe in den Hohlraum verhindert werden. Außerdem dient die Stabilisierung der Membran auch der Fixierung eventuell applizierter Knochentransplantate bzw. Knochenersatzmaterialien sowie der Aufrechterhaltung der genauen Membranadaptation an den Knochen während des Wundverschlusses. Um die Membranstabilisierung zu erleichtern, sind spezielle *Minischrauben* und *Titannägel* entwickelt worden, die sich in der klinischen Anwendung sehr gut bewährt haben (Abb. 7 und 8) [31, 92].

Ausreichend lange Heilungsperiode

Die Knochenregeneration in membrangeschützten Defekten ist zeitintensiv [177]. Aus diesem Grund werden generell längere Heilungsperioden als bei parodontalen Indikationen empfohlen. Die klinische Erfahrung von mehr als sechs Jahren zeigte, daß eine Heilungszeit von 4–6 Monaten beim gleichzeitigen Vorgehen ausreichend ist [91]. Beim zeitlich gestaffelten Vorgehen zum lokalen Kammaufbau wird heute eine Heilungszeit von 7–9 Monaten angeraten [30, 31], da diese Methode primär bei größeren Knochendefekten zur Anwendung kommt.

Diagnostik und Behandlungsplanung zur Implantatversorgung bei unzureichendem Knochenangebot (s.a. S. 98 ff.)

Vor jeder Implantation muß grundsätzlich unter Berücksichtigung prothetischer Belange analysiert werden, ob eine Implantation im verbliebenen ortsständigen Restknochen noch möglich ist, die Voraussetzungen zum Knochenaufbau durch gesteuerte Geweberegeneration bestehen oder aufwendige augmentative Verfahren notwendig werden. Klinisch und durch bildgebende Verfahren muß das Ausmaß der Alveolarfortsatz- und Kieferknochenatrophie exakt bestimmt und deren Auswirkung auf die Gesichtsphysiognomie erfaßt werden (Abb. 9a und b).

So ist nach der klinischen Profilanalyse, Bißlagebeurteilung und Kieferrelationsbestimmung an einartikulierten Kiefermodellen zu klären, ob neben der Wiederherstellung der Kaufunktion gleichzeitig zur Konturverbesserung und zur Harmonisierung des Gesichtes oder zum Erreichen einer korrekten Kieferrelation augmentative Verfahren oder orthopädische Korrekturoperationen erforderlich werden [204].

Orientierende röntgenologische Untersuchung

Die obligate vorbereitende röntgenologische Untersuchung der Kiefer vor einer Implantation umfaßt neben der Orthopantomogrammaufnahme, die seitliche Fernröntgenaufnahme, Aufbißaufnahmen und gegebenenfalls Zahnfilme (Abb. 9c und d). Die Orthopantomogrammaufnahme bietet lediglich einen orientierenden Überblick über das Ausmaß der Knochenresorption und erlaubt die näherungsmäßige topographische Zuordnung anatomisch wesentlicher Strukturen wie des Canalis mandibulae im Unterkiefer und des Kieferhöhlen- und Nasenbodens im Oberkiefer. Da sie aber keine exakte Aussage zum vertikalen und sagittalen Knochenangebot erlauben, sind sie bei begrenztem Restknochenangebot zur präzisen Ermittlung des noch vorhandenen und für eine enossale Implantation verfügbaren Knochenangebotes oft allein nicht ausreichend [160, 161, 188].

Modellanalyse

Nach Auswertung der Anamnese, der klinischen Befunderhebung und der orientierenden röntgenologischen Untersuchung werden Studienmodelle mit Hilfe von Bißregistraten in einem Artikulator montiert. Sie dienen der Bestimmung der vertikalen und sagittalen Relation zwischen Ober- und Unterkiefer, der Anfertigung der Schablonen zur weiterführenden radiologischen Diagnostik und der Operationssimulation. Besteht nach Weichteilprofilanalyse, Kieferrelationsbestimmung und Fernröntgenanalyse eine Indikation für eine orthopädische Korrekturoperation oder bei der extremen Kieferatrophie die Notwendigkeit für eine Augmentation, so wird zunächst das erforderliche operative Prozedere am Modell simuliert.

Die nachfolgende *diagnostische Zahnaufstellung* imitiert die gewünschte prothetische Versorgung, ohne zunächst morphologische Gegebenheiten des ortsständigen Knochens zu berücksichtigen. Auf einem von der Wachsaufstellung gewonnenen Duplikatmodell wird für die tomographische Untersu-

Implantate bei unzureichendem Knochenangebot

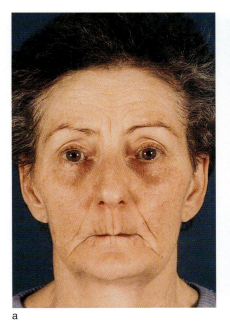
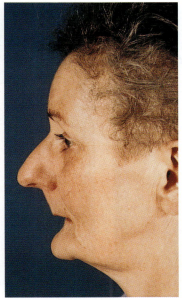
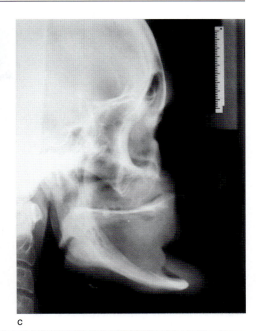
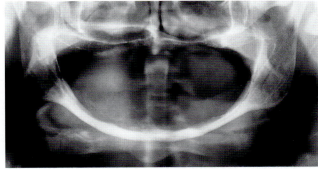

Abb. 9 Extreme Ober- und Unterkieferatrophie.
a) und b) Klinischer Befund mit extrem eingefallener Ober- und Unterlippe.
c) und d) Die Fernröntgenaufnahme und die Panoramaschichtaufnahme verdeutlichen das Ausmaß der Atrophie im Unterkiefer. Im Oberkiefer erlauben diese Röntgenaufnahmetechniken lediglich eine anhaltsmäßige Abschätzung des lokalen Knochenangebots.

chung eine *Röntgenschablone* aus Acrylat mit Metallstiften hergestellt, indem diese mit der Schablonenbasis abschließen und nach Einsetzen im Mund der Schleimhaut direkt aufsitzen. Die Metallpins werden in der Achsenrichtung der künstlichen Zähne so ausgerichtet, daß die späteren Sekundärteile – Distanzhülsen, Schrauben – zur Fixierung des Zahnersatzes an den Implantaten im Bereich der Zahnkronen lokalisiert sind und weder aus den bukkalen Anteilen der Kronen herausragen noch im lingualen bzw. palatinalen Bereich die Funktion der Zunge stören.

Ist eine computertomographische Analyse vorgesehen, sollten wegen der Überstrahlungseffekte metallischer Prüfkörper statt Metallpins Guttaperchaspitzen eingebracht werden. Die Schablonen werden dem Patienten eingesetzt und die tomographische bzw. computertomographische Untersuchung erfolgt in habitueller Okklusion (Abb. 10) [204].

Erst danach kann festgelegt werden, welche augmentativen Verfahren oder Korrekturoperationen notwendig werden, um die Voraussetzungen für eine Implantatversorgung zu schaffen. Gleichzeitig kann geprüft werden, zu welchem Zeitpunkt – simultan oder sekundär – Implantate inseriert werden können. Entsprechend der Studienmodellanalyse kann die Größe notwendig werdender Knochentransplantate ermittelt und es können nachfolgend chirurgische Schablonen zur Knochenhebung oder chirurgische Richtungsschablonen, die intraoperativ als Orientierungshilfe zur Präparation der Implantatbetten dienen, erstellt werden.

Tomographie

Mit der konventionellen Tomographie können Höhe und Breite des Alveolarfortsatzes sowie die benachbarten anatomischen Strukturen exakt erfaßt werden, wenn es gelingt, die Schichtebenen senkrecht zum Kieferkamm zu legen. Da die Zuordnung

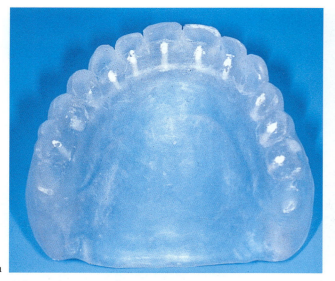 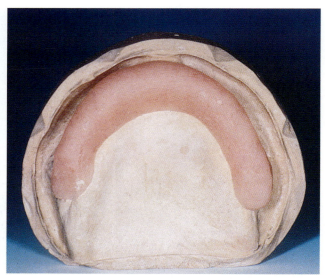

Abb. 10 Modellanalyse vor osteoplastischer Augmentation des Oberkiefers in Kombination mit Implantaten.
a) CT-Schablone mit eingebrachten Guttaperchaspitzen zur Analyse des ortsständigen Knochens in den aus prothetischer Sicht idealen Implantationsorten.
b) Nach CT-Analyse und Bestimmung der Größe des erforderlichen Knochentransplantates erfolgt die Anfertigung einer sterilisierbaren chirurgischen Schablone aus Kunststoff am Kiefermodell zur Hebung des Knochentransplantates.

der einzelnen Schichten schwierig ist, wird eine dreidimensionale Ausrichtung des Kiefers zur gewünschten Tomographieebene mittels intraoraler Schablone und Kontrolle der Schichtlage durch einen Lichtstrahl am Tomographiegerät erforderlich [224, 227]. In Kombination mit einer entsprechenden Röntgenschablone können so Schnittbilder des Ober- und Unterkiefers in labiopalatinaler bzw. labiolingualer Richtung von den Implantationsorten angefertigt werden. Mit Hilfe der Metallmarkierungen, die sich auf den Schnittbildern darstellen, kann der nach der Modellanalyse für die Implantation vorgesehene Knochenabschnitt im sagittalen Querschnittsbild analysiert werden. Diese Aufnahmen vermitteln exakte Angaben über die Lage des Mandibularkanals im Unterkieferkörper, über die Lokalisation des Nasenbodens oder des Kieferhöhlenbodens im Oberkiefer und gestatten zudem Detailinformationen über Angebot und Morphologie des ortsständigen Knochens.

Als *Nachteile* gelten die Unschärfe der Tomographiebilder, ein hoher Zeitaufwand und die relativ hohe Strahlenbelastung. Deshalb hat die technisch aufwendige Spiraltomographie in Kombination mit dem Panoramaschichtaufnahmeverfahren unter Einsatz computergestützter Programme zur seriellen Tomographie wahlweise in tangentialer und sagittaler Ebene des Ober- und Unterkiefers in der präimplantologischen Diagnostik in den letzten Jah-

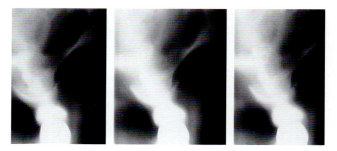

Abb. 11 Serielle Spiraltomographie (2-mm-Schichten) mit eingesetzter Schablone zur Bestimmung des ortsständigen Restknochenangebots im zahnlosen seitlichen Oberkiefer gegenüber der Kieferhöhle.

ren wegen ihrer einfachen Handhabung größere Bedeutung erlangt (Abb. 11) [50, 51, 211].

Computertomographie

Die Computertomographie kann den Ober- und Unterkiefer in direkten koronaren oder axialen Schichten darstellen. Diese Schnittbilder können aber die erforderlichen präzisen Informationen über Knochenangebot und Knochenqualität am vorgesehenen Implantationsort nicht vermitteln, denn axiale Schichten bilden das Knochenlager in horizontalen Schnitten und koronare Schichten in vertikalen Schnitten ab. Da die anatomische, räumliche Zuordnung der verschiedenen Schichtbilder zueinan-

Implantate bei unzureichendem Knochenangebot

der problematisch ist, bleibt die Information über das vertikale und sagittale Knochenangebot limitiert. Koronare Schichten sind zudem mit der Problematik der beschwerlichen Patientenpositionierung behaftet, weisen häufig Metallartefakte, z.B. durch metallische Zahnersatzmaterialien, auf und sind wegen der Strahlenbelastung der Risikoorgane Augenlinse und Schilddrüse negativ zu bewerten [133, 171].

Lösungsmöglichkeiten ergeben sich dadurch, daß aus den Daten der direkten axialen CT-Schichten Sekundärreformationen berechnet werden, so daß sich Schnittbilder senkrecht zum Alveolarfortsatz reformieren lassen, die die erforderlichen Angaben über das real vorhandene Knochenangebot und die Knochenmorphologie vermitteln (Abb. 12). Daneben stehen seit einigen Jahren spezielle Softwareprogramme zur Verfügung, die sog. multiplanare Reformationen ermöglichen [37, 86, 185, 186]. Hierbei ist es möglich, aus dem CT-Datensatz Aufnahmen in jeder gewünschten Raumebene zu berechnen und zu visualisieren. So lassen sich die für die präimplantologische Diagnostik entscheidenden Schnittbilder vom Ober- und Unterkiefer anfertigen, die senkrecht zum Alveolarfortsatz verlaufen und detaillierte Informationen über geplante Position und Insertionsneigung der Implantate liefern (Abb. 13).

Die Detailauflösung als entscheidendes Kriterium für die Bildqualität und Beurteilbarkeit der Reformation wird durch die Schichtdicke, den Abstand der Schichten und durch die Größe der Bildelemente bestimmt, aus denen das Bild aufgebaut wird. Eine gute Auflösung kann z.B. erreicht werden mit 1,5 mm Schichtdicke bei 1 mm Tischvorschub und einer Matrix von 512 × 512 Bildpunkten [19, 20].

Die Computertomographien erlauben neben der dreidimensionalen präzisen Beurteilung des Knochenangebotes Aussagen zur Knochenqualität in Hinblick auf Dicke der Kortikalis und Aufbau sowie Strukturierung der Spongiosa und vermitteln exakte Detailinformationen über Ausdehnung, Lagebeziehung und Konfiguration der Nasen- und Kieferhöhle sowie des Canalis incisivus im Oberkiefer und den Verlauf des Canalis mandibulae im Unterkiefer. Wenn die CT-Untersuchung mit entsprechenden Schablonen erfolgt, kann am nach der Modellanalyse vorgesehenen Implantationsort das Knochenangebot in seiner vertikalen und horizontalen Ausdehnung exakt dargestellt und beurteilt werden.

So wird es bei einem ausreichenden ortsständigen Knochenangebot bereits präoperativ nach Auswer-

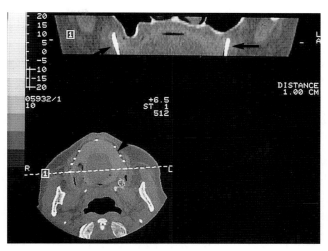

Abb. 12 Computertomographie eines extrem atrophischen Oberkiefers. Auf der Basis axialer Schichten werden sekundäre Schnittbilder senkrecht zum Alveolarfortsatz berechnet und visualisiert. Über die zur Darstellung kommenden Guttaperchaspitzen (Pfeile) kann das Restknochenangebot und die Knochenqualität am aus prothetischer Sicht gewünschten Implantationsort bestimmt werden.

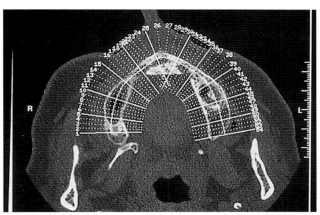

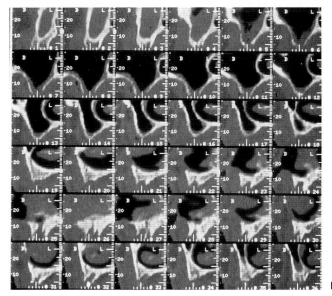

Abb. 13a und b Multiplanare Reformation eines Oberkiefers.

tung der Modellanalyse und der computertomographischen Untersuchung möglich, in aus prothetischer Sicht günstiger Lokalisation und Inklination Anzahl, Länge und Ausrichtung der Implantate festzulegen. Darüber hinaus kann im Unterkiefer der Nervus alveolaris inferior in seinem Verlauf im Knochenkanal dargestellt werden, so daß in Ausnahmefällen im atrophischen Kiefer ohne Nervenschädigung unter Umgehung des Nervenkanals bukkal oder lingual implantiert werden kann [126, 216]. Im anterioren Oberkiefer ist der Canalis incisivus für eine Implantatpositionierung limitierend. Seine Lokalisation und Ausdehnung kann mit sagittalen Reformationen beurteilt werden; bei entsprechendem Knochenangebot kann eine Implantation anterior des Nervenkanals erfolgen. Im seitlichen Oberkiefer kann das Knochenangebot exakt ermittelt werden, so daß ggf. unter Ausnutzung der Tuberregion noch eine Implantation im ortsständigen Knochen möglich wird.

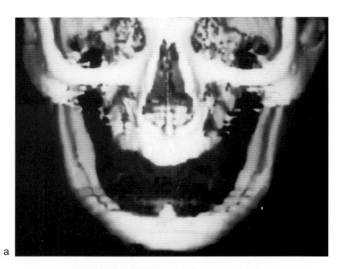

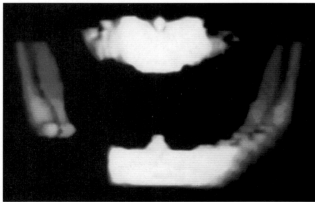

Abb. 14a und b Dreidimensionale Rekonstruktion des Gesichtsschädels bei extremer Unterkieferatrophie (b = Ausschnitt aus a mit vertikalem Anschnitt im rechten Unterkiefer). Der Nervus alveolaris inferior verläuft in einer Rinne auf dem Unterkiefer.

Da das Ausmaß des verbliebenen knöchernen Lagergewebes exakt erfaßt wird, kann präoperativ entschieden werden, ob eine Augmentation des Knochenlagers am Implantationsort notwendig wird, ob eine simultane Implantation im Rahmen der osteoplastischen Rekonstruktion erfolgversprechend ist, oder zur Sicherheit aus Stabilitätsgründen eine sekundäre Implantation zeitlich versetzt nach erfolgtem osteoplastischen Wiederaufbau anzustreben ist [20].

Mit Hilfe der Datensätze der CT-Schichten lassen sich dreidimensionale Rekonstruktionen auf dem Bildschirm visualisieren oder darüber hinaus dreidimensionale anatomische *Fräsmodelle* bzw. Kunststoffmodelle (*Stereolithographie*) des Gesichtsschädels herstellen (Abb. 14) [78, 106, 166, 183]. Während Fräsmodelle einen guten plastischen Überblick über die Knochenoberfläche vermitteln, gestatten stereolithographisch erstellte Modelle darüber hinaus zusätzliche Informationen über die implantologisch relevanten knöchernen Strukturen am Kieferknochen. Beide Methoden sind aber für eine präzise implantologische Planung noch zu ungenau. Dabei dürften unter Berücksichtigung des Aufwandes und der hohen Kosten 3-D-Modelle schwierigen Situationen, wie z.B. der Defektrekonstruktion in Kombination mit Implantaten, vorbehalten bleiben.

Als *Nachteile* der Computertomographie gelten Verzerrungen durch metallische Zahnersatzmaterialien wie Kronen und Brücken und Bewegungsartefakte. Da bei axialer Schichtung und anschließender Reformation die Risikoorgane Augenlinse und Schilddrüse ausgespart bleiben, ist die Strahlenbelastung im Vergleich zur konventionellen Tomographie oder auch zur koronaren Schichtung als gering einzustufen; genetische Schäden sind nicht zu erwarten [39, 125, 170].

Diagnostik zur Beurteilung des Einbaus eines Knochentransplantates und der knöchernen Integration der Implantate

Zentrales Problem aller Kieferkammerhöhungen ist der kontinuierliche Verlust des aufgebauten Knochens durch Resorption (s. S. 179 ff.). Unter praktisch-klinischen Gesichtspunkten stellen sich beim osteoplastischen Kieferaufbau folgende Fragen:

- Wann ist das Knochentransplantat knöchern eingebaut?
- Wann kann es als vital betrachtet werden?

- Wann können sekundär ohne Risiken für das Knochentransplantat Implantate inseriert werden?
- Wann sind bei simultan während der osteoplastischen Rekonstruktion gesetzten Implantaten diese knöchern eingebaut?
- Wann können Implantate ohne Risiko für das Knochentransplantat und für die Implantate selbst freigelegt werden?

Die Klärung dieser Fragestellungen ist deshalb bedeutsam, da einerseits der aufgebaute Knochen frühzeitig funktionell belastet werden soll, um einer Resorption entgegenzuwirken, andererseits die Umbauvorgänge in den Abschnitten der ehemaligen Osteoplastik so weit fortgeschritten sein müssen, daß eine sichere Osteointegration der Implantate auch im Bereich der Osteoplastik gewährleistet ist [144, 145]. Die Freilegung der Implantate und die prothetische Versorgung zur kaufunktionellen Belastung soll möglichst frühzeitig erfolgen, um der auftretenden Resorption entgegenzuwirken. Da im Röntgenbild erst Änderungen im Mineralgehalt von 30–40% sichtbar werden und die röntgenologische Beurteilung der Um- und Einbauvorgänge von Knochentransplantaten unsicher ist [17], kommt dem Knochentransplantat-Monitoring zur Klärung des Knocheneinbaus große klinische Bedeutung zu.

Skelettszintigraphie

Die planare 3-Phasen-Knochenszintigraphie mit ^{99m}Tc-MDP (Technetium-Methylendiphosphonat) ist als Methode zur Verlaufsbeurteilung bei Knochentransplantaten wiederholt beschrieben worden und hat sich als wertvolles diagnostisches Verfahren zur Beurteilung des Knochenremodelling und -stoffwechsels erwiesen [14, 15, 16, 18, 19, 93, 132, 168]. Die Gefäß- oder Perfusionsphase kann bei revaskularisierten Transplantaten einen Hinweis auf die Durchgängigkeit der Anastomosen geben. Für die Beurteilung des Knochenstoffwechsels ist jedoch die Knochen- oder Spätphase drei Stunden nach Applikation des Radionuklids relevant. Dabei ist die Anreicherung des Tracers im Knochen abhängig von der Knochendurchblutung und der metabolischen Aktivität.

Der Technetium-Phosphat-Komplex wird an der Oberfläche der Hydroxylapatit-Kristalle im Austausch gegen andere Ionen aufgenommen. Die Szintigraphie stellt diese spezifischen Austauschvorgänge zwischen Radionuklid und Knochen dar. Da bei mikrochirurgisch anastomosierten Transplantaten

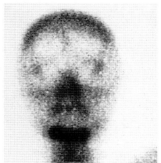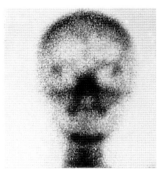

Abb. 15 3-Phasen-Knochenszintigraphie (linkes Bild 1 Monat, rechtes Bild 3 Monate postoperativ) zur Verlaufsbeurteilung nach Auflagerungsosteoplastik im Unterkiefer und simultaner Implantation. Deutliche Abnahme der Aktivitätsanreicherung über dem transplantierten Knochen im Unterkiefer nach drei Monaten.

die Durchblutung erhalten ist, wird bereits in der frühen Phase eine gesteigerte Aktivitätsanreicherung gefunden, bei freien avaskulären Transplantaten kann eine Traceraufnahme erst bei beginnender Revaskularisation und einsetzendem Knochenumbau erwartet werden. Diese wird an den Kontaktzonen früher einsetzen als in den zentralen Transplantatabschnitten und kann bereits eine Woche postoperativ zu einer Anreicherung im Szintigramm führen (Abb. 15) [15].

Der Zeitpunkt für eine sekundäre Implantation nach vorausgegangener freier Osteoplastik oder zur Freilegung simultan während der Osteoplastik inserierter Implantate kann nach Auswertung knochenszintigraphischer Verlaufsuntersuchungen festgelegt werden. Um vergleichende Aussagen hinsichtlich der Knochenstoffwechselaktivitäten machen zu können, wird die Aktivitätsanreicherung über dem transplantierten Knochen im Vergleich zur Flächenimpulsdichte einer nicht operierten Referenzregion am Schädelskelett bestimmt, ein Quotient aus den Flächenimpulsdichten Kiefer/Kalotte berechnet und im zeitlichen Verlauf verglichen. Die zweidimensionale Wiedergabe und Überlagerungen sind Nachteile der konventionellen planaren Szintigraphie. Bei der Lokalisation möglicher Komplikationen oder bei umschriebenen Rekonstruktionen – z.B. Einlagerungsosteoplastik der Kieferhöhle – kann die diagnostische Genauigkeit durch Anwendung der SPET-Technik (Single Photon Emission Tomography) erhöht werden [13, 14, 19, 20].

Positronen-Emissions-Tomographie (PET)

Einen deutlichen Fortschritt in der Klärung und Beurteilung von Stoffwechselvorgängen stellt die

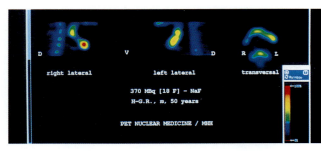

Abb. 16 Positronen-Emissions-Tomographie (PET) nach Rekonstruktion des linken Unterkiefers eine Woche postoperativ mit einem vaskularisierten Beckenkammtransplantat: nahezu homogene Traceraufnahme im rekonstruierten Knochenabschnitt des Unterkiefers.

Positronen-Emissions-Tomographie dar. Sie erlaubt die absolute quantitative Messung von Aktivitätskonzentrationen bei einer Ortsauflösung von ca. 5 mm. Die Quantifizierung wird möglich durch die Kombination von Radiotracermethoden, modernen Bildrekonstruktionsverfahren und mathematischen Modellen der ablaufenden Stoffwechselvorgänge. Es können so absolute Werte für Stoffwechselraten oder regionale Durchblutung berechnet werden. Auf der Grundlage von Zeit-Aktivitätsmessungen wird die metabolische Anreicherungsrate ermittelt. Als Tracer wird wegen seiner hohen Knochenaffinität $^{18\text{-}F}$Natriumfluorid benutzt [38, 75]. Die mit PET ermittelten Werte für den Knochenmetabolismus können an verschiedenen Abschnitten des Transplantates, im individuellen Verlauf oder bei verschiedenen Patienten direkt miteinander verglichen werden (Abb. 16) [27].

Wiederherstellung der Kaufunktion über Implantate bei unzulänglichem Knochenangebot

Das für eine erfolgreiche enossale Implantation im atrophischen Unterkiefer erforderliche Mindestknochenangebot variiert für die Knochenhöhe zwischen 7 und 15 mm und für die Knochenbreite zwischen 5 und 7 mm (s. S. 93 ff.)

Implantation im ortsständigen Knochen des Oberkiefers

Intraoperative Perforation des Kiefer- oder Nasenbodens

Perforationen zur Kiefer- bzw. Nasenhöhle während der Präparation der Implantatbetten stellen keine Seltenheit dar [25, 79, 139, 141, 149, 205]. Während früher bei einer Eröffnung der Kieferhöhle wegen der Gefahr einer aszendierenden Entzündung ein Abbruch der Implantation für notwendig erachtet wurde [87, 162], wird heute eine Implantation meist auch bei einer Perforation befürwortet, wenn nach der Implantatinsertion bei formschlüssiger Präparation des Implantatbettes eine sichere Primärstabilität der Implantate besteht, die Kieferhöhlenschleimhaut nicht verletzt wurde, und das ausreichend groß dimensionierte Implantat den knöchernen Kieferhöhlen- oder Nasenboden lediglich um 1 bis maximal 2 mm überragt. Daneben wird eine mehrmonatige, unbelastete gedeckte Einheilphase gefordert, und es sollten lediglich Implantatsysteme zur Anwendung kommen, bei denen ein direkter Implantat-Knochen-Kontakt zu erwarten ist [25, 48, 56, 79, 140, 222].

Demgegenüber muß der Versuch, enossale, lediglich bindegewebig eingescheidete Implantatsysteme oder auch subperiostale Implantate bei Perforationen im Oberkiefer zu verwenden, als ein riskantes Verfahren mit der Problematik schwerwiegender entzündlicher postoperativer Komplikationen der Kieferhöhle gewertet werden [76, 87, 104, 157, 222].

Implantation im Tuber maxillae

Im atrophischen Oberkiefer ist das verbliebene Restknochenangebot bei einer ausgedehnten Kieferhöhle in den seitlichen Kieferabschnitten limitiert und für Implantationen nicht ausreichend. Implantationsmöglichkeiten im ortsständigen Knochen ergeben sich aber, wenn in der Tuberregion genügend Knochen vorhanden ist. Da der Knochen im Tuber maxillae aus einer locker gefügten, nur geringe Festigkeit vermittelnden Spongiosa aufgebaut ist und eine kräftige Kortikalis fast immer fehlt, sind die morphologischen Voraussetzungen für eine sichere primär stabile Verankerung für Implantate im Tuber maxillae allein begrenzt.

Lösungsmöglichkeiten ergeben sich, wenn die Implantate an den medial und posterior des Tuber maxillae lokalisierten, aus kräftiger Kortikalis aufgebauten Knochenstrukturen des Processus pterygoideus abgestützt werden. Hierzu wird nach vorausgegangener Modellanalyse und tomographischer oder computertomographischer Untersuchung in schräger Insertionstechnik vom Tuber maxillae in medial-posteriorer Richtung bis zum Processus pterygoideus ein Implantatbett aufbereitet und ein langes Implantat am Processus pterygoideus verankert (Abb. 17) [216]. Als mögliche Komplikationen

Implantate bei unzureichendem Knochenangebot

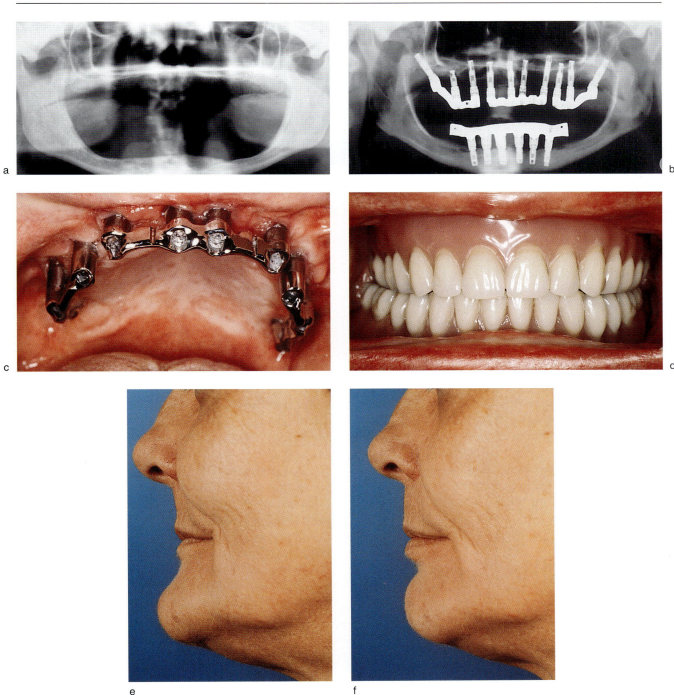

Abb. 17 Extreme Oberkieferatrophie, mäßiggradige Atrophie im Unterkiefer: Auflagerungsosteoplastik und simultane Implantatinsertion im Oberkiefer; Implantationen im ortsständigen Knochen des Unterkiefers.

a) Präoperative Panoramaschichtaufnahme.
b) Röntgenologischer Befund $2^{1}/_{2}$ Jahre nach Oberkieferaugmentation und Implantation im Ober- und Unterkiefer. Tuberimplantate in schräger Implantationsrichtung.
c) und d) Intraoraler Situs: Stabilisierung des herausnehmbaren Zahnersatzes über eine implantatgestützte Mesostruktur im Ober- und Unterkiefer.
e) Präoperative En-face-Aufnahme: eingefallene Ober- und Unterlippe durch fehlende knöcherne Unterstützung.
f) Postoperatives Ergebnis und prothetischer Versorgung $2^{1}/_{2}$ Jahre nach Augmentation mit deutlicher Profilverbesserung.

gelten neben einer Perforation des Kieferhöhlenbodens, Blutungen von seiten der Arteria palatina und des Plexus pterygoideus.

Le Fort-I-Osteotomie

Die Le Fort-I-Osteotomie in Kombination mit Implantaten kann im teilbezahnten oder zahnlosen, atrophischen, mikrognathen Oberkiefer indiziert sein, wenn es neben der Wiederherstellung der Kaufunktion erforderlich ist, die Oberkieferrücklage zu korrigieren und gleichzeitig die ursprüngliche Gesichtshöhe wiederherzustellen (Abb. 18). Dabei steht oft die ästhetische Indikation zur Verbesserung und Harmonisierung des Gesichtsprofils und der damit einhergehende verjüngende Effekt im Vordergrund der Überlegungen [12, 84, 98, 99, 149, 150, 151, 175].

Der Eingriff wird zur Operationsplanung zunächst am Modell simuliert und am osteotomierten Modell die spätere prothetische Versorgung geplant. Die Modellanalyse vermittelt Angaben über das Ausmaß der erforderlichen Oberkieferverlagerung und über die Position und Ausrichtung der Implantate. Daneben ist sie Voraussetzung zur Anfertigung der chirurgischen Schablone als Bohrlehre zur Übertragung der Position der Implantate vom Studienmodell auf die intraoperative Situation. Dabei werden nach Darstellung des Kieferkammes aus Stabilitätsgründen zunächst mit Hilfe der chirurgischen Schablone die Implantationsorte festgelegt, die Implantatbetten präpariert und die Implantate inseriert.

Anschließend wird der Oberkiefer in der Le Fort-I-Ebene osteotomiert, nach ventral in die korrekte intermaxilläre Position mobilisiert und falls erforderlich, auch nach kaudal verlagert, um die ursprüngliche vertikale Dimension des Gesichtsschädels wiederherzustellen. Der mobile Oberkiefer wird mit Miniplatten und falls aus Stabilitätsgründen erforderlich, durch Interposition freier Knochentransplantate in der nach der Modelloperation festgelegten Position fixiert. Es ist technisch möglich, bei einer extremen Oberkieferatrophie die Le Fort-I-Osteotomie mit einer Einlagerungsosteoplastik der Kieferhöhlen oder mit einer Auflagerungsosteoplastik im frontalen Oberkieferabschnitt zu kombinieren (Abb. 19).

Implantation im ortsständigen Knochen des Unterkiefers

Eine *intraoperative Perforation der Unterkieferbasis* bei extremer Atrophie hat keinen negativen Einfluß auf die Erfolgsprognose der Implantate. Sie birgt allerdings bei einem lingualen Durchtritt mit rotierenden Bohrinstrumenten während der Implantatbettpräparation die Gefahr einer Verletzung sublingualer Gefäße, in deren Folge eine profuse Blutung zu einer massiven, lebensbedrohlichen Hämatombildung im Mundboden oder im Zungenkörper führen kann. Ein hierdurch rasch sich entwickelndes peripheres Atemwegshindernis kann eine notfallmäßige Tracheotomie erfordern.

Vor Implantationen im Unterkieferkörper dorsal des Foramen mentale muß das Knochenangebot präoperativ durch ein Orthopantomogramm mit individuellen Meßschablonen oder durch tomographische oder computertomographische Untersuchung exakt bestimmt werden, da nur das Knochengewebe

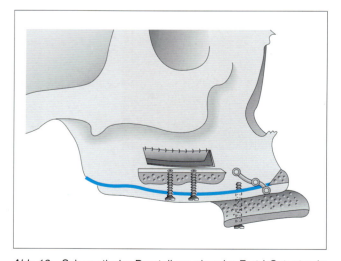

Abb. 18 Schematische Darstellung einer Le Fort-I-Osteotomie zur Ventralverlagerung der Maxilla. Stabilisierung des osteotomierten extrem atrophischen Oberkiefers in Anteposition. Simultane Augmentation des Oberkiefers und Einlagerungsosteoplastik der Kieferhöhlen in Kombination mit Implantaten zur Fixierung der freien Knochentransplantate am osteotomierten Oberkiefer.

Abb. 19 Le Fort-I-Osteotomie. ▷

a) und b) Präoperativer Röntgenbefund: Hypoplasie des Mittelgesichtes, extreme Oberkieferatrophie.
c) Osteotomierter Oberkiefer. In die Kieferhöhlen sind Knochentransplantate (Pfeile) eingelagert.
d) Nach Vorverlagerung wird der in der Le Fort-I-Ebene osteotomierte Oberkiefer mit Miniplatten am knöchernen Gerüst des Mittelgesichts stabilisiert. Die Fixierung des aufgelagerten Knochentransplantates am osteotomierten Oberkiefer erfolgt über enossale Schraubenimplantate.
e) Präoperativer klinischer Befund mit Lippenstufe.
f)–h) 2 Jahre nach Le Fort-I-Osteotomie und 1½ Jahre nach prothetischer Versorgung mit einem implantatgestützten Zahnersatz im Oberkiefer.

Implantate bei unzureichendem Knochenangebot

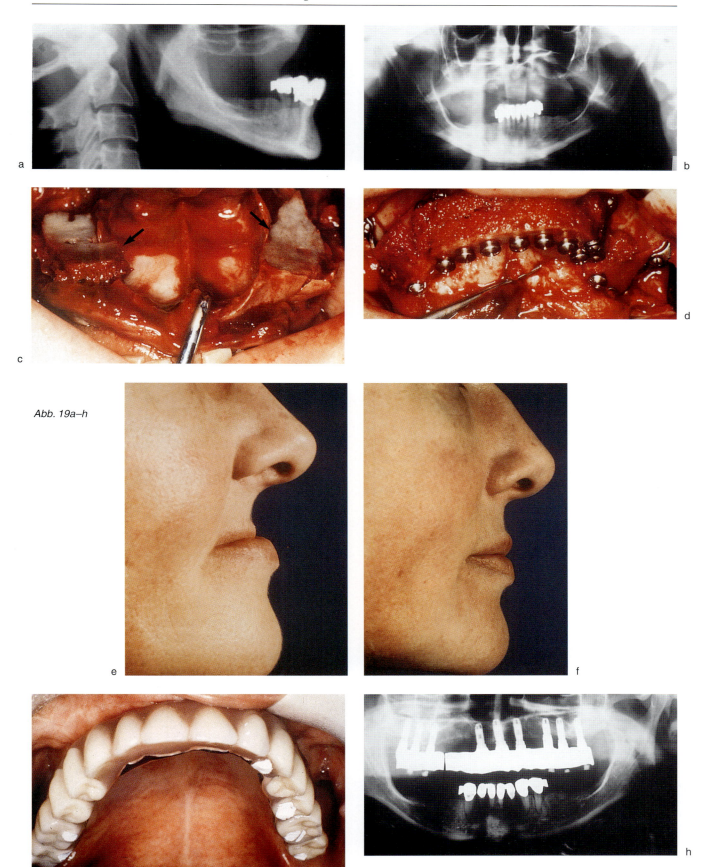

Abb. 19a–h

über dem Nervenkanal mit einem Sicherheitsabstand von mindestens 1–2 mm für eine Implantation genutzt werden kann.

Die Lage des Mandibularkanals und des Foramen mentale ist variabel und vom Grad der Kieferatrophie abhängig. Das *Foramen mentale* kann bei einer extremen Atrophie direkt auf dem Kieferkamm zu liegen kommen. Bei extremen Resorptionsformen wurde sogar der Verlust der kranialen Knochenlamelle des Canalis mandibulae mit Lokalisation des Gefäß-Nervenbündels direkt auf dem Kieferkamm beschrieben [66]. Bei mäßiger Kieferatrophie ist das Foramen mentale in der Mehrzahl der Fälle in der apikalen Region zwischen den beiden Prämolaren meist in unmittelbarer Nähe der Wurzelspitze des zweiten Prämolaren gelegen. Daneben wurden in der Literatur aber auch Nervenaustrittspunkte mesial der Wurzel des ersten Prämolaren neben Doppelanlagen beschrieben [163, 164, 208].

Der *Mandibularkanal* weist in seinem Verlauf vom Foramen mandibulae bis zum Foramen mentale häufig eine S-förmige Krümmung von distal nach mesial auf. Er ist in der Mehrzahl der Fälle mehr auf der lingualen Seite des Unterkiefers gelegen. Seinen größten Abstand – bis zu 5 mm – von der bukkalen Außenfläche weist er in Höhe des ersten und zweiten Molaren auf. Demgegenüber ist der geringste Abstand des Nervenkanals von der bukkalen Knochenaußenfläche in der Schnittebene des Foramen mentale zu erwarten. Die Kortikalis ist bukkal insgesamt dicker und dichter strukturiert als lingual; die größte Dicke – ca. 3 mm – ist zwischen dem ersten und zweiten Molaren zu erwarten [55, 70, 163, 164].

Bei der Knochenabtragung zur *Freilegung des Gefäß-Nervenbündels* in der Nähe des Nervenaustrittspunktes am Foramen mentale sollte berücksichtigt werden, daß der Nervenkanal durch den intraossären, bogenförmigen Verlauf durchaus weiter mesial zu liegen kommen kann, als dies durch die Lage des Foramen mentale zu vermuten ist [124] und abweichend von der beschriebenen topographischen Anatomie mit erheblichen Verlaufsvariationen zu rechnen ist [36, 208, 223]. Unvermittelte Komplikationen können sich aus röntgenologisch durchaus nicht immer darstellbaren akzessorischen Foramina mit den hieraus erwachsenden operationstechnischen Problemen beim Herauslösen des Gefäß-Nervenbündels ergeben [115, 154, 163].

Bei *ausreichendem horizontalen Knochenangebot* wurde vorgeschlagen, in den bukkal oder lingual des Canalis mandibulae gelegenen Abschnitten

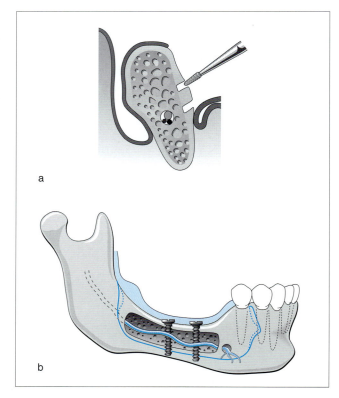

Abb. 20 Schematische Darstellung: Herauslösen des Gefäß-Nervenbündels bei mäßiggradiger Unterkieferatrophie.

a) Mit rotierenden Bohrern wird der vestibuläre Knochen über dem Nervenkanal sukzessiv abgetragen, bis das Gefäß-Nervenbündel dargestellt ist. Alternativ kann eine vestibuläre Kortikalislamelle über dem Canalis mandibulae umschnitten und mit dem Meißel luxiert werden.
b) Das Gefäß-Nervenbündel wird nach vestibulär verlagert, bevor die Implantate in den kaudal des Nervenkanals gelegenen Kieferabschnitten inseriert werden. Der vestibuläre Knochendefekt zwischen den Implantaten und dem Gefäß-Nervenbündel wird mit autogenem Knochen aufgefüllt bzw. der vestibuläre Knochendeckel reponiert.

des Unterkiefers unter Schonung des Nervus alveolaris inferior zu implantieren [126, 216]. Alternativ wurde empfohlen, den Nervus alveolaris inferior aus seinem Bett nach lateral zu verlagern, um Möglichkeiten für eine Implantation im ortsständigen Knochen zu schaffen (Abb. 20) [46, 59, 90, 150, 151, 172]. Da grundsätzlich bei diesen Implantationstechniken das Risiko einer iatrogenen temporären oder permanenten Schädigung des Nervus alveolaris inferior besteht, muß deren Indikation streng gestellt und Nutzen und Risiken der Operation gegeneinander abgewogen und den heute bestehenden Möglichkeiten augmentativer Verfahren gegenübergestellt werden [164, 200]. Der Patient ist rückhaltlos über die möglichen Folgen in Form einer permanenten Hyp- oder Anästhesie oder auch einer Hyperästhesie aufzuklären. Voraussetzung ist eine tomographische oder computertomographische Untersuchung zum Verlauf und zur Lagebeziehung des Canalis mandibulae zur bukkalen und lingualen Außenfläche im Unterkiefer.

Bei einer *extremen Unterkieferatrophie* mit Lokalisation des Gefäß-Nervenbündels direkt auf dem Kieferkamm, muß nur wenig Knochen abgetragen werden, bevor der Nervus alveolaris inferior nach lateral verlagert werden kann. Demgegenüber muß bei weniger ausgeprägten Resorptionsformen zunächst der gesamte über dem Nervenkanal befindliche Knochen von lateral entfernt werden, bevor das Gefäßnervenbündel aus dem Nervenkanal luxiert und Implantate inseriert werden können. Da die Präparation am Foramen mentale aufgrund des bogenförmigen Verlaufs des Nervus mentalis operationstechnisch schwierig ist, wurde empfohlen, lediglich dorsal des Foramen mentale ein bukkales Knochenfenster anzulegen und den Nervenaustrittspunkt selbst intakt zu belassen [195]. Die Implantate sollten aus Stabilitätsgründen an der Außenkortikalis des Unterkiefers abgestützt und die Implantatoberflächen mit autogenem Knochen abgedeckt werden (Abb. 21) [46, 173].

Alveolarextensionsplastik

Eine Indikation für eine Alveolarextensionsplastik als vorbereitende Maßnahme vor einer Implantation kann bei einer fortgeschrittenen Atrophie im Ober- oder Unterkiefer bestehen, wenn der Alveolarkamm transversal weitgehend resorbiert, in seiner Höhe aber erhalten ist.

Dabei wird nach Darstellung des Kieferkammes dieser in der Mitte im Verlauf des Zahnbogens osteotomiert, der Osteotomiespalt mit einem Knochenmeißel vertieft und so weit gespreizt, bis ausreichend Raum für eine Implantation zwischen vestibulärer und oraler Alveolarfortsatzlamelle vorhanden ist. Die knöcherne Regeneration in den extendierten Alveolarfortsatzabschnitten soll nach zwei bis drei Monaten soweit fortgeschritten sein, daß sekundär implantiert werden kann [101]. Voraussetzung für eine simultane Implantation wäre die primär stabile Verankerungsmöglichkeit der Implantate in den zentralen Abschnitten des Kieferknochens. Es wurde empfohlen, den dann verbleibenden Osteotomiespalt mit autogenem Knochen, allogenem Knochenmaterial bzw. HA-Keramik aufzufüllen oder durch eine Folie zur gesteuerten Geweberegeneration abzudecken [52, 62, 136].

Rückverlagerung des Unterkiefers

Die Rückverlagerung des Unterkiefers in Kombination mit Implantaten kann im teilbezahnten oder zahnlosen, atrophischen progenen Unterkiefer indiziert sein, wenn ein orthopädischer Korrektureingriff zur Harmonisierung des Gesichtsprofils erforderlich erscheint.

Daneben kann sie notwendig werden, wenn eine enossale Implantation im verbliebenen ortsständigen Unterkieferknochen operationstechnisch zwar möglich, die anomaliebedingte progene Kieferrelationsbeziehung aber eine regelrechte Positionierung und Inklination der Implantate nicht erlaubt, sondern zu einer extremen Lingualneigung der Implan-

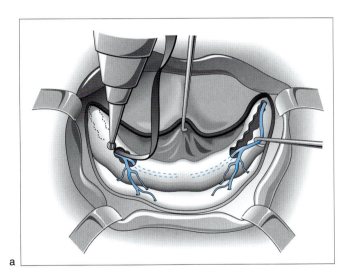
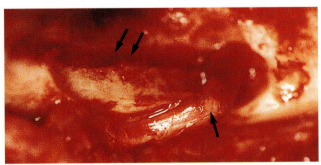

Abb. 21 Herauslösen des Gefäß-Nervenbündels bei extremer Unterkieferatrophie.
a) Schematische Darstellung: Das kammwärts gelegene Gefäß-Nervenbündel wird von kranial freigestellt und nach lateral verlagert.
b) Klinischer Befund nach Luxation des Gefäß-Nervenbündels (Pfeil) aus dem Canalis mandibulae (Doppelpfeil)

tate führt. Hierdurch erwachsen neben statischen Problemen bei der prothetischen Versorgung für den Patienten zusätzliche Schwierigkeiten in der eingeschränkten Hygienefähigkeit des Zahnersatzes. Der Eingriff wird entsprechend dem Vorgehen bei der Le Fort-I-Osteotomie im Oberkiefer zunächst am Modell simuliert, die spätere prothetische Versorgung am osteotomierten Modell geplant und neben der chirurgischen Schablone zur Implantatinsertion ein Splint zur Kiefereinstellung angefertigt. Intraoperativ werden zunächst aus Stabilitätsgründen die Implantate inseriert, anschließend der Unterkiefer osteotomiert, nach dorsal in die geplante intermaxilläre Position verlagert und fixiert.

Osteoplastik mit freien avaskulären Knochentransplantaten

Prinzipiell kann im Rahmen augmentativer Verfahren zum Aufbau des Kieferknochens und des Alveolarfortsatzes zwischen Rekonstruktionstechniken mit simultaner Implantation während der Osteoplastik oder sekundärer Implantation – Implantation nach Um- und Einbau des Knochentransplantates – unterschieden werden. Bei der Wahl des Operationsverfahrens muß neben der Erfolgssicherheit berücksichtigt werden, welche Zahnersatzform angestrebt wird, und geklärt werden, ob das Behandlungsziel hauptsächlich auf die Wiederherstellung der Kaufunktion gerichtet ist und ästhetische Gesichtspunkte im Hinblick auf Gesichtsprofil und die Form des Zahnersatzes nicht oberste Priorität haben. Der Wiederaufbau des Kieferknochens dient hierbei allein der Schaffung eines tragfähigen Lagergewebes für enossale Implantate und nicht dem Ersatz der durch Atrophie nicht mehr vorhandenen Alveolarfortsatz- und Kieferabschnitte. Demgegenüber müssen Augmentationstechniken, wenn ästhetische und kaufunktionelle Gesichtspunkte gleichwertig nebeneinander berücksichtigt werden müssen, einerseits ein tragfähiges Knochenlager für Implantate schaffen und andererseits die durch Atrophie nicht mehr vorhandenen Alveolarfortsatz- und Kieferabschnitte ersetzen, um enossale Implantate entsprechend der Position natürlicher Zähne im eugnathen Gebiß inserieren zu können.

Auflagerungsosteoplastik und simultane Implantation

Für Auflagerungsosteoplastiken in Kombination mit enossalen Implantaten bei unzureichendem ortsständigen Knochenangebot im unbezahnten Ober- oder Unterkiefer werden autogene, kortikospongiöse Knochentransplantate meist aus der Beckenschaufel oder der Schädelkalotte oder im teilbezahnten Gebiß bei begrenztem Knochenbedarf auch aus der Kinnregion des Unterkiefers verwendet. Nach Darstellung des Kieferknochens wird die nach der präoperativen Analyse vorgesehene Größe und Form des Knochentransplantates mittels einer Schablone kontrolliert und ein entsprechend dimensioniertes Transplantat gehoben.

Um eine breite Anlagerungsfläche zwischen Transplantat- und Lagerspongiosa zu erzielen, ist auf Paßgenauigkeit des Transplantates zu achten. Zur sicheren Stabilisierung des Knochentransplantates am ortsständigen Restknochen haben sich *Schraubenimplantate* bewährt [26, 97, 98, 99, 139, 141, 142, 149, 151, 224]. Die Implantatbetten werden so angelegt, daß sie über das Knochentrans-

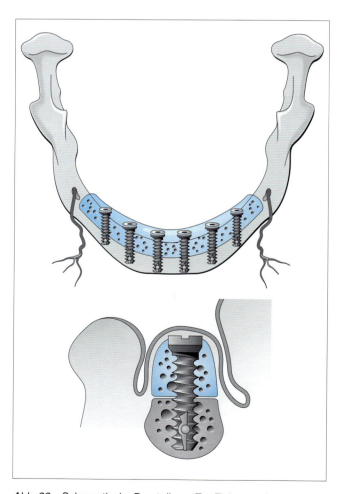

Abb. 22 Schematische Darstellung: Zur Fixierung des augmentierten Knochens werden die enossalen Implantate über das Knochentransplantat bis zum ortsständigen Knochen des Unterkiefers geführt und dort verankert.

plantat hinaus – bei einem geringen ortsständigen Knochenangebot auch unter Perforation der Außenkortikalis im Unterkiefer bzw. unter Perforation des knöchernen Nasen- oder Kieferhöhlenbodens – bis in den ortsständigen Knochen geführt werden (Abb. 22). Dabei ist darauf zu achten, daß nach der Insertion der Implantate diese sowohl im basalen ortsständigen Knochen wie auch im Knochentransplantat primär sicher verankert sind. Die Festlegung der Implantationsorte und die Ausrichtung der Implantate in Relation zum Gegenkiefer ist nicht unproblematisch, da eine paßgenaue chirurgische Schablone wie bei Implantationen im ortsständigen Knochen präoperativ nicht angefertigt werden kann. Hilfreich ist eine Schablone im nicht operierten Gegenkiefer zur Übertragung der Implantationsorte (Abb. 23).

Sandwichplastik und enossale Implantate

Das Verfahren stellt eine modifizierte Sandwichoperation dar, wobei der kraniale kortikospongiöse Knochendeckel, der periostgestielt mit den Weichteilen des Mundbodens verbunden ist, so weit angehoben wird, daß die ursprüngliche vertikale Dimension des Unterkiefers wiederhergestellt wird. Als Interponat kann autogener Knochen vom Beckenkamm oder der Schädelkalotte verwendet werden. Nach Interposition des Knochentransplantates wird der an den lingualen Weichteilen gestielte mandibuläre Knochendeckel auf das Transplantat aufgelagert und ausreichend lange Implantate durch den Knochendeckel über das Knochentransplantat bis zum basalen Unterkieferknochen der Kinnregion geführt und in der basalen Kortikalis verankert. 3–6 Monate nach erfolgter Primäroperation werden die Implantate freigelegt und in üblicher Weise prothetisch versorgt.

Analog kann die Operationstechnik auch im zahnlosen lateralen Unterkiefer angewandt werden. Hierzu wird ein kranialer periostal an den lingualen Weichteilen des Mundbodens gestielter Knochendeckel unter Einhaltung eines Sicherheitsabstandes von mindestens 2–3 mm zum Canalis mandibulae

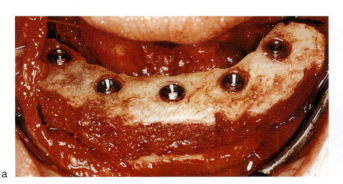
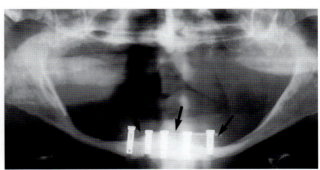
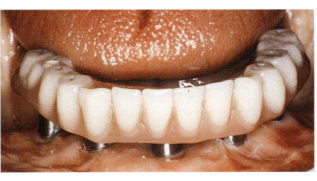
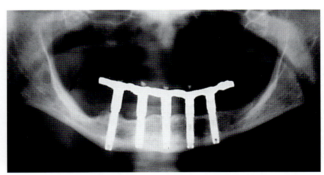

Abb. 23 Auflagerungsosteoplastik und simultane Implantatinsertion bei extremer Unterkieferatrophie.
a) Ein hufeisenförmiges kortikospongiöses Knochentransplantat aus der Beckenschaufel wurde im Unterkiefer aufgelagert und über enossale Schraubenimplantate am Restknochen der Mandibula fixiert.
b) Panoramaschichtaufnahme 1 Woche postoperativ nach Auflagerungsosteoplastik. Knochentransplantat (Pfeile).
c) Klinischer Befund 8 Jahre nach Unterkieferaugmentation; 7½ Jahre nach Versorgung mit einem implantatgestützten Zahnersatz. Die mobile periimplantäre Schleimhaut ist reizlos.
d) Panoramaschichtaufnahme 8 Jahre nach Unterkieferaugmentation; 7½ Jahre nach Versorgung mit einem implantatgestützten Zahnersatz. Erhaltenes Knochentransplantat ohne Resorption. Knochenapposition (Pfeile) im seitlichen Unterkieferkörper über dem Nervenkanal unter der kaufunktionellen Belastung durch den Zahnersatz.

umschnitten und nach kranial verlagert, ein Knochentransplantat interponiert und über Schraubenimplantate unter Schonung des Gefäß-Nervenbündels oder aus Sicherheitsgründen nach dessen vorausgegangener Lateralverlagerung am ortsständigen Restknochen fixiert [175].

Auflagerungs- oder Sandwichplastik und sekundäre Implantation

Bei freien Knochentransplantaten zur Augmentation oder Interposition können enossale Implantate sekundär ca. 3–4 Monate nach dem Kieferaufbau und knöcherner Durchbauung des Knochentransplantates als Stabilisierungspfeiler für einen späteren Zahnersatz inseriert werden. Das operative Prozedere entspricht dem Vorgehen der Implantatversorgung im atrophischen Kiefer. Nach einer gedeckten Einheilungsphase von 3–6 Monaten sind die Implantate knöchern eingeheilt, so daß sie freigelegt und über einen Zahnersatz kaufunktionell belastet werden können. Vorteile des zweiphasigen Verfahrens sind darin zu sehen, daß über eine paßgenaue chirurgische Schablone im augmentierten Kiefer die exakte Übertragung der nach der prothetischen Modellplanung vorgesehenen Implantationsorte möglich wird und zu diesem Zeitpunkt ein ausreichend groß dimensioniertes knöchernes Lager zur Aufnahme der Implantate zur Verfügung steht. Nachteile bestehen in der langen Zeitspanne zwischen Osteoplastik und kaufunktioneller Belastung der Implantate und der zu erwartenden höheren Resorptionstendenz des aufgebauten Knochens.

Einlagerungsosteoplastik der Kieferhöhle

Neben der Atrophie des Alveolarfortsatzes nach Zahnverlust im Oberkiefer senkt sich auch der Boden des Sinus maxillaris kaudalwärts, so daß bei länger bestehender Zahnlosigkeit die dünne Kompakta des Sinusbodens mit derjenigen des Alveolarbogens verschmilzt. Dann kann durch eine Einlagerungsosteoplastik der Kieferhöhle der seitliche atrophische Oberkiefer aufgebaut und ein geeignetes Implantatlager geschaffen werden, ohne den interalveolären Raum einzuengen (Abb. 24).

Nach Schnittführung im Vestibulum oder auf dem Kieferkamm wird die laterale Kieferhöhlenwand dargestellt. Der Zugang zur Kieferhöhle erfordert ein subtiles operatives Vorgehen, da die dünne, leicht verletzliche Kieferhöhlenschleimhaut nicht perforiert werden darf. Der Knochen kann in einer Größe von 2×3 cm mit rotierenden Bohrinstrumenten sukzessiv abgetragen werden, oder es wird ein entsprechend großer kranial gestielter, türflügelartig konfigurierter Knochendeckel präpariert, der nach innen in die Kieferhöhle rotiert wird. Dabei wird die Kieferhöhlenschleimhaut vom Boden

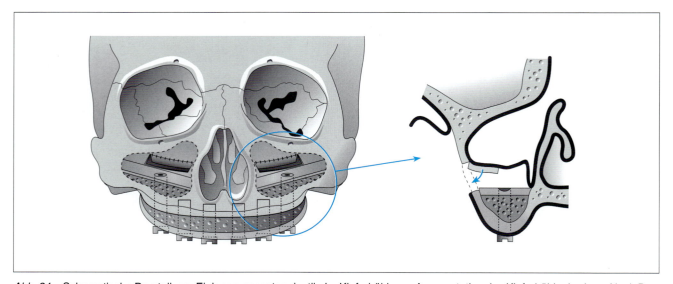

Abb. 24 Schematische Darstellung: Einlagerungsosteoplastik der Kieferhöhle zur Augmentation des Kieferhöhlenbodens. Nach Darstellung der Fossa canina türflügelartige Umschneidung eines Knochendeckels in der fazialen Kieferhöhlenwand, der nach intraantral luxiert wird, ohne die Kieferhöhlenschleimhaut zu perforieren. Die Kieferhöhlenschleimhaut wird vorsichtig vom Boden der Kieferhöhle abpräpariert und nach kranial mobilisiert. In den so geschaffenen Raum zwischen dem Boden des Sinus maxillaris und der nach kranial verlagerten Kieferhöhlenschleimhaut wird autogene Spongiosa oder ein kortikospongiöses Knochentransplantat eingelagert. Falls erforderlich, kann die Einlagerungsosteoplastik der Kieferhöhlen bei einer extremen Atrophie des Oberkiefers mit einer Auflagerungsosteoplastik in den frontalen Abschnitten kombiniert werden.

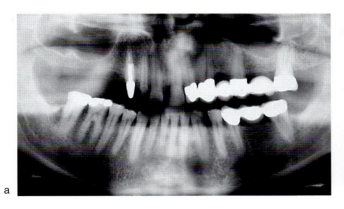
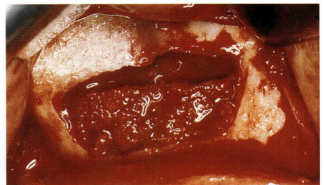
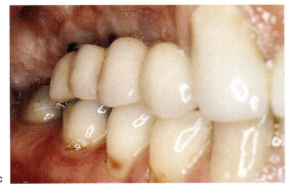
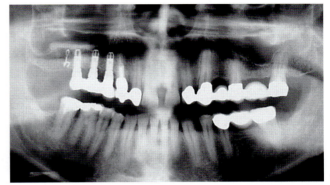
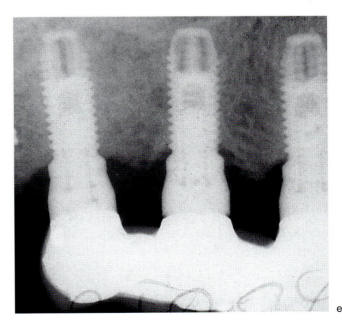

Abb. 25 Einlagerungsosteoplastik der rechten Kieferhöhle mit einem Kinntransplantat.

a) Präoperative Panoramaschichtaufnahme: Ausgedehnte Pneumatisation der rechten Kieferhöhle. Das Knochenangebot im rechten Oberkiefer ist auf wenige Millimeter beschränkt, so daß eine Implantation im ortsständigen Restknochen nicht mehr möglich ist.

b) Nach Eröffnung der Kieferhöhle und Verlagerung der Kieferhöhlenschleimhaut wurde der Boden der Kieferhöhle mit einem Kinntransplantat augmentiert. Stabilisierung des Knochentransplantates über eine Osteodrahtnaht.

c)–e) Klinischer und röntgenologischer Befund 3 Jahre nach Einlagerungsosteoplastik, 2½ Jahre nach Implantatinsertion und 2 Jahre nach prothetischer Versorgung mit einem implantatgetragenen Brückenverband: die Implantate sind knöchern integriert; begrenzte Knochenresorption.

der Kieferhöhle abpräpariert und nach medial und kranial verlagert.

Die Problematik einer Verletzung der Kieferhöhlenschleimhaut wird unterschiedlich beurteilt. Da nach Luxation ein Überschuß an antraler Schleimhaut besteht, können punktuelle, wenige Millimeter große Perforationen durch Verkleben der Schleimhautränder sich spontan schließen und machen nicht zwangsläufig, wie bei größeren Perforationen, den Abbruch der Operation notwendig. Grundsätzlich erfordern sie eine engmaschige klinische und röntgenologische, evtl. auch endoskopische Kontrolle, um den Heilungsverlauf zu beurteilen und Infektionen frühzeitig zu erkennen.

Zur Auffüllung des weitgehend von Knochen umgebenen Hohlraums wurde autogenes und allogenes

Knochenmaterial neben alloplastischen Materialien eingesetzt [21, 100, 174]. Wir selbst setzen autogenen Knochen als dicht gepackte Spongiosa oder kortikospongiöse Knochenchips ein. Während für eine einseitige Auffüllung des Kieferhöhlenbodens meist genügend Knochen in der Kinnregion gewonnen werden kann, macht die Augmentation beider Kieferhöhlen eine Knochenentnahme aus der Beckenschaufel, der Tibia oder der Schädelkalotte erforderlich. Nachfolgend entsteht zwischen dem knöchernen Kieferhöhlenboden und der unverletzten Kieferhöhlenschleimhaut nach knöcherner Durchbauung der Osteoplastik ein suffizientes Implantatlager, in das 3–6 Monate später Implantate inseriert werden können [213, 229].

Die Einlagerungsosteoplastik der Kieferhöhle in Kombination mit der gleichzeitigen Implantation erscheint nur dann gerechtfertigt, wenn der ortsständige Restknochen bei einem vertikalen Restknochenangebot von mindestens 4–5 mm eine sichere Primärstabilität der Implantate sowohl im ortsständigen Knochen wie auch in der Osteoplastik gewährleistet (Abb. 25).

Osteoplastik mit mikrovaskulären Knochentransplantaten

Sehr günstige Voraussetzungen für Implantationen zur osteoplastischen Augmentation extrem atrophischer Kiefer bieten mikrovaskulär anastomosierte Knochentransplantate. Da die Vitalität des verpflanzten Knochens erhalten bleibt, können Implantate nicht nur sekundär, sondern auch gleichzeitig erfolgreich während des Knochentransfers in das Transplantat inseriert werden, ohne daß eine gleichzeitige Verankerung wie bei freien avaskulären Transplantaten im ortsständigen Restknochen erforderlich ist. Nach einer gedeckten Einheilungsphase von 3–4 Monaten können gleichzeitig im Rahmen der Metallentfernung die Implantate freigelegt und anschließend ein über die Implantate stabilisierter Zahnersatz eingegliedert werden. Da eine korrekte Positionierung und Ausrichtung der Implantate zum Gegenkiefer bei simultanem Vorgehen während der osteoplastischen Rekonstruktion des Kiefers kaum möglich ist, wird zur Insertion der Implantate ein zweizeitiges Vorgehen ca. 4–6 Wochen nach knöchernem Einbau des mikrovaskulären Knochentransplantates empfohlen. Zu diesem Zeitpunkt kann auch der mittransplantierte Weichteilmantel ausgedünnt werden, um eine dünne, straffe peripiläre Weichteilmanschette zu erzeugen.

> Unter Berücksichtigung des hohen operativen Aufwandes muß die Indikation zur mikrochirurgischen Augmentation als vorbereitende Maßnahme für eine Implantatversorgung äußerst streng gestellt werden. Eine Indikation ist immer gegeben, wenn es nach einer Tumorresektion gilt, einen komplexen Hart- und Weichgewebedefekt zu rekonstruieren; sie dürfte demgegenüber im Rahmen der Augmentation des extrem atrophischen Ober- oder Unterkiefers lediglich ausnahmsweise bei jungen Patienten bestehen und zu rechtfertigen sein.

Unterkiefer

Aufgrund der zur Verfügung stehenden Knochenmenge, Morphologie und Form eignet sich das mikrovaskuläre Beckenkammtransplantat und das Fibulatransplantat zum Aufbau des Unterkiefers in Kombination mit Implantaten. Sie können nach exakter Konturierung mit Miniplatten, Zugschrauben oder Schraubenimplantaten am atrophischen Unterkiefer fixiert werden. Der mikrochirurgische Gefäßanschluß kann über einen kleinen submandibulären Zugang nach lingualer Tunnelung mit der Arteria und Vena facialis erfolgen.

Oberkiefer

Da der Knochen der Scapula wenige Millimeter dick ist, eignet sich dieses Transplantat sehr gut zum Aufbau des extrem atrophischen Oberkiefers oder zur Rekonstruktion komplexer maxillärer Defekte. Die Fixierung kann über Schraubenimplantate ggf. in Kombination mit Miniplatten am ortsständigen Restknochen erfolgen, wobei diese durch das Scapulatransplantat zum ortsständigen Knochen geführt werden müssen. Wegen des begrenzten Knochenangebotes der Scapula kann es erforderlich sein, gleichzeitig oder sekundär den Alveolarfortsatz des Oberkiefers mit frei transferierten Knochentransplantaten aus der Beckenschaufel aufzubauen. Falls erforderlich, können neben dem Knochentransplantat gleichzeitig Weichgewebelappen zur Rekonstruktion der nasalen und oralen Weichteile gehoben werden. Der mikrochirurgische Gefäßanschluß kann über einen kleinen submandibulären Zugang nach bukkaler Tunnelung der Wangenweichteile mit der Arteria und Vena facialis erfolgen.

Schlußbetrachtung und Ausblick

Viele Probleme der osteoplastischen Kieferaugmentation in Kombination mit enossalen Implantaten zur Wiederherstellung der Kaufunktion bei unzulänglichem Knochenangebot können heute weitgehend als gelöst betrachtet werden. Im günstigen Transplantatlager der extremen Kieferatrophie sind unter Berücksichtigung des operativen Aufwandes nach wie vor freie autogene Knochentransplantate die erste Wahl, während allogene Knochentransplantate wegen des nicht auszuschließenden Risikos der Infektionsübertragung nach wie vor bei dieser relativen Indikation als problematisch eingestuft werden müssen. Ebenso werden nach heutigem Kenntnisstand keine breiten Einsatzmöglichkeiten für alloplastische Materialien gesehen, da deren knöcherner Einbau und Durchbauung fraglich und der zeitliche Ablauf der Vorgänge nicht bekannt ist.

Der *atrophische Unterkiefer* zählt heute zu den klassischen Indikationen für enossale Implantationsverfahren. Unterschreitet das vertikale ortsständige Restknochenangebot 6–7 mm bzw. eine Knochenbreite von 5–6 mm, so stellt sich die Indikation zur *osteoplastischen Rekonstruktion*. Dabei kann im extrem atrophischen Unterkiefer bei simultaner Implantation während der Osteoplastik wie auch bei einer sekundären Implantateinpflanzung nach dem knöchernen Einbau des transferierten Knochens mit einer hohen Erfolgssicherheit für das augmentative Verfahren und für die enossalen Implantate gerechnet werden.

Demgegenüber müssen osteoplastische Rekonstruktionsverfahren in Kombination mit enossalen Implantaten zum Aufbau des *atrophischen Oberkiefers* in Form der Augmentation des Kieferkammes bzw. des knöchernen Aufbaus des Kieferhöhlenbodens im Vergleich zum Unterkiefer prognostisch ungünstiger eingestuft werden. So läßt sich die Erfolgssicherheit für simultan oder sekundär gesetzte Implantate in Kombination mit einer Osteoplastik im Unterkiefer, wie nach Implantationen im ortsständigen Knochen des Unterkiefers, nach einer Überlebenszeit von 5 Jahren auf etwa 95–97% beziffern. Die Erfolgssicherheit für eine Implantation im atrophischen Oberkiefer bei simultaner Osteoplastik wird dagegen für die einzelnen Implantate lediglich mit ca. 75% angegeben [2, 26, 97, 98, 149, 224].

Da unter kaufunktioneller Belastung knöchern integrierter enossaler Implantate nach Augmentationsplastiken mit freien avaskulären Knochentransplantaten lediglich mit begrenzten Knochenresorptionen gerechnet werden muß, wird sich die Indikation für den Einsatz mikrovaskulär anastomosierter Knochentransplantate in Kombination mit Implantaten wegen des deutlich größeren operativen Aufwandes aus Sicherheitsgründen auf ungünstige Transplantatlager, z.B. nach vorausgegangener Radiatio oder abgelaufener Entzündung, beschränken müssen.

Literatur

[1] Adell, R., Lekholm, B. Rockler, B., Brånemark, P.-I.: A 15-year study of osseointegrated implants in the treatment of the edentulous jaw. Int. J. Oral maxillofac. Surg. 10 (1981), 387.

[2] Adell, R., Eriksson, B., Lekholm, U., Brånemark, P.-I., Jemt, T.: A long-term follow-up study of osseointegrated implants in the treatment of totally edentulous jaws. Int. J. Oral Maxillofac. Implants 5 (1990), 347.

[3] Aebi, M., Regazzoni, P., Schwarzenbach, O., Perren, S.M.: Free vascularized allografts of bone segments with immunosuppression by cyclosporin A. Orthop. Trans. 9 (1985), 338.

[4] Aho, A.J.: Allogenic joint transplantation in the dog. Am. Chir. Gynaec. 62 (1973), 226.

[5] Albrektsson, T.: Healing of bone grafts. In vivo studies of tissue reactions at autografting of bone in the rabbit tibia. Med. Diss. Göteborg (1979).

[6] Axelrod, T.S., Fernandes, B., Czitrom, A.A.: The Nature of Immunogenic Cells within Bone Marrow. Trans. Orthop. and Rel. Res. 9 (1984), 263.

[7] Axhausen, G.: Histologische Untersuchungen über Knochentransplantationen am Menschen. Dtsch. Z. Chir. 91 (1908), 388.

[8] Baker, S., Sullivan, M: Osteocutaneous free scapula flap for onestage mandibular reconstruction. Arch. Otolaryngol. Head Neck Surg. 114 (1988), 267.

[9] Bassett, C.A.L., Creighton, D.K., Stinchfield, F.E.: Contributions of endosteum, cortex and soft tissues to osteogenesis. Surg. Gynec. Obstet. 112 (1961), 145.

[10] Becker, W., Becker, B.: Guided tissue regeneration for implants placed into extraction sockets and for implant dehiscences: Surgical techniques and case reports. Int. J. Periodont. Rest. Dent. 10 (1990), 377.

[11] Becker, W., Dahlin, C., Becker, B.E.: The use of e-PT-FE barrier membranes for bone promotion around titanium implants placed into extraction sockets: A prospective multicenter study. Int. J. Oral Maxillofac. Implants 9 (1994), 31.

[12] Bell, W.H., Buche, W.H., Kennedy, J.W., Ampill, J.P.: Surgical correction of the atrophic alveolar ridge. Oral Surg. Oral Med. Oral Path. 43 (1977), 485.

[13] Berding, G., Bothe, K.J., Neukam, F.W.: Erkennung und Lokalisation von Komplikationen bei Implantationen durch Szintigraphie und SPECT (Single Photon Emission Computed Tomography). Jahrbuch der GOI, S. 121. Quintessenz, Berlin 1993.

[14] Berding, G., Bothe, K.J. Gratz, K.F., Schmelzeisen, R., Neukam, F.W.: Planar bone scintigraphy and single-

photon emission tomography in the evaluation of bone grafts used for mandibular reconstruction. Eur. J. Nucl. Med. 21 (1994), 113.

[15] Berggren, A., Weiland, A.J., Östrup, L.T.: Bone scintigraphy in evaluating the viability of composite bone grafts revascularized by microvascular anastomoses, conventional autogenous bone grafts and free non-vascularized periosteal grafts. J. Bone Joint Surg. A 64 (1982), 799.

[16] Bergstedt, H.F., Körlof, B., Lind, M.G., Wersäll, J.: Scintigraphy of human autologous rib transplants to a partially resected mandible. Scand. J. Plast. Reconstr. Surg. 12 (1978), 151.

[17] Bos, K.E.: Bone scintigraphy of experimental composite bone grafts revascularized by microvascular anastomoses. Plast. Reconstr. Surg. 64 (1979), 353.

[18] Bothe, K., Neukam, F.W., Reilmann, L.: Knochenszintigraphie bei Auflagerungsosteoplstiken in Kombination mit Brånemark-Implantaten. Z. Zahnärztl. Implantol. 7 (1992), 30.

[19] Bothe, K.J., Berding, G., Neukam, F.W., Gratz, K.F., Schliephake, H.: Szintigraphische Verlaufsuntersuchungen bei Auflagerungsosteoplastiken mit simultaner Implantatinsertion. Z. Zahnärztl. Implantol. 9 (1993), 123.

[20] Bothe, K.J., Neukam, F. W., Becker, H.: Die Computertomographie zur präoperativen Diagnostik bei extremer Alveolarfortsatzatrophie. Jahrbuch der GOI, S. 105. Quintessenz, Berlin 1993.

[21] Boyne, P.J., James, R.A.: Grafting of the maxillary sinus floor with autogenous marrow and bone. J. Oral Surg. 38 (1980), 613.

[22] Boyne, P.J., Mikels, T.E.: Restoration of alveolar ridges by intramandibular transposition osseous grafting. J. Oral Surg. 26 (1968), 569.

[23] Brånemark, P.-I., Breine, U., Adell, R., Hansson, D.-B., Lindström, J., Ohlsson, A.: Intraosseous anchorage of dental prostheses. I. Experimental studies. Scand. J. Plast. Reconstr. Surg. Hand Surg. 3 (1969), 81.

[24] Brånemark, P.-I., Lindström, J., Hallen, O., Breine, U., Jeppson, P.-H., Ohmann, A.: Reconstruction of the defect mandible. Scand. J. Plast. Reconstr. Surg. 9 (1975), 116.

[25] Brånemark, P.-I., Adell, R., Albrektsson, T., Lekholm, U., Lindström, J., Rockler, B.: An experimental and clinical study of osseointegrated implants penetrating the nasal cavity and maxillary sinus. J. Oral Maxillofac. Surg. 42 (1984), 497.

[26] Breine, U., Brånemark, P.-I.: Reconstruction of alveolar jaw bone. An experimental and clinical study of immediate and preformed autologous bone grafts in combination with osseointegrated implants. Scand. J. Plast. Reconstr. Surg. Hand Surg. 14 (1981) 23.

[27] Burchert, W., Bothe, K.J., Berding, G., Neukam, F.W., Schmelzeisen, R.: The Use of Dynamic PET (Positron Emission Tomography) in Evaluating the Viability of Revascularized Bone Grafts for Mandibular Reconstruction. J. Cranio-Max. Fac. Surg. 20. Suppl.1 (1992) 37.

[28] Buser, D., Brägger, U., Lang, N.P., Nyman, S.: Regeneration and enlargement of jaw bone using guided tissue regeneration. Clin. Oral Imp. Res. 1 (1990), 22.

[29] Buser, D., Dula, K., Belser, U., Hirt, H.P., Berthold, H.: Localized ridge augmentation using guided bone regeneration. I. Surgical procedure in the maxilla. Int. J. Periodont. Rest. Dent. 12 (1993), 29.

[30] Buser, D., Dula, K., Belser, U., Hirt, H.P., Berthold, H.: Localized ridge augmentation using guided bone regeneration. II. Surgical procedure in the mandible. Int. J. Periodont. Rest. Dent. 14 (1995), 13.

[31] Buser, D., Dula, K., Hirt, H.P., Berthold, H.: Localized ridge augmentation using guided bone regeneration. In: Buser, D., Dahlin, C., Schenk, R.K. (eds.).: Guided bone regeneration in implant dentistry, p. 189. Quintessence, Chicago 1994.

[32] Buser, D., Weber, H.P., Brägger, U., Balsiger, C.: Tissue integration of one-stage ITI implants: 3-year results of a longitudinal study with hollow-cylinder and holowscrew implants. Int. J. Oral Maxillofac. Implants 6 (1991), 405.

[33] Buser, D., Hirt, H.P., Dula, K., Berthold, H.: Membrantechnik/Orale Implantologie. Gleichzeitige Anwendung von Membranen bei Implantaten mit peri-implantären Knochendefekten. Schw. Monatsschr. Zahnmed. 102 (1992), 1491.

[34] Cameron, H.U., MacNab, I., Pilliar, R.M.: Evaluation of a biodegradable ceramic. J. Biomed. Mater. Res. 11 (1977), 179.

[35] Campbell, C.J.: Homotransplantation of a half or whole joint. Clin. Orthop. 87 (1972), 146.

[36] Casey, D.M.: Accessory mandibular canals. NY State Dent. J. 44 (1978), 232.

[37] Casselman, J.W., Deryckere, F., Hermans, R., Declercq, C., Neyt, L., Pattyn, G., Meeus, L., Vandevoorde, P., Steyaert, L., Devos, V.: DentaScan: CT software program used in the anatomic evaluation of the mandible and maxilla in the perspective of endosseous implant surgery. Fortschr. Röntgenstr. 155 (1991), 4.

[38] Choi, Y., Hawkins, R.A., Messa, C.: Quantification of bone metabolic rate with F-18 fluoride ion and dynamic PET. Eur. J. Nucl. Med. 18 (1991), 549.

[39] Conway, B.J., McCrohan, J.L., Antonsen, R.G., et al.: Average radiation dose in standard CT examinations of the head. Radiology 184 (1992), 135.

[40] Chung, K.M., Lakin, L.M., Stein, M.D., et al: Clinical evaluation of a biodegradable collagen membrane in guided tissue regeneration. J. Periodontol. 61 (1990), 732.

[41] Dahlin, C., Gottlow, J., Linde, A., Nyman, S.: Healing of maxillary and mandibular bone defects using a membrane technique. Scand. J. Plast. Reconstr. Hand Surg. 24 (1990), 13.

[42] Dahlin, C., Linde, A., Gottlow, J., Nyman, S.: Healing of bone defects by guided tissue regeneration. Plast. Reconstr. Surg. 81 (1988), 672.

[43] Dahlin, C., Sennerby, L., Lekholm, U., et al.: Generation of new bone around titanium implants using a membrane technique: an experimental study in rabbits. Int. J. Oral Maxillofac. Implants 4 (1989), 19.

[44] Davis, W.H., Delo, H., Ward, R.J., Terry, B, Patakas, B.: Long term ridge augmentation with rib graft. J. Cranio-Max. Fac. Surg. 3 (1975), 103.

[45] Davis, W.H., Martinoff, J.T., Kaminiski, R.M.: Long-term follow-up of transoral rib graft for mandibular atrophy. J. Oral Maxillofac. Surg. 42 (1984), 606.

[46] Davis, W.H., Rydevik, B., Lundborg, G., Danielsen,

N., Hausamen, J.-E., Neukam, F.W.: Mobilization of the inferior alveolar nerve to allow placement of osseointegratable fixtures. In: Worthington, P., Brånemark, P.-I. (eds.): Advanced osseointegration surgery: applications in the maxillofacial region, p. 129. Quintessence, Chicago 1992.

[47] de Groot, K.: Bioceramics consisting of calcium phosphate salts. Biomaterials 1 (1980), 47.

[48] Desjardins, R.P.: Tissue-integrated prostheses for edentulous patients with normal and abnormal jaw relationship. J. Prosthet. Dent. 59 (1988), 180.

[49] Dumbach, J., Geiger, S.A.: Klinische und radiologische Befunde bei absoluter Alveolarkammerhöhung im Unterkiefer durch autologe Rippentransplantate. Dtsch. Zahnärztl. Z. 35 (1980), 1003.

[50] Ekestubbe, A., Gröndahl, H.-G.: Reliability of spiral tomography with the Scanora® technique for dental implant planning. Clin. Oral Impl. Res. 4 (1993), 195.

[51] Ekestubbe, A., Thilander, A., Gröndahl, H.-G.: Absorbed doses and energy imparted from tomography for dental implant installation. Spiral tomography using the Scanora® technique compared with hypocycloidal tomography. Dentomaxillofac. Radiol. 21 (1992), 65.

[52] Engelke, W.: Die primäre Alveolarextensionsplastik mit Mikroplattenosteosynthese (PAM) bei der Implantatversorgung atrophierter Kieferabschnitte. Z. Zahnärztl. Implantol. 7 (1991), 184.

[53] Enneking, W.F.: Histological investigation of bone transplants in immunologically prepared animals. J. Bone Joint Surg. 39 A (1957), 597.

[54] Fazili, M., Overvest-Eerdmanns, G.R.V., Vernooy, A.M., Visser, W.J., Waas, M.A.J.V.: Follow up investigation of reconstruction of the alveolar process in the atrophic mandible. Int. J. Oral Maxillofac. Surg. 7 (1978), 400.

[55] Fedotov, V.S.N.: Topography of the human mandibular canal. Stomatologica (Mosk.) 57 (1978), 46.

[56] Feldmann, G.: Klinische und röntgenologische Befunde bei nasalen und antralen Perforationen durch gewebeintegrierte Prothesen. In: Watzek, G., Matejka, M. (Hrsg.): Erkrankungen der Kieferhöhle, S. 252. Springer, Wien 1986.

[57] Ferraro, J. W.: Experimental evaluation of ceramic calcium phosphate as a substitute for bone grafts. Plast. Reconstr. Surg. 63 (1979), 634.

[58] Fleisher, N., De Waal, H., Bloom, A.: Regeneration of lost attachment in the dog using vinyl absorbable mesh (polyglactin 910). Int. J. Periodont. Rest. Dent. 8 (1988), 45.

[59] Friberg, B., Ivanoff, C.-J., Lekholm, U.: Inferior alveolar nerve transposition in combination with Brånemark implant treatment. Int. J. Periodont. 12 (1992), 441.

[60] Friedländer, G.E.: Immune response to osteochondral allografts. Current knowledge and future directions. Clin. Orthop. 174 (1983), 58.

[61] Friedländer, G.E., Strong, D.M., Sell, K.W.: Studies on the antigenicity of bone. J. Bone Joint Surg. 59 A (1976), 854.

[62] Frisch, E., Pehrsson, K., Jacobs, H.G.: Implantation mit gleichzeitigem segmentalen Bone-Splitting. Erfahrungen über 5 Jahre. Z. Zahnärztl. Implantol. 10 (1994), 7.

[63] Frodel, J.L., Funk, G.F., Capper, D.T.: Osseointegrated implants in vascularized bone flaps: a comparison of bone thickness in four flap types used in mandibular reconstruction. American Academy of Facial Plastic and Reconstructiv Surgery, Kansas City, 09.1991.

[64] Frodel, J.L. Marentette L.J., Quatela, V.C., Weinstein, G.S.: Calvarial bone graft harvest. Arch. Otolaryngol. Head Neck Surg. 119 (1993), 17.

[65] Fugazzotto, P.: Ridge augmentation with titanium screws and guided tissue regeneration: Technique and report of a case. Int. J. Periodont. Rest. Dent. 13 (1993), 335.

[66] Gabriel, A.C.: Some anatomical features of the mandible. J. Anat. 92 (1958), 580.

[67] Gottesdiener, K.M.: Transplanted infections: donor-to-host transmission with the allograft. Ann. Intern. Med. 110 (1989), 1001.

[68] Gross, A.E., Lavoie, M.V., McDermott, P., Marks, P.: The use of allograft bone in revision of total hip arthroplasty. Clin. Orthop. 197 (1985), 115.

[69] Gross, U.M.: Biocompatibility – The interaction of biomaterials and host response. J. Dent. Educ. 52 (1988), 798.

[70] Härle, F.: Die Lage des Mandibularkanals im zahnlosen Kiefer. Dtsch. Zahnärztl. Z. 32 (1977), 275.

[71] Hancox, N.M: The survival of transplanted embryo bone grafted to chorioallantoic membrane, and subsequent osteogenesis. J. Physiol. (Lond.) (1947), 279.

[72] Hardesty, R.A., Maesh, J.L.: Craniofacial onlay bone grafting: A prospective evaluation of graft morphology, orientation and embryonic origin. Plast. Reconstr. Surg. 85 (1990), 5.

[73] Hardwick, R., Scantlebury, T., Sanchez, R., Whitley, N., Ambruster, J.: Membrane design criteria for guided bone regeneration of the alveolar ridge. In: Buser, D., Dahlin, C., Schenk, R.K. (eds.). Guided bone regeneration in implant dentistry. Quintessence, pp. 101. Chicago 1994.

[74] Hausamen, J.-E., Neukam, F.W.: Transplantation von Knochen. Eur. Arch. otorhinolaryngol. (Suppl.) 1 (1992), 163.

[75] Hawkins, R.A., Choi, Y., Huang, S.C.: Evaluation of the skeletal kinetics of fluorine-18-fluoride ion with PET. J. Nucl. Med. 33 (1992), 633.

[76] Hecht, S.S.: Osteomyelitis of the mandible following the insertion of endo-osseous screws. NY St. Dent J. 40 (1970), 205.

[77] Heiple, K., Chase, S., Herndon, C.: A comparative study of the healing process following different types of bone transplantation. J. Bone Joint Surg. (Am) 45A (1963), 1593.

[78] Herman, G.T., Liu, H.K.: Display of three-dimensional information in computed tomography. J. Comput. Assist. Tomogr. 1 (1977), 155.

[79] Hessling, K.-H., Neukam, F.W., Scheller, H., Günay, H., Schmelzeisen, R.: Die extreme Atrophie des Ober- und Unterkiefers – klinische Gesichtspunkte bei der Versorgung mit enossalen Implantaten. Z. Zahnärztl. Implantol. 6 (1989), 35.

[80] Hidalgo, D.A.: Fibula free flap: a new method of mandible reconstruction. Plast. Reconstr. Surg. 84 (1989), 71.

[81] Hidalgo, D.A.: Aesthetic improvements in free-flap

mandible reconstruction. Plast. Reconstr. Surg. 88 (1991), 574.

[82] Holmes, R.E.: Bone regeneration within a coralline hydroxylapatite implant. Plast. Reconstr. Surg. 63 (1979), 626.

[83] Hubbard, W.G.: Physiological calcium phosphates as orthopedic biomaterials. Diss. Abstracts. International 35 (1974), 1683 B.

[84] Hürzeler, M.B., Knode, H., Weingart, D., Joos, U.: Versorgung einer zahnlosen Patientin mit implantatgetragenen vollkeramischen Brücken nach vorgängig durchgeführter orthognather Chirurgie. Parodontologie 3 (1990), 263.

[85] Hurley, L.A., Stinchfield, F.E., Bassett, C.A.L., Lyon, W.L.: The role of soft tissues in osteogenesis. I. Bone Joint Surg. 41a (1959), 1243.

[86] Imhof, K.: Dental-CT: Ein neues Programm zur Planung und Überprüfung von Kieferimplantaten. Electromedica 60 (1992), 26.

[87] James, R.A.: The support system and the perigingival defense mechanismen of oral implants. J. Oral Implantol. 6 (1975), 270.

[88] James, D.R., Irvine, G.H.: Autogenous rib grafts in maxillofacial surgery. J. Maxillofac. Surg. 11 (1983), 201.

[89] Jarcho, M.: Biomaterial aspects of calcium phosphates. Properties and application. Dent. Clin. North. Am. 30 (1986), 25.

[90] Jensen, O., Nock, D.: Inferior alveolar nerve repositioning in conjunction with placement of osseointegrated implants: A case report. Oral Surg. 63 (1987), 263.

[91] Jovanovic, S., Buser, D.: guided bone regeneration in dehiscence defects and delayed extraction sockets. In: Buser, D., Dahlin, D., Schenk, R.K. (eds.): Guided bone regeneration in implant dentistry. Quintessence, pp. 155. Chicago 1994.

[92] Jovanovic, S., Spiekermann, H., Richter, E.J.: Bone regeneration on dehisced titanium dental implants. A clinical study. Int. J. Oral Maxillofac. Implant 7 (1992), 233.

[93] Kärcher, H: Die Unterkieferrekonstruktion mit mikrovaskulären Knochentransplantationen. Acta Chir. Austr. 18 (1986), 251.

[94] Kärcher, H., Köle, H., Borbely, L.: Der Knochenaufbau eines atrophischen Unterkiefers mit einem gefäßgestielten Beckenkamm. Dtsch. Z. MundKieferGesichtsChir. 10 (1986), 464.

[95] Kasperk, C., Ewers, R.: Tierexperimentelle Untersuchungen zur Einheilungstendenz synthetischer koralliner und aus Algen gewonnener (phykogener) Hydroxylapatitmaterialien. Z. Zahnärztl. Implantol. 2 (1986), 242.

[96] Katthagen, B. D.: Richtlinien zum Führen einer Knochenbank. Deutsche Gesellschaft für Chirurgie – Mitteilungen. 1 (1990), 29.

[97] Keller, E.E., Desjardins, R.P., Tolman, D.E., Laney, W.R., van Roekel, N.B.: Reconstruction of the severely resorbed mandibular ridge using the tissue-integrated prosthesis. Int. J. Oral Maxillofac. Implants 1 (1986), 101.

[98] Keller, E.E., van Roekel, N.B., Desjardins, R.P., Tolman, D.E.: Prosthetic-surgical reconstruction of the severely resorbed maxilla with iliac bone grafting and tissue-integrated prostheses. Int. J. Oral Maxillofac. Implants 2 (1987), 165.

[99] Keller, E.E., Tolman, D.E., Brånemark, P.-I.: Surgical reconstruction of advanced maxillary resorption with composite grafts (autogenous iliac bone and endosseous titanium implants). In Worthington, P., Brånemark, P-I. (eds.): Advanced osseointegration surgery: applications in the maxillofacial region, p. 146. Quintessence, Chicago 1992.

[100] Kent, J.N., Block, M.: Simultaneous maxillary sinus floor grafting and placement of hydroxyapatite-coated implants. J. Oral Maxillofac. Surg. 47 (1989), 238.

[101] Khoury, F.: Die modifizierte Alveolar-Extensionsplastik. Z. Zahnärztl. Implantol. 3 (1987), 174.

[102] Koberg, W.: Spätergebnisse nach Augmentationsplastiken. Dtsch. Z. Zahnärztl. Implantol. 1(1985), 239.

[103] Komisar, A.: The functional result of mandibular reconstruction. Laryngoscope 100 (1990), 364.

[104] Kreutz, R.W., Carr, S.J.: Bilateral oronasal fistulas secondary to an infected maxillary subperiosteal implant. Report of a case. Oral Surg. Oral Med. Oral Path. 61 (1986), 230.

[105] Kusiak, K.: The early revascularization of membraneous bone. Plast. Reconstr. Surg. 76 (1985), 510.

[106] Lambrecht, J.T., Brix, F.: Planning orthognatic surgery with three-dimensional models. Int. J. Adult Orthod. Orthognath. Surg. 4 (1989), 141.

[107] Langer, F., Czitrom, A., Pritzker, K.P., Gross, A.E.: The immunogenicity of fresh and frozen allogeneic bone. J. Bone Joint Surg. 57 (1975), 216.

[108] Lazzara, R.J.: Immediate implant placement into extraction sites: Surgical and restorative advantages. Int. J. Periodont. Rest. Dent. 9 (1989), 333.

[109] Lekholm, U., Becker, W., Dahlin, C., et al: The role early versus late removal of GTAM membranes on bone formation around oral implants placed in immediate extraction sockets: An experimental study in dogs. Clin. Oral Impl. Res. 4 (1993), 121.

[110] Lentrodt, J., Fritzemeier, C.U., Bethmann, I.: Beitrag zur osteoplastischen Rekonstruktion des Unterkiefers. Dtsch. Z. MundKieferGesichtsChir. 9 (1985), 5.

[111] Lexer, E.: Die Verwendung der freien Knochenplastik nebst Versuchen über Gelenkversteifung und Gelenktransplantation. Langenbecks Arch. Chir. 86 (1908), 939.

[112] Lexer, E.: Über freie Transplantationen. Langenbecks Arch. Chir. 95 (1911), 827.

[113] Lexer, E.: 20 Jahre Transplantationsforschung in der Chirurgie. Arch. Chir. 138 (1925), 251.

[114] Listrom, R.D., Symington, J.M.: Osseointegrated dental implants in conjunction with bone grafts. Int. J. Oral Maxillofac. Surg. 17 (1988), 116.

[115] Löfgren, A.B.: Foramina retromolaria mandibulae. Odont. T. 65 (1957), 552.

[116] Luhr, H.-G.: Der freie Unterkieferersatz – Berücksichtigung des Transplantatlagers bei der Rekonstruktion. Fortschr. Kiefer Gesichtschir. 23 (1978), 48.

[117] Lukash, F.N., Sades, S.A., Fischman, B., Attie, J.N.: Osseointegrated denture in a vascularized bone transfer: Functional jaw reconstruction. Ann. Plast. Surg. 19 (1987), 538.

[118] Lukash, F.N., Sachs, S.A.: Functional mandibular reconstruction: Prevention of the oral invalid. Plast. Reconstr. Surg. 84 (1989), 227.

[119] Maerker, R., Schubert, H.: Ergebnisse der osteoplastischen Deckung von Schädeldefekten. Fortschr. Kiefer Gesichtschir. 20 (1976), 47.

[120] Magnusson, I., Batich, C., Collins, B.R.: New attachment formation following controlled tissue regeneration using biodegradable membranes. J. Periodontol. 59 (1988), 1.

[121] Mankin, H.J., Doppelt, S.H., Tomford, W.W.: Clinical experience with allograft implantation. The first ten years. Clin. Orthop. 174 (1983), 69.

[122] Markowitz, N.R.: Avoiding the sagittal sinus during calvarial bone harvest. J. Oral Maxillofac. Surg. 49 (1991), 105.

[123] Markowitz, N.R., Allan, P.G.: Cranial bone graft harvesting: a modified technique. J. Oral Maxillofac. Surg. 47 (1989), 1113.

[124] Matejka, M., Pechmann, U., Lill, W., Neuhold, A., Watzek, G.: Präimplantologische Diagnostik zur Erfassung der anatomischen Ausgangssituation. In: Watzek, G., Matejka, M. (Hrsg.): Der zahnlose Unterkiefer. Seine chirurgisch-prothetische Rehabilitation, S. 293. Springer, Wien 1988.

[125] McCrohan, J.L., Patterson, J.F., Gagne, R.M., Goldstein, H.A.: Average radiation doses in a standard head examination for 250 CT systems. Radiology 163 (1987), 263.

[126] McGivney, G.P., Haughton, V., Strandt, J.A., Eichholz, J.E., Lubar, D.M.: Comparison of CT and current data gathering modalities in prosthodontics. Int. J. Oral Maxillofac. Implants 1 (1986), 53.

[127] Misch, C.M., Misch, C.E., Resnik, R.R., Ismail, Y.H.: Reconstruction of maxillary alveolar defects with mandibular symphysis grafts for dental implants: A preliminary procedural report. Int. J. Oral Maxillofac. Implants 7 (1992), 360.

[128] Mittelmeier, H., Katthagen, B.D., Mittelmeier, W.: Knochenregeneration mit autologem und homologem Transplantat im Tierexperiment. In: Kastenbauer, E., Wilmes, E., Mees, K. (Hrsg.): Das Transplantat in der Plastischen Chirurgie, S. 16. Sasse, Rotenburg–Wümme 1987.

[129] Montag, H.: Anteriore Augmentation und Implantation. Ein Konzept zur prothetischen Versorgung des extrem atrophierten Unterkiefers. Z. Zahnärztl. Implantol. 3 (1987), 152.

[130] Montag, H.: Die Möglichkeiten enossaler Implantate bei der Rehabilitation nach Tumoroperationen des Oropharynx. Z. Zahnärztl. Implantol. 3 (1987), 219.

[131] Moscoso, J.F. Keller, J., Genden, E., Weinberg, H., Biller, H.F., Buchbinder, D., Urken, M.L.: Vascularized bone flaps in oromandibular reconstruction: a comparative anatomic study of bone stock from various donor sites to assess suitability for enosseous dental implants. Third International Conference on Head and Neck cancer, July 27, 1992 San Francisco.

[132] Moskowitz, G.W., Lukash, F.: Evaluation of bone graft viability. Semin. Nucl. Med. 18 (1988), 246.

[133] Moström, U., Ytterbergh, C., Bergström, K.: Eye lens dose in cranial computed tomography with reference to the technical development of CT scanners. Acta radiol. Diagnosis 27 (1986), 599.

[134] Mühlbauer, W., Herndel, E., Stock, W.: The forearm flap. Plast. Reconstr. Surg. 70 (1982), 336.

[135] Naerth, I., Quirynen, M., van Steenberghe, D., Darius, P.: A six-year prosthodontic study of 509 consecutively inserted implants for the treatment of partial edentulism. J. Prosthet. Dent. 67 (1992), 236.

[136] Nentwig, G.-H.: Die Implantation im Frontbereich bei reduziertem Alveolarfortsatz. Z. Zahnärztl. Implantol. 4 (1988), 174.

[137] Neukam, F.W., Hausamen, J.-E., Kaufmann, K.: Tierexperimentelle Untersuchungen zur Durchblutung des Alveolarknochens und der Zähne nach alveolären Osteotomien in Relation zum Abstand der horizontalen Osteotomielinie zu den Wurzelspitzen. Dtsch. Z. MundKieferGesichtsChir. 5 (1981), 369.

[138] Neukam, F.W., Hausamen, J.-E., Scheller, H., Feldmann, G.: Knochentransplantation in Kombination mit enossalen Implantaten. In: Kastenbauer, E., Wilmes, E., Mees, K. (Hrsg.): Das Transplantat in der plastischen Chirurgie, S. 41. Sasse, Rotenburg–Wümme 1987.

[139] Neukam, F.W., Hausamen, J.-E., Scheller, H., Schmelzeisen, R.: Die extreme Atrophie des Unterkiefer – eine Indikation zur Implantatversorgung. In: Watzek, G., Matejka, M. (Hrsg.): Der zahnlose Unterkiefer. Seine chirurgisch-prothetische Rehabilitation, S. 371. Springer, Wien 1988.

[140] Neukam, F.W., Scheller, H., Günay, H., Schmelzeisen, R.: International anerkannte Implantationssysteme im klinischen Einsatz. Vorläufige Ergebnisse einer prospektiven Studie. Z. Zahnärztl. Implantol. 4 (1988) 147.

[141] Neukam, F.W., Scheller, H., Günay, H.: Experimentelle und klinische Untersuchungen zur Auflagerungsosteoplastik in Kombination mit enossalen Implantaten. Z. Zahnärztl. Implantol. 5 (1989), 235.

[142] Neukam, F.W., Hausamen, J.-E., Scheller, H.: Functional and esthetic rehabilitation with Brånemark implants following oncologic surgery. In: Albrektson, T., Zarb, G.A. (eds.): The Brånemark osseointegrated implant, p. 147. Quintessence, Chicago 1989.

[143] Neukam, F.W., Schmelzeisen, R., Scheller, H., Günay, G.: Plastic and reconstructive surgery in combination with implants after tumor resection in the oropharyngeal region. In: Kärcher, H., Eskici, A., Zwittnig P. (eds.): Functional surgery of the head and neck, p. 253. RM-Druck, Graz 1989.

[144] Neukam, F.W.: Experimentelle und klinische Untersuchungen zur Osteoplastik in Kombination mit enossalen Implantaten und Knochenersatzmaterialien im Mund-, Kiefer- und Gesichtsbereich. Habilschr., Medizin. Hochschule, Hannover 1990.

[145] Neukam, F.W., Schmelzeisen, R., Reilmann, L., Kärcher, H., Bothe, K., Scheller, H.: Plastisch-rekonstruktive Maßnahmen mit freien mikrovaskulären Knochentransplantaten in Kombination mit Implantaten. Fortschr. Kiefer Gesichtschir. 35 (1990), 79.

[146] Neukam, F.W., Hausamen, J.-E.: Microvascular bone grafting techniques in combination with osseointe-

grated fixtures. In Worthington, P., Brånemark, P.-I. (eds): Advanced osseointegration surgery: applications in the maxillofacial region, p. 276. Quintessence, Chicago 1992.

[147] Neukam, F.W., Hausamen, J.-E., Schmelzeisen, R., Scheller, H.: Plastisch-rekonstruktive Maßnahmen mit freien oder mikrovaskulären Knochentransplantaten in Kombination mit Implantaten nach Tumorresektionen im Mund-, Kiefer- und Gesichtsbereich. In: M. Samii, Rudolph, H. (Hrsg.): Hefte zur Unfallchirurgie, Plastischen und Wiederherstellungschirurgie. Moderne Verfahren der Rekonstruktion von Knochenstrukturen, S. 66. Thieme, Stuttgart 1992.

[148] Neukam, F.W., Schmelzeisen, R., Scheller, H., Schliephake, H.: Microvascular reconstruction of intra- and extraoral soft tissue and bony defects. J. Cranio Max. Fac. Surg. 20 (1992), 35.

[149] Neukam, F.W., Bothe, K.J., Schliephake, H., Schmelzeisen, R., Schultze, A., Wichmann, M.: Osteoplastische Rekonstruktion in Kombination mit Implantaten im extrem atrophischen Unterkiefer. Dtsch. Zahnärztl. Z. 48 (1993), 808.

[150] Neukam, F.W.: Oromandibular reconstruction with vascularized bone grafts in combination with implants. In: Sailer, H.F. (ed.): Oral and maxillofacial surgery clinics of North America. Saunders, Philadelphia 1994, S. 717.

[151] Neukam, F.W.: Implantationen. In: Hausamen, J.-E., Machtens, E., Reuther, J. (Hrsg.): Kirschner'sche Allgemeine und Spezielle Operationslehre – Mund-, Kiefer- und Gesichtschirurgie. Springer, Berlin–Heidelberg 1994, S. 79.

[152] Nevins, R., Mellonig, J.T.: Enhancement of the damaged edentulous ridge to receive dental implants: A combination of allograft and the Gore-Tex membrane. Int. J. Periodont. Rest. Dent. 12 (1992), 97.

[153] Nevins, R., Mellonig, J.T.: The advantage of localized ridge augmentation prior to implant placement: A staged event. Int. J. Periodont. Rest. Dent. 14 (1994), 97.

[154] Nortje, C.J., Farman, A.G., Grotepass, F.W.: Variations in the normal anatomy of the inferior dental (mandibular) canal: a retrospective study of panoramic radiographs from 3612 routine dental patients. Brit. J. Oral Surg. 15 (1977), 55.

[155] Nyman, S., Lang, N.P., Buser, D., Brägger, U.: Bone regeneration adjacent to titanium dental implants using guided tissue regeneration; a report of two cases. Int. J. Oral Maxillofac. Implants 5 (1990), 9.

[156] Nyman, S., Lindhe, J., Karring, T.: Reattachment-new attachment. In: Lindhe, J. (ed). Textbook of clinical periodontology, 2nd ed., pp. 450-476. Munksgard, Copenhagen 1989.

[157] Pape, H.-D., Heiss, R.: Pathologische Befunde bei enossalen und subperiostalen Implantaten. Dtsch. Zahnärztl. Z. 32 (1977), 308.

[158] Parrish, F.F.: Treatment of bone tumors by total excision and replacement with massive autologous and homologous grafts. J. Bone Joint Surg. 48 A (1966), 968.

[159] Phillips, J.H.: Membraneous and enchondral grafts. Plast. Reconstr. Surg. 1990, 85 (1990), 891.

[160] Pröbster, L., Freesmeyer, W.B.: Der zahnlose Unterkiefer im Fernröntgenseitbild. Eine vergleichende röntgenologische und anatomische Studie. Z. Zahnärztl. Implantol. 5 (1989), 68.

[161] Pröbster, L., Freesmeyer, W.B.: Das Fernröntgenbild in der präimplantologischen Diagnostik. Z. Zahnärztl. Implantol. 5 (1989), 155.

[162] Rakower, W.: Intraosseous Implant Failures. J. Oral Maxillofac. Surg. 32 (1973), 671.

[163] Reich, R.H.: Anatomische Untersuchungen zum Verlauf des Canalis mandibularis. Dtsch. Zahnärztl. Z. 35 (1980), 972.

[164] Reich, R.H., Gade, R.: Zur Verletzungsgefahr des Nervus alveolaris inferior bei der Implantationschirurgie des Unterkiefers anhand anatomischer Untersuchungen. Dtsch. Zahnärztl. Z. 38 (1983), 126.

[165] Rehrmann, A.: Kinnaufbau mit prothesenfähigem knöchernen Kieferbogen. Dtsch. Zahn. Mund Kieferheilkd. 21 (1955), 433.

[166] Reumann, K., Braukhoff, J., Semrau, H., Becker, H., Giebel, G., Neukam, F.W.: Rechnerintegrierte Fertigung und Validierung von Modellen biomedizinischer Objekte. In: Lemke, H.U., Rhodes, M.L., Jaffee, C.C., Felix, R. (Hrsg.): Computergestützte Radiologie, S. 424. Springer, Berlin 1987.

[167] Reuther, J.F.: Druckplattenosteosynthese und freie Knochentransplantation zur Unterkieferrekonstruktion – Experimentelle und klinische Untersuchungen. Habilschr., Mainz 1977.

[168] Riediger, D.: Restoration of masticatory function by microsurgically revascularized iliac crest bone grafts using endosseous implants. Plast. Reconstr. Surg. 81 (1988), 861.

[169] Riediger, D.: Reconstruction of the severely atrophic mandible using microvascular bone flaps. Lecture held at the 5th International Congress on Preprosthetic Surgery, Vienna (1992).

[170] Rittmann, K.L.: Die Strahlenbelastung des Patienten bei der Computertomographie zur 3D-Rekonstruktion im Oberkieferbereich. Persönliche Mitteilung, 1993.

[171] Rosenkranz, G., Berndt, L., Geißler, S., Tellkamp, H.: Die Strahlenbelastung von Linse und Gonaden bei ausgewählten CT-Untersuchungen. Digit. Bilddiagn. 7 (1987), 177.

[172] Rosenquist, B.: Fixture placement posterior to the mental foramen with transpositioning of the inferior alveolar nerve. Int. J. Oral Maxillofac. Implants. 7 (1992), 45.

[173] Roux, W.: Beiträge zur Morphologie der funktionellen Anpassung. 3. Beschreibung und Erläuterung einer knöchernen Kniegelenksanchylose. Arch. Anat. Entw.-Gesch. 17 (1885), 120.

[174] Roux, W.: Das Gesetz der Transformation der Knochen. Berl. klin. Wschr. 30 (1893), 509.

[175] Sailer, H.F.: A new method of inserting endosseous implants in totally atrophic maxillae. J. Cranio-Max.-Fac. Surg. 17 (1989), 299.

[176] Saleh, M.: Bone graft harvesting: A percutaneous technique J. Bone Joint Surg. (Brit. Vol.) 73 (1991), 867.

[177] Schenk, R.K., Buser, D., Hardwick, W.R., Dahlin, C.: Healing pattern of bone regeneration in membrane-

protected defects. A histologic study in the canine mandible. Int. J. Oral Maxillofac. Implants 9 (1994), 13.
[178] Schliephake, H.: Entnahmetechniken autologer Knochentransplantate. Implantologie (1994) (im Druck).
[179] Schliephake, H., Klosa, D., Neukam, F.W.: Automated microdensitometric quantification of bone ingrowth into porous implants. Int. J. Oral Maxillofac. Implants 6 (1991), 168.
[180] Schliephake, H., van den Berghe, P., Neukam, F.W.: Osseointegration of titanium fixtures in onlay grafting procedures with autogenous bone and hydroxylapatite. An experimental histometric study. Clin. Oral Impl. Res. 2 (1991), 56.
[181] Schliephake, H., Neukam, F.W., Schmelzeisen, R. Scheller, H., Günay, H.: Osteointegrierte Schraubenimplantate in der Regio interforaminalis des Unterkiefers. Dtsch. Zahnärztl. Z. 48 (1993), 799.
[182] Schmelzeisen, R., Hausamen, J.-E., Pohlmeyer, K., Steinhoff, G., Wittekind, C., Oshima, K.: Mikrochirurgisch anastomosierte allogene Beckenkammtransplantate zur Defektüberbrückung im Unterkiefer. Erste Ergebnisse eines Tierversuches am Göttinger Minischwein. Fortschr. Kiefer Gesichtschir. 35 (1990), 31.
[183] Schmitz, H.-J., Tolksdorff, T., Jovanovic, S., Honsbrok, J.: Einsatzmöglichkeiten der 3D-Rekonstruktion von CT-Daten. Dtsch. Z. MundKieferGesichts Chir. 14 (1990), 281.
[184] Schultz, A.J., Gager, A.H.: Guided tissue regeneration using absorbable membrane (polyglactin 910) and osseous grafting. Int. J. Periodont. Rest. Dent. 10 (1990), 8.
[185] Schwarz, M.S., Rothman, S.L.G., Rhodes, M.L., Chafetz, N.: Computed tomography: Part I. Preoperative assessment of the mandible for endosseous implant surgery. Int. J. Oral Maxillofac. Implants 2 (1987), 137.
[186] Schwarz, M.S., Rothman, S.L.G., Rhodes, M.L., Chafetz, N.: Computed tomography: Part II. Preoperative assessment of the maxilla for endosseous implant surgery. Int. J. Oral Maxillofac. Implants 2 (1987), 143.
[187] Schweiberer, L.: Der heutige Stand der Knochentransplantation. Chirurg. 42 (1971), 252.
[188] Setz, J., Krämer, A., Lin, W.: Vermessung von Orthopantomogrammen in der präimplantären Diagnostik. Z. Zahnärztl. Implantol. 5 (1989), 64.
[189] Shanaman, R.H.: The use of guided tissue regeneration to facilitate ideal prosthetic placement of implants. Int. J. Periodont. Rest. Dent. 12 (1992), 226.
[190] Shelton, D.W.: Critical review of preprosthetic surgery. In: Irby, W. B. (ed.): Current advances in oral surgery, vol. II, pp. 359–384. Mosby, St. Louis 1977.
[191] Silverberg, B., Banis, J.C., Acland, R.: Mandibular reconstruction with microvascular bone transfer. Am. J. Surg. 150 (1985), 440.
[192] Simion, M., Baldoni, M., Rossi, P., Zaffe, D.: A comparative study of the effectiveness of e-PTFE membranes with and without early exposure during the healing period. Int. J. Periodont. Rest. Dent. 14 (1994), 167.

[193] Small, I.A: Metal implants and the mandibular staple bone plate. J. Oral Surg. 33 (1975), 571.
[194] Small, I.A.: The mandibular staple bone plate. Its use and advantages in reconstructive surgery. Dent. Clin. North Am. 30 (1986), 175.
[195] Smiler, D.G.: Repositioning the inferior alveolar nerve for placemens of endosseous implants: Technical note. Int. J. Oral Maxillofac. Implants 8 (1993), 145.
[196] Song, R., Gaw, Y., Yenyan, Y., Yu, Y.: The forearm flap. Chir. Plast. Surg. 9 (1982), 21.
[197] Soutar, D.S., Schecker, L.R., Tanner, N.S.B., McGregor, I.A.: The radial forearm flap: a versantile method for intraoral reconstruction. Br. J. Plast. Surg. 36 (1983), 1.
[198] Soutar, D.S., Widdowson, W.P.: Immediate reconstruction of the mandible using vascularized segment of radius. Head Neck Surg. 8 (1986), 232.
[199] Spiekermann, H.: Enossale Implantate für unbezahnte Kiefer. In: Hupfauf, L. (Hrsg.): Totalprothesen, S. 257. Urban & Schwarzenberg, München 1987.
[200] Spiekermann, H.: Implantologie. Thieme, Stuttgart 1994.
[201] Starke, G.: Possible virus contaminants in tissue banking. Beitr. Orthop. Traumatol. 37 (1990), 492.
[202] van Steenberghe, D., Lekholm, U., Bolender, C., Folmer, T., Henry, P., Herrmann, I., Higuchi, K., Laney, W., Linden, U., Astrand, P.: The applicability of osseointegrated oral implants in the rehabilitation of partial edentulism: A prospective multicenter study on 558 implants. Int. J. Oral Maxillofac. Implants 5 (1990), 272.
[203] Steinhäuser, E.: Möglichkeiten und Grenzen der chirurgischen Verbesserung des Prothesenlagers. Dtsch. Zahnärztl. Z. 37 (1982), 752.
[204] Strub, J.R., Neukam, F.W., Hürzeler, M.D., Witkowski, S.: Implantologie: Ein interdisziplinäres Behandlungskonzept. Implantologie 1 (1993), 1.
[205] Strunz, V., Tetsch, P.: Komplikationen bei Implantationen im Oberkiefer. Z. Zahnärztl. Implantol. 1 (1985), 228.
[206] Swart, J.G.N., Allard, R.H.B.: Subperiosteal onlay augmentation of the mandible: a clinical and radiographic survey. J. Oral Maxillofac. Surg. 43 (1985), 183.
[207] Swarts, W.M., Banis, J.C., Newton, E.D., Ramasastry, S.C., Jones, N.F., Acland, R.: The osteocutaneous scapula flap for mandibula and maxilla reconstruction. Plast. Reconstr. Surg. 77 (1986), 530.
[208] Sweet, A.P.S.: Canals and foramina of the maxilla and mandible. Dent. Radiogr. Photogr. 16 (1943), 13.
[209] Sykoff, V.: Zur Frage der Knochenplastik am Unterkiefer. Zentralbl. Chir. 27 (1900), 881.
[210] Tahara, S., Susuki, T., Sagara, S.: Mandibular reconstruction with subsequent denture implantation. Brit. J. plast. Surg. 42 (1989), 344.
[211] Tammisalo, E.H., Tammisalo, T.: Multimodal radiographie: a new imaging technique and system for oral diagnosis. Proc. Finn. Dent. Soc. 2 (1991), 87.
[212] Tammisalo, E.H., Hallikainen, D. Kanerva, H., Tammisalo, T.: Comprehensive oral X-ray diagnosis: Scanora multimodal radiography: A preliminary description. Dentomaxillofac. Radiol. 21(1992), 9.

[213] Tatum, H.: Maxillary sinus and implant reconstruction. Dent. Clin. North Am. 30 (1986), 107.
[214] Taylor, G. I., Townsend, P., Corlett, R.: Superiority of the deep circumflex iliac vessels as a supply for free groin flaps.Clinical work. Plast. Reconstr. Surg. 64 (1979), 745.
[215] Tinti, C., Vincenzi, G., Cochetto, R.: Guided tissue regeneration in mucogingival surgery. J. Periodontol. 64 (1993), 1184.
[216] Tulasne, J.-F.: Implant treatment of missing posterior dentition. In: Albrektsson, T., Zarb, G.A. (eds.): The Brånemark implant, p. 103. Quintessence, Chicago 1989.
[217] Tulasne, J.-F.: Osseointegrated fixtures in the pterygoid region. In: Worthington, P., Brånemark, P.-I. (eds): Advanced osseointegration surgery: applications in the maxillofacial region, p. 182. Quintessence, Chicago 1992.
[218] Urist, M.R., Mc Lean, D.: Osteogeneic potency and new bone formation by induction in transplants to the anterior chamber of the eye. J. Bone J. Surg. 34 A (1952), 443.
[219] Urist, M.R., Adams, T.: Cartilage and bone induction from articular cartilage. J. Bone Jt. Surg. 50 B (1968), 198.
[220] Urken, M.L., Buchbinder, D., Weinberg, H., Vickery, C., Sheiner, A., Biller, H.F.: Primary placement of osseointegrated implants in microvascular mandibular reconstruction. Otolaryngol. Head Neck Surg. 101 (1989), 56.
[221] Wang, J.H., Waite, D.E., Steinhäuser, E.W.: Ridge augmentation: An evaluation and follow-up report. J. Oral Maxillofac. Surg. 34 (1976), 600.
[222] Watzek, G., Matejka, M.: Vermeidung und Behandlung von Kieferhöhlenentzündungen bei dentoalveolären Eingriffen. In: Watzek, G., Matejka, M. (Hrsg.): Erkrankungen der Kieferhöhle, S. 201. Springer, Wien 1986.
[223] Wedgwood, M.: The peripheral course of the inferior dental nerve. J. Anat. 100 (1966), 639.
[224] Weingart, D: Therapie des zahnlosen, atrophierten Kiefers – Knochentransplantate, enossale Implantate und implantatgestützte Suprastrukturen. Habilschr., Universität Freiburg 1992.
[225] White, R.A., Weber, J.N., White, E.W.: Replamineform: A new process for preparing porous ceramic, metal and polymer prosthetic materials. Science 176 (1972), 922.
[226] Whitaker, L.A., Munro, I.R., Salyer, K.E.: Combined report of problems and complications in 793 craniofacial operations. Plast. Reconstr. Surg. 64 (1979), 198.
[227] Williams, M.Y.A., Mealey, B.L., Hallmon, W.W.: The role of computerized tomography in dental implantology. Int. J. Oral Maxillofac. Implants 7 (1992), 373.
[228] Wolff, J.: Das Gesetz der Transformation der Knochen. Hirschwald, Berlin 1892.
[229] Wood, R.M., Moore, D.L.: Grafting of the maxillary sinus with intraorally harvested autogenous bone prior to implant placement. Int. J. Oral Maxillofac. Implants 3 (1988), 209.
[230] Yaremchuk, M.J., Nettelblad, H., Randolph, M.A., Weiland, A.: Vascularized bone allograft transplantation in a genetically defined rat model. Plast. Reconstr. Surg. 75 (1985), 355.
[231] Zappa, U.: Resorbierbare Membranen (I). Parodontale Geweberegeneration unter Verwendung von resorbierbaren Membranen – klinische Aspekte. Schweiz. Monatsschr. Zahnmed. 101 (1991), 1147.
[232] Zins, J.E., Whitaker, L.A.: Membraneous versus endochondral bone autografts: Implications for craniofacial reconstruction. Surg. Forum 30 (1979), 521.

Prothetische Versorgung

VON ERNST-JÜRGEN RICHTER UND HUBERTUS SPIEKERMANN

Inhaltsübersicht

Einleitung 221
Besonderheiten prothetischer Restaurationen auf Implantaten 222
Behandlungsgang 227
Grundsätze zur Gestaltung moderner Suprastrukturen 229
Verankerungs- und Verbindungselemente in der Implantatprothetik 231
    Stegkonstruktionen 231
    Kugelkopf-Attachments 232
    Teleskope 232
    Magnet-Attachments 233
    Verschraubung 233
    Geschiebe 233
    Teleskopkronen mit integrierter Verschraubung 234

Versorgung des Einzelzahnimplantates ... 234
    Kronenbefestigung 236
    Kronentyp 236
    Einzelzahnimplantate im Seitenzahnbereich 238

Versorgung des teilbezahnten Kiefers 239
    Versorgung der verkürzten und unterbrochenen Zahnreihe 239
    Konzept 1 239
    Konzept 2 240
    Konzept 3 241

    Weitspannige unterbrochene Zahnreihe im Seitenzahnbereich 243
    Versorgung des restbezahnten Kiefers ... 243
    Herausnehmbarer Zahnersatz 243
    Festsitzender Zahnersatz im Unterkiefer 244
    Festsitzender Zahnersatz im Oberkiefer . 246

Versorgung des zahnlosen Kiefers 248
    Allgemeines 248
    Vorteile der Deckprothese 248
    Nachteile der Deckprothese 249
    Vorteile der festsitzenden Prothese 249
    Nachteile der festsitzenden Prothese ... 249
    Unterkiefer 249
    Konzept 1 249
    Konzept 2 250
    Konzept 3 252
    Konzept 4 252
    Oberkiefer 253
    Konzept 1 254
    Konzept 2 254
    Konzept 3 254
    Konzept 4 255
    Alternative Oberkieferkonstruktionen .. 257

Okklusionskonzept 257
    Festsitzender Zahnersatz 258
    Herausnehmbarer Zahnersatz 260

Literatur 260

Einleitung

Aus prothetischer Sicht stellen enossale Implantate in erster Linie ein modernes Hilfsmittel dar, um Zahnersatz daran zu verankern. Dabei muß es sich nicht immer um festsitzenden Zahnersatz handeln; vielfach werden Implantate auch im stark reduzierten Restgebiß oder im zahnlosen Kiefer inseriert, um die Lagestabilität bzw. Kinematik und damit die Lebensdauer von herausnehmbaren Prothesen entscheidend zu verbessern. Weiterhin ist festzustellen, daß zunehmend teilbezahnte Patienten mit dem Wunsch nach festsitzendem Ersatz an ihren Zahnarzt herantreten (Abb. 1a und b). Viele dieser Patienten wollen herausnehmbaren Zahnersatz auf jeden Fall umgehen oder haben bereits schlechte Erfahrungen damit gemacht, andere wünschen unbedingt, daß die Präparation von Zähnen zur Verankerung von Zahnersatz vermieden wird. Dieser letztgenannte Aspekt wirft ein besonderes Licht auf die implantologisch-prothetische Form der Therapie: Die Insertion eines Implantates kann im weitesten Sinne auch als eine „präventive Maßnahme" angesehen werden.

Der Ersatz eines einzelnen, verlorengegangenen Zahnes bei sonst kariesfreien Nachbarzähnen war von jeher bei günstigen anatomischen Voraussetzungen eine Indikation für ein Einzelzahnimplantat [55]. Zunehmend wird jedoch bei dieser Indikation auch dann ein Implantat in Erwägung gezogen, wenn die Nachbarzähne bereits Füllungen aufweisen und daher an sich eine konventionelle Versorgung naheläge. Weiterhin wurden in den letzten Jahren Implantate im teilbezahnten Restgebiß vielfach dann bevorzugt verwendet, wenn es bei ausreichendem Knochenangebot galt, eine Freiendsituation durch festsitzenden Ersatz zu ergänzen. In jüngster Zeit wünschen die Patienten auch bei reduziertem Zahnbestand trotz vergleichsweise höherer Kosten festsitzenden Zahnersatz bereits dann, wenn sich eine herausnehmbare Prothese bei Vorhandensein zahlreicher Pfeilerzähne in jeder Hinsicht funktionsstabil verankern ließe (Abb. 1c und d)!

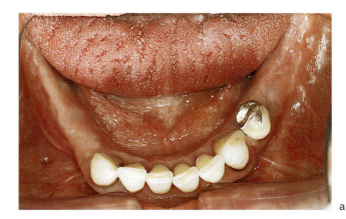

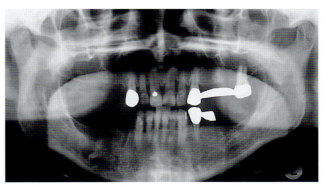

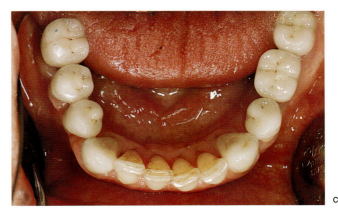

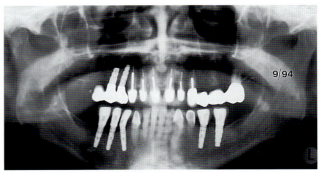

Abb. 1 52jähriger Patient, der sich mit dem Wunsch nach einer festsitzenden Versorgung vorstellte. Er litt unter einem extremen Würgereiz.
a) Klinische Ausgangssituation.
b) Röntgenübersichtsaufnahme.
c) Unterkiefer mit festsitzendem Zahnersatz. Je Kieferhälfte wurden drei Seitenzähne ersetzt bzw. restauriert, indem In-Ceram®-Einzelkronen auf dem Zahn 34 und fünf Implantaten befestigt wurden.
d) Die Röntgenübersichtsaufnahme nach Behandlungsabschluß zeigt, daß die rechtsseitige Oberkiefer-Freiendlücke mit zwei Implantaten und einer Extensionsbrücke versorgt wurde (Frialit-II-Implantatsystem).

Waren es in den 80er Jahren noch zumeist Patienten unter 40 Jahren, die unbedingt festsitzenden Zahnersatz wünschten, so hat sich diese Altersgrenze um ca. 20 Jahre nach oben verschoben. Ursache hierfür ist neben dem gestiegenen Gesundheitsbewußtsein der Bevölkerung der zunehmende Bekanntheitsgrad enossaler Implantate, der mit entsprechenden Berichten in den Medien einhergeht [79].

Diese Entwicklung ist zwar grundsätzlich positiv zu bewerten, dennoch werden dadurch oftmals unerfüllbare Hoffnungen geweckt. Patienten und implantologisch tätige Zahnärzte laufen Gefahr, jede Form von Zahnverlust rekonstruktiv durch implantologisch-prothetische Therapien lösen zu wollen. Davor ist zu warnen, denn nach dem heutigen Kenntnisstand können enossale Implantate nach wie vor nur dann langfristig erfolgreich verankert werden, wenn – unter Anwendung sinnvoller prothetischer Restaurationskonzeptionen – entsprechende klinische Vorausetzungen gegeben sind. Mit anderen Worten: Implantate sind nur dann sinnvoll, wenn sich diese Form der Therapie im ganzen objektiv günstiger darstellt als herkömmliche Alternativmaßnahmen. Die Darstellung geeigneter prothetischer Restaurationen ist das Ziel dieses Beitrages.

In der Regel stellt ein Patient an Implantate die Forderung, daß damit ein *festsitzender Zahnersatz* mit all seinen Vorteilen verbunden ist. Er erwartet weiterhin – nicht immer explizit artikuliert –, daß die Restauration *ästhetisch ansprechend* ausfällt, vor allem weil diese Form der Therapie vergleichsweise zeit- und kostenintensiv ist.

Von zahnärztlicher Seite ist man bestrebt, diese Ansprüche unter Berücksichtigung funktioneller Belange zu erfüllen. Weiterhin gilt es aus einer prospektiven Sichtweise heraus, implantatfixierten Zahnersatz *bedingt abnehmbar* zu gestalten, weil damit langfristig erhebliche Vorteile verbunden sind. Diesbezüglich stellt nur die Einzelkrone auf einem Implantat eine Ausnahme dar.

Die *Konzepte zur Gestaltung implantatgetragener Suprastrukturen* basieren weitgehend auf Techniken und Methoden, die der herkömmlichen Prothetik entliehen sind. Viele der Verfahren konnten ohne weiteres auf die Implantatprothetik übertragen werden, andere waren mit Unsicherheiten behaftet (z.B. keramische Kauflächen auf implantatfixierten Restaurationen [56]), und für spezielle Gegebenheiten mußten neue Methoden erdacht werden (z.B. präzise Abformung mehrerer Implantate).

Dennoch stellt sich immer wieder die Frage, inwieweit auf dem sich stürmisch entwickelnden Fachgebiet der Implantologie die richtigen Wege eingeschlagen wurden.

So hat der Trend, schon frühzeitig im reduzierten Gebiß Implantate als zusätzliche Pfeiler zu verankern, dazu geführt, daß im Vergleich zu früher deutlich mehr Implantate inseriert werden (s. Abb. 1d). Der operative, aber auch der prothetische Aufwand und die jeweils zu berücksichtigenden Faktoren steigen jedoch mit der Ausdehnung der Restauration deutlich an, ohne daß bisher eindeutige Konzepte zur Planung und Gestaltung derart umfangreicher Konstruktionen vorliegen und ohne daß Konsens über die Anzahl der tatsächlich notwendigen Implantate besteht. Zu dieser Problematik werden in diesem Beitrag erste Vorschläge unterbreitet.

Besonderheiten prothetischer Restaurationen auf Implantaten

Die Implantologie bringt eine gewisse *Vereinheitlichung der prothetischen Komponenten* mit sich, auch wenn sich diese von System zu System unterscheiden (s. S. 75ff.). Ein wesentliches Merkmal eines jeden Implantatsystems sind aufeinander abgestimmte Verbindungsstellen zu den prothetischen Pfosten. Die zahnärztlichen und labortechnischen Arbeitsschritte zur Herstellung der Suprastrukturen werden dadurch im Vergleich zu denen bei herkömmlichen Restaurationen durch zahlreiche Faktoren teils erleichtert, teilweise aber auch deutlich erschwert. Weiterhin müssen spezielle Gegebenheiten berücksichtigt werden.

Erleichterungen. Folgende Vorteile gehen in der Regel mit Vereinfachungen einher:

- Bei modernen Implantaten bzw. ihren Prothetikpfosten entfällt vielfach die Präparation der Aufbauten.
- Mit speziellen Übertragungspfosten lassen sich Abformungen für Situationsmodelle (Abb. 2a und b; u.a. zur Fertigung eines individuellen Löffels) schnell herstellen. Mit diesem Löffel wird eine Präzisionsabformung (Abb. 2c und d) für ein Arbeitsmodell hergestellt, wobei das Legen der Fäden zur Eröffnung der Implantatsulki entfällt.
- Präfabrizierte, angußfähige Prothetikteile (Kronenbasen) vereinfachen und beschleunigen die

Prothetische Versorgung

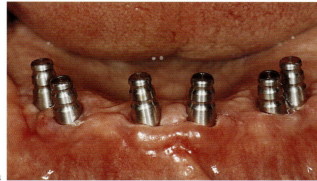

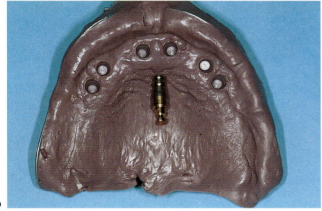

labortechnischen Arbeiten, wobei ein präziser Randschluß gewährleistet ist. Sie sind zudem kostengünstig.

Erschwernisse. Eher mit Schwierigkeiten verbunden sind folgende Sachverhalte:

- Die Realisierung anspruchsvoller ästhetischer Vorstellungen des Patienten hängt bei Implantaten im stärkeren Maß als bei Zähnen von der richtigen Pfeilerposition und von der Hart- und Weichgewebsmorphologie ab.
- Nach der operativen Implantateröffnung ist wie nach parodontalchirurgischen Eingriffen besonders in kritischen Zonen (Oberkiefer-Frontregion) eine 6–10wöchige Abheilphase zu berücksichtigen, bis konsolidierte Verhältnisse eingetreten sind. Sofern Weichgewebsrezessionen auftreten, können zusätzliche operative Maßnahmen notwendig sein (z.B. freies Schleimhaut- oder Bindegewebstransplantat [64]).
- Hochwertige Provisorien können während dieser Zeit den Weichgewebsheilungsprozeß unterstützen (Abb. 3a). Sie sind grundsätzlich zur Beurteilung der ästhetischen und funktionellen Aspekte von hohem Wert (Abb. 3b und c).
- Je nach Implantatsystem können die Forderung nach einer gemeinsamen Einschubrichtung yder Restauration bzw. Abweichungen von der parallelen Ausrichtung der Pfeiler zu Problemen führen, insbesondere wenn Durchgangsschrauben (s. S. 81f.) verwendet werden müssen.
- Von Bedeutung sind diese Faktoren bereits bei der präoperativen Planung sowie bei der chirurgischen Implantation, so daß aus diesen Gründen eine Modellanalyse und Operationsschablonen von großer Wichtigkeit sind (Abb.4) [24].

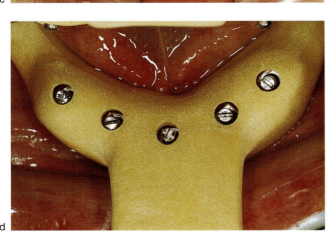

Abb. 2 Abformung für die implantologische Versorgung.

a) Nach Eröffnung der Implantate und weitgehender Abheilung der Weichgewebe wird zunächst eine Situationsabformung mit einfachen konischen Kappen vorgenommen (Brånemark-Implantatsystem).
b) Die Übertragungspfosten werden mit Laborimplantaten versehen und zur Modellherstellung in die Abformung reponiert.
c) Das Situationsmodell dient zur Herstellung speziell gestalteter Übertragungselemente, die im Mund mit langen Schrauben auf den Implantaten fixiert und in der Ruhe-Schwebelage des Unterkiefers durch Kunststoff miteinander verbunden werden.
d) Für die Zweitabformung zur Herstellung des Arbeitsmodells ist ein individueller Löffel anzufertigen, wobei die Schraubenköpfe den Löffelboden sicher überragen müssen, damit die Abformung durch Lösen der Schrauben entnommen werden kann.

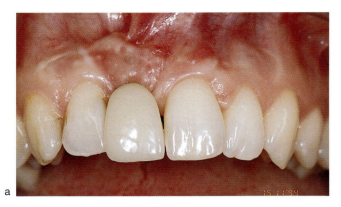
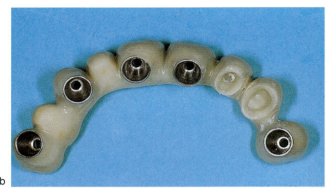
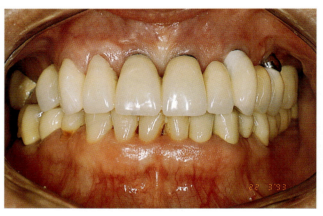

Abb. 3 Anfertigung von Provisorien bei der implantologischen Versorgung.

a) Nach der Eröffnung eines Einzelzahnimplantates wird zunächst eine provisorische Kunststoffkrone zur Ausformung der marginalen Gingiva eingegliedert.
b) Hochwertiges Kunststoffprovisorium bei geplantem kombiniert zahn-/implantatgestütztem Ersatz.
c) Das Provisorium ermöglicht es, auf einfache Weise Funktion und Ästhetik der späteren definitiven Restauration zu beurteilen. Hier sind die Kronen noch zu lang.

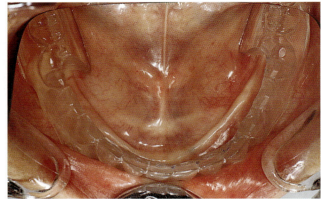
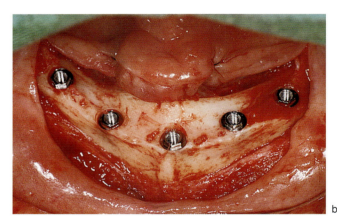

Abb. 4 Präoperative Planung.

a) Präoperative Situation mit nach Wax up hergestellter Operationsschablone. Beachte Verlauf bzw. Relation des gewünschten Frontzahnbogens, des schmalen Bandes fixierter Gingiva und der geschwungenen, hier sich heller abzeichnenden Linie im vorderen Mundbodenbereich.
b) Aus prothetischer Sicht war es günstig, die Implantate an den vorderen Rand der knöchernen Mandibula, dort wo sich die fixierte Gingiva befindet, zu setzen. Der orale Rand des Unterkieferknochens liegt weit im Mundboden und stellt sich als „geschwungene Linie" (s. Abb. 4a) dar. In Kieferlängsmitte plazierte Implantate hätten zu einer klobig gestalteten Restauration geführt (Brånemark-Implantatsystem).
c) Bei der Eingliederung des Ersatzes erkennt man die günstige Relation zwischen Zähnen und Implantaten. Es ließ sich ein relativ zierliches Gerüst gestalten.
d–f) *Siehe gegenüberliegende Seite.* ▷

Prothetische Versorgung

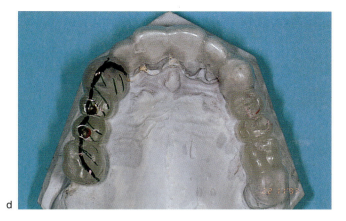

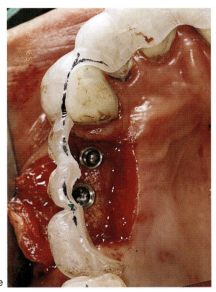

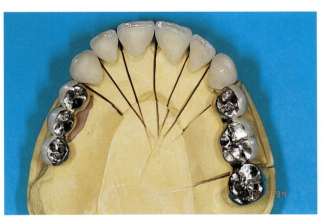

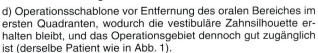

Neue Technologien. Ein weiterer Unterschied zur herkömmlichen Herstellung von Zahnersatz besteht darin, daß die genormten Implantatposten neuartige Technologien zur Fertigung von Suprastrukturen gestatten. Die „*Procera*"-Technik [35, 76] umgeht die traditionelle Methode des dentalen Feingusses für die Gerüststruktur. Statt dessen werden einerseits der schwer zu verarbeitende, aber biokompatible Werkstoff *Titan* und andererseits die Laserschweißung zum Verbinden präfabrizierter Halbzeuge eingesetzt (Abb. 5).

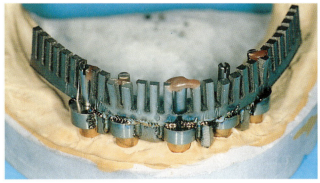

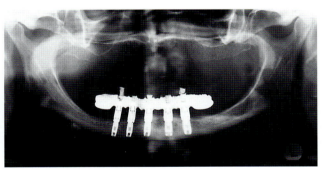

Abb. 4 Fortsetzung.
d) Operationsschablone vor Entfernung des oralen Bereiches im ersten Quadranten, wodurch die vestibuläre Zahnsilhouette erhalten bleibt, und das Operationsgebiet dennoch gut zugänglich ist (derselbe Patient wie in Abb. 1).
e) Intraoperative Situation. Zwei Frialit-II-Implantate wurden in Prämolarenposition verankert (derselbe Patient wie in Abb. 1).
f) Definitiver Oberkiefer-Zahnersatz (derselbe Patient wie in Abb. 1). Linksseitig: Brücke mit schmalen Kauflächen und Extensionsglied in Prämolarenform.

Abb. 5 Procera-Technik.
a) Procera-Titankonstruktion als Gerüst für festsitzenden, bedingt abnehmbaren Zahnersatz auf fünf Brånemark-Implantaten; Man beachte die zylinderförmigen, präfabrizierten Halbzeuge sowie kammähnlicher Steg. Die Einzelteile sind bereits laserverschweißt.
b) Die fertige Prothese im Mund des Patienten. Das Gerüst wurde mit rosa Kunststoff und Acrylzähnen versehen.
c) Röntgenübersichtsbild. Typischerweise zeichnet sich ein Titangerüst weniger deutlich ab als die Gold-Befestigungsschrauben.

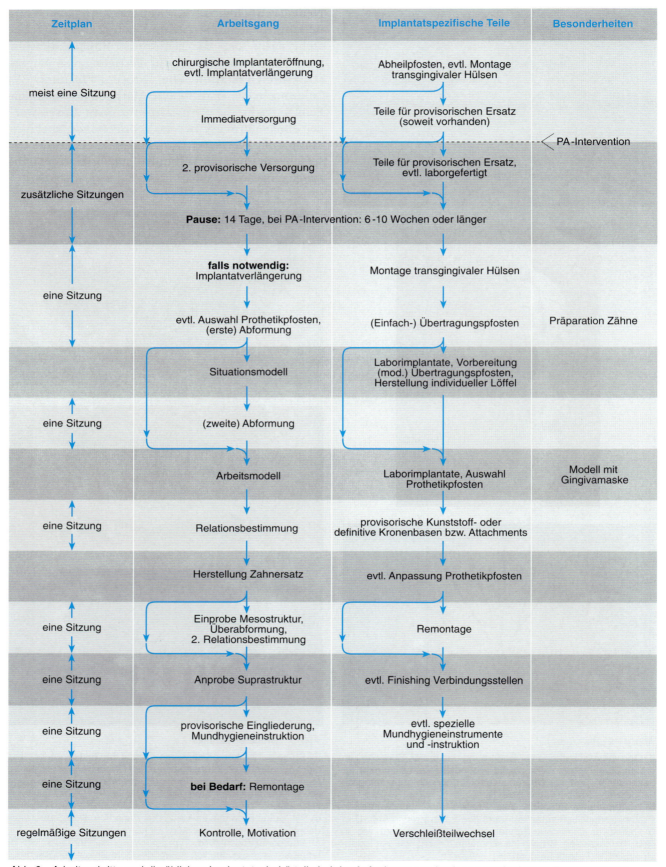

Abb. 6 Arbeitsschritte und die üblichen Implantatzubehörteile bei der Anfertigung von implantat-prothetischen Restaurationen.

Prothetische Versorgung

Damit besteht erstmals die Möglichkeit, eine großdimensionierte Konstruktion *aus einem Metall* zu fertigen. Damit verbunden ist der Vorteil, daß *keine korrosiven Prozesse* zu befürchten sind, da sowohl Implantate als auch die Suprastruktur aus Titan bestehen. Die Implantologie hat auf diesem Wege zu einem bedeutenden innovativen Anschub in der Weiterentwicklung prothetischer Technologien geführt.

Zeitaufwand. Die Besonderheiten implantat-prothetischer Restaurationen verlängern in der Regel den Behandlungsablauf aufgrund der zusätzlich notwendigen Arbeitsschritte und der geforderten bzw. möglichen Paßgenauigkeiten.

Behandlungsgang

Die zahnärztlichen und labortechnischen Arbeitsgänge zur Fertigung implantat-prothetischer Restaurationen unterscheiden sich in mehreren Punkten vom herkömmlichen Vorgehen. In Abbildung 6 sind die normalerweise gebräuchlichen Verfahrensschritte und die üblicherweise dabei verwendeten Implantatzubehörteile aufgeführt. Diese Zusammenstellung zeigt, daß in einfachen Fällen ca. vier, bei komplexen Restaurationen jedoch minimal etwa acht Sitzungen bis zur Eingliederung des Ersatzes vergehen, ohne daß dabei besondere parodontalchirurgische Maßnahmen berücksichtigt wurden.

Die einzelnen Arbeitsschritte können durch die verfügbaren Teile des Implantatsystems beeinflußt werden. Nicht immer müssen in der ersten Sitzung nach der operativen Implantateröffnung spezielle Abheilpfosten montiert werden (Abb. 7). Oft eignen sich die definitiven transgingivalen Implantatverlängerungshülsen bzw. Prothetikpfosten (Abb. 8) dazu. Sofern chirurgische Weichgewebseingriffe zur Verbesserung der ästhetischen Verhältnisse erforderlich sind, verlängert sich die Behandlungszeit erheblich, und die Herstellung eines qualitativ hochwertigen Provisoriums kann erforderlich sein (Restaurationen im Oberkiefer-Frontbereich, s. Abb. 3).

Präparation und Abformung. Die eigentlichen prothetischen Arbeiten beginnen mit der Präparation der – sofern noch vorhanden – Pfeilerzähne und der Abformung. Wenn zwei Implantate durch eine starre Suprakonstruktion verbunden werden sollen bzw.

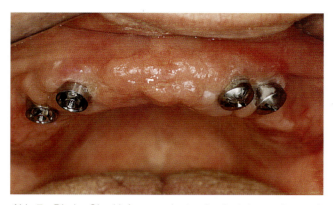

Abb. 7 Die im Oberkiefer verankerten Implantate wurden nach der Eröffnung mit Abheilpfosten versehen (rechts). Wenn als Mesostruktur Stege vorgesehen sind, können jedoch auch sofort die Implantatverlängerungshülsen montiert werden (links).

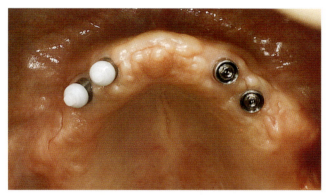

Abb. 8 Die Implantatverlängerungshülsen (rechts) sollten während der Heilung der Weichgewebe mit Abdeckkappen versehen werden (links) (Brånemark-Implantatsystem).

mehrere Implantate, die eine enge Beziehung zueinander haben, zu erfassen sind, empfiehlt sich eine *Vorabformung* (s. Abb. 2a und b). Das damit gewonnene *Situationsmodell* erlaubt die Gestaltung *spezieller Übertragungspfosten* (s. Abb. 2c), um mit Hilfe eines individuellen Löffels eine Präzisionsabformung vorzunehmen, wobei die modifizierten Implantatübertragungspfosten zuvor im Munde miteinander verbunden werden (s. Abb. 2d) [5]. Dieser Abdruck führt zum *Arbeitsmodell*. Vorzugsweise versieht der Zahntechniker die Labor-Implantatpfosten in ästhetisch kritischen Zonen mit *partiellen Gingivamasken* (Abb. 9), um die Kronen-Weichgewebskontur berücksichtigen zu können. Zahnarzt und Zahntechniker wählen dann die geeigneten Prothetikpfosten aus, wenn dies – wie bei manchen Systemen erforderlich – nicht schon vorher im Munde das Patienten geschehen ist.

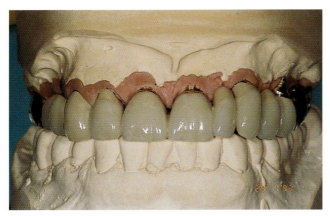

Abb. 9 Definitive Versorgung des Patienten der Abbildung 3c auf einem Arbeitsmodell mit Gingivamaske.

zen. Im zahnlosen, atrophierten Kiefer werden die zahnärztlichen Arbeitsgänge dadurch erheblich erleichtert (Abb. 10a und b), im teilbezahnten Kiefer umgeht man die Unzulänglichkeiten der gingivalen Abstützung (Abb. 10c und d).

Einprobe. Sofern für die Herstellung des Zahnersatzes *Anpassungen an den Prothetikpfosten* erforderlich sind (Abb. 11a und b), werden diese durch den Zahntechniker vorgenommen, was jedoch dazu führt, daß die einmal festgelegte Position dieser Pfosten beibehalten werden muß. Wenn zweiteilige Restaurationen hergestellt werden sollen, empfiehlt sich in jedem Falle die *Einprobe der Mesostruktur* sowie eine *zweite Relationsbestimmung* zur Kontrolle. Bei der Einprobe der Meso- bzw. Suprastruktur ist neben den üblichen Kontrollen besonderes Augenmerk auf jede der *Verbindungsstellen Implantat–Prothetikpfosten* zu legen (spannungsfreier Sitz, Paßgenauigkeit, Grenzraumgestaltung).

Kieferrelationsbestimmung. Bei der Kieferrelationsbestimmung sollte man in der Regel die Implantate zur Verankerung von Bißschablonen benut-

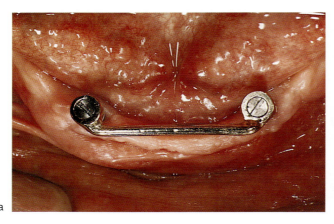
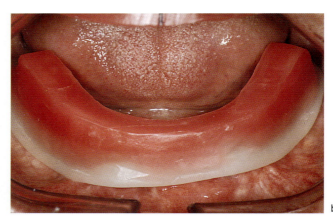
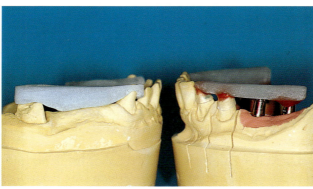
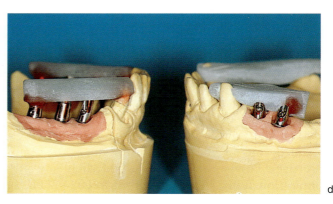

Abb. 10 Kieferrelationsbestimmung.
a) Für die Relationsbestimmung wurde der auf dem Arbeitsmodell hergestellte Steg auf den Implantaten verschraubt. Beachte die Ausrichtung des Steges direkt über dem Kieferkamm und dessen Länge (IMZ-Implantatsystem).
b) Die Bißschablone läßt sich eindeutig mit Hilfe des temporär befestigten Stegreiters positionieren, was die Relationsbestimmung bei atrophierten Kieferverhältnissen erheblich erleichtert.
c) und d) Für die Relationsbestimmung wurden stabile „Kunststoff-Bißbänke" auf Implantaten und Zähnen vorbereitet (derselbe Patient wie in Abb. 1).

Prothetische Versorgung

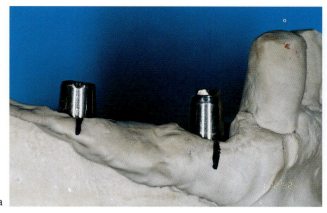 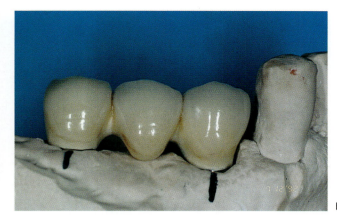

Abb. 11 Anpassung der Prothetikpfosten.
a) In diesem Falle war es erforderlich, die Prothetikpfosten zu kürzen. Weiterhin wurden sie im zahntechnischen Laboratorium mit vestibulär gelegenen Kerben zur eindeutigen Ausrichtung im Mund markiert (Frialit-II-Implantatsystem).
b) Die fertig gestaltete, rein implantatgetragene Brücke auf dem Arbeitsmodell.

Provisorische Eingliederung. Mit der provisorischen Eingliederung der Arbeit ist eine genaue *Mundhygieneinstruktion* verbunden, wobei evtl. der Gebrauch *spezieller Pflegeinstrumente* erklärt, demonstriert und die Handhabbarkeit seitens des Patienten geprüft werden sollte.

Remontage. Bei großen Restaurationen kann eine Remontage nach längerer Tragezeit zur Verbesserung der okklusalen Verhältnisse notwendig sein.

Recall. Nach definitiver Verankerung des Zahnersatzes ist der Patient auf die Bedeutung *regelmäßiger Vorstellungstermine* zur Überprüfung der Gebißverhältnisse und der Schraubenverbindungen hinzuweisen. Sofern Verschleißteile an Implantaten ausgewechselt werden müssen, ist die Einhaltung dieser Termine besonders wichtig.

Grundsätze zur Gestaltung moderner Suprastrukturen

Implantatgestützter bzw. implantatverankerter Zahnersatz läßt sich in vielfältiger Weise konzipieren. Dementsprechend finden sich zahlreiche Publikationen, die über spezielle Formen der Gestaltung und Konstruktion sowie über neue Techniken zur Fertigung berichten [4, 7, 21, 22, 30, 35, 37, 39, 40, 49, 52, 58, 63, 67, 70, 72, 76, 77, 78]. Wenn auch bei den heutigen technischen Möglichkeiten fast keine Grenzen zu bestehen scheinen, so sind nach der Ansicht der Verfasser dennoch gewisse *Grundsätze* zu empfehlen:

- Die Suprastruktur sollte so *einfach* wie möglich konzipiert sein.
- Es ist eine *stabile*, aber dennoch *grazile Konstruktion* anzustreben. Lötverbindungen sollten soweit wie möglich vermieden werden, und hoch beanspruchte Gerüstteile sind entsprechend volumig zu gestalten.
- Sonder-, insbesondere Überkonstruktionen sollten möglichst vermieden werden, da sie in der Regel mit Schwierigkeiten bei der Montage im Mund verbunden sind. Patienten mit derartigen Versorgungen, die ihren Zahnarzt wechseln müssen, können erhebliche Probleme bei späteren Kontrolluntersuchungen bekommen.

Material der Okklusionsfläche. Ein aus der herkömmlichen Prothetik bekannter Problembereich ist die Materialfrage für Okklusionsflächen. Von *keramischen Kauflächen* auf implantatverankertem Ersatz (Abb. 12a) hat man lange Zeit abgeraten, vor allem weil man glaubte, daß damit eine Gefahr der Überbelastung für das ankylotisch (= nahezu starr) verankerte Implantat einhergeht. *Kunststoffkauflächen* (Abb. 12b) sollten dagegen einen eher „dämpfenden" Effekt erzielen. Diese mit dem jeweiligen Material angeblich verknüpften Eigenschaften ließen sich jedoch nicht nachweisen, auch wenn es keine spezifizierten Untersuchungen zu dieser Problematik gibt. In neueren Publikationen dominieren hingegen Suprastrukturen mit keramisch verblendeten Kauflächen bei weitem, was dies indirekt bestätigt, wenn es auch eher ästhetische Belange zu sein scheinen, die zu einer Betonung dieser Form der Okklusalflächenausführung

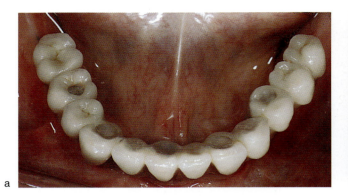
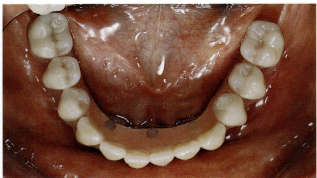
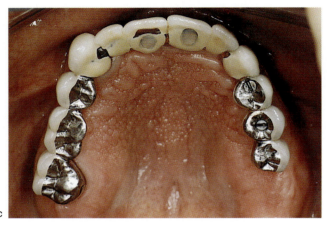

Abb. 12 Verblendung der Okklusalflächen.

a) Keramisch verblendetes Metallgerüst als implantatfixierter Zahnersatz bei einer zahnlosen Patientin. Die Schraubenzugangsstollen sind mit Kunststoff verschlossen.
b) Als Regelversorgung ist im Gegensatz zu Abb. 12 a ein Metallgerüst anzusehen, das mit Kunststoffzähnen versehen ist. Durch deren Einbettung in rosa Polymer ist im erforderlichen Fall der Ersatz von fehlendem Weich- und Hartgewebe möglich.
c) Bei diesem Patienten sind Implantate im Frontbereich und im zweiten Quadranten verankert. Die zur Abstützung wichtigen Kauflächen der Seitenzahnkronen sind in Metall gestaltet. Im Unterkiefer befinden sich eigene Zähne und okklusal keramisch verblendete Kauflächen. Damit ist gewährleistet, daß mit der Zeit in beschränktem Umfang eine „Selbstäquilibrierung der Okklusion" erfolgen kann.

geführt haben. Allerdings müssen derartige Kauflächenverblendungen äußerst präzise gestaltet werden.

Gewisse Fehler oder minimale Unregelmäßigkeiten in der Okklusion bzw. Bißlage dagegen verzeiht eine *Metallkaufläche* (Abb. 12 c). Diese sollte daher grundsätzlich bei Patienten vorgesehen werden, von denen bekannt ist, daß sie zum Bruxieren oder zu anderen Parafunktionen neigen.

Ein wichtiger Aspekt bei Überlegungen hinsichtlich der Materialwahl ist, daß die *Kaukräfte* nach Eingliederung implantat-prothetischer Restauratio-

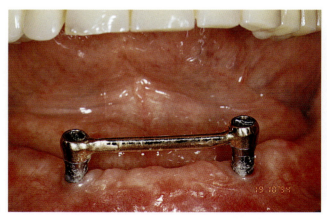
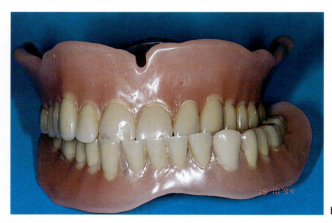

Abb. 13 Extreme Belastung von implantatgetragenen Prothesen.

a) Zahnloser Patient mit steggeführter, implantatretinierter Deckprothese im Unterkiefer. Mit zunehmender Inkorporationszeit ist es zur typischen Konsolidierung (Retraktion) der Weichgewebe gekommen. Die Beschichtung der IMZ-Implantate liegt teilweise frei, ohne daß die Funktionstüchtigkeit der Implantate beeinträchtigt ist. Weiterhin sind Abrasionen im Frontbereich der Oberkieferprothese festzustellen.
b) Deutlich ist zu erkennen, daß durch streßbedingte habituelle Abrasionsbewegungen (Todesfall in der Familie) ein Zwangsbiß nach links lateral entstanden ist.

Prothetische Versorgung

nen vielfach wieder ansteigen [27, 33, 42] und daher die Okklusalflächen hohen Belastungen ausgesetzt sind. Um den damit einhergehenden *Verschleiß* niedrig zu halten und somit die *Kieferrelation* auf lange Sicht zu stabilisieren, werden am besten Metall- und Keramikkauflächen verwendet.

Kunststoffzähne werden in der Implantatprothetik in der Regel nur noch bei Deckprothesen und implantatverankerten Vollbrücken (ad modum Brånemark) eingesetzt (s. Abb. 12b). Dies geschieht vor allem aus Kostengründen, vielfach spielt die Ästhetik keine so große Rolle, und bei Bedarf ist ein Austausch leicht möglich. Weiterhin werden die Implantate bei extremen Belastungen in gewisser Weise geschützt (Abb. 13a und b).

Verankerungs- und Verbindungselemente in der Implantatprothetik

Bekanntlich bietet die Industrie eine große Menge von verschiedenartigsten Verankerungselementen für kombinierten Zahnersatz an. Ist man jedoch bestrebt, Suprakonstruktionen auf Implantaten nach dem Grundsatz „so einfach und so stabil wie möglich" anzufertigen, scheidet ein Großteil der Attachments für diesen Zweck aus.

> Die *Beschränkung auf wenige, jeweils geeignete Elemente* ist für Zahnarzt und Patient auf lange Sicht vorteilhaft (Lagerhaltung, Austausch von Verschleißteilen). Um kostengünstig zu fertigen, sollte auf *Halbzeuge* (z.B. vorgeformtes Stangenmaterial) zurückgegriffen werden. Vor diesem Hintergrund eignen sich als Verankerungselemente für herausnehmbaren Zahnersatz insbesondere Stege und Kugelkopf-Attachments o.ä.

Stegkonstruktionen

Bei Stegkonstruktionen erreicht man zwar eine primäre Stabilisierung der Pfeiler, was bei zahnverankerten Konstruktionen von Vorteil sein kann. Dieser Effekt ist aber bei implantatverankerten Prothesen nahezu bedeutungslos [63]. Von Vorteil sind dagegen lange, in der Regel gerade oder über Eck verlaufende Auflageachsen sowie etwa gleich lange Friktionsflächen zwischen Steg und Reiter (Abb. 14a und b). Ein gerader Steg läßt eine definierte Prothesenkinematik zu, durch eine ausreichende Länge (Minimum ca. 15 mm) bzw. mehrere Stegsegmente

wird eine hinreichende Friktion gewährleistet. Dabei spielt das Profil des Steges nach Ansicht der Autoren keine Rolle, ebenso die Verwendung eines Platzhalters zwischen Steg und Reiter bei der Prothesenfertigung (Resilienz). Langjährige klinische

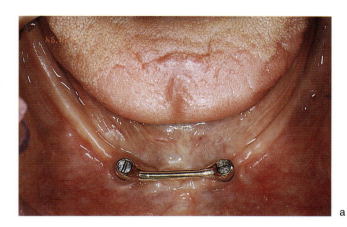
a

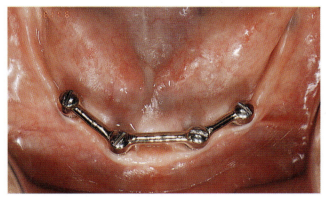
b

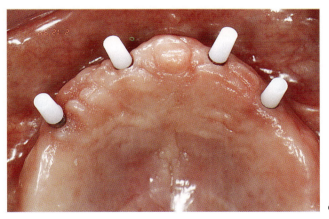
c

Abb. 14 Stegkonstruktion.
a) Günstig lokalisierte Implantate (Eckzahnbereich) ermöglichen einen langen Steg und eine gute Prothesenführung.
b) Die vom Abstand her günstige Positionierung von vier Implantaten erlaubt es, ausreichend lange Stegsegmente zu gestalten.
c) Typische fingerförmig gespreizte Anordnung von Oberkieferimplantaten. Die verbindenden Stege müssen so ausgerichtet werden, daß sich eine gemeinsame Protheseneinschubrichtung ergibt.

Erfahrung hat gezeigt, daß einfache rund- oder eiförmige Stege sowie U-förmige metallische Stegreiter in hohem Maße als *universelle Prothesenverankerungselemente* anzusehen sind [71]. Von Vorteil ist weiterhin, daß derartige Mesostrukturen es auf einfache Weise erlauben, nicht parallele Implantatpfeiler-Anordnungen (Abb. 14 c) so auszugleichen, daß sich eine definierte Einschubrichtung der Prothese – wichtig bei Mehrstegkonstruktionen – erzielen läßt.

> Eine Steg-Mesostruktur stellt das sicherste Retentionselement für implantatgestützten, herausnehmbaren Zahnersatz dar.

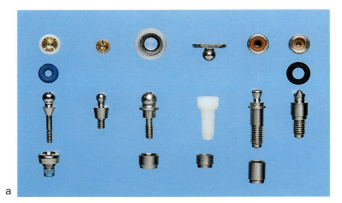

a

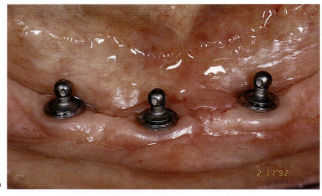

b

Abb. 15 Kugelkopf-Attachments.

a) Kugelkopf- und ähnliche Attachments zur Verankerung von Deckprothesen. Von links nach rechts:
– Frialit-II-Anker mit Implantatanschlußstück und blauem Platzhalter-Gummiring
– Bonefit-Anker mit vergleichsweise kleiner Matrize (bei beiden Versionen dient einen Kunststoffring zur Stabilisierung der vier Branchen und sollte belassen werden)
– Brånemark-Anker mit groß bauender Kunststoffmatrize, deren Retention über einen Gummiring bewirkt wird
– drei Versionen von Attachment des IMZ-Systems: prothesenverankerter Kugelkopf und implantatseitige Kunststoffkugelpfanne sowie zwei Attachments mit Gummiringretention und Resilienz

b) Drei parallel ausgerichtete Bonefit-Implantate, die die Verwendung von einfachen Kugelkopf-Attachments als dauerhafte Prothesenverankerungselemente erlauben.

Kugelkopf-Attachments

Eine Alternative zur Stegverbindung sind Kugelkopf-Attachments (Abb. 15 a). Diese sehr einfachen Retentionselemente bzw. ihre Gegenstücke verlangen noch weniger Platz im Prothesenkörper als Stegreiter und bieten daher Vorteile. Da die Matrize jedoch im Gegensatz zum Stegreiter sehr zierlich ausfällt, ist eine nahezu *parallele Anordnung der Implantate* (und somit der Kugelköpfe) zwingend notwendig (Abb. 15 b). Weiterhin müssen die Kugelkopfmatrizen auf den Laborimplantaten streng einheitlich ausgerichtet werden, um eine gemeinsame Einschubrichtung des Zahnersatzes sicherzustellen. Anderenfalls wird jeweils eine der grazilen Branchen dieses Verankerungselementes beim Ein- und Ausgliedern der Prothese u.U. überbeansprucht, was zu Retentionsverlust und schließlich zum Bruch der Branchen führen kann.

Hinsichtlich der *Hygienefähigkeit* bieten Kugelkopf-Attachments Vorteile im Vergleich zum Steg. Auf Dauer bewährt sich eine Verankerung der Prothese über drei oder vier Attachments bzw. Implantate besser als eine Zweifachausführung.

Beide Verankerungselemente verfügen über eine *metallische Matrize*, die auf einfache Weise aktivierbar ist. Dieser Vorteil ist jedoch zugleich ein gewisser Nachteil, denn nach längerer Gebrauchszeit stellt sich regelmäßig ein Nachlassen der Retention ein. Allerdings ist eine neuerliche Aktivierung in der Regel leicht möglich – ein geschickter Patient kann mit Hilfe eines Taschenmessers diese bei Stegreitern selbst durchführen.

Elastische Kunststoffmatrizen dagegen ermüden materialbedingt und müssen ausgetauscht werden. Weiterhin kann es im Mundmilieu bei derartigen Stegreitern zum Verschleiß des Steges kommen (Abnahme des Durchmessers), weil Schmirgeleffekte am Steg durch Einlagerung von Kalziumkristallen in den weichen Kunststoff der Matrize auftreten [47]. Ähnlich verschleißanfällig sind Kugelkopfmatrizen mit Gummiring als Retentionselement.

Teleskope

Neuerdings wird von teleskopverankerten, herausnehmbaren Suprakonstruktionen auf Implantaten berichtet [12, 13]. Die Autoren stehen derartigen Konstruktionen skeptisch gegenüber. Zum einen hat das Teleskop als ein nahezu starres Verankerungselement zu gelten, so daß bei tegumental abgestützten Prothesensätteln extreme Implantatbiegebelastungen nicht auszuschließen sind, zum anderen wird der Grundsatz „so einfach wie möglich" verlassen, denn es sind aufwendige Fräsarbeiten und die Anfertigung einer individuellen Außenkrone notwendig. Letztlich jedoch wird sich erst noch zeigen müssen, wie sich derartige Konstruktionen auf lange Sicht bewähren.

Magnet-Attachments

Weiterhin haben Magnet-Attachments eine gewisse Bedeutung erlangt [31]. Neue, in Titangehäusen versiegelte Konstruktionen [16, 73, 74, 75] zeigen keinerlei Korrosion und ausreichend hohe Retentionskräfte. Sie können auch bei nicht paralleler Implantatanordnung verwendet werden, was ihnen fast universellen Charakter verleiht. Da jedoch im Planungsstadium nicht sicher beurteilt werden kann, ob der reine Kraftschluß über Magnete auch bei funktioneller Belastung der Prothese ausreichend ist (Schubbeanspruchung der Prothese), beurteilen die Autoren diese Form der Verankerung kritisch und setzen sie bisher nur in Ausnahmefällen ein.

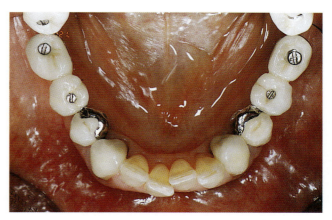

Abb. 16 Die beidseits verkürzte Zahnreihe wurde mit keramisch verblendeten Verbundbrücken von den endständigen ersten Prämolaren zu den Molarenimplantaten restauriert. Durch die metallischen Schubverteilungsarme und die Befestigungsschrauben ist die Ästhetik beeinträchtigt.

> In jedem Falle sollten sich die genannten Verankerungselemente aufgrund später möglicherweise notwendig werdender Umgestaltungen, Reparaturen oder Erweiterungen vom Implantat abnehmen lassen. Dies kann bei konusförmigen Fügeflächen (Bonefit-Implantat, s. Abb. 15a) mit Schwierigkeiten verbunden sein, auch wenn die neue Ausführung der Kugelkopfpatrize mit einem Montagesechskant versehen ist.

Verschraubung

Kronen-Brückenzahnersatz wird in der Regel dauerhaft auf Implantaten verankert. Definitiv sollten jedoch nur Einzelkronen befestigt werden. Schon bei Suprakonstruktionen über zwei Implantate empfiehlt es sich, diese *bedingt abnehmbar* zu fixieren, um bei Komplikationen nach Abnahme des Ersatzes zweifelsfrei feststellen zu können, von welchem Implantat die Beschwerden ausgehen.

> Daher stellen im Implantat verschraubte Konstruktionen die Konzeption der Wahl dar.

Die Köpfe der Befestigungsschrauben können optisch stören, wenn sie auf Höhe der Okklusionsebene liegen (Abb. 16). Sofern dies von Belang ist, können die Schraubenköpfe bei ausreichender Kronenhöhe gekürzt bzw. versenkt angelegt werden. Die Schraubenzugangsstollen lassen sich durch Kunststoff o.ä. verschließen.

Eine Alternative dazu stellen *Querverschraubungen* dar. Allerdings sind diese im Patientenmund häufig schwer zugänglich. Erschwerend kommt weiterhin hinzu, daß die Verschraubungen zumeist im gingivanahen Bereich zu liegen kommen und derartige Schrauben typischerweise sehr klein ausfallen, was ihre Handhabung erheblich beeinträchtigt (HaTi-Implantatsystem).

Geschiebe

Festsitzende Konstruktionen erstrecken sich häufig über Zähne und Implantate (sog. *Verbundbrücke*), so daß Konstruktionselemente notwendig werden, wenn man den implantatverankerten Brückenteil bedingt abnehmbar gestalten will [63]. Hierzu eignen sich besonders *individuell gefertigte, gefräste Geschiebe*, da nur sie den speziellen Gegebenheiten (z.B. kurze klinische Kronen) optimal angepaßt werden können.

Hat man früher Vorteile darin gesehen, diese Verbindungsstellen zugleich als „Stressbreaker" zu gestalten [37], so hat sich herausgestellt, daß derartige Spielpassungen mit ein oder zwei Freiheitsgraden dazu führen können, daß sich zahn- und implantatverankerter Brückenteil gegeneinander verschieben können [19, 51]. Eine schlüssige Erklärung für dieses Phänomen steht bisher aus, sicher ist jedoch, daß sich derartige „Versetzungen" (Entstehen einer Stu-

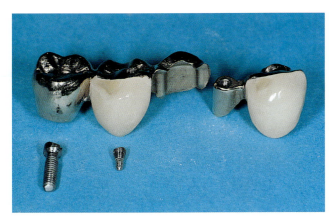

Abb. 17 Elemente der geteilten Verbundbrücke: Die zahntragende Krone ist mit einem verschraubbaren Rillen-Schulter-Zapfengeschiebe versehen, wodurch ein Schubverteilungsarm am Brückenteil entsteht. Die Miniaturschraube ist von okklusal zugänglich.

fe in der Okklusionsebene) nur durch verschraubte Geschiebe vermeiden lassen.

Als Geschiebetyp ergibt sich zwangsläufig ein *Zapfengeschiebe mit zentraler Befestigungsschraube*. Bei im Querschnitt rundem Zapfen empfiehlt sich ein zweites Geschiebe in Form einer Umlauffräsung in der Zahnkrone, so daß ein Rillen-Schulter-Zapfengeschiebe entsteht (Abb. 17). Dadurch wird ein Herausdrehen des natürlichen Pfeilers um eine zahnparallele Achse vermieden. Der durch die Umlauffräsung entstehende Schubverteilungsarm kann die Ästhetik derartiger Konstruktionen jedoch stören (s. Abb. 16), da dieses Konstruktionselement aus Metall gefertigt sein muß. Als Alternative dazu bietet sich ein im Querschnitt eckiges Geschiebe mit nach okklusal-frontal-medial ausgerichteter Verschraubung an, so daß die Umlauffräsung überflüssig wird (Abb. 18a und b).

Teleskopkronen mit integrierter Verschraubung

Als ein weiteres Verankerungselement bei zahn-/implantatverankerten Restaurationen bieten sich Teleskopkronen mit integrierter Verschraubung an (s. Kap. Festsitzender Zahnersatz im Oberkiefer). Ihre mechanischen Eigenschaften sind mit denen der oben genannten Geschiebe vergleichbar, jedoch ergeben sich aufgrund der Doppelkronengestaltung bei notwendigen Umarbeitungen des Ersatzes (späterer Zahnverlust) Vorteile. Die spezielle Anwendung dieses Konstruktionselementes wird weiter unten anhand eines Beispieles dargelegt.

Versorgung des Einzelzahnimplantates

Ein allumfassender Behandlungserfolg stellt sich nach Inkorporation eines Einzelzahnimplantates nur dann ein, wenn sich diese Form des Zahnersatzes harmonisch in die Morphologie des jeweiligen Gebißbereiches einfügt. Entscheidenden Einfluß auf das Behandlungsergebnis haben in erster Linie chirurgisch-anatomische Gesichtspunkte. Die prothetische Versorgung kann nur bei einer günstigen Ausgangssituation hinsichtlich der Implantatlokalisation sowie der Hart- und Weichgewebsverhältnisse zu einem ästhetisch vollkommen befriedigenden Resultat beitragen (Abb. 19) [11, 26, 53, 64].

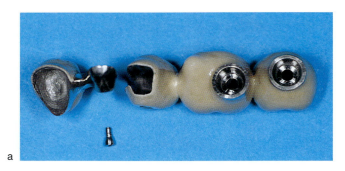

a

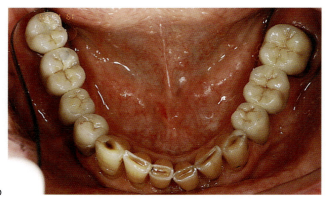

b

Abb. 18
Alternative Gestaltung einer Verbundbrückenkonstruktion.

a) Ansicht von unten. Das Rechteckgeschiebe verhindert, daß beide Brückenteile sich um eine zahnparallele Achse verdrehen können. Im Zapfen ist eine von lingual zugängliche und nach okklusal-frontal ausgerichtete Miniaturverschraubung eingearbeitet.

b) Restauration im Mund. Die Zugangsstollen für die Implantatbefestigungsschrauben sind mit Kunststoff verschlossen, die Miniaturschraube ist von okklusal nicht zu erkennen, so daß ein ansprechendes Aussehen des Ersatzes erzielt wird.

Prothetische Versorgung

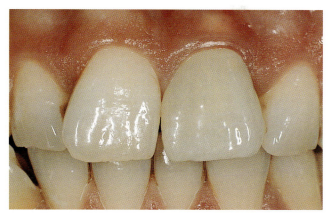

Abb. 19 Eine in jeder Hinsicht gelungene Einzelzahnrestauration (Zahn 21). Insbesondere sind Verlauf und Aussehen der marginalen Gingiva den Verhältnissen am Zahn 11 sehr ähnlich.

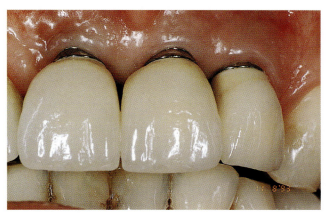

Abb. 20 Die mit zunehmender Liegedauer der Implantate auftretende Schrumpfung der Gingiva hat zum Freiliegen der metallischen Substruktur bei drei Frontzahnimplantaten geführt. Die auch beim Lachen noch ausreichend lange Oberlippe des Patienten verdeckt jedoch diesen Bereich, so daß das Resultat akzeptabel ist.

Auch wenn das Implantat in idealer Weise lokalisiert und prothetisch versorgt wurde, kann es dennoch im Laufe der Zeit zu beeinträchtigenden Veränderungen kommen. In erster Linie ist hier die *Schrumpfung der periimplantären Gingiva* anzuführen (Abb. 20) [3], was beim Setzen des Implantates schon dadurch berücksichtigt werden sollte, daß die Implantatoberkante ca. 4 mm unterhalb der Schmelz-Zement-Grenze der Nachbarzähne zu liegen kommt [63].

Problematischer wirkt sich dagegen ein *postoperativer Knochenabbau* und die damit einhergehende Rezession der Gingiva aus (Abb. 21a und b). In diesem Fall ist eine im Vergleich zu den Nachbarzähnen längere klinische Krone nicht zu vermeiden. Eine Korrektur der Weichgewebe kann bzw. sollte heutzutage vor diesem Hintergrund zum Zeitpunkt der Implantateröffnung präventiv vorgenommen werden, um durch Schaffung einer eher dicken marginalen Gingiva die genannten Probleme in der sensitiven Oberkiefer-Frontregion möglichst zu vermeiden (z.B. modifizierter Rollappen nach ABRAHMS [52]). Im folgenden soll von einer günstigen Implantatposition ausgegangen werden, auf Gestaltungsmöglichkeiten in schwierigen Situationen wird gesondert hingewiesen.

Aus prothetischer Sicht stellen sich zu Beginn der Behandlung im wesentlichen zwei Fragen:

- Soll die Krone verschraubt oder zementiert werden?
- Welcher Kronentyp eignet sich am besten?

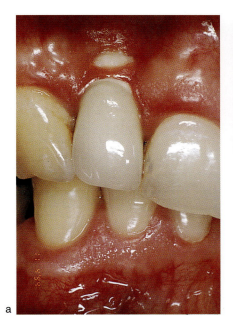

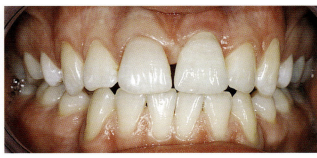

Abb. 21 Knochenabbau nach Implantatversorgung.

a) Zustand ca. fünf Jahre nach Implantation und prothetischer Versorgung eines Tübinger Sofortimplantates. Durch atrophische Veränderungen (Knochenabbau) und Schrumpfung der Gingiva ist es zur Exposition des Al_2O_3-Implantates gekommen. In der bei diesem Implantat-Typ vorhandenen umlaufenden Rille liegt noch ein schmales Gingivaband.
b) Ein noch akzeptables Ergebnis nach ca. siebenjähriger Liegedauer: Durch die minimale Schrumpfung der Gingiva und leichten Knochenabbau stellt sich der „Zahnhals" beim Implantat in Position 21 etwas länger dar als beim Zahn 11.

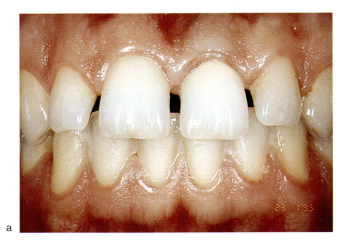

Abb. 22 Wahl der Kronenart.
a) Um in diesem Fall die natürlichen Verhältnisse beibehalten zu können, wurde an Stelle des verlorengegangenen Zahnes 21 ein Implantat gesetzt und mit einer Vollkeramikkrone (Empress) versehen.
b) Der Zahnfilm zeigt ein Frialit-II-Implantat mit 1-mm-Prothetikpfosten und Keramikkrone. Man beachte das sanfte sog. „Emergence"-Profil zur Vermeidung von Kronenüberhängen.

In bezug auf die erste Frage haben *Implantatsystem* und *Platzangebot im Lückenbereich* entscheidenden Einfluß, der mögliche *Kronentyp* steht in enger Beziehung allein zum zur Verfügung stehenden Platz: Vollkeramikkronen benötigen aufgrund einer gleichmäßig starken Wandstärke deutlich mehr Raum als keramisch verblendete Metallkronen. Allerdings sind die Prothetikstümpfe der meisten neuzeitlichen Implantatsysteme so grazil gestaltet, daß sich – auch bei geringfügigen Abweichungen des Im-

plantates von der idealen Position – dennoch vollkeramische Kronen in vielen Fällen eingliedern lassen. Die Autoren bevorzugen derartige Restaurationen, da die Neigung zur Plaqueanlagerung bei dieser Kronenart am geringsten ist [18, 45] und die hohe Gewebefreundlichkeit dieses Werkstoffes der zumeist tief subgingivalen Randlage entgegen kommt (Abb. 22a und b) [69].

Kronenbefestigung

Für manche Implantatsysteme werden verschraubte Kronen ausdrücklich empfohlen (HaTi-Implantatsystem), andere gestatten nur zementierte Restaurationen, und vielfach ist beides möglich. Zwar läßt sich das Einzelzahnimplantat mit fix verankerter Krone grundsätzlich wie ein Zahn hinsichtlich seines Zustandes im Knochenlager beurteilen (Überprüfung der Verankerung und Beurteilung der „parodontalen" Verhältnisse), und deshalb ist die einfache *Zementierung* des Ersatzes oft angezeigt, dennoch kann alternativ eine bedingt abnehmbare Krone günstiger sein.

Tabelle 1 gibt Auskunft über die mit dem jeweiligen Verfahren verbundenen Vor- und Nachteile. Im Einzelfall sollte daher entsprechend dieser Tabelle und den Rahmenbedingungen (Implantatsystem, Platzangebot, Verzahnungs- und Führungsverhältnisse, Ästhetik, Kronenrandzugänglichkeit etc.) entschieden werden.

Kronentyp

Der Kronentyp kann je nach Implantatsystem durch die Prothetikpfosten und ggf. durch die verfügbaren Kronenbasen mitbestimmt werden (Tab. 2).

Im Seitenzahnbereich sollte der *Hygienezugänglichkeit* bei der Gestaltung der Krone Vorrang eingeräumt werden (eher große und damit gut zugängliche „Interdentalräume"). Im Frontbereich des Gebisses haben dagegen das ästhetische Erscheinungsbild der Restauration (und damit eher flächige Kontaktpunkte und kleine interdentale Öffnungen, s. Abb. 20) überragende Bedeutung. Es können sich aber besonders dann Probleme in dieser Zone einstellen, wenn zwei oder mehrere Implantate nebeneinander mit Einzelkronen versorgt werden, da es zumeist nicht zur Ausbildung einer *regelrechten Interdentalpapille* kommt (Abb. 23). In einem derartigen Fall wird eine Implantatkrone eher bauchig und der Approximalkontakt eher großflächig gestaltet, um die „dunklen Dreiecke", die durch den Blick in

Prothetische Versorgung

Tabelle 1 Vor- und Nachteile der verschiedenen Kronenbefestigungsarten.

Art der Kronen-befestigung	Vorteile	Nachteile
verschraubt	Kronenaustausch (Reparatur) leicht möglich	Spalten zwischen Aufbau und Krone möglich
	Befestigungsschraube des Prothetikpfostens zugänglich	dauerhafte Verdrehsicherheit nicht gewährleistet (Mikrospiel) [22]
		Schraubenzugang: Ästhetik↓, muß evtl. verschlossen werden, bei Querverschraubung evtl. schwer zugänglich
zementiert	keine Spalten	Zementüberschußentfernung kann schwierig sein
	stabil, mit Verdrehsicherung dauerhaft keine Rotation möglich	Probleme beim Lösen der Pfosten-befestigungsschraube
	Ästhetik↑	bei Erweiterung: Zerstörung der Krone unumgänglich
		Probetragen der Krone evtl. problematisch

Tabelle 2 Abhängigkeit des Kronentyps von der Kronenbasis.

Art der zum Pfosten formkongruenten Kronenbasis	Kronentyp
keine Kronenbasis verfügbar	Vollkeramik- oder VMK-Krone
umsetzbare Kronenbasis, Halbzeug Kunststoff	VMK-Krone
definitiv präfabrizierte Kronenbasis:	
– angußfähige Metallkappe	VMK-Krone
– Keramikhülse	Vollkeramikkrone
– Edelmetallfoliengerüst	VMK-Krone

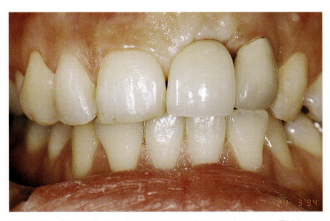

Abb. 23 Diese Patientin wurde zunächst mit einem Tübinger Sofortimplantat zum Ersatz des Zahnes 22 versorgt. Später mußte auch der Zahn 21 wegen Wurzelresorption entfernt werden. Aufgrund der guten Erfahrungen mit dem ersten Implantat wurde hier ein zweites Implantat (Typ Frialit II) verankert. Im Vergleich zu den natürlichen Verhältnissen bildete sich jedoch keine regelrechte Interdentalpapille zwischen den Implantaten aus.

die nicht erhellte Mundhöhle entstehen, zu vermeiden (s. Abb. 20). Die Hygienefähigkeit wird durch eine derartige Kronengestaltung nicht beeinträchtigt, wenn routinemäßig Zahnseide o.ä. verwendet wird [54].

Im Rahmen dieser Problematik können spezielle Techniken weiterhelfen, mit denen ein ansprechendes Resultat erzielt werden kann. Allerdings müssen die Implantate tief genug verankert sein.

Zunächst ist nach der Implantateröffnung ein *hochwertiges Kunststoff-Provisorium* für mehrere Wochen einzugliedern, damit ein günstiger Heilungsverlauf und eine Neuformation der Weichgewebe unterstützt wird (s. Abb. 3) [26]. Eventuell sind in dieser Zeit Korrekturen an der Kronenform und im subgingivalen Wurzelanteil der Krone erforderlich. Zur Herstellung der definitiven Versorgung ist es unabdingbar, ein *Arbeitsmodell mit weichbleibender Zahnfleisch-*

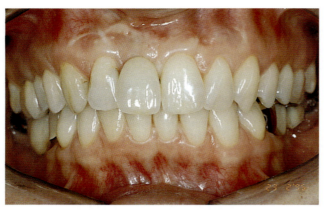

Abb. 24 Zustand nach ca. zweimonatiger Tragezeit eines hochwertigen Kunststoffprovisoriums. Die definitive Krone fügt sich gut in die bestehenden Verhältnisse ein (derselbe Patient wie in Abb. 3a).

maske anzufertigen (s. Abb. 9) [26], weil nur dann gewährleistet ist, daß Wurzel- und Kronenkontur, das sog. „Emergence"-Profil (s. Abb. 22b) [20], regelrecht gestaltet werden können. Dadurch werden die natürlichen Verhältnisse des Zahnes hinsichtlich des Schmelz-Zement-Überganges nachgebildet, so daß sich die Gingiva in physiologischer Weise an die Implantatkrone formieren kann. Auf diese Weise lassen sich am ehesten ästhetisch ansprechende Ergebnisse erzielen (Abb. 24) [26].

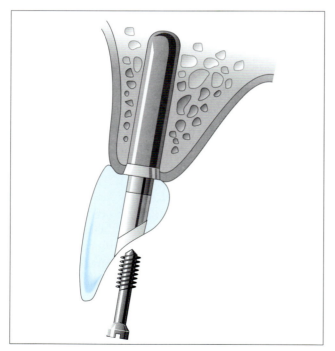

Abb. 25 Schematische Darstellung der Basisgestaltung einer implantatverankerten Krone, wenn der künstliche Pfeiler zu weit nach lingual plaziert wurde („Ridge-lapping"). Hygienemaßnahmen sind dadurch erheblich beeinträchtigt.

Probleme stellen sich bei der prothetischen Versorgung ein, wenn das Implantat hinsichtlich *Achsenneigung* und *Relation zum Kieferkamm* ungünstig lokalisiert ist [9]. Sofern zementierte Kronen eingegliedert werden sollen, ergeben sich bei nach labial inklinierten Implantaten in der Regel keine großen Schwierigkeiten, wenn der Prothetikstumpf lang genug ist. Ist das Implantat dagegen eher nach lingual plaziert, muß bei der Formgebung der Krone (unabhängig von der Befestigung) ein Kompromiß hinsichtlich dem technisch Notwendigen und dem ästhetisch Erforderlichen eingegangen werden. Als „Ridge-lapping" bezeichnet man die dann unumgängliche S-förmige Kontur der Kronenbasis zur Überlappung des Alveolarkammes, welche nur schwer zu reinigen ist (Abb. 25). Zwar adaptiert sich der Patient in der Regel an den prominenten lingual gelegenen Kronenteil, dennoch kann das Ergebnis aus parodontal-prothetischer Sicht nicht voll befriedigen [29]. Ebenso wird sich häufiger bei nicht ausreichend tief plaziertem Implantat und/oder *zarter Gingiva* nur ein Teilerfolg einstellen, weil der metallische Implantatkörper dunkel durch die Gingiva scheint oder mit der Zeit eine Gingivarezession eintritt (s. Abb. 21a). Diese Situationen sind präoperativ-diagnostisch schwer abzugrenzen, weshalb Einzelzahnimplantate, besonders in der Oberkiefer-Frontregion, aus der Sicht der Autoren große Erfahrung verlangen.

Einzelzahnimplantate im Seitenzahnbereich

Im Seitenzahnbereich unterliegen Einzelzahnimplantate und ihre Kronenversorgungen im allgemeinen keinen derartig engen Rahmenbedingungen. In diesem Gebißabschnitt werden jedoch zum Ersatz eines Zahnes mitunter zwei Implantate inseriert, wenn ein zweiwurzeliger Zahn fehlt (Abb. 26). Diese Form der Therapie führt oft zu Problemen; vielfach werden die Implantate zu nahe zueinander oder zu den Wurzeln von Nachbarzähnen gesetzt und ihre prothetische Versorgung ist durch die zumeist aufeinander zulaufende Achsenausrichtung erschwert (Interaktion der Kronenbefestigungsschrauben möglich).

Ein Nutzen ist bei diesem Vorgehen nicht zu sehen: Die Verankerungsfläche nur eines Implantates entspricht zumindest der des jeweiligen Zahnes und ist damit ausreichend, wobei weiterhin zu berücksichtigen ist, daß ein einmal osseointegriertes Implantat in jedem Fall fester verankert ist als ein Zahn [50].

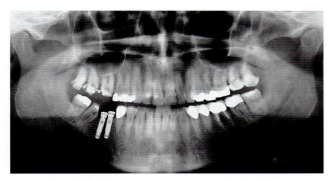

Abb. 26 Der Ersatz eines Molaren durch zwei Implantate ist nicht angezeigt (s. Text). Zum einen läßt sich der interimplantäre Bereich kaum suffizient reinigen, zum anderen ist eine Schädigung der Nachbarzähne (hier: Pulpa aperta bei Implantatinsertion) nicht auszuschließen.

Versorgung des teilbezahnten Kiefers

Versorgung der verkürzten und unterbrochenen Zahnreihe

Sofern im distal reduzierten Restgebiß die Verlängerung der Zahnreihe indiziert ist [11], sind drei mögliche Formen der Therapie zu unterscheiden. Allerdings kann der *Lokalbefund* präoperativ-diagnostisch die Wahl zugunsten einer der möglichen Verfahren maßgeblich beeinflussen, denn diesbezüglich ist das im zahnlosen Kieferabschnitt vorhandene *transversale und vertikale Knochenangebot* von zentraler Bedeutung. Weiterhin sind die folgenden Faktoren zu berücksichtigen:

- Ausmaß der Schädigung insbesondere des endständigen Zahnes
- notwendige Länge der Rekonstruktion
- evtl. notwendige prothetische Versorgung der Antagonisten
- parodontaler Zustand der Antagonisten

Als *alternative Therapieformen* bieten sich an:

- *Konzept 1:* Verbundbrücke zwischen dem endständigen Zahn und je nach erforderlicher Verlängerung der Zahnreihe einem oder zwei Implantaten
- *Konzept 2:* die rein implantatgetragene Brücke
- *Konzept 3:* Einzelzahnimplantationen

Konzept 1

Die *Verbundbrückenkonstruktion* (Abb. 27) als gewissermaßen schon klassische Lösung [59] gestaltet sich hinsichtlich der operativen Verankerung des

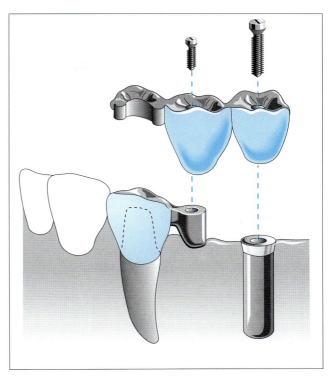

Abb. 27 Schematische Darstellung einer Verbundbrücke zwischen Zahn und Implantat.

Implantates vergleichsweise einfach. Geringfügige Abweichungen des Implantates von der idealen Position können in der Regel durch eine angepaßte technische Gestaltung der Brückenkonstruktion ausgeglichen werden. Dies bezieht sich sowohl auf die Lokalisation des Implantates im zahnlosen Kieferabschnitt, also letztlich auf die Länge der Brücke als auch auf die Angulation des Implantates im Raum.

> Diese Form der Therapie erfordert die Überkronung zumindest eines endständigen Zahnes, so daß sich die Verbundbrücke bei koronal defektbehafteten, mit Füllungen versehenen oder bereits überkronten Zähnen anbietet.

Asensible Zähne sind hier aufgrund ihrer Frakturgefahr bzw. Sprödigkeit im allgemeinen weniger gut als Brückenpfeiler geeignet. Sofern es sich jedoch um einen kräftig proportionierten, parodontal gesunden Prämolaren handelt, ist er als Pfeiler geeignet, sollte aber in jedem Falle durch einen gegossenen Stift-Stumpfaufbau verstärkt werden.

Aus technischer Sicht ist die Verbundbrücke eher als schwierig einzustufen (s. Abb. 17 und 18a). Wie bei allen implantatverankerten Konstruktionen, die mindestens zwei Pfeiler verbinden, sollte auch hier die bedingte Abnehmbarkeit der Restauration angestrebt werden, um das Implantat allein für sich nachkontrollieren zu können und dabei eine gute Zugänglichkeit zu gewährleisten.

Dies hat zur Folge, daß die *Suprastruktur zweiteilig* ausgeführt werden muß. Bewährt hat sich aus unserer Sicht ein *verschraubtes Rillen-Schulter-Zapfengeschiebe* in der Krone des endständigen Zahnes. Nachteilig ist bei dieser Konstruktion, daß zumindest zwei Schraubenköpfe auf der Kaufläche vorhanden sind, die die Ästhetik stören und im ungünstigen Fall durch Abrasion verschleißen können (Alternative s. Abb. 18a und b).

Allerdings ist bei dieser Konstruktion von nicht unerheblichem Vorteil, daß eine derartige Versorgung im Bedarfsfall in eine herausnehmbare Teilprothese integriert oder als Freiendbrücke mit Prämolarenanhänger weiterverwendet werden kann, falls es zum Implantatverlust kommen sollte. Dieser prospektive Aspekt der Umgestaltungsmöglichkeit sollte immer und daher auch bei einfachen implantatgetragenen Restaurationen berücksichtigt werden.

Konzept 2

Rein implantatgetragene Restaurationen (Abb. 28a) bieten sich insbesondere an, wenn der endständige Zahn bzw. die die Lücke begrenzenden Zähne defektfrei sind und ein ausreichend dimensioniertes Knochenangebot für mindestens zwei Implantate vorliegt. Diese müssen *parallel zueinander* verankert werden.

Dazu ist in der Regel eine *Operationsschablone*, die die günstigste Positionierung und Achsenrichtung der Implantate anzeigt, notwendig. Dieses Hilfsmittel ist geeignet, mögliche operativ bedingte Fehler bei der Festlegung der Implantatinsertionsrichtungen zu umgehen. Man vermeidet auf diese Weise zueinander geneigt stehende Implantate. Deren prothetische Versorgung kann zu Schwierigkeiten führen, wenn die Suprastruktur verschraubt werden soll, weil die Köpfe der Befestigungsschrauben auf dem Niveau der Okklusionsebene miteinander interferieren können.

Brückenkonstruktionen sind dann angezeigt, wenn nicht jeder verlustige Zahn ersetzt werden soll oder kann (unzureichendes Knochenangebot, Abb. 28). Sie sind im Unterkiefer jedoch mit dem Nachteil behaftet, daß die starre Verbindung von Implantaten und prothetischer Suprastruktur, insbesondere wenn diese in mesiodistaler Richtung sehr lang ist, zur *Einschränkung der natürlichen, muskulär bedingten Deformation der Mandibula* führen kann.

Dadurch bedingte, während des Kauaktes entstehende, möglicherweise erhebliche Spannungen im Implantat-Knochen-Interface lassen sich bei dieser Konstruktion nicht ausschließen. Ob diese allerdings einen klinisch relevanten Faktor in bezug auf die Implantatlebensdauer darstellen, ist derzeitig nicht bekannt.

Grundsätzlich gelten diese Überlegungen auch für rein implantatgetragene, verblockte Kronengerüste (Abb. 29). Weiterhin kann die Ästhetik derartiger Konstruktionen aufgrund der okklusal sichtbaren Verschraubungen eingeschränkt sein.

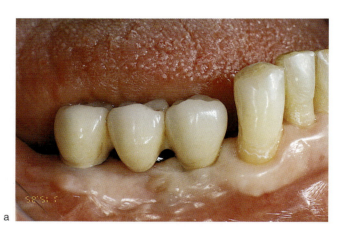

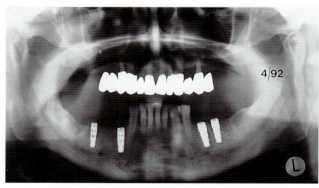

Abb. 28 Rein implantatgetragene Brücke (s.a. Abb. 11a und b).
a) Ausgangsbefund mit Tiefbiß (okklusale Stufe zwischen Front- und Seitenzähnen). Daher war es trotz Bestehenbleibens einer Lücke unzweckmäßig, den Eckzahn in die Konstruktion einzubeziehen.

b) Röntgenübersichtsaufnahme. Im Bereich des ehemaligen zweiten Prämolaren im vierten Quadranten war ein für zylindrische Implantate zu geringes Knochenangebot vorhanden, so daß hier auf eine kurze implantatverankerte Brücke ausgewichen werden mußte. Der dritte Quadrant wurde mit Einzelkronen versorgt.

Prothetische Versorgung

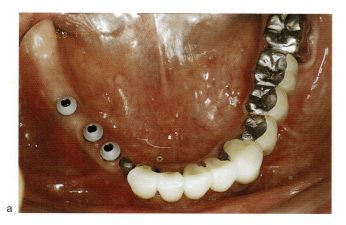

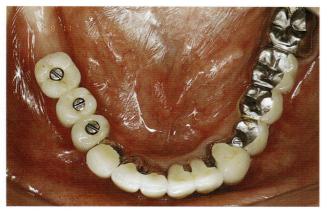

Abb. 29 Implantatgetragene, verblockte Kronen.
a) Zur Verlängerung der einseitig verkürzten Zahnreihe wurden hier drei IMZ-Implantate verankert. Man erkennt die intramobilen Connectoren. Auch der Eckzahn mußte ersetzt werden.
b) An die verblockten Kronen wurde die Eckzahnkrone als Freiendglied angehängt. Im Inneren befindet sich ein Stabgeschiebe zur Querversteifung des Front- und Seitenzahnsegmentes.

Konzept 3

Alternativ dazu können mit *Einzelkronen versorgte Implantate* erwogen werden (Abb. 30, s.a. Abb. 1c und d). Hinsichtlich der anatomischen und operativen Besonderheiten gelten die zuvor genannten Richtlinien. Zudem müssen in einem derartigen Fall Implantate mit *Rotationssicherung des prothetischen Aufbaues* verwendet werden. Der Grundgedanke eines derartigen Vorgehens ist die *Nachbildung der natürlichen Verhältnisse*, also das Ersetzen verlorengegangener Zähne durch eine künstliche Wurzel und eine Krone. Gegenüber den oben erwähnten Therapieformen ergeben sich dabei nicht unerhebliche *Vorteile*:

- Während verschraubte Konstruktionen immer einen Spalt zwischen Suprastruktur und Implantataufbau aufweisen, können Einzelkronen vorzugsweise zementiert werden, denn der auf diese Weise geschaffenen „Zahn", d.h. das Implantat, kann im weiteren ohne Schwierigkeiten hinsichtlich seiner Funktionstüchtigkeit geprüft werden (z.B. Periotest-Messung).
- Wird eine Freiendsituation auf diese Weise restauriert, werden so viele Kaueinheiten, wie als notwendig erachtet, ersetzt und im Gegensatz zu Brückenkonstruktionen eine bestmögliche Verteilung der Belastung auf möglichst viele Pfeiler erzielt [48].
- Man vermeidet mögliche Verspannungen im Implantatlager, was bei Brückenkonstruktionen oder verblockten Kronen im Unterkiefer nicht auszuschließen ist.
- Einzelzahnimplantationen sind aus *hygienischer Sicht* besonders günstig, da der Patient in ge-

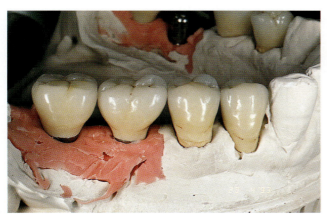

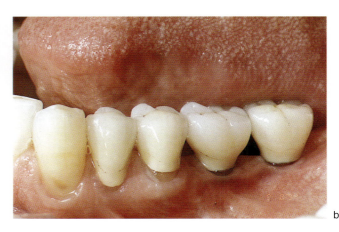

Abb. 30 Einzelzahnimplantat.
a) Auf dem Arbeitsmodell fertiggestellte In-Ceram®-Einzelzahnkronen. Beachte die Gingivamaske und das „Emergence"-Profil.
b) Die zementierten Kronen im Patientenmund nach ca. dreijähriger Tragezeit. Die entzündungsfreie Gingiva ist währenddessen an Zähnen und Implantaten leicht geschrumpft.

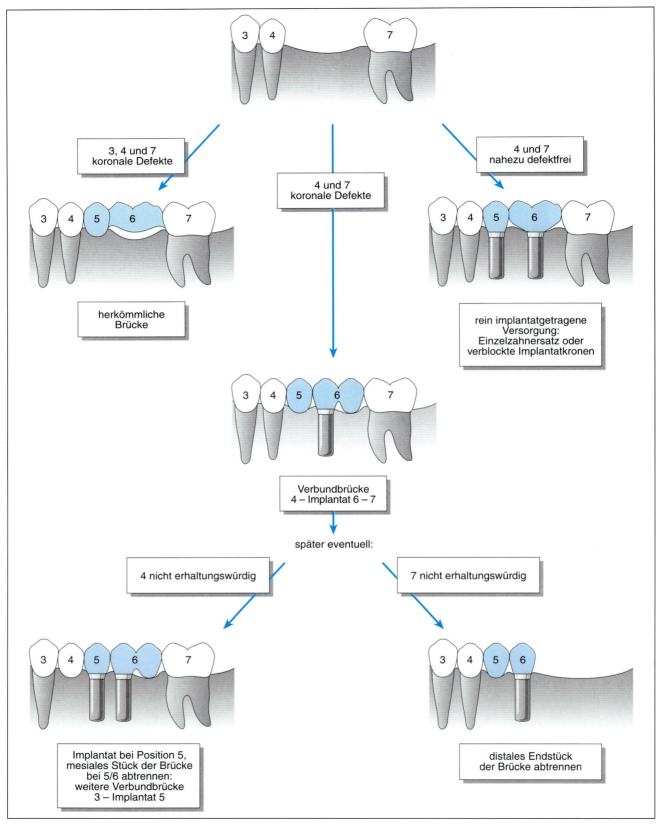

Abb. 31 Alternativtherapien im Fall der weitspannigen, unterbrochenen Zahnreihe im Unterkiefer. Je nach Kronendefektanzahl und -ausdehnung bei den Restzähnen können bei günstigen anatomischen Verhältnissen unterschiedliche Therapieformen angezeigt sein, wobei auch prospektive Aspekte eine Rolle spielen (Details s. Text).

wohnter Weise auch im Implantatbereich die Zahnseide von okklusal her einführen kann.
- Das Fehlen von Befestigungsschrauben ist der Ästhetik zuträglich.
- Die Verwendung von vollkeramischen Kronenmaterialien, aufgrund der Festigkeit vorzugsweise aus In-Ceram® [44], führt wegen der hohen Biokompatibilität von Keramik zu günstigen Verhältnissen im Bereich der marginalen Gingiva. Zu dieser Technik liegen allerdings noch keine Langzeiterfahrungen vor, erste eigene klinische Erfahrungen seit 1991 sind im Gegensatz zu Äußerungen von BEUMER und Mitarbeiter [15] jedoch sehr ermutigend.

Weitspannige unterbrochene Zahnreihe im Seitenzahnbereich

Im Fall einer weitspannigen unterbrochenen Zahnreihe im Seitenzahnbereich (Abb. 31) können die oben genannten Rekonstruktionen angepaßt an die individuelle Situation verwendet werden [60]. Die Verbundbrückenkonstruktion eignet sich z.B. zur Überbrückung einer langen, linearen Lücke vom ersten Prämolaren zum zweiten oder dritten Molaren, wenn ein Unterstützungsimplantat im Sinne der *Pfeilervermehrung* in der Position des ehemaligen ersten Molaren eingesetzt wird.

Die geteilte Ausführung des Kronen-Brückengliedes und die bedingte Abnehmbarkeit des Ersatzes sind in dieser Situation auf lange Sicht mit besonderen Vorteilen gegenüber anderen Ersatzkonstruktionen verbunden, wenn an einem der natürlichen Pfeiler Probleme entstehen (s. Abb. 31): Ist der endständige Molar z.B. nicht zu erhalten, kann die Brücke auf einfache Weise verkürzt werden. Wenn jedoch an dem ersten Prämolaren nicht zu beherrschende Veränderungen auftreten, kann anstelle des fehlenden zweiten Prämolaren ein zweites Implantat gesetzt und mit einer Verbundbrücke zum Eckzahn versorgt werden.

Wegen möglicher Verspannungen ist dagegen die Alternative, die Brücke einfach zum Eckzahn hin zu verlängern, aus biomechanischer Sicht eher als fragwürdig einzustufen (Abb. 32). Dieses Beispiel zeigt auch, wie wichtig das bedingte Abnehmen implantatverankerter Restaurationen ist, um eine einfache Erweiterung bzw. Reparatur zu ermöglichen.

Als eine weitere Möglichkeit können in der eingangs erwähnten Ausgangssituation – bei Berücksichtigung des deutlich höheren Aufwandes – auch rein implantatgetragene Restaurationen zum Ausfüllen der Lücke in Erwägung gezogen werden (s. Abb. 31).

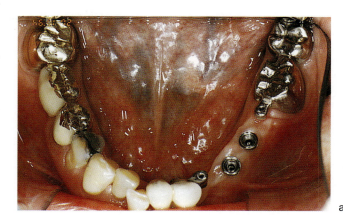

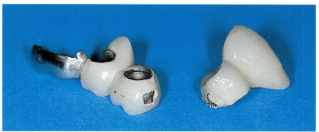

Abb. 32 Weitspannige Verbundbrücke.
a) Weitspannige, sich in den Frontzahnbogen hinein erstreckende Lücke, die zum Zahnreihenschluß mit zwei Unterstützungsimplantaten (IMZ-Implantatsystem) und einer Verbundbrücke versorgt wurde. Man erkennt die Implantat-Inserts (transgingivale Implantatverlängerungen).
b) Nach ca. eineinhalbjähriger Inkorporationsdauer kam es zum Bruch der Brücke zwischen den Implantatankern. Zwar ist dieser Bereich eindeutig unterdimensioniert, dennoch fängt die halbstarre Arretierung (intramobile Connectoren) bei dieser Form der Brücke die Belastungen bzw. Deformationen nicht ab (s.a. Abb. 31).

Versorgung des restbezahnten Kiefers

Herausnehmbarer Zahnersatz

Wenn Implantate im *stark reduzierten Restgebiß* mit nur noch ein bis drei Zähnen verankert wurden, besteht das Therapieziel darin, mit Hilfe dieser zusätzlichen Pfeiler die Lagestabilität einer herausnehmbaren Prothese und damit die *Lebensdauer* sowohl des Ersatzes als auch der Restzähne deutlich zu verbessern.

In einer derartigen Situation bieten sich Stege und zahnverankerte Teleskopkronen, in Ausnahmefällen auch Klammern (defektfreie oder parodontal geschwächte, endständige Molaren), als Verankerungselemente besonders an. Teleskopkronen sind deswegen ideal geeignet, weil sich nach später möglichem Zahnverlust eine Erweiterung des Sattels

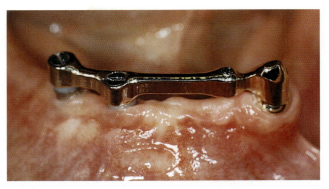

Abb. 33 Um die Prothesenkinematik bei einem einzelnen Restzahn im Unterkiefer zu verbessern, wurden (in diesem Falle) zwei Implantate kontralateral verankert. Am langen frontalen Steg findet der Stegreiter der Prothese Halt. Mesial des Eckzahnes ist eine Miniaturverschraubung im Stegbereich zu erkennen, damit der implantatverankerte Teil abgenommen werden kann (IMZ-Implantatsystem).

sehr einfach durchführen läßt. Den Stegen ist in diesen Fällen eine Stütz- und Haltefunktion zuzuordnen, die Teleskope bzw. Klammern dienen überwiegend als reine Stützelemente.

In aller Regel wird eine Deckprothese als Zahnersatz angefertigt. *Typische Beispiele* sind:

– Stegverbindung zwischen einem einzelnen Eckzahn und einem kontralateralem „Caninus-Implantat" (Abb. 33)
– frontale, implantatverankerte Stegkonstruktion bei einem einzelnen Molaren
– Vermeiden einer diagonal durch den Kiefer verlaufenden Prothesenrotationsachse (z.B. bei Vorhandensein eines Prämolaren) durch Insertion eines Eckzahn-Implantates und Stegverbindung zum kontralateralen Eckzahn

– Ergänzung einer Gruppe von unilateral, im frontalen, gebogenen Kieferabschnitt einzeln stehender Zähne durch ein oder mehrere gegenüber positionierte Implantate (Abb. 34)

Aus der Sicht der Autoren sollten die *zahn-/implantatverbindenden Stege* bedingt abnehmbar an die Krone des Zahnes angefügt werden (Miniaturverschraubung, s. Abb. 33), um mögliche Änderungen der Konstruktion bei Zahn- oder Implantatverlust auf einfache Weise zu gestatten.

Diese „Minimalform" des Hinzufügens von *strategisch wichtigen Pfeilern* bietet sich insbesondere im Unterkiefer an, im Oberkiefer ist wegen der eher spongiösen Knochenstruktur und der dadurch reduzierten Belastbarkeit eines Implantates Zurückhaltung geboten. Hier kann sich das wiederholte Ein- und Ausgliedern der Prothese auf ein einzelnes und durch den Steg nur in einer Richtung stabilisiertes Implantat langfristig ungünstig auswirken.

Festsitzender Zahnersatz im Unterkiefer

Soll in einem teilbezahnten, zumeist mit nur noch wenigen Restzähnen versehenen Kiefer festsitzender Zahnersatz eingegliedert werden, ist zunächst zu unterscheiden, ob es sich um den Unter- oder um den Oberkiefer handelt. Während im Oberkiefer *einteilige Suprakonstruktionen* zweckmäßig sind, sollte die Restauration im Unterkiefer mehrteilig ausgeführt werden, um der physiologischen Deformation der Mandibula Rechnung zu tragen (s. S. 112f.).

Im Unterkiefer überbrückt man das *Fehlen eines oder mehrerer Inzisivi* am besten mit einer Adhäsiv-

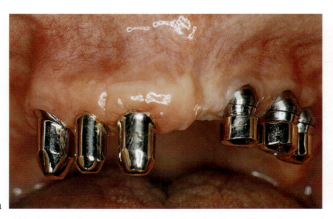
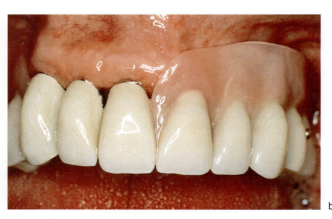

Abb. 34 Ergänzung ungünstig stehender Restzähne durch mehrere gegenüber positionierte Implantate.
a) Die Restzähne 11, 12 und 13 allein sind prothesenkinematisch ungünstig. Durch die Verankerung von drei, primär miteinander verblockten Implantaten im zweiten Quadranten wird eine wesentliche Verbesserung erreicht (Brånemark-Implantatsystem).
b) Teleskopierende Deckprothese, die im Implantatbereich mit einem Schild versehen ist, um eine glatte Kontur zur Stützung der Lippe zu erzielen.

Prothetische Versorgung

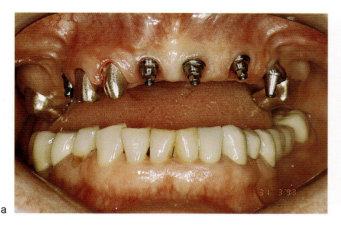
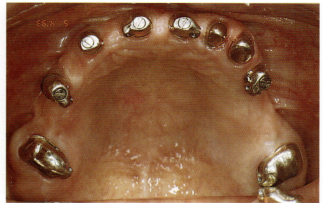
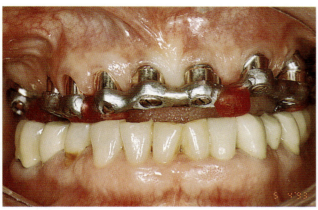
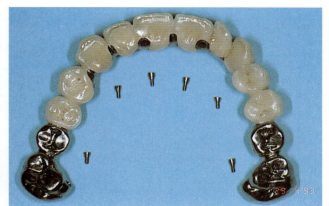
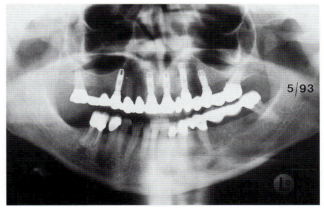
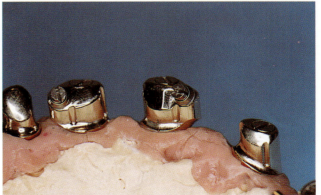

Abb. 35 Teleskopierende, verschraubte Konstruktion (derselbe Patient wie in Abb. 3c).

a) Für die Eingliederung einer einteiligen Zahnersatzkonstruktion sind die eigenen Zähne mit Teleskopkronen versorgt. Auf den Brånemark-Implantaten erkennt man die EsthetiCone-Aufbauten bzw. ein abgewinkeltes Abutment, wodurch die Achsendivergenz der Implantate auf einfache Weise so ausgeglichen werden kann, daß sich eine gemeinsame Einschubrichtung für die Suprakonstruktion ergibt.

b) Auf den Implantaten sind individuell gefräste und teilweise mit Verschraubungen versehene Innenteleskope erkennbar.

c) Die Innenteleskope auf den Implantaten wurden mit Hilfe einer Manipulierschiene ausgerichtet, wobei diese zugleich für eine zweite Relationsbestimmung als Träger benutzt wurde.

d) In diesem Falle sind aus besonderen Gründen (s. Abb. 35e) sechs Verankerungsschrauben (in den Front- und Prämolarenimplantaten und Molarenkronen) für die Suprakonstruktion vorgesehen.

e) Das Röntgenübersichtsbild zeigt, daß die Molaren wegen der Pfahlwurzeln bzw. Mesialangulation prognostisch auf Dauer als fragwürdig anzusehen sind. Sollte später eine Extraktion angezeigt sein, kann der Ersatz gekürzt werden. Wegen der dann noch verbliebenen vier Befestigungsschrauben ergibt sich weiterhin eine stabile Fixierung der Suprastruktur.

f) Drei der Innenteleskope auf Implantaten. Man erkennt die Miniaturverschraubungen sowie Stiftfräsungen. Dennoch fallen die Teleskope grazil aus.

oder herkömmlichen Brücke zwischen den Eckzähnen (s. S. 105 f.). Die *Seitenzahnbereiche* lassen sich durch modifizierte Konstruktionen analog zu den Therapievarianten für die verkürzte und unterbrochene Zahnreihe wiederherstellen. Wenn sich der zahnlose Kieferabschnitt jedoch wegen des Fehlens eines Eckzahnes und eines oder zweier Schneidezähne in den *bogenförmigen Frontbereich* erstreckt, sollten zwei separate Brückenkonstruktionen eingegliedert werden, die evtl. über ein Stiftgeschiebe am Eckzahn querstabilisiert werden (s. S. 113, Abb. 9). Die Seitenzahnbereiche sind wie oben erwähnt zu behandeln.

Festsitzender Zahnersatz im Oberkiefer

> Zahn-/implantatverankerte Oberkieferkonstruktionen werden als *starre Suprastruktur* konzipiert, weil dadurch eine größtmögliche Stabilisierung der Pfeiler erreicht wird. Dazu bieten sich grundsätzlich Stege oder Teleskope als Verankerungselemente an. Über erstere schafft man eine Primär-, über letztere eine Sekundärstabilisierung.

Stege. Eine Steg-Mesostruktur, die bei herausnehmbarem, implantatgetragenem Zahnersatz im zahnlosen Kiefer zweckmäßig ist und daher häufig angewendet wird, ist hier weniger gut geeignet. Durch das Vorhandensein von (zu überkronenden) Restzähnen wird der Stegverlauf quasi unterbrochen und die Gestaltung der Suprastruktur erschwert. Vom Grundsatz her sind Stegkonstruktionen bei bedingt abnehmbarem Zahnersatz mit weiteren *Nachteilen* verbunden:

– schlecht zugängliche Spalten zwischen Meso- und Suprastruktur
– ästhetische Unzulänglichkeiten (Interdentalräume)
– eher plumpe Zahnersatzkonstruktion wegen der platzbeanspruchenden Stegsubstruktur
– Einschränkung der Umgestaltungsmöglichkeiten

Teleskope. Teleskopierende, verschraubte Konstruktionen auf Implantaten und Zähnen im Oberkiefer bieten dagegen in der vorliegenden Ausgangssituation zahlreiche Vorteile, obwohl sie aus technischer Sicht als sehr aufwendig einzustufen sind:

- *Achsendivergenzen* (Abb. 35a) die für hier verankerte Implantate typisch sind, lassen sich relativ einfach ausgleichen.
- In der Regel sind keine speziellen bzw. abgewinkelten Implantat-Abutments notwendig.
- Form und Abmessung eines Teleskops sowie die Lokalisation der Befestigungsschraube für die Suprastruktur lassen sich der individuellen Situation in idealer Weise anpassen (Abb. 35b), wobei Innenteleskope auf Implantaten grazil ausfallen und daher – was bei Zähnen nicht immer gelingt – ästhetisch ansprechende Kronen erlauben.

Allerdings kann die Fixierung von Teleskopen auf Implantaten mit Schwierigkeiten verbunden sein, wenn sich die individuell mit einer (präfabrizierten) Kronenbasis hergestellten Innenteleskope nicht *rotationsstabil* auf dem Implantat verankern lassen. So wurde im Fall des Patienten aus Abbildung 3c bzw. 35 das EstheticCone-Abutment des Brånemark-Systems verwendet, dessen angußfähige Konushülse sich nicht verdrehstabil auf das Abutment setzen läßt. Daher war hier eine Manipulierschiene (s. Abb. 35c) zur korrekten Ausrichtung der Innenteile erforderlich. Dieser zusätzliche Aufwand läßt sich bei Verwendung der seit kurzem lieferbaren verdrehgesicherten EstheticCone-Hülsen vermeiden.

In der Regel sollten *vier Befestigungsschrauben* für die Suprastruktur vorgesehen werden (Abb. 35d und e), um auf Dauer jegliche Bewegung der Konstruktion auszuschließen. Sie sollten nicht im Bereich der Kaufläche liegen (Abrasionsgefahr), sondern innerhalb der Zahnkrone nach median-frontal-okklusal ausgerichtet sein (Seitenzahnbereich) bzw. im Bereich der Palatinalflächen liegen (Frontzähne). Dadurch ist eine gute Zugänglichkeit während der Montage gewährleistet, weiterhin werden die Interdentalräume nicht verlegt. Dies ist in der Regel bei Teleskopen auf Implantaten möglich, weil wegen der relativ zierlichen Prothetikpfosten ausreichend Bauraum zur Verfügung steht (Abb. 35f).

Typischerweise besteht zwischen einem Innen- und einem Außenteleskop jedoch ein *Spalt*, der sich bei langfristig fest verankerter Suprastruktur mit Speiseresten etc. füllt und korrosiven Erscheinungen Vorschub leistet (Abb. 36a und b). Um dies zu vermeiden und um negative Auswirkungen im Gingivabereich zu minimieren, müssen diese Spaltbereiche *versiegelt* werden, soweit dies möglich ist.

Zunächst werden die Innenteleskope auf Zähnen – nach evtl. Probetragen – wie gewohnt definitiv zementiert, die zugehörigen Außenteleskope aus den oben genannten Gründen dagegen provisorisch befestigt. Dazu wird bei der endgültigen Eingliederung

Prothetische Versorgung

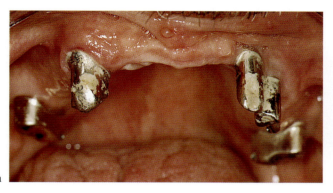
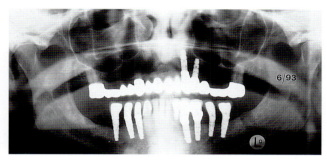
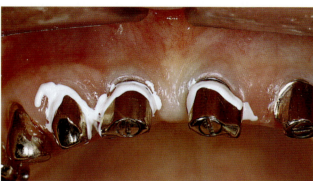
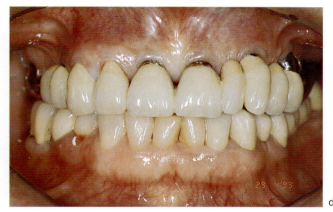

Abb. 36 Versiegelung des Spaltbereiches zwischen Innen- und Außenteleskop.

a) Werden teleskopierende Versorgungen temporär oder auf Dauer ohne Versiegelung zwischen Innen- und Außenteleskopen getragen, lagern sich im Kontaktbereich Speisereste etc. ab.

b) Um im Oberkiefer festsitzenden Zahnersatz realisieren zu können, wurden hier zwei Frialit-II-Implantate als strategisch wichtige Pfeiler (quadranguläre Abstützung) verankert. Versorgung im Unterkiefer: Einzelzahnimplantationen und rein implantatgetragene Brücke.

c) Zur definitiven Eingliederung des Ersatzes werden die Innenteleskope nur im Zervikalbereich mit einem temporären Zement oder Dichtungssilikon beschickt (derselbe Patient wie in Abb. 35).

d) Zustand nach definitivem Eingliedern des Ersatzes (s. Abb. 3c). Es ist zu einer gewissen Schrumpfung der Gingiva gekommen, wegen der langen Oberlippe stören die metallischen Implantathälse jedoch nicht.

des Ersatzes im Zervikalbereich der zementierten bzw. verschraubten Innenteleskope im Mund des Patienten provisorisches Befestigungsmaterial oder mundbeständiges Dichtungssilikon aufgetragen (Abb. 36c). Auf diese Weise verhindert man, daß die gesamte Kontaktfläche der Doppelkronen ausgefüllt und der Schraubenstollen dadurch verlegt wird. Implantatfixierte Innenteleskope werden nur verschraubt. Der Spalt zwischen dem Prothetikpfosten und der angußfähigen, maschinell hergestellten Kronenbasis des Innenteleskops ist in der Regel klein und liegt zumeist subgingival. Er muß z.Z. noch akzeptiert werden, da diese Situation für die empfindliche Weichteilmanschette günstiger zu bewerten ist als evtl. nicht entfernte Reste eines Befestigungsmaterials. Die Außenteleskope werden zum Verschluß von Spalten – wie oben beschrieben – provisorisch auf den implantatverankerten Innenteleskopen befestigt, wenn eine atraumatische Entfernung der Zementreste bei supra- bzw. paragingivaler Kronenrandlage möglich ist (Abb. 36d).

Der Grundsatz, implantatgetragenen Zahnersatz in jeder Hinsicht so einfach wie möglich zu gestalten, mag hier – oberflächlich betrachtet – verschwommen erscheinen. Führt man sich jedoch trotz des nicht zu bestreitenden hohen Aufwandes die Vorteile eines derartigen Vorgehens vor Augen, so wird deutlich, daß dieses Prinzip dennoch beibehalten wurde. An derart umfangreichen Konstruktionen können Reparaturen oder eine Überarbeitung der Verblendungen notwendig werden, weiterhin muß langfristig mit Änderungen der Konstruktion gerechnet werden, falls es zum Verlust eines Pfeilers kommt. Dann läßt sich eine derartige Konstruktion auf einfache Weise umgestalten (Einfügen eines Transversalbandes und Sattelgestaltung bei Notwendigkeit einer Umstellung auf einen herausnehmbaren Zahnersatz). Dabei ist auch zu berücksichtigen, daß der im Laufe der Tragezeit des Ersatzes gealterte Patient dann evtl. keine neuerlichen belastenden, umfangreichen Eingriffe (z.B. aus gesundheitlichen Gründen) toleriert.

Ein besonderer Aspekt sei in diesem Zusammenhang hier hervorgehoben: Die Abnehmbarkeit der Suprakonstruktion gestattet es, Pfeilerzähne im Bedarfsfall leichter zu therapieren als bei fixem Zahnersatz. Werden *endodontische Maßnahmen* notwendig, bleibt die Außenkrone unversehrt. Im Fall einer Sekundärkaries gelingt es evtl. noch, den Zahn und seine Krone zu erhalten. Diese Möglichkeiten sollten nicht unterschätzt werden, denn bei der Ausgangssituation, einem stark reduzierten Restzahnbestand, in der Regel mit gewissen Schädigungen, sind spätere Interventionen an den Pfeilerzähnen nicht auszuschließen.

Versorgung des zahnlosen Kiefers

Allgemeines

> Grundsätzlich gilt der zahnlose, atrophierte Kiefer, insbesondere der Unterkiefer, als *klassisches Indikationsgebiet* für implantatretinierten Zahnersatz, wobei die Verankerung von Implantaten bei insuffizientem Prothesenlager der Mandibula als absolute Indikation einzustufen ist [66]. Die Insertion von zwei Implantaten im interforaminalen Bereich und die Versorgung mit einer Deckprothese stellt eine *Mindestversorgung* dar, was inzwischen allgemein anerkannt ist.

Dennoch sind prinzipiell *zwei verschiedenartige Zahnersatzkonstruktionen* möglich:

– die implantatgestützte bzw. implantatgeführte Deckprothese, die durch Implantate stabilisiert, jedoch im wesentlichen tegumental gelagert ist
– der implantatverankerte, bedingt abnehmbare feste Zahnersatz in Form einer Brückenkonstruktion

In den deutschsprachigen Ländern wurden bisher überwiegend implantatstabilisierte Deckprothesen eingegliedert. Diese Form der Therapie hat einen gewissen Standardcharakter erlangt [61]. Sie konkurriert jedoch zunehmend mit *festsitzenden, implantatverankerten Brückenkonstruktionen*, die immer häufiger eingegliedert werden [47]. Dieser Trend ist sowohl auf die zunehmende Anzahl von Langzeiterfolgsmeldungen [1, 2] mit letztgenanntem Therapieverfahren von seiten verschiedener Gruppen in Schweden und in Amerika als auch auf die generellen Vorteile, die mit fest verankertem Zahnersatz einhergehen, zurückzuführen.

Aus prothetisch-konzeptioneller Sicht ist die *Anzahl der Implantate* für die Wahl der Suprakonstruktion von entscheidender Bedeutung [25, 49, 63]: Fixer Ersatz erfordert grundsätzlich mehr Pfeiler als herausnehmbarer. Die anatomischen Bedingungen erlauben aber nicht immer die Realisierung einer festsitzenden Konstruktion. Der Patient erhebt jedoch immer den Anspruch auf eine *stabil verankerte Prothese*. Ist es zweifelhaft, ob sich die für einen festsitzenden Ersatz notwendige Anzahl von Implantaten sicher verankern läßt, ist eine *präoperative Aufklärung* über die speziellen Möglichkeiten hinsichtlich der *Art der Versorgung* von großer Wichtigkeit.

Die Versorgung eines Patienten mit einer implantatgestützten Deckprothese ist dagegen in jeder Hinsicht einfacher und konzeptionell universeller. In jedem Fall muß auch bei herausnehmbarem Ersatz ein funktionsstabiler Sitz im Mund gewährleistet sein. Jedoch unterliegt diese Therapie in speziellen Fällen gewissen Risiken und kann mit Nachteilen hinsichtlich der Prothesenfunktion verbunden sein (s. S. 113ff.).

Die unterschiedlichen prothetischen Rehabilitationsformen haben die folgenden *besonderen Merkmale*:

Vorteile der Deckprothese

- Ungünstige Kieferrelationen, insbesondere in der Vertikalen und Sagittalen, können kompensiert werden.
- Die individuelle Basisgestaltung der Prothese ermöglicht in der Regel eine deutliche Verbesserung der *Ästhetik*, der *Phonetik* und der *Lippenstütze*.
- *Hygienemaßnahmen* können einfacher und effektiver durchgeführt werden als bei fixen Restaurationen.
- Auch Fälle mit *extremer Kieferresorption*, die die Insertion von nicht mehr als zwei Implantaten zuläßt, können therapiert werden.
- Bestehen über die Notwendigkeit von Implantaten (z.B. bei nur milder Knochenresorption) Zweifel, können zunächst Totalprothesen angefertigt werden. Bei ausbleibender Inkorporation werden später Implantate eingesetzt und die bestehenden Prothesen umgearbeitet.

- Der Behandlungsablauf gestaltet sich weniger schwierig als beim implantatverankerten Ersatz, ist daher sehr ökonomisch und besonders geeignet für ältere und weniger belastbare Patienten.
- Das Konzept der Deckprothese bietet, wenn Patienten weiterhin über Probleme klagen, *Erweiterungsmöglichkeiten*, indem zusätzliche Implantate verankert werden und durch Ausbau der Stegkonstruktion eine bessere Retention der Prothese erzielt wird. Beim Übergang zu implantatverankertem Zahnersatz kann die Deckprothese als *Provisorium und Operationsschablone* dienen.

Nachteile der Deckprothese

- Die halbstarre Lagerung des Ersatzes sowie ungünstige Kieferverhältnisse (besonders in der Transversalen) bedingen nicht immer eine ausreichende Lagestabilisierung der Prothese (s. S. 113 ff.).
- Unterfütterungen der tegumentalgetragenen Prothesenanteile und der Randbereiche sind wegen fortschreitender Knochenresorption von Zeit zu Zeit notwendig, um Schaukelbewegungen der Prothese und die Retention von Speiseresten zu vermeiden.
- In seltenen Fällen kann sich der herausnehmbare Ersatz psychologisch nachteilig für den Patienten auswirken.

Vorteile der festsitzenden Prothese

- Die Stabilität des Ersatzes ist verbunden mit einem guten Kauvermögen und problemloser Inkorporation.
- Der feste Prothesensitz und die Möglichkeit zur Gestaltung graziler Konstruktionen sind mit psychologischen Vorteilen für den Patienten verbunden.
- Die periimplantären Weichgewebsverhältnisse sind bei offener Grenzraumgestaltung und Hygienefähigkeit des Patienten häufig sehr günstig.
- Bei günstigen skelettalen Verhältnissen und harmonischen Weichteilbeziehungen lassen sich funktionell und ästhetisch hoch anspruchsvolle Restaurationen erzielen.

Nachteile der festsitzenden Prothese

- Die erforderliche offene Grenzraumgestaltung kann besonders im Oberkiefer die Ästhetik negativ beeinflussen, weiterhin kann die Phonetik durch Entweichen von Luft und Speichel im anterioren Bereich des Kiefers beeinträchtigt sein. In bestimmten Fällen läßt sich keine ausreichende Lippen- und Weichteilstütze gestalten.
- Der gesamte Behandlungsablauf ist äußerst zeit- und kostenintensiv. Zahnarzt und Zahntechniker müssen über besondere Fähigkeiten verfügen.
- Die tägliche Reinigung ist vergleichsweise schwierig, was besonders bei älteren Patienten von Bedeutung sein kann.

Vor dem Hintergrund der Vielfalt möglicher Konstruktionen ist eine *Standardisierung der implantologischen Behandlungsmaßnahmen* für den zahnlosen Kiefer zum Vorteil für Patient und Behandler anzustreben. Die Synthese aus klinischen Erfahrungen, technisch Bewährtem und vom Aufwand her Vertretbarem soll klare Therapiekonzepte zum Ziel haben.

Unterkiefer

Für den zahnlosen Unterkiefer sind *vier Konzepte* zu unterscheiden [61]:

Konzept 1

Beim Konzept 1 werden zwei Implantate in der interforaminalen Region an der Stelle verankert, wo das größte Knochenangebot vorhanden ist (meist die Eckzahnregion). In der Regel ist dann eine geradlinige Stegverbindung der Implantate von ca. 18 mm Länge möglich, ohne den Zungenraum einzuschränken (Abb. 37). An dem rund- oder eiförmigen Steg wird über einen möglichst ebenso langen, metallischen [47] und damit aktivierbaren Stegreiter eine Deckprothese befestigt und dadurch in ihrer Lage stabilisiert [16].

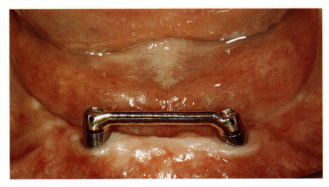

Abb. 37 In den Eckzahnbereichen dieses Patienten wurden zwei Brånemark-Implantate verankert. Damit ergibt sich eine ausreichend lange, geradlinige Stegverbindung.

Bei dieser Konstruktion ist eine gewisse *Rotation des Ersatzes um die Stegachse* bei posteriorer Prothesenbelastung möglich. Der Kaudruck wird im wesentlichen direkt auf die zahnlosen Kieferkammabschnitte übertragen, zur Längs- und Querstabilisierung dient die Implantatverankerung.

Vorteile. Die Vorteile des Steges als bewährtem Verankerungselement der herkömmlichen Prothetik liegen in der Einfachheit dieses präfabrizierten Attachments und seiner Adaptabilität an die jeweilige Situation, in der leicht justierbaren Retention und in der Langlebigkeit.

Nachteile. Als Nachteil ist die relativ komplizierte Hygienefähigkeit der Konstruktion zu erwähnen.

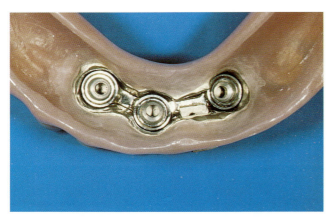

Abb. 38 Bei einem im frontalen Bereich eher spitz zulaufendem Unterkiefer wurden drei Implantate so gesetzt, daß daraus kurze Steglängen resultierten. In dieser Situation ist ein Schubriegel ein effektives Element, um eine herausnehmbare Prothese sicher an dieser Konstruktion zu verankern.

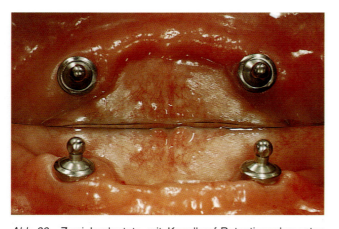

Abb. 39 Zwei Implantate mit Kugelkopf-Retentionselementen sind für betagte Patienten als hoch geeignete Therapieform anzusehen. Sie lassen sich auf einfache Weise reinigen. Beachte die exakt parallele Ausrichtung der Implantate (Bonefit-Implantatsystem).

In besonderen Fällen lassen sich nur kurze Steglängen realisieren. Dann ist die Haltekraft bei frikativ wirkender Stegmatrize gering. Alternativ ist dann die Verwendung eines retentiv wirkenden *Schubriegels* in der Prothese zu empfehlen (Abb. 38) [60]. Wegen des Spiels zwischen Riegel und Steg und aufgrund der kurzen Steglänge ist der Stabilisierungseffekt jedoch eingeschränkt.

Eine weitere Möglichkeit zur Befestigung der Prothese an den Implantaten ergibt sich über *Kugelkopf-Attachments* und entsprechende Matrizen in der Prothese (Abb. 39, s.a. Abb. 15a) [32, 46]. Diese Systeme benötigen nur geringen Platz und sind seitens des Patienten leicht zu reinigen. Voraussetzung für derartige Verankerungselemente sind jedoch exakt parallel ausgerichtete Implantate und Kugelkopfmatrizen (s. S. 232).

Diese sehr einfachen Konstruktionen können dann mit *funktionellen Problemen* behaftet sein, wenn die Eckzähne und Prämolaren aus anatomischen Gründen außerhalb des Kieferkammes zu stehen kommen, was sich aufgrund der Resorption im Unterkiefer und der Gegebenheiten im Oberkiefer ergeben kann. Da die Zahnaufstellung im Oberkiefer-Frontbereich vorwiegend nach ästhetischen Gesichtspunkten erfolgt, ergibt es sich mitunter, daß die Aufstellung der Unterkiefer-Eckzähne und Prämolaren nicht auf dem Kieferkamm folgen kann. Dies führt zum *Kippen der Unterkieferprothese* bei Lateralbewegungen, die in der fehlenden Abstützung in dieser Region begründet sind. Wirksame Abhilfe auf Dauer schafft nur das Verankern weiterer Implantate. Aus präprothetisch-diagnostischer Sicht sollte diesem Aspekt rechtzeitig Beachtung geschenkt werden (s. S. 114).

Indikation. Eine Behandlung nach diesem Konzept ist vor allem angezeigt bei mäßiggradiger Kieferkammatrophie oder bei Patienten, deren Hauptprobleme in der Retention oder Funktion eines herkömmlichen Totalersatzes begründet sind. In aller Regel sind Tragekomfort und Funktion des Zahnersatzes deutlich verbessert. Allerdings ist an einen möglichen Verlust eines Implantates die Funktionseinbuße der Gesamtkonstruktion geknüpft.

Konzept 2

Beim Konzept 2 werden vier Implantate in der frontalen Region der Mandibel so verankert, daß sich zwischen ihnen *gleich große Abstände* von ca. 12 mm Länge ergeben. Ist abzuschätzen, daß sich

Prothetische Versorgung

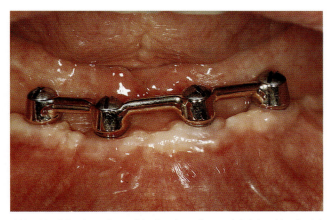

Abb. 40 Vier in nahezu idealer Anordnung (gleiche Abstände) plazierte LEDERMANN-Schraubenimplantate. Durch die Stegkonstruktion über Eck wird eine effektive Stabilisierung in transversaler und sagittaler Richtung erreicht. Das unterschiedliche Höhenniveau der Stege hat keinen negativen Einfluß auf die Prothesenfunktion.

kürzere Distanzen einstellen, sollten nur drei Implantate verwendet werden, um ausreichend lange interimplantäre Steglängen sicherzustellen. In jedem Fall verläuft die *Stegkonstruktion in einem Winkel*, so daß die Implantate nicht nur in transversaler, sondern auch in sagittaler Richtung stabilisiert werden (Abb. 40).

Vorteile. Die Verankerung der Deckprothese über zwei bzw. drei Stegreiter ist stabiler als beim Konzept 1, denn die Rotationstendenz der Prothese ist erheblich vermindert. In der Regel ist der *Eckzahn-Prämolarenbereich* wirksam unterstützt.

Von besonderer Bedeutung ist es, daß die Funktionstüchtigkeit der Zahnersatzkonstruktion bei Verlust eines Implantates im allgemeinen erhalten bleibt.

Eine weitere Besonderheit ergibt sich dadurch, daß in bestimmten Fällen (hohe Knochendichte, lange Implantate) eine sofortige Belastung der Implantate möglich ist, was mit erheblichen zeitlichen Vorteilen verbunden ist.

Monokörper-Implantate. Konzept 2 erlaubt bei Verwendung sog. Monokörper-Implantate (Implantate mit fest integriertem Prothetikaufbaupfosten) ein einzeitiges Vorgehen [6, 41]. Dazu werden die Implantate direkt nach dem chirurgischen Eingriff mit einem Steg stabilisiert und Stegreiter in eine bestehende Totalprothese einpolymerisiert. Dieses Verfahren ermöglicht es, einen Patienten *innerhalb eines Tages* auf einen implantatgestützten Zahnersatz umzustellen.

Alternativ dazu kann diese Therapieform auch bei Implantaten angewendet werden, die gedeckt einheilen (zweiphasiges Vorgehen), oder es können Implantate verankert werden, die offen einheilen, aber das Schleimhautniveau nicht überragen und erst nach dreimonatiger Einheilzeit prothetisch versorgt werden. Sofern die Implantate parallel zueinander verankert wurden, eignen sich *Kugelkopf-Attachments* als Verankerungselemente (Abb. 41, s.a. Abb. 15b).

Implantatgestützte, teleskopverankerte Hybridprothesen. Ein besonderes Kennzeichen derartiger Konstruktionen, von denen seit einiger Zeit berichtet wird [13, 14], ist, daß auf die Gestaltung eines Sat-

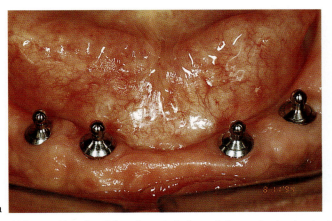
a

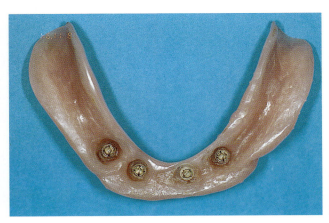
b

Abb. 41 Kugelkopf-Attachments bei parallel verankerten Implantaten.
a) Vier parallel ausgerichtete Bonefit-Implantate mit Kugelkopfankern stellen eine einfachere Alternative zur Versorgungsform in Abbildung 40 dar, wobei die Pflege wesentlich erleichtert wird.
b) Prothese nach ca. zweijährigem Gebrauch. Durch die klein bauenden Kugelkopfmatrizen verbleibt im Frontbereich genügend Kunststoff, so daß die Prothese kaum geschwächt ist und auf eine Metallbasis in der Regel verzichtet werden kann.

tels im Bereich der Implantate verzichtet wird, so daß offene periimplantäre Spülräume entstehen. Der im frontalen Unterkieferbereich gelegene Prothesenteil ist *brückenähnlich* gestaltet und damit sehr zierlich. Allerdings ist ein derartiges Design nur bei günstiger Kieferrelation und geringer Atrophie zu realisieren. Der zahntechnische Aufwand ist im Vergleich zu den oben genannten Prothesen-Verankerungselementen aufgrund der individuellen Fräsungen hoch, weiterhin müssen die Implantate in Relation zu den Zahnkronen des Ersatzes günstig lokalisiert sein. Aus der Sicht der Verfasser kann die *nahezu starre, teleskopierende Verbindung* zwischen Implantaten und (im Kauzentrum) tegumental gelagerter Prothese Probleme aufwerfen, was allerdings weitere Untersuchungen zeigen müssen.

Indikation. Behandlungskonzept 2 ist bei geringer bis hochgradiger Atrophie des Unterkiefers indiziert und besonders bei Patienten mit eher spitz zulaufender, gotischer Kieferform geeignet. Das einzeitige Vorgehen ist günstig für Patienten mit limitiertem Zeitrahmen.

Konzept 3

Bei Konzept 3 werden nach dem zweizeitigen operativen Vorgehen vier bis fünf Implantate verankert und mit einem nach distal extendierten Steg versorgt. Dessen Tragarme sollten eine Länge von ca. 10 mm nicht überschreiten (Abb. 42a). Die Deckprothese wird mit bis zu sechs Matrizen ausgestattet und kann basal weitgehend reduziert werden (Abb. 42b). Auf die Aufstellung des zweiten Molaren wird verzichtet. Damit ist diese Konstruktion ganz *überwiegend implantatgetragen*.

Vorteile. Die abnehmbare Prothese erlaubt eine hohe Adaptabilität an skelettal ungünstige Verhältnisse (Lippenstütze). Der Zahnersatz ist ohne Rotationstendenz *äußerst stabil verankert*. Kaukraft und Kauvermögen sind erheblich verbessert.

Nachteil. Der Charakter des herausnehmbaren Ersatzes besteht weiterhin.

Indikation. Behandlungskonzept 3 ist bei *extremer Atrophie des horizontalen Unterkieferastes* besonders indiziert. Prothesenbedingte Hyp- oder Parästhesien durch einen hochliegenden Austrittspunkt des Nervus alveolaris inferior können dadurch wirksam vermieden werden. Dieses Konzept umfaßt weiterhin die Indikat5ionen der Konzepte 1 und 2 und ist als „Notanker" für kritische Fälle des Behandlungskonzeptes 4 anzusehen.

Konzept 4

Bei Konzept 4 werden fünf bis sechs Implantate im interforaminalen Bereich verankert (Abb. 43a) und nach dreimonatiger Einheilzeit mit einer rein implantatverankerten, brückenähnlichen Zahnersatzkonstruktion versorgt (Abb. 43b und c, s.a. Abb. 12a). Als Standardersatz sind Metallgerüste anzusehen, die auf metallischen Implantatextensionen verschraubt werden und mit Kunststoffzähnen versehen sind (Abb. 44, s.a. Abb. 12b) [17]. Distale Extensionen sollen ca. 12 mm nicht überschreiten, aber den Ersatz des ersten Molaren noch erlauben.

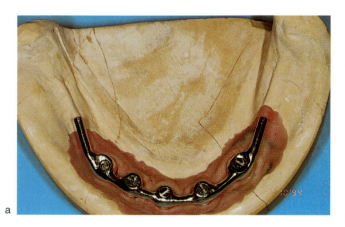
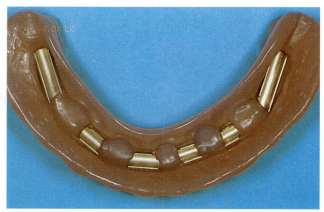

Abb. 42 Überwiegend implantatgetragene herausnehmbare Prothese auf Stegkonstruktion.

a) Auf fünf Brånemark-Implantaten verankerte Stegkonstruktion für eine herausnehmbare Prothese, die jedoch ganz überwiegend implantatgetragen ist.
b) Die herausnehmbare Prothese mit sechs Stegreitern bietet eine ausreichende Lippenstütze, ist aber basal weitgehend reduziert ausgeführt.

Prothetische Versorgung

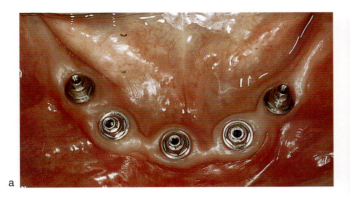

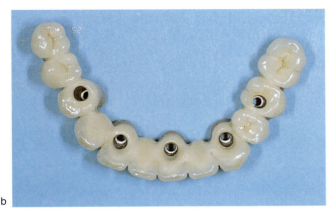

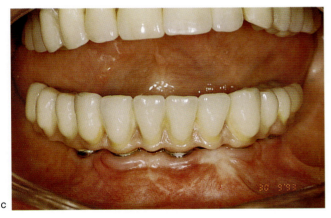

Abb. 43 Rein implantatgetragener Zahnersatz (derselbe Patient wie in Abb. 12a).

a) Fünf Brånemark-Implantate mit EsthetiCone-Abutments im zahnlosen Unterkiefer.
b) Die keramisch verblendete Zahnersatzkonstruktion. Durch die Verwendung einer Operationsschablone war es möglich, die Zugangsstollen für die Befestigungsschrauben nahezu ideal innerhalb der Zirkumferenz der Kronen zu plazieren.
c) Um zu lange Zahnkronen zu vermeiden, ist ein Zahnfleischsaum mit Keramik imitiert worden.

Vorteile. Der festsitzende Ersatz verkörpert in idealer Weise natürliche Verhältnisse und ist mit der bestmöglichen Wiederherstellung des Kauvermögens verbunden.

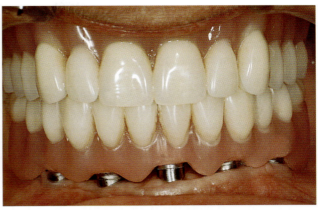

Abb. 44 Typisches Aussehen einer festsitzenden Prothese auf fünf Brånemark-Implantaten mit Standard-Abutments (derselbe Patient wie in Abb. 4). Um den Verlust von Hart- und Weichgeweben auszugleichen, werden üblicherweise ein massives Metallgerüst mit rosa Kunststoff verblendet und darin Acrylzähne verankert. Der Spalt zwischen Prothese und Gingiva stört funktionell nicht.

Nachteile. Große Vertikaldistanzen der Kiefer und skelettal bedingte ungünstige Kieferrelationen schränken die Realisierbarkeit derartiger Konstruktionen ein. In diesen Fällen eignen sich eher stegverankerte Deckprothesen nach Konzept 3. Die *Hygienefähigkeit* der Konstruktion gilt als problematisch, so daß diese Art der Versorgung bei älteren Patienten nicht als Ideallösung anzusehen ist.

Indikation. Der Indikationsbereich umfaßt den der zuvor genannten Konzepte.

Oberkiefer

> Implantationen im zahnlosen Oberkiefer sind in jeder Hinsicht mit erheblich größeren Schwierigkeiten verbunden als im Unterkiefer.

Zunächst imponieren hier die hinsichtlich Morphologie und Implantatstabilität *ungünstigeren Verhältnisse*. Weiterhin fallen in dieser Region hohe ästhetische Ansprüche ins Gewicht. Mehr noch als im Unterkiefer hat die Abstimmung des geeigneten Implantationskonzeptes auf die individuellen Belange und Verhältnisse des Patienten daher eine besondere Bedeutung [22, 34, 65]. Dabei ist zu beachten, daß sich grundsätzlich Vollprothesen im Oberkiefer bekanntermaßen leichter funktionsstabil verankern lassen als im Unterkiefer, so daß das Bedürfnis nach Implantaten hier geringer ist.

Dies alles erfordert eine *strenge Patientenselektion*. Aus implantologischer Sicht eignen sich Patienten mit minimaler Kieferatrophie am besten. Gerade bei dieser Klientel sind aus funktioneller Sicht regelrecht gestaltete Vollprothesen aber zumeist ausreichend. Patienten mit atrophierten Kieferverhältnissen und daher schlechtsitzenden Versorgungen dagegen sind vielfach auch weniger geeignet für implantatverankerte Versorgungen. Oft sind Kieferrelation, Weichteilverhältnisse und ästhetische Ansprüche gerade dieser Patientengruppe kaum in Einklang zu bringen, obwohl sie den größten Nutzen aus einer implantatverankerten Versorgung ziehen würden.

Unabhängig davon wünschen zahlreiche Patienten einen *gaumenfreien Ersatz*, der sich letztlich nur unter Zuhilfenahme von Implantaten verwirklichen läßt. Aufgrund der viel größeren Variabilität der Situationen im Oberkiefer birgt eine implantologische Therapie hier also *zahlreiche Risiken*, die präprothetisch-diagnostisch sehr schwer abzuschätzen sind [60].

Konzept 1

Beim Konzept 1 werden zwei Implantate im ehemaligen Eckzahnbereich verankert und mit einem Steg versehen (Abb. 45). Die Deckprothese wird mit einer Stegmatrize daran befestigt. Der Kaudruck wird im wesentlichen auf die zahnlosen Kieferabschnitte übertragen. Im Regelfall sollte daher die posteriore Ausdehnung des Zahnersatzes dem einer Totalprothese entsprechen, um eine möglichst großflächige tegumentale Auflage zu gewährleisten. Im anterioren Bereich stützt sich die Prothese auf den Implantaten ab.

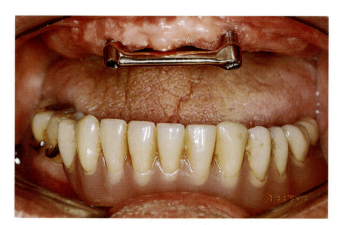

Abb. 45 Zwei mit einem Steg versorgte Implantate im Oberkiefer stellen eher eine Ausnahme dar (Brånemark-Implantatsystem).

Indikation. Der relativ enge Indikationsbereich umfaßt insbesondere Patienten mit starker Atrophie des anterioren Kieferabschnittes und noch gut ausgeprägten posterioren Kieferkämmen, aber auch Patienten mit insgesamt starkem Knochenschwund, bei denen nur im Eckzahnbereich Implantate verankert werden können. Wegen des erhöhten Verlustrisikos sind jedoch alternativ insbesondere für die letztgenannte Gruppe *Augmentationsplastiken* in Erwägung zu ziehen.

Wegen der im allgemeinen ungünstigen Knochenverhältnisse sind *einzeln stehende Implantate* ohne primäre Stegverblockung *kontraindiziert*.

Im Oberkiefer sollte diese Form der Therapie *nur in Ausnahmefällen* angewendet werden, denn die Implantate sind in sagittaler Richtung unzureichend stabilisiert. Das Behandlungskonzept 2 ist aus diesem Grund geeigneter.

Konzept 2

Konzept 2 hat einen gewissen *Standardcharakter* und sieht die Insertion von vier Implantaten in den frontalen Kieferabschnitt vor (vergleiche Konzept 2 für den Unterkiefer, s. S. 250ff.). Regelversorgung ist der *abgewinkelte Steg* (Abb. 46a), der eine außerordentliche Stabilisierung der Implantate bewirkt und einen Ausgleich von Disparallelitäten in den Achsenrichtungen erlaubt. Im Gegensatz zum Unterkiefer sollten die Implantate immer gedeckt für ca. sechs Monate einheilen. Die Deckprothese kann bei Bedarf im Gaumenbereich von posterior reduziert werden (Abb. 46b), die *Umfassung der Tubera* sollte jedoch belassen werden.

Indikation. Behandlungskonzept 2 ist für Patienten mit milder bis starker Knochenatrophie geeignet. Die herausnehmbare Prothese erlaubt eine ästhetisch individuell angepaßte Gestaltung der Weichteilstütze im anterioren Bereich.

Konzept 3

Beim Konzept 3 werden vier bis sechs Implantate in den frontalen Kieferabschnitt verankert und mit einem nach distal extendierten Steg primär verblockt (Abb. 47a). Die ca. 10 mm langen Extensionen unterstützen den Molarenbereich. Auf die Aufstellung des zweiten Molaren

Prothetische Versorgung

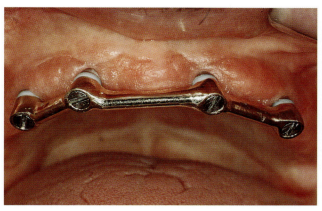
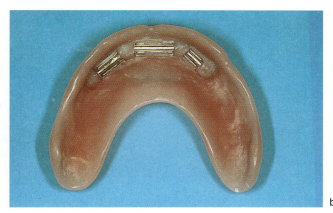

Abb. 46 Regelversorgung im zahnlosen Oberkiefer mit abgewinkeltem Steg auf IMZ-Implantaten.
a) Beachte die fingerförmig gespreizte Anordnung der Implantate.
b) Die Prothese kann im Gaumenbereich reduziert ausgeführt werden.

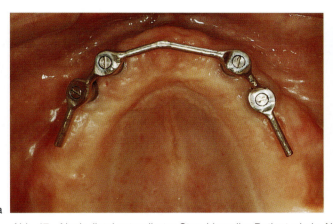
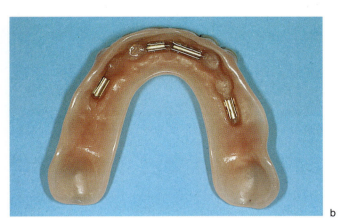

Abb. 47 Nach distal extendierter Steg (derselbe Patient wie in Abb. 7 und 8).
a) Im Oberkiefer kann es vorteilhaft sein, den Stegverlauf der Form des Kieferkammes anzupassen (Brånemark-Implantatsystem).
b) Die Gaumenabdeckung ist weitestgehend ausgespart, die Tubera sind jedoch umfaßt.

und eine Gaumenabdeckung wird verzichtet (Abb. 47b). Die Deckprothese ist dadurch rein implantatgetragen, erlaubt aber eine ästhetisch günstige Ausformung der Oberlippenpartie.

Indikation. Eine derartige Konstruktion ist angezeigt bei Patienten, die skelettal ungünstige Verhältnisse, insbesondere eine große Vertikaldistanz der Kiefer, aufweisen, die aber eine größtmögliche Stabilität des Ersatzes *ohne Gaumenbedeckung* erwarten. Allerdings muß eine herausnehmbare Prothese akzeptiert werden [57].

Konzept 4

Das Konzept 4 (festsitzende Oberkieferversorgung) stellt in jeder Hinsicht die höchsten Ansprüche an den Therapeuten [22, 65]. Der Zahnersatz sollte auf fünf bis sechs Implantaten verankert werden, die im vorderen und, wenn möglich, mittleren Teil der Maxilla gesetzt werden (Abb. 48a).

Relativ lange transgingivale Prothetikpfosten auf den Implantaten, wie sie vielfach bei derartigen Konstruktionen im Unterkiefer angewendet werden, sollten hier aus ästhetischen Gründen vermieden werden. Vielmehr ist ein geringer Abstand zwischen Tegumentum und Prothesenbasis anzustreben. Dennoch kann der Luftdurchtritt in der Regel nicht völlig vermieden werden, was bei einigen Patienten unter Umständen zu *Aussprachschwierigkeiten* führen kann und evtl. eine *Schleimhautepithese* erforderlich macht. Daher muß die vertikale Distanz zwischen den Kiefern berücksichtigt werden (Abb. 48b).

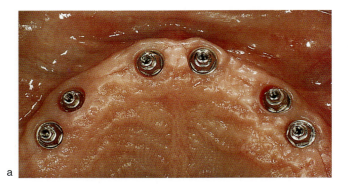

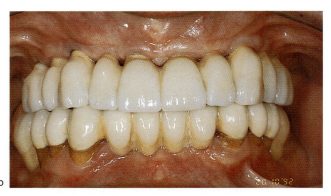

Abb. 48 Festsitzender Zahnersatz im zahnlosen Oberkiefer (derselbe Patient wie in Abb. 2).

a) Hinsichtlich Achsenausrichtung und Lokalisation nahezu ideal plazierte Brånemark-Implantate. Beachte die reizfreien Gingivaverhältnisse.
b) Die günstigen anatomischen Verhältnisse erlauben es hier, eine brückenähnliche Konstruktion einzugliedern. Die mit Estheti-Cone-Abutments versehenen Implantate sind kaum zu erkennen. Die Ersatzkronen scheinen fast wie eigene Zähne die Schleimhaut zu durchbrechen.

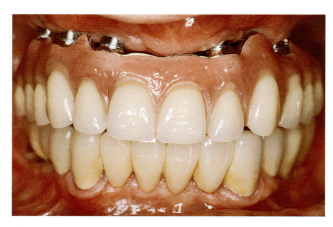

Abb. 49 In diesem Fall war es notwendig, Hart- und Weichgewebe zu ersetzen, was ein mit rosa Kunststoff verblendetes Gerüst notwendig machte. Der große Abstand zwischen Kieferkamm und Basis der Ersatzkonstruktion wird durch die anliegende Lippe verschlossen, was der Patient ohne Probleme tolerierte. Wegen der Achsendivergenzen der Implantate war es zunächst notwendig, hier einen umlaufenden Steg als Mesostruktur zu verwenden, auf dem der eigentliche Zahnersatz verschraubt wurde.

Weiterhin ist der *Ästhetik* und der *Lippenstütze* bei der Planung einer derartigen festsitzenden Prothese besondere Bedeutung beizumessen. Vielfach führt eine Prothesengestaltung nach dem Konzept 3 zu günstigeren Ergebnissen.

Die Konstruktion des Ersatzes kann, je nach den anatomischen Gegebenheiten, unterschiedlich ausfallen:

- Im Idealfall sind *keramisch verblendete Brückengerüste* möglich, die bei günstiger Implantatpositionierung und geeigneten Prothetikpfosten den Eindruck vermitteln, daß die künstlichen Zähne wie im natürlichen Gebiß die Schleimhaut durchbrochen haben (Abb. 48b). Dies kann am ehesten bei kleiner Vertikaldistanz zwischen den Kiefern erreicht werden.
- Sofern bei einem großen Kieferabstand bzw. ausgeprägter Atrophie auch das *fehlende Weichgewebe* ersetzt werden muß, werden in der Regel *kunststoffverblendete, gingivafarbene Gerüste* notwendig, die dann zumeist auch mit Kunststoffzähnen versehen sind (Abb. 49). Die Möglichkeiten zur Schaffung einer ausreichenden Weichteilstützung sind dann günstiger.
- Als dritte Alternative kommt eine *zweiteilige Gerüstkonstruktion* in Betracht [8, 43, 68]. Diese ist oft erforderlich, wenn die *Achsenrichtungen* der Implantate stark differieren (Abb. 49). Die *Mesostruktur* wird dann als ein umlaufender Steg ausgelegt, auf dem die eigentliche zahntragende Suprastruktur geschiebeartig aufgesetzt und verschraubt wird.

Die Komplexität der zu berücksichtigenden Faktoren und die Sensitivität der Oberkieferregion (Abb. 50) erfordern in jedem Fall ein *prothetisches Wax up* und die *Einprobe der Zahnaufstellung*. Ästhetik, Phonetik und Ausrichtung der Kauebene sollten zu diesem Zeitpunkt überprüft werden. Die Wachsaufstellung dient zugleich zur Herstellung einer *Operationsschablone*, die als Leitlinie beim Setzen der Implantate fungiert [61].

Indikation. Festsitzender implantatverankerter Zahnersatz dieser Art ist besonders bei *kleiner Vertikaldistanz* zwischen den Kiefern indiziert. Der Atrophiegrad sollte ein Mittelmaß nicht überschritten haben. Dennoch:

> Auch wenn alle Faktoren präoperativ als günstig eingeschätzt werden, sollte dem Patienten

Prothetische Versorgung

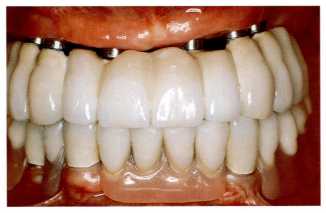

Abb. 50 Ungünstige anatomische Verhältnisse (mäßige, zentripetale Atrophie) ließen in der Front keine zahnadäquate Plazierung von Implantaten zu. Weiterhin ergaben sich bei der Brückenkonstruktion lange Zahnkronen, so daß hier eine Zahnfleischepithese angebracht war.

Okklusionskonzept

Der Gestaltung des okklusalen Reliefs von implantatgestütztem bzw. implantatverankertem Zahnersatz ist aus verschiedenen Gründen besondere Aufmerksamkeit zu schenken. Vor allem wird durch die Formgebung des Höcker-Fissuren-Reliefs die *Implantatbelastung* festgelegt, weiterhin geht damit in hohem Maße die *Kaufähigkeit* einher, und nicht zuletzt wird das *allgemeine Wohlempfinden* des Patienten dadurch bestimmt, denn ein Vielpunktkontakt in der maximalen Interkuspidation wird als angenehm empfunden.

Es ist hinlänglich bekannt, daß osseointegrierte Implantate eine deutlich *geringere Nachgiebigkeit*

> niemals ein festsitzender Zahnersatz versprochen werden. Durch den Verlust eines Implantates, durch eine weniger geeignete Achsenausrichtung eines oder mehrerer Implantate sowie schwierige Weichteilverhältnisse (dünne Lippen, schmales Lippenrot) kann die Eingliederung eines implantatgestützten, herausnehmbaren Zahnersatzes in vielerlei Hinsicht erfolgreicher sein.

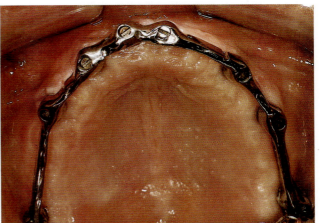

Alternative Oberkieferkonstruktionen

Die Besonderheiten des Oberkiefers (ungünstige Knochenstruktur, eher geringes Knochenangebot, breitbasige Verankerung im Gesichtsschädel ohne größere Deformationen) erlauben bzw. zwingen u.U. zu alternativen Therapieformen. Um auskragende Konstruktionen zu vermeiden, werden Implantate in der Tuberregion verankert, so daß eine multilokuläre Abstützung des Zahnersatzes entsteht [39]. Die distalen Tuberimplantate werden in der Regel über Steg-Mesostrukturen mit den im Frontbereich lokalisierten Implantaten versteift (Abb. 51a). Als Prothese wird eine herausnehmbare, metallverstärkte und skelettierte, hufeisenförmige Konstruktion eingegliedert, die mit Hilfe zweier Schwenkriegel in situ gehalten wird (Abb. 51b). Als besonders vorteilhaft wird die günstige Belastungssituation derartiger Konstruktionen herausgestellt [12].

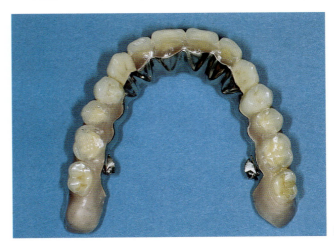

Abb. 51 Multilokuläre Verankerung:
a) Die Verankerung von Implantaten in der Tuberregion gestattet es im Verein mit im Frontzahnbereich lokalisierten Implantaten, eine stabile, umlaufende Steg-Substruktur einzugliedern. Dadurch lassen sich ungünstige Achsenrichtungen der Implantate ausgleichen, und für die Zahnersatzkonstruktion wird eine eindeutige Einschubrichtung vorgegeben.
b) Die zierliche, herausnehmbare Prothese wird über Schwenkriegel im Seitenzahnbereich in situ gehalten.

(= *Beweglichkeit*) besitzen als Zähne. Dies gilt jedoch nur für eine *langsam aufgebrachte Belastung*, was weithin unbekannt ist [38, 48]. Die Kraftentfaltung der Kaumuskulatur während des Kauaktes entwickelt sich jedoch nahezu *impulsartig*, was bedingt, daß Blut und Lymphe im parodontalen Gewebe nicht genügend Zeit haben, um abzufließen. Dadurch ist die Beweglichkeit eines Zahnes bei *kaufunktioneller Belastung* im Gegensatz zur langsamen Lasteinleitung erheblich vermindert.

> Die Verankerungssteifigkeiten von Zahn und Implantat sind nahezu identisch, was deren prothetische Versorgung erheblich vereinfacht [50].

Nachgiebigkeit und Belastung stehen in einem engen Zusammenhang. Vermeintlich weniger starre Materialien wie Kunststoff (als Kaufläche) und „Puffer" (als Dämpfungselement im Implantat) sind jedoch nicht in der Lage, Kräfte „abzupuffern" [27]. Vielmehr wirken sie als mehr oder weniger harte Feder, ohne jedoch die Belastung selbst zu vermindern. Dieser Irrglaube widerspricht dem *3. Newtonschen Axiom*, das (in gekürzter Fassung) „actio = reactio" lautet: Eine eingeleitete Last provoziert unabhängig davon, ob sich ein starrer oder ein elastischer Körper in der Lastlinie befindet, eine gleich große Gegenkraft! Andernfalls würde sich der kraftbeaufschlagte Körper entfernen, was bekanntlich im Gebiß nicht der Fall ist.

Sind jedoch in einem mit Implantaten versorgten Gebiß weitere Kaueinheiten vorhanden, so kann es durch den Einsatz von elastischen Materialien zu *Kraftumverteilungen* kommen: nachgiebige Einheiten (z.B. Implantate mit elastischen Einsätzen) können entlastet, starrere Einheiten dagegen höher belastet werden.

> In einen zahnlosen Kiefer, der mit einem implantatverankerten Zahnersatz versorgt wurde, vermindern Kunststoffkauflächen (bzw. -zähne) die Implantatbelastung ebensowenig wie elastische Implantateinsätze. Im teilbezahnten, mit Implantaten versorgten Gebiß kommt es dagegen zu einer gewissen Lastumverteilung in der Weise, daß bei gleichmäßigen Kontaktverhältnissen die jeweils fester verankerten Elemente höher belastet werden.

Dennoch hat sich bei klinischen Untersuchungen gezeigt, daß starre Implantate bei *kaufunktioneller Belastung* in axialer Richtung nicht höher als Zähne beansprucht werden [48]. Es ist in diesem Zusammenhang wichtig festzustellen, daß in der Regel eher die horizontal gerichteten als die vertikalen Kräfte die höchsten Spannungen im periimplantären Knochenlager verursachen. Dabei ist weiterhin anzumerken, daß die Mastikation aufgrund der Mahlbewegung der Unterkiefers (Gleiten von der Lateralstellung in die zentrische Okklusionsposition) immer mit *transversal gerichteten Kräften* verbunden ist [48].

Aufgrund dieser physikalischen Gesetzmäßigkeiten und klinischen Untersuchungen stellt sich die Gestaltung der Okklusalflächen von implantatverankertem Zahnersatz dennoch weniger kompliziert dar, als zumeist angenommen wird. Anzustreben sind *Okklusionsverhältnisse, wie in der herkömmlichen Prothetik* üblich – ein gleichmäßiger Vielpunktkontakt in der zentrischen Okklusionsposition. Die Adjustierung einer Infraokklusion – wie sie früher für Einzelzahnimplantate gefordert wurde – ist nicht erforderlich. Ohne auf detaillierte Untersuchungen zur Implantatbelastung verweisen zu müssen, hat sich im übrigen aus klinischer Sicht mittlerweile gezeigt, daß eine *Normokklusion* sowie keramische Verblendungen bei regelrechter okklusaler Adjustierung keineswegs zur Schädigung des knöchernen Implantatlagers führen.

Festsitzender Zahnersatz

Die okklusale Gestaltung fix verankerten Zahnersatzes ist bei zementierten Rekonstruktionen meist günstiger als bei verschraubten, weil eine kontinuierliche, homogene Oberfläche vorliegt. Zur dauerhaften Gestaltung von Okklusionskontakten sind Schraubenköpfe bzw. Kunststoffverschlüsse von Schraubenzugangsstollen in der Regel ungeeignet (Abrasion). Grundsätzlich kann das *okklusale Relief* nach zwei unterschiedlichen Prinzipien gestaltet sein:

- *Mörser-Pistill-Verzahnung* (Abb. 52): Eine konvexe Fläche findet Kontakt in einer größeren konkaven Fläche. Die Verschlüsselung ist relativ grob, sie ist geeignet für Gebisse mit „freedom in centric oder long centric". Bei verschraubten Konstruktionen ist die Gestaltung derartiger Kontaktverhältnisse meistens schwierig, da sich die Befestigungsschraube für die Suprastruktur oft im Zentrum der Fossa befindet.
- Konvexe Flächen finden Kontakt gegen konvexe

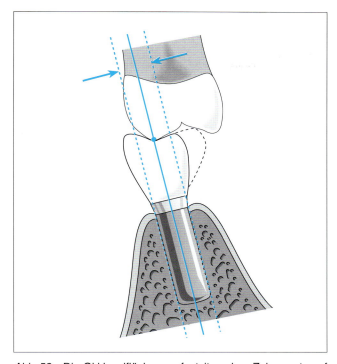

Abb. 52 Die Okklusalfläche von festsitzendem Zahnersatz auf Implantaten sollte möglichst schmal gestaltet sein und je nach den anatomischen Verhältnissen nur einen Teil der normalen Kaufläche ausmachen (s.a. Abb. 53). Treffen eine konkave und eine konvexe Okklusalfläche zusammen, ergibt sich nur ein Kontaktpunkt, der möglichst im Bereich der Implantatachse liegen soll.

Flächen (Prinzip der Tripodisierung, Abb. 53): eindeutige Interkuspidation ohne Spiel in der Horizontalen.

Welche Art der Kontaktverhältnisse im individuellen Fall vorgezogen wird, hängt vom *Zustand der Restbezahnung* ab. Ist ein Kiefer zahnlos und mit einer herausnehmbaren Prothese versorgt, kann der „long centric" der Vorzug gegeben werden.

Nach dem Konzept 2 (Abb. 53, günstig bei fixem bzw. bedingt abnehmbarem Zahnersatz) ergeben sich sog. *A-, B- und C-Kontakte*. Um eine ausgeglichene Belastung der Rekonstruktion in der Transversalen zu gewährleisten, sind insbesondere B- bzw. B'- Kontakte (Abb. 53 rechts) wichtig, denn die A- und C-Kontakte sind biomechanisch gleichwertig.

Folgende Hinweise sind bei der Konstruktion des Zahnersatzes zu beachten:

- möglichst keine Überhänge der Rekonstruktion in der Transversalen nach bukkal oder oral; wenn dies doch notwendig ist, zu beiden Seiten gleichgroße Bereiche, damit *Biegebelastungen* neutralisiert werden
- bei eher wenigen Pfeilern (Implantaten, Zähnen) und relativ langen Brücken: schmale Kauflächen

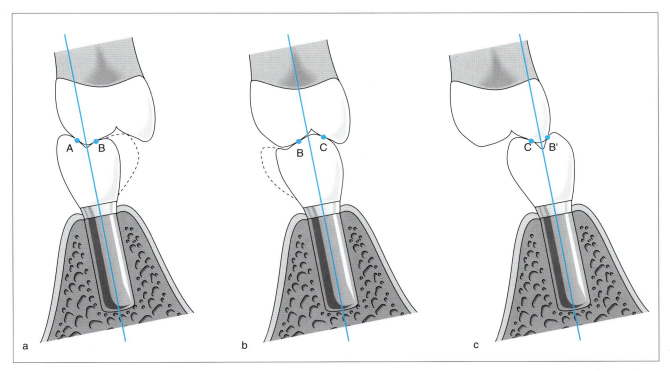

Abb. 53 Bei einem konvexen Okklusalrelief ist es möglich, zwei Kontaktpunkte zu gestalten, die möglichst implantatachsennah lokalisiert sind. Dadurch ergibt sich eine gute Querstabilisierung. Je nach transversaler Kieferrelation kann dieses Konzept in unterschiedlicher Form realisiert werden.

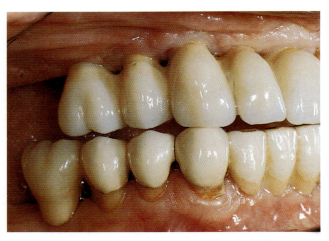

Abb. 54 Bei Lateralstellung des Unterkiefers ist bei festsitzendem Zahnersatz unbedingt eine Eckzahnführung mit sicherer Disklusion der Seitenzähne oder Gruppenführung einzustellen (derselbe Patient wie in Abb. 48).

- okklusale Stops im Unterstützungsbereich des Implantates (Implantatdurchmesser) – Ausnahme s. oben, Randleisten der Kronen ohne Okklusionskontakt
- Eckzahnführung mit sicherer Disklusion im Seitenzahnbereich oder Gruppenführung (Abb. 54)
- eher flaches Höcker-Fissuren-Relief
- tiefe Fissuren
- Artikulatoreinstellung: sagittale Kondylenbahn gerade, Kondylenbahnneigungswinkel klein: ca. 30° zur Camperschen Ebene

Herausnehmbarer Zahnersatz

Die Gestaltung der statischen und der dynamischen Okklusion von implantatgestütztem Zahnersatz hängt von der *Bezahnung des Gegenkiefers* ab. Sofern hier eigene Zähne bzw. festsitzender Zahnersatz und zur Verankerung des herausnehmbaren Ersatzes wenigstens vier Implantate sowie eine ausreichende Anzahl von Verankerungselementen vorhanden sind, ist es möglich, eine Front-Eckzahn- bzw. Gruppenführung zu etablieren. Andernfalls, insbesondere bei *zahnlosem Gegenkiefer*, ist die *bilaterale Balancierung* besser geeignet, weil beide Prothesen dadurch stabilisiert werden.

Von den üblicherweise einzuhaltenden Regeln sind folgende besonders wichtig:

- Front außer Okklusion aufstellen: sagittale Stufe ca. 1 mm oder mehr, vertikaler Überbiß nur ca. 1 mm
- eher flache und gleichmäßige Gruppenführung (Abb. 55)

Eine Zahnaufstellung mit gut profilierten Zähnen ist nach Ansicht der Verfasser zu bevorzugen, wobei der Kondylenbahnneigungswinkel einen Wert von ca. 40–50° zur Camperschen Ebene haben sollte.

Durch die Stabilisierung einer zuvor nur unzureichend gelagerten Prothese steigen nach relativ kurzer Inkorporationsdauer die *Kaukräfte* deutlich an [27, 42]. Dies führt häufig zu einer gewissen *distalen Einsenkung* der Deckprothese, so daß die Okklusionskontakte im Molarenbereich verlorengehen. Damit kann eine kranial gerichtete Bewegung des Frontzahnsegmentes verbunden sein.

Diese adaptiven Veränderungen sind letztlich gering, sie werden vom Patienten nicht bemerkt und beeinträchtigen dessen Kauvermögen nicht, wie unsere klinische Erfahrung zeigt. Daher kann dieser Zustand in der Regel belassen werden, wenn beide Prothesen funktionsstabil gelagert sind. Eine wichtige Voraussetzung dazu ist jedoch, daß die Frontzähne nach oben genannten Regeln aufgestellt wurden.

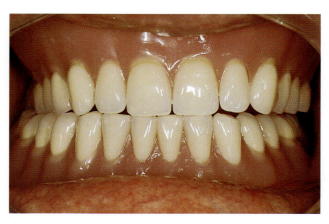

Abb. 55 Sofern herausnehmbarer Zahnersatz ohne oder mit nur wenigen Implantaten (Konzept 1 für den zahnlosen Kiefer) vorliegt, sollte eine bilateral balancierte Okklusion mit eher flacher Gruppenführung gestaltet werden.

Literatur

[1] Adell, R., Eriksson, B., Lekholm, U., Brånemark, P.-I., Jemt, T.: A long-term follow-up study of osseointegrated implants in the treatment of totally edentulous jaws. Int. J. Oral. Maxillofac. Implants 5 (1990), 347.

[2] Albrektsson, T., Dahl, E., Enbom, L., Engevall, S., Engquist, B., Eriksson, A.R., Feldmann, G., Freiberg, N., Glantz, P.O., Kjellman, O., Kristersson, L., Kvint, S., Köndell, P.A., Palmquist, J., Werndahl, L., Astrand, P.:

Osseointegrated oral implants. A Swedish multicenter study of 8139 consecutively inserted Nobelpharma implants. J. Periodontol. 59 (1988), 287.

[3] Andreoni, C., Meier, T., Camin, M., Hari, M.: Die Versorgung von Oberkiefer-Frontzahnlücken mit dem Brånemark-Implantatsystem – zwei Fallberichte. Implantologie 3 (1992), 239.

[4] Aparicio, C.: A new method to routinely achieve passive fit of ceramometal prostheses over Brånemark osseointegrated implants: a two-year report. Int. J. Periodont. Rest. Dent. 14 (1994), 405.

[5] Assif, D., Fenton, A., Zarb, G., Schmitt, A.: Ein Vergleich verschiedener Abformverfahren bei Implantaten. Int. J. Par. Rest. Zahnheilkd. 12 (1992), 107.

[6] Babbush, C.A., Kent, J.N., Misiek, D.J.: Titanium Plasma-Sprayed (TPS) screw implants for the reconstruction of the edentulous mandible. J. Oral Maxillofac. Surg. 44 (1986), 274.

[7] Bahat, O.: Osseointegrated implants in the maxillary tuberosity: report on 45 consecutive patients. Int. J. Oral Maxillofac. Implants 7 (1992), 459.

[8] Balshi, T.J.: Resolving aesthetic complications with osseointegration: using a double-casting prosthesis. Quintessence Int. 17 (1986), 281.

[9] Balshi, T.J.: Candidates and requirements for single tooth implant prostheses. Int. J. Periodont. Rest. Dent. 14 (1994), 317.

[10] Behneke, N., Wagner, W.: Enossale Implantate zum Einzelzahnersatz. In: Hupfauf, L. (Hrsg.): Praxis der Zahnheilkunde, Bd. 5: Festsitzender Zahnersatz, 3. Auflage, S. 231–254. Urban & Schwarzenberg, München–Wien–Baltimore 1993.

[11] Behneke, N., Fuhr, K., Tetsch, P.: Implantatgestützter festsitzender Zahnersatz. In: Hupfauf, L. (Hrsg.): Praxis der Zahnheilkunde, Bd. 5: Festsitzender Zahnersatz, 3. Auflage, S. 325–353. Urban & Schwarzenberg, München–Wien–Baltimore 1993.

[12] Benzing, U., Gall, H., Weber, H.: Biomechanical aspects of two different implantat-prosthetic concepts for edentulous maxillae. Int. J. Oral Maxillofac. Implants 10 (1995), 188.

[13] Besimo, Ch., Jaquiery, C., Rohner, H.-P.: Implantatgetragene perioprothetische Suprastrukturen. Geroprothetisch-implantologisches Behandlungskonzept mit Konuskronen und mit Hülsen-Stift-Verankerungen auf Ha-Ti-Implantaten. Schweiz. Monatsschr. Zahnmed. 103 (1993), 581.

[14] Besimo, Ch.: Abnehmbarer Zahnersatz auf osseointegrierten Implantaten. Quintessenz, Berlin 1994.

[15] Beumer, J., Hamada, M.O., Lewis, S.: A prosthodontic overview. Int. J. Prostodont. 6 (1993), 126.

[16] Block, M.S., Kent, J.N., Finger, I.M.: Use of the integral implant for overdenture stabilization. Int. J. Oral Maxillofac. Implants 5 (1990), 140.

[17] Brånemark, P.-I., Zarb, G.A., Albrektsson, T.: Tissue-Integrated Prostheses. Osseointegration in Clinical Dentistry. Quintessenz, Berlin 1989.

[18] Chan, C.R., Weber, H.: Plaque retention on teeth restored with fullceramic crowns: a comparative study. J. Prosth. Dent. 56 (1986), 666.

[19] Cho, G.C., Chee, W.W. L.: Apparent intrusion of natural teeth under an implant supported prosthesis. A clinical report. J. Prosthet. Dent. 68 (1992), 3.

[20] Crespi, R., Grossi, S.G.: The emergence margin in prosthetic reconstruction of periodontally involved teeth. Int. J. Periodont. Rest. Dent. 13 (1993), 349.

[21] Dario, L.J.: Implant prosthese using milled custom abutments. Int. J. Periodont. Rest. Dent. 13 (1993), 531.

[22] Desjardins, R.P.: Prosthesis design for osseointegrated implants in the edentulous maxilla. Int. J. Oral Maxillofac. Implants 7 (1992), 311.

[23] Ekfeldt, A., Carlsson, G.E., Börjesson, G.: Clinical evaluation of single-tooth restorations supported by osseointegrated implants: A retrospective study. Int. J. Oral Maxillofac. Implants 9 (1994), 179.

[24] Gebhard, W.: Modellanalyse und diagnostisches Wax-Up beim festsitzenden implantatgetragenen Zahnersatz. Implantologie 2 (1993), 157.

[25] Grunder, U., Strub, J.R.: Gestaltung implantatgetragener Suprakonstruktionen. Int. J. Par. Rest. Zahnheilkd. 10 (1990), 19.

[26] Grunder, U., Gaberthüel, T., Spielmann, H.-P.: Implantate bei ästhetisch schwieriger Ausgangslage – Ein Fallbericht. Implantologie 1 (1993), 59.

[27] Haraldson, T., Zarb, G.: A 10-year follow-up study of the masticatory system after treatment with osseointegrated implant bridges. Scand. J. Dent. Res. 96 (1988), 243.

[28] Holmes, D.C., Grigsby, W.R., Goel, V.K., Keller, J.C.: Comparison of stress transmission in the IMZ implant system with polyoxymethylene or titanium intramobile element: a finite element stress analysis. Int. J. Oral Maxillofac. Implants 7 (1992), 450.

[29] Hürzeler, M.B., Hürzeler-Hartmann, B.I.: Einzelzahnersatz mittels eines enossalen oralen Implantates und einer Metallkeramikkrone in Kombination mit gesteuerter Gewebsregeneration. Parodontologie 4 (1991), 323.

[30] Hulterström, M., Nilsson, U.: Cobald-chromium as a framework material in implant-supported fixed prostheses: a 3-year follow-up. Int. J. Oral Maxillofac. Implants 9 (1994), 449.

[31] Jackson, Th.R.: The application of rare earth magnetic retention to osseointegrated implants. Int. J. Oral Maxillofac. Implants 1 (1986), 81.

[32] Jennings, K.J.: ITI hollow-cylinder and hollow-screw implants: prostodontic management of edentulous patients using overdentures. Int. J. Oral Maxillofac. Implants 6 (1991), 202.

[33] Jemt, T., Carlsson, G.E.: Aspects of mastication with bridges on osseointegrated implants. Scand. J. Dent. Res. 94 (1986), 66.

[34] Jemt, T., Book, K., Linden, B., Urde, G.: Failures and complications in 92 consecutively inserted overdentures supported by Brånemark implants in severely resorbed edentulous maxillae: a study from prosthetic treatment to first annual check-up. Int. J. Oral Maxillofac. Implants 7 (1992), 162.

[35] Jemt, T., Linden, B.: Festsitzende implantatgestützte Prothesen mit verschweißten Titangerüsten. Int. J. Par. Rest. Zahnheilkd. 12 (1992), 165.

[36] Kay, H.B.: Osseointegration – beyond tooth replacement: the intramobile cylinder (IMZ) as a stabilizing abutment in periodontal prosthesis. Int. J. Periodont. Rest. Dent. 9 (1989), 394.

[37] Kay, H.B.: Free-standing versus implant-tooth-interconnected restorations: understanding the prosthodontic perspective. Int. J. Periodont. Rest. Dent. 13 (1993), 47.
[38] Körber, K.H.: Electronic registration of tooth movements. Int. Dent. J. 21 (1969), 466.
[39] Krämer, A., Weber, H., Benzing, U.: Implant and prosthetic treatment of the edentulous maxilla using a bar-supported prosthesis. Int. J. Oral Maxillofac. Implants 7 (1992), 251.
[40] Kregzde, M.: A method of selecting the best implant prosthesis design option using three-dimensional finite element analysis. Int. J. Oral Maxillofac. Implants 8 (1993), 662.
[41] Ledermann, P.D.: Kompendium des TPS-Schraubenimplantates im zahnlosen Unterkiefer. Quintessenz, Berlin 1986.
[42] Lindquist, L.W., Carlsson, G.E.: Long-term effects on chewing with mandibular fixed protheses on osseointegrated implants. Acta Odontol. Scand. 43 (1985), 39.
[43] Lothigius, E., Smedberg, J.-I., De Buck, V., Nilner, K.: A new design for a hybrid prosthesis supported by osseointegrated implants: Part 1. Technical aspects. Int. J. Oral Maxillofac. Implants 6 (1991), 80.
[44] Marx, R.: Moderne keramische Werkstoffe für ästhetische Restaurationen – Verstärkung und Bruchzähigkeit. Dtsch. Zahnärztl. Z. 48 (1993), 229–236.
[45] Meier, M., Richter, E.-J., Küpper, H., Spiekermann, H.: Klinische Befunde bei Kronen aus Dicor-Glaskeramik. Dtsch. Zahnärztl. Z. 47 (1992), 610.
[46] Mericske-Stern, R.: Clinical evaluation of overdenture restorations supported by osseointegrated titanium implants: a retrospective study. Int. J. Oral Maxillofac. Implants 5 (1990), 375.
[47] Reinhardt, St., Drüke, B.: Vier verschiedene Versorgungskonzepte des zahnlosen Unterkiefers mit Implantaten. Dtsch. Zahnärztl. Z. 48 (1993), 805.
[48] Richter, E.-J.: Die Verbundbrücke zwischen Zahn und Implantat: Ergebnisse experimenteller und klinischer Untersuchungen. Med. Habil., Aachen 1992.
[49] Richter, E.-J., Spiekermann, H.: Die implantologisch-prothetische Behandlung des zahnlosen Patienten – Die Aachener Therapiekonzepte. Implantologie 1 (1993), 117.
[50] Richter, E.-J., Wyndorps, P., Lambert, S., Klöppel, H.: Quantitative Messung der Verankerungsfestigkeit von Zähnen und Implantaten. Dtsch. Zahnärztl. Z. 50 (1995), 204.
[51] Rieder, C.E., Parel, S.M.: A survey of natural tooth abutment intrusion with implant-connected fixed partial dentures. Int. J. Periodont. Rest. Dent. 13 (1993), 335.
[52] Scacchi, M., Wellauer, L., Bader, K.: Klebetechnik für implantatgetragene Suprastrukturen. Implantologie 2 (1994), 167.
[53] Schärer, P.: Gedanken zur ästhetischen Verbesserung von Frontzahnimplantaten im Oberkiefer. Implantologie 2 (1994), 107.
[54] Scheutzel, P., Havermeier, G.: Einfluß der Interdentalraumgestaltung auf die Pflegefähigkeit von Kronenersatz. Dtsch. Zahnärztl. Z. 49 (1994), 605.
[55] Schulte, W., Heimke, G.: Das Tübinger Sofortimplantat. Quintess. Zahnärztl. Lit. 27 (1976), 5456.

[56] Skalak, R.: Biomechanic considerations in osseointegrated prostheses. J. Prosth. Dent. 49 (1983), 843.
[57] Smedberg, J.-I., Lothigius, E., Nilner, K., De Buck, V.: A new design for a hybrid prosthesis supported by osseointegrated implants: Part 2. Preliminary clinical aspects. Int. J. Oral Maxillofac. Implants 6 (1991), 154.
[58] Sonntag, G.: Der Einstückguß bei Suprastrukturen. Implantologie 3 (1993), 261.
[59] Spiekermann, H.: Implantatprothetik. In: Voss, R., Meiners, H. (Hrsg.): Fortschritte der Zahnärztlichen Prothetik und Werkstoffkunde, Bd. 1, S. 204–272. Hanser, München–Wien 1980.
[60] Spiekermann, H.: Implantatprothetik. In: Voss, R., Meiners, H.: Fortschritte der Zahnärztlichen Prothetik und Werkstoffkunde, Bd. 3, S. 210–311. Hanser, München–Wien 1987.
[61] Spiekermann, H.: Implantatprothetik. In: Voss, R., Meiners, H.: Fortschritte der Zahnärztlichen Prothetik und Werkstoffkunde, Bd. 4, S. 41–272. Hanser, München–Wien 1989.
[62] Spiekermann, H., Jovanovic, S. A., Richter, E.-J.: Implant-Prosthetic Treatment Concepts for the Edentulous Jaw. In: Laney, W.R., Tolman, D.E. (eds.): Tissue Integration in Oral, Orthopedic & Maxillofacial Reconstruction; Preeceedings of the Second International Congress on Tissue Integration in Oral, Orthopedic and Maxillofacial Reconstruction, Mayo Medical Center, Rochester, Minnesota, September 23–27, 1990, S. 158–163. Quintessence, Chicago 1992.
[63] Spiekermann, H.: Implantologie. In: Rateitschak, K.H., Wolf, H.F. (Hrsg.): Farbatlanten der Zahnmedizin, Bd. 10. Thieme, Stuttgart–New York 1994.
[64] Strub, J.R., Hürzeler, M.B., Kern, J.: Die ästhetische Einzelzahnimplantat-Spätversorgung – Eine parodontal-prothetische Herausforderung. Implantologie 4 (1993), 315.
[65] Taylor, T.D.: Fixed Implant Rehabilitation for the edentulous maxilla. Int. J. Oral Maxillofac. Implants 6 (1991), 329.
[66] Tetsch, P., Ackermann, K.L., Behneke, N., Galandi, M., Geis-Gersdorfer, J., Kerschbaum, Th., Krämer, A., Krekeler, G., Nentwig, G.H., Richter, E.-J., Schulte, W., Spiekermann, H., Strunz, V., Wagner, W., Watzek, G., Weber, H.: Konsensus-Konferenz zur Implantologie, 18.10.1989 in Mainz. Z. Zahnärztl. Implantol. VI (1990), 5.
[67] Türp, J.Ch., Dietrich, P., Weingart, D.: Implantatgetragene bedingt-abnehmbare metallkeramische Extensionsbrücke mit dem Bonefit-Octa-System – Eine Fallpräsentation. Implantologie 1 (1993), 145.
[68] Van Roekel, N.B.: Prosthesis fabrication using electrical discharge machining. Int. J. Oral Maxillofac. Implants 7 (1992), 56.
[69] Weber, H., Netuschil, L.: Biokompatibilität und Plaquewachstum bei unterschiedlichen Restaurationsmaterialien. Dtsch. Zahnärztl. Z. 47 (1992), 278.
[70] Weinberg, L.A.: The biomechanics of force distribution in implant-supported prostheses. Int. J. Oral Maxillofac. Implants 8 (1993), 19.
[71] White, G.E.: Implantatretinierte Deckprothesen und ihre Verankerungssysteme. Implantologie 4 (1993), 347.

[72] Wichmann, M., Neukam, F.-W.: Implantatgetragener Oberkieferzahnersatz – Der individuelle Steg als Behandlungsalternative bei ungünstigen prothetischen Voraussetzungen. Implantologie 2 (1994), 155.

[73] Wirz, J., Lopez, S., Schmidli, F.: Magnetverankerungen auf Implantaten; Teil I: Bestandsaufnahme. Quintess. Zahnärztl. Lit. 44 (1993), 579.

[74] Wirz, J., Lopez, S., Schmidli, F.: Magnetverankerungen auf Implantaten; Teil II: Korrosionsverhalten. Quintess. Zahnärztl. Lit. 44 (1993), 737.

[75] Wirz, J., Jäger, K., Schmidli, F.: Magnetverankerungen auf Implantaten; Teil III: Schlußfolgerungen und klinische Empfehlungen. Quintess. Zahnärztl. Lit. 44 (1993), 891.

[76] Witkowski, S.: Die Realisierung des spannungsfreien Sitzes bei implantatgetragenen Suprastrukturen. Implantologie 1 (1993), 69.

[77] Witkowski, S.: Suprastrukturen aus Titan mit Keramikverblendung - Einstückguß oder Klebetechnik? Teil I: Der Einstückguß. Implantologie 3 (1993), 251.

[78] Witkowski, S.: Suprastrukturen aus Titan mit Keramikverblendung – Einstückguß oder Klebetechnik? Teil II: Klebetechnik. Implantologie 4 (1993), 337.

[79] Zimmer, C.M., Zimmer, W.M., Williams, J.: Public awareness and acceptance of dental implants. Int. J. Oral Maxillofac. Implants 7 (1992), 228.

Anmerkung: Die in diesem Beitrag vorgestellten Zahnersatzkonstruktionen wurden von den zahnärztlichen Laboratorien Humperdinck, Aachen; Impladent, Aachen; Kiel, Düsseldorf; Lehwald & Fahrenholz, Düsseldorf, sowie unserem Kliniklabor hergestellt. Wir verdanken die Zufriedenheit unserer Patienten nicht zuletzt dem Können ihrer Mitarbeiter.

Recall und Nachsorge

VON ALEXANDRA UND NIKOLAUS BEHNEKE

Inhaltsübersicht

Einführung 267
Möglichkeiten und Voraussetzungen
der effektiven Plaquebeseitigung 268
    Häusliche Hygienemaßnahmen in
    der Erhaltungsphase 268
    Hygieneadäquate Gestaltung der Supra-
    struktur 270
Recallintervalle 271
Recallbefunde 271
    Mundhygieneeffektivität 272
    Periimplantäre Weichgewebssituation .. 272

Reaktion des knöchernen Lager-
gewebes 278
Funktionelle Belastungssituation 282
Nachsorgemaßnahmen 284
    Professionelle Plaque- und Zahnstein-
    entfernung an Implantaten und Supra-
    strukturen 284
    Korrektive Maßnahmen an der Supra-
    struktur 285
Zusammenfassung 286
Literatur 286

Einführung

Die Versorgung mit den verschiedenen Formen des implantatgestützten Zahnersatzes kann als ein etabliertes Therapiekonzept mit gesicherter Erfolgsaussicht angesehen werden. Die Verwendung geeigneter Implantatsysteme, ein schonendes chirurgisches Vorgehen bei der Insertion und eine orthofunktionelle Gestaltung der Suprastruktur gelten als allgemein anerkannte Voraussetzungen für den Langzeiterfolg. Darüber hinaus stellt die regelmäßige und adäquate Nachsorge eine zwingende Notwendigkeit zur dauerhaften Erhaltung des implantatgestützten Therapiekonzeptes dar. Methodik und Systematik eines konsequenten Recalls müssen als integrierte Bestandteile jeder implantologisch-prothetischen Therapie etabliert sein.

Die Bedeutung einer regelmäßigen Nachkontrolle wird durch die spezifische Zusammensetzung des Kollektivs der Implantatpatienten unterstrichen. Häufig ergibt sich die Indikation für implantologische Maßnahmen bei zahnlosen Patienten. Dieses Kollektiv bedarf aufgrund einer altersbedingt nachlassenden manuellen Geschicklichkeit in der Plaquebeseitigung sowie einer allgemeinmedizinisch bedingt reduzierten Abwehrlage einer besonders intensiven Begleitung. Ergibt sich bei teilbezahnten Patienten die Indikation für implantologische Maßnahmen nach parodontal bedingten Zahnverlusten, ist eine individuelle Disposition zu weiteren Stützgewebsverlusten nicht auszuschließen. Auch für diese Gruppe empfiehlt sich eine besonders intensive Nachkontrolle in kurzen Zeitintervallen.

Im Rahmen der Therapie parodontaler Erkrankungen beeinflussen regelmäßige Nachkontrollen und begleitende therapeutische Maßnahmen den Krankheitsverlauf positiv [4, 58]. Es erscheint zulässig, diese Erfahrungen auf die Erhaltungstherapie implantatgestützter Versorgungen zu übertragen. Die Reaktion der periimplantären Stützgewebe auf Plaqueakkumulation und mikrobielle Besiedlung unterliegt ähnlichen Pathomechanismen, wie sie von natürlichen Zähnen bekannt sind [16, 34, 90]. Der Ausbildung eines entzündlichen Infiltrats, gekennzeichnet durch die Abnahme kollagener Fasern sowie Leukozyten- und Gefäßreichtum, folgt ein Epitheltiefenwachstum mit anschließender knöcherner Destruktion. Auch hinsichtlich der supra- und subgingivalen Mikroflora ergeben sich vergleichbare Befunde bei Zähnen und enossalen Implantaten. Bei entzündungsfreien periimplantären Verhältnissen entspricht das Keimspektrum dem gesunder natürlicher Zähne, es überwiegen Kokken und nichtmotile Stäbchen [32, 71, 76, 79, 84]. Bei periimplantären Entzündungen stehen analog zu parodontal geschädigten Zähnen Spirochäten und bewegliche Stäbchen im Vordergrund [31, 57, 87]. Die mit einem Stützgewebsverlust an natürlichen Zähnen assoziierten Markerkeime (Prevotella intermedia, Porphyromonas gingivalis, Actinobacillus actinomycetem comitans) finden sich auch bei gefährdeten Implantaten.

Die Empfindlichkeit des periimplantären Weichgewebsabschlusses gegenüber plaqueinduzierten entzündlichen Veränderungen scheint nach Ergebnissen tierexperimenteller Studien größer zu sein [29, 59, 94]. Nach experimenteller Induktion von Entzündungen an natürlichen Zähnen und Implantaten konnte röntgenologisch und histologisch nachgewiesen werden, daß Ausmaß und Progredienz periimplantärer Defekte signifikant erhöht waren. Als eine mögliche Erklärung dieser Tatsache wird das Fehlen der direkten Anhaftung kollagener Faserbündel an der Titanoberfläche angesehen. Im Vergleich zum natürlichen Zahn mit einem perpendikulären Faseranschluß im Bereich des Wurzelzements ergibt sich bei Implantaten ein biologisch instabileres Attachment des Weichgewebes, das durch eine überwiegend parallele Ausrichtung der Fasern zur Implantatoberfläche bzw. zur Längsachse gekennzeichnet ist [7, 15, 19, 60].

Die Notwendigkeit eines professionellen Nachsorgeprogramms ergibt sich auch aus der Tatsache, daß Titan als Material für Implantate und Aufbauteile eine im Vergleich zur natürlichen Zahnsubstanz bzw. zu herkömmlichen Restaurationsmaterialien höhere Plaqueaffinität aufzuweisen scheint [51, 111].

> Implantation und prothetische Versorgung sollten aufgrund der oben genannten Faktoren niemals als das Ende einer restaurativen Behandlung angesehen werden. Sie stellen vielmehr den Anfang einer auf Strukturerhalt und Atrophieprophylaxe ausgerichteten Behandlungsstrategie dar. Die routinemäßige Betreuung der Patienten kann zwar nicht in jedem Fall Komplikationen verhindern, sie dient jedoch der Prophylaxe pathologischer Veränderungen und der Vermeidung gravierender Folgeschäden.

Möglichkeiten und Voraussetzungen der effektiven Plaquebeseitigung

Häusliche Hygienemaßnahmen in der Erhaltungsphase

Der Abschluß der prothetischen Versorgung stellt den Beginn der Erhaltungsphase dar. Nach Einfügen der implantatgetragenen Suprastruktur wird der Patient über die erforderlichen Maßnahmen einer effektiven Plaquebeseitigung aufgeklärt. Ziel ist es, ein plaquearmes bzw. -freies Milieu im Bereich des Implantatdurchtritts, der Aufbauteile und der Suprastruktur zu schaffen. Besonders die Anwendung spezifischer *Hilfsmittel*, deren differenzierter Einsatz von der Art der implantatgetragenen Suprastruktur abhängt, muß demonstriert und eingeübt werden.

Zahnbürsten

Herkömmliche *Handzahnbürsten* eignen sich zur Reinigung der großflächigen oralen und vestibulären Anteile der implantatgetragenen Suprastruktur. Auch implantatgestützte Total- und Teilprothesen können damit gereinigt werden. Zu bevorzugen sind Kurzkopfbürsten (erleichterter Zugang) mit weicher bzw. mittlerer Härte und abgerundeten Borstenenden, die nach der Bass-Technik verwendet werden sollten. Vertikalbewegungen in Richtung des periimplantären Sulkus und damit ein Transport von Plaque in diese kritische Zone sind zu vermeiden. Der bei druckloser Anwendung erzielbare Massageeffekt trägt zur Straffung der marginalen Gewebe bei.

Besondere Aufmerksamkeit und Pflege bedarf der *Bereich des Implantatdurchtrittes* durch die Schleimhaut. Der im Vergleich zu natürlichen Zähnen reduzierte Implantatdurchmesser erschwert eine effektive Plaquebeseitigung mit herkömmlichen Mitteln. Daher ist der Einsatz zusätzlicher Hilfsmittel unerläßlich, die sich im parodontal erkrankten bzw. umfangreich restaurierten Gebißsystem bewährt haben.

Interdentalbürsten mit ummantelten Borstenträgern (zur Vermeidung von Schäden an den Aufbauteilen) eignen sich für größere Interpapillärräume (Abb. 1). Kleinere Zwischenräume können mit Superfloss® oder G-Floss® gereinigt werden (Abb. 2). Schmale Gazestreifen für die „Shoe-Shine-Technik" (Abb. 3) sind ebenfalls sehr effektiv in der Entfernung von Belägen [6, 41].

Der ausschließliche Gebrauch herkömmlicher *elektrisch betriebener Zahnbürsten*, die in der Re-

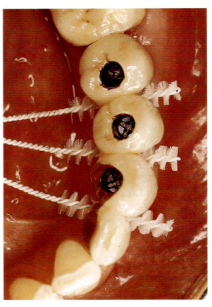

Abb. 1 Interdentalbürsten zur Reinigung der Approximalräume bei einer implantatgetragenen Brücke im Unterkiefer.

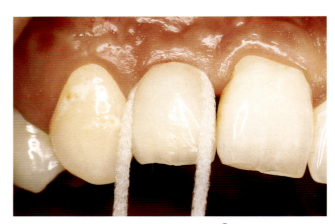

Abb. 2 Spezielle Zahnseide (Super-Floss®) zur Reinigung schwer zugänglicher Stellen.

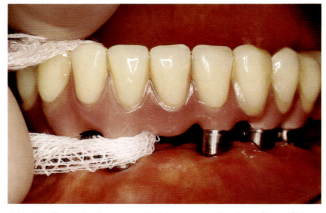

Abb. 3 Gazestreifen zur Reinigung nach der „Shoe-Shine-Technik" bei einer rein implantatgetragenen Brücke auf Brånemark-Implantaten.

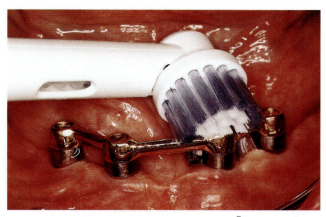

Abb. 4 Elektrische Zahnbürste (Plak Control®) zur Reinigung eines implantatgetragenen Stegs im zahnlosen Unterkiefer.

gel mit einfachen Vertikal- und Schwenkbewegungen arbeiten, führt nicht zu einer suffizienten Reinigung der implantatspezifischen Problemzonen. Geeignet erscheinen Instrumente mit rotierenden Bürstensystemen, die auch schwer zugängliche Nischen, approximale Bezirke und untersichgehende Stellen erreichen. KRESSIN und Mitarbeiter beschreiben bei natürlicher Bezahnung eine signifikante Steigerung der Mundhygieneeffektivität um 45 % mit den Systemen *Interplak®* und *Plak Control®* [53].

In der eigenen klinischen Erfahrung hat sich vor allem die Plak Control® bewährt. Der kleine Bürstenkopf sowie die gegenläufigen Bewegungen des runden Borstenfeldes erleichtern die gezielte Applikation auch in den schwer zugänglichen oralen und approximalen Bezirken (Abb. 4). Besonders für ältere Patienten bzw. allgemein bei eingeschränkter manueller Geschicklichkeit wird die erforderliche Plaquebeseitigung wesentlich erleichtert. Dies betrifft auch Situationen mit umfangreichen festsitzenden Suprastrukturen, die häufig ausgedehnte Nischen und Plaqueretentionsstellen aufweisen. Auch die Reinigung bei ungünstigen Implantatpositionen bzw. Achsenneigungen wird durch den Einsatz dieses Hilfsmittels unterstützt.

Zahnpasten

Der Gebrauch von Zahnpasten ist nicht zwingend erforderlich, er kann die Plaqueentfernung erleichtern und wird von vielen Patienten wegen des erfrischenden Geschmacks als angenehm empfunden. Geeignet erscheinen Pasten und Gele mit geringem bzw. normalem Anteil an Abrasivstoffen. Ein hoher Anteil abrasiv wirkender Beimengungen erscheint nicht empfehlenswert, da bei dauerhaftem Gebrauch möglicherweise eine Aufrauhung der Implantat- bzw. der Suprastrukturoberfläche resultiert.

Eine gewisse Zurückhaltung scheint bei der Verwendung *fluoridhaltiger Zahncremes* geboten zu sein. Sehr hohe Fluoridkonzentrationen bei gleichzeitig niedrigen pH-Werten, wie sie sich bei einigen zur Fluoridierung empfohlenen Gelen finden, können Titanoberflächen korrosiv verändern und zu einer signifikanten Aufrauhung der Oberfläche führen [77, 99, 105]. Dies ist vor allem bei jüngeren teilbezahnten Patienten (z.B. mit Einzelzahnimplantaten) zu berücksichtigen, da hier häufiger Fluoridierungsmaßnahmen zur Kariesprophylaxe eingesetzt werden. PRÖBSTER und Mitarbeiter empfehlen daher Substanzen mit annähernd neutralem pH-Wert (z.B. Duraphat®, Fluocal®) [77].

Mundduschen

In der Verwendung von *Mundduschen* liegt nur ein unterstützender Effekt, der ein Ausspülen locker aufsitzender Beläge ermöglicht, adhärente Plaque läßt sich nicht suffizient entfernen. Geräte zur *supragingivalen Irrigation* besitzen gegenüber herkömmlichen Mundduschen den Vorteil einer um 30–70 % höheren Penetration der Spülflüssigkeit in den gingivalen Sulkus. Der Sprühstrahl sollte jedoch streng rechtwinklig zur Implantatachse auftreffen, da andernfalls eine Ablösung des weichgeweblichen Attachments und verstärkte Keimverschleppung zu befürchten sind [30, 64].

Die Gefahr einer Bakteriämie verbietet den Einsatz von Wasserstrahlgeräten bei Patienten mit Endokarditisrisiko. Aus den angeführten Gründen kann daher keine generelle Empfehlung zur Verwendung von Mundduschen bzw. Irrigatoren zur Pflege implantatgetragener Suprastrukturen ausgesprochen werden.

Chemische Plaquebeseitigung

Entsprechende Spüllösungen (z.B. Chlorhexamed®-Fluid) können die suffiziente mechanische Reinigung nicht ersetzen. Als temporär unterstützende Maßnahme ist die chemische Plaquebeseitigung ggf. bei erhöhter exogener Infektionsgefahr (z.B. Krankenhausaufenthalt) sowie begleitend im Rahmen therapeutischer Maßnahmen indiziert. Als Nebenwirkungen einer dauerhaften Anwendung werden die Veränderung der physiologischen Mundhöhlenflora, Verfärbungen der Suprastruktur, eine erhöhte Zahnsteinbildung und Geschmacksirritationen beschrieben [6, 30].

Hygieneadäquate Gestaltung der Suprastruktur

> Die hygienefähige Gestaltung von Implantataufbauteilen und implantatgetragenen Suprastrukturen unterstützt die häuslichen Maßnahmen des Patienten bei der erforderlichen Plaquebeseitigung. Ein glatter und paßgenauer Übergang ist als unabdingbare Voraussetzung anzusehen, die dem Patienten die Anwendung der entsprechenden Hilfsmittel erleichtert.

Wesentliche Fortschritte haben sich bei modernen Implantatsystemen aus der Verwendung präziser Übertragungssysteme und exakter präfabrizierter Aufbauteile ergeben. Aus hygienischer Sicht ist ein *supramarginaler Übergang* zwischen Implantat und Suprastruktur als günstigste Ausgangssituation anzusehen.

Die zunehmenden Forderungen nach einer *ästhetischen und möglichst zahnähnlichen Gestaltung* auch im Bereich des Implantatdurchtritts stehen dem hygienischen Ideal häufig entgegen. Überkonturierungen, „Ridge-Laps" und weit inframarginal liegende Aufbauteile werden aufgrund des im Vergleich zum natürlichen Zahn geringeren Durchmessers bzw. durch ungünstige Implantatpositionen und Achsenabweichungen erforderlich. Derartige Konstruktionen stellen aus hygienischer Sicht ein gewisses Risiko dar, sie machen eine besonders intensive Mundhygiene und Betreuung unabdingbar (Abb. 5). Nicht jeder Patient wird in der Lage sein, die besonders aufwendigen Verfahren zur effektiven Plaquebeseitigung dauerhaft aufrechtzuerhalten. So kann sich im Rahmen der Verlaufskontrolle die Notwendigkeit zu hygieneerleichternden Korrekturen an der Suprastruktur ergeben.

Der *Verzicht auf ausgedehnte Verblockungen* (rein implantatgetragene Suprastrukturen, implantatgetragene Einzelkronen) erleichtert dagegen den Zugang von Mundhygienehilfsmitteln zu den Problemzonen. Die Öffnung des Approximalraums sowie die Gestaltung von Putzkanälen (Abb. 6) unterstützt zum einen die Selbstreinigung, zum anderen werden die entsprechenden Hilfsmittel (z.B. Interdentalbürsten) sicher zum periimplantären Weich-

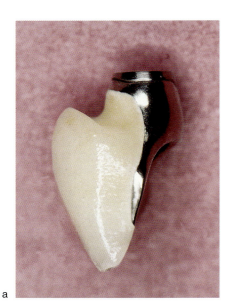

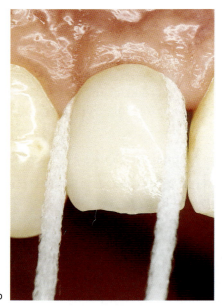

Abb. 5 Aus ästhetischen Gründen ausgedehnter Ridge-Lap bei einer implantatgetragenen Einzelkrone.
a) Klinische Situation.
b) Reinigung des den Marginalsaum überlappenden Anteils mit Zahnseide.

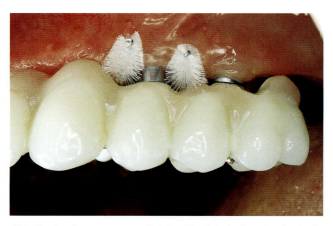

Abb. 6 Ausformung von „Putzkanälen" bei einer bedingt abnehmbaren Brücke im zahnlosen Oberkiefer: sichere Führung der Interdentalbürsten für die Reinigung des periimplantären Bereichs.

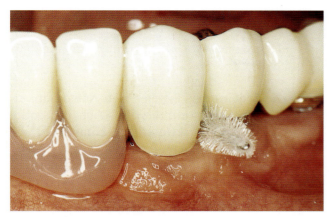

Abb. 7 Approximal offene Gestaltung einer teleskopierend auf Bonefit-Implantaten angestützten Prothese im Unterkiefer, Reinigung der approximalen Areale mit eingesetzter Suprastruktur.

gewebsabschluß als Locus minoris resistentiae geführt [98].

Im zahnlosen Ober- und Unterkiefer erleichtern *herausnehmbare Suprastrukturen* dem Patienten die erforderlichen Hygienemaßnahmen. Eine oral und vestibulär offene Gestaltung ohne Ausbildung eines durchgehenden Funktionsrandes (Abb. 7) ist als besonders hygienefreundlich anzusehen [17].

Recallintervalle

Zur Aufrechterhaltung eines langfristigen Behandlungserfolges sind regelmäßige Nachkontrollen nach einem festgelegten Zeitschema erforderlich. Es ist sinnvoll, die aus der Parodontologie bekannten Organisationsformen auf die Therapie mit enossalen Implantaten zu übertragen [83].

Von wissenschaftlicher Seite wird die Bedeutung und Notwendigkeit eines systematischen Recalls unterstrichen [49, 73]. Abbildung 8 stellt den zeitlichen Ablauf routinemäßiger Nachuntersuchungen schematisch dar. Es kann als Orientierung dienen, wobei sich aus der individuellen Situation selbstverständlich Abweichungen ergeben können.

- Erste Untersuchungen zur Mundhygiene und zum Zustand der prothetischen Versorgung sollten *nach 1 bzw. 3 Monaten* durchgeführt werden und eine Remotivation des Patienten beinhalten.
- Bei komplikationslosem Verlauf genügt ein *6monatlicher Recall*, der nach 3–5 Jahren auf *12monatige Intervalle* umgestellt werden kann.
- Die Einbindung in ein engmaschigeres Recall-

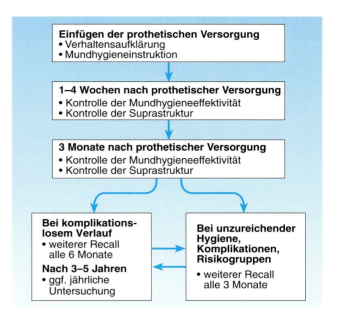

Abb. 8 Zeitlicher Ablauf der routinemäßigen Nachuntersuchungen nach Implantation.

system ergibt sich bei Patienten mit einer nicht ausreichenden Plaquebeseitigung, bei pathologischen Befunden der periimplantären Hart- und Weichgewebe sowie für Risikogruppen (z. B. parodontale Vorschädigung des Restgebisses, Diabetes, Zustand nach Radiatio).

Recallbefunde

Eine wesentliche Aufgabe des Recalls liegt darin, den Zustand der periimplantären Gewebe anhand geeigneter Untersuchungsparameter zu objektivieren und Veränderungen im Verlauf der Belastungsphase zu erfassen. Pathologische Zustände, die einen Implantatverlust zur Folge haben können, werden früh genug erkannt, um begleitende therapeutische Maßnahmen rechtzeitig einleiten zu können.

Spezielle Befundbögen gestalten die Dokumentation übersichtlich und ergonomisch. Der Nachweis einer adäquaten Recalldokumentation kann u. U. auch forensische Bedeutung erlangen.

Die *Untersuchungsparameter* beinhalten:

- Effektivität der Mundhygiene
- Zustand der periimplantären Hart- und Weichgewebe
- funktionelle Integration der Suprastruktur in das orofaziale System

Bedingt abnehmbar konstruierte Suprastrukturen erleichtern die Erhebung der periimplantären Befunde, da sie im Rahmen der Nachuntersuchungen entfernt werden können.

Mundhygieneeffektivität

Erste Hinweise auf die Wirksamkeit der häuslichen Plaquebeseitigung ergeben sich aus der Inspektion, die neben der implantatgetragenen Suprastruktur besonders die Implantatdurchtrittsstellen berücksichtigt (Abb. 9). *Plaqueindizes* erlauben eine graduelle Einteilung im Hinblick auf das Vorhandensein von Belägen. Bei implantatgetragenen Suprastrukturen hat sich neben der von SILNESS und LÖE [100] bekannten Einteilung die von MOMBELLI et al. [72] angegebene Klassifizierung in vier Grade als besonders praktikabel erwiesen:

- Grad 0: keine Plaquebesiedlung
- Grad 1: durch Abstreifen mit der Sonde nachweisbare Plaquebesiedlung
- Grad 2: mit bloßem Auge sichtbare Plaquebesiedlung
- Grad 3: massive Ausbildung von Zahnstein und Belägen

Klinische Bedeutung: Ergeben sich Anhalte für eine *erhöhte Plaqueakkumulation* (Abb. 10), sollte dies mit dem Patienten unter dem Hinweis auf die Bedeutung der Hygienemaßnahmen für den Langzeiterfolg besprochen werden. Aus der eigenen klinischen Erfahrung hat sich gezeigt, daß die anfänglich meist hohe Motivation über die Zeit nachlassen kann. Die auch nach mehrjährigem komplikationslosem Verlauf wiederkehrend erforderliche Reinstruktion ist als gemeinsame Aufgabe von Zahnarzt und Dentalhygienikerin zu bewältigen und sollte bei jedem Patienten mit Zeit und Verständnis durchgeführt werden.

Periimplantäre Weichgewebssituation

Gingivalindex

Der Gingivalindex nach LÖE und SILNESS [61] erlaubt eine graduierte visuelle Einschätzung des Entzündungsgrades der periimplantären Gewebe:

- Grad 0: keine Entzündung
- Grad 1: geringe Entzündung: leichte Farb- und Oberflächenveränderung
- Grad 2: mäßige Entzündung: Rötung und Hypertrophie, Blutung auf Druck
- Grad 3: schwere Entzündung: starke Rötung, Hyperplasie, Spontanblutung, Ulzeration

Zahlreiche Studien integrieren den Gingivalindex als routinemäßig erhobenen Untersuchungsparameter [22, 23, 37, 39, 66, 95, 115].

Klinische Bedeutung: Ein Gingivalindex von 0 bis 1 entspricht analog zu natürlichen Zähnen weitgehend gesunden periimplantären Verhältnissen, bei Grad 2 und vor allem bei Grad 3 liegen *massive Entzündungszeichen* vor (Abb. 11). Hier sollte eine weitere Diagnostik erfolgen und die Einleitung therapeutischer Maßnahmen erwogen werden.

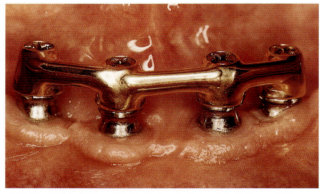

Abb. 9 Plaqueindex Grad 0: Implantataufbauteile und Suprastruktur sind frei von Belägen (10-Jahreskontrolle von vier TPS-Implantaten im zahnlosen Unterkiefer).

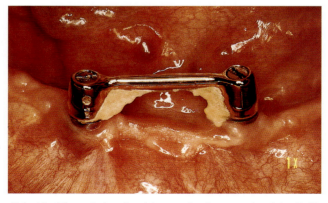

Abb. 10 Plaqueindex Grad 3: massive harte und weiche Beläge an den Aufbauteilen und der Suprastruktur (4-Jahreskontrolle bei zwei IMZ-Implantaten im zahnlosen Unterkiefer).

> Der Gingivalindex eignet sich allerdings nur zu einer orientierenden Beurteilung des Entzündungsgrades und der Entzündungsbereitschaft der periimplantären Weichgewebe. Die zusätzliche Bestimmung der Sulkusfluidfließrate erlaubt eine wesentlich exaktere Einschätzung und Differenzierung.

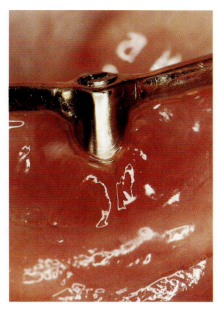

Abb. 11 Gingivalindex Grad 3: schwere Entzündung (starke Rötung, hyperplastische und ulzerative Veränderungen, Neigung zur Spontanblutung).

Klinische Bedeutung: Die Bedeutung des Blutungsindex ist allerdings umstritten, da der periimplantäre marginale Abschluß aufgrund des nur gering adhärenten epithelialen Attachments verstärkt auf die Sondierung zu reagieren scheint. Damit ist eine provozierte Blutung nicht in jedem Fall als Ausdruck eines pathologischen Geschehens zu deuten, vielmehr kann sie auch als Folge einer artifiziellen Läsion interpretiert werden [56]. Aus dieser Tatsache können sich die Ergebnisse mehrerer Studien erklären, die korrelationsstatistisch keinen Zusammenhang des Blutungsindex mit weiteren klinischen bzw. mikrobiologischen Parametern feststellen konnten [12, 39, 92, 115].

Es erscheint daher nicht zulässig, die Reizblutung als alleiniges Bewertungskriterium des periimplantären Zustandes heranzuziehen. Die Neigung zu Spontanblutungen bzw. massive Blutungen auf Sondierung können dennoch als sichere Anzeichen für pathologisch veränderte peripiläre Weichgewebe angesehen werden.

Sondierungstiefe und Attachmentlevel

Die Ermittlung der Sondierungstiefe (Abb. 13) stellt für natürliche Zähne und für Implantate einen bedeutungsvollen diagnostischen Parameter dar. Im Gegensatz zu natürlichen Zähnen, für die gesunde Verhältnisse mit Taschentiefen von 1–3 mm korre-

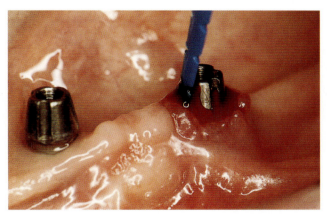

Abb. 12 Sulkusblutungsindex Grad 3: im Bereich des linken Implantats massive Blutung auf Sondierung.

Sulkusblutungsindex

Für die Ermittlung des Blutungsindex wird das Ausmaß der Blutung auf Sondierung (Abb. 12) als Leitsymptom angewendet [72]. Mit der etwa 1 mm tief in den periimplantären Marginalsaum eingeführten Sonde wird der Sulkus über die faziale und orale Fläche ausgestrichen. Die so provozierte Blutung kann nach 30 Sekunden graduell bestimmt werden:

- Grad 0: keine Blutung
- Grad 1: isolierte Blutpunkte
- Grad 2: Blut bildet eine konfluierende Linie am Marginalsaum
- Grad 3: massive Blutung/Spontanblutung

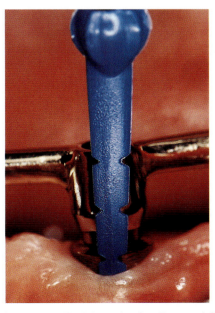

Abb. 13 Schonende Ermittlung der Sondierungstiefe mit einer flexiblen Kunststoffsonde (Plast-o-Probe®).

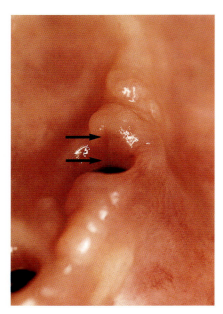

Abb. 14 Deutliche Sondierungsspur nach Ermittlung der distalen Sulkustiefe mit einer spitzen Parodontalsonde (Pfeile).

liert sind, wird die „physiologische" Sulkustiefe bei Implantaten wesentlich durch die Dicke des umgebenden Mukoperiostes bestimmt [78]. In Abhängigkeit von den anatomischen Voraussetzungen und den implantatspezifischen Aufbauteilen können daher primär deutlich größere Taschentiefen (3–7 mm) entstehen, die dennoch nicht als pathologisch anzusehen sind.

Nach Einfügen der prothetischen Versorgung sollte die Sondierungstiefe erstmals erhoben und als Bezugswert für weitere Verlaufskontrollen verwendet werden. Veränderungen des Ausgangswertes bedürfen einer wesentlich höheren Aufmerksamkeit als scheinbar erhöhte Absolutwerte.

Durch die Sondierung läßt sich die *Distanz zwischen Marginalsaum und desmodontalem Abschluß* metrisch ermitteln. Nach Abnehmen der Suprastruktur kann die Sonde parallel zur Längsachse des Implantats vestibulär, oral, mesial und distal eingeführt werden. Die Empfindlichkeit der kollagenen Faserstrukturen verbietet ein allzu forciertes Vorgehen sowie die Verwendung sehr spitzer Sondentypen (Abb. 14).

Bei Verwendung von *Metallsonden* ist eine mechanische Beschädigung der Oberfläche von Implantaten bzw. Aufbauteilen nicht sicher auszuschließen. *Kunststoffsonden* (z.B. Plast-o-Probe®, TPS-Probe®) erscheinen besser geeignet, ihre Flexibilität ermöglicht zudem die Anpassung an divergierende bzw. gekrümmte Halspartien der Implantatdurchtrittsstelle. Spezifische Implantatformen können zu falsch-positiven Ergebnissen führen, wenn die Sondenspitze z.B. auf Gewindegängen oder Stufen aufsitzt, bevor das weichgewebliche Attachment erreicht wird.

Zur Ermittlung der Sondierungstiefe stehen auch *druckkalibrierte elektronische Sonden* (z.B. Peri-Probe®) zur Verfügung, die eine verbesserte Reproduzierbarkeit bieten sollen und die Dokumentation durch computergestützte Erfassung vereinfachen können. Vergleichende klinische Studien ergaben jedoch keine wesentliche Erhöhung der Reproduzierbarkeit im Vergleich zu Handsonden [8, 80]. Erste Untersuchungen an natürlichen Zähnen bzw. Implantaten zeigten gehäuft Blutungen, Schmerzreaktionen und erhöhte Meßwerte beim Einsatz der Peri-Probe® [47, 48]. Ihre Verwendung bei Implantaten kann daher nicht generell empfohlen werden, da eine Traumatisierung des epithelialen Attachments durch die sehr dünne Sondenspitze und den relativ hohen Anpreßdruck befürchtet werden muß.

Die Stabilität des periimplantären Stützgewebes kann nicht durch die alleinige Messung der Sulkustiefe bestimmt werden. Aussagen über das Attachmentniveau sind nur möglich, wenn zusätzlich zur Sondierungstiefe die *Distanz zwischen einem gewählten Fixpunkt (z.B. Implantatoberkante) und dem Marginalsaum* bestimmt wird. Die Summe aus beiden Werten ergibt das klinische Attachmentniveau. Eine Vergrößerung dieses Wertes ist als tatsächlicher Stützgewebsverlust zu werten.

Klinische Bedeutung: Die Zunahme der Sondierungstiefe allein bedeutet dagegen nicht zwangsläufig einen Attachmentverlust, da sie auch durch hyperplastische Veränderungen (Pseudotaschen) verursacht sein kann. Andererseits kann trotz im zeitlichen Verlauf stabiler Sulkustiefenwerte ein Attachmentverlust eintreten, wenn atrophische Veränderungen zu einer marginalen Rezession geführt haben. Wie die Studien von CHAYTOR et al. [22], QUIRYNEN et al. [81] sowie MERICSKE-STERN et al. [67] zeigen, korreliert der klinische Attachmentlevel mit dem periimplantären Knochenniveau, er ist damit als ein wesentlicher Indikator für mögliche resorptive Veränderungen des knöchernen Lagergewebes einzuschätzen.

> Aus der klinischen Erfahrung ergibt sich, daß auf die Sondierung der periimplantären Taschentiefe nicht verzichtet werden kann, da sie bei schonender Methodik mit geeigneten

manuellen Sonden eine einfache und exakte Maßnahme darstellt. Über diesen Parameter sind mit ausreichend hoher Sicherheit Rückschlüsse auch auf die knöchernen Lagergewebe und damit auf die Implantatprognose möglich. In der Longitudinaldarstellung gleichbleibende Sulkustiefenwerte deuten auf gesunde periimplantäre Verhältnisse hin. Erhöhte bzw. zunehmende Sondierungswerte sind jedoch als ein Alarmsignal für pathologische Veränderungen zu werten.

Bestimmung der keratinisierten Gingiva

Analog zu natürlichen Zähnen besteht die periimplantäre *keratinisierte Gingiva* aus einem kollagenfaserreichen Bindegewebe mit keratinisierter Epithelschicht (Abb. 15). Sie kann deutlich von der *beweglichen Alveolarmukosa* abgegrenzt werden, die reich an elastischen Fasern ist und von einer nichtkeratinisierten Epithelschicht bedeckt wird. Die Grenze zwischen beiden Gewebsanteilen wird als Linea girlandiformis bezeichnet.

Findet sich bei einem Implantat eine breite Zone keratinisierter Gingiva, so lassen sich zwei Bereiche differenzieren. Der marginale Anteil liegt dem Implantat bzw. Aufbauteil als straffe Manschette an und kann analog zur Begriffsdefinition aus der Parodontologie als *freie Gingiva* bezeichnet werden. Apikalwärts erstreckt sich die Zone der *fixierten Gingiva*, die über kollagene Fasern unverschieblich mit dem periimplantären Knochen verbunden ist.

Diese Verhältnisse lassen einen effektiven Schutz der verletzlichen „implanto-gingivalen" Verbindung erwarten, der keratinisierten Gingiva kommt dabei eine wirksame Barrierefunktion zu. Auch bei einer schmalen Zone (1–2 mm) keratinisierter Gingiva am Implantatdurchtritt kann sich trotz fehlenden Attachments zum Alveolarknochen ein derber, fester Abschluß ausbilden.

Die *Ausdehnung der keratinisierten Mukosa* ist durch einen einfachen Beweglichkeitstest zu bestimmen (Abb. 16). Eine objektivierbare Methode stellt die Touchierung der Schleimhaut mit „Schillerscher Jodlösung" dar (Abb. 17). Die Glykogen enthaltende Alveolarschleimhaut verfärbt sich braun und erscheint somit jodpositiv, während die keratinisierte, glykogenfreie Gingiva ungefärbt bleibt. Zur Dokumentation der Zone keratinisierter Mukosa empfiehlt sich die orale und vestibuläre Bestimmung, der Wert wird in Millimetern angegeben.

Klinische Bedeutung: Die absolute Breite der keratinisierten Mukosa scheint, wie Longitudinalstudien gezeigt haben, keinen prognostischen Faktor für

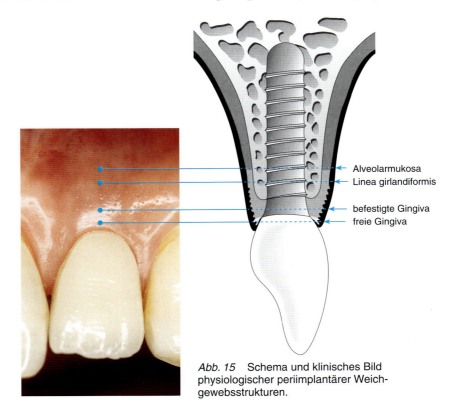

Abb. 15 Schema und klinisches Bild physiologischer periimplantärer Weichgewebsstrukturen.

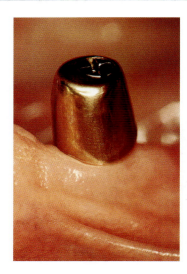

Abb. 16 Bestimmung der Zone keratinisierter Gingiva durch Abziehen der vestibulären Weichteile.

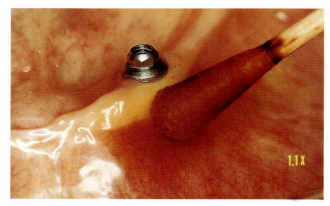

Abb. 17 Bestimmung der Zone keratinisierter Gingiva durch Anfärben mit Schillerscher Jodlösung.

die periimplantäre Gesundheit darzustellen [13, 22, 39, 65, 67, 115]. Befindet sich der Implantatdurchtritt dagegen ausschließlich im Bereich der beweglichen Alveolarmukosa, ist eine mechanisch wirksame Barrierefunktion aufgehoben, was der Ausbildung vertiefter Taschen bzw. marginaler Rezessionen Vorschub leisten kann.

Sulkusfluidfließrate

In Übereinstimmung mit den Verhältnissen an einem gesunden Sulcus gingivae natürlicher Zähne bildet ein reizfreier periimplantärer Weichgewebsabschluß keine bzw. nur geringste Mengen des als Sulkusflüssigkeit bezeichneten Liquids. Seine gesteigerte Bildung wird dagegen als Ausdruck entzündlicher Vorgänge angesehen. Die Entstehung der Sulkusflüssigkeit beruht auf Transsudationsvorgängen, bedingt durch Störungen des osmotischen Gleichgewichts, sowie Exsudationsvorgängen, bedingt durch eine Permeabilitätserhöhung der Gefäße des Saumepithels [18, 116].

> Als Sulkusfluidfließrate (SFFR) bezeichnet man die unter standardisierten Bedingungen in einem definierten Zeitraum gemessene Menge an Sulkusflüssigkeit. Sie kann mit relativ einfachen und nicht invasiven Verfahren bestimmt werden.

Als gebräuchlichste Methode dient die intrakrevikuläre Plazierung von Papierstreifen, die planimetrisch, über die Steighöhe, über die Gewichtszunahme oder über die Veränderung der Leitfähigkeit (Periotron®) ausgewertet werden. Eine Stunde vor der Messung sollten keine Irritationen durch Nahrungsaufnahme, Mundhygiene oder andere Maßnahmen (Taschentiefenmessung, Entfernung der Suprastruktur) erfolgt sein. Nach Isolierung der umgebenden Gewebe durch Watterollen werden Implantat und peripiläre Mukosa für 15 Sekunden mit schwachem Luftstrom getrocknet. Der Probestreifen wird bis zum ersten Widerstand bzw. maximal 1 mm in den Sulkus eingeführt und 60 Sekunden belassen (Abb. 18). Nach Aufnahme der Sulkusflüssigkeit kann der Streifen entnommen und nach den jeweiligen Richtlinien ausgewertet werden. Tabelle 1

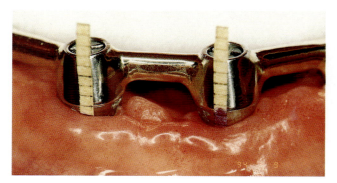

Abb. 18 Bestimmung der Sulkusfluidfließrate über die Steighöhe mit selbstfärbenden Indikatorpapierstreifen.

Tabelle 1 Graduierung des Periotron®-Wertes bzw. der Steighöhe bei Indikatorpapierstreifen in Abhängigkeit vom Entzündungsgrad (nach [38]).

Entzündungsgrad	Periotron®-Wert	Indikatorpapierstreifen
gesunde Gingiva	0–10	0–0,7 mm
milde Exsudation	11–20	0,8–1,5 mm
beginnende Gingivitis	21–40	1,6–2,5 mm
manifeste Gingivitis	> 40	> 2,5 mm

zeigt beispielhaft die Graduierung für die Auswertung mit dem Periotron® und selbstfärbenden Indikatorpapierstreifen.

Klinische Bedeutung: Die SFFR wurde in einer Reihe von klinischen Studien zur Beurteilung der periimplantären Weichgewebe herangezogen [25, 39, 50, 104, 105]. Gewisse Korrelationen zu klinischen Untersuchungsparametern der Taschentiefe, des Gingival- und des Blutungsindex wurden nachgewiesen [39, 103].

Im Rahmen einer eigenen prognostischen Studie zu transgingivalen Bonefit-Vollschraubenimplantaten ergab sich eine eindeutige und im zeitlichen Verlauf zunehmende Korrelation zwischen der SFFR und dem periimplantären Knochenabbau. Die SFFR scheint daher einen sensiblen Parameter mit möglicherweise prognostischer Relevanz für periimplantäre Stützgewebsverluste darzustellen [13, 117].

Nach eigenen klinischen Erfahrungen stellt die Bestimmung der SFFR mit selbstfärbenden Indikatorpapierstreifen bei relativ einfacher Durchführbarkeit eine hinreichend genaue und reproduzierbare Methode dar, die besonders zur Longitudinalerfassung geeignet erscheint. Bisher findet diese Methode vor allem im Rahmen wissenschaftlicher Untersuchungen Verwendung.

> Die Entwicklung eines praxisgerechten Routineverfahrens zur Erfassung der Sulkusflüssigkeit als hochsensibler und gleichzeitig nicht invasiv bestimmbarer Parameter steht jedoch noch aus. Eine einfache und schnell durchführbare Methode könnte der frühzeitigen Erkennung beginnender periimplantärer Entzündungen dienen, bevor klinisch manifeste Befunde oder Komplikationen aufgetreten sind.

Mikrobiologische Untersuchungen

In der Kariesrisiko- und Parodontaldiagnostik wird zunehmend die Anwendung mikrobiologischer Testverfahren diskutiert. Mikrobiologische Untersuchungen können vor allem in der Diagnostik und Therapie pathologischer Veränderungen der periimplantären Weich- und Hartgewebe Bedeutung erlangen. Das periimplantäre Keimspektrum weist eine weitgehende Übereinstimmung mit der Flora natürlicher Zähne auf. Parodontopathogen einzuschätzende Keime sind auch bei Implantaten mit einem Stützgewebsverlust nachweisbar.

Becker et al. [9] und Rosenberg et al. [87] konnten bei Implantatmißerfolgen nachweisen, daß die Bacteroides-Arten gingivalis und intermedius sowie Actinobacillus actinomycetem comitans deutlich erhöht waren. Die ebenfalls als parodontopathogen diskutierten Arten Campylobacter rectus, Bacteroides forsythus, Eikenella corrodens, Fusobacterium nucleatum u.a. sind in ihrer Bedeutung für periimplantäre Entzündungen bislang nicht ausreichend untersucht.

Traditionelle Verfahren der Keimbestimmung, wie die Morphotypenanalyse mit Hilfe der Dunkelfeld- oder Phasenkontrastmikroskopie bzw. Kulturmethoden, sind von der benötigten Zeit bzw. Ausrüstung aufwendig und scheiden daher als Routineverfahren aus. Ausgesuchte *Markerkeime* für parodontale bzw. periimplantäre Destruktionen lassen sich heutzutage auch mit molekularbiologischen Verfahren (DNS- oder RNS-Sonden, immunologische Testmethoden) bzw. anhand der Enzymaktivitäten bestimmen [9, 24, 28, 35, 55, 62, 70, 82, 91, 101].

Die *DNS-Sonden-Technologie* erlaubt eine sensitive und quantitative Bestimmung. Das Verfahren beruht auf der Bindung an keimspezifische Nukleinsäuresequenzen.

Im Gegensatz zu anderen Verfahren müssen die mit der Probe entnommenen Bakterien nicht im lebenden, vermehrungsfähigen Zustand vorliegen. Zur subgingivalen Probengewinnung wird eine sterile Papierspitze bis zum Taschenfundus eingeführt und dort für 10 Sekunden belassen (Abb. 19).

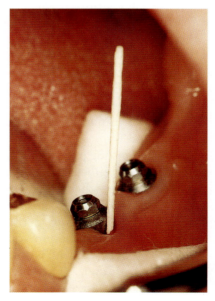

Abb. 19 Probenentnahme für die DNS-Sonden-Analyse auf parodontopathogene Markerkeime mit einer in den Sulkus eingeführten sterilen Papierspitze (DMDx®).

Tabelle 2 Übersicht pathogener, mit einem Stützgewebsverlust assoziierter Keime.

Spezies	Charakteristika	Pathogenität
Actinobacillus actinomycetes comitans	gramnegatives, nicht motiles, fakultativ anaerobes Stäbchen in gesunder Flora nicht bzw. nur in geringsten Mengen nachweisbar	pathogenes Potential: mäßig bis sehr hoch Leukotoxinbildung Zerstörung kollagener und epithelialer Strukturen Fibroblastenhemmung
Porphyromonas gingivalis	gramnegatives, nicht motiles, anaerobes Stäbchen in gesunder Flora nicht nachweisbar	pathogenes Potential: sehr hoch Kollagenasen, Fibrinolysin, verschiedene Proteasen, Phospholipasen, Phosphatasen, Faktoren, die Immunglobuline und polymorphkernige Granulozyten zerstören
Prevotella intermedia	gramnegatives, nicht motiles, anaerobes Stäbchen in gesunder Flora in geringen Mengen nachweisbar, massiv kolonisiert bei parodontaler Erkrankung	pathogenes Potential: mäßig Proteasen, Hämolysine, Elastase, Kollagenase, Fibrinolysin

Jeglicher Kontakt mit Speichel bzw. der oralen Mukosa muß vermieden werden. Unmittelbar nach der Entnahme wird die Papierspitze in das Proberöhrchen eingebracht. In speziellen Laboratorien (z.B. ANAWA München) ist der Nachweis bestimmter Spezies möglich, die als Verursacher destruktiver parodontaler bzw. periimplantärer Erkrankungen identifiziert sind (Tab. 2).

Klinische Bedeutung: Die DNS-Sonden-Analyse ist ebenso wie die traditionellen mikrobiologischen Testverfahren mit einem hohen apparativen, ökonomischen und zeitlichen Aufwand verbunden. Ein routinemäßiger Einsatz dieser Methode im Rahmen eines regelmäßigen Recalls ist daher nicht zweckmäßig. Allerdings zeichnen sich sinnvolle Anwendungen im Rahmen der Periimplantitisprophylaxe und -therapie ab.

Die Bestimmung pathogener Markerkeime könnte zudem bei teilbezahnten Patienten mit einem parodontal vorgeschädigten Restgebiß zur Risikoeinschätzung implantologischer Maßnahmen beitragen. In der Behandlung periimplantärer Entzündungen kann die Evaluation von Risikokeimen unterstützende Hinweise auf Ursachen (bakteriell oder überlastungsbedingt), Therapiemaßnahmen (Auswahl und Dosierung eines Chemotherapeutikums) und den Therapieerfolg (Reduzierung bzw. Elimination pathogener Mikroorganismen) liefern.

Reaktion des knöchernen Lagergewebes

Manueller Beweglichkeitstest und Klopfschall

Osseointegrierte Implantate weisen aufgrund der ankylotischen Verbindung zwischen Implantatoberfläche und umgebendem Knochen keine manuell induzierbare Beweglichkeit auf. Auch Implantate mit einem deutlichen Knochenabbau zeigen keine erhöhte Mobilität, solange der basale Anteil eine feste Verbindung mit dem umgebenden Hartgewebe aufweist. Erst ein vollständiger Verlust der Osseointegration führt zu einer sichtbaren Beweglichkeit, da die Implantate durch eine allseitige Bindegewebsschicht vom umgebenden Knochen separiert sind. Diese beiden Zustände lassen sich eindeutig voneinander differenzieren. Es erscheint für die routinemäßige Zustandsbeschreibung eines Implantats nicht sinnvoll, die für die manuelle Beweglichkeitsprüfung natürlicher Zähne definierten Zwischenstufen anzugeben.

Beweglichkeitstest: Zur Beweglichkeitsprüfung sollte die implantatgetragene Suprastruktur abgenommen werden, sofern sie mehrere Implantate

Recall und Nachsorge

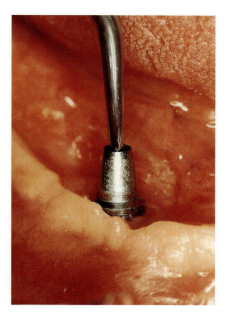

Abb. 20   Manueller Beweglichkeitstest mit einer Pinzette.

verblockt. Das isoliert zugängliche Implantat wird manuell oder mit Instrumentengriffen oro-vestibulär, mesio-distal und intrudierend belastet und seine Reaktion visuell erfaßt (Abb. 20). Eine Mobilität des Implantats ist grundsätzlich als Hinweis auf osteolytische Prozesse anzusehen, die einen bevorstehenden Implantatverlust befürchten lassen. Nur in wenigen Ausnahmefällen kann eine gesteigerte Mobilität bei reizlos „fibro-ossär" integrierten Implantaten als physiologisch angesehen werden. Diese sind röntgenologisch durch eine schmale transluzente periimplantäre Zone charakterisiert, die in der Verlaufskontrolle stabil bleibt.

> Gesunde osseointegrierte Implantate lassen aufgrund des Fehlens eines parodontalen Faserapparates keinerlei Beweglichkeit erwarten.

Klopfschallbestimmung: Auskultatorisch läßt sich der Zustand eines Implantats mit Hilfe des Klopfschalls beurteilen. Dazu wird mit einem Instrumentengriff parallel bzw. rechtwinkelig zur Implantatlängsachse perkutiert.

> Osseointegrierte Implantate ergeben aufgrund der geringen Dämpfung einen eindeutig hellen Klopfschall, bindegewebig eingeschiedene Implantate sind durch eine dumpfe Resonanz charakterisiert.

Klinische Bedeutung: Die Bestimmung der Beweglichkeit bzw. des Klopfschalls stellt eine sehr einfach durchzuführende Maßnahme zur Beurteilung eines Implantats dar, weshalb sie als Routineparameter jeder Recalluntersuchung zu empfehlen ist. Eine differenzierte Aussage über physiologische bzw. pathologische Zustände ist mit diesen zwar eindeutigen, aber sehr grob definierten Bewertungskriterien nicht möglich.

Periotest®

Beweglichkeit und Dämpfungseigenschaften natürlicher Zähne und Implantate können mit dem Periotest®-Gerät reproduzierbar metrisch erfaßt werden. Das Meßprinzip beruht auf der Schwingungsanregung eines Zahns bzw. Implantats über einen mikrocomputergesteuerten Stößel. Durch den applizierten Impuls erfolgt eine Auslenkung des Implantats in oro-vestibulärer Richtung, die zu einer harmonischen Schwingung um die Ruhelage führt. Zur Ermittlung des Meßwerts wird die Kontaktzeit zwischen Stößel und Implantat bzw. natürlichem Zahn herangezogen, es ergibt sich somit eine indirekte Aussage über das Dämpfungsvermögen der umgebenden Strukturen.

Eine erhöhte Implantat- bzw. Zahnbeweglichkeit führt zu verlängerten Kontaktzeiten des Stößels und somit zu erhöhten Periotest®-Werten [93, 96, 97]. Die Skalenwerte von –8 bis +50 können den klinisch ermittelbaren Lockerungsgraden zugeordnet werden, Werte von –8 bis +9 entsprechen einer physiologischen Zahnbeweglichkeit, die Werte für osseointegrierte Implantate liegen ebenfalls in diesem Bereich (Tab. 3).

Tabelle 3   Periotest®-Werte bei natürlichen Zähnen und bei Implantaten.

	Zähne (Einteilung nach DGP)				Implantate	
	0	I	II	III	osseointegriert	mobil
Periotest®-Wert	–8 bis +9	10–19	20–29	30–50	–8 bis +9	10–50

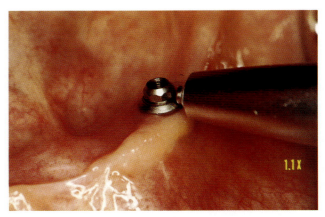

Abb. 21 Elektronische Messung des Dämpfungsverhaltens mit dem Periotest®.

Zur Periotest®-Messung wird der Patient aufrecht gelagert, das Handstück wird im rechten Winkel zur Implantatlängsachse gehalten (Abb. 21). Für longitudinale Vergleiche ist zu beachten, daß stets der gleiche Meßpunkt gewählt wird, der je nach Implantatsystem durch die Oberkante des Aufbauteils bzw. spezifische Meßpfosten repräsentiert ist. Im Rahmen der Dokumentation wird der Mittelwert aus zwei hintereinander durchgeführten Messungen gebildet. Bei osseointegrierten Implantaten sind überwiegend Werte um Null bzw. im negativen Bereich festzustellen, Schwankungen ergeben sich abhängig von Implantattyp und -länge sowie der Lokalisation.

Klinische Bedeutung: Das Periotest®-Verfahren wurde in einer Reihe von Studien zur Verlaufskontrolle herangezogen [10, 21, 37, 50, 52, 74, 107, 112]. Für verschiedene Implantatsysteme finden sich gering differierende Durchschnittswerte bei erfolgreichen Implantaten. Beschichtete Schraubenimplantate (z.B. TPS, Bonefit, Frialit II) zeigen mit durchschnittlich –3 bis –4 den niedrigsten Periotest®-Wert, glatte Schraubenimplantate (z.B. Brånemark) liegen um –1 bis –2, bei Zylinderimplantaten (z.B. IMZ, Frialit I) schwanken die Werte um 0.

Gewisse Differenzen finden sich auch in Abhängigkeit von der Länge und der Lokalisation des Implantats, im Oberkiefer liegen die durchschnittlichen Werte höher als im Unterkiefer [20, 75, 89]. In der Verlaufskontrolle ist eine geringe Abnahme der Periotest®-Werte über die Zeit zu beobachten [13, 68, 113]. Nach den Studien von D'HOEDT und SCHRAMM-SCHERER [25] sowie LUKAS et al. [63] ergibt sich ein gewisser Zusammenhang zwischen Periotest®-Wert und periimplantärem Knochenabbau, ein deutlicher Stützgewebsverlust scheint mit einem Anstieg der Periotest®-Werte zu korrelieren. Implantatmißerfolge sind mit Periotest®-Werten über 9 assoziiert [75, 78].

Als Vorteil des Periotest®-Verfahrens ist anzuführen, daß es eine objektive und reproduzierbare Methode der Beweglichkeitsmessung darstellt, die einen metrischen Wert ergibt. In der Verlaufskontrolle ansteigende oder über dem Wert 10 liegende Periotest®-Werte sollten Anlaß zu weiteren diagnostischen Maßnahmen (z.B. Röntgenuntersuchungen) sein. Beginnende marginale Knochenverluste an Implantaten können jedoch nicht ausreichend sensibel erfaßt werden, erst bei gravierenden Abbauvorgängen ergibt sich eine Tendenz zum Anstieg des Meßwertes. Damit erscheint dieses Verfahren als zu unsensibel, um Risikoimplantate frühzeitig zu identifizieren, es kann regelmäßige Röntgenkontrollen zur Ermittlung der Reaktion des knöchernen Lagergewebes nicht ersetzen.

Radiologische Kontrolle

Zur definitiven Beurteilung der Reaktion des knöchernen Lagergewebes ist eine regelmäßige Kontrolle mit radiologischen Verfahren unerläßlich. In Kombination mit klinischen Befunden ergibt sich eine eindeutige Aussage über die Stabilität der biologischen Integration eines Implantats. Routinemäßige röntgenologische Nachkontrollen können mit Übersichtsaufnahmen (z.B. Orthopantomogrammen) bzw. enoralen Zahnfilmen durchgeführt werden. Diese zweidimensionalen bildgebenden Verfahren erlauben eine Aussage über die mesialen bzw. distalen Bereiche um das Implantat.

Übersichtsaufnahme: Anhand von Übersichtsaufnahmen ist ein Screening der gesamten Gebißsituation möglich, auch Nebenbefunde können erfaßt werden. Weitere Vorteile von Übersichtsaufnahmen zur Implantatkontrolle liegen in der vergleichsweise geringen Strahlenbelastung des Patienten sowie der Praktikabilität des Verfahrens. Fortgeschrittene periimplantäre Osteolysen können nach GOMEZ et al. [36] und JANSEN et al. [44] im Orthopantomogramm zuverlässig erkannt werden. Neuere Geräte und Verfahren zur Erstellung von Orthopantomogrammen (z.B. Orthophos®) erleichtern aufgrund der gesteigerten Bildqualität und Detailwiedergabe eine ausreichend sichere Identifikation der knöchernen periimplantären Strukturen.

Enoraler Zahnfilm: Zur exakteren Darstellung dienen enorale Zahnfilme nach der *Rechtwinkeltechnik*. Die vor allem für wissenschaftliche Untersuchungen wünschenswerte Standardisierung der Aufnahmetechnik anhand reproduzierbarer Einstellungen kann durch individuelle Aufbißblöcke gewährleistet werden, die eine konstante Zuordnung von Film, Objekt und Strahlenquelle zulassen. Durch die Reproduzierbarkeit sind ein direkter Vergleich sowie eine exakte metrische Auswertung der Einzelaufnahmen möglich. In Abhängigkeit von den anatomischen Situationen (z.B. atrophierter zahnloser Unterkiefer) kann die Anfertigung von Zahnfilmen allerdings schwierig bzw. unmöglich sein [2, 23, 46, 115].

Die Indikation für das jeweilige zur Verlaufskontrolle geeignete radiologische Verfahren wird daher von vielen Faktoren bestimmt, die strahlenhygienische, anatomische und praktikabilitätsbezogene Aspekte ebenso wie die Fragestellung berücksichtigen müssen. Zur Reduktion der Strahlenbelastung kann auch die Verwendung computergestützter Aufnahmetechniken beitragen.

Ein einzelnes Röntgenbild ergibt immer nur eine Zustandsbeschreibung bereits abgelaufener Prozesse. Regelmäßige Kontrollen erlauben dagegen die Verdeutlichung der dynamischen Vorgänge am Interface Knochen/Implantat (Abb. 22). Als Referenz dient das direkt nach der Implantation angefertigte Röntgenbild, nach prothetischer Versorgung erfolgt die zweite Röntgenkontrolle. Der Vergleich dieser Aufnahmen erlaubt eine Aussage über resorptive Vorgänge in der Einheilphase der Implantate.

Weitere Kontrollaufnahmen erfolgen zunächst jährlich, nach einem komplikationslosen Verlauf kann das Intervall auf zwei oder mehr Jahre ausgedehnt werden. Für die Auswertung und metrische Erfassung ist ein eindeutig definierter Bezugspunkt am Implantat zu wählen (z.B. Stufenfräsungen, Gewindegänge), Veränderungen des Knochenniveaus werden in Relation zu diesem Meßpunkt erfaßt. Verzerrungseffekte der jeweiligen Aufnahmetechnik lassen sich durch Berechnung des mit der Implantatlänge bzw. des Implantatdurchmessers ermittelbaren Vergrößerungsfaktors erkennen und korrigieren.

Form des Knochenabbaus: Aus der radiologischen Auswertung zeigt sich, daß verschiedene Formen

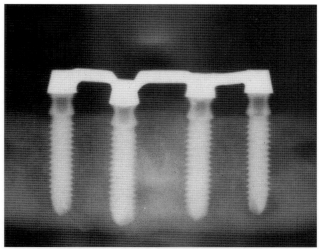

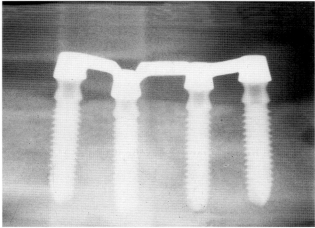

Abb. 22 Röntgenverlaufskontrolle: Der Vergleich des postprothetischen Röntgenbildes und der 10-Jahreskontrolle zeigt keine Anzeichen für einen Knochenabbau.

des Knochenabbaus unterschieden werden müssen [80, 86]. Entsprechend dieser Differenzierung ergibt sich eine Einteilung in horizontale Formen, spalt-, trichter- bzw. schüsselförmige Knochentaschen und kombinierte Defekte (Abb. 23 und 24). Bei kombinierten Formen bildet sich der Gesamtknochenabbau aus der Summe von horizontaler und vertikaler Komponente.

Ein rein *horizontales* langsames Zurückweichen des Limbus alveolaris ist möglicherweise durch physiologische Involutionsprozesse bedingt [106] und unabhängig von der Indikation und vom verwendeten Implantatsystem zu beobachten. Prognostisch bedeutsamer sind *trichterförmige Einbrüche* und *schüsselförmige Defekte* an enossalen Implantaten. Diese Formen sind oft mit einem rasch fortschreitenden Stützgewebsverlust verbunden, der letztendlich zum Implantatverlust führt bzw. die Explanta-

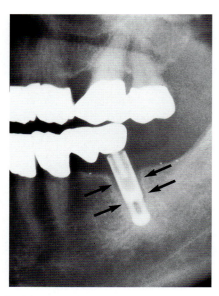

Abb. 23 Spaltförmiger Knochenabbau (Pfeile) bei einem IMZ-Implantat in Regio 37 (9-Jahreskontrolle).

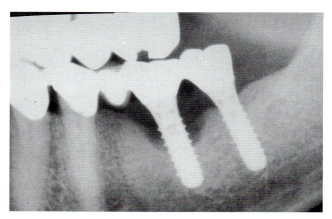

Abb. 24 Schüsselförmiger Knochenabbau bei einem Bonefit-Implantat in Regio 36 (2-Jahreskontrolle).

tion erforderlich macht. Eine Differenzierung unterschiedlicher Erscheinungsformen zusätzlich zur Erfassung des Gesamtknochenabbaus ist daher im Rahmen der radiologischen Befundung anzustreben.

Ausmaß des Knochenabbaus: Für die *Einheilzeit* der Implantate bzw. im ersten Jahr nach der Implantation wird ein Knochenverlust von durchschnittlich 0,5–1,5 mm angegeben, der vermutlich durch den operativen Eingriff und belastungsbedingte Anpassungsvorgänge verursacht ist. In der weiteren *Belastungsphase* werden resorptive Vorgänge in einem wesentlich geringeren Umfang beobachtet [1, 2, 10, 12, 23, 40, 45, 81]. Nach den von ALBREKTSSON et al. aufgestellten Erfolgskriterien sollte der vertikale Knochenverlust vom zweiten Jahr an durchschnittlich nicht mehr als 0,2 mm betragen [3].

Die radiologisch erfaßbare Reaktion des knöchernen Lagergewebes differiert in Abhängigkeit vom Implantatsystem, von der Indikation, der Lokalisation und des intraoperativen Knochenangebots. Bei schraubenförmigen Implantaten wird bislang über einen geringeren jährlichen Knochenabbau berichtet als bei Zylinderimplantaten [11, 81, 86]. Im Oberkiefer muß mit einer gegenüber dem Unterkiefer höheren jährlichen Resorptionsrate gerechnet werden [2, 22, 46, 114]. Auch bei einem geringen intraoperativen Knochenangebot (vestibuläre und orale Defizite, Knochenlamellen unter 1 mm) sind Abbauvorgänge vermehrt zu beobachten [27, 43, 104].

> Zur Beurteilung der knöchernen Integration eines Implantats sind Röntgenuntersuchungen im Rahmen des Recalls unerläßlich. Die Indikation ergibt sich routinemäßig für die Verlaufskontrolle sowie bei klinischen Anzeichen periimplantärer Komplikationen und einer Mobilität des Implantats. Finden sich trichter- und schüsselförmige Defekte mit progredienter Tendenz, ergibt sich ein dringender Therapiebedarf, der zumindest erhaltende Maßnahmen, ggf. aber auch eine rechtzeitige Explantation notwendig macht. Zeigt sich in der Nachsorge eine Stabilität des Limbus alveolaris, können die Intervalle für radiologische Kontrollen aus strahlenhygienischen Gründen verlängert werden.

Funktionelle Belastungssituation

Jede implantatgetragene Suprastruktur dient der Wiederherstellung orthofunktioneller Verhältnisse im durch Zahnverlust geschädigten orofazialen System. Recalluntersuchungen beinhalten daher auch die Kontrolle der Suprastruktur im Hinblick auf die Belastungssituation. Die Nachkontrolle integriert neben der Überprüfung der okklusalen Verhältnisse und der Passung eine spezifische Untersuchung auf mögliche Anzeichen einer funktionellen Überlastung.

Überprüfung der okklusalen Verhältnisse

Eine erste Orientierung ist anhand der *Okklusionsnebengeräusche* beim habituellen Schließen und mit dem *Fremitustest* möglich. Mit Hilfe von Okklusionsindikatoren (z.B. färbende Folien, Wachse

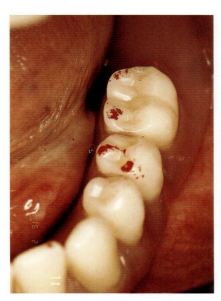

Abb. 25 Mit einem Okklusionsindikator angefärbte verstärkte Kontakte auf dem zweiten Prämolaren und im mesiolingualen Bereich des ersten Molaren.

zur Okklusionsprüfung) wird die Kontaktsituation in Statik und Dynamik überprüft (Abb. 25). Vorzeitige Kontakte sowie unerwünschte Arbeits- und Balanceinterferenzen können damit identifiziert und anschließend beseitigt werden.

Das angestrebte Okklusionsmuster ist von dem Indikationsbereich, dem Versorgungskonzept und der antagonistischen Bezahnung abhängig. Für den *Einzelzahnersatz* und für festsitzende bzw. bedingt abnehmbare Suprastrukturen im *teilbezahnten Kiefer* wird eine Reduktion auf leichte implantatachsennahe Kontakte in der Statik angestrebt, eine alleinige Führungsfunktion in der Dynamik sollte vermieden werden.

Bei implantatgestützten *Totalprothesen* gelten im allgemeinen eine bilateral balancierte Okklusion sowie eine Kontaktfreiheit im Frontzahnbereich als erforderlich, um Kippmomente und einseitige Überlastungen der Implantate bzw. der Tegumente zu vermeiden.

Implantatverankerte *festsitzende Brücken* zur Versorgung des zahnlosen Kiefers werden in Abhängigkeit von der antagonistischen Bezahnung bilateral balanciert bzw. mit einer Gruppenführung konstruiert.

Kontrolle der Passung

Anläßlich der Recalluntersuchungen ist die Suprastruktur auf einen spalt- und spannungsfreien Sitz auf den Implantaten zu kontrollieren. Bei bedingt abnehmbaren Konstruktionen werden die Verschraubungen auf ihre Stabilität überprüft. Implantatgetragene herausnehmbare Prothesen sind klinisch auf eine gesteigerte Kinetik zu untersuchen, die sich bei isolierter posteriorer bzw. anteriorer Belastung (Kipptest) zeigt.

Inkongruenzen der Prothesenbasis zu den Tegumenten lassen sich durch eine probatorische Unterschichtung mit dünnfließenden Silikonen erfassen. Bei einer verstärkten Kinetik bzw. Inkongruenzen der Prothesenbasis ist eine Unterfütterung angezeigt.

Retentionsverluste der Halteelemente durch Verschleiß können ebenfalls zu einer verstärkten Kinetik führen, die entsprechenden Matrizenteile müssen aktiviert oder ausgetauscht werden.

Anzeichen der Überlastung

Anzeichen der Überlastung sind in Frakturen von Aufbauteilen bzw. an der Suprastruktur, wiederholten Lockerungen von Verschraubungen und ausgedehnten Schlifffacetten zu sehen. Auch Knochenabbauvorgänge, für die keine eindeutige bakterielle Ursache gefunden werden kann, deuten auf eine funktionelle Überlastung der Implantate hin.

Ziel der Behandlung im Rahmen des Recalls muß eine Reduktion überschwelliger Beanspruchungen sein. Dazu sind okklusale Korrekturen und bei herausnehmbaren Versorgungen zusätzlich kongruenzverbessernde Maßnahmen (Unterfütterungen) dienlich. Gegebenenfalls ist eine günstigere Verteilung auftretender funktioneller Belastungen nur durch die Insertion zusätzlicher Implantate möglich.

> Die Kontrolle der implantatgetragenen Suprastruktur im Hinblick auf die funktionelle Belastung der Implantate ist als Routinemaßnahme bei jeder Nachsorgeuntersuchung anzusehen. Sie sollte eine Überprüfung der Okklusion, der Paßgenauigkeit sowie möglicher Anzeichen einer Überlastung beinhalten. Ergeben sich Anzeichen einer funktionellen Überlastung, sind neben der Abklärung möglicher Ursachen in jedem Fall korrektive Maßnahmen erforderlich. Ihr Ziel ist es, eine Schädigung der biologischen Integration des Implantats zu vermeiden sowie orthofunktionelle Verhältnisse im rekonstruierten orofazialen System zu erhalten.

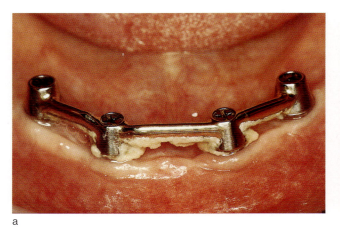

a

Abb. 26 Massive harte und weiche Beläge an einer Steggeschiebekonstruktion im zahnlosen Unterkiefer.

a) Klinische Situation.
b) Entfernung der harten Beläge mit einer karbonfaserverstärkten Kunststoffkürette (Hawe Light®).
c) Reinigung und Politur des supramarginalen Implantatanteils mit einem Gummikegel und einer wenig abrasiven Polierpaste.
d) Zustand nach Abschluß der professionellen Reinigungsmaßnahmen.

Nachsorgemaßnahmen

Professionelle Plaque- und Zahnsteinentfernung an Implantaten und Suprastrukturen

Obwohl eine gute Mundhygiene als grundsätzliche Voraussetzung für implantologische Therapiemaßnahmen gilt, ist im Laufe der Belastungsphase die Ausbildung harter und weicher Beläge nicht sicher auszuschließen. Plaqueakkumulationen können durch ein Nachlassen der Compliance und der häuslichen Pflegemaßnahmen ebenso bedingt sein wie durch Areale der Suprastruktur, die den Zugang für die Hygiene erschweren. Daraus ergibt sich die Notwendigkeit zu professionellen Reinigungsmaßnahmen, die den spezifischen Bedingungen bei enossalen Implantaten angepaßt sein müssen (Abb. 26).

Herausnehmbare bzw. bedingt abnehmbare Suprastrukturen können mit geeigneten Flüssigkeiten im *Ultraschallbad* effizient und schonend gereinigt werden.

Die Reinigung des transmukosalen Implantatareals bzw. des Aufbauteils bedarf einer besonderen Sorgfalt, da die polierte Oberflächenstruktur nicht beschädigt oder aufgerauht werden soll. Die Verwendung von *Kunststoffküretten* (z.B. Hawe Light®-Kürette, Implacare TM®, Plastic Scaler®) gilt als schonendste Maßnahme zur Entfernung anhaftender Beläge. Rasterelektronenmikroskopische und profilometrische Untersuchungen ergaben bei der

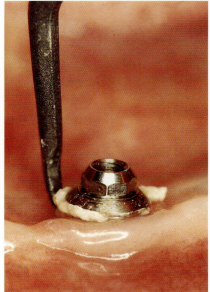

b

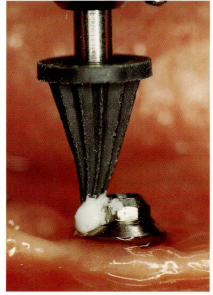

c

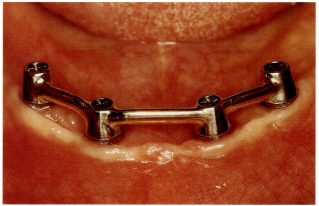

d

Verwendung von Kunststoffküretten keine Beeinträchtigung der Titanoberfläche [33, 42, 69, 85, 88].

Konventionelle Küretten und Scaler aus hochlegierten Stählen sind dagegen nicht geeignet, sie führen zu einer verkratzten und stark aufgerauhten Oberfläche, wodurch die Plaqueakkumulation gefördert wird. Alternativ wird die Verwendung von Handinstrumenten mit Titanspitzen bzw. teflonbeschichteten Arbeitsenden diskutiert, die zu klinisch vernachlässigbaren Oberflächenveränderungen führen.

Die Reinigungseffektivität von Kunststoffküretten ist gegenüber Bearbeitungsinstrumenten aus Metall vor allem bei stark anhaftenden Belägen eingeschränkt [102]. Nach eigenen klinischen Erfahrungen haben sich vor allem die Hawe-Light®-Küretten bewährt. Ihre karbonfaserverstärkten Arbeitsenden in Form einer Gracey-Kürette erlauben einen leichten Zugang sowie eine ausreichend effektive Reinigung.

Im Anschluß an die Belagsentfernung mit Kunststoffinstrumenten empfehlen sich zur Steigerung des Reinigungseffekts *rotierende Gummikelche* und *Bürstchen* mit wenig abrasiv wirkenden Polierpasten. Nach wiederholter Anwendung resultiert eine Glättung und damit Vergütung der Oberfläche [85, 110].

Die Verwendung herkömmlicher *Ultraschallgeräte* zur Belagsentfernung ist bei enossalen Implantaten nicht empfehlenswert, da erhebliche Destruktionen (Kratzer, Formveränderungen, Schädigungen des Übergangs Implantat/Aufbauteile) beschrieben wurden [69, 85, 88]. Kunststoff- bzw. teflonbeschichtete Ansätze für Ultraschallgeräte, die eine schonendere Bearbeitung ermöglichen sollen, werden zur Zeit entwickelt und klinisch erprobt [54, 64].

Auch die Anwendung von *Air-Flow-Geräten* ist kritisch zu sehen, ihr Einsatz wird kontrovers diskutiert. Bei kurzzeitiger Exposition ist keine Destruktion der Implantatoberfläche zu erwarten [5, 69, 85], der Reinigungseffekt wird allerdings als eher gering eingestuft [102]. Bei Implantaten mit entzündlichen Veränderungen bzw. fehlender Zone fixierter Mukosa sind eine mechanische Schädigung des empfindlichen weichgeweblichen Abschlusses sowie eine Keimverschleppung nicht sicher auszuschließen. BERGENDAL et al. beschrieben als Komplikation nach dem Einsatz eines Air-Flow-Geräts eine Emphysembildung mit nachfolgenden rezidivierenden Schmerzen und verstärkten Knochenabbauvorgängen [14].

Die besonderen Verhältnisse des periimplantären Weichgewebsabschlusses sowie die Notwendigkeit des dauerhaften Erhalts der Oberflächenintegrität lassen nur schonende Hygienemaßnahmen zu. Kunststoffküretten zur ersten Entfernung anhaftender Beläge sowie die anschließende Bearbeitung mit rotierenden Gummikelchen bzw. Bürsten unter Verwendung geeigneter Polierpasten erscheinen als adäquate und gleichzeitig effektive Hilfsmittel in der Ausführung der professionellen Belagsentfernung. Für einen routinemäßigen Einsatz im Rahmen der professionellen Reinigung supragingivaler Implantatareale erscheinen herkömmliche Ultraschall- und Air-Flow-Geräte nicht geeignet.

Korrektive Maßnahmen an der Suprastruktur

Die Notwendigkeit zu okklusalen Korrekturen ergibt sich bei ausgedehnten Schliffacetten, Frühkontakten sowie unerwünschten Arbeits- und Balanceinterferenzen. Zeigen sich bei implantatgestützten Prothesen *massive okklusale Disharmonien* (z.B. Nonokklusion durch Abrasionen und/oder Einlagerung), ist eine Remontage mit labortechnischem Einschleifen oder Austausch der künstlichen Kaueinheiten angezeigt. *Inkongruenzen der Prothesenbasis*, die sich klinisch in verstärkten Kippbewegungen oder einer gesteigerten Impaktion von Speiseresten manifestieren, sind durch eine Unterfütterung zu beseitigen (Abb. 27).

Spezifische Konstruktionen der Suprastruktur wie Ridge-Laps oder aufliegende Brückenzwischenglieder, die aus ästhetischen oder phonetischen Gründen gewählt wurden, können auch bei

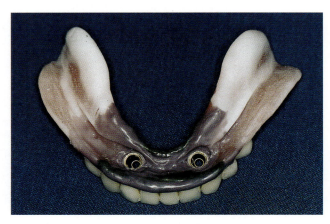

Abb. 27 Unterfütterung und funktionelle Randgestaltung bei einer auf zwei Implantaten abgestützten Unterkiefer-Totalprothese.

motivierten Patienten eine effektive Plaquebeseitigung erheblich erschweren. Daher gehören auch korrektive Veränderungen und Anpassungen der Suprastruktur, die die Hygienefähigkeit verbessern, zu den Recallmaßnahmen. *Verkratzte oder beschädigte transmukosale Aufbauteile*, die eine erhöhte Plaqueakkumulation verursachen, sollten ausgetauscht werden. Sind im basalen bzw. inframarginalen Anteil der Suprastruktur *Aufrauhungen der Oberfläche* erkennbar (z.B. durch falsche Anwendung von Hilfsmitteln der häuslichen bzw. professionellen Reinigung), ist eine Nachpolitur erforderlich.

Der notwendige *Austausch von Verschleißteilen* bezieht sich auf systemspezifische Konstruktionselemente. So ist beim IMZ-System das der Mobilitätsadaptation dienende Kunststoffelement (IME, IMC-IME) jährlich auszuwechseln. Halteschrauben sowie die Matrizenteile abnehmbarer Suprastrukturen (Stegreiter, Attachmenthülsen) sollten bei sichtbaren Zeichen des Verschleißes bzw. bei einem Funktionsverlust ebenfalls erneuert werden.

Zusammenfassung

Mit der erfolgreichen Insertion der Implantate und dem Einfügen der Suprastruktur wird die funktionelle Rehabilitation des Patienten als primäres Therapieziel erreicht. Der langfristige Erhalt des Therapieerfolgs bedarf jedoch einer regelmäßigen Überwachung, Nachsorge und ggf. begleitender Maßnahmen, so daß die Behandlung von Patienten mit implantatgetragenem Zahnersatz niemals als abgeschlossen gelten kann.

Ziel der Nachsorge ist nicht nur eine momentane Zustandsbeschreibung der periimplantären Gewebe, sondern die Beurteilung von Verlauf, Dynamik und Prognose des implantatgestützten Therapiekonzepts anhand regelmäßiger Kontrollen. Dabei können die notwendigen Untersuchungsintervalle nicht statisch festgelegt werden, sie sind vielmehr der individuellen Compliance und den spezifischen Gegebenheiten wie z.B. dem Patientenalter, der Art der Suprastruktur oder der Zugehörigkeit zu Risikogruppen anzupassen.

Als *wesentliche Parameter* der Nachuntersuchung können zusammenfassend dargestellt werden:

– Beurteilung der Mundhygiene (Plaqueindex)
– Diagnose entzündlicher Veränderungen (Gingivalindex, Sulkusfluidfließrate)
– Diagnose eines Attachmentverlustes:
  bezogen auf die Weichgewebe (Sondierungstiefe, Attachmentlevel)
  bezogen auf die Hartgewebe (Röntgenkontrolle)
– Kontrolle der Suprastruktur (Passung, Frakturen, Schraubenlockerung)
– Beurteilung der funktionellen Belastung (Okklusionskontrolle, Kinetik)

Eine regelmäßige Nachsorge dient primär dem Erhalt physiologischer Verhältnisse und der Remotivation des Patienten. Sie erlaubt weiterhin die Früherkennung pathologischer Veränderungen und die Einleitung geeigneter therapeutischer Maßnahmen. In ihrer prophylaktischen Funktion ist sie daher als wesentliche Voraussetzung anzusehen, um einerseits gravierende Folgeschäden durch rechtzeitige Intervention zu vermeiden und andererseits einen langfristigen Therapieerfolg zu sichern.

Literatur

[1] Adell, R., Lekholm, U., Rockler, B., Brånemark, P.-I.: A 15-year study of osseointegrated implants in the treatment of the edentulous jaw. Int. J. Oral Surg. 10 (1981), 387.
[2] Ahlqvist, J., Borg, K., Gunne, J., Nilson, H., Olsson, M., Åstrand, P.: Osseointegrated implants in dentulous jaws: A 2-year longitudinal study. Int. J. Oral Maxillofac. Implants 5 (1990), 155.
[3] Albrektsson, T., Zarb, G., Worthington, P., Ericsson, R.A.: The long-term efficacy of currently used dental implants: A review and proposed criteria of success. Int. J. Oral Maxillofac. Implants 1 (1986), 11.
[4] Axelsson, P., Lindhe, J.: The significance of maintenance care in the treatment of periodontal disease. J. Clin. Periodontol. 8 (1981), 281.
[5] Barnes, C.M., Fleming, L., Mueninghoff, L.A.: An SEM evaluation of the in-vitro effects of an air-abrasive system on various implant surfaces. Int. J. Oral Maxillofac. Implants 6 (1991), 463.
[6] Baumann, G.R., Mills, M., Rapley, J.W., Hallmon, W.W.: Implant maintenance: Debridement and peri-implant home care. Compend. Contin. Educ. Dent. XII (1991), 644.
[7] Baumann, G.R., Rapley, J.W., Hallmon, W.W., Mills, M.: The peri-implant sulcus. Int. J. Oral Maxillofac. Implants 8 (1993), 273.
[8] Becherer, C.F., Rateitschak, K.H., Hefti, A.F.: Vergleichende Sondierung mit einer elektronischen und einer manuellen Parodontalsonde. Schweiz. Mschr. Zahnmed. 103 (1993), 715.
[9] Becker, W., Becker, B.E., Newman, M.G., Nyman, S.: Clinical and microbiological findings that may contribute to dental implant failure. Int. J. Oral Maxillofac. Implants 5 (1990), 31.
[10] Behneke, A., Behneke, N., Wagner, W.: Klinische Er-

gebnisse mit transgingival inserierten enossalen Implantaten (Bonefit-System). Z. Zahnärztl. Implantol. VIII (1992), 97.

[11] Behneke, A., Behneke, N., Wagner, W.: Vergleichende klinische Untersuchungen zum subgingivalen und transgingivalen Einheilmodus. Vortrag: 16. Jahrestagung der Arbeitsgemeinschaft Implantologie. 5. Internationaler Kongreß für präprothetische Chirurgie, Wien 15.–18.4.1993.

[12] Behneke, A., Behneke, N., d'Hoedt, B., Wagner, W.: Zur Reaktion der periimplantären Hart- und Weichgewebe bei Bonefit-Implantaten. Ergebnisse nach 5 Jahren klinischer Erfahrung. Vortrag: 43. Jahrestagung der DGZPW. 17. Jahrestagung der Arbeitsgemeinschaft Implantologie, Mainz 17.–20.3.1994.

[13] Behneke, A., Behneke, N., d'Hoedt, B.: Hard and soft tissue reactions to ITI screw implants – results after 6 years of clinical experience. Vortrag: ITI World Symposium '95, Washington 27.–29.4.1995.

[14] Bergendal, T., Forsgren, L., Kvint, S., Löwstedt, E.: The effect of an airbrasive instrument on soft and hard tissues around osseointegrated implants. A case report. Swed. Dent. J. 14 (1990), 219.

[15] Berglundh, T., Lindhe, J., Ericsson, I., Marinello, C.P., Liljenberg, B., Thomsen, P.: The soft tissue barrier at implants and teeth. Clin. Oral Impl. Res. 2 (1991), 8.

[16] Berglundh, T., Lindhe, J., Marinello, C., Ericsson, I., Liljenberg, B.: Soft tissue reaction to de novo plaque formation on implants and teeth. Clin. Oral Impl. Res. 3 (1992), 1.

[17] Besimo, C.: Abnehmbarer Zahnersatz auf osseointegrierten Implantaten. Quintessenz, Berlin 1994.

[18] Bickel, M., Cimasoni, G., Andersen, E.: Flow and albumin content of early (pre-flammatory) gingival crevicular fluid from human subjects. Arch. Oral Biol. 30 (1985), 599.

[19] Buser, D., Stich, H., Krekeler, G., Schroeder, A.: Faserstrukturen der periimplantären Mukosa bei Titanimplantaten – eine tierexperimentelle Studie am Beagle-Hund. Z. Zahnärztl. Implantol. V (1989), 15.

[20] Buser, D., Weber, H.-P., Lang, N.P.: Tissue integration of non-submerged implants. 1-year results of a prospective study with 100 ITI hollow-cylinder and hollow-screw implants. Clin. Oral Impl. Res. 1 (1990), 33.

[21] Buser, D., Weber, H.-P., Balsiger, C.: Gewebeintegration einphasiger ITI-Implantate: Drei-Jahres-Ergebnisse einer prospektiven Langzeitstudie mit Hohlzylinder- und Hohlschraubenimplantaten. Parodontologie 3 (1992), 189.

[22] Chaytor, D.V., Zarb, G.A., Schmitt, A., Lewis, D.W.: Langzeiterfolg osseointegrierter Implantate.-II. Die Toronto-Studie: Veränderungen in der Knochenhöhe. Int. J. Periodont. Res. Dent. 111 (1991), 11.

[23] Cox, J.F., Zarb, G.A.: The longitudinal clinical efficacy of osseointegrated dental implants: A 3-year report. Int. J. Oral Maxillofac. Implants 2 (1987), 91.

[24] Dharmar, S., Yoshida, K., Adachi, Y., Kishi, M., Okuda, K., Sekine, H.: Subgingival microbial flora associated with Brånemark implants. Int. J. Oral Maxillofac. Implants 9 (1994), 314.

[25] d'Hoedt, B., Lukas, D.: Verlaufsmessungen parodontaler Indizes beim Tübinger Implantat aus Frialit. Z. Zahnärztl. Implantol. III (1987), 6.

[26] d'Hoedt, B., Schramm-Scherer, B.: Der Periotestwert bei enossalen Implantaten. Z. Zahnärztl. Implantol. IV (1988), 89.

[27] Dietrich, U., Lippold, R., Dirmeier, Th., Behneke, N., Wagner, W.: Statistische Ergebnisse zur Implantatprognose am Beispiel von 2017 IMZ-Implantaten unterschiedlicher Indikation der letzten 13 Jahre. Z. Zahnärztl. Implantol. IX (1993), 9.

[28] Eley, B.M., Cox, S.W., Watson, R.M.: Protease activity in peri-implant sulcus fluid from patients with perimucosal osseointegrated dental implants. Correlations with clinical parameters. Clin. Oral Impl. Res. 2 (1991), 62.

[29] Ericsson, I., Berglundh, T., Marinello, C., Liljenberg, B., Lindhe, J.: Long-standing plaque and gingivitis at implants and teeth in the dog. Clin. Oral Impl. Res. 3 (1992), 99.

[30] Flemmig, T.F.: Supragingivale Irrigation zur Unterstützung der Gingivitis- und Parodontitistherapie. Parodontologie 4 (1993), 259.

[31] Flemmig, T.F.: Infektionen bei osseointegrierten Implantaten – Hintergründe und klinische Implikationen. Implantologie 1 (1994), 9.

[32] Flemmig, T.F., Berwick, R.H.F., Newman, M.G., Kenney, E.B., Beumer, J., Nachnani, S., Nep, R.: Effekt des Recalls auf die subgingivale Mikroflora von osseointegrierten Implantaten. Z. Zahnärztl. Implantol. VI (1990), 45.

[33] Fox, S.C., Moriarty, J.D., Kusy, R.P.: The effects of scaling a titanium implant surfaces with metal and plastic instruments: An in vitro study. J. Peridontol. 61 (1990), 485.

[34] Gatewood, R.R., Cobb, C.M., Killoy, W.J.: Microbial colonization on natural tooth structure compared with smooth and plasma-sprayed dental implant surfaces. Clin. Oral Impl. Res. 4 (1993), 53.

[35] Gmür, R., Guggenheim, B.: Parodontale mikrobielle Diagnostik. Schweiz. Mschr. Zahnmed. 104 (1994), 1097.

[36] Gomez-Roman, G., D'Hoedt, B., Axmann, D.: Die visuell-metrische Vermessung von Röntgenaufnahmen dentaler Implantate – eine Reliabilitätsstudie. Poster: 15. Jahrestagung der Arbeitsgemeinschaft Implantologie Berlin 24.–26.4.1992.

[37] Gotfredsen, K., Holm, B., Sewerin, I., Harder, F., Hjörting-Hansen, E., Pedersen, C.S., Christensen, K.: Marginal tissue response adjacent to Astra Dental Implants® supporting overdentures in the mandible. Clin. Oral Impl. Res. 4 (1993), 83.

[38] Günay, H., Kohlbecker, G., Grzonka, M.: Sulkusflüssigkeitsmessung mit selbstfärbenden Indikatorpapierstreifen bei Titanimplantaten und Zähnen. Z. Zahnärztl. Implantol. VI (1990), 40.

[39] Günay, H., Blunck, U., Neukam, F.-W.: Periimplantäre Befunde bei Brånemark-Implantaten. Eine vergleichende Untersuchung zwischen Patienten mit und ohne Knochentransplantat. Z. Zahnärztl. Implantol. VI (1990), 120.

[40] Gunne, J., Åstrand, P., Ahlén, K., Borg, K., Olsson, M.: Implants in partially edentulous patients. A longitudinal study of bridges supported by both implants and natural teeth. Clin. Oral Impl. Res. 3 (1992), 49.

[41] Hobo, S., Ichida, E., Garcia, L.T.: Osseointegration

and Occlusal Rehabilitation. Quintessence, Tokyo 1989.
[42] Homiak, A.W., Cook, P.A., De Boer, J.: Effect of hygiene instrumentation on titanium abutments: A scanning electron microscopy study. J. Prosthet. Dent. 67 (1992), 364 .
[43] Jahn, M., d'Hoedt, B.: 18 Jahre Tübinger Implantat-Untersuchungen zur Identifikation prognostisch bedeutsamer Parameter. Vortrag: 16. Jahrestagung der Arbeitsgemeinschaft Implantologie. 5. Internationaler Kongreß für präprothetische Chirurgie, Wien 15.–18.4.1993.
[44] Jansen, V.K., Augthun, M., Richter, E.-J., Spiekermann, H.: Zur Genauigkeit des Orthopantomogramms bei der Bestimmung des Knochenabbaus an IMZ-Implantaten. Z. Zahnärztl. Implantol. IX (1993), 200.
[45] Jemt, T.: Implant treatment in resorbed edentulous upper jaws. A three-year follow-up on 70 patients. Clin. Oral Impl. Res. 4 (1993), 187.
[46] Johns, R.B., Jemt, T., Heath, M.R., Hutton, J.E., McKenna, S., McNamara, D.C., van Steenberghe, D., Taylor, R., Watson, R.M., Herrmann, I.: A multicenter study of overdentures supported by Brånemark implants. Int. J. Oral Maxillofac. Implants 7 (1992), 513.
[47] Kleber, B.-M.: Erste Erfahrungen mit einer neuen druckkalibrierten parodontalen Meßsonde (Peri-Probe). Parodontologie 3 (1992), 19.
[48] Knabe, C., Siebert, G.K.: Einsatz einer computergesteuerten Parodontalsonde zur Messung der periimplantären Sulkustiefe. Vortrag: 43. Jahrestagung der DGZPW. 17. Jahrestagung der Arbeitsgemeinschaft Implantologie, Mainz 17.–20.3.1994.
[49] Konsensus-Konferenz zur Implantologie. Mainz, 18.10.1989. Z. Zahnärztl. Implantol. VI (1990), 5.
[50] Krämer, A., Setz, J., Weber, H.: Funktionelle, parodontologische und röntgenologische Befunde an Implantaten im Seitenzahnbereich. Jahrbuch für Orale Implantologie. Quintessenz, Berlin 1990.
[51] Krekeler, G., Pelz, K., Rediker, M.: Die Plaqueanhaftung an verschiedenen Implantatwerkstoffen. Z. Zahnärztl. Implantol. VI (1990), 1991.
[52] Krekeler, G., Schilli, W., Richter, A.: ITI-Schraubenimplantate (TPS) zur Stegretention. Eine Langzeitstudie. Z. Zahnärztl. Implantol. 10 (1994), 12.
[53] Kressin, S, Herforth, A., Willers, R.: Untersuchungen zur Effizienz der Plaqueentfernung mit verschiedenen rotierenden Bürstensystemen. Quintess. Zahnärztl. Lit. 45 (1994), 699.
[54] Kwan, J.Y., Zablotsky, M.H., Meffert, R.M.: Implant maintenance using a modified ultrasonic instrument. Dent. Hyg. 12 (1990), 422.
[55] Lavigne, S.E., Krust-Bray, K.S., Williams, K.B., Killoy, W.J., Theisen, F.: Effects of subgingival irrigation with chlorhexidine on the periodontal status of patients with HA-coated integral dental implants. Int. J. Oral Maxillofac. Implants 9 (1994), 156.
[56] Lekholm, U.: Osseointegrated implants in clinical practice. J. Oral Implantol. 12 (1986), 357.
[57] Leonhardt, A., Berglundh, T., Ericsson, I., Dahlen, G.: Putative periodontal pathogens on titanium implants and teeth in experimental gingivitis and periodontitis in beagle dogs. Clin. Oral Impl. Res. 3 (1992), 112.
[58] Lindhe, J., Nyman, S.: Long-term maintenance of patients treated for advanced periodontal disease. J. Clin. Periodontol. 11 (1984), 504.
[59] Lindhe, J., Berglundh, T., Ericsson, I., Liljenberg, B., Marinello, C.: Experimental breakdown of peri-implant and periodontal tissues. Clin. Oral Impl. Res. 3 (1992), 9.
[60] Listgarten, M.A., Lamg, N.P., Schroeder, H.E., Schroeder, A.: Periodontal tissues and their counterparts around endosseous implants. Clin. Oral Impl. Res. 2 (1991), 1.
[61] Löe, H., Silness, J.: Periodontal disease in pregnancy. I. Prevalence and severity. Acta Odont. Scand. 21 (1963), 533.
[62] Loesche, W.J., Lopatin, D.E., Stoll, J., van Poperin, N., Hujoel, P.P.: Comparison of various detection methods for periodontopathic bacteria: Can culture be considered the primary reference standard? J. Clin. Microbiol. 30 (1992), 418.
[63] Lukas, D., Schulte, W., d'Hoedt, B., Urbanski, A.: Periotestuntersuchungen zur Einheilung Tübinger Implantate. Z. Zahnärztl. Implantol. VII (1991), 62.
[64] Marinello, C.P., Kundert, E., Andreoni, C.: Die Bedeutung der periimplantären Nachsorge für Zahnarzt und Patient. Implantologie 1 (1993), 43.
[65] Mericske-Stern, R.: Clinical evaluation of overdenture restorations supported by osseointegrated titanium implants: A retrospective study. Int. J. Oral Maxillofac. Implants 5 (1990), 375.
[66] Mericske-Stern, R., Zarb, G.A.: Overdenture: An alternative implant methodology for edentulous patients. Int. J. Prosthod. 6 (1993), 203.
[67] Mericske-Stern, R., Schaffner, S., Geering, M.P.: Peri-implant mucosal aspects of ITI implants supporting overdentures. A five-year longitudinal study. Clin. Oral Impl. Res. 5 (1994), 9.
[68] Mericske-Stern, R., Milani, D., Mericske, E., Olah, A.: Periotest® measurements and osseointegration of mandibular ITI implants supporting overdentures. A one-year longitudinal study. Clin. Oral Impl. Res. 6 (1995), 73.
[69] Meschenmoser, A., d'Hoedt, B., Meyle, J., Elßner, G., Brich, M. Hämmerle, H., Schulte, W.: Zur Reinigung von Titanimplantaten. Vergleichende Oberflächenuntersuchungen mittels Profilometer und Rasterelektronenmikroskop. Z. Zahnärztl. Implantol. 10 (1994), 77.
[70] Mombelli, A.: Parodontal-Diagnostik. Schweiz. Mschr. Zahnmed. 104 (1994), 49.
[71] Mombelli, A., Mericske-Stern, R.: Microbiological features of stable osseointegrated implants used as abutments for overdentures. Clin. Oral Impl. Res. 1 (1990), 1.
[72] Mombelli, A., van Osten, M.A.C., Schürch, E., Lang, N.P.: The microbiota associated with successful or failing osseointegrated titanium implants. Oral Microbiology and Immunology 2 (1987), 145.
[73] National Institutes of Health Consensus Development Conference Statement on Dental Implants. National Institute for Dental Research, 13.–15. 6. 1988.
[74] Niedermeier, W., Kraft, J.: Biometrische Untersuchungen an implantierten und natürlichen Prothesenpfeilern. Dtsch. Zahnärztl. Z. 45 (1990), 571.

[75] Olivé, J., Aparicio, C.: The periotest method as a measure of osseointegrated oral implant stability. Int. J. Oral Maxillofac. Implants 5 (1990), 390.

[76] Palmisano, D., Mayo, J.A., Block, M.S., Lancaster, D.: Subgingival bacteria associated with hydroxylapatite-coated dental implants: Morphotypes and trypsin-like enzyme activity. Int. J. Oral Maxillofac. Implants 6 (1991), 313.

[77] Pröbster, L., Lin, W., Hüttemann, H.: Effect of fluoride prophylactic agents on titanium surfaces. Int. J. Oral Maxillofac. Implants 7 (1992), 390.

[78] Quirynen, M.: Tissue response to loading and microbiota. In: Naert, I., van Steenberghe, D., Worthington, P. (eds.): Osseointegration in Oral Rehabilitation. Quintessence, London 1993.

[79] Quirynen, M., Listgarten, M.A.: The distribution of bacterial morphotypes around natural teeth and titanium implants ad modum Brånemark. Clin. Oral Impl. Res. 1 (1990), 8.

[80] Quirynen, M., van Steenberghe, D., Jacobs, R., Schotte, A., Darius, P.: The reliability of pocket probing around screw-type implants. Clin. Oral Impl. Res. 2 (1991), 186.

[81] Quirynen, M., Naert, I., van Steenberghe, D., Duchateau, L., Darius, P.: Periodontal aspects of Brånemark and IMZ implants supporting overdentures: A comparative study. In: Laney, W.R., Tolman, D.E. (eds.): Tissue integration in oral, orthopedic and maxillofacial reconstruction. Quintessence, Chicago 1992.

[82] Raetzke, P.: Schnelltests als Hilfsmittel zur Diagnose und Verlaufskontrolle von Parodontalerkrankungen. Parodontologie 2 (1993), 107.

[83] Ramfjord, S.P.: Erhaltungsphase und unterstützende parodontale Therapie. Quintess. Zahnärztl. Lit. 44 (1993), 1813.

[84] Rams, T.E., Roberts, T.W., Feik, D., Molzan, A.K., Slots, J.: Clinical and microbiological findings on newly inserted hydroxyapatite-coated and pure titanium human dental implants. Clin. Oral Impl. Res. 2 (1991), 121.

[85] Rapley, J.W., Swan, R.H., Hallmon, W.W., Mills, M.P.: The surface characteristics produced by various oral hygiene instruments and materials on titanium implant abutments. Int. J. Oral Maxillofac. Implants 5 (1990), 47.

[86] Richter, E.-J., Jansen, V., Spiekermann, H., Jovanovic, S.A.: Langzeitergebnisse von IMZ- und TPS-Implantaten im interforaminalen Bereich des zahnlosen Unterkiefers. Dtsch. Zahnärztl. Z. 47 (1992), 449.

[87] Rosenberg, E.S., Torosian, J.P., Slots, J.: Microbial differences in 2 clinically distinct types of failures of osseointegrated implants. Clin. Oral Impl. Res. 2 (1991), 135.

[88] Rühling, A., Kocher, T., Kreusch, J., Plagmann, H.-C.: Treatment of subgingival implant surfaces with Teflon-coated sonic and ultrasonic scaler tips and various implant curettes: An in vitro study. Clin. Oral Impl. Res. 5 (1994), 19.

[89] Salonen, M.A.M., Oikarinen, K., Virtanen, K., Pernu, H.: Failures in the osseointegration of endosseous implants. Int. J. Oral Maxillofac. Implants 8 (1993), 92.

[90] Sanz, M., Newman, M.G., Nachnani, S., Holt, R., Stewart, R., Flemmig, T.: Characterization of the subgingival microbial flora around endosteal sapphire dental implants in partially edentulous patients. Int. J. Oral Maxillofac. Implants 5 (1990), 247.

[91] Savitt, E.D., Keville, M.W., Peros, W.J.: DNA probes in the diagnosis of periodontal microorganisms. Arch. Oral Biol. 35 (1990), 153.

[92] Schlagenhauf, U., Riehle, C., Löst, C.: Therapeutische Relevanz des Diagnostikums Reizblutung. Dtsch. Zahnärztl. Z. 49 (1994), 329.

[93] Scholz, F.: Bewegungsverhalten bei Stoßanregung des Tübinger Implantates im Vergleich zum natürlichen Zahn. Dtsch. Zahnärztl. Z. 36 (1981), 567.

[94] Schou, S., Holmstrup, P., Stoltze, K., Hjorting-Hansen, E., Kornman, K.S.: Ligature-induced marginal inflammation around osseointegrated implants and ankylosed teeth. Clin. Oral Impl. Res. 4 (1993), 12.

[95] Schramm-Scherer, B.: Die „parodontale" Situation bei Frialit-Implantaten Typ Tübingen in Abhängigkeit von der Breite der Zone befestigter Schleimhaut. Z. Zahnärztl. Implantol. IV (1988), 96.

[96] Schulte, W.: Der Periotest-Parodontal-Status. Zahnärztl. Mitt. 12 (1986), 1409.

[97] Schulte, W., d'Hoedt, B., Lukas, D., Mühlbradt, L., Scholz, F., Bretschi, J., Frey, D., Gudat, H., König, M., Markl, M., Quante, F., Schief, A., Topkaya, A.: Periotest – Neues Meßverfahren der Funktion des Parodontiums. Zahnärztl. Mitt. 11 (1983), 1229.

[98] Sidler, P.: Planung der implantatgetragenen Suprastruktur. In: Strub, J.R., Gysi, B.E., Schärer, P. (Hrsg.): Schwerpunkte in der oralen Implantologie und Rekonstruktion. Quintessenz, Berlin 1983.

[99] Siirilä, H.S., Könönen, M.: The effect of oral topical fluorides on the surface of commercially pure titanium. Int. J. Oral Maxillofac. Implants 6 (1991), 50.

[100] Silness, J., Löe, H.: Periodontal disease in pregnancy. II. Correlation between oral hygiene and periodontal condition. Acta Odontologica Scandinavica 24 (1964), 747.

[101] Socransky, S., Haffajee, A.D.: Microbiological risk factors for destructive periodontal diseases. In: Bader, J.D. (ed.): Risk Assessment in Dentistry. Chapel Hill, University of North Carolina, Dental Ecology 1990.

[102] Speelman, J.A., Collaert, B., Klinge, B.: Evaluation of different methods to clean titanium abutments. A scanning electron microscopic study. Clin. Oral Impl. Res. 3 (1992), 120.

[103] Spörlein, E., Tetsch, P.: Sulkusfluidmessung bei Titanimplantaten im zahnlosen Unterkiefer. Z. Zahnärztl. Implantol. II (1986), 92.

[104] Spörlein, E., Stein, R.: Nachuntersuchung von 100 Tübinger Sofortimplantaten unter Berücksichtigung der parodontalen Situation, der Belastung und der knöchernen Integration. Z. Zahnärztl. Implantol. III (1987), 13.

[105] Strietzel, R.: Einfluß von fluoridhaltigen Zahnpasten auf Titanoberflächen. Zahnärztl. Welt 103 (1994), 82.

[106] Tallgren, A.: The continuing reduction of the residual alveolar ridges in complete denture wearers: A mixed-longitudinal study covering 25 years. J. Prosth. Dent. 27 (1972), 120.

[107] Teerlinck, J., Quirynen, M., Darius, P., van Steen-

berghe, D.: Periotest®: An objektive clinical diagnosis of bone apposition toward implants. Int. J. Oral Maxillofac. Implants 6 (1991), 55.
[108] Tetsch, P.: Enossale Implantationen in der Zahnheilkunde. Hanser, München 1984.
[109] Tetsch, P., Dhom, G.: Parodontologische Maßnahmen bei enossalen Implantaten. Zahnärztl. Mitt. 21 (1984), 2443.
[110] Thomson-Neal, D., Evans, G.H., Meffert, R.M.: Effects of various prophylactic treatments on titanium, sapphire and hydroxyapatite-coated implants: A SEM study. Int. J. Periodont. Rest. Dent. 9 (1989), 301.
[111] Van Steenberghe, D.: Periodontal aspects of osseointegrated oral implants ad modum Brånemark. Dent. Clin. North Am. 32 (1988), 355.
[112] Van Steenberghe, D., Quirynen, M.: Das Implantat-Gewebe-Interface aus klinischer Sicht. Parodontologie 4 (1990), 343.
[113] Van Steenberghe, D., Tricio, J., Naert, J., Nys, M.: Damping characteristics of bone-to-implant interfaces. A clinical study with the Periotest® device. Clin. Oral Impl. Res. 6 (1995), 31.
[114] Weber, H.P., Buser, D., Fiorellini, J.P., Williams, R.C.: Radiographic evaluation of crestal bone levels adjacent to nonsubmerged titanium implants. Clin. Oral Impl. Res. 3 (1992), 181.
[115] Wennström, J.L., Bengazi, F., Lekholm, U.: The influence of the masticatory mucosa on the peri-implant soft tissue condition. Clin. Oral Impl. Res. 5 (1994), 1.
[116] Zafiropoulos, G.-G.: Die Sulkusflüssigkeit. In: Flores-de-Jacoby, L., Mannheim, W. (Hrsg.): 2. Workshop Mikrobiologie und Immunologie der parodontalen Erkrankungen. Quintessenz, Berlin 1992.
[117] Zafiropoulos, G.-G., Stelzel, M., Mengel, R., Flores-de-Jacoby, L., Kolb, G.: Die Sulkusflüssigkeit in der parodontalen Diagnostik. Schweiz. Mschr. Zahnmed. 101 (1991), 973.

Periimplantäre Entzündungen

VON GISBERT KREKELER

Inhaltsübersicht

Das periimplantäre Weichgewebe 293
Die periimplantäre Entzündung 293
Prophylaktische Maßnahmen 295
    Vorbehandlung 295
    Nachsorge 295
    Diagnostische Aufgabe der Nachsorge:
    frühzeitige Entdeckung der Entzündung .. 296
    Therapeutische Aufgabe der Nachsorge:
    Behandlung der Entzündung 296

Praktisches Vorgehen 297
    Diagnose 297
    Supragingivale mechanische Oberflächen-
    reinigung 298

Subgingivale mechanische Oberflächen-
reinigung 298
Antiseptische unterstützende Maßnahmen 298
Antibiose 299
Chirurgische Maßnahmen 299
    Oberflächenbehandlung 299
    Resektive Maßnahmen 299
    Regenerative Maßnahmen 299
    Restaurative Maßnahmen 300
    Korrektive Maßnahmen der peri-
    implantären Mukosa 301
    Explantation 302
Zusammenfassung und Beurteilung 303
Literatur 304

Das periimplantäre Weichgewebe

Wie beschrieben, können wir davon ausgehen, daß periimplantär Knochen und Schleimhaut reizlos abheilen. Obwohl sich die implantäre Verankerung im Knochen in anatomischer wie auch in funktioneller Hinsicht von der des natürlichen Zahnes unterscheidet, so finden wir im Bereich der Weichgewebe doch Ähnlichkeiten.

Es besteht ein dichter gingivo-implantärer Abschluß, das Saumepithel haftet an der Implantatoberfläche und reicht von einem periimplantären Sulkus ca. 1–2 mm in die Tiefe. Ein dichtes, das Implantat umschließendes Bindegewebe bedeckt den supraalveolären Knochen und dient gleichzeitig als epitheliale Stütze (Abb. 1) [4, 30]. Es ist charakterisiert durch einen schmalen, wenig vaskularisierten Ring kollagener Fasern, der dem Implantat eng anliegt [7]. Bei guter Mundhygiene sind diese periimplantären Strukturen entzündungsfrei, ihre mikrobielle Besiedlung entspricht der gesunder parodontaler Gewebe [33].

Die periimplantäre Entzündung

Anders stellt sich die Situation bei Plaqueakkumulation dar: Wie am natürlichen Zahn führt eine ungestörte bakterielle Implantatbesiedlung zu einer lokalen Weichgewebsreaktion, zu einer – abhängig von den lokalen Gegebenheiten und dem Immunstatus – unterschiedlich stark ausgeprägten Entzündung [1, 5, 24, 28, 29, 32].

Die epitheliale Haftung im Bereich des Saumepithels wird aufgelöst, die Barriere wird durchlässig, es entsteht eine Tasche, in die die Mikro-

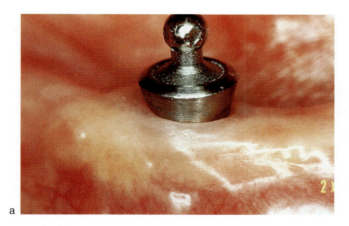
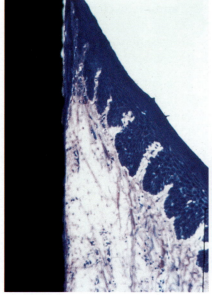
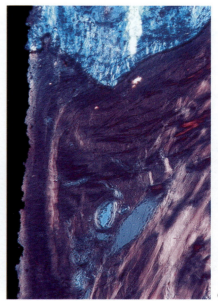

Abb. 1 a–c Gesundes Implantatlager.
a) Gesunde periimplantäre Struktur, entzündungsfreie, eng anliegende Schleimhaut.
b) Das Saumepithel reicht ca. 2 mm in die Tiefe.
c) Gefäßarmes, kollagenreiches Bindegewebe umschließt das Implantat.

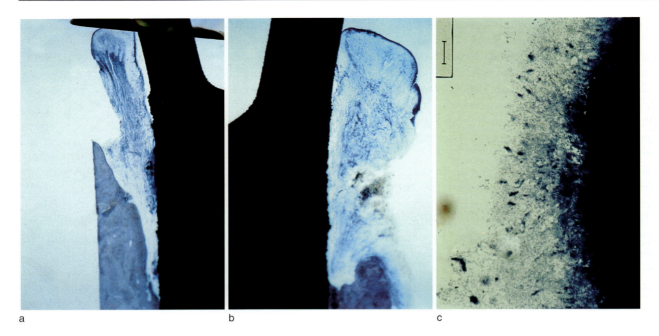

Abb. 2 Periimplantäre Entzündung.
a) Deutliche Taschenbildung mit subepithelialer Plaqueakkumulation.
b) Tiefenproliferation des Saumepithels, deutliche Auflösung der marginalen Knochenstruktur als Zeichen einer entzündlichen Reaktion.
c) Ein dichter Bakterienrasen haftet fest auf der rauhen Implantatoberfläche.

organismen hineinwuchern (Abb. 2). Das subepitheliale Bindegewebe reagiert im Vergleich zum natürlichen Zahn schneller und intensiver, es ist stärker infiltriert (s. Abb. 2).

In diesem neuen, für anaerobe Bakterien günstigen Terrain dominieren jetzt gramnegative anaerobe Keime [21, 32, 38]; ihr pathogenes Potential führt zu einer weiteren Gewebedestruktion. Da das Desmodont fehlt, erreicht das entzündliche Infiltrat schon rasch den Knochen (Abb. 3), eine klinisch und röntgenologisch faßbare Destruktion ist die Folge [10, 24, 29]. Sie kann durch exzessive Fehl- oder Überbelastung noch zusätzlich verstärkt werden.

Interessanterweise finden sich in den peripilären Taschen zahnloser Patienten weniger Periopathogene als in denen von teilbezahnten Implantatträgern [2] – ein deutlicher Hinweis darauf, daß der periimplantäre Tascheninhalt durch die parodontale Taschenflora beeinflußt wird und das periimplantäre Gewebe durch eine bereits angeregte Stimulierung der Immunabwehr empfindlicher reagieren kann.

Die *peripiläre Entzündung* läßt sich aufgrund der anatomischen Struktur deutlich in zwei Reaktionen differenzieren:

– eine entzündliche Antwort der Mukosa: eine Mukositis
– eine Reaktion des das Implantat umgebenden Knochens: die eigentliche Periimplantitis

Die *Mukositis* ist klinisch charakterisiert durch Farbveränderung und Schwellung der Schleimhaut, durch Sekretfluß, Blutung auf vorsichtiges Sondieren und – im fortgeschrittenen Stadium – durch Attachmentverlust (Abb. 4) [38]. Die wichtigsten objektiven Parameter sind somit die *Sondierungsblutung* und der *Attachmentverlust*.

Die *Periimplantitis* als lokale Osteomyelitis ist charakterisiert durch einen rasch in die Tiefe fort-

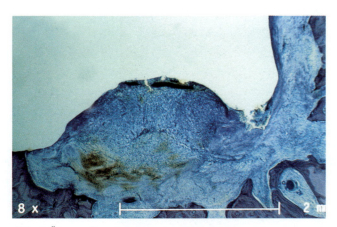

Abb. 3 Übergreifen einer massiven Entzündung auf den Knochen.

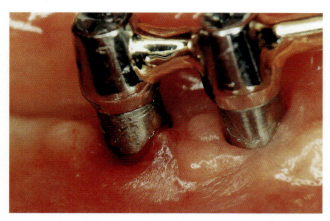

Abb. 4 Sondierungsblutung als klinisch zuverlässiges Zeichen einer Mukositis.

schreitenden Knochenverlust. Eine Lockerung des osseointegrierten Implantats ist dabei aber erst nach nahezu völliger Auflösung der knöchernen Verankerung zu beobachten. Wichtigster Parameter für die Periimplantitis ist das Röntgenbild. Eine erste *Knochendestruktion* ist hier bereits nach wenigen Wochen nachweisbar. Eine möglichst standardisierte Röntgenkontrolle mit oder ohne Computerunterstützung erlaubt eine frühzeitige Diagnose.

Prophylaktische Maßnahmen

Zur Vermeidung solcher entzündlicher Komplikationen ist eine konsequente Plaquekontrolle – eine wirksame Prophylaxe – notwendig. Bei teilbezahnten Patienten bedeutet dies eine gründliche Vor- und Nachbehandlung, bei zahnlosen Patienten eine entsprechende Nachsorge.

Vorbehandlung

Sie hat die Aufgabe der präimplantären Infektausschaltung. Sie beinhaltet einen informierten, kooperativen Patienten mit einem durchsanierten Zahnbestand.

Nachsorge

Sie hat das Ziel der Gesunderhaltung und beginnt sofort mit der Beendigung des operativen Implantationsvorganges. Wir unterscheiden grundsätzlich drei verschiedene Perioden:

Periode der Weichteilheilung. Sie dauert zwei bis drei Wochen. In dieser Zeit sollte, um die Wundheilung nicht zu irritieren, nur eine chemische Plaquekontrolle durchgeführt werden. Zweimaliges Spülen mit einer 0,1- bis 0,2%igen Chlorhexidinlösung für je eine Minute ist ausreichend [12], eine wöchentliche Kontrolle ist zu empfehlen.

Periode der Knochenheilung. Bis eine funktionelle Belastung erfolgen kann, sollte der Knochen drei bis vier Monate ungestört abheilen. In dieser Zeit ist eine monatliche Kontrolle ausreichend. Bei transgingival eingesetzten Implantaten sollten die sichtbaren Implantatteile jeweils gesäubert und mit Gummikelch und Polierpaste nachgearbeitet werden. Vorhandener Zahnstein sollte vorsichtig mit Spezialküretten entfernt werden. Eine zusätzliche chemische Plaqueentfernung beschleunigt das Abheilen eventueller lokal begrenzter Entzündungen.

Langzeitkontrolle. Ohne eine regelmäßige Langzeitkontrolle ist ein dauerhafter Implantaterfolg nicht zu erwarten. Die Kontrollintervalle sind dabei von der Kooperation und der Fähigkeit zur Plaqueentfernung abhängig.

Die Kontrollsitzung soll die orale Gesundheit sicherstellen oder, falls notwendig, wiederherstellen. Ein gestaffeltes Kontrollintervall hat sich hierbei gut bewährt, wobei mit drei Monaten begonnen und je nach klinischem Zustand die weitere Folge individuell festgelegt wird. Bei ausgezeichneter Mitarbeit reicht eine Kontrolle pro Jahr (Abb. 5). Die Suprakonstruktion kann dabei extern gereinigt und ein Dämpfungselement, falls vorhanden, ausgetauscht werden.

Die Langzeitkontrolle hat zwei durchaus ver-

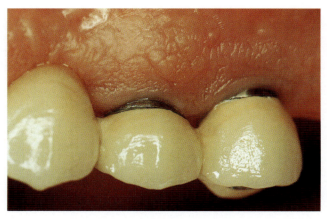

Abb. 5 Gesunde Verhältnisse können nur durch regelmäßige Kontrolle aufrechterhalten werden (Zustand bei der 4-Jahreskontrolle).

schiedene Aufgaben: eine diagnostische und eine therapeutische.

Diagnostische Aufgabe der Nachsorge: frühzeitige Entdeckung der Entzündung

Die klinische Untersuchung gibt Auskunft über den Hygienezustand und die eventuelle Behandlungsnotwendigkeit des periimplantären Gewebes. Gesunde periimplantäre Strukturen liegen dem Implantat straff an und bluten nicht beim Sondieren [25]. Es ist daher völlig ausreichend, den Zustand des periimplantären Gewebes anhand der folgenden, wenigen Parameter zu objektivieren:

- Sondierungstiefe, am besten mit einer druckkalibrierten Sonde (Abb. 6)
- Sondierungsblutung (bleeding on probing)
- klinisches Erfassen des Taschenexsudats (falls vorhanden)

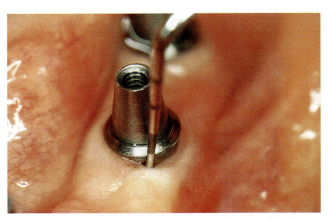

Abb. 6 Vorsichtiges Sondieren mit einer kalibrierten Sonde gibt schnell und zuverlässig Auskunft über den Gesundheitszustand der peripilären Schleimhaut.

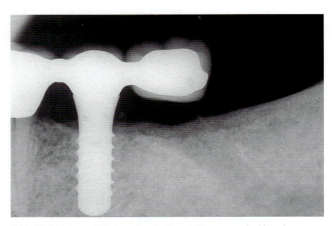

Abb. 7 2-Jahres-Röntgenkontrolle: völlig gesunde Knochenstrukturen.

Eine Röntgenkontrolle ist immer dann angezeigt, wenn die Sondierungstiefe Hinweise auf einen Knocheneinbruch gibt. Routinemäßig sollte sie nach dem ersten Jahr und anschließend in zweijährigem Abstand erfolgen (Abb. 7).

Therapeutische Aufgabe der Nachsorge: Behandlung der Entzündung

Ist eine lokale Infektion verifizierbar, muß entsprechend dem Umfang der lokalen Komplikation interveniert werden. Obwohl bis heute noch keine auf entsprechenden Studien basierenden Konzepte existieren, scheint es legitim zu sein, die für die parodontale Infektion empfohlenen Therapiemaßnahmen zu übertragen, d.h. Ausschaltung des Infektes und eventuell vorhandener Zusatzreize und, nach erfolgreicher Initialbehandlung, der Versuch der chirurgischen Korrektur.

Zum besseren Verständnis und zur Systematisierung der notwendigen therapeutischen Maßnahmen werden heute *zwei Therapieschemata* angegeben [26, 41]:

Therapieschema nach SPIEKERMANN. Bei SPIEKERMANN und Mitarbeitern basiert hierbei die notwendige Klassifikation auf dem *röntgenologischen Erscheinungsbild*, d.h., sie bezieht sich auf die eigentliche Periimplantitis [41]:

- *Klasse 1*: geringer horizontaler Knochenabbau mit geringfügigen periimplantären Knocheneinbrüchen (Abb. 8a)
- *Klasse 2*: mäßiger horizontaler Knochenabbau mit einzelnem vertikalem Knocheneinbruch
- *Klasse 3*: mäßig bis starker horizontaler Knochenabbau mit breiten zirkulären Knocheneinbrüchen (Abb. 8b)
- *Klasse 4*: starker horizontaler Knochenabbau mit breiten zirkulären Knocheneinbrüchen sowie Verlust der oralen und vestibulären Knochenwand (Abb. 8c)

> Die Autoren empfehlen für die Klassen 1 und 2 resektive Maßnahmen, für Klasse 3 resektive oder regenerative Maßnahmen und für Klasse 4 regenerative Maßnahmen, wobei bei den beiden letzten Klassen immer eine Explantation mit erwogen werden muß. Eine begleitende Antibiotikatherapie wird für alle Klassen empfohlen.

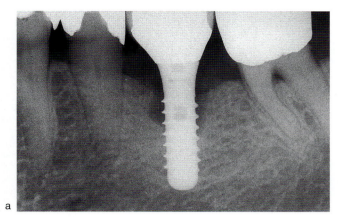
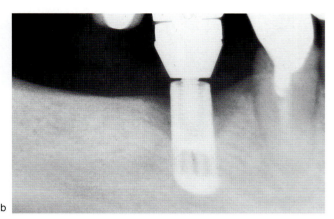
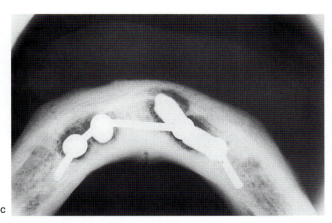

Abb. 8 a–c Röntgenologische Erscheinungsformen der Periimplantitis.

a) Schmaler vertikaler Einbruch entsprechend Klasse 1.
b) Breiter, zirkulärer Knocheneinbruch entsprechend Klasse 3.
c) Die Aufsichtaufnahme zeigt die tiefe zirkuläre Osteolyse mit teilweisem Verlust oraler und vestibulärer Anteile.

Diagnose- und Therapieschema nach LANG und Mitarbeitern [26]. LANG und Mitarbeiter bevorzugen für die Diagnostik das *klinische Erscheinungsbild* [26]. Hauptindikatoren für eine Entzündung sind Sondierungsblutung (bleeding on probing), Taschensekret und Sondierungstiefe. Sie leiten die entsprechenden therapeutischen Maßnahmen von deren Ausmaß ab und haben für die systematische Therapie den Begriff der *„auffangenden kumulativen unterstützenden Therapie"* (AKUT) geprägt.

Im einzelnen unterscheiden sie folgende Intensitätsgrade:

– *Klasse 1:* geringes Sondierungsblutung
– *Klasse 2:* geringes Sondierungsbluten und Sondierungstiefe kleiner 5 mm
– *Klasse 3:* Sondierungstiefe größer 5 mm, Sondierungsblutung und Taschensekret sowie Knochenabbau im Röntgenbild
– *Klasse 4:* heftige Sondierungsblutung, tiefe Tasche, Taschensekret
– *Klasse 5:* Implantatmobilität

> Für die Klassen 1 und 2 wird lokale Säuberung mit unterstützender Desinfektion über ca. 3 Wochen (Chlorhexidin-Spülung oral und lokal in der Tasche) empfohlen, für Klasse 3 eine Antibiotikatherapie mit Amoxicillin und Metronidazol oder Ornidazol allein [34], für Klasse 4 resektive oder regenerative Maßnahmen mit Antibiotikatherapie und für Klasse 5 die Explantation.

Mit Hilfe dieser klaren Klassifizierungen und den daraus abzuleitenden eindeutigen therapeutischen Empfehlungen lassen sich die prognostischen Aussichten einer Implantatkomplikation abschätzen. Die Maßnahmenabfolge erlaubt eine zeitliche Zuordnung.

Praktisches Vorgehen

Die unter Umständen folgenschweren Konsequenzen einer periimplantären Entzündung rechtfertigen in jedem Fall den für eine Nachkontrolle geforderten diagnostischen und therapeutischen Aufwand.

> Eine Recallsitzung ist zeitintensiv; in der Regel muß man hierfür eine Stunde veranschlagen. Sie sollte, um nutzbringend ausgefüllt zu sein, Diagnose, Therapie und Remotivation des Patienten beinhalten.

Diagnose

Um die periimplantären Strukturen bei der *Sondierung* nicht allzusehr zu verletzen, wird ein Sondierungsdruck von 0,25 N empfohlen [23]. Klinisch bewähren sich hierfür Sonden mit akustischem Signal, sog. *Audioprobes*. Vier Meßstellen – mesial, distal, vestibulär und oral – sind für eine Routinediagnostik ausreichend.

Die Sondierungsblutung (bleeding on probing) wird als Ja/Nein-Wert erhoben, ebenso der *Plaquebefall*. Eventuelles *Taschensekret* wird klinisch registriert. Rechtfertigt der klinische Befund eine Röntgenaufnahme, ist zunächst ein *Orthopantomogramm* ausreichend. Detailaufnahmen sind nach entsprechendem Befund anzufertigen.

Natürlich muß auch die *Suprakonstruktion* mit in die Diagnostik einbezogen werden. Speziell bei verschraubtem Ersatz muß der Sitz der Suprakonstruktion ebenso wie die *Okklusion* überprüft werden. Eventuelle *Lockerungen* von Kronen und Brücken lassen sich frühzeitig und zuverlässig mit dem Periotest®-Gerät aufspüren. Der Zustand des abnehmbaren Zahnersatzes zeigt dabei, ob und wie die *Hygienevorschriften* eingehalten wurden.

Abhängig von diesem Befund ist der zeitliche Aufwand für die Remotivation anzusetzen. *Putzunterweisung* und *Demonstration* von Hilfsmitteln wie Zahnseide, Interdentalraum-, Sulkus-, Prothesenbürste u.a. dürfen nicht vergessen werden.

Supragingivale mechanische Oberflächenreinigung

Die meiste Zeit der routinemäßigen Recallsitzung wird für die therapeutischen Maßnahmen aufgebracht – normalerweise 30–40 Minuten. Zunächst werden alle Implantatoberflächen gesäubert und poliert, am einfachsten mit Plastikscalern und einem Prophylaxewinkelstück mit Gummipolierkelchen und, da meist auch natürliche Zähne mit gereinigt werden, einer fluoridhaltigen Polierpaste. Auch Ultraschallgeräte mit Plastikspitzen können zur Zahnsteinentfernung eingesetzt werden. Stegkonstruktionen lassen sich leicht mit G-Floss oder mit Gazestreifen reinigen.

Subgingivale mechanische Oberflächenreinigung

Die Blutungsstellen werden identifiziert und subgingival gesäubert. Die subgingivale Entfernung harter Beläge ist manchmal nicht ohne Metallkürette möglich, es werden hierfür besondere Küretten aus Titan, Titanlegierung oder Stahl verwendet. Sie alle sind aber nicht unproblematisch, da sie die Oberfläche verletzen oder mit Metallspuren verunreinigen [11]. Auch hier muß die Oberfläche mit

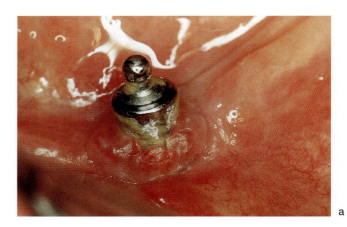

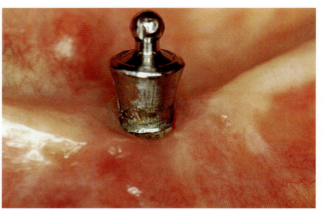

Abb. 9 a und b Subgingivale Reinigung.
a) Massive plaquebedingte Mukositis.
b) Heilung nach intensiver Lokalbehandlung.

Gummikelchen und feinstkörniger Polierpaste nachgearbeitet werden. Ist die Implantatoberfläche strukturiert, sollte die rauhe Oberfläche entfernt und ebenfalls nachpoliert werden (Implantoplastik) (Abb. 9).

Eine antiphlogistische medikamentöse Unterstützung, z.B. mit Naproxen, kann die Abheilung noch beschleunigen [15]. Eine zusätzliche medikamentöse Stimulierung der Gewebe, z.B. mit Huminaten, stärkt die lokale Abwehr [39].

Antiseptische unterstützende Maßnahmen

Spülungen mit 0,1- bis 0,2%iger Chlorhexidinlösung wenigstens über 40 Sekunden führen zu einer Abtötung der meisten periopathogenen Keime und zu einer Protektion der Schleimhaut über etwa sieben Stunden [12]. Sie sollten immer bis zur sicheren Schleimhautheilung unterstützend durchgeführt werden (2–3 Wochen). Eine zusätzliche lokale Spülung mit einer 0,2- bis 0,5%igen Lösung in einer

10-ml-Spritze mit stumpfer Kanüle sichert den lokalen antiseptischen Effekt. Auch die Applikation von Chlorhexidingel kann hilfreich sein.

Antibiose

Wenngleich eine periimplantäre Entzündung bakterieller Natur ist und die verursachenden Mikroorganismen denen einer Parodontitis gleichgesetzt werden können, existieren nur wenige wissenschaftlich belegte Empfehlungen für eine spezifische Antibiose. Klinische Studien haben gezeigt, daß die Flora nach Vorbehandlung durch eine zusätzliche systemische Gabe von Ornidazol, 2 x 500 mg täglich über 10 Tage, ihre pathogene Potenz verliert [34]. Die Verordnung von Amoxicillin, 3 x 375 mg/Tag plus 3 x 250 mg Metronidazol über sieben Tage ist auf ihre Wirksamkeit überprüft und im Langzeitversuch bestätigt [32, 45].

Alle anderen Empfehlungen sind empirisch und halten einer kritischen Betrachtung nicht immer stand. Einen interessanten Zugang zur Chemotherapie eröffnen die sogenannten *slow release devices*, Antibiotikaträger, die ein bis zwei Wochen direkt in die Zahnfleischtasche gelegt werden und zu einer enormen Erhöhung der lokalen Antibiotikakonzentration führen [14, 36].

Chirurgische Maßnahmen

Die Möglichkeiten einer chirurgischen Intervention sind alle aus der Parodontalchirurgie übernommen. Sie sind aber nur nach erfolgreich durchgeführter Initialbehandlung erfolgversprechend. Lappenoperationen in Kombination mit resektiven oder regenerativen Maßnahmen – abhängig von dem Ausmaß und der Art des Knochendefektes – bieten sich an.

Oberflächenbehandlung

Da das Ziel einer chirurgischen Periimplantitisbehandlung im günstigsten Fall die Wiederherstellung der Osseointegration ist, muß die Implantatoberfläche für ein solches Wiederanwachsen konditioniert sein. Sie ist in der Regel strukturiert und damit idealer Schlupfwinkel für Mikroorganismen oder Retentionsort für Noxen aller Art. Eine alleinige Reinigung mit Plastikscalern ist dafür nicht ausreichend [43], eine völlige Entfernung der Oberflächenbeschichtungen meist nicht möglich. Man kann sich mit lokaler Desinfektion [27] oder Pulverstrahlgeräten [17, 31] behelfen, wenngleich ihr Einsatz nicht unproblematisch ist, da sie weder sterile noch isotonische Verhältnisse ermöglichen. Eine zusätzlich Detoxikation mit Zitronensäurelösung (Auflegen eines getränkten Tupfers ca. 30–60 Sekunden [46]) und ein gründliches Ausspülen mit steriler Kochsalzlösung sollten immer angeschlossen werden.

Resektive Maßnahmen

Flache und breite Knochendefekte, möglichst nicht tiefer als 3 mm, oder mäßige horizontale Knochendefekte mit einzelnem vertikalem Knocheneinbruch werden am einfachsten durch eine weitere *Ausmuldung und Anfrischung der Knochenoberfläche* und eine *apikale Verschiebung der Weichteile* behandelt. So läßt sich die Knochentasche vollständig entfernen und, eventuell unterstützt durch eine begleitende Antibiotikatherapie, eine sichere Heilung erzielen (Abb. 10).

Ein voll mobilisierter *Mukoperiostlappen* oder ein *Spaltlappen* erlauben eine ausreichende Übersicht und ein gutes Management der zu verschiebenden Weichteilstrukturen. Sie werden nach Reinigung und Detoxikation der Implantatoberfläche weiter apikal am Periost fixiert und mit einem konventionellen Zahnfleischverband abgedeckt. Problematisch erscheint der nun freiliegende Pfeileranteil, gerade er sollte plaquefrei gehalten werden können. Dies ist natürlich bei strukturierten oder beschichteten Oberflächen ohne entsprechende Vorbereitung nicht möglich. Es wird daher empfohlen, die Oberfläche, falls möglich, *vor* der Knochenresektion mit Hartstahlfinierern, Diamanten und Polierern zu glätten [16].

Der Erfolg dieses Vorgehens bei weitgehend horizontalem Einbruch mit Wiederherstellung gesunder Verhältnisse ist auch im Tierversuch belegt [42].

Regenerative Maßnahmen

Sind die Knochentaschen tiefer als 3 mm oder finden sich breite zirkuläre Knocheneinbrüche oder sind Teile der periimplantären Strukturen verlorengegangen, bedeutet eine Resektion unnötigen zusätzlichen Substanzverlust und erlaubt keine Rekonturierung funktionstüchtiger marginaler Strukturen. Hier wird man versuchen, verlorengegangene Substanz wiederzugewinnen; das Prinzip der *geführten Geweberegeneration* mit oder ohne Knochentransplantation bietet sich an [17, 27, 35]. Anders als beim natürlichen Zahn fehlen allerdings Ze-

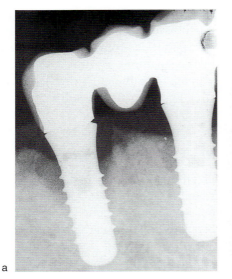
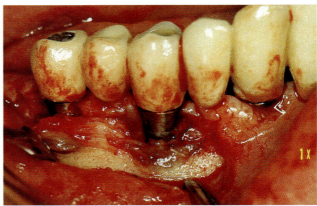
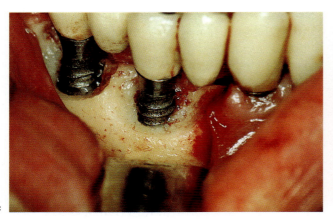
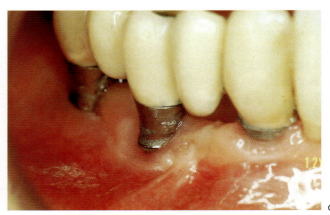

Abb. 10 a–d Resektive Maßnahmen.
a) Mäßiger bis starker vertikaler Knocheneinbruch.
b) Granulationsgewebe füllt die Knochentaschen aus.
c) Ausmuldung, Reinigung und Detoxikation der Implantatoberfläche.
d) Kontrolle nach einem Jahr.

ment und Desmodont; man kann somit nur eine erneute Anlagerung von Knochen an der Implantatoberfläche erwarten. Hierzu muß sie kompatibel sein, d.h., auch und gerade hier sind eine gründliche Säuberung und Detoxikation erforderlich. Dies ist bei resorbierbaren Beschichtungen wie dem Hydroxylapatit allerdings praktisch nicht möglich [18].

Unter solchen Vorbedingungen kann dann der gereinigte und am besten noch mit autologem Knochen aufgefüllte Knochendefekt mit der entsprechenden Membran abgedeckt und die Heilung unter Antibiotikaschutz abgewartet werden. Auch in diesem Fall empfiehlt sich ein bakterizides Präparat, um den sofortigen Schutz zu gewährleisten.

Wird eine nicht resorbierbare Membran transgingival verwendet – d.h., der transmukosale Teil des Implantats kann oder darf nicht abgenommen werden –, sollte sie, bevor sie exponiert ist, in der Regel nach 5–8 Wochen entfernt werden. Ein striktes Recall mit gründlicher Plaqueentfernung ist anzuschließen (Abb. 11).

Kann die Membran bei zweiphasigen Implantaten, bei denen das transmukosale Element abgenommen werden kann, völlig abgedeckt werden, wird sie belassen, bis die vollständige Knochenheilung stattgefunden hat [3]. Bei Verwendung resorbierbarer Membranen ist eine Reoperation nicht nötig.

Restaurative Maßnahmen

Aufgrund der einfachen Technik und des scheinbaren raschen klinischen Erfolges wird immer wieder versucht, periimplantäre Defekte durch *Auffüllen mit alloplastischem Material*, besonders mit porösem Hydroxylapatit, zu korrigieren [8]. Auch hier dienen die am parodontalen Defekt gemachten klinischen und experimentellen Erfahrungen als wissenschaftliche Grundlage [44]. Das Fremdmaterial soll auffüllen und gleichzeitig als Polster im Weichteilbereich dienen und ein Einreißen der marginalen Strukturen verhindern [19].

Periimplantäre Entzündungen

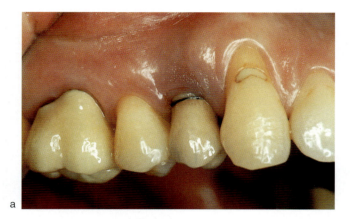
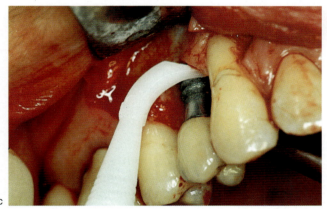
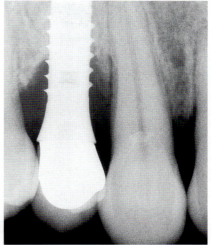
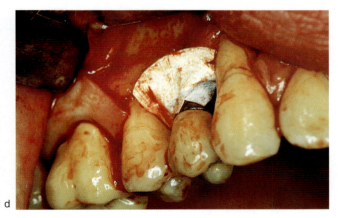
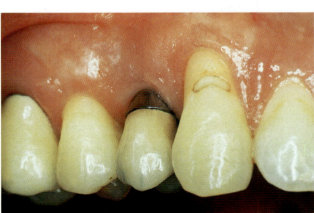

Abb. 11 a–e Regenerative Maßnahmen.
a) Suppuration bei Implantat 24.
b) Zirkulärer Knochendefekt mit teilweisem Verlust der Knochenwand.
c) Oberflächenreinigung mit Plastikscaler.
d) Abdecken des Defektes mit einer Goretex®-Membran.
e) Reizlose Verhältnisse 1 Jahr nach Behandlung.

Dem anfänglichen Optimismus aufgrund der momentanen Erfolge folgt heute eine erhebliche Skepsis. Die erwartete knöcherne Durchbauung des Granulats findet nicht statt [22], das Fremdmaterial ist nur bindegewebig umschieden und kann damit keine Barriere zur Mundhöhle aufbauen (Abb. 12) [13].

Korrektive Maßnahmen der periimplantären Mukosa

Eine ausreichend breite, keratinisierte und unbewegliche periimplantäre Schleimhaut garantiert eine gute und zuverlässige Weichteilbarriere [40]. Nichtverhornte Schleimhaut ist eher verletzbar und für verschiedene Bakterien oder makromolekulare Substanzen leicht zu penetrieren. Bei guter Mundhygiene ist dies ohne Bedeutung [20]; fehlt sie aber, ist häufig eine entzündliche Reaktion zu erwarten. In diesen Fällen versucht man die Situation zu korrigieren. Einfache plastische Maßnahmen wie die sog. *Edlan-Plastik* [9] sind möglich, aber meist nicht ausreichend, da sie den Vorhof nur vertiefen. Am einfachsten und sichersten verwendet man autochthone palatinale Schleimhaut zur Mukosaver-

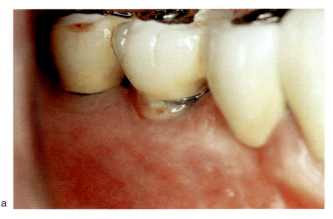
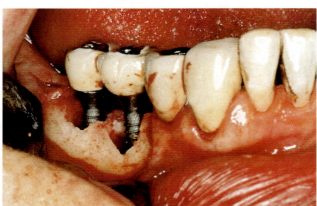
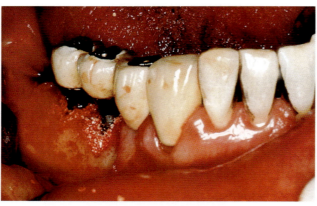
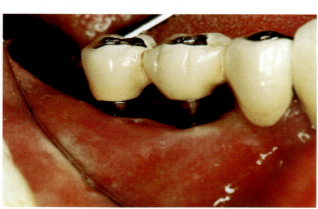

breiterung in Form eines *freien Transplantats* [6], das freihändig oder mit einem Mukotom gewonnen wird.

> Nur Mundschleimhaut ist in der Lage, eine peripiläre Abdichtung zu schaffen, freie Hauttransplantate können dies nicht!

Explantation

Das Implantat muß in folgenden Fällen entfernt werden, um weiteren Knochenverlust zu vermeiden:

– wenn das Implantat nur noch bindegewebig umschieden und beweglich ist
– wenn der Infekt mehr als zwei Drittel des Knochens aufgebraucht und eventuelle Implantathohlräume befallen hat
– wenn der Versuch der Sanierung erfolglos geblieben ist

Die Explantation ist bei *subperiostalen* oder bei *Extensionsimplantaten* immer mit *großem Knochenverlust* verbunden (Abb. 13). Bei *rotationssymmetrischen Zylinder- oder Schraubenimplantaten* kann man mit Hilfe geeigneter Explantationsfräsen den Knochendefekt klein halten und eventuell nach Ausheilung an derselben Stelle reimplantieren. Leider sind diese Fräsen naturgemäß sehr lang, so daß sie auf Explantationen im frontalen Bereich beschränkt bleiben werden (Abb. 14). Im Seitenzahn-

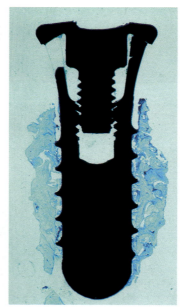

Abb. 12 a–e
Restaurative Maßnahmen.

a) Suppuration an Implantat 46.
b) Zirkuläre Defekte.
c) Auffüllen der Defekte mit Hydroxylapatit.
d) Reizlose Abheilung, Zustand ein halbes Jahr nach Behandlung.
e) Eine Reosseointegration ist mit Auffüllen des Defektes mit Hydroxylapatit nicht möglich. Es bleibt auch nach einem halben Jahr ein deutlicher Spalt zwischen Implantat und Hydroxylapatit. Eine knöcherne Umscheidung der Partikel findet nur in unmittelbarer Nachbarschaft zum Knochen statt.

Periimplantäre Entzündungen

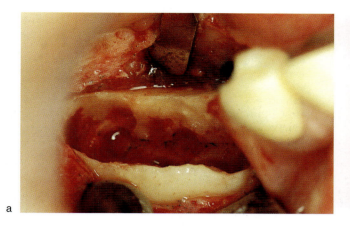
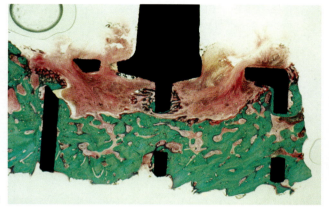
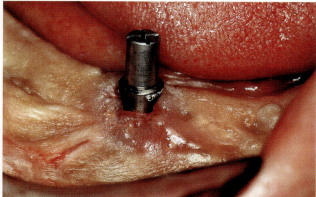
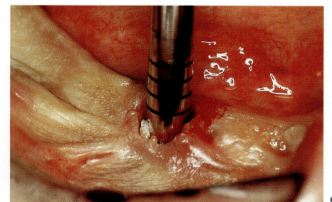
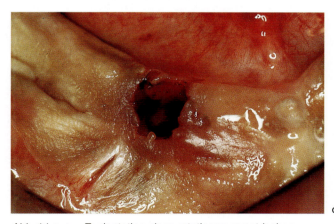

Abb. 13 a und b Explantation eines Extensionsimplantats.
a) Erheblicher Defekt nach Entfernung des Implantats.
b) Lokal umschriebene Osteomyelitis im Umfeld des Implantats.

bereich wird man versuchen müssen, die meist apikal noch osseointegrierten Implantate unter Knochenschonung zu umbohren und dann mit einem Hebel oder einer Zange zu entfernen. Implantate mit apikalen Perforationen sind hierbei ungünstig, da der apikale Teil leicht bricht.

Zusammenfassung und Beurteilung

Nach dem heutigen Stand des Wissens ist eine periimplantäre Entzündung eine opportunistische Infektion und die Hauptursache für einen späten Implantatverlust. Exzessive Fehlbelastungen und ungünstige Suprakonstruktionen können die Entzündung und den Implantatverlust beschleunigen, aber nicht auslösen. Obwohl unsere Kenntnis der periimplantären Strukturen noch lückenhaft ist, lassen sich aufgrund der Anatomie zwei Bereiche deutlich voneinander unterscheiden: die Weichteilstrukturen und der Knochen.

Abb. 14 a–c Explantation eines rotationssymmetrischen Implantats.
a) Breite Infiltration des peripilären Hautareals (Zustand ein halbes Jahr nach Spalthauttransplantation).
b) Explantation mit spezieller Hohlfräse.
c) Die Entfernung eines rotationssymmetrischen Implantats hinterläßt keinen großen Defekt.

Da die *peripiläre Mukosa* der parodontalen Gingiva sehr ähnelt, sind die Gesunderhaltung sowie die Diagnostik und Behandlung erkrankter Strukturen der Parodontaltherapie zu entlehnen. In der Regel reichen eine gründliche Säuberung, eine lokale Intervention und eine enge Nachkontrolle aus.

Anders sieht die Situation im Bereich des *Knochens* aus. Hier fehlt die Protektion des Desmodonts; eine direkte Konfrontation des Knochens mit den eindringenden Mikroorganismen ist gegeben. Wir finden das Bild einer lokalen Osteomyelitis, die Behandlung dieses Infektes ist meist nicht ohne zusätzliche Antibiose möglich. Erst nach deren Ausheilung kann über rekonstruktive Maßnahmen – seien sie resektiver oder regenerativer Natur – diskutiert werden. Letztere sind sicher attraktiver, aber auch technisch anspruchsvoller. Ihr Langzeiterfolg muß zudem noch durch entsprechende klinische Daten belegt werden.

Erbringen die lokalen Bemühungen keinen Erfolg oder ist der Knochenverlust schon zuweit fortgeschritten, bleibt nur noch die Explantation. Rotationssymmetrisches Implantatdesign ist hierbei von Vorteil, ein wichtiger Grund bei der Entscheidung für ein solches Implantatsystem.

Literatur

[1] Adell, R., Lekholm, U., Branemark, P.I., Lindhe, J.: Marginal tissue reactions at osseointegrated titanium fixtures. Int. J. Oral Maxfac. Surg. 15 (1986), 15.

[2] Aspe, P., Ellen, R.P., Overall, C.M., Zarb, G.A.: Microbiota and crevicular fluid collagenase activity in the osseointegrated sulcus: a comparison of sites in edentulous and partially edentulous patients. J. periodont. Res 24 (1989), 96.

[3] Becker, W., Becker, B., Handlesman, M., et al.: Bone formation at dehisced dental implant sites treated with implant augmentation materials. A pilot study in dogs. Int. J. Periodont. Restor. Dent. 10 (1990), 92.

[4] Berglundh, T., Lindhe, J., Ericsson, I., Marinello, C.P., Liljenberg, B., Thomsen, B.: The soft tissue barrier at implants and teeth. Clin. Oral Impl. Res. 2 (1991), 81.

[5] Berglundh, T., Lindhe, J., Marinello, C.P., Ericsson, I., Liljenberg, B.: Soft tissue reaction to de novo plaque formation on implants and teeth. Clin. Oral Impl. Res. 3 (1992), 1.

[6] ten Bruggenkate, C.M., Krekeler, G., van der Kwast, W.A.M., Oostebeek, H.S.: Palatal mucosa grafts for implant devices. Oral Surg. Oral Med. Oral Pathol. 72 (1991), 154.

[7] Buser, D., Weber, H.P., Donath, K., Fiorellini, J.P., Steinemann, S., Williams, R.C.: Reactions of the peri-implant mucosa to non-submerged titanium implants. J. Periodont. 63 (1992), 225.

[8] Dahlin, C., Sennerby, L., Lekholm, U., Linde, A., Nyman, S.: Generation of new bone around titanium implants using a membrane technique. An experimental study in rabbits. Int. J. Maxillofac. Implants 4 (1989), 19.

[9] Edlan, E., Mejchar, B.: Plastic surgery of the vestibulum in periodontal therapy. Int. dent. J. 13 (1963), 593.

[10] Ericsson, I., Berglundh, T., Marinello, C., Liljenberg, B., Lindhe, J.: Longstanding plaque and gingivitis at implants and teeth in the dog. J. Clin. Oral Implants Res. 3 (1992), 99.

[11] Fox, C., Moriarty, J.D., Kusy, R.P.: The effects of scaling a titanium implant surface with metal and plastic instruments: An in vitro study. J. Periodont. 61 (1990), 485.

[12] Gahlert, M., Pelz, K., Krekeler, G.: Die Wirksamkeit von Chlorhexidin auf das Keimspektrum parodontaler Taschen – eine in-vitro-Studie, Quintessenz, Ref. 7248 (1990), 63.

[13] Godfredsen, K., Warrer, K., Hjörting-Hansen, E., Karring, T.: Bone regeneration in bony defects around titanium implants. 4th Int. Congr. Preproth. Surg., Palm Springs 1991.

[14] Goodson, J.M., Tanner, A.C., McArdle, S., Dix, K., Watanabe, S.M: Multicenter evaluation of tetracyclin fiber therapy. III. Microbiological response. J. Periodont. 26 (1991), 440.

[15] Jeffcoat, M.K., Page, R., Reddy, M., et al.: Use of digital radiography to demonstrate the potential of naxopren as an adjunct in the treatment of rapidly progressive periodontitis. J. periodont. Res. 26 (1991), 415.

[16] Jovanovic, SA.: Parodontale aspecten van tandheelkundige implantaten. Tandartspraktijk 3 (1990), 16.

[17] Jovanovic, S.A., Spiekermann, H., Richter, E.J., Koseoglu, M.: Guided tissue regeneration around titanium dental implants. In: Laney, W.R., Tolmen, D.E. (eds.): Tissue Integration in Oral, Orthopedic and Maxillofacial Reconstruction, pp. 208. Quintessence, Chicago 1992.

[18] Jovanovic, S.A., Kenney, E.B., Carranza, F.A., Donath, K.: The regenerative potential of plaque-induced peri-implant bone defects treated by a submerged membrane technique: an experimental study. Int. J. Oral Maxillofac. Impl. 8 (1993), 13.

[19] Kraut, R.A.: Indications for use of porous hydroxylapatite at time of endosteal implant placement. Compend. Contin. Educ. Dent.10 (1989), 154.

[20] Krekeler, G., Schilli, W., Diemer, J.: Should the exit of the artificial abutment be positioned in the region of attached gingiva? Int. J. oral Surg. 14 (1985), 504.

[21] Krekeler, G., Pelz, K., Nelissen, R.: Mikrobielle Besiedlung der Zahnfleischtaschen am künstlichen Zahnpfeiler. Dtsch. Zahnärztl. Z. 41 (1986), 569.

[22] Krekeler, G., Wächter, R.: Hydroxylapatit zur Stabilisierung von Implantaten – ein geeigneter Werkstoff? Z. Zahnärztl. Implantol. 7 (1992), 17.

[23] Lang, N.P., Nyman, S., Senn, C., Joss, A.: Bleeding on probing as its relates to probing pressure and gingival health. J. clin. Periodont. 18 (1991), 257.

[24] Lang, N.P., Brägger, U., Walther, D., Beamer, B., Kornman K.S.: Ligature-induced periimplant infections in cynomolgus monkeys. I. Clinical and radiographical findings. Clin. Oral Impl. Res. 4 (1993), 2.

[25] Lang, N.P., Wetzel, A., Stich, H., Caffesse, R.G.: Histologic probe penetration in healthy and inflamed peri-implant tissues. Clin. Oral Impl. Res. 5 (1994) (in press).

[26] Lang, N.P., Brägger, U., Hämmerle, C.H.F., Mombelli, A., Lehmann, B., Weigel, C.: Treatment strategies with the ITI Bonefit. Oral Implant System. Broschüre der Fa. Straumann, Waldenburg 1994.

[27] Lehmann, B., Brägger, U., Hämmerle, C.H.F., Four-

mousis, I., Lang, N.P.: Treatment of an early implant failure according to the principles of guided tissue regeneration (GTR). Clin. Oral Impl. Res. 3 (1992), 42.

[28] Lekholm U., Adell, R., Lindhe, J., Branemark P.I., Eriksson, B., Rockler, B., Lindrall, A.M., Yoneyama,T.: Marginal tissue reactions at osseointegrated titanium fixtures. II. A cross-sectional retrospective study. Int. J. Oral Maxillofac. Surg. 15 (1986), 53.

[29] Lindhe, J., Berglundh, T., Ericsson, I., Liljenberg, B., Marinello, C.: Experimental breakdown of peri-implant and periodontal tissues. A study in the Beagle dog. Clin. Oral Impl. Res. 3 (1992), 9.

[30] Listgarten, M., Lang, N.P., Schroeder, H.E., Schroeder, A.: Periodontal tissues and their counterparts around endosseous implants. Clin. Oral Implants Res. 36 (1991), 177.

[31] Lozada, J., James, R., Boskovics, M., et al.: Surgical repair of periimplant defects. J. Oral Implantol. 16 (1990), 42.

[32] Mombelli, A., van Oosten, M.A.C., Schürch, E., Lang, N.P.: The microbiota associated with successful or failing osseointegrated titanium implants. Oral Microbiol. Immunol. 2 (1987), 145.

[33] Mombelli, A., Meriske-Stern, R.: Microbiological features of stable osseointegrated implants used as abutments for overdentures. Clin. Oral Impl. Res. 1 (1990), 1.

[34] Mombelli, A., Lang, N.P.: Antimicrobial treatment of periimplant infections. Clin. Oral Impl. Res. 3 (1992), 162.

[35] Nyman, S., Gottlow, J., Lindhe, J., Karring, T., Wennström, J.: New attachment formation by guided tissue regeneration. J. periodont. Res. 22 (1987), 252.

[36] Okuda, K., Wolff, L., Oliver, R., et al.: Minocycline slow-release formulation effect on subgingival bacteria. J. Periodont. 63 (1992), 73.

[37] Pavicic, M.J.A.M., van Winkelhoff, A.J., Douqué, N.H., Steures, R.W.R., de Graaff, J.: Microbiological and clinical effects of metronidazole and amoxicillin in Actinobacillus actinomycetemcomitans-associated periodontitis. A 2-year evaluation. J. clin. Periodont. 21 (1994), 107.

[38] Rams, T.E., Roberts, T.W., Tantum jr., H. Keyes, P.H.: The subgingival microflora associated with human dental implants. J. prosth. Dent. 51 (1984), 529.

[39] Riede, U.N, Zeck-Kapp, E., Freudenberg, N., Keller, E., Seubert, B.: Humate-induced activation of human granulocytes. Virchows Arch., B. (Cell Path.) 22 (1991), 60.

[40] Schroeder, A., van der Zypen, E., Stich, H., Sutter, F.: The reactions of bone, connective tissue and epithelium to endosteal implants with titanium-sprayed surface. J. Maxillofac. Surg. 9 (1981), 15.

[41] Spiekermann, H.: Implantologie. In: Rateitschak, K.H. (Hrsg.): Farbatlanten der Zahnmedizin, Bd. 10. Thieme, Stuttgart 1994.

[42] Strub, J.R., Gaberthuel, T.W., Grunder, U.: The role of attached gingiva in the health of periimplant tissue in dogs. Int. J. Periodont. Rest. Dent. 11 (1991), 317.

[43] Thompson-Neal, D., Evans, G., Meffert, R.: Effects of various prophylactic treatments on titanium, sapphire and hydroxylapatite-coated implants: An SEM study. Int. J. Periodont. Rest. Dent. 9 (1989), 301.

[44] Wachtel, H.C., Noppe, C., Zimmermann, B., Bernimoulin, J.P.: Implantation von porösem Hydroxylapatit in parodontale Knochentaschen. Dtsch. Zahnärztl. Z. 44 (1989), 277.

[45] Van Winkelhoff, A.J., Tijhof, C.J., de Graaff, J.: Microbiological and clinical results of metronidazole plus amoxicillin therapy in Actinobacillus actinomycetemcomitans-associated periodontitis. J. Periodont. 63 (1992), 52.

[46] Zablotsky, M., Diedrich, D., Meffert, R.: Detoxification of endotoxin contaminated titanium and hydroxylapatite-coated surfaces utilizing various chemotherapeutic and mechanical modalities. Implant. Dent. 1 (1992), 154.

Komplikationen in der Belastungsphase und ihre Therapiemöglichkeiten

VON ALEXANDRA UND NIKOLAUS BEHNEKE

Inhaltsübersicht

Einführung 309	Fehlen einer ausreichenden Zone keratinisierter Mukosa 318
Entzündliche Veränderungen 309	Funktionelle Überlastung 319
Mukositis 310	Implantatverlust und Explantation 321
Periimplantitis 311	Zusammenfassung 324
Hyperplastische Veränderungen 314	Literatur 324
Atrophische Veränderungen 317	

Einführung

Das breite therapeutische Spektrum implantologisch-prothetischer Maßnahmen beinhaltet eine Vielzahl möglicher Komplikationen, die intraoperativ und in der Zeit der Einheilung der Implantate (s. S. 291 ff.) sowie nach Abschluß der prothetischen Versorgung auftreten können. Bezogen auf die Ursache ist eine Einteilung der in der Belastungsphase auftretenden Komplikationen nach fünf Aspekten möglich:

– entzündliche Veränderungen
– hyperplastische Veränderungen
– atrophische Veränderungen
– Fehlen einer ausreichenden Zone keratinisierter Mukosa
– funktionelle Überlastung

Entzündliche Veränderungen

Entzündliche Veränderungen beruhen auf einer bakteriellen Infektion mit endogenem oder exogenem

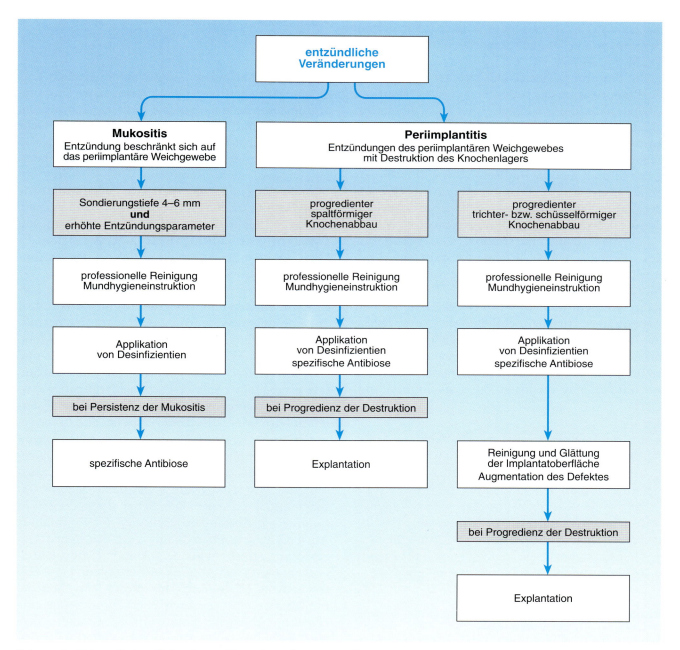

Schema 1 Schematischer Stufenplan zur Therapie periimplantärer Entzündungen.

Entstehungsmechanismus, sie sind die häufigste Ursache einer periimplantären Destruktion. Die klassischen Symptome der Infektion wie Rötung, Schwellung, Schmerzen, Blutung und Exsudation finden sich auch bei den periimplantären Strukturen. Entzündungen, die sich ausschließlich auf die Weichgewebe beschränken, werden als *Mukositis* bezeichnet. Findet sich zusätzlich eine Beteiligung des knöchernen Lagergewebes, wird der Begriff der *Periimplantitis* verwendet. Die Pathogenese sowie die spezifische mikrobielle Flora der Mukositis und Periimplantitis werden auf Seite 294 dargestellt.

In der Literatur werden verschiedene Klassifizierungen und therapeutische Ansätze zur Behandlung periimplantärer Destruktionen beschrieben [12, 18, 21, 26, 35, 36, 37].

Die Entfernung harter und weicher Beläge sowie die Remotivation des Patienten zur Plaquekontrolle stellen die Initial- und Begleittherapie jeder periimplantären entzündlichen Veränderung dar. Komplikationen mit einem erweiterten Therapiebedarf ergeben sich, wenn trotz Intensivierung der Mundhygiene und professioneller Reinigung klinische Entzündungszeichen persistieren. Art und Ausprägung der periimplantären Hart- und Weichgewebeveränderung bestimmen das therapeutische Konzept.

Schema 1 erlaubt eine schematische Orientierung des methodischen Vorgehens. Es stellt einen Stufenplan dar, dessen Weiterführung vom Erfolg bzw. Mißerfolg der jeweiligen Therapieschritte abhängt. Führt ein Schritt nicht zur Verbesserung der periimplantären Situation, schließen sich die angegebenen weiteren Maßnahmen so lange kumulativ an, bis entweder eine Entzündungsfreiheit und Stabilisierung erreicht wird oder die Therapieresistenz der periimplantären Infektion die Explantation indiziert.

> Bei sehr ausgedehnten periimplantären Destruktionen bzw. wenn Implantathohlräume erfaßt sind, muß grundsätzlich die rechtzeitige Entfernung des Implantats als Alternative zu erhaltenden Maßnahmen gesehen werden. In aussichtslosen Fällen wird nur durch eine „prophylaktische Explantation" ein erheblicher Knochenverlust vermieden und die Möglichkeit zu einer Nachimplantation erhalten.

Mukositis

Eine alleinige Erhöhung der periimplantären Sulkustiefe auf Werte über 4 mm ist nicht als pathologi-

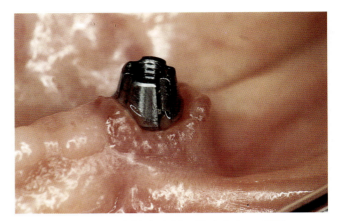

Abb. 1 Erscheinungsbild der Mukositis bei einem TPS-Implantat.

scher Befund zu werten; erst wenn zusätzlich Entzündungszeichen (verstärkte Reiz- bzw. Spontanblutung, seröse oder putride Sekrete, Schmerzen, Schwellung und Rötung) auftreten (Abb. 1), besteht Behandlungsbedarf.

Therapeutisch stehen bei einer nach Initialtherapie (professionelle Reinigung, Remotivation zur Mundhygiene; s. S. 298f.) persistierenden Mukositis *lokal desinfizierende Maßnahmen* im Vordergrund. Antibakteriell wirksame Substanzen in Form von Lösungen oder Salben (z.B. H_2O_2, Chlorhexamed®-Fluid, Dontisolon®) können gezielt in den periimplantären Sulkus appliziert werden.

Im eigenen klinischen Vorgehen hat sich die wiederholte Anwendung des Odontoson® M bewährt, das eine subgingivale Irrigation mit sterilen desinfizierenden Agenzien (z.B. wäßrige Lösungen auf Jod-, Chlorhexidin- oder Aluminiumchloridbasis) und gleichzeitig eine *Ultraschallreinigung* des Implantats ermöglicht (Abb. 2). Die hochfrequente kreisförmige Schwingungsgeometrie des aus Titan gefertigten Ultraschallansatzes erlaubt bei effektiver Penetration der Spülflüssigkeit eine weitgehend schonende Reinigung der Implantatoberfläche. Das betroffene Implantat wird nach lokaler Schmerzausschaltung für eine Minute zirkulär bis zum Taschenfundus irrigiert. Die Behandlung erfolgt in zweitägigen Abständen, nach drei- bis fünfmaliger Anwendung kann bereits mit einer deutlichen Verbesserung gerechnet werden (Abb. 3). Untersuchungen von BRASS und ANIL [5], MOMBELLI und LANG [24] sowie ANIL [2] konnten für dieses Vorgehen bei Implantaten mit erhöhten Sondierungstiefen eine Abnahme klinischer Entzündungsparameter sowie eine Reduktion der pathogenen Keimflora nachweisen.

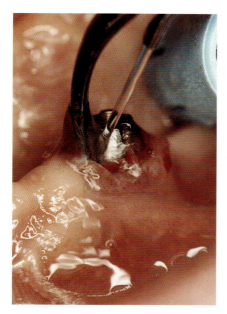

Abb. 2 Therapie der Mukositis durch subgingivale Irrigation.

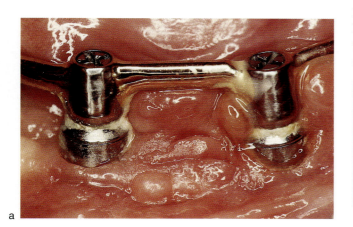

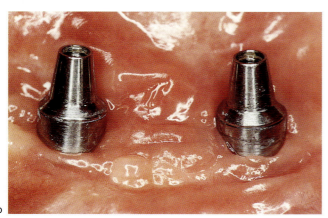

Abb. 3 Plaqueinduzierte Mukositis.
a) Klinisches Bild mit den Symptomen der Rötung, Schwellung und Exsudation.
b) Weitgehend entzündungsfreie Verhältnisse nach zweimaliger subgingivaler Irrigation.

Als unterstützende häusliche Therapie ist eine täglich mehrfach durchzuführende chemische Plaquekontrolle, z.B. mit 0,2%iger Chlorhexidinlösung, für 1–3 Wochen empfehlenswert.

Eine *systemische antibiotische Therapie* ist zu erwägen, wenn desinfizierende Maßnahmen nicht zu einer Besserung der Mukositis geführt haben. Im Hinblick auf die zu bekämpfende Keimflora (ggf. nach Keimbestimmung) eignen sich Präparate mit einem gezielt anaeroben Wirkungsspektrum. Derzeit wird Ornidazol (Tiberal®, 2 × 500 mg/die für 10 Tage) als am besten geeigneter Wirkstoff angesehen [12, 21, 24], alternativ finden sich Empfehlungen für Tetrazykline und Kombinationen aus Amoxicillin und Metronidazol. Die lokale Applikation von Antibiotika durch tetrazyklingetränkte Fäden [27], die für ca. zehn Tage in den periimplantären Sulkus eingebracht werden [12, 30], ist als experimenteller Therapieansatz anzusehen.

Die *Tascheneliminiation* durch chirurgische Interventionen im Sinne einer Gingivoplastik hat im Rahmen der Mukositistherapie keine Berechtigung. Die Indikation zur Abtragung periimplantärer Gewebe bleibt auf hyperplastische Veränderungen beschränkt.

> Ziel der Maßnahmen zur Behandlung der Mukositis ist die Beseitigung der entzündlichen Veränderungen und die Ausheilung der periimplantären Weichgewebe durch Intensivierung der Mundhygiene, lokal desinfizierende Maßnahmen und ggf. eine gezielte antibiotische Therapie.

Periimplantitis

Resorptionserscheinungen des knöchernen Lagergewebes in der Einheil- bzw. frühen Belastungsphase zeigen oft nach Erreichen der ersten Makroretention eine Stabilisierung und sind nicht als Folge entzündlicher Veränderungen anzusehen. Eine Periimplantitis liegt vor, wenn die beobachtete knöcherne Destruktion einen progredienten Verlauf zeigt und mit erhöhten klinischen Entzündungsparametern kombiniert ist (Abb. 4). Morphologisch können verschiedene Erscheinungsformen des periimplantären Knochenverlustes differenziert werden. Rein horizontale Resorptionsvorgänge mit langsamer Progredienz sind in der Regel nicht mit entzündlichen Veränderungen assoziiert und können als Ausdruck physiologischer Involutionsvorgänge interpretiert werden.

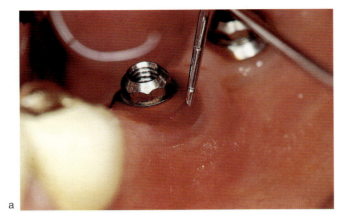

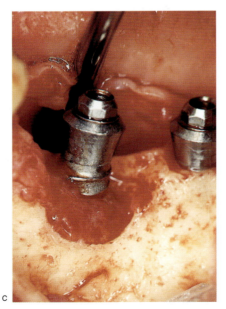

Abb. 4 Periimplantitis bei einem Bonefit-Implantat in Regio 36.
a) Klinisches Bild mit erhöhter Sondierungstiefe und starker Reizblutung.
b) Radiologischer Befund des Implantats: fortgeschrittene schüsselförmige Osteolyse.
c) Ausdehnung des Defekts nach Eröffnung: Im Bereich der periimplantären Osteolyse findet sich entzündlich infiltriertes Weichgewebe.

Trichter- bzw. schüsselförmige sowie spaltartige Knochenverluste zeigen meist eine Tendenz zur Verschlechterung und stellen die eigentlichen Problemfälle dar. Zu ihrer Behandlung finden sich bislang nur Therapieansätze, die weder eine Einschätzung des primären Therapieerfolges noch eine der Langzeitergebnisse erlauben. Möglichkeiten der chirurgischen Intervention werden einerseits in den aus der Parodontologie übernommenen korrektiven *Maßnahmen zur Tascheneliminiation* gesehen. Sie beinhalten die Entfernung des Entzündungsgewebes, die Oberflächenbehandlung des Implantats (Air-Flow-Reinigung, Glätten der freiliegenden Makro- und Mikroretentionen, Desinfektion der Oberfläche) und die Taschenreduktion durch Nivellierung des Knochenniveaus und apikale Positionierung des Mukoperiosts [18, 36].

Daneben werden *augmentative Verfahren* beschrieben, die eine Defektfüllung mit Fremdmaterialien (Hydroxylapatit, gefriergetrockneter Knochen, Kollagenvlies) oder autologen Knochentransplantaten anstreben [15, 17, 29]. Zum Einsatz der *gesteuerten Knochenregeneration* (Membrantechniken) im Rahmen der Periimplantitistherapie findet sich in der Literatur eine kontroverse Diskussion [14, 15, 18, 20, 22, 34]. Tierexperimentelle Studien konnten bei einer artifiziell erzeugten Periimplantitis eine membraninduzierte Osteopromotion nachweisen. Klinische Ergebnisse von AUGTHUN et al. [3] sowie die eigenen Erfahrungen zeigen bislang keinen positiven Effekt sowie eine hohe Komplikationsrate durch vorzeitige Membranexposition.

Finden sich trichter- und schüsselförmige Knochendestruktionen mit progredienter Tendenz, wird nach Initialtherapie im eigenen klinischen Vorgehen die Auffüllung des Defekts mit *autologen Knochentransplantaten* bevorzugt.

Operationsvorbereitung: Zur Vorbereitung der chirurgischen Intervention dient eine vierwöchige Vorbehandlung. In dieser Zeit wird einmal pro Woche eine subgingivale Irrigation durchgeführt, die der Beseitigung einer eventuell vorliegenden akuten Entzündung, der Reduktion parodontopathogener Keime und der Fibrosierung des Granulationsgewebes dient. Die einwöchige perioperative Antibiose wird vorzugsweise mit Ornidazol-Präparaten durchgeführt und beginnt 1–3 Tage vor dem Eingriff. Die desinfizierende und antibiotische Vorbehandlung erleichtert zudem die Schmerzausschaltung während des operativen Eingriffs.

Defekteröffnung: Nach marginaler Schnittführung wird ein Mukoperiostlappen gebildet, der zum Erhalt der Knochenhaut möglichst schonend präpariert werden muß. Die Entfernung des Entzündungsgewebes und die Reinigung der Implantatoberfläche mit Küretten und mit dem Air-Flow-Gerät (Spüllösung: Dentosept PL®) schließt sich an. Nach einer In-vitro-Untersuchung von DENNISON et al. ist der desinfizierende Effekt auf die kontaminierte Implantatoberfläche bei Pulverstrahlgeräten am größten [9]. Zur Desinfektion der Implantatoberfläche wird auch die Anwendung von mit Zitronensäure getränkten Gazestreifen für 30–60 Sekunden angegeben [36].

Als Folge von Knochenabbauvorgängen bzw. Implantatrevisionen im Rahmen der Periimplantitistherapie kann eine Exposition ursprünglich intraossär gelegener Mikro- und Makroretentionen resultieren. Durch Glättung mit diamantierten Instrumenten abnehmender Körnung und anschließender Politur der Implantatoberfläche wird die Plaqueakkumulation im Bereich des Weichgewebsabschlusses und der supragingivalen Areale verringert und die Hygienefähigkeit verbessert.

Defektauffüllung: Die Defektauffüllung kann bei erhaltenen Knochenlamellen mit Bonechips erfolgen. Ausgedehntere Destruktionen mit Dehiszenzen, die meist durch den Verlust der vestibulären Lamelle entstehen, können durch die Anlagerung von Blocktransplantaten rekonstruiert werden. Je nach Defektgröße ist das Material regionär oder aus Spenderregionen wie dem Weisheitszahngebiet bzw. der Kinnregion zu gewinnen [33]. Die Einheilung größerer Blocktransplantate bedarf zur Sicherung der Lagestabilität einer Fixierung, so z.B. durch die Stützschrauben des Memfix®-Systems. Der Verbund des ortsständigen und des transplantierten Knochens wird durch Anfrischen und Perforationen im Defektbereich unterstützt, da so eine Freisetzung von Wachstumsfaktoren erfolgt [7, 30, 32]. Ein spannungsfreier und dichter Wundverschluß schließt den Eingriff ab.

Postoperative Behandlung: Gelingt die Abdeckung des rekonstruierten Defektes durch ein intaktes Periost, wird das Einwachsen von Zellen und Gefäßen aus dem Bindegewebe verhindert und damit die knöcherne Heilung gefördert. In den nächsten sechs Monaten erfolgen regelmäßige Nachkontrollen und ggf. unterstützende Reinigungsmaßnahmen. Auf Sondierungen des periimplantären Sulkus und radiologische Kontrollen wird in diesem Zeitraum verzichtet, um die Regeneration nicht zu beeinträchtigen. Stützschrauben sollten nach 6–9 Monaten im Rahmen eines Reentry entfernt werden.

Abbildung 5 zeigt als Kasuistik Befunde und methodisches Vorgehen nach dem beschriebenen Kon-

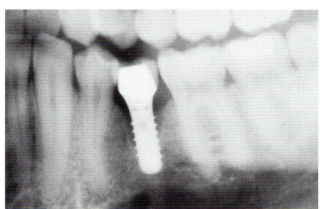

a

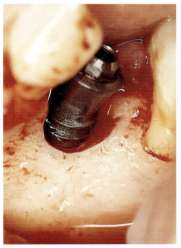

b

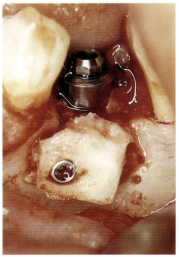

c

Abb. 5 Trichterförmige Osteolyse bei einem Bonefit-Implantat in Regio 35.
a) Radiologischer Befund.
b) Zustand nach Defekteröffnung, Entfernung des Entzündungsgewebes und Reinigung mit dem Air-Flow-Gerät.
c) Augmentation des Defekts durch Anlagerung und Fixierung eines autologen Blocktransplantats.

d und e) *Siehe folgende Seite.* ▷

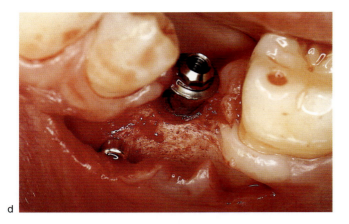

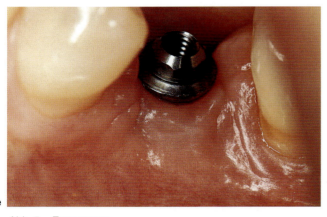

Abb. 5 Fortsetzung

d) Reentry sechs Monate nach der Augmentation: Der ursprüngliche Defekt ist weitgehend knöchern regeneriert.
e) Klinischer Befund acht Monate nach Augmentation des Knochendefekts: Die periimplantären Weichgewebe stellen sich entzündungsfrei dar.

zept. Dieser Therapieansatz läßt nach heutigem Kenntnisstand am ehesten eine Regeneration erwarten, Komplikationsraten und Erfolgsaussichten sind langfristig jedoch noch nicht abschätzbar. Ergibt die weitere Verlaufskontrolle keine knöcherne Restitution, und persistieren klinische und röntgenologische Anzeichen der Periimplantitis, ist das Implantat als verloren anzusehen und sollte rechtzeitig entfernt werden.

Ausgedehnte *spaltförmige Abbauten* sind therapeutisch schwer zu beherrschen, da es weder gelingt, die kontaminierte Implantatoberfläche zu reinigen noch das Entzündungsgewebe vollständig zu entfernen. Im Vordergrund steht daher die nichtinvasive desinfizierende und antibiotische Behandlung. Führen diese Maßnahmen nicht zu einer Stabilisierung, muß die rechtzeitige Explantation gegenüber der Augmentation bevorzugt werden. Die Entfernung des Implantats ist hier in aller Regel nur mit geringen Knochenverlusten verbunden, so daß nach knöcherner Konsolidierung des Defekts die Möglichkeit zur Nachimplantation an gleicher Stelle besteht.

In einzelnen Fällen kann die sofortige Nachimplantation erfolgen, wenn das nach Explantation zur Verfügung stehende Knochenangebot die Insertion eines größeren Implantatdurchmessers zuläßt, die Primärstabilität gewährleistet ist und infolge der Vorbehandlung weitgehend entzündungsfreie Verhältnisse vorliegen. Mögliche Knochendefekte im krestalen Bereich sollten durch autologe Knochenspäne aufgefüllt werden (Abb. 6).

Hyperplastische Veränderungen

Unter hyperplastischen Veränderungen sind regulierte Gewebsüberschußbildungen zu verstehen, die primär klinisch entzündungsfrei erscheinen (Abb. 7). Sie können zur Ausbildung von *Pseudotaschen* führen, ohne daß damit ein Attachmentverlust verbunden ist. Umschriebene Hyperplasien der periimplantären Weichgewebe werden vor allem bei mit Deckprothesen versorgten Implantatpfeilern beobachtet *(Vakatwucherungen)*. Die Abdeckung des periimplantären Weichgewebes durch den Funktionsrand reduziert die Selbstreinigung, führt zur Ausbildung eines „funktionstoten" Raumes und kann eine Keimverschiebung bedingen [4, 10, 36].

Nach klinischen Studien wird die Häufigkeit hyperplastischer Veränderungen bei Deckprothesen zwischen 10 und 25 % angegeben [11, 25, 28, 39]. Bei festsitzenden bzw. bedingt abnehmbaren Suprastrukturen werden hyperplastische Veränderungen eher selten beobachtet.

Hyperplastische Veränderungen bedürfen nicht grundsätzlich einer chirurgischen Intervention im Sinne einer Gingivoplastik. Bei nur geringer Ausdehnung, fehlenden Entzündungszeichen und hygienisch beherrschbaren Verhältnissen beschränkt sich die Therapie zunächst auf nichtinvasive Maßnahmen. Nach *Intensivierung der Mundhygiene* mit gezielter Massage zur Straffung der periimplantären Bezirke und ggf. korrektiven Maßnahmen an der Suprastruktur (Beseitigung plaquebegünstigender Retentionsnischen, Freischleifen und ggf. Kürzen der Prothesenbasis) bilden sich Gewebsüberschüsse oftmals spontan zurück.

Die Indikation zur *chirurgischen Abtragung* des hyperplastischen Gewebes ergibt sich bei ausgedehnten Veränderungen bzw. wenn eine Beeinträch-

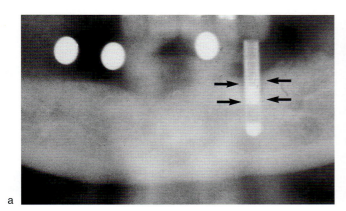
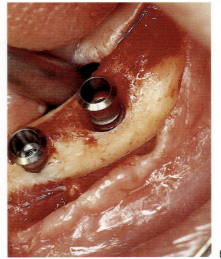
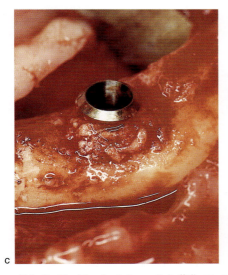
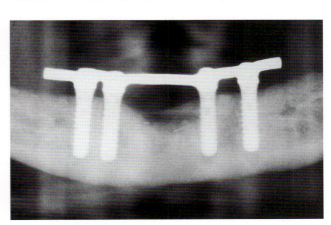

Abb. 6 Nachimplantation mit Auffüllung von krestalen Knochendefekten.

a) Radiologischer Befund vor Explantation: spaltförmiger Knochenabbau (Pfeile) bei einem IMZ-Implantat in Regio 34.
b) Zustand nach sofortiger Nachimplantation in den Explantationsdefekt.
c) Die krestalen Knochendefekte sind mit autologen Knochenspänen aufgefüllt.
d) Röntgenkontrolle sechs Monate nach Zweitimplantation.

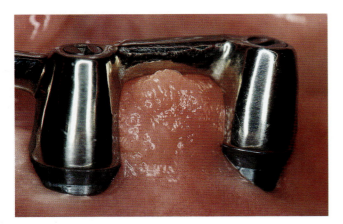

Abb. 7 Ausgeprägte Hyperplasie im Bereich des implantatgetragenen Stegs.

tigung der Plaquebeseitigung sekundär zu entzündlichen Erscheinungen geführt hat und sich durch die oben beschriebenen vorbehandelnden Maßnahmen keine Reduktion erreichen läßt. Nach lokaler Schmerzausschaltung wird das überschüssige Gewebe chirurgisch exzidiert oder schonend elektrochirurgisch entfernt (Abb. 8). Zur Verhinderung eines Rezidivs ist nach primärer Wundheilung eine besonders intensive und konsequente Plaquekontrolle erforderlich.

Bei implantatgestützten abnehmbaren Prothesen können hyperplastische Veränderungen auch durch eine Überextension der Basis im Bereich der beweglichen Alveolarmukosa entstehen. Die dauerhafte mechanische Überbeanspruchung führt zur Ausbil-

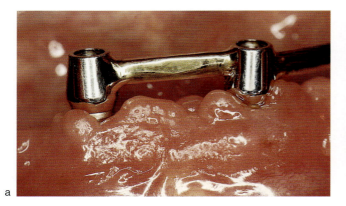

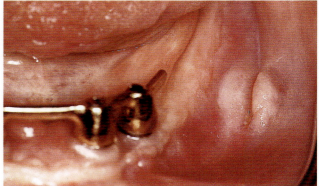

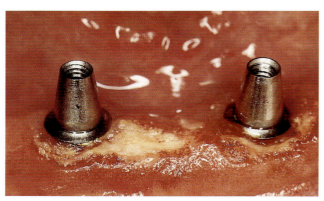

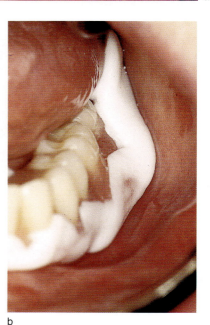

Abb. 9 Prothesenreizhyperplasie infolge einer Überextension der Prothesenbasis.

a) Klinischer Befund.
b) Korrektur der Basis durch Kürzen des Funktionsrandes und Unterfütterung.
c) Nachkontrolle vier Wochen später: vollständige Abheilung der Irritation durch korrekte Gestaltung der Prothesenbasis.

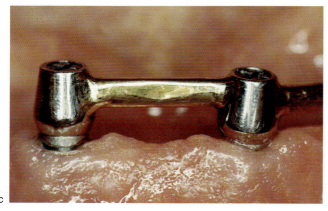

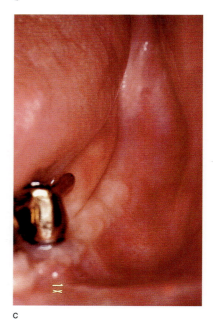

Abb. 8 Abtragung von hyperplastischen Veränderungen.

a) Hyperplastische Veränderung der periimplantären Gewebe bei einer Stegkonstruktion vor der Abtragung.
b) Zustand nach chirurgischer Abtragung und Koagulation des hyperplastischen Gewebes.
c) Nachkontrolle sechs Monate später: Straffung der Gewebe und reizlose periimplantäre Verhältnisse.

dung von Druckulzera und nachfolgend zur Bildung fibromartiger Gewebsüberschüsse im Sinne einer Prothesenreizhyperplasie. Therapeutisch ist in diesen Fällen eine *Korrektur der Prothesenbasis* durch Reduktion bzw. Unterfütterung notwendig, die meist zu einer vollständigen Rückbildung der Irritation führt (Abb. 9).

Atrophische Veränderungen

Im Gegensatz zu den bisher beschriebenen Formen eines periimplantären Stützgewebsverlustes, der durch mikrobiell verursachte entzündliche Prozesse bedingt ist, führen atrophische Veränderungen zu einem langsam fortschreitenden, entzündungsfreien Attachmentverlust. Als mögliche Ursachen dieser Veränderungen sind einerseits *involutive Prozesse* anzusehen, die durch horizontale Knochenresorptionen einen zirkulären Stützgewebsverlust bedingen (Abb. 10). Andererseits kann es sich auch um *rezessive Vorgänge* handeln, die bei einer dünnen vestibulären Knochenlamelle zu einem überwiegend fazialen Rückgang des Attachments führen (Abb. 11). Als Kofaktor ist neben einer traumatisierenden Putztechnik auch eine funktionelle Überlastung des Implantats zu diskutieren.

Die Folge atrophischer Vorgänge ist eine zunehmende Exposition der Aufbauteile bzw. des ursprünglich enossal verankerten Implantatkörpers. Neben der ästhetischen Beeinträchtigung besteht durch freiliegende Mikro- bzw. Makroretentionen (Beschichtungen, Gewindegänge) die Gefahr einer verstärkten Plaqueakkumulation und nachfolgend einer entzündlichen Überlagerung. Erreicht die Rezession die bewegliche Alveolarmukosa, wird die Mundhygiene zusätzlich erschwert, so daß kaum beherrschbare Infektionen resultieren können.

Als erste therapeutische Schritte empfehlen sich eine Kontrolle und ggf. *Umstellung der Mundhygiene* auf eine möglichst schonende Plaqueentfernung (vertikal-rotatorische Methode mit weicher Bürste) sowie die Überprüfung der implantatgetragenen Suprastruktur auf Anzeichen einer Überlastung (okklusale Interferenzen, Paßungenauigkeiten, nicht spannungsfreier Sitz).

Ziel der weiteren Maßnahmen muß die Schaffung und Beibehaltung *hygienefähiger Verhältnisse* sein. Ist es zur Exposition beschichteter Implantatteile bzw. von Gewindegängen gekommen, können eine Einebnung und Politur notwendig werden, um dem Patienten die häusliche Plaquebeseitigung zu erleichtern (Abb. 12). Das methodische Vorgehen muß die spezifischen Materialeigenschaften des Implantats berücksichtigen, bei den überwiegend verwendeten Titanimplantaten sind zur Korrektur diamantierte Schleifkörper mit abnehmender Körnung zu verwenden. Eine ausreichende Spraykühlung verhindert dabei thermische Schäden der periimplantären Gewebe.

Nach Nivellierung der Makroretentionen bzw. Abtragung der Beschichtung schließt sich die Politur mit Arkansassteinen und Gummikegeln an, zur definitiven Bearbeitung der Implantatoberfläche wird eine wenig abrasive Polierpaste (z.B. ImplaCleanic®) verwendet. Zur Überprüfung des Therapieerfolges wird der Patient in ein strengeres Recallsystem mit verkürzten Intervallen eingebunden.

Mukogingivalchirurgische Eingriffe, z.B. durch ein freies Schleimhauttransplantat, sind bei progressiven Rezessionen indiziert, die durch die bereits beschriebenen Maßnahmen nicht zum Stillstand kommen. Problematisch ist die rekonstruktive Therapie im sichtbaren Bereich, wenn durch die freiliegenden Implantat- bzw. Aufbauteile eine ästhetische Beeinträchtigung resultiert. Rekonstruktive Maßnahmen zur Deckung der Rezession (laterale und koronale

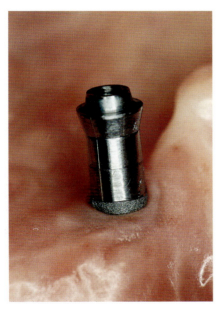

Abb. 10 Zirkulärer Attachmentverlust an einem IMZ-Implantat infolge involutiver Prozesse.

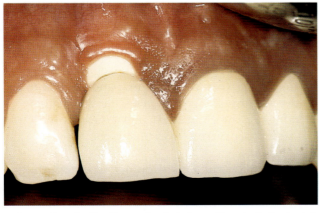

Abb. 11 Vestibuläre Rezession bei einem Einzelzahnimplantat.

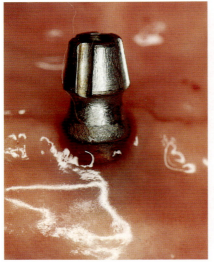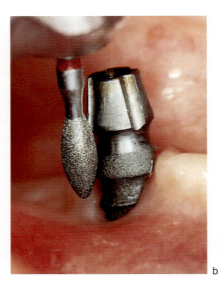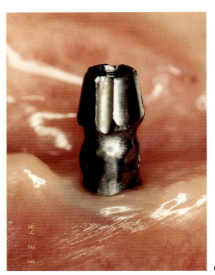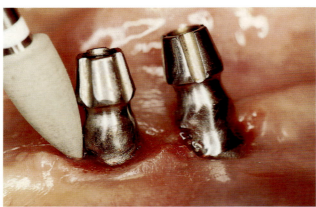

Abb. 12 Marginale Infektion bei einem TPS-Implantat durch Exposition von Mikro- und Makroretentionen.
a) Klinischer Befund.
b) Glättung der exponierten Implantatoberfläche.
c) Politur der Implantatoberfläche.
d) Nachkontrolle drei Monate später: entzündungsfreie und hygienefähige Verhältnisse im Bereich des Implantatdurchtritts.

Verschiebelappen, Bindegewebetransplantate) sind in ihrem Erfolg ungewiß und neigen rasch zu einem Rezidiv, da ein weichgewebliches Attachment auf der Implantatoberfläche kaum zu erreichen ist [38]. In extremen Situationen muß die Entfernung des Implantats mit anschließender Rekonstruktion des Defekts in die differentialtherapeutischen Überlegungen einbezogen werden.

Fehlen einer ausreichenden Zone keratinisierter Mukosa

Bereits im Rahmen der Implantation bzw. der Implantatfreilegung kann durch gezieltes „soft tissue management" (spezifische Schnitt- und Nahttechniken, Bindegewebetransplantate) die Restzone keratinisierter Schleimhaut erhalten und verstärkt werden, so daß sich die Notwendigkeit zu vestibulumvertiefenden Maßnahmen in der Belastungsphase reduzieren läßt.

Ergibt sich dennoch in der Gebrauchsphase eine sehr schmale bzw. fehlende Zone keratinisierter Mukosa im Bereich eines Implantatdurchtritts, leitet sich hieraus keine generelle Indikation zu Extensionsoperationen ab.

> Mukogingivalchirurgische Eingriffe sollten vielmehr auf Situationen beschränkt werden, in denen trotz suffizienter Plaquebeseitigung rezidivierende entzündliche Veränderungen auftreten bzw. Rezessionen eine Progredienz zeigen. Das Ziel einer chirurgischen Intervention liegt in der Verbreiterung und Verdickung der periimplantären Gewebe, um die Hygienefähigkeit zu verbessern und einem weiteren Attachmentverlust vorzubeugen.

Als Methoden zur Extension der fixierten Mukosa werden partielle Vestibulumplastiken und freie Schleimhauttransplantate angegeben [38].

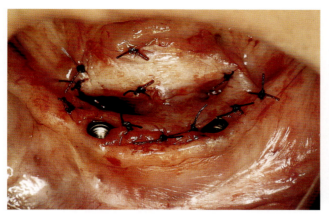
Abb. 13 Freies Schleimhauttransplantat im lingualen Bereich bei zwei Implantaten im zahnlosen Unterkiefer.

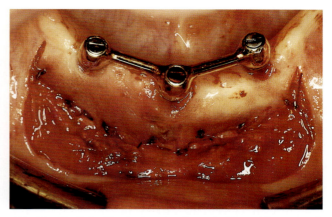
Abb. 14 Partielle Vestibulumplastik nach EDLAN-MEJCHAR mit epiperiostaler Präparation bei drei interforaminalen Implantaten im zahnlosen Unterkiefer.

Freies Schleimhauttransplantat: Die Vorteile freier, vom harten Gaumen entnommener Schleimhauttransplantate liegen in der Verpflanzung keratinisierter Mukosa in den periimplantären Bezirk und in der Möglichkeit, das Transplantat der Empfängerregion individuell anzupassen. Nach epiperiostaler Präparation des betroffenen periimplantären Bezirks wird ein ca. 1 mm dickes Transplantat manuell mit einem Gingivektomie-Beil oder maschinell mit einem Mukotom gewonnen und im Empfängerbett durch Einzelknopfnähte fixiert (Abb. 13). Die Ausdifferenzierung des neugebildeten keratinisierten Epithels ist bei komplikationsloser Einheilung nach ca. vier Wochen abgeschlossen. Durch die Schaffung einer großvolumigen keratinisierten Manschette sind die Voraussetzungen zu einer dauerhaften Gesunderhaltung der periimplantären Gewebe günstig.

Partielle Vestibulumplastik: Die Indikation zu einer partiellen Vestibulumplastik kann sich ergeben, wenn mehrere nebeneinander liegende Implantate betroffen sind (Abb. 14), so daß vom Gaumen nicht ausreichend Gewebe zur Extension zu gewinnen ist. Der Eingriff entspricht dem von EDLAN-MEJCHAR angegebenen Verfahren, allerdings wird zur Verhinderung der vestibulären Resorption eine epiperiostale Präparation bevorzugt. Durch diesen Eingriff ist zwar eine Vertiefung des Vestibulums zu erreichen, eine Keratinisierung wird jedoch nicht erzielt. Aufgrund der Rezidivneigung und der ausgedehnten Narbenbildung sind die langfristigen Erfolgsaussichten im Vergleich zum freien Schleimhauttransplantat als geringer einzuschätzen.

Funktionelle Überlastung

Komplikationen in der Belastungsphase können auch als Folge einer funktionellen Überlastung bzw. einer inadäquat konstruierten implantatgetragenen Suprastruktur auftreten [1, 16, 23, 38, 40, 41]. Sie bestehen in:

- gehäuft auftretenden Lockerungen von Schraubenverbindungen
- Fraktur oder Beschädigung der Suprastruktur
- Fraktur oder Beschädigung von Implantataufbauteilen
- Fraktur oder Beschädigung des Implantats

Auch ein verstärkter hart- bzw. weichgeweblicher Attachmentverlust ohne Anzeichen einer mikrobiellen bzw. entzündlichen Komponente kann eine funktionell bedingte Komplikation darstellen.

Schraubenlockerungen: Treten wiederholt Schraubenlockerungen auf, sollte zunächst die Suprastruktur auf Anzeichen einer funktionellen Überlastung (inkorrekte Okklusion, inkongruente Basis, Paßungenauigkeiten) kontrolliert und ggf. korrigiert werden. Zur Sicherung der Dauerstabilität ist weiterhin das Anziehen der Schrauben mit drehmomentgesteuerten Instrumenten (z.B. „Torque Controller") empfehlenswert. Eine Sicherung durch Sealer oder Kunststoffriegel ohne Kontrolle und Beseitigung funktionell bedingter Ursachen führt jedoch nicht zu einem dauerhaften Erfolg bzw. gefährdet das Implantat.

Fraktur der Suprastruktur: Frakturen der Suprastruktur können einerseits als Folge der funktionellen Überlastung auftreten, andererseits durch eine aus werkstoffkundlicher Sicht zu geringe Dimensionierung bedingt sein. Auch Verschleiß- bzw. Ermüdungserscheinungen in der Gebrauchsphase führen zur Schwächung mit der Folge einer erhöhten Frakturgefahr. Abplatzungen von Verblendungen können durch Verspannungen eines paßungenauen Gerüstes nach Verschrauben und okklusale Interferenzen bedingt sein. Abhilfe ist durch eine Neuversorgung unter Beachtung der werkstoffkundlich geforderten minimalen Materialstärken (ausreichende Dimensionierung von Metallgerüsten, Verblendungen, Geschiebeteilen und Lötverbindungen, Verstärkung herausnehmbarer Prothesen durch ein Metallgerüst) sowie durch eine störungsfreie okklusale Gestaltung zu erreichen.

Fraktur der Implantataufbauteile: Komplikationen aufgrund der Fraktur von Implantataufbauteilen sind bei den modernen Systemen selten. Bei IMZ-Implantaten mit austauschbaren Kunststoffelementen zur Mobilitätsadaptation (POM-IME) wurden Frakturen dieser Verschleißteile häufiger beobachtet, wenn das intramobile Element nicht rechtzeitig erneuert wurde bzw. eine verstärkte funktionelle Belastung bestand. Frakturierte bzw. beschädigte Aufbauteile müssen vorsichtig und ohne Destruktion des Implantatinneren entfernt und erneuert werden, die Suprastruktur ist danach auf ihre Paßgenauigkeit und okklusale Gestaltung zu kontrollieren.

Fraktur des Implantatkörpers: Frakturen bzw. Beschädigungen des Implantatkörpers selbst stellen eine ernsthafte Komplikation dar, da die weitere Nutzbarkeit des Implantats zum Erhalt des prothetischen Versorgungskonzepts in Frage gestellt ist. Keramische Implantate unterliegen werkstoffbedingt bei dynamischer Spitzenbelastung bzw. infolge der Materialermüdung einer erhöhten Bruchgefahr (Abb. 15). Die hier beobachteten Frakturen liegen häufig im apikalen Bereich der Stiftkavität oder verlaufen als Schrägfrakturen im koronalen Implantatanteil. Eine prothetische Neuversorgung ist infolge des Retentionsverlustes meist nicht möglich.

Aufgrund der höheren Biege- und Bruchfestigkeit ist bei Titanimplantaten die Gefahr einer Fraktur wesentlich geringer einzuschätzen. Die wenigen beobachteten Fälle betreffen zum einen Extensionsimplantate im gering dimensionierten Halsgebiet, zum anderen perforierte Hohlkörperimplantate. Auch bei den früheren IMZ-Implantaten mit fortge-

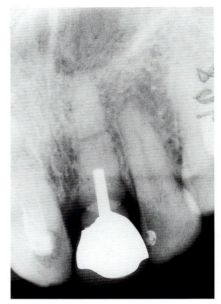

Abb. 15 Fraktur eines Keramikimplantats im apikalen Anteil (Röntgenkontrolle nach acht Jahren).

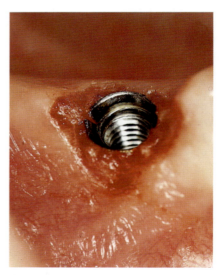

Abb. 16 Einriß der Implantatoberkante bei einem IMZ-Implantat nach fünfjähriger funktioneller Belastung.

schrittenem spalt- oder trichterförmigem Knochenabbau sind gelegentlich Frakturen im Bereich der apikalen Perforation zu beobachten. Das verbleibende, meist noch knöchern integrierte basale Fragment sollte schonend entfernt werden, um die Möglichkeit zu einer Nachimplantation zu erhalten.

Überlastungsbedingte Beschädigungen des koronalen Implantatanteils zeigen sich als Destruktionen oder Deformierungen der Implantatoberkante (Abb. 16) und beeinträchtigen den korrekten Sitz der

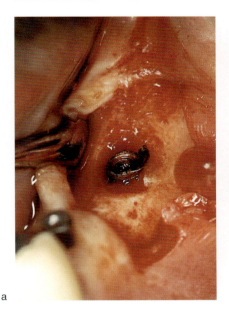 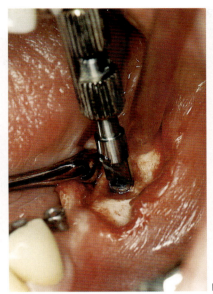 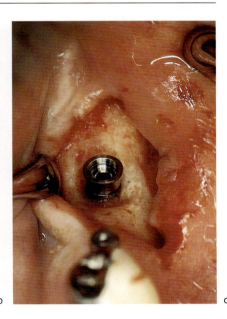

Aufbauteile bzw. der Suprastruktur. Eine Korrektur dieser Komplikation ist methodisch aufwendig und bedingt nachfolgend die Neuanfertigung der Suprastruktur. Bei IMZ-Implantaten wird zunächst mit diamantierten Schleifkörpern unter Kühlung die eingerissene oder frakturierte Oberkante abgetragen. Ein Sitzfräser ermöglicht die plane Gestaltung und Finierung der neuen Implantatoberkante und die weitgehend spaltfreie Fixierung eines speziell gefertigten Aufbauteils (Abb. 17).

Bei allen belastungsbedingten Komplikationen steht die Evaluation der Ursachen im Vordergrund. Als erster therapeutischer Schritt sind sichtbare Anzeichen der funktionellen Überlastung (okklusale Frühkontakte, Schlifffacetten, Inkongruenzen der Prothesenbasis, verstärkte Kinetik, Spannungen der Suprastruktur) durch geeignete korrektive Maßnahmen zu beseitigen. Treten weiterhin Schraubenlockerungen bzw. Frakturen der Komponenten auf, kann es zur dauerhaften Stabilisierung notwendig sein, eine günstigere Belastungsverteilung durch Insertion zusätzlicher Implantate zu erreichen.

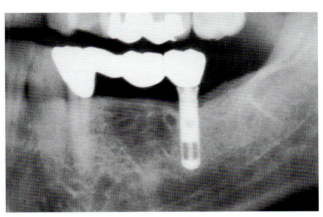

Abb. 17 Massive Deformierung und Fraktur der Implantatoberkante bei einem IMZ-Implantat.
a) Klinischer Befund.
b) Finieren der Implantatoberkante mit einem Planfräser nach Abtragung der deformierten Anteile.
c) Insertion eines speziell gefertigten Aufbauteils.
d) Die Röntgenkontrolle nach prothetischer Neuversorgung zeigt den kongruenten Sitz des neuen Aufbauteils.

Implantatverlust und Explantation

Ergibt sich aufgrund therapieresistenter periimplantärer Entzündungen mit progredienten Osteolysen oder funktionellen Überlastungen die Indikation zur Entfernung des Implantats, sollte diese möglichst schonend und unter Erhalt des noch gesunden umgebenden Knochens erfolgen.

Vorbehandlung: Auch hier ist die Anwendung der subgingivalen Irrigation zu diskutieren, mit der eine Reduktion der pathogenen Keimflora und eine Fibrosierung des periimplantären Entzündungsgewebes erreicht werden kann. Somit erzielte weitgehend entzündungsfreie Verhältnisse im Bereich des betroffenen Implantats erleichtern einerseits die lokale Schmerzausschaltung während des Eingriffs, andererseits stellen sie eine wichtige Voraussetzung

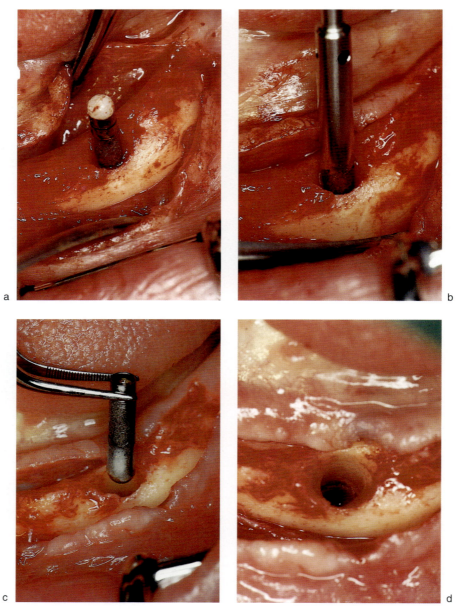

Abb. 18 Klinisches Vorgehen bei der sofortigen Nachimplantation.
a) Klinischer Befund vor der Explantation.
b) Hohlfräse zur Explantation unter weitgehender Schonung des periimplantären Knochens.
c) Entfernung des nur noch im basalen Bereich knöchern verankerten Implantats.
d) Nach Entfernung des Implantats resultierender Knochendefekt.

für eine komplikationslose Abheilung und Regeneration des Defekts dar. Als unterstützende Maßnahme kann eine kurzzeitige orale Antibiose sinnvoll sein.

Explantation: Durch auf den Implantatdurchmesser abgestimmte Hohlfräsen, die mittlerweile für nahezu alle wurzelförmigen Implantatsysteme zur Verfügung stehen, ist die Explantation unter weitgehend minimiertem Knochenverlust möglich (Abb. 18). Entzündlich verändertes Gewebe ist vollständig zu entfernen, ein dichter Nahtverschluß schließt den Eingriff ab.

Knochendefekte: Der nach der Explantation entstehende Knochendefekt regeneriert in aller Regel vollständig, wenn nach Entfernung des Implantats die orale und vestibuläre Lamelle erhalten geblieben sind. Bei Defektformen mit einem Verlust der vestibulären bzw. oralen Knochenwand stellen die Augmentation mit autologem Knochen [6] bzw. die Anwendung der gesteuerten Geweberegeneration [13] Therapieansätze zur knöchernen Rekonstruktion dar.

Ausgedehnte Defekte, die unter Umständen eine erhebliche Beeinträchtigung für die nachfolgende prothetische Versorgung darstellen, sind dann zu befürchten, wenn mehrere nebeneinander stehende Implantate infolge einer übergreifenden Osteolyse verlorengehen bzw. explantiert werden (Abb. 19). Die Gefahr derartiger irreversibler Destruktionen betrifft meist Patienten, die nicht in ein regelmäßiges Recallsystem eingebunden sind, so daß pathologische Veränderungen erst in einem Spätstadium erkannt werden. Auch bei Extensionsimplantaten, die aufgrund periimplantärer Entzündungen entfernt werden müssen, sind aufgrund der Ausdehnung der Implantate erhebliche Destruktionen zu befürchten (Abb. 20). Durch Absinken von Extensionsimplantaten in die Kiefer- und Nasenhöhle bzw. in den Bereich des Nervus alveolaris inferior können neben der lokalen Osteolyse auch angrenzende Strukturen geschädigt werden (Sinusitiden, Sensibilitätsstörungen und -ausfälle, Spontanfrakturen). Die Verwendung extendierter Implantatkörper ist deshalb sehr kritisch zu sehen.

Nach einem Implantatverlust ist zunächst zu entscheiden, ob das Versorgungskonzept durch Erweiterung aufrechterhalten werden kann (Abb. 21). Anderenfalls ist nach knöcherner Konsolidierung des Defekts (6–9 Monate nach Explantation) eine Nachimplantation zu erwägen (Abb. 22), wenn dies zur Aufrechterhaltung des prothetischen Therapiekonzepts erforderlich ist und die lokalen Gegebenheiten eine erneute Implantation zulassen.

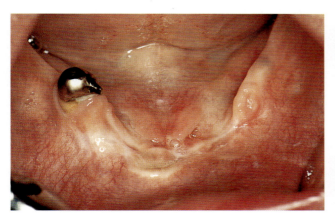

Abb. 19 Defekt des anterioren Alveolarfortsatzes nach Entfernung von vier Schraubenimplantaten, die aufgrund ausgedehnter Osteolysen entfernt werden mußten.

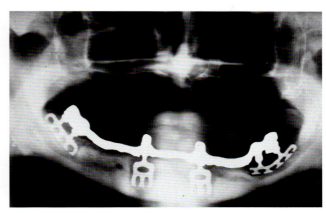

Abb. 20 Osteolytische Prozesse im Bereich von vier Extensionsimplantaten im zahnlosen Unterkiefer mit der Gefahr der Nervenirritation und der Unterkieferfraktur.

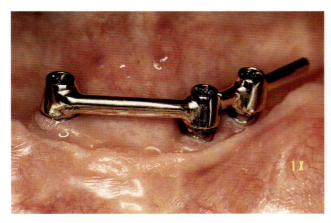

Abb. 21 Erweiterung der Stegkonstruktion nach Verlust des Implantats in Regio 42 (10-Jahreskontrolle).

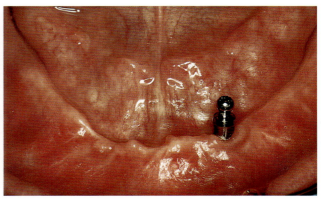

Abb. 22 Temporäre Versorgung mit einem Einzelattachment nach Implantatverlust in Regio 43. Zur dauerhaften Stabilisierung ist eine Nachimplantation anzustreben.

Zusammenfassung

Jede Implantation ist als Eingriff in das biologische System der Mundhöhle anzusehen, der mit dem Ziel einer möglichst dauerhaften funktionellen Rehabilitation unternommen wird. Medizinische Eingriffe sind jedoch grundsätzlich mit der Gefahr von Komplikationen verbunden, die sich auch bei sorgfältigem Vorgehen nicht immer sicher vermeiden lassen. Eine korrekte Indikationsstellung, Planung und Durchführung der implantologisch-prothetischen Versorgung dienen der *Prävention* von Mißerfolgen. Ein strenges Recallsystem erlaubt die *Früherkennung* möglicher pathologischer Veränderungen. Eine *Therapie* kann nur dann Folgeschäden vermeiden, wenn sie rechtzeitig und unter Anwendung geeigneter Verfahren eingesetzt wird.

Die wesentliche Ursache für Implantatverluste in der Belastungsphase liegt in dem Auftreten entzündlich bedingter Komplikationen. Die aufgezeigten Behandlungskonzepte für die Therapie periimplantärer Infektionen bedürfen jedoch der Erweiterung und wissenschaftlichen Untermauerung durch Longitudinalstudien. Es bleibt zu hoffen, daß die vertiefte Kenntnis der Strukturbiologie hart- und weichgeweblicher periimplantärer Strukturen künftig die rein symptomatische Therapie von Komplikationen ergänzen kann und zur Prävention von Mißerfolgen beiträgt.

> Die sich aus Implantatverlusten ergebenden Konsequenzen unterstreichen die Bedeutung regelmäßiger Nachkontrollen. Nur durch ein effektives Nachsorgesystem ist es möglich, Probleme und Komplikationen zu erkennen, um entweder erhaltende Maßnahmen rechtzeitig einzuleiten oder ausgedehnten Folgeschäden durch prophylaktische Explantation verlorener Implantate vorzubeugen.

Literatur

[1] Albrektsson, T., Zarb, G.A.: Clinical results of a 24-team multicenter study of the Brånemark implant. In: Albrektsson, T., Zarb, G.A. (eds.): The Brånemark Osseointegrated Implant. Quintessence, Chicago 1989.

[2] Anil, A.: Untersuchungen zur klinischen und mikrobiologischen Wirkung der subgingivalen Jod-Ultraschallirrigation bei periimplantären Taschen. Med. Diss., Mainz 1994.

[3] Augthun, M., Richter, E.-J., Hauptmann, S., Yildirim, M.: Untersuchungen zur Behandlung von tiefen periimplantären Knochentaschen mit ePTFE-Membranen. Z. Zahnärztl. Implantol. VIII (1992), 246.

[4] Behneke, N.: Komplikationen bei enossalen Implantaten im zahnlosen Unterkiefer. Z. Zahnärztl. Implantol. II (1986), 22.

[5] Braß, M., Anil, A.: Periimplantäre Therapie mittels subgingivaler Irrigation und intraoperativem Einsatz von Salzstrahlgeräten. Z. Zahnärztl. Implantol. VII (1991), 239.

[6] Buchmann, R., Khoury, F., Lange, D.E.: Die entzündlich periimplantäre Erkrankung (Periimplantitis). Zahnärztl. Mitt. 19 (1994), 2128.

[7] Dahlin, C.: Experimental background of GBR. Vortrag Membrane Symposium, Basel 10./11.12.1993.

[8] Dahlin, C.: Scientific background of guided bone regeneration. In: Buser, D., Dahlin, C., Schenk, R. (eds.): Guided Bone Regeneration in Implant Dentistry, Quintessence, Chicago 1994.

[9] Dennison, S.A., Hürzeler, M.B., Quinones, C.R., Cafesse, R.G.: Contaminated implant surfaces: an in vitro comparison of implant surface coating and treatment modalities for decontamination. J. Periodontol. 65 (1994), 942.

[10] Engquist, B.: Overdentures. In: Worthington, P., Brånemark, P.-I. (eds.): Advanced Osseointegration Surgery. Quintessence, Illinois 1992.

[11] Engquist, B., Bergendal, T., Kallus, Th., Linden, U.: A retrospective multicenter evaluation of osseointegrated implants supporting over-dentures. Int. J. Oral Maxillofac. Impl. 3 (1988), 129.

[12] Flemmig, Th.F.: Infektionen bei osseointegrierten Implantaten – Hintergründe und klinische Implikationen. Implantologie 1 (1994), 9.

[13] Godefroy, J.-N., Laroche, N., Fourcart, J., Boivin, G.: Ridge reconstruction after implant failure using a resorbable membrane: Report of a case and histologic study. Int. J. Oral Maxillofac. Impl. 9 (1994), 431.

[14] Grunder, U., Hürzeler, M.B., Schüpbach, P., Strub, J.R.: Treatment of ligature-induced peri-implantitis using guided tissue regeneration: A clinical and histologic study in the beagle dog. Int. J. Oral Maxillofac. Impl. 8 (1993), 282.

[15] Günay, H., Skuballa, C., Neukam, F.W.: Experimentelle Untersuchung zur Behandlung von periimplantären Knochendefekten. Z. Zahnärztl. Implantol. VII (1991), 16.

[16] Hobo, S., Ichida, E., Garcia, L.: Osseointegration and Occlusal Rehabilitation. Quintessence, Tokyo 1989.

[17] Hürzeler, M.B., Quinones, C.R., Schüpbach, P., Caffesse, R.G.: Tierexperimentelle Untersuchung zur Behandlung periimplantärer Defekte. Vortrag 43. Jahrestagung der DGZPW, 17. Jahrestagung der AGI innerhalb der DGZMK, Mainz 17.–20.4.1994.

[18] Jovanovic, S.A., Spiekermann, H., Richter, E.-J., Koseoglu, M.: Guided tissue regeneration around titanium dental implants. In: Laney, W.R., Tolman, D.E. (eds.): Tissue Integration in Oral, Orthopedic and Maxillofacial Reconstruction. Quintessence, Illinois 1992.

[19] Jovanovic, S.A: GBR-Technik zur Behandlung krestaler Kammdefekte bei peri-implantärer Infektion. Vortrag Membrane Symposium, Basel 10./11.12.1993.

[20] Jovanovic, S.A., Kenney, E.B., Carranza, F.A., Donath, K.: The regenerative potential of plaque-induced peri-implant bone defects treated by a submerged mem-

brane technique: An experimental study. Int. J. Oral Maxillofac. Impl. 8 (1993), 13.
[21] Lang, N.P.: Mikrobiologische Aspekte bei periimplantären Infektionen, aktuelles Behandlungskonzept. Vortrag Membrane Symposium, Basel 10./11.12.1993.
[22] Lehmann, B., Brägger, U., Hämmerle, C.H.F., Fourmousis, I., Lang, N.P.: Treatment of an early implant failure according to the principles of guided tissue regeneration (GTR). Clin. Oral Impl. Res. 3 (1992), 42.
[23] Lekholm, U., Adell, R., Brånemark, P.-I.: Complications. In: Brånemark, P.-I., Zarb, G.A., Albrektsson, T. (eds.): Tissue-integrated Prostheses. Quintessence, Chicago 1985.
[24] Mombelli, A., Lang, N.P.: Antimicrobial treatment of peri-implant infections. Clin. Oral Impl. Res. 3 (1992), 162.
[25] Naert, I., Quirynen, D., van Steenberghe, D., Darius, P.: A comparative study between Brånemark and IMZ implants supporting overdentures: Prosthetic considerations. In: Laney, W.R., Tolman, D.E. (eds.): Tissue integration in Oral, Orthopedic and Maxillofacial Reconstruction. Quintessence, Chicago 1992.
[26] Newman, M.G., Flemmig, T.F.: Bacteria-host interactions. In: Worthington, P., Brånemark, P.-I. (eds.): Advanced Osseointegration Surgery. Quintessence, Illinois 1992.
[27] Purucker, P., Bernimoulin, J.-P.: Übersichtsartikel zur Entwicklung und Anwendung von Tetracyclinfasern und Erläuterung anhand eigener klinischer Beispiele. Parodontologie 3 (1994), 175.
[28] Salonen, M.A.M., Oikarinen, K., Virtanen, K., Pernu, H.: Failures in the osseointegration of endosseous implants. Int. J. Oral Maxillofac. Impl. 8 (1993), 92.
[29] Schenk, G., Flemmig, T.F., Betz, T., Reuther, J., Klaiber, B.: Mechanische und antimikrobielle Therapie periimplantärer Mukositiden. Vortrag 43. Jahrestagung der DGZPW, 17. Jahrestagung der AGI innerhalb der DGZMK, Mainz 17.-20.4.1994.
[30] Schenk, R.: Histophysiologie der Knochenregeneration. Vortrag Membrane Symposium, Basel 10./11.12.1993.
[31] Schenk, R.: Bone regeneration: biologic basis. In: Buser, D., Dahlin, C., Schenk, R. (eds.): Guided Bone Regeneration in Implant Dentistry. Quintessence, Chicago 1994.
[32] Schenk, R.: Bone response to endosseous implants. Vortrag ITI World Symposium, Washington 27.-29.4.1995.
[33] Schliephake, H.: Entnahmetechniken autogener Knochentransplantate. Teil I: Spenderareale im Kopf-Hals-Bereich. Implantologie 4 (1994), 317.
[34] Schüpbach, P., Hürzeler, M.B., Grunder, U.: Implant-tissue interfaces following treatment of peri-implantitis using guided tissue regeneration. A light and elektron microscopic study. Clin. Oral Impl. Res. 5 (1994), 55.
[35] Spiekermann, H.: Enossale Implantate. In: Hupfauf, L. (Hrsg.): Totalprothesen. Praxis der Zahnheilkunde, Bd. 7, 3. Aufl. Urban & Schwarzenberg, München 1991.
[36] Spiekermann, H.: Farbatlanten der Zahnmedizin, Bd. 10: Implantologie. Thieme, Stuttgart 1994.
[37] Strub, J.R., Türp, J.C., Witkowski, S., Hürzeler, M.B., Kern, M.: Curriculum Prothetik Bd. III. Quintessenz, Berlin 1994.
[38] Tetsch, P.: Enossale Implantationen in der Zahnheilkunde. Hanser, München 1991.
[39] Van Beek, G.J., van Gool, A.V.: The indications and results of the ITI implant and the TMI. Oral Surg. Oral Diag. 2 (1991), 11.
[40] Worthington, Ph.: Complications and failures. In: Naert, I., van Steenberghe, D., Worthington, Ph. (eds.): Osseointegration in Oral Rehabilitation. Quintessence, London 1993.
[41] Worthington, Ph., Bolender, Ch., Taylor, Th.: The Swedish system of osseointegrated implants: Problems and complications encountered during a 4-year trial period. Int. J. Oral Maxillofac. Impl. 2 (1987), 77.

Prognose und Zukunftsperspektiven

von Bernd d'Hoedt

Inhaltsübersicht

Einleitung 329
Erfolgsstatistik in der zahnärztlichen
   Implantologie 329
   Anforderungen an dental-implanto-
     logische Studien 329
   Statistische Auswertung dental-implanto-
     logischer Studien 330
   Implantat-Langzeitnachkontrollen und
     Verweildaueranalysen 332
   Erfolgsdefinitionen 333

Prognose dentaler Implantate 335
Neue Tendenzen und Entwicklungen 336
   Implantatmaterialien und -oberflächen
     für den enossalen Implantatabschnitt ... 336
   Implantatmaterialien und -oberflächen
     für die Schleimhautdurchtrittsstelle 337
   Diagnostik – präoperativ und bei Implantat-
     nachkontrollen 338
   Ausblick – Zukunftsperspektiven 339
Literatur 340

Einleitung

Die zahnärztliche Implantologie ist durch eine *schnelle Weiterentwicklung* der Implantate und Zubehörteile infolge verbesserter Technologien in der Herstellung gekennzeichnet. Auch die Operationstechnik – insbesondere zur Implantation bei zunächst unzureichendem Knochenangebot und zur Sofortimplantation – hat sich stetig weiterentwickelt. Bei der prothetischen Versorgung von Implantaten ergeben sich z.B. durch die Verarbeitung von Titan und durch präzise vorgefertigte Abdruck- und Aufbauteile Fortschritte. Das digitale Röntgen und die Bildverarbeitung eröffnen neue Möglichkeiten zur Implantatnachkontrolle. Durch verbesserte analytische Verfahren wird in der Grundlagenforschung das Verständnis für die Abläufe an der Grenzfläche zwischen Implantat und umgebendem Gewebe vertieft. Die klinische Relevanz neuer Erkenntnisse und Entwicklungen zeigt sich allerdings erst bei der systematischen Langzeitnachkontrolle möglichst aller Implantationen im Rahmen klinischer Studien.

In diesem Beitrag sollen Überlegungen zur Durchführung und statistischen Auswertung solcher Studien dargestellt sowie einige Zukunftsperspektiven besprochen werden.

Erfolgsstatistik in der zahnärztlichen Implantologie

Anforderungen an dental-implantologische Studien (Tab. 1)

> Statistisch gesicherte Ergebnisse können von einer dental-implantologischen Studie nur erwartet werden, wenn eine *ausreichende Zahl von Behandlungen* nach einheitlichem Studienprotokoll durchgeführt und über ausreichend lange Zeit nachkontrolliert wurde.

Die notwendige Anzahl von Implantaten in einer Studie hängt von den Unterschieden ab, die als klinisch relevant angesehen und statistisch abgesichert werden sollen.

Die *notwendige Beobachtungszeit* ist abhängig vom Zeitpunkt des Auftretens eventueller Unterschiede zwischen den geprüften Behandlungen. So muß zur Sicherung eines unterschiedlichen periimplantären Knochenabbaus im Verlauf der funktionellen Belastung die mittlere Beobachtungszeit länger sein als zur Feststellung, ob Implantate primär ankylotisch oder bindegewebig einheilen. Allgemein wird ein Beobachtungszeitraum von mindestens 5 Jahren, besser von 10 Jahren für erforderlich gehalten. Für implantologische Studien empfiehlt sich besonders ein prospektives Studiendesign, bei dem für alle konsekutiv gesetzten Implantate bei jedem Behandlungsschritt (Implantation, ggf. operative Freilegung, prothetische Versorgung) Daten gesammelt werden. Intensive organisatorische Anstrengungen müssen unternommen werden, um möglichst alle Patienten regelmäßig klinisch und röntgenologisch nachzuuntersuchen.

Eine besondere Schwierigkeit besteht aus statistisch-methodischer Sicht in der zahnärztlichen Implantologie durch sog. *„multiple Implantationen"*, weil einerseits häufig bei einem Patienten mehrere Implantate, gleichzeitig oder zu unterschiedlichen Operationszeitpunkten, gesetzt werden, andererseits die Standardverfahren zur statistischen Analyse (KAPLAN-MEIER, COX u.a) voraussetzen, daß die Ereigniszeiten statistisch voneinander unabhängig sind. Derzeit ist kein statistisches Verfahren bekannt, das es ermöglicht, entsprechend der klinischen Anforderung Einzel- und Mehrfachimplantationen in einem Datensatz gerecht zu berücksichtigen.

Um die *Unabhängigkeit der Beobachtungen* zu gewährleisten, wird in manchen Studien ein Implantat pro Patient für die statistische Analyse ausgewählt, z.B. das einzige bzw. das zuerst gesetzte oder bei simultan gesetzten Implantaten ein zufällig ausgewähltes. Dieses Vorgehen ist unbefriedigend, weil die meisten der gesammelten Daten nicht zu der Auswertung beitragen und damit möglicherweise wichtige Informationen zur Einschätzung der Prognose verlorengehen, wenn z.B. bei einem Patienten eine umfangreiche Rehabilitation mit jeweils 6 Implantaten im Ober- und Unterkiefer durchgeführt wurde.

Tabelle 1 Qualitätskriterien für implantologische Studien.

- prospektives Studiendesign
- einheitliches Studienprotokoll zu Therapie und statistischer Auswertung
- Randomisation, wenn möglich (selten!)
- konsekutive Patientenaufnahme
- prozentuale Angabe der nicht mehr in Kontrolle befindlichen Implantate/Patienten („drop-out")
- statistische Auswertung mit Verweildaueranalysen
- Einbeziehung klinischer und röntgenologischer Nachkontrollvariablen

Um diesem methodischen Defizit zu begegnen, bemüht sich die biometrische Wissenschaft derzeit, verbesserte Auswerteverfahren zu entwickeln.

Verschiedene Studien mit sich ergänzendem Studiendesign sind in der Implantologie erforderlich: aus statistischer Sicht besonders aussagekräftig sind *randomisierte Therapiestudien*. Um hinreichend viele Patienten zu gewinnen, die nach den im Studienprotokoll festgelegten Richtlinien den einschränkenden Aufnahmekriterien entsprechen und die für die zu untersuchenden Therapiealternativen geeignet sind, empfiehlt es sich, die Studien *multizentrisch* anzulegen.

Ein Beispiel sind die zum heutigen Zeitpunkt (1995) noch in statistischer Auswertung befindlichen Studien im multizentrischen Schwerpunktprogramm „Verlaufskontrolle und Weiterentwicklung zahnärztlicher Implantate" der Deutschen Forschungsgemeinschaft, bei denen in den Universitätskliniken Aachen, Berlin, Düsseldorf, Mainz und Tübingen nach einheitlichem Studienprotokoll in der *Einzelzahnlücke* zwischen zwei Modifikationen des Tübinger Implantats, in der *Freiendsituation* zwischen zwei Modifikationen des IMZ-Implantats randomisiert und im *zahnlosen Unterkiefer* in der interforaminalen Region entweder zwei IMZ-Implantate oder vier TPS-Schrauben zur Stabilisierung einer stegretinierten Prothese jeweils in randomisierter Verteilung gesetzt, prothetisch versorgt und dann systematisch nachkontrolliert werden.

In der Literatur sind bisher keine derartigen randomisierten klinischen Studien mit dem Ziel des Vergleichs zweier unterschiedlicher implantologischer Therapien beschrieben. Eine randomisierte Zuteilung erfolgte ausschließlich zwischen einer implantologischen Therapie mit Blattimplantaten in der Freiendsituation des Unterkiefers und einer konventionellen prothetischen Versorgung mit einer Teilprothese [25] bzw. einer Brücke mit Anhänger [50]. KAPUR [26] findet eine 5-Jahres-Erfolgsquote von 84% für den implantatgetragenen und 74% für den konventionellen herausnehmbaren Zahnersatz. Dabei wird allerdings als Erfolgskriterium für ein Implantat u.a. eine Implantatmobilität bis zu 1 mm gewertet. Dieses Kriterium entspricht Empfehlungen der NIH-Konferenz von 1978 [49] und muß heute als überholt angesehen werden. SCHNITMAN stellte fest, daß die Blattimplantat-getragenen Brücken für die Patienten mehr Kaukomfort boten und weniger Mobilität der natürlichen Pfeilerzähne hervorriefen als die Anhängerbrücken. Die 3-Jahres-Überlebensrate betrug 84% bei Implantaten und 86% bei Brücken [51, 52].

Vergleichende klinische Studien mit randomisiertem Design sollten auf der Basis von Erkenntnissen geplant werden, die mit *klinischen Beobachtungsstudien* aufgrund von Studienprotokollen gewonnen wurden. Außerdem können zur Planung vergleichender klinischer Studien auch Erkenntnisse aus *Registerstudien* beitragen, wie sie z.B. die Deutsche Gesellschaft für Zahn-, Mund- und Kieferheilkunde eingerichtet hatte, um sich durch Einbeziehung möglichst aller implantierenden Zahnärzte auf höhere Patientenzahlen stützen zu können. Bei diesen kann allerdings weder die Einheitlichkeit der Therapierichtlinien noch eine regelmäßige Nachkontrolle der Patienten gewährleistet werden [38]. Die Aussagefähigkeit derartiger Registerstudien ist daher begrenzt.

Nach einer Literaturanalyse von AXMANN-KRCMAR et al. [5a] läßt sich aus biometrischer Sicht die methodische Qualität publizierter Studien häufig zu wünschen übrig, weil Angaben über Studienprotokolle fehlen.

> Für die wünschenswerte Qualität der statistischen Aussage ist unbedingt eine hohe *Datensicherheit* erforderlich. Dies erfordert einen hohen Personalaufwand zur Vorbereitung und Durchführung der Studien. Bei jeder Implantation, jeder prothetischen Versorgung und evtl. bei einem Verlust fallen Daten an. Die Nachkontrolle der Patienten muß organisiert werden. Nicht zur Untersuchung gekommene Patienten müssen erneut einbestellt werden. Klinische Parameter werden bei jeder Nachuntersuchung erhoben, reproduzierbar justierte Röntgenbilder zur Erfassung des periimplantären Knochenabbaus werden metrisch ausgewertet. Alle zunächst auf Fragebögen erfaßten Daten werden einer medizinischen Plausibilitätskontrolle durch Sichtprüfung unterzogen. Die Daten werden sodann – möglichst doppelt – eingegeben und nach Plausibilitätsprüfung durch den Rechner und evtl. notwendigem Abgleich der Datei zugemischt. Dabei ist auf Übereinstimmung der Identifikation der Implantate sorgfältig zu achten.

Der beschriebene *Aufwand* kann i.d.R. weder in einer Praxis noch in einer Klinik für alle gesetzten Implantate mit Nachkontrollen über 5 oder 10 Jahre aufrechterhalten werden. Die Langzeitfestlegungen im Studienprotokoll können außerdem dazu führen, daß durch technische Weiterentwicklungen oder empirische Erfahrungen die Ziele der Studie nach einigen Jahren überholt erscheinen.

Statistische Auswertung dental-implantologischer Studien

Als statistisches Standardverfahren zur zeitabhängigen Untersuchung des Parameters „Implantatverlust" gilt die *Überlebenszeitanalyse nach KAPLAN-MEIER* [24]. Die Kurve beginnt (Abb. 1 bis 3) zum Zeitpunkt der Operation bei 100% und sinkt im

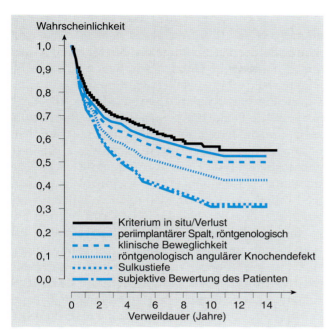

Abb. 1 Schrittweise Verweildaueranalyse für Tübinger Implantate. Von oben nach unten: Analyse nach KAPLAN-MEIER für das Kriterium „in situ/Verlust", Analysen nach CUTLER-EDERER entsprechend der Erfolgsdefinition von JAHN und D'HOEDT 1992 als einzelne Graphen für die Parameter „periimplantärer Spalt, röntgenologisch", „klinische Beweglichkeit", „röntgenologisch angulärer Knochendefekt", „Sulkustiefe", „subjektive Bewertung des Patienten".

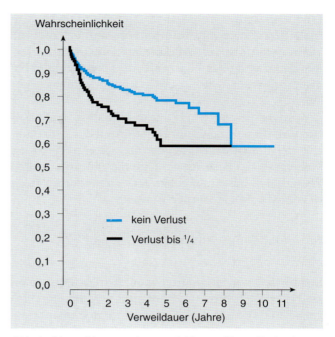

Abb. 2 Verweildaueranalyse nach KAPLAN-MEIER für den intraoperativen Knochenverlust bei keramischen Tübinger Implantaten nach dem Standardverfahren mit bis zu 10jähriger Liegedauer. Signifikant geringere Verweilwahrscheinlichkeit bei einem Verlust von $1/4$ des vestibulären Knochens in bezug auf den konstruktiv enossalen Implantatabschnitt.

weiteren Verlauf der Beobachtungszeit treppenartig dann ab, wenn ein Verlust beobachtet wurde. Implantate, die nicht als Verlust registriert sind, gehen mit ihrer jeweiligen Liegedauer als sog. „zensierte" Verweildauer in die Analyse ein. Dies ist von ausschlaggebender Bedeutung, weil i.d.R. in einer implantologischen Studie die Implantate eine unterschiedliche Liegedauer aufweisen; sie wurden konsekutiv über eine längere Periode inseriert, aber die Auswertung findet zu einem bestimmten Stichtag statt. Verschiedene Autoren haben die Anwendung der KAPLAN-MEIER-Analyse auf Daten dentaler Implantate gefordert [37, 27, 28, 60]. Auch in der Konsensus-Konferenz des Arbeitskreises „Implantologie" innerhalb der Deutschen Gesellschaft für Zahn-, Mund- und Kieferheilkunde 1989 in Mainz wird die Verwendung von Verweildaueranalysen, speziell der KAPLAN-MEIER-Analyse, für unverzichtbar erklärt [62]. Heute ist diese Methode etabliert.

> Das Vorhandensein einer zeitabhängigen Verweildaueranalyse muß als Qualitätsmerkmal einer statistischen Auswertung von Implantatdaten angesehen werden.

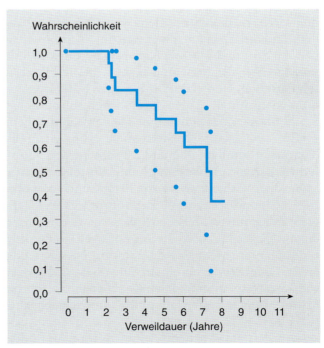

Abb. 3 Verweildaueranalyse nach KAPLAN-MEIER für Extensionsimplantate, bezogen auf das Kriterium „in situ/Verlust". Keine Verluste in der Einheilungszeit. Nach 2 Jahren steiles Absinken der Kurve bis zur maximalen Beobachtungszeit von 8 Jahren.

Eine sog. „naive Erfolgsschätzung" durch prozentuale Berechnung der Erfolgsquote unterschätzt die Verweilwahrscheinlichkeit bei niedriger Verweildauer und überschätzt sie mit zunehmender Beobachtungszeit – konstantes Risiko vorausgesetzt [29].

Weniger gebräuchlich als die Analyse nach KAPLAN-MEIER ist bisher die Darstellung der „kumulativen Hazard-Kurve", bei der die Steigung das Risiko zeigt [37]. Diese Analyse bietet den praktischen Vorteil, daß bei entsprechender Aufgliederung Teilrisiken summiert werden können.

Implantat-Langzeitnachkontrollen und Verweildaueranalysen

Ergebnisse von Implantat-Langzeitnachkontrollen sind für das BRÅNEMARK-Implantat von der Göteborger Klinik und für verschiedene andere Implantatsysteme u.a. von der Mainzer und der Tübinger Klinik veröffentlicht. Bisher wurden nur wenige Studien mit 10jähriger oder längerer Beobachtungszeit der nach einheitlichen Kriterien gesetzten Implantate publiziert. Einige Ergebnisse sollen exemplarisch dargestellt werden.

LEKHOLM berichtet zusammenfassend aus verschiedenen Studien mit einer mittleren Beobachtungszeit von bis zu 7,5 Jahren bei *BRÅNEMARK-Implantaten* im zahnlosen Kiefer von Plaque auf 25% der Implantatflächen, einer mittleren Sulkustiefe von 3,3 mm und Blutung nach Sondierung des Sulkus bei 25% der Implantatflächen. Bei teilbezahnten Patienten fand sich Plaque auf 15% der Implantatflächen und 13% der Zahnflächen, Blutung bei 8% der Implantatflächen und 4% der Zahnflächen, sowie eine mittlere Sulkustiefe von ebenfalls 3,3 mm bei Implantaten und 2,3 mm bei den natürlichen Zähnen. Es bestand keine Korrelation zwischen dem Vorhandensein von Plaque und einer Blutung bei Sondierung. Eine Zerstörung der Weichgewebeanlagerung durch die Sulkussondierung wird diskutiert. Daher wird die Blutung bei Sondierung für Implantate nicht als Parameter zur Einschätzung einer Gingivitis empfohlen. Die Röntgenauswertung ergab einen marginalen Knochenabbau von im Mittel 1 mm im ersten Jahr und 0,1 mm danach jährlich [36].

Vom Zeitpunkt der Implantatinsertion an finden ADELL et al. für BRÅNEMARK-Implantate im zahnlosen Kiefer nach 15 Jahren 78% stabile und als Zahnersatzpfeiler fungierende Implantate im Oberkiefer und 86% im Unterkiefer [1, 2].

DIETRICH stellt in einer statistischen Untersuchung von 2017 *IMZ-Implantaten* aus der Mainzer Klinik mit einer maximalen Beobachtungsdauer von 13 Jahren eine Überlebensrate von 93,3% nach 5 Jahren und 69,9% nach 10 Jahren fest. Als prognostische Einflußfaktoren ließen sich die intraoperativ festgestellte Dicke der periimplantären Knochenlamelle und die Indikation identifizieren. Bei Implantationen im zahnlosen Kiefer waren die Ergebnisse günstiger als in der Freiendsituation. Bei einer periimplantären Knochenlamelle > 1 mm war die Verweilwahrscheinlichkeit nach 8 Jahren höher als bei einer dünneren Knochenlamelle. Für Implantatlänge und -durchmesser, Geschlecht und Alter der Patienten und weitere untersuchte Variablen fanden sich keine statistisch signifikanten Unterschiede [16]. Die Autoren machen zu Recht auf die Bedeutung der Verwendung von zeitabhängigen Überlebenskurven zum Vergleich verschiedener statistischer Untersuchungen aufmerksam, weil z.B. KIRSCH und ACKERMANN nach bis zu 11jähriger Beobachtungszeit von 4269 IMZ-Implantaten in einer einfachen prozentualen Auswertung eine „Erfolgsquote" von 97,4% der Implantate angeben [30] und auch nach der Auswertung von DIETRICH et al. 94,8% der in der Mainzer Klinik gesetzten IMZ-Implantate in situ sind. Nur die Verwendung einer zeitabhängigen Analyse würde eine Vergleichbarkeit der statistischen Daten erlauben.

In einer zusammenfassenden Darstellung der mit dem *keramischen Tübinger Implantat* erzielten Ergebnisse wird anhand einer KAPLAN-MEIER-Analyse mit 15jähriger Beobachtungszeit u.a. auf das Absinken der Kurve im ersten halben Jahr der Liegedauer hingewiesen und mit einer Verweildaueranalyse des Nachfolgesystems Frialit-2 (aus Titan) dokumentiert, daß Verluste in der Einheilungszeit hier kaum noch auftreten, also das wichtigste Entwicklungsziel erreicht wurde [59].

> Zur Identifikation prognostischer Faktoren erscheint es sinnvoll, in einem System sich ergänzender Studien vor allem prospektive Beobachtungsstudien mit zeitlich begrenzter Patientenaufnahme und klar definierter ebenfalls begrenzter Fragestellung durchzuführen. Das Studiendesign kann nur ausnahmsweise randomisiert angelegt werden, nämlich nur dann, wenn es klinisch über die vollständige geplante Studiendauer durchführbar erscheint, die Entscheidung über die zu wählende Thera-

piealternative nicht dem Patienten oder dem Behandler, sondern dem Zufall zu überlassen bleibt. Dies ist nur möglich, wenn neben den selbstverständlich zu berücksichtigenden ethischen Gesichtspunkten auch organisatorische Fragen, die z.B. bei der präoperativen Patientenaufklärung auftreten, nicht außer acht gelassen werden.

Erfolgsdefinitionen

Bisher wurde in statistischen Untersuchungen fast ausschließlich der *Implantatverlust* als Kriterium für den Mißerfolg eines Implantats berücksichtigt. Klinisch kann allerdings ein unbefriedigender Zustand z.B. durch periimplantären *Knochenabbau* beobachtet werden, ohne daß es sofort zu einem Implantatverlust kommt. Erfolgskriterien, die bei klinischen oder röntgenologischen Nachkontrollen erhobene Verlaufsvariablen mit einbeziehen, wurden bereits bei der *NIH-Konferenz* 1978 von SCHNITMAN und SHULMAN [49] und von ALBREKTSSON et al. 1986 [3] vorgestellt (Tab. 2).

Für eine *Verweildaueranalyse* unter Einbeziehung klinischer oder röntgenologischer Verlaufsparameter ist die Methode nach CUTLER-EDERER [10] geeignet, weil der genaue Zeitpunkt des Wechsels von Erfolg zu Mißerfolg nach der gewählten Definition zwischen zwei Kontrollzeitpunkten nicht bekannt ist. Die Kurve verläuft daher, wie die Abbildungen 1, 4 und 5 zeigen, als Verbindungslinie zwischen den Kontrollzeitpunkten bei einer Änderung der Verweilwahrscheinlichkeit schräg.

Der *Kriterienvorschlag nach* JAHN u. D'HOEDT 1992 (Tab. 3) wurde entwickelt, weil im ersten Jahr der Liegedauer nach dem Vorschlag von ALBREKTSSON die im Rechner zu programmierende Entscheidung zwischen Erfolg und Mißerfolg wegen einer fehlenden Grenze für den „zulässigen" periimplantären röntgenologisch festgestellten Knochenabbau nicht definiert ist, also immer das Einjahres-

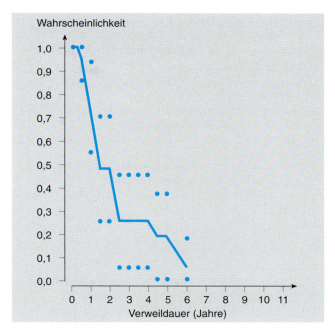

Abb. 4 Analyse nach CUTLER-EDERER unter Einbeziehung von Nachkontrollvariablen entsprechend der Definition von JAHN und D'HOEDT 1992 für die Implantate der Analyse von Abbildung 3. Ein prognostischer Einfluß der in der Definition verwendeten Variablen wird durch das wesentlich frühere drastische Absinken der Kurve deutlich.

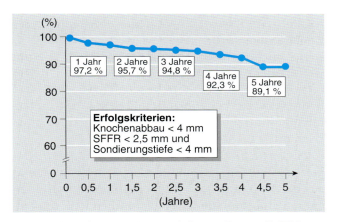

Abb. 5 Verweildaueranalyse nach CUTLER-EDERER für ITI-Bonefit-Implantate mit der Erfolgsdefinition „in situ", Sondierungstiefe < 4 mm, Sulkusfluidfließrate < 2,5 mm und röntgenologisch festgestellter periimplantärer Knochenabbau < 4 mm. Verweilwahrscheinlichkeit von 97,2% für ein Jahr, 94,8% für 3 Jahre und 89,1% für 5 Jahre [6].

Tabelle 2 Erfolgskriterien nach ALBREKTSSON et al. 1986 (entnommen aus ALBREKTSSON u. SENNERBY 1993 [4]).

- Ein singuläres, unverblocktes Implantat muß bei klinischer Kontrolle unbeweglich sein.
- Eine Röntgenaufnahme darf keinerlei Anzeichen von radiologischer Transluzenz zirkulär um das Implantat aufweisen;
- Der vertikale Knochenabbau darf nach dem ersten Jahr Belastung des Implantats nicht mehr als 0,2 mm pro Jahr betragen.
- Das Erscheinungsbild der einzelnen Implantate ist geprägt durch die Abwesenheit aller Anzeichen und Symptome von Schmerz, Infektionen, Neuropathien, Parästhesien oder Verletzungen des Canalis mandibularis.
- Im Zusammenhang mit dem oben Gesagten sind Erfolgsquoten von 85% nach einer Überwachungsperiode von 5 Jahren und von 80% nach einer Zehnjahresperiode als Minimalkriterien für den Erfolg zu werten.

Tabelle 3 Erfolgskriterien nach JAHN und D'HOEDT 1992 [22].

Für ein als Erfolg zu bewertendes Implantat muß gelten:
• Das Implantat ist in situ.
• Die Sulkustiefe mesial, distal, bukkal oder oral darf nicht mehr als 4 mm bei 2 aufeinanderfolgenden Kontrollen betragen.
• Die klinische Beweglichkeit darf den Lockerungsgrad I (Klassifikation der DEUTSCHEN GESELLSCHAFT FÜR PARODONTOLOGIE) nicht übersteigen.
• Das Implantat darf keinen zweiseitig durchgehenden Spalt mit einer Breite größer als 0,5 mm im Röntgenbild aufweisen.
• Der anguläre Knochendefekt (Mittelwert der mesialen und distalen Messung am Röntgenbild) darf nicht mehr als $3/_{10}$ des konstruktiv enossalen Implantatabschnittes betragen.
• Die subjektive Bewertung des Implantats durch den Patienten darf nicht schlechter als 3 sein (deutsches Schulnotensystem).

Röntgenbild als Basis und eine nachfolgende Röntgenkontrolle zur Einschätzung des Abbaus benötigt wird. Da in der Kontrollphase normalerweise nur in jährlichen Abständen geröntgt werden soll, ist erst nach Auswertung der 2-Jahreskontrolle die Berechnung möglich, und dies erschien ebenso unpraktikabel wie die geforderte Ausmessung in 0,2 mm-Schritten. Außerdem war nach den Erfahrungen mit dem Tübinger Implantat aus Al_2O_3-Keramik mit etwa 4% bindegewebig eingeheilten Implantaten zu rechnen, die problemlos über Jahre in situ belassen wurden, weil es nicht zu einer Progredienz des Knochenabbaues oder der Beweglichkeit kam. Es erschien nicht gerechtfertigt, diese als Mißerfolg nur wegen einer prinzipiellen Forderung nach osseointegrierten Implantaten auszugrenzen. Mit den heute verwendeten Pfosten- und Schraubenimplantaten kommt dies bei unbelasteter Einheilung praktisch nicht mehr vor.

Der *zeitliche Einfluß verschiedener Kontrollparameter* soll exemplarisch für das Tübinger Implantat aus Al_2O_3-Keramik (n = 636, ein Implantat pro Patient) an einer im Sonderforschungsbereich „Implantologie" in Tübingen durchgeführten schrittweisen Analyse gezeigt werden (s. Abb. 1). Das Kriterium „Implantatverlust" wird durch eine Verweildaueranalyse nach KAPLAN-MEIER dargestellt, bei der die Stufen einzelne Implantatverluste repräsentieren. Deutlich ist zu erkennen, daß in der Einheilungszeit, also im ersten halben Jahr der Beobachtungsdauer, ein Großteil der Implantatverluste eingetreten ist. Schrittweise wurden für verschiedene bei Nachkontrollen untersuchte Parameter entsprechend der Definition von JAHN und D'HOEDT 1992 (s.Tab. 3) Analysen nach CUTLER-EDERER hinzugefügt und in separaten Kurven dargestellt. Die Kombination der Kriterien macht deutlich, daß beim Tübinger Implantat das Hauptproblem in den Verlusten im ersten Jahr der Liegedauer liegt. Die Einbeziehung aller klinischen und röntgenologischen Kriterien führt nicht zu einer Divergenz der Kurven; das Mißerfolgsrisiko steigt also nach längerer Funktionsdauer nicht an.

In einer Langzeituntersuchung der Aachener Klinik an IMZ- und TPS-Implantaten [45] wird über eine Beobachtungszeit bis zu 8,8 Jahren mit Hilfe der CUTLER-EDERER-Analyse der zeitliche Verlauf der Verweilwahrscheinlichkeit für das Kriterium „in situ/Verlust" und weitere einzelne Teilkriterien einer Definition des Mißerfolgs unter Einbeziehung von Parametern für die metrische Vermessung des röntgenologisch feststellbaren Knochenabbaus und der bei der klinischen Nachkontrolle gemessenen Sulkustiefe dargestellt. Da nur wenige Implantate zu Verlust gingen, fällt die Überlebensrate für das Kriterium „in situ" nicht unter 90%. Die 5-Jahres-Erfolgswahrscheinlichkeit liegt für einen vertikalen Knochenabbau > 4 mm bei mindestens 85%.

In einer aktualisierten Version dieser Auswertung über 300 Implantate bei 136 Patienten mit einer maximalen Beobachtungsdauer von 11 Jahren wird eine 5-Jahres-Überlebensrate von mehr als 90% für das Kriterium „Explantation" und 83% bis 97% (in Abhängigkeit von der Implantatgröße) für das Kriterium „Knochenabbau mehr als 4 mm" erzielt [61].

Aus solchen Kombinationsanalysen unter Einbeziehung von Verlaufsvariablen darf allerdings nicht ohne weiteres auf eine Prognose des Implantatverlustes geschlossen werden, da der zeitliche Zusammenhang zwischen Änderungen bei Verlaufsparametern und tatsächlichen Explantationen oft erst nach längerer Beobachtungszeit nachgewiesen werden kann, für die die bisherigen Studien oft noch nicht ausreichen. So wurde in einer retrospektiven Untersuchung aus der Mainzer Klinik [15] festgestellt, daß der am Röntgenbild vermessene jährliche

Knochenabbau bei 93 IMZ-Implantaten mit mindestens 5jähriger Liegedauer kein „steady state" erreicht. Bei Implantaten mit mehr als 5jähriger Liegedauer kam es zu einem weiteren Anstieg des periimplantären Knochenabbaus.

> Eine Langzeitkontrolle von Implantaten in klinischen Studien ist daher wichtig. Außerdem ist es dringend erforderlich, daß man sich auf Standards einigt, die eine vergleichende statistische Analyse von Implantaten hinsichtlich der Erfolgsbewertung differenzierter erlauben, als es mit der bisher häufig angewendeten KAPLAN-MEIER-Analyse und dem Kriterium „Implantat in situ oder Verlust" möglich ist.

Prognose dentaler Implantate

Es ist nach den klinischen Erfahrungen anzunehmen, daß die Prognose eines Implantats beeinflußt wird von der *intraoperativen Situation*, speziell dem periimplantären Knochenzustand, vom allgemeinen Gesundheitszustand des Patienten, von Zeitpunkt und Art der funktionellen Belastung und vom Verlauf, d.h. dem Gesundheitszustand der periimplantären Gewebe in der Funktionsphase. Bisher sind durch statistische Verweildaueranalysen nur wenige Parameter identifiziert worden, die einen Einfluß auf die Prognose haben. Dies soll an Beispielen demonstriert werden.

Aus einer systematischen Auswertung aller während der Anwendung des Tübinger Implantats aus Al_2O_3-Keramik [57] im ersten 10-Jahres-Beobachtungszeitraum erhobenen Daten über 1064 Implantate bei 731 Patienten, in der prognostische Faktoren bezüglich der Operationstechnik und der prothetischen Versorgung analysiert wurden [11], ist in Abbildung 2 eine Verweildaueranalyse nach KAPLAN-MEIER dargestellt, bei der in zwei Gruppen nach dem intraoperativ festgestellten vestibulären *Knochendefizit* differenziert wurde. Bei Standardimplantationen besteht für ein Knochendefizit bis zu $1/4$ der vestibulären Knochenwand im Vergleich zur vollständig erhaltenen Alveole ein statistisch hoch signifikanter Unterschied (Log-Rank-Test: p = 0,007; Wilcoxon-Test: p = 0,01).

> Der intraoperative Zustand der vestibulären Knochenwand hat also einen signifikanten Einfluß auf die Verweilwahrscheinlichkeit der Implantate.

Wenn implantiert wird, obwohl periimplantär Knochen fehlt, muß nach dem Kurvenverlauf besonders mit einem Frühverlust gerechnet werden.

Der unterschiedliche zeitliche Verlauf für das Kriterium „Explantation" und die Erfolgsdefinition nach JAHN und D'HOEDT 1992 wird getrennt für die verschiedenen verwendeten Implantatsysteme in einer statistischen Verlaufsuntersuchung des Sonderforschungsbereichs „Implantologie" in Tübingen an 2304 Implantaten verschiedener Systeme bei 1342 Patienten mit einer Beobachtungszeit von bis zu 15,2 Jahren analysiert [14] und soll hier exemplarisch für eines der Systeme dargestellt werden.

Eine Verweildaueranalyse nach KAPLAN-MEIER mit dem Kriterium *„in situ/Verlust"* für ITI-Hohlzylinder der Typen „E", „K" und „H" (inzwischen überholte Implantatformen), die als einzige Form der Extensionsimplantate in der Tübinger Klinik zwischen 1982 und 1987 eingesetzt wurden, ist in Abbildung 3 bis zur maximalen Liegedauer von 8 Jahren dargestellt. Leider kam es vor allem bei den Typen „E" und „K" häufig zu einer nicht mehr therapierbaren Entzündung im Inneren der Hohlzylinder in Verbindung mit einer periimplantären Osteolyse, und die Implantate mußten entfernt werden. Der Graph zeigt einen drastisch anderen Verlauf als bei den anderen Implantatsystemen. Es wurden keine Verluste in der Einheilungszeit beobachtet. Die Verweilwahrscheinlichkeit ist für 1 Jahr 100%. Der erste Verlust ereignete sich nach mehr als 2 Jahren Liegedauer. Danach sinkt die Kurve steil ab, die Verweilwahrscheinlichkeit für 5 Jahre ist 72% und für die maximale Beobachtungszeit von 8 Jahren 37%.

Die Analyse nach CUTLER-EDERER unter Einbeziehung der Nachkontrollvariablen entsprechend der Definition von JAHN und D'HOEDT 1992 (s. Tab. 3) zeigt für dieselben Implantate eine Wahrscheinlichkeit von 75% für 1 Jahr, von 19% für 5 Jahre und von 6% für die maximale Beobachtungszeit von 6 Jahren (s. Abb. 4). Im Vergleich zur Kurve für die Analyse der Implantatverluste nach KAPLAN-MEIER sinkt der Graph nach CUTLER-EDERER, bei dem die Nachkontrollparameter zusätzlich eingehen, deutlich früher ab. Wenn nach den bei einer klinischen oder röntgenologischen Kontrolle erhobenen Meßwerten ein oder mehrere Teilkriterien der Erfolgsdefinition verletzt wurden, folgte also später häufig die Explantation. Obwohl die Ergebnisse wegen der geringen Implantatzahl vorsichtig interpretiert werden müssen, so läßt sich doch bei den Extensionsimplantaten ein prognostischer Einfluß der in der Definition verwendeten Variablen dokumentieren.

Für ITI-Bonefit-Implantate zeigt sich hingegen in einer prospektiven Langzeituntersuchung der Mainzer Klinik über 6 Jahre (n = 773) nach einer KAPLAN-MEIER-Analyse für das Kriterium „in situ" eine 5-Jahres-Verweilwahrscheinlichkeit von 97,3% und nach einer CUTLER-EDERER-Analyse unter zusätzlicher Einbeziehung klinischer (< 4 mm Sondierungstiefe und Sulkusfluidfließrate < 2,5 mm) und röntgenologischer (Knochenabbau < 4 mm) Verlaufskriterien als Erfolgsdefinition eine Verweilwahrscheinlichkeit von 89,1% (s. Abb. 5). Zusammen mit weiteren Ergebnissen, wie einem mittleren Knochenabbau von 1,2 mm nach 4 Jahren, und den untersuchten klinischen Parametern ist dokumentiert, daß die ITI-Schraubenimplantate nur selten zu Verlust gehen und die meisten der in situ befindlichen Implantate eine gesunde Schleimhautdurchtrittsstelle aufweisen [6].

> Die Dicke [16] und die Höhe der vestibulären Knochenlamelle als Beispiele für intraoperativ erhobene Parameter sowie der röntgenologisch bestimmte periimplantäre Knochenabbau als Beispiel für einen Verlaufsparameter haben nach den bisherigen Untersuchungen einen prognostischen Einfluß auf die Verweildauer der Implantate [11].

Aufgrund der bisher nur sehr limitierten Kenntnisse über die Gründe eines Implantatverlustes ist es noch nicht gelungen, prognostische Faktoren statistisch abzusichern, die als Verlaufsparameter erhoben werden können, bevor es zu einem periimplantären Knochenabbau kommt. Die Korrelation zwischen „klassischen" parodontalen Parametern, wie z.B. „Sondierungstiefe" oder „Blutung auf Sondierung", und dem Knochenabbau ist gering [23].

Neue Tendenzen und Entwicklungen

Implantatmaterialien und -oberflächen für den enossalen Implantatabschnitt

Bei biomechanischer Ruhe heilen enossale dentale Implantate unter direkter Knochenanlagerung ein [19]. Dafür hat SCHROEDER den Begriff „ankylotische Einheilung" [53, 54] und BRÅNEMARK den Begriff „Osseointegration" geprägt [7]. Weiterentwicklungen haben mittelfristig eine Verbesserung der ankylotischen Einheilung in biomechanischer Hinsicht und in der Einheilungsgeschwindigkeit zum Ziel. Eine reproduzierbare Imitation der parodontalen Aufhängung über einen funktionell ausgerichteten Faserapparat, wie wir sie vom natürlichen Zahn kennen, wäre auch bei Implantaten wegen der mechanischen Belastung des Implantat-Knocheninterface durch Verbiegung des Kieferknochens und wegen des unterschiedlichen Einsinkverhaltens von Implantaten und Zähnen während der funktionellen Belastung zwar anzustreben, muß aber derzeit als Utopie angesehen werden. Vielleicht gelingt es, diesem Ziel mit einer selektiven Zellbeschichtung der Implantate vor der Insertion näherzukommen [47]. Periimplantärer Knochenabbau kann wahrscheinlich eingeschränkt oder vermieden werden, wenn eine günstige Spannungsverteilung im Knochen im implantatnahen Bereich bei funktioneller Belastung erzielt wird. Durch die Neuentwicklung eines gesinterten Titan/Tantal 30 mit poröser Struktur gelang es in der Zusammenarbeit mit dem Fachbereich Werkstoffwissenschaften der Universität des Saarlandes, ein Implantat herzustellen, das ein der Kompakta nahezu „isoelastisches" Verhalten und dabei eine höhere Bruchfestigkeit als Titan-Vollmaterial besitzt. Implantate mit der Form des Frialit-2® aus diesem Material zeigten im Tierversuch (Abb. 6) ein günstiges Verhalten in der Einheilung und unter funktioneller Belastung [13]. Ein Problem ist in der porösen Oberfläche dann zu sehen, wenn es zu einem Kontakt mit der Mundhöhle kommt, weil die Gefahr einer mikrobiellen Besiedelung besteht. Deshalb sollten zumindest im koronalen Teil des Implantats die Poren geschlossen sein.

Durch eine gezielt hergestellte Mikromorphologie der Implantatoberfläche könnte die Verankerung der Zellen verbessert und im periimplantären Gewebe die initial gerichtete Zellanheftung in der Funktionsphase zu einer belastungsabhängig ausgerichteten funktionellen Struktur führen. In der Zellkultur konnte mit im µ-Bereich strukturierten Oberflächen eine schwerkraftunabhängige Orientierung von Fibroblasten erzielt werden. Schon bei einer Rillentiefe von 250 nm sind zytoskelettale Strukturen und zelluläre Fokalkontakte entsprechend der Längsachse des Rillenmusters in der Mikromorphologie der Materialoberfläche ausgerichtet (Abb. 7). Dieses bei Fibroblasten beobachtete orientierte Aufwachsen ist zellartspezifisch und unabhängig vom Material [39, 41]. Bevor an die Übertragung dieser Ergebnisse auf eine klinisch relevante Situation gedacht werden kann, muß es durch ein modifiziertes Herstellungsverfahren gelingen, derartige Strukturen auch auf den für ein Implantat erforderlichen sphärischen Formen zu erzeugen.

Prognose und Zukunftsperspektiven

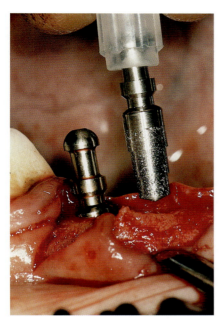

Abb. 6   Einsetzen eines Implantates aus gesintertem Titan/Tantal 30 mit poröser Struktur in der Form des Frialit-2®-Implantates im Tierexperiment.

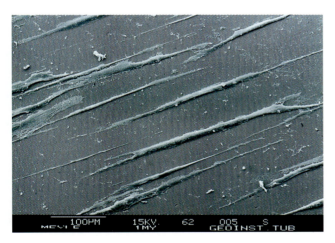

Abb. 7   Orientierungsverhalten von Zellen auf mikrostrukturierten Oberflächen. Die rasterelektronenmikroskopische Untersuchung zeigt die Orientierung der humanen Gingivafibroblasten in Richtung der Längsachse des darunter liegenden Rillenmusters. Tiefe und Breite der Rillen beträgt etwa 1 µm, die Länge des Vergleichsmaßstabes entspricht 100 µm (Prof. Dr. J. Meyle, Gießen).

Verbesserte Untersuchungsmethoden erlauben differenzierte Erkenntnisse über das Einheilungsverhalten von Implantaten auf ultrastruktureller Ebene. Der Grenzflächenbereich tierexperimentell eingesetzter Implantate wurde zusammen mit dem Max-Planck-Institut für Metallforschung in Stuttgart rasterelektronenmikroskopisch untersucht. Zwischen Knochen und Titan befindet sich nach 3monatiger Liegedauer eine ca. 10 µm dicke Zwischenschicht, die nicht mineralisiert ist. Eine *grenzflächenanalytische Untersuchung* wurde mit der Mikrosonde im Line-Scan durchgeführt. In der Zwischenschicht findet man die Elemente Kalzium, Phosphor und Titan. Möglicherweise sind die Titanatome aus dem Implantat in organischen Komplexen gebunden und ermöglichen so eine Bindung zwischen Implantat und Knochen. Um Aluminiumoxidkeramik-Implantate findet sich nach 3monatiger Liegedauer ebenfalls eine etwa 10 µm dicke Zwischenschicht, in der die Elemente Kalzium, Phosphor und Aluminium nachzuweisen sind. Hier tragen also möglicherweise Aluminiumatome in organischen Komplexen als Bestandteil der Zwischenschicht zur Bindung zwischen Implantat und Knochen bei [12].

Im enossalen Implantatabschnitt könnte in Zukunft eine *Implantatbeschichtung* durch Proteinadsorption, z.B. mit Fibronektin, die Festigkeit des Verbundes zwischen Implantat und Gewebe in der frühen Einheilphase erhöhen. Andererseits wird eine im Sol-Gel-Prozeß aufgebrachte Passivschicht möglicherweise in der Lage sein, langfristig eine Ionenabgabe in das Gewebe zu vermindern. Hier sind grundlagenwissenschaftliche Untersuchungen dringend erforderlich.

Implantatmaterialien und -oberflächen für die Schleimhautdurchtrittsstelle

Bei einphasigen Implantaten findet man eine Dreigliederung des marginalen Weichteilabschlusses mit einem hyalinisierten narbenähnlichen gefäßarmen und damit abwehrschwachen Bindegewebe zwischen Knochen und Epithel. Bei zweiphasigen Implantaten wird durch den Wechsel der transgingivalen Verbindungsstücke die Bindegewebeanlagerung zerstört und durch eine Epithelanheftung ersetzt. Ist systembedingt ein periodisches Entfernen der Verbindungsteile erforderlich, wie z.B. beim IMZ-Implantat, so wird die Epithelanheftung gelöst. Damit besteht die Gefahr einer periimplantären Entzündung mit Ausbildung einer Osteolyse [17].

Um die günstigen mechanischen Eigenschaften des Titans mit den günstigen Eigenschaften der Keramik für die Durchtrittsstelle der Implantate zu kombinieren, war es ein Forschungsziel des Sonderforschungsbereichs „Implantologie" in Tübingen, *Kombinationsimplantate* zu entwickeln. Dies gelang durch die *Diffusionsverschweißung der Al_2O_3-Keramik mit TiTa30, mit TiNb40 und mit Titan* bei

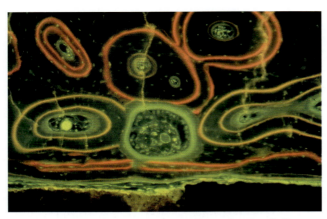

Abb. 8 Histologische Untersuchung (Prof. Dr. Dr. K. Donath, Hamburg) eines unbelasteten Verbundimplantates (links Keramikanteil, rechts Metallanteil) mit der fluorochromen Sequenzmarkierung. Völlig ungestörtes Knochenwachstum im Bereich der Verschweißung nach 5monatiger Liegedauer des zylindrischen Implantates im horizontalen Unterkieferast beim Hund.

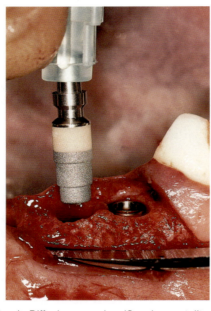

Abb. 9 Durch Diffusionsverschweißen hergestelltes Verbundimplantat aus Titan/Tantal 30 für den enossalen Abschnitt und Al_2O_3-Keramik für die Durchtrittsstelle mit der Form eines Frialit -2®-Implantates vor dem Einsetzen im Tierexperiment.

hohen Temperaturen im Hochvakuum [8, 31]. Die thermischen Eigenspannungen in der Grenzfläche, die beim Abkühlen von der Verschweißtemperatur entstehen, werden durch speziell entwickelte Legierungen, durch Optimierung der Verschweißparameter und teilweise durch die Verwendung einer duktilen Zwischenschicht, z.B. aus Niob oder Tantal, minimiert. Derartige Implantate wurden nach den günstigen histologischen Ergebnissen eines Vorversuchs (Abb. 8) in der Form eines Frialit-2®-Implantats experimentell eingesetzt (Abb. 9) und nach der Einheilungszeit durch eine prothetische Suprastruktur funktionell belastet [13]. Ein solches Kombinationsimplantat wurde bereits von der Konsensus-Konferenz zur Implantologie in Mainz 1989 gefordert [62] und von Schulte et al. 1992 [59] als Prototyp vorgestellt.

Auch durch die *mineralische Beschichtung von Suprastrukturelementen* aus Titan wird versucht, die Plaqueanlagerung im Bereich der gingivalen Durchtrittsstelle zu minimieren [32, 44] bzw. in ihrer Zusammensetzung zu verändern. Nach Untersuchungen von Krekeler et al. 1990 [33] hatten Streptokokken in der Plaque auf Titanproben einen um 100% höheren Anteil als auf Aluminiumoxidkeramik. Die Stabilität derartiger Beschichtungen erfüllt derzeit noch nicht die klinischen Anforderungen. Von besonderer Bedeutung ist außerdem die Oberflächengüte, weil eine Plaquereduktion nur mit glatten, dichten Oberflächen erzielt werden kann.

Auch die Beschichtung mit elektrisch besser leitenden Materialien, z.B. TiN, könnte geeignet sein, die Plaqueanlagerung im Vergleich zu Titan zu vermindern.

Diagnostik – präoperativ und bei Implantatnachkontrollen

Moderne bildgebende Verfahren, wie die *intraorale digitale Radiographie* [35] mit CCD-Chips (z.B. Radio-Visio-Graphie, Visualix, Sidexis), die eine Kabelverbindung zwischen dem intraoral plazierten röntgensensitiven Sensor und dem Rechner benötigen, oder mit wiederverwendbaren Speicherfolien (Digora), die wie ein konventioneller Röntgenfilm zu handhaben sind und nach der intraoralen Belichtung in einem speziellen Scanner abgetastet werden, besitzen Vorteile, die ihren Einsatz in der Implantologie sinnvoll erscheinen lassen. Neben einer Strahlenreduktion und der sofortigen Verfügbarkeit des Bildes erlaubt die neue Technik die digitale Bildverarbeitung, Veränderungen der Vergrößerung, des Kontrastes und der Helligkeit sowie vor allem auch die direkte Vermessung von Strecken und Flächen. Bei Nachkontrollen ergeben sich durch das Vorhandensein des Implantats bekannter Größe Möglichkeiten zur Berechnung von Verzerrungen, und Verfahren der Bildsubtraktion können zur Darstellung des periimplantären Knochenabbaus genutzt werden [48]. In Zukunft wird durch automatisierte Bildverarbeitung sogar eine automatische Befundung von Röntgenbildern zur Implantatnachkontrolle möglich werden. Da derzeit die Technik für die digitale Panoramaaufnahme entwickelt wird, ist auch in der präoperativen Röntgendiagnostik bei Verwendung von Meßkugeln definierter Größe durch die Vermessungsmöglichkeiten ein Einsatz des digitalen Röntgen sinnvoll.

Schon jetzt wird zur Auswertung von CT-Aufnahmen Software in der präimplantologischen Diagnostik genutzt, die Schnitte in jeder gewünschten Implantatposition und Richtung und sogar eine dreidimensionale Rekonstruktion des Kiefers erlaubt [63]. Wegen der mit der CT-Technik verbundenen Strahlenbelastung und der Kosten sollte diese Technik allerdings auf Ausnahmefälle beschränkt werden, z.B. den extrem atrophierten Kiefer.

Digitale Bildverarbeitung ist auch mit konventioneller Röntgentechnik möglich, wenn die Bilder eingescannt werden. Eine entsprechende Funktionseinheit von Scanner, Rechner und Software (Friacom) wird derzeit entwickelt. Weitere Zukunftsperspektiven ergeben sich durch den Einsatz der Kernspinresonanztomographie (NMR) und der Ultraschalltechnik, weil mit diesen Verfahren keine Strahlenbelastung verbunden ist.

Klinisch ist die *objektive Quantifizierung der ankylotischen Einheilung* von Interesse, um Implantate in der Einheilungsphase hinsichtlich des möglichen Belastungszeitpunktes beurteilen zu können und um in der Kontrollphase Fehlbelastungen zu erkennen. Zu diesem Zweck hat das *Periotestverfahren* [58] Anwendung in der Implantologie gefunden [12, 9]. In einem Handstück befindet sich ein Stößel mit einem Beschleunigungsaufnehmer, dessen Signal von einem Mikrocomputer analysiert wird. Niedrige Werte sprechen für eine ankylotische Einheilung. Durch den periimplantären Knochenumbau unmittelbar nach Beginn der funktionellen Belastung kann es zu einer vorübergehenden Erhöhung des Periotestwertes kommen. Im weiteren Verlauf findet man i.d.R. eine fallende Tendenz für den Periotestwert, die für eine Zunahme der Festigkeit in der ankylotischen Verbindung spricht. Qualitative Aspekte des periimplantären Knochens haben offenbar auf die Messung einen größeren Einfluß als etwa die Knochenhöhe bei ankylotisch eingeheilten Implantaten. Forschungsansätze ergeben sich in der Optimierung des ursprünglich für die Parodontologie entwickelten Gerätes auf die Anforderungen der Implantologie, denn ankylotisch eingeheilte Implantate ergeben Periotestwerte am unteren Ende der derzeitigen Meßskala.

Die Verbesserung der *Diagnose periimplantärer Entzündungsprozesse* ist besonders wichtig, weil nur bei frühzeitiger Intervention die Chance für eine erfolgreiche Therapie besteht. Dabei sind nichtinvasive Untersuchungsverfahren und damit *immunologische Tests* von Interesse, weil bei einer Sondierung des periimplantären Sulkus zwangsläufig die Schleimhautanlagerung beeinträchtigt wird [18]. Granulozyten setzen am Entzündungsort Proteasen frei, die den bindegewebigen Faserapparat zerstören. Als Markerenzym zur Diagnose von Entzündungsprozessen kann die granulozytäre Elastase dienen [40]. Interleukin-1-Beta ist als Osteoklastenaktivierender Faktor vermehrt nachzuweisen, wenn periimplantärer Knochenabbau droht. Die Konzentration in der Sulkusflüssigkeit steigt mit zunehmender Schwere der Erkrankung an [21, 43].

Als wichtiger endogener Risikofaktor für die Entwicklung einer Periimplantitis sind Störungen der Motilität und Chemotaxis von Granulozyten anzusehen. Da bei Zahnbetterkrankungen mit aggressiven Verlaufsformen, die bereits bei Jugendlichen und jugendlichen Erwachsenen zu Zahnverlusten führten, schwere Chemotaxisveränderungen ihrer Granulozyten beobachtet wurden [5, 42], erscheinen derartige Testsysteme auch für das Patienten-Screening vor einer geplanten Implantation sinnvoll.

Ausblick – Zukunftsperspektiven

Fortschritte in der operativen Technik wurden in den letzen Jahren vor allem durch augmentative Maßnahmen erzielt. Man kann heute mit guter Prognose implantieren, wo man dies wegen des unzureichenden Knochenangebotes vor wenigen Jahren abgelehnt hätte. Erste Verlaufsuntersuchungen nach Alveolarextensionsplastik und Implantation sind publiziert [20]. Zukunftsperspektiven ergeben sich durch die Anwendung optimierter Membranen. Resorbierbare Membranen aus Kollagen und Polylaktinsäure wurden bisher bereits erprobt [46]. In der Anwendung zur Augmentation des Alveolarfortsatzes wäre die Vermeidung der Zweitoperation zur Entfernung der Membran besonders bei transgingival einheilenden Implantaten vorteilhaft. Günstige klinische Ergebnisse werden auch mit nichtresorbierbaren, Keramik-beschichteten Metallfolien erzielt. Die Transplantation von autologem Knochen erhöht die Sicherheit der Augmentation, erfordert aber mit Ausnahme der Auflagerung eines direkt bei der Fräsung für das Implantat gewonnenen Knochenkerns eine Entnahmeoperation. Um diese zu vermeiden, sucht man nach einem unbegrenzt verfügbaren Ersatzmaterial, mit dem reproduzierbar belastbarer periimplantärer Knochen zu erzielen ist. Ungünstige Ergebnisse werden z.B im Zusammenhang mit Hydroxylapatitkeramik beobachtet [34].

Durch Optimierung der Implantatoberfläche hinsichtlich der Mikromorphologie und durch Beschichtung mit Proteinen oder Zellen sind Weiterentwicklungen zu erwarten.

Zukunftsperspektiven bei der prothetischen Versorgung sind durch die technologischen Fortschritte bei der Titanverarbeitung und z.B. der Funkenerosion gegeben. In der Entwicklung befindliche sog. „optische Abformverfahren" können wegen der genormten Anschlußflächen bei Implantaten eher an Bedeutung gewinnen als bei natürlichen Zähnen.

Die *Therapie des periimplantären trichterförmigen Knochenabbaus*, der prinzipiell bei allen Implantaten – unabhängig vom Typ – vorkommen kann, ist trotz einiger Fortschritte noch nicht befriedigend gelöst. In den Kapiteln über periimplantäre Entzündungen und Komplikationen werden Therapiekonzepte vorgestellt. Ein entscheidender Faktor ist die schwierige Reinigung der Implantatoberfläche, die aus biomechanischen Gründen möglichst rauh sein sollte, um eine ankylotische Einheilung zu erzielen. Zur Therapie der „Periimplantitis" besteht dringender Forschungsbedarf. Es müssen unbedingt kontrollierte Studien durchgeführt werden, um abgesichert erfolgversprechende Therapierichtlinien empfehlen zu können.

Zukünftige Forschungsperspektiven in der Implantologie würden sich verbessern, wenn an den Universitäten Ressourcen für wissenschaftliche Begleituntersuchungen zur zahnärztlichen Implantologie und vor allem auch für die Grundlagenforschung zum besseren Verständnis der Mechanismen im Interfacebereich auf ultrastruktureller Ebene dauerhaft zur Verfügung gestellt und entsprechende Forschungseinrichtungen etabliert würden [55, 56]. Die individuelle Prognose muß für die meisten Implantate, die heute klinisch eingesetzt weden, hinsichtlich der Einheilung als sicher eingeschätzt werden. Weiterentwicklungen werden daher u.a. das aus heutiger Sicht besonders wichtige Ziel haben, periimplantäre Entzündungen und Knochenabbau im Verlauf der Funktionsphase zu vermeiden, bzw. neue Richtlinien zur Therapie der Periimplantitis statistisch abzusichern. Nach den hier dargestellten Grundsätzen zur Planung und statistischen Auswertung implantologischer Studien ist offensichtlich, daß es hierzu der Langzeitbeobachtung und Datenerfassung unter standardisierten Bedingungen bedarf. Dies ist eine originäre Aufgabe der Universität und kann nicht von den niedergelassenen Kollegen erwartet werden. Wegen der erforderlichen Unabhängigkeit von den mit Implantatneuentwicklungen immer verbundenen wirtschaftlichen Interessen ist auch die Förderung durch die Industrie keine Dauerlösung des Problems. Die bisherige Forschungspolitik, sich auf die sog. Drittmittelförderung solcher Forschungsprojekte u.a. durch die Deutsche Forschungsgemeinschaft zu verlassen, ist nur für den „Anschub" solcher Projekte geeignet, denn eine Forschungsförderung durch solche Institutionen ist immer zeitlich eng limitiert.

Das steigende Anspruchsdenken und die sich zunehmend verbreitende Information über die früher für unvorstellbar gehaltenen Möglichkeiten der zahnärztlichen Implantologie, die heute bereits Realität sind, führen schon jetzt dazu, daß Patienten vermehrt nach Implantaten fragen. Hier stellt sich die Frage der Finanzierbarkeit. Der Weg in die Exklusivität ist kein Ausweg. Eine entscheidende Zukunftsperspektive ist daher, daß eine politische Lösung dafür gefunden wird, Implantate als normales Behandlungsmittel in die zahnärztliche Routine so zu integrieren, daß bei Vorliegen der entsprechenden Indikation diese Therapie in einem noch zu definierenden Rahmen durchzuführen für Zahnarzt und Patient auch wirtschaftlich möglich ist.

Literatur

[1] Adell, R., Lekholm, U., Rockler, B., Brånemark, P.-I.: A 15-year study of osseointegrated implants in the treatment of the edentulous jaw. Int. J. oral Surg. 10 (1981), 387.

[2] Adell, R., Eriksson, B., Lekholm, U., Brånemark, P.-I., Jemt, T.: Eine Langzeit-Verlaufsstudie osseointegrierter Implantate zur Versorgung zahnloser Kiefer. Übersetzung: Döhler, P.-N., Überarbeitung: Neukam, F.: Int. J. oral maxillofac. Impl. 5 (1990), 347.

[3] Albrektsson, T., Zarb, G., Worthington, P., Eriksson, A. R.: The long-term efficacy of currently used dental implants: a review and proposed criteria of success. Int. J. oral maxillofac. Impl. 1 (1986), 11.

[4] Albrektsson, T., Sennerby, L.: Der Stand der Forschung: Orale Implantate. Phillip Journal 10 (1993), 11.

[5] Altman, L. C., Page, R. C., Vandesteen, G. E., Dixon, L. I., Bradford, C.: Abnormalities of Leucocyte chemotaxis in patients with various forms of periodontitis. J. periodont. Res. 20 (1985), 553.

[5a] Axmann-Krcmar, D., Selbmann, H.-K., Goméz-Serranó, G.: Die methodische Qualität dental-implantologischer Studien. Z. zahnärztl. Impl. 11 (1995), 226.

[6] Behneke, A., Behneke, N., d'Hoedt, B.: Hard and soft tissue reactions to ITI screw implants after 6 years of clinical experience. Vortrag, ITI-Symposium, Washington, USA, 1995.

[7] Brånemark, P. I.: Osseointegration and its experimental background. J. prosth. Dent 50 (1983), 399.

[8] Burger, K., Brenner, D., Petzow, G.: Untersuchungen an diffusionsverschweißten Titan/Aluminiumoxid- und Titanlegierung/Aluminiumoxid-Verbindungen. Z. zahnärztl. Impl. 3 (1987), 47.

[9] Cramer, A., d'Hoedt, B., Axmann, D., Gomez, G., Schulte, W.: Periotestwerte Tübinger Implantate. In.: Gesellschaft für Orale Implantologie (Hrsg.): Jahrbuch für Orale Implantologie 94. Quintessenz, Berlin 1994.

[10] Cutler, S. J., Ederer, F.: Maximum utilization of the life table method in analyzing survival. J. chron. Dis. 8 (1958), 669.

[11] d'Hoedt, B.: Dentale Implantate aus polykristalliner Aluminiumoxidkeramik – Einheilung und Langzeitergebnisse. Habilitationsschrift, Universität Tübingen 1991.

[12] d'Hoedt, B., Schramm-Scherer, B.: Der Periotestwert bei enossalen Implantaten. Z. zahnärztl. Impl. 4 (1988), 89.

[13] d'Hoedt, B., Schulte, W., Handtmann, S., Gómez Román, G., Meschenmoser, A., Donath, K., Ortlepp, I., Brehme, J., Biehl, V., Petzow, G., Elssner, G., Korn, D.: Implantate aus diffusionsverschweißtem Verbund von Titan/Tantal und Al_2O_3-Keramik sowie aus porösem Titan/Tantal in der tierexperimentellen Prüfung. Vortrag, 43. Jahrestagung der Deutschen Gesellschaft für Zahnärztliche Prothetik und Werkstoffkunde und 17. Jahrestagung der AG Implantologie innerh. der DGZMK, Mainz, 17.–20.3.94.

[14] d'Hoedt, B., Handtmann, S., Gómez-Román, G., Axmann, D., Jahn, M., Schulte, W.: Verweildaueranalysen nach Kaplan-Meier und Cutler-Ederer für enossale Implantate verschiedener Systeme. Langzeitergebnisse über einen Zeitraum von 15 Jahren. Z. zahnärztl. Impl. 11 (1995 zur Publikation eingereicht).

[15] Dietrich, U., Wagner, W.: Zur Frage des Knochenabbaus bei IMZ-Implantaten. Z. zahnärztl. Impl. 8 (1992), 240.

[16] Dietrich, U., Lippold, R., Dirmeier, Th., Behneke, N., Wagner, W.: Statistische Ergebnisse zur Implantatprognose am Beispiel von 2017 IMZ-Implantaten unterschiedlicher Indikation der letzten 13 Jahre. Z. zahnärztl. Impl. 9 (1993), 9.

[17] Donath, K.: Pathogenesis of bony pocket formation around dental implants. J. dent. Ass. SA 47 (1992), 204.

[18] Donath, K.: Vergleichende histopathologische Untersuchung zum epithelialen Attachment und suprakrestalen Bindegewebe verschiedener Implantattypen. Vortrag, AG „Implantologie" innerhalb der DGZMK, Berlin 23.–26.4.92.

[19] Donath, K., Kirsch, A.: Welche Bedeutung hat die primäre Stabilisation von Implantaten für die ossäre Integration während der Einheilphase? Z. zahnärztl. Impl. 2 (1986), 11.

[20] Handtmann, S., Gómez-Román, G., Wuest, A. K., Axmann, D., Schulte, W.: Alveolarextensionsplastik bei gleichzeitiger Implantation – Ein Erfahrungsbericht über 7 Jahre. Z. zahnärztl. Impl. 11 (1995), 158.

[21] Hönig, J., Rordorf-Adam, C., Siegmund, C., Wiedmann, W., Erard, F.: Increased interleukin-1β (IL-1 Beta) concentration in gingival tissue from periodontitis patients. J. periodont. Res. 24 (1989), 362.

[22] Jahn, M., d'Hoedt, B.: Zur Definition des Erfolges bei dentalen Implantaten. Z. zahnärztl. Impl. 8 (1992), 221.

[23] Jansen, V. K., Richter, E.-J., Spiekermann, H.: Parodontale Parameter und deren Korrelationen bei IMZ-Implantaten im zahnlosen Unterkiefer. Dtsch. zahnärztl. Z. 48 (1993), 207.

[24] Kaplan, E. L., Meier, P.: Nonparametric estimation from incomplete observations. J. Amer. statist. Assoc. 53 (1958), 457.

[25] Kapur, K. K.: Veterans Administration cooperative dental implant study – Comparisons between fixed partial dentures supported by blade-vent implants and removable partial dentures. Part I Methodology and Comparisons between Treatment Groups at Baseline. J. prosth. Dent 58 (1987), 499.

[26] Kapur, K. K.: Veterans administration cooperative dental implant study – Comparisons between fixed partial dentures supported by blade-vent implants and removable partial dentures. Part II Comparisons of success rates and periodontal health between two treatment modalities. J. prosth. Dent 62 (1989), 655.

[27] Kerschbaum, Th.: Zur statistischen Auswertung klinischer Studien über Implantate. Fortschr. zahnärztl. Impl. 1 (1984), 59.

[28] Kerschbaum, Th.: Dokumentation und statistische Auswertung von enossalen Implantaten. Zahnärztl. Welt 95 (1986), 1150.

[29] Kerschbaum, T., Haastert, B.: Statistische Verweildaueranalysen in der Implantologie. Implantologie 2 (1995), 101.

[30] Kirsch, A., Ackermann, K.L.: An eleven year retrospective analysis of the IMZ-implant system. J. oral maxillofac. Surg. 4 (1990), 920.

[31] Korn, D., Elssner, G., Petzow, G., Schulte, W.: Neue Wege der Optimierung von $Ti-Al_2O_3$-Verbunden und Dentalimplantatkonstruktionen. Z. zahnärztl. Impl. 8 (1992), 136.

[32] Krämer, A., Weber, H., Geis-Gerstorfer, J., Nisch, W.: Erste Versuche zur Plaquereduktion an IMZ-Implantaten durch mineralische Beschichtung der Distanzhülsen. Z. zahnärztl. Impl. 7 (1991), 81.

[33] Krekeler, G., Pelz, K., Rediker, M.: Die Plaqueanhaftung an verschiedenen Implantatwerkstoffen. Z. zahnärztl. Impl. 6 (1990), 191.

[34] Krekeler, G., Wächter, R.: Hydroxylapatit zur Stabilisierung von Implantaten – ein geeigneter Werkstoff? Z. zahnärztl. Impl. 8 (1992), 17.

[35] Künzel, A., Benz, Chr.: Intraorale digitale Radiographie. Zahnärztl. Welt 104 (1995), 554.

[36] Lekholm, U.: Osseointegrated implants in clinical practice. J. oral Impl. 12 (1986), 357.

[37] Mau, J.: Die Quantifizierung des Verlustrisikos dentaler Implantate. Z. zahnärztl. Impl. 3 (1987), 58.

[38] Mau, J., Thomas, J., Lukas, D., Tetsch, P.: Eine erste Verlustanalyse aus dem Implantatregister – primär feste Implantate beim Einzelzahnersatz. Z. zahnärztl. Impl. 4 (1988), 188.

[39] Meyle, J., von Recum, A. F., Gibbesch, B., Hüttemann, W., Schlagenhauf, U., Schulte, W.: Fibroblast shape conformation to surface micromorphology. J. appl. Biomat. 2 (1991), 273.

[40] Meyle, J., Brecx, M., Zell, St., Heller, W.: Influence of oral hygiene on elastase concentration of gingival crevicular fluid. J. periodont. Res. 27 (1992), 226.

[41] Meyle, J., Gültig, K., Hüttemann, W., von Recum, A., Elßner, G., Wolburg, H., Nisch, W.: Oberflächenmikromorphologie und Zellreaktion. Z. zahnärztl. Impl. 10 (1994), 51.

[42] Meyle, J.: Leucocyte adhesion deficiency and prepubertal periodontitis. In.: Slots, J.: Periodontology 2000, S. 26. Munksgaard, Kopenhagen 1994.

[43] Preiß, D.: Nachweis von Interleukin-1 Beta in der Sulkusflüssigkeit. Med. Diss., Univ. Tübingen 1992.

[44] Pröbster, L., Krämer, A., Wall, G.: Untersuchung zur Plaqueadhärenz an beschichteten Titanoberflächen. Z. zahnärztl. Impl. 7 (1991), 84.

[45] Richter, E.-J., Jansen, V., Spiekermann, H., Jovanovic, S.A.: Langzeitergebnisse von IMZ- und TPS-Implantaten im interforaminalen Bereich des zahnlosen Unterkiefers. Dtsch. zahnärztl. Z. 47 (1992), 449.

[46] Romanos, G.: Resorbierbare Membranen und parodontale Regeneration. Parodontologie 4 (1994), 291.

[47] Schendel, K. U., Lohr, A., Komposch, G.: Besiedlung dentaler Implantate mit Desmodontalfibroblasten – Ein Schritt zum Implantat mit Desmodont? Z. zahnärztl. Impl. 10 (1994), 42.

[48] Schmitt, W., Lehmann, Th.: Digitale Radiographie und digitale Bildverarbeitung in der implantologischen Diagnostik. Z. zahnärztl. Impl. 9 (1993), 284.

[49] Schnitman, P. A., Shulman, L. B. (eds.): Dental implants: Benefit and risk. Proceedings of an NIH Harvard consensus development conference 1978. U.S. Department of Health and Human Services NIH, Bethesda, Publ. No. 81-1531, 1980.

[50] Schnitman, P. A., Rubenstein, J. E., Jeffcoat, M. K., Bertolami, C. N., Koch, G. C., Shulman, L. B.: Implant prostheses blade vs. cantilever – clinical trial. J. oral Impl. 12 (1986), 449.

[51] Schnitman, P. A., Rubenstein, J. E., Jeffcoat, M. K., Shulman, L. B., Koch, G. C.: Three-year survival rates: Blade implant vs. cantilever clinical trial. J. dent. Res. 67 (1988), 347.

[52] Schnitman, P. A., Rubenstein, J. E., Wöhrle, P. S., DaSilva, J. D., Koch, G. C.: Implants for partial edentulism. J. dent. Educ. 52 (1988), 725.

[53] Schroeder, A., Pohler, O., Sutter, F.: Gewebsreaktion auf ein Titan-Hohlzylinderimplantat mit Titan-Spritzschichtoberfläche. Schweiz. Mschr Zahnheilk 86 (1976), 713.

[54] Schroeder, A., Stich, H., Straumann, F., Sutter, F.: Über die Anlagerung von Osteozement an einen belasteten Implantatkörper. Schweiz Mschr. Zahnheilk. 88 (1978), 10518.

[55] Schulte, W.: Zukunft der Implantologie. Z. zahnärztl. Impl. 5 (1989), 79.

[56] Schulte, W.: Implantologie heute und morgen. In.: Gesellschaft für Orale Implantologie (Herausg.): Jahrbuch für Orale Implantologie 94. Quintessenz, Berlin 1994.

[57] Schulte, W., Heimke, G.: Das Tübinger Sofortimplantat. Quintessenz 27 (1976), Ref 5456.

[58] Schulte, W., d'Hoedt, B., Lukas, D., Mühlbradt, L., Scholz, F., Bretschi, J., Frey, D., Gudat, H., König, M., Markl, M., Quante, F., Schief, D., Topkaya, A.: Periotest – ein neues Verfahren und Gerät zur Messung der Funktion des Parodontiums. Zahnärztl. Mitt. 73 (1983), 1229.

[59] Schulte, W., d'Hoedt, B., Axmann, D., Gomez, G.: 15 Jahre Tübinger Implantat und seine Weiterentwicklung zum Frialit -2®-System. Z. zahnärztl. Impl. 8 (1992), 77.

[60] Shulman, L. B., Rogoff, G. S., Savitt, E. D., Kent, R. L.: Evaluation in reconstructive implantology. Dent. Clin. N. Amer. 30 (1986), 327.

[61] Spiekermann, H., Jansen, V. K., Richter, E. J.: A 10-year follow-up study of IMZ and TPS implants in the edentulous mandible using bar-retained overdentures. Int. J. oral maxillofac. Impl. 10 (1995), 231.

[62] Tetsch, P., Ackermann, K. L., Behneke, N., Galandi, M., Geis-Gerstorfer, J., Kerschbaum, Th., Krämer, A., Krekeler, G., Nentwig, H., Richter, E. J., Schulte, W., Spiekermann, H., Strunz, V., Wagner, W., Watzek, G., Weber, H.: Konsensus-Konferenz zur Implantologie, 18.10.1989 in Mainz. Z. zahnärztl. Impl. 6 (1990), 5.

[63] Weinberg, L. A.: CT scan as a radiologic data base for optimum implant orientation. J. prosth. Dent. 69 (1993), 381.

Defektprothetik und Epithetik

VON MICHAEL EHRENFELD UND HEINER WEBER

Inhaltsübersicht

Einleitung 345
    Ätiologie von Kiefer- und Gesichtsdefekten 345
    Problematik der Kiefer- und Gesichtsdefekte 345
Prinzipien der funktionellen
und ästhetischen Rehabilitation 346
    Chirurgische Aspekte 346
    Prothetische Aspekte 349
    Primäre Konstruktionsplanung 349
    Fixationsmöglichkeit 350
    Abformung 351
    Materialien 352
    Nachsorge und Pflege 352
Rehabilitation im Bereich des Unterkiefers . 355
    Weichgewebedefekte 355
    Knochendefekte 355
    Kombinierte Knochen-Weichgewebedefekte 355
Rehabilitation im Bereich des Oberkiefers .. 357
    Weichgewebedefekte 357
    Knochendefekte 360
    Kombinierte Knochen-
    und Weichgewebedefekte 361
Extraorale Rehabilitation 362
    Augen- und Periorbitalregion 362
    Nasen- und paranasale Region
    (mit Wangenanteil) 365
    Ohrmuschel 365
Kombinierte intra-/extraorale Defekte 369
Literatur 371

Einleitung

Ätiologie von Kiefer- und Gesichtsdefekten

In der Kiefer- und Gesichtsregion können sowohl *angeborene Gewebedefizite* als auch *erworbene Gewebedefekte* auftreten. Angeborene Gewebedefizite werden vor allem aufgrund von Fehlbildungen beobachtet und sind zumeist Folge von Lippen-Kiefer-Gaumenspalten oder selteneren kraniofazialen Fehlbildungen. *Erworbene Gewebedefekte* kommen in der klinischen Praxis häufiger als *angeborene Gewebedefizite* vor und treten vor allem als erste, unvermeidbare Konsequenz nach ausgedehnten chirurgischen Behandlungen von Tumoren und Entzündungen auf. Seltener resultieren sie aus schweren Gesichtsverletzungen.

Unabhängig von ihrer Ätiologie können Weichgewebedefekte oder -defizite, Knochendefekte oder -defizite sowie Nichtanlagen oder Verlust von Zähnen isoliert oder kombiniert vorliegen. Auch das Ausmaß des Gewebemangels ist individuell verschieden und erfordert vor dem Beginn rekonstruktiver Maßnahmen immer eine auf den Einzelfall abgestimmte Planung. Hierbei ist die enge Kooperation von Kiefer- und Gesichtschirurgie, Prothetik sowie oftmals auch der Kieferorthopädie gefordert. Eine interdisziplinäre Kooperation ist bei Fällen, bei denen extraorale Strukturen wie beispielsweise ein Auge mitsamt Lidern oder eine Ohrmuschel fehlen, ebenso erforderlich wie bei intraoralen Defekten.

Mit modernen chirurgischen und prothetischen Verfahren lassen sich Gewebedefekte behandeln, wobei aufgrund der für diesen Buchband vorgegebenen Thematik alle hier abgehandelten rekonstruktiven Maßnahmen die Anwendung von Implantaten beinhalten. Dabei ist der Einsatz zahnärztlicher Implantate nicht in allen Fällen unabdingbar notwendig, ihre Verwendung trägt aber oftmals erheblich zur Verbesserung der Rehabilitation und damit zur Lebensqualität der Patienten bei.

Problematik der Kiefer- und Gesichtsdefekte

Bei der Versorgung von Gewebedefekten werden heute sowohl an die plastisch-rekonstruktive Mund-, Kiefer- und Gesichtschirurgie als auch an die moderne Zahnheilkunde hohe *ästhetische* und *funktionelle* Ansprüche gestellt. Für die Qualität einer Rehabilitation spielen die Lage eines Defektes, seine Größe und Ausdehnung sowie die funktionelle Inanspruchnahme dieses Bereiches eine entscheidende Rolle. Dabei begrenzt nicht zuletzt auch der allgemeine Gesundheitszustand eines Patienten die Therapiemöglichkeiten. Darüber hinaus muß auch der Zustand der für mögliche autologe Transplantate in Frage kommenden Entnahmestellen sowie besondere Umstände, beispielsweise der Einfluß einer lokalen Strahlentherapie, in die Überlegungen einbezogen werden. Um in die komplexen Aspekte der für die verschiedenen Situationen zu diskutierenden Problematiken eine gewisse Ordnung zu bekommen, empfiehlt es sich, vereinfachend zunächst zwischen *intraoralen* und *extraoralen Gewebedefekten* zu unterscheiden, wobei Kombinationen durchaus möglich sind.

Intraorale Gewebedefekte. Ziel der chirurgisch-prothetischen Maßnahmen ist eine möglichst wenig behinderte Kau-, Schluck- und Sprechfunktion [30]. Im ästhetischen Bereich soll ein befriedigendes Erscheinungsbild erzielt werden. Die erfolgreiche Umsetzung dieser Ziele beeinflußt die Psyche, die bei diesen Patienten verständlicherweise oftmals stark belastet ist.

Speziell bei der Anfertigung von Zahnersatz kann ein reduziertes knöchernes Prothesenlager, verbunden mit Weichteildefekten, zu erheblichen Problemen führen. Die besonderen Herausforderungen bei der technischen Herstellung beginnen bereits bei der Abformung des Prothesenlagers. Die sichere Lagerung eines Zahnersatzes wird oft durch Narbenzüge, durch Schwierigkeiten bei der Konstruktion des Ventilrandes der Prothese sowie durch die Gefahr von Druckstellen erschwert. Dazu kommen oftmals aufgrund chirurgischer Maßnahmen eine eingeschränkte Mobilität perioraler Weichteile sowie ein verminderter Speichelfluß nach Bestrahlung.

Die geforderte Ästhetik kann besonders bei Sichtbarkeit eines Defektes beim Sprechen und Lachen nicht immer in gewünschter Weise realisiert werden. Gerade in den genannten Problemsituationen kann die Befestigung eines Zahnersatzes mit Hilfe enossaler Implantate verglichen mit herkömmlicher Prothetik zu erheblichen funktionellen und ästhetischen Verbesserungen führen [5, 34, 35, 36, 51, 52, 53].

Extraorale Gewebedefekte (Augen-, Ohren- und Nasenbereich). Sie stellen vor allem im Hinblick auf die Ästhetik große Anforderungen an die Teamarbeit von Chirurg, Prothetiker und Zahntechniker. Da die eigentliche Funktion beim Ersatz dieser Organe bzw. Organanteile nicht wiederhergestellt werden kann, sollte man hier besser von Funktionalität sprechen. Damit sind im wesentlichen die Handhabung des epithetischen Ersatzes durch den Patienten und erst in zweiter Linie weitere mögliche, über die ästhetische Bedeutung hinausgehende Funktionen einer Epithese, wie etwa die Vermittlung eines Haltes für eine Brille, gemeint.

Die besondere Problematik bei der Versorgung extraoraler Defekte durch Gesichtsprothesen, sog. *Epithesen*, ergibt sich aus den Schwierigkeiten bei der Befestigung, den aus der Befestigung erwachsenden Konsequenzen im Hinblick auf die Handhabung durch den Patienten, der Sichtbarkeit und den sich daraus ergebenden ästhetischen Anforderungen sowie gelegentlich aus der Beweglichkeit von Defekträndern, die durch Muskelzüge, insbesondere der mimischen Muskulatur, beeinflußt werden [8, 17].

Während die letztgenannten Aspekte im folgenden noch näher angesprochen werden, muß hinsichtlich der Befestigungsmöglichkeiten an dieser Stelle bereits darauf hingewiesen werden, daß innerhalb dieses Beitrags nicht die konventionellen Methoden mit Hilfe chirurgisch (anatomisch) geschaffener Retentionen, der Verwendung von Klebstoffen oder anderer Hilfsmittel wie etwa Spreizfedern zur Sicherung von intraoralen Defektprothesen oder Brillengestellen zur Befestigung von Augenepithesen dargestellt werden. Den Schwerpunkt dieses Beitrages bilden die Möglichkeiten, die durch den Einsatz von Implantaten eröffnet wurden [11, 50].

Prinzipien der funktionellen und ästhetischen Rehabilitation

Für eine erfolgreiche Rehabilitation von Patienten mit Kiefer- und Gesichtsdefekten sind grundsätzlich auf der Basis interdisziplinärer Zusammenarbeit eine gute chirurgische Vorbereitung, eine adäquate prothetische Vorgehensweise mit entsprechender zahntechnischer Umsetzung, eine konsequente chirurgische und prothetische Nachsorge sowie auch die Kooperation seitens des Patienten (u.a. Durchführung von Hygienemaßnahmen; möglicherweise Änderung und Anpassung in der Lebens- und Ernährungsweise) wesentliche Voraussetzungen.

Je nach Ausmaß eines Gewebeverlustes muß zunächst entschieden werden, ob überhaupt ein Gewebeersatz erforderlich ist oder ob das vorhandene Gewebe in Verbindung mit konventionellen rehabilitativen Maßnahmen (beispielsweise an Restzähnen mit komplizierten Halte- und Stützelementen befestigter Zahnersatz) ausreicht oder ob, ebenfalls ohne Gewebeersatz, das Einbringen von Implantaten in den defektbegrenzenden Knochenbereichen mit dann später daran befestigtem epithetischem oder/und prothetischem Ersatz ausreicht.

Chirurgische Aspekte

Gewebeauswahl. Bei umfangreichen Gewebedefekten muß abgewogen werden, ob ein Weichgewebe-, ein Knochenersatz oder ggf. ein kombinierter Weichgewebe- und Knochenersatz durchgeführt werden muß. Der von MILLARD aufgestellte Leitsatz der plastischen Chirurgie „Tissue losses should be replaced in kind" (verlorenes Gewebe sollte möglichst durch Gewebe der gleichen Art ersetzt werden) sollte bei der Auswahl eines Gewebetransplantates berücksichtigt werden [22].

Frisches autologes Gewebe ist prinzipiell allen anderen Möglichkeiten eines Gewebeersatzes vom biologischen Verhalten her überlegen. Autologes Gewebe kann mit verschiedenen Techniken verpflanzt werden [23, 40, 41].

Zeitwahl der Gewebetransplantation. Die Gewebetransplantation kann nach der Entfernung von Tumoren oder nach Traumen sofort, frühzeitig oder nach längerem Intervall erfolgen. Insbesondere bei der Behandlung bösartiger Tumoren wurde früher vor der Durchführung rekonstruktiver Maßnahmen zum Abwarten eines rezidivfreien Intervalls geraten.

Heute gilt es als wahrscheinlich, daß durch ein abwartendes Verhalten bezüglich einer möglichen Rekonstruktion keine Verbesserung der Prognose erreicht wird, so daß zugunsten einer kurzen Behandlungsdauer und einer Verbesserung der Lebensqualität eine sofortige bzw. frühzeitige Rekonstruktion angestrebt wird.

Freie Gewebetransplantation. Darunter versteht man die Verpflanzung einer Gewebeeinheit, ohne daß eine Verbindung zwischen Transplantat und der Transplantatentnahmeregion, beispielsweise über eine ernährende Gewebebrücke, bestehenbleibt. *Freie Weichgewebetransplantate* (Haut oder Schleimhaut) müssen in der Transplantat-Empfänger-Region über Diffusion ernährt werden. *Freie*

Knochentransplantate dagegen werden sekundär revitalisiert, was immer mit mikro- und makroskopischen Umbauvorgängen einhergeht und häufig zu einem Volumenverlust der Transplantate führt [6, 15, 18, 19].

Gestielte Transplantate. Sie bleiben über eine ernährende Gewebebrücke oder über einen ernährenden Gefäßstiel mit der Transplantat-Entnahme-Region verbunden. Gestielte Transplantate können sowohl aus der Nähe als sog. *Nahlappen* oder aus von den jeweiligen Defekten entfernten Regionen als sog. *Fernlappen* gehoben werden. Diese Form der Transplantation hat vor allem für die Weichgeweberekonstruktion Bedeutung; gestielte Knochentransplantate, beispielsweise gefäßgestielte Rippentransplantate, werden dagegen nur selten in die Mund-, Kiefer-, Gesichtsregion verpflanzt.

Mikrochirurgische Transplantate. Sie werden mitsamt versorgender Blutgefäße in definierten Transplantat-Entnahme-Regionen entnommen (Abb. 1). Die Blutgefäße der Transplantate werden nach Einlagerung des Transplantates in die Empfängerregion unter dem Operationsmikroskop mittels mikrochirurgischer Techniken mit Blutgefäßen der Kiefer-Gesichtsregion verbunden, damit eine sofortige Durchblutung der Transplantate gewährleistet ist. Diese Transplantate sind primär vital und in bezug auf ihre Ernährung weitgehend unabhängig vom Transplantatlager. Mikrochirurgische Transplantate dienen vor allem der Versorgung ausgedehnter Gewebedefekte und haben bei der Rehabilitation von Tumorpatienten eine große klinische Bedeutung erlangt. Mit mikrochirurgischen Techniken können Weichgewebe-, Knochen- und zusammengesetzte Weichgewebe- und Knochentransplantate verpflanzt werden [3, 27, 37].

In der klinischen Praxis sind einige *Standardtransplantate* fest etabliert (Abb. 2):

- Zum *Schleimhaut- und Hautersatz* werden vor allem Dünndarmtransplantate [31, 32] sowie Haut-Faszien-Transplantate vom Unterarm [43, 44] und Haut-Muskel-Transplantate vom Rücken [33] eingesetzt.
- Mikrochirurgische *Knochentransplantate* werden vor allem vom Beckenkamm [36, 38, 46, 47, 48], vom Schulterblatt [45] oder von der Fibula [13] entnommen.

Die im Rahmen dieses Buchbeitrages besonders hervorzuhebenden Transplantate sind vor allem diejenigen, die aus Knochen bestehen bzw. knöcherne Anteile enthalten, da dieser Knochen zumeist für das Einbringen von Implantaten in Erwägung gezogen werden kann. Allerdings sind auch Situationen denkbar, in denen der transplantierte Knochen nicht als Implantatbett herangezogen wird, sondern lediglich der Wiederherstellung bzw. der Verbesserung des Prothesenlagers oder zur Stabilisierung von Kieferanteilen, etwa bei Kontinuitätsverlust des Unterkiefers, dient.

Bei nur geringen Knochen- und Weichteilverlusten, besonders bei intraoralen Defekten mit gleichzeitig einhergehendem Verlust von Zähnen, kann das alleinige Einbringen von Implantaten in das noch verbliebene Knochenlager schon ausreichen, um ästhetisch und funktionell befriedigenden Zahnersatz einzugliedern. Bei extraoralen Defekten wird in der Regel im Nasen- und Ohrenbereich der vorhandene Knochen zur Implantation herangezogen; lediglich in der Orbitalregion wird nach Verlust des Auges manchmal auch Knochen zur Verankerung von Implantaten in die Orbita verpflanzt (Abb. 3).

In diesem Zusammenhang ist darauf zu verweisen, daß größere äußere Weichteildefekte grundsätzlich chirurgisch ausgeglichen oder zumindest verkleinert werden können, daß aber die ausschließlich chirurgische Wiederherstellung komplexer Strukturen des Gesichtes und Kopfes, wie der Nase oder der Ohrmuschel, eine Vielzahl von Operationen mit selten vollständig befriedigendem Ergebnis nach sich zieht. Hier können implantatgestützte oder -gehaltene epithetische Maßnahmen bei vertretbarem chirurgischen Aufwand, dies nicht zuletzt mit Rücksicht auf den häufig reduzierten Allgemeinzustand des Patienten, eine gute Lösung darstellen.

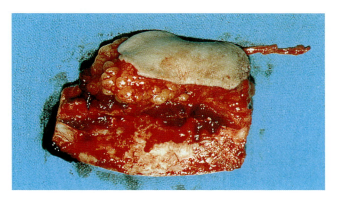

Abb. 1 Gefäßgestieltes osteomuskulokutanes Transplantat aus der Beckenregion in Vorbereitung einer mikrochirurgischen Transplantation. Das Transplantat besteht aus einem Hautanteil, einer Muskelschicht sowie dem unterliegenden Knochen.

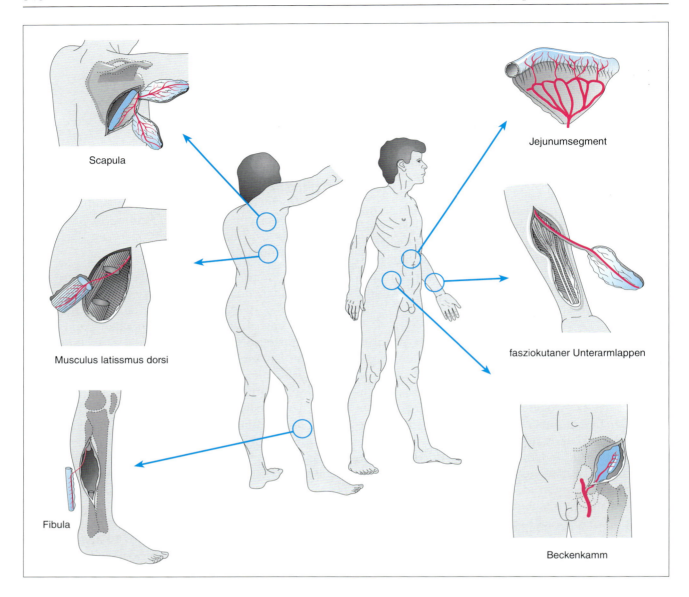

Abb. 2 Entnahmeregionen von häufig eingesetzten mikrochirurgischen Transplantaten, die entsprechend den unterschiedlichen Anforderungen in der rekonstruktiven Chirurgie verschiedene Gewebequalitäten und Transplantatcharakteristika aufweisen.

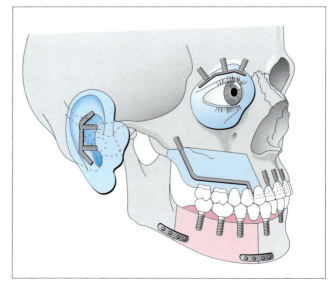

Abb. 3 Implantationsorte im Bereich des Gesichtsschädels, die zur Aufnahme zahnärztlicher Implantate im Rahmen der kaufunktionellen Rehabilitation bzw. epithetischen Versorgung herangezogen werden können. Dabei kann sowohl in ortsständigen als auch in transplantierten Knochen implantiert werden.

Zeitpunkt der Implantatinsertion. Es werden eine einzeitige Knochentransplantation und Implantation sowie eine sekundäre Implantation nach Einheilung des Knochentransplantates unterschieden. *Primäre Implantatinsertionen* sind vor allem bei der Anwendung mikrochirurgischer Transplantationstechniken sowie bei Auflagerungsosteoplastiken möglich [4, 25, 26]. Die *sekundäre Implantatinsertion* nach einem Intervall von etwa drei Monaten bietet jedoch den Vorteil, daß die oftmals komplexen und kostenaufwendigen zahnärztlichen Rehabilitationen eingehend mit den betroffenen Patienten besprochen werden können. Danach kann eine detaillierte Planung unter Herstellung von Positionierungshilfen erfolgen, damit die unter prothetischen Aspekten sinnvolle Implantatposition auch tatsächlich mit Implantaten besetzt wird [7].

Hier müssen jedoch bei Fällen, bei denen die Form des mit Knochentransplantaten rekonstruierten Unterkiefers von der Form der Mandibula abweicht, Kompromisse gemacht werden. Eine primäre Implantatinsertion hat gelegentlich Implantatpositionen zur Folge, die für eine Versorgung mit einer Suprakonstruktion nicht optimal sind.

Einheilphase (Osseointegration) der Implantate. Sie beträgt zwischen drei und neun Monaten, wobei dies wesentlich von der Art des Knochens abhängt. In dichterem Knochen, wie z.B. im Unterkiefer, genügen in der Regel drei Monate, während in spongiösem Knochen, wie etwa beim Oberkiefer, sechs bis acht Monate abgewartet werden müssen [2, 49]. Erfolgt die Implantation allein in den transplantierten Knochen, wobei hier am häufigsten an den Knochen des Beckenkamms zu denken ist, so ist für die Osseointegration eher ein längerer Zeitraum anzusetzen. Zwar hat sich bei Implantaten, die in sehr spongiösen, markreichen Knochen eingebracht wurden, gezeigt, daß durch die funktionelle Inanspruchnahme periimplantär eine funktionell positiv zu wertende Knochenverdichtung eintreten kann, andererseits gilt jedoch, daß ein zu früh belastetes Implantat nicht vollständig osseointegriert wird und somit vorzeitig zu Verlust gehen kann.

Implantation in bestrahlten Knochen. Der im Rahmen von Tumortherapien bestrahlte Knochen ist durch eine reduzierte Vitalität, eine verminderte reparative Kapazität, ein Übergewicht von Osteoklasten, die Infiltration mit fibrotischem Bindegewebe, den Verlust von Knochenmark und eine verminderte Infektresistenz gekennzeichnet [1, 21]. Dementsprechend sollte eine Implantation in bestrahlten Knochen nur unter Zurückhaltung erfolgen.

Im Vergleich zu Implantationen in nicht bestrahlten Knochen wurden erhöhte Implantatverlustraten beschrieben, darunter 86% Erfolgswahrscheinlichkeit dentaler Implantate zur kaufunktionellen Rehabilitation nach einer Nachbeobachtungszeit zwischen 1 und 95 Monaten [12], 71% Erfolgswahrscheinlichkeit für kraniofaziale Implantate innerhalb eines Jahres [28]. Entscheidet man sich nach eingehender Abwägung aller Risiken und umfassender Aufklärung des Patienten doch für eine Implantation im bestrahlten Knochen, so sollte nach den Ergebnissen tierexperimenteller Untersuchungen ein zweijähriges Intervall zwischen Bestrahlung und Implantation abgewartet werden [14]. Die Übertragbarkeit diesbezüglicher tierexperimenteller Ergebnisse auf den Menschen ist jedoch umstritten [10].

Durch eine präimplantologische hyperbare Sauerstofftherapie scheinen die Verweilwahrscheinlichkeiten von Implantaten im bestrahlten Knochen deutlich erhöht zu werden [9]. Unabhängig davon müssen bei der Implantation in bestrahlten Knochen chirurgische Techniken mit minimaler Gewebetraumatisierung zum Einsatz kommen [20]. In tierexperimentellen Untersuchungen wurde gezeigt, daß vor einer Bestrahlung gesetzte Zahnimplantate in den Knochen einwachsen, wenn sie gedeckt implantiert worden waren und das bedeckende Weichgewebe vor Bestrahlungsbeginn dicht verheilt war [16, 42].

Prothetische Aspekte

Über die chirurgische Behandlung hinaus spielen weitere Faktoren eine wichtige Rolle für den Langzeiterfolg einer chirurgisch-prothetischen und epithetischen Therapie:

- primäre Konstruktionsplanung
- Fixationsmöglichkeiten für den prothetischen Ersatz
- Abformung
- verwendete Materialien
- Nachsorge und Pflege

Primäre Konstruktionsplanung

Bereits bei der Planung einer prothetisch/epithetischen Therapie muß berücksichtigt werden, daß für den Langzeiterfolg einer implantatgetragenen Rehabilitation die periimplantäre Weichteilsituation von großer Bedeutung ist. Grundsätzlich ist im Durchtrittsbereich der Implantate eine dünne Weichgewebeschicht wünschenswert, da alle klinischen Erfahrungen zeigen, daß bei zunehmender Weichgewebedicke die Problematik hinsichtlich Entzündungen sowie Pflegemöglichkeiten durch den Patienten wesentlich größer wird. Die epiimplantär liegende Menge an Weichgewebe kann durch die ortsständigen Verhältnisse bedingt sein; dies gilt z.B. für den Ohrbereich.

Besonders bei rekonstruktiven Eingriffen in der Mundhöhle wird häufig eine größere Menge Weichgewebe verpflanzt, vor allem bei der Anwendung mikrochirurgischer und gestielter Transplantate. In diesen Fällen sollte in Vorbereitung der prothetischen Rehabilitation die Weichgewebemenge durch einen weiteren Eingriff deutlich reduziert werden. Dabei kann das Einbringen von freier Schleimhaut (vom Gaumen, Planum buccale oder der Rachenhinterwand) oder von Spalthaut von großer Hilfe sein. Ein solcher Eingriff kann mit der Implantatinsertion und/oder der Eröffnung der Implantate (sog. *Distanzhülsenoperation*) kombiniert werden. Die Durchführung eines solchen prothesenlagerverbessernden Eingriffes nach der Implantatfreilegung bringt den Vorteil mit sich, daß osseointegrierte Implantate zur Fixation einer Verbandplatte oder provisorischen Prothese herangezogen werden können.

Fixationsmöglichkeit

Die Wahl des Implantattyps und -systems, die erforderliche Anzahl der Implantate, deren Lage und Orientierung sowie die Verbindung zwischen Implantat und prothetischem/epithetischem Ersatz müssen hier berücksichtigt werden.

Wahl des Implantatsystems. Wenn auch verschiedene *Implantatsysteme* im Zusammenhang mit der prothetisch-epithetischen Versorgung Kiefer- und Gesichtsversehrter in der Literatur erwähnt sind, so haben sich in der Praxis vor allem *Schraubensysteme* bewährt. Hier ist das Brånemark®-System hervorzuheben, das aufgrund der zur Verfügung stehenden Implantatarten sowie aufgrund des umfangreichen Angebotes an Sekundärteilen besonders vielseitig ist.

Neben den für die übliche zahnärztliche Implantologie bekannten Implantatformen stehen *Spezialimplantate für den epithetischen Bereich* zur Verfügung. Während bei kompaktem Knochen selbst bei extrem kurzen Implantaten, wie sie als Spezialimplantate im Ohrbereich zur Anwendung kommen, das Gewinde enossal vorzuschneiden ist, sollten bei spongiösem Knochen, wie im Oberkiefer oder bei Beckenkammtransplantaten, selbstschneidende Implantattypen verwendet werden.

Zahl und Lage der Implantate. Es lassen sich keine durchgehenden einheitlichen Regeln festlegen. So können bei entsprechendem Knochenangebot intraoral schon ein oder zwei Implantate im Sinne einer Pfeilermehrung ausreichen, um entscheidend die Rehabilitation zu verbessern; beispielsweise weil dadurch ein festsitzender anstatt eines abnehmbaren Zahnersatzes möglich wird. Extraoral können seltener ein, häufig zwei, manchmal bis zu vier Implantate genügen, um Epithesen (z. B. Auge, Ohr) zu befestigen.

Orientierung (Achsenstellung) der Implantate. Die Ausrichtung der Implantate, die für die Befestigung der sog. Meso- bzw. Suprastruktur im Hinblick auf den Schraubenzugang, aber auch schon für den Aufwand und Schwierigkeitsgrad bei der Abformung von Bedeutung ist, sollte weitgehend parallel sein. Diese Forderung stößt nur beim Einbringen von Implantaten in den Orbitarand auf grundsätzliche Schwierigkeiten.

Verbindung zwischen Implantat und Ersatz. Für die Befestigung an den Implantaten bzw. Distanzhülsen kommen im Rahmen der extraoralen, epithetischen Versorgung Magnete, Stege und Druckknöpfe zur Anwendung [24, 29]. Bei den intraoralen Rehabilitationen reichen die Konstruktionen von bedingt herausnehmbarem, festsitzendem Zahnersatz bis hin zu kombiniert festsitzend-herausnehmbaren Lösungen, wobei diese dann wiederum vorzugsweise über Stege an den Implantaten bzw. möglicherweise vorhandenen Restzähnen verankert werden.

Stegkonstruktionen als sog. Mesostruktur bieten den Vorteil, daß die Lage und Orientierung der Implantate sich in erster Linie am Knochenangebot orientieren kann; somit muß keine Rücksicht auf den Schraubenzugang genommen werden. Darüber hinaus können die Stege mit zusätzlichen Halte- und Sicherungselementen wie Riegel versehen werden. Intraoral angewandt bietet die Stegkonstruktion mit darübergesetztem Zahnersatz alle Möglichkeiten und Vorteile hinsichtlich der ästhetischen, sprechfunktionellen und hygienischen Gestaltung, da der abnehmbare Zahnersatz einerseits so gestaltet werden kann, daß er den beiden erstgenannten Gesichtspunkten genügt, während die Abnehmbarkeit jederzeit den gewünschten optimalen hygienischen Zugang zur Pflege (insbesondere im periimplantären Bereich) ermöglicht.

Während *Magnete* sich intraoral wegen der letztlich doch unzureichenden Retention und Sicherung des Zahnersatzes bei den üblicherweise funktionell auftretenden Kräften weniger bewährt haben, sind

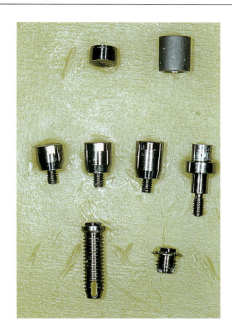

Abb. 4 Implantate und Magnete zur Epithesenfixation (Fa. Steco).

sie im Rahmen der epithetischen Versorgung häufig eine ernsthaft zu erwägende Alternative zu den Stegen und Druckknöpfen. So können sie sehr gut bei stark konvergierenden bzw. divergierenden Implantatachsen zur Anwendung kommen. Sie ermöglichen darüber hinaus den Patienten eine einfache Handhabung des epithetischen Ersatzes ohne größere Orientierungs- und Plazierungsschwierigkeiten bei gleichzeitig ausreichend gewährleisteter Retention und gut durchführbaren Hygiene- und Pflegemaßnahmen.

Allerdings ist an dieser Stelle besonders darauf hinzuweisen, daß die modernen Magnete auf Samarium-Kobalt- (Sm-Co; Dyna-System®) oder Eisen-Neodym-Basis (Fe-Nd; Steco-Magnetic® bzw. Cemag-System®) außerordentlich korrosionsanfällig sind, so daß sie entsprechend gekapselt werden müssen. Diese schützende Kapselung kann bei Verwendung individueller Magnete vom Techniker mit Hilfe von Kunststofflack durchgeführt werden. Noch vorteilhafter sind heute am Markt erhältliche *Permanent-Magnete*, die sich in einer dünnen Titankapsel befinden und schon mit einer auf das jeweilige Implantatsystem abgestimmten Schraube versehen sind (Stemmann-Magnete [Steco®-Prothesenmagnete]) (Abb. 4).

Abformung

Bei der Abformung kann hinsichtlich der zum Einsatz gebrachten Materialien sowie der Methoden ein deutlicher Unterschied zwischen der intraoralen und extraoralen (epithetischen) Rehabilitation festgestellt werden.

Bei der *intraoralen prothetischen Rehabilitation* haben sich weitestgehend die üblichen Vorgehensweisen mit Alginatabformung für Situationsmodelle, Anfertigung individueller Löffel sowie der Einsatz gummielastischer Abformmaterialien bewährt. Lediglich bei zum Nasen-Rachen-Raum hin nicht gedeckten Defekten ist es häufig notwendig, vor den verschiedenen Abformungen eine den Defekt sowie den Rachenraum auskleidende Tamponade einzubringen, die ein unkontrolliertes Fließen des Abformmaterials (Aspirationsgefahr!) verhindert. Für die erste Orientierung der Meistermodelle zur Anfertigung der Metallgerüste hat sich ein einfacher Silikoneinbiß als zweckmäßig erwiesen; die präzise Relationsbestimmung kann dann in der Regel mit Hilfe der Sekundärteile und eventuell manchmal zusätzlich angefertigter Kunststoffbißschablonen durchgeführt werden.

Im Gegensatz hierzu weisen bei den *extraoralen Abformungen* Materialien und Vorgehensweisen Besonderheiten auf. Dies ist zum einen dadurch bedingt, daß man aus Gründen der Präzision die Lage der Implantate bzw. der auf diese aufgeschraubten Distanzhülsen (Abutments) präzise festlegen muß, wobei sich hier durch die Orientierung der Implantatachsen zueinander, z.B. nach Augenverlust im Orbitabereich, zusätzliche Schwierigkeiten ergeben. Zum anderen erfordert die Wiedergabe der Randbereiche eines Defektes – was für die ästhetisch und funktionell bestmögliche Gestaltung der Epithese entscheidend ist – spezielle Vorgehensweisen, wenn diese Regionen im Bereich bewegter bzw. besonders resilienter Haut liegen.

Aufgrund dieser Anforderungen an die extraorale Abformung besteht diese häufig aus zwei und bei stark divergierenden Implantatachsen sogar aus drei oder mehreren Segmenten, die am Patienten sukzessive zu einem Abdruck vervollständigt und dann nach ihrer getrennten Entfernung im Labor wieder zu einem einheitlichen Abdruck zusammengesetzt werden. Während für die präzise Lagebestimmung (Abformung) der Implantatoberfläche bzw. der auf diese aufgeschraubten Distanzhülsen (Abutments) gummielastische Massen, licht- oder autopolymerisierende Kunststoffe sowie auch Gips (meist in Form von aus der Orthopädie bekannten Gipsbinden) zum Einsatz kommen, wird für die Herstellung des Weichteil- bzw. Knochen- und Weichteildefektes Alginat eingesetzt. Dieses wird dabei häufig entgegen der Vorschrift dünnflüssiger angerührt und auf die Hautpartien aufgetragen. Nach der Abbindung erfolgt hierüber eine zusätzliche Stabilisierung mit Hilfe von Gipsbinden.

Ist die Darstellung bestimmter, in der Regel tiefer liegender Defektbereiche nicht erwünscht oder bestehen Verbindungen zur Mundhöhle bzw. zum Nasen-Rachen-Raum, so sind diese Bereiche mit Tamponaden auszukleiden bzw. zu verlegen.

Materialien

Hinsichtlich der für die Rehabilitation zur Anwendung kommenden Materialien lassen sich Unterschiede zwischen intraoralem und dem extraoralen (epithetischen) Bereich feststellen. Während *intraoral* alle in der täglichen Praxis genutzten Kunststoffe, Legierungen und Keramiken zum Einsatz kommen, werden *extraoral* harte bzw. weichbleibende Acrylate, PVC-Materialien, Polyurethanelastomere und heiß- bzw. raumtemperaturpolymerisierende Silikone verwendet. Jedes dieser Materialien hat Vor- und Nachteile, angefangen von der Verarbeitung im Labor einschließlich der ästhetischen Gestaltung, über das funktions-, licht- und pflegebedingte Alterungsverhalten bis hin zur Reparaturmöglichkeit. Allen genannten Materialien ist gemeinsam, daß sie durch Farb- oder/und Partikel- bzw. Faserzusätze den individuellen ästhetischen Anforderungen angepaßt werden müssen.

Bei den *weichen Epithesenmaterialien*, die besonders in Bereichen bewegter Haut zur Anwendung kommen, müssen zusätzliche Kleber verwendet werden, damit die Ränder unter Funktion adaptiert bleiben. SCHELLER empfiehlt die Verwendung von zwei Klebern [39], wobei es sich bei dem einen um einen wasserlöslichen (Daro Adhesives® Extra Strength) und bei dem anderen um einen silikonlöslichen Kleber (Dow Corning 355® Medical Adhesive) handelt. Während der *wasserlösliche Kleber* auf den Epithesenrand aufgetragen wird, erfolgt die Beschichtung der Haut in diesen Epithesenrandbereichen mit dem *silikonlöslichen Kleber*.

Durch diese Kleberkombination wird einerseits eine ausreichende Sicherung des Epithesenrandes gewährt und zum anderen eine Beschädigung desselben bei der Entfernung der Epithese in Form von Abrissen vermieden. Zur Reinigung kann der wasserlösliche Kleber von der Epithese mit einem feuchten Leinenläppchen entfernt werden; der auf der Haut befindliche silikonlösliche Kleber muß dagegen mit einem speziellen Lösungsmittel (Detachol®) entfernt werden.

Für den epithetischen Einsatz werden heute zum einen die *harten Acrylate* und zum anderen die *Silikone* eingesetzt. Während die ersteren sich durch eine hohe mechanische Haltbarkeit und Farbbeständigkeit auszeichnen und darüber hinaus gut zu reparieren, zu erweitern und zu unterfüttern sind, letzteres wird angesichts der sich häufig über Monate erstreckenden Weichgewebeveränderungen im Randbereich der Defekte immer wieder notwendig, sind die Silikone aufgrund ihrer internen und externen Färbbarkeit sowie auch aufgrund ihrer konsistenzbedingten Adaptationsfähigkeit im Bereich der beweglichen (mimischen) Hautbereiche für die Epithetik besonders geeignet. In selteneren Fällen kann auch versucht werden, beide Werkstoffe miteinander zu kombinieren, wobei der Acrylatanteil das Zentrum der Epithese oder/und die Anteile mit den Befestigungselementen erfaßt, während das Silikon im Randbereich zu den beweglichen Hautregionen hin diese adaptierend angefügt werden kann. Hierdurch werden allerdings die Schwierigkeiten bei Herstellung, Reparatur und Erweiterung bzw. Unterfütterung erheblich verstärkt.

Nachsorge und Pflege

Die Nachsorge und Pflege von prothetisch bzw. epithetisch versorgten Patienten gliedert sich in einen zahnärztlichen (wird im nächsten Abschnitt erläutert, da berufspolitisch evtl. mißverständlich) und einen vom Patienten eigenverantwortlich zu führenden Teil, wobei wiederum Unterschiede zwischen der *extraoralen* und *intraoralen* Versorgung bestehen.

Intraorale Versorgung. Die Nachsorge wird *seitens des Zahnarztes*, bei Anpassung oder Reparatur ggf. mit Unterstützung des Zahntechnikers, in der üblichen Weise in etwa halbjährlichen Abständen durchgeführt. Die bei Tumorpatienten darüber hinaus häufig notwendigen Nachkontrollen zur Früherkennung möglicher Tumorrezidive, Tumormetastasen oder eines Zweittumors bleiben hiervon unberührt.

Die prothetische Nachsorge ist zumeist problemlos, wenn der Zahnersatz rein implantat- oder kombiniert implantat- und parodontalgetragen ist. Besondere Aufmerksamkeit ist dann geboten, wenn Schleimhaut, Haut oder Knochen, einerlei, ob diese Gewebestrukturen ortsständig sind oder transplantiert wurden, durch Prothesensättel belastet werden. Hier gilt es einerseits, im Sinne einer optimierten Statik für eine gute Abstützung der Sattelbereiche zu sorgen; andererseits müssen möglicherweise auftretende Druckstellen bei diesen Patienten besonders beachtet werden, da durch unter Umständen vorliegende Störungen in der Sensibilität bis hin zur vollständigen Anästhesie das sonst übliche Schmerzzeichen reduziert ist oder entfällt. Besonders kritisch kann dies werden, wenn bestrahlte Bereiche betroffen sind, da hier die reparativen Prozesse stark behindert sind.

Vor diesem Hintergrund empfiehlt es sich, nach der Eingliederung von kombiniert festsitzend-herausnehmbarem Zahnersatz Kontrollen nach einer Woche, nach sechs Wochen, nach drei Monaten und nach sechs Monaten durchzuführen. Nach dieser letzten Kontrolle muß entschieden werden, in welchen Abständen der Patient sich aus prothetischen Gründen einerseits wie auch aus chirurgischen Gründen andererseits vorzustellen hat. Die im folgenden angesprochenen hygienischen Aspekte spielen bei dieser Entscheidung ebenfalls eine Rolle.

Seitens des Patienten sind die intraoralen Versorgungen aufmerksam zu pflegen. Neben den üblichen hygienischen Geräten, wie möglichst kleiner Zahnbürste und Zahnseide, ist vor allem auf die Interdentalbürste hinzuweisen, die periimplantär praktisch immer zum Einsatz kommen muß. Durch Narbenzüge und Verhärtungen können die sonst zur natürlichen Reinigung beitragenden Wangenanteile und die Zunge in ihrer Beweglichkeit eingeschränkt sein. Im Falle von Bestrahlungen ist zusätzlich der Speichelfluß reduziert (Xerostomie).

Alle diese eben genannten Umstände tragen erheblich zur *Bildung von Belägen und Zahnstein* bei. Zieht man zusätzlich in Betracht, daß zum einen Titan aus noch nicht geklärten Gründen häufig ähnlich einem Magneten verschiedene exogene Ab- und Auflagerungen anzieht und daß zum anderen bei Tumorpatienten die Hygiene häufig zu wünschen übrig läßt, so kommt der Motivation und Information des Patienten hinsichtlich der von ihm durchzuführenden Reinigungsmaßnahmen besondere Bedeutung zu. Hieraus folgt, daß nach der prothetischen Versorgung schon während des oben genannten Recall-Rhythmus die Hygiene besonders genau kontrolliert werden muß. Mehrfache Spülungen mit Hexetidin-Präparaten können jeweils nach einer professionell durchgeführten Reinigung angezeigt sein, um Entzündungsvorgänge zu beseitigen.

Extraorale Versorgung. Im Vergleich zu den intraoralen Konstruktionen sind hier einige Besonderheiten zu beachten. So ist verständlich, daß allein durch die periimplantär vorhandene, verhornende und möglicherweise auch mit Haarbälgen durchsetzte Epidermis deutlich andere Verhältnisse vorliegen als bei im Schleimhautbereich liegenden Durchtrittsstellen. Dieser Unterschied ist vor allem durch eine periimplantäre *Schorf- und Borkenbildung* gekennzeichnet und bedarf der besonderen Pflege seitens des Patienten. Dabei hat sich bewährt, wenn mit Salben (z.B. Bepanthen®) die Borken aufgeweicht und entfernt werden. Mit dieser Salbe kann auch eine hautpflegende Nachsorge vorgenommen werden, auch oberflächliche Erosionen können damit behandelt werden.

Schwieriger wird die Situation bei *periimplantären Entzündungsprozessen*, die im Gegensatz zu den vorher beschriebenen Maßnahmen unbedingt unter ärztlicher Kontrolle behandelt werden müssen. Hierbei können verschiedene antibiotische Puder oder Salben, in leichteren Fällen auch jodhaltige Salben zum Einsatz kommen, beispielsweise Terramycin®-, Nebacetin®- oder Betaisodona®-Salbe. Die Wirksamkeit einer lokalen Antibiotikatherapie wird jedoch kritisch diskutiert und kann nur schwer objektiviert werden.

Hartnäckige periimplantäre Entzündungsprozesse machen in den Fällen, bei denen die Implantate in beweglichen Weichteilen stehen, oftmals zusätzlich sekundäre periimplantäre Weichgewebekorrekturen, beispielsweise Spalthautplastiken, erforderlich. Diese dienen dazu, das periimplantäre Weichgewebe zum einen möglichst dünn zu gestalten und zum anderen unbeweglich auf der Unterlage zu fixieren.

Eine andere Besonderheit der extraoralen Defekte liegt in der sich in den ersten postoperativen Monaten verändernden *Weichteilsituation*, was dann zwangsläufig mehrfache Änderungen im Randbereich der Epithese nach sich zieht. Dies trifft vor allem auf die offenen, chirurgisch nicht gedeckten Defekte im Nasen- und Wangenbereich zu. Hinsichtlich der Pflege der Epithesen kann der Patient in der Regel angewiesen werden, diese mit milden Laugenlösungen, z.B. Seife, abzuwaschen, wobei in den Fällen, in denen im Randbereich mit Klebern gearbeitet wurde, auf die dazu vorher gemachten Ausführungen hinzuweisen ist.

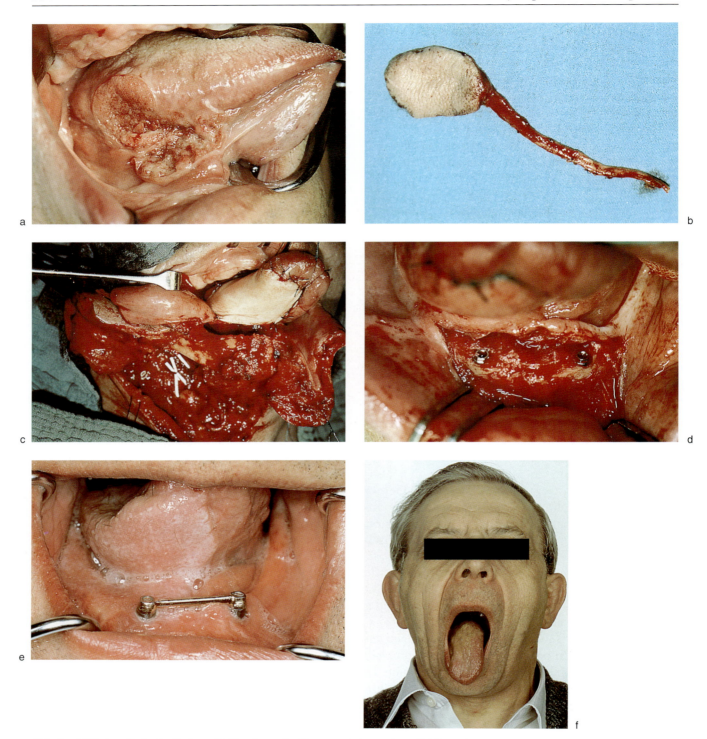

Abb. 5 60jähriger Patient mit einem T_4-Karzinom der Zunge und des rechten Sublingualraumes.

a) Klinischer Ausgangsbefund.
b) Zur intraoralen Defektdeckung ist ein distaler radialer Unterarmlappen mit seinem aus Arteria radialis und zwei Begleitvenen bestehenden Gefäßstiel isoliert worden.
c) Zustand nach Zungen-Mundboden-Teilresektion. Zur Defektdeckung ist der mikrochirurgische Unterarmlappen im Sinne einer reinen Weichteilrekonstruktion eingelagert.
d) Bei eingeschränkten Extensionsmöglichkeiten für eine Unterkieferprothese wurden zur Prothesenfixation im Intervall zwei interforaminale Brånemark®-Implantate in den Unterkiefer eingesetzt.
e) Dolder-Gelenksteg und eingeheiltes Transplantat.
f) Durch die Weichgeweberekonstruktion mit einem mikrochirurgischen Transplantat wird die Beweglichkeit insbesondere der Zunge erhalten.

Rehabilitation im Bereich des Unterkiefers

Weichgewebedefekte

Insbesondere infolge der chirurgischen Behandlung von Tumoren können Weichgewebe im Bereich des Vestibulums, des Alveolarfortsatzes oder des Mundbodens verlorengehen, die zu einer Einschränkung des zur Extension einer Prothese zur Verfügung stehenden Raumes führen. Darüber hinaus behindern Narbenzüge oftmals eine adäquate Einlagerung der Prothesenbasis in das Lagergewebe. Zur Verbesserung des Prothesenlagers können freie, gestielte oder mikrochirurgische Weichgewebetransplantate eingesetzt und, wenn nötig, mit herkömmlichen Methoden der relativen Alveolarkammerhöhung wie Mundbodensenkungen oder Vestibulumplastiken kombiniert werden. Diese Eingriffe sind jedoch häufig technisch schwierig und obendrein komplikationsträchtig, so daß eine Stabilisierung eines Zahnersatzes durch zahnärztliche Implantate oftmals ein einfacheres, effektiveres und letztlich auch kostengünstigeres Verfahren darstellt. Die Planung bezüglich Auswahl des Implantatsystems, der Anzahl und Position der Implantate unterscheidet sich nicht wesentlich vom Vorgehen bei unbezahntem oder teilbezahntem Kiefer ohne Weichgewebeverluste (s. S. 234ff., Abb. 5).

Knochendefekte

Knochendefekte des Unterkiefers resultieren ebenfalls zumeist aus der Behandlung von Tumoren; sie können jedoch auch nach Traumen, der Behandlung ausgedehnter zystischer Läsionen oder infolge angeborener Mißbildungen auftreten. Sie sind oftmals mit einem Weichgewebedefizit kombiniert, da nach Knochenverlusten auch ohne simultanen Verlust von Weichgewebe ein sekundärer Weichgewebemangel auftritt, weil bei fehlender knöcherner Unterlage das bedeckende Weichgewebe sekundär schrumpft. Ein solcher sekundärer Mangel an Weichgewebe kann durch einen sofortigen oder frühzeitigen Knochenersatz verhindert werden.

Von seiten der rekonstruktiven Chirurgie ist zunächst wichtig, ob ein Kontinuitätsdefekt des Knochens oder lediglich ein partieller Knochendefekt ohne Verlust der Unterkieferkontinuität vorliegt. Bei *Kontinuitätsrekonstruktion* sind für die Auswahl des Transplantates vor allem der Zustand des Transplantatlagers sowie die Länge und die Lokalisation des Knochendefektes von Bedeutung. Prinzipiell stehen für eine *Knochenrekonstruktion* freie und mikrochirurgische Knochentransplantate zur Verfügung. Freie Knochentransplantate können dabei in Form von Kortikalistransplantaten, von kortikospongiösen Knochentransplantaten oder von Spongiosatransplantaten gehoben werden. Für die erstgenannten steht als Donorareal im wesentlichen die Schädelkalotte zur Verfügung, für kortikospongiöse Transplantate der Beckenkamm oder die Rippe und für Spongiosatransplantate allein der Beckenkamm.

Vor allem bei minderwertigem, vorbestrahltem oder vernarbtem Transplantatlager und bei langstreckigen Knochendefekten sind mikrochirurgische Knochentransplantate den sog. freien Knochentransplantaten in ihrem Einheilungsverhalten und in ihrer Volumenkonstanz eindeutig überlegen. Kurzstreckige Kontinuitätsdefekte können bei gutem Transplantatlager auch mit guten Resultaten durch freie Transplantate versorgt werden (Abb. 6). Partielle Unterkieferdefekte ohne Verlust der Kontinuität werden zumeist mit freien Knochentransplantaten versorgt. Im Falle von sog. kastenförmigen Defekten handelt es sich in der Regel um sog. Auflagerungsosteoplastiken, bei Defektfüllungen um Spongiosaplastiken (Abb. 7).

Kombinierte Knochen-Weichgewebedefekte

Kombinierte Knochen-Weichgewebedefekte im Bereich des Unterkiefers sind vor allem die Folge der Behandlung bösartiger Tumoren, wobei oftmals umfangreiche Gewebedefekte entstehen.

Die zeitliche Koordination bei der Versorgung von Kontinuitätsdefekten des Knochens in Verbindung mit einer Weichgeweberekonstruktion ist auf verschiedene Art und Weise möglich. Prinzipiell ist die Versorgung solcher ausgedehnter Gewebedefekte heute vor allem die Domäne der mikrochirurgischen Gewebetransplantation. Die Rekonstruktion der verschiedenen Gewebe kann simultan, beispielsweise durch Knochentransplantate mit einem Hautanteil, sog. osteomuskulokutanen Transplantaten, erfolgen (Abb. 8).

Es können auch zwei Transplantate, ein Knochen- und ein Weichgewebetransplantat, die an verschiedenen Stellen entnommen wurden, kombiniert werden. Dabei wird in einem ersten Schritt primär nur das Weichgewebe und in einem zweiten Schritt sekundär der Knochen rekonstruiert. In speziellen Fäl-

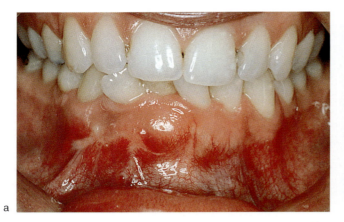
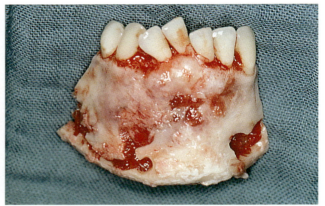
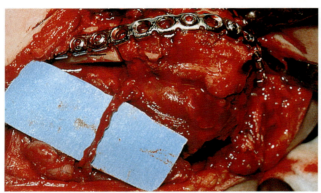
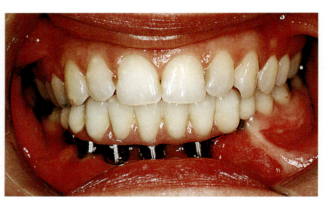
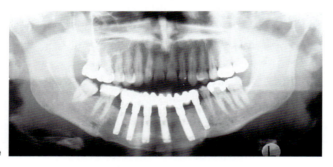
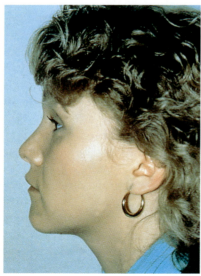
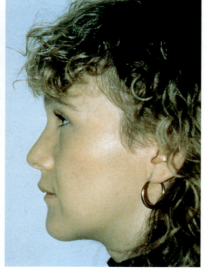

Abb. 6 23jährige Patientin mit einem odontogenen Myxom des Unterkiefers von Regio 34 bis 45.

a) Klinischer Ausgangsbefund.

b) Multiple Probebiopsien im Bereich des Unterkieferrandes ergaben eine Durchsetzung des Unterkiefers mit Myxomanteilen, weshalb eine Mittelstückresektion des Unterkiefers notwendig wurde.

c) Zustand nach Unterkieferteilresektion von Regio 34 bis 45, Sofortrekonstruktion mit einem mikrochirurgischen osteomuskulären (aus Knochen und anhaftender Muskelmanschette bestehenden) Knochentransplantat vom Beckenkamm. Rechts submandibulär ist der mikrochirurgische Gefäßanschluß zwischen Arteria und Vena circumflexa ilium profunda und Arteria thyroidea superior sowie einer Begleitvene bereits durchgeführt worden.

d) Zustand nach kaufunktioneller Rehabilitation mit einer festsitzenden implantatgetragenen Brücke.

e) Orthopantomogramm drei Jahre nach Knochentransplantation und implantatprothetischer Versorgung.

f und g) Seitenansicht vor f) und nach g) Kinnresektion und chirurgisch-prothetischer Rehabilitation.

Defektprothetik und Epithetik

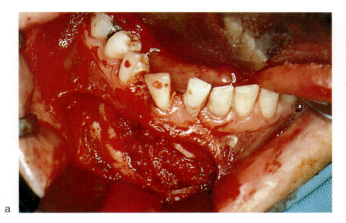
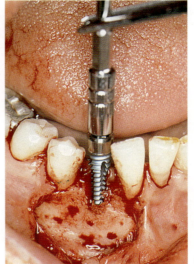
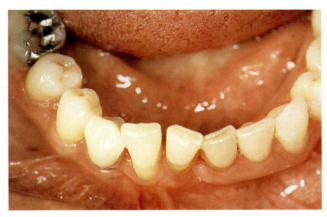
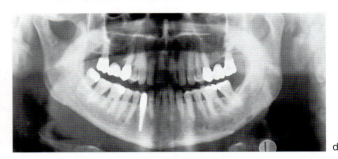

Abb. 7 Ausgedehnte odontogene Zyste, ausgehend von dem verlagerten Zahn 43 bei einer 59jährigen Patientin.
a) Die Expansion der Zyste hat zu einer Kippung des Zahnes 42 in die Lücke Regio 43 geführt. Intraoperativer Situs, Zustand nach Zystektomie und Füllung des Defektes mit autologer Spongiosa vom Beckenkamm.
b) Nach Einheilung der Spongiosa wurde die Kippstellung des Zahnes 42 zunächst mit einer abnehmbaren kieferorthopädischen Platte behoben. Anschließend erfolgte die Insertion eines HaTi-Implantates als Einzelzahnimplantat zum Ersatz des Zahnes 43 in das Knochentransplantat.
c) Zustand nach implantatprothetischer Versorgung.
d) Zustand zwei Jahre nach Osteoplastik und Versorgung der Schaltlücke in Regio 43 durch ein Einzelzahnimplantat.

len ist jedoch auch eine simultane Transplantation indiziert. Reicht zur Wahrung der notwendigen operativen Radikalität eine kastenförmige Resektion unter Erhalt der Unterkieferkontinuität aus, ist eine alleinige Weichgeweberekonstruktion, bei ausgedehnten Defekten mit mikrochirurgischen Transplantaten, ausreichend. Bei entsprechender Resthöhe des Knochens ist in vielen Fällen zusätzlich zur Weichgewebetransplantation allein die Insertion zahnärztlicher Implantate funktionell zufriedenstellend und suffizient. Bei reduzierter Höhe des Unterkiefers kann ein Weichgewebeersatz auch mit einer freien Auflagerungsosteoplastik kombiniert werden (Abb. 9).

Rehabilitation im Bereich des Oberkiefers

Weichgewebedefekte

Isolierte Weichgewebedefizite ohne Knochenverlust sind selten; sie können jedoch nach Tumorexzisionen im Vestibulum des Oberkiefers auftreten. Ein Weichgewebemangel in Verbindung mit moderaten Knochenverlusten wird auch infolge von intensiven Vernarbungen, wie sie beispielsweise nach mehrfachen Operationen bei Patienten mit Lippen-Kiefer-Gaumenspalten oder nach Traumen auftreten, beobachtet. Insbesondere Weichgewebedefizite und Vernarbungen im Vestibulum können zu einer mangelnden Abdichtung im Bereich des Prothesenrandes und zu einer mangelhaften Einlagerung der Prothesenbasis führen. In diesen Fällen ist die Veranke-

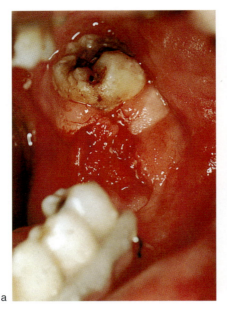
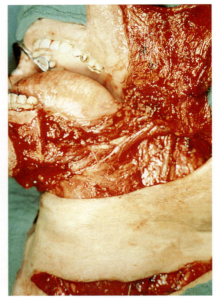
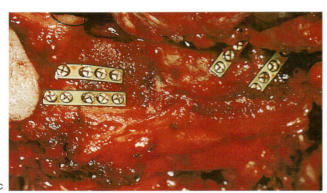
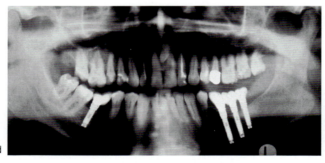
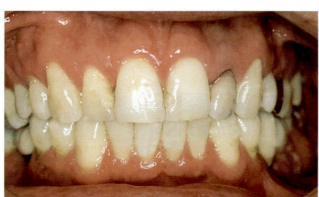
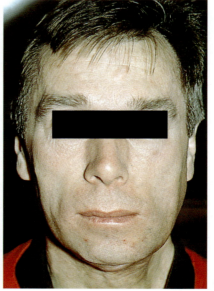

Abb. 8 39jähriger Patient mit Mundhöhlenkarzinom.

a) Auf dem Alveolarkamm in Regio 36 aufsitzendes primär den Knochen infiltrierendes Mundhöhlenkarzinom.

b) Unterkieferresektion von Regio 34 bis in den aufsteigenden Unterkieferast links, Mundbodenresektion. Konservative Halslymphknotenausräumung links.

c) Sofortrekonstruktion mit einem osteomuskulokutanen Beckenkammtransplantat. Der Knochen ist mit vier 2.0 AO-Titan-Platten fixiert, der Hautanteil zeigt nach intraoral.

d) Orthopantomogramm nach Plattenentfernung und sekundärer Versorgung des Transplantates mit drei Brånemark-Implantaten. Die kaufunktionelle Rehabilitation ist durch eine festsitzende Brücke erfolgt.

e) Okklusion nach Unterkieferteilresektion, Sofortrekonstruktion des Knochens und festsitzender prothetischer Versorgung.

f) Zustand nach kaufunktioneller und ästhetischer Rehabilitation.

Defektprothetik und Epithetik

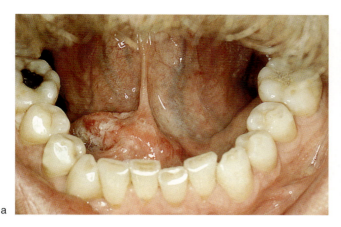
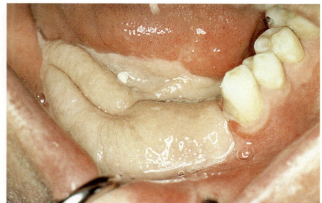
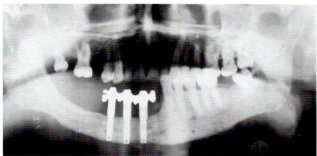
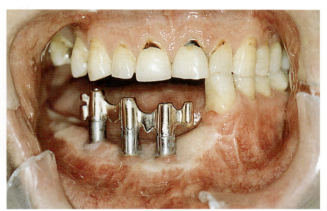
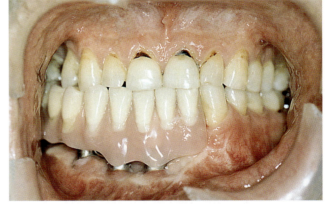
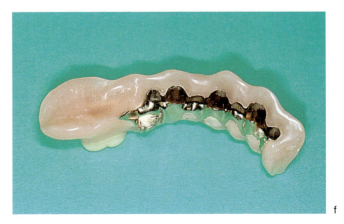

Abb. 9 55jähriger Patient mit einem T$_2$-Karzinom im anterioren Mundboden, das den frontalen Alveolarfortsatz rechts paramedian erreicht.

a) Klinischer Ausgangsbefund.
b) Zustand nach Unterkiefer-Mundboden-Zungen-Teilresektion sowie kastenförmiger Unterkieferresektion. Sofortrekonstruktion mit einem mikrochirurgischen distalen radialen Unterarmlappen.
c) Zustand nach Versorgung des kastenförmig von Regio 32 bis Regio 47 resezierten Unterkiefers durch drei Brånemark-Implantate, die mit einem individuell gefrästen Steg versorgt wurden.
d) Stegkonstruktion im Munde. Der Höhenausgleich nach kastenförmiger Unterkieferresektion erfolgt mittels Distanzhülsen.
e) Okklusion nach Ersatz der Zähne 32 bis 48 mit einer steggestützten Teilprothese.
f) Zur Verbesserung des Prothesenhaltes wird ein Riegel eingesetzt.

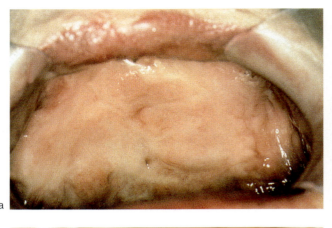
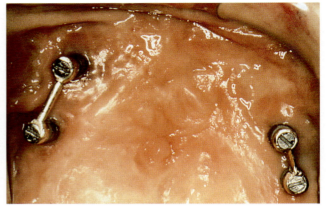
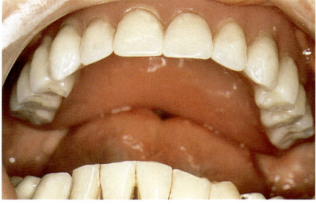
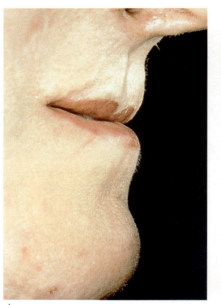
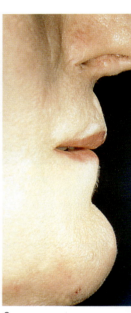

Abb. 10 55jährige Patientin mit einer doppelseitigen Lippen-Kiefer-Gaumenspalte.

a) Zustand nach Abschluß der Primäroperationen und multiplen sekundären Eingriffen. Im Oberkiefer bestand eine plane Narbenplatte, die die Eingliederung einer konventionellen Oberkiefertotalprothese unmöglich machte.
b) Zustand nach Insertion von vier IMZ-Implantaten im Bereich des Oberkiefers und Verbindung je zweier Implantate durch einen Dolder-Gelenksteg.
c) Oberkieferprothese in situ.
d) Lippenprofil vor implantologisch-prothetischer Versorgung mit negativer Lippentreppe.
e) Zustand nach implantologisch-prothetischer Versorgung mit deutlicher Verbesserung des Lippenprofils.

rung einer Prothese über Implantate oftmals konventionellen Methoden, vor allem der relativen Alveolarkammerhöhung, überlegen (Abb. 10).

Knochendefekte

Knochendefekte sind häufig mit Weichgewebedefekten verbunden; sie treten selten isoliert auf. Trotzdem gibt es Patienten, bei denen der Knochenverlust im Vordergrund steht. Isolierte Knochendefekte können nach Traumen, der Entfernung von Knochentumoren oder bei Spaltbildungen im Bereich der Kiefer auftreten. Die Rehabilitation von Patienten mit Atrophien des Oberkiefers wird an anderer Stelle besprochen (s. S. 177ff.).

Bei ausreichender Restbezahnung und erhaltener Gaumenplatte kann die prothetische Rehabilitation der betroffenen Patienten häufig auch mit konventionellen prothetischen Methoden durch die Versorgung mit einer Brücke oder einer abnehmbaren Prothese erfolgen. Die Implantatversorgung ist insbesondere dann indiziert, wenn defektbenachbarte unversehrte und gesunde Zähne für die Anfertigung eines Zahnersatzes beschliffen werden müßten oder bei den betroffenen Patienten eine hohe Lachlinie vorliegt, durch die Knochendefekte unvorteilhaft sichtbar werden.

Vor der Implantatversorgung von Patienten mit Knochendefekten im Oberkiefer muß abgeklärt werden, ob der noch vorhandene Knochen für eine Implantatinsertion ausreicht oder ob eine vorbereitende Knochentransplantation aus Gründen der Implantatinsertion oder aus ästhetischen Gründen erforderlich ist. Die Knochentransplantation erfolgt bei den meist umschriebenen Defekten als *freie Transplantation*. Verpflanzt wird zumeist *Knochen vom Beckenkamm* in Form von Spongiosa oder von kortikospongiösen Blocktransplantaten. Die Insertion zahnärztlicher Implantate kann dabei primär oder sekundär erfolgen (Abb. 11).

Kombinierte Knochen- und Weichgewebedefekte

Ausgedehnte Knochen- und Weichgewebedefekte im Bereich des Oberkiefers sind oft die Folge der Behandlung bösartiger Tumoren, sie treten jedoch auch nach Verletzungen, insbesondere nach Schußwunden, auf.

Die funktionellen Auswirkungen eines Oberkieferdefektes werden vor allem von der Defektgröße bestimmt. Für die Patienten ist es dabei von Bedeutung, daß eine funktionelle Trennung von Mund- und Nasenhöhle herbeigeführt wird. Dies kann bei ausgedehnten Defekten heute am elegantesten durch die Verpflanzung eines mikrochirurgischen Weichgewebetransplantates, bei umschriebenen Gewebedefekten auch durch Nahlappenplastiken, erfolgen.

Bei vorhandenem Restgebiß kann ein Zahnersatz in den meisten Fällen in funktionell befriedigender Weise stabilisiert und abgestützt werden. Sollen jedoch Implantate in den Bereich des ehemaligen Alveolarfortsatzes in der Region des Defektes eingesetzt werden, ist eine vorbereitende Knochentransplantation erforderlich. Ein simultaner Weichgewebe- und Knochenersatz durch zusammengesetzte

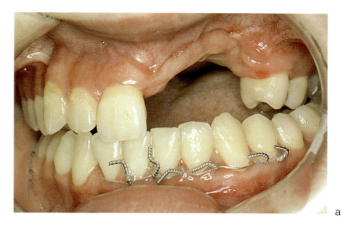
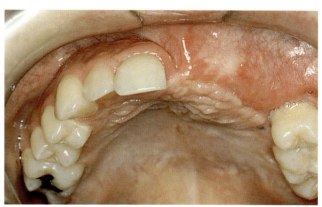
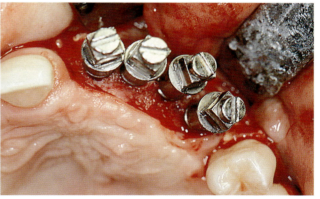
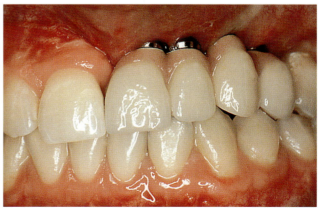

Abb. 11 19jährige Patientin nach in Fehlstellung eingestellter Mittelgesichts- und Unterkieferfraktur mit entsprechender Okklusionsstörung.
a) Klinischer Ausgangsbefund. Alveolarfortsatzverlust in Regio 21 bis 24, konsekutive Schrumpfung der Weichteile.
b) Zustand nach Reosteotomie des Oberkiefers zur Einstellung der Okklusion und Transplantation eines freien spongiösen Knochenblockes vom Beckenkamm zum Aufbau des Oberkiefers in Regio 21 bis 24.
c) Zustand nach partieller Augmentation des Oberkiefers und implantologischer Versorgung mit vier Brånemark-Implantaten.
d) Rehabilitation mit vier implantatgetragenen verblockten Kronen von Regio 21 bis 24.

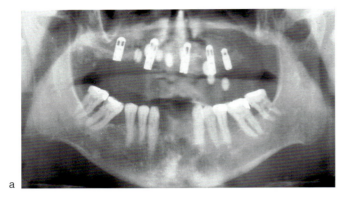
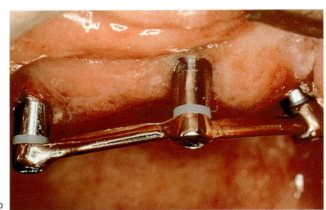
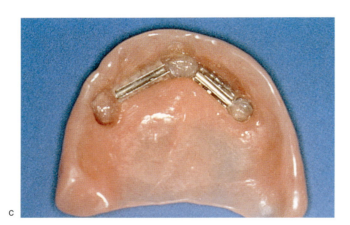
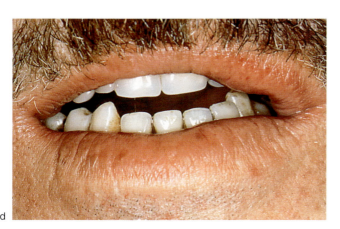

Transplantate ist im Oberkiefer aufgrund der Volumenverhältnisse der zu verpflanzenden Gewebeeinheiten sehr schwierig, so daß in den meisten Fällen eine zweizeitige Transplantation bevorzugt werden sollte (Abb. 12).

Bei ausgedehnten Oberkieferresektionen muß vor allem bei Patienten mit einer schlechten Prognose neben komplizierten Maßnahmen der plastischen und wiederherstellenden Chirurgie auch die Versorgung mit einer implantatgestützten Resektionsprothese diskutiert werden. Bei Resektion des gesamten Alveolarfortsatzes im Oberkiefer kann die Implantatinsertion auch in den Jochbeinkörper erfolgen (Abb. 13).

Extraorale Rehabilitation

Augen- und Periorbitalregion

Vor allem durch Tumoren oder Verletzungen kann der Augapfel isoliert oder mit dem Inhalt der Orbita und Teilen der Orbitawandungen sowie mitsamt der Lider verlorengehen. Bei alleinigem Bulbusverlust ist zumeist die Versorgung mit einer Augenschale ausreichend. Müssen jedoch Anteile der Periorbita oder die Lider entfernt werden, findet der Augapfel oftmals keinen Halt in der leeren Orbita. Epithesen zur Versorgung solcher Defekte wurden früher häufig an einem Brillengestell befestigt oder angeklebt. Die *Befestigung an einem Brillengestell* ist unsicher, das Ankleben auf die Haut ist für die Patienten schwierig und oftmals mit einer sich unter der Epithese bildenden feuchten Kammer verbunden, die mit Mazerationen der Haut und Entzündungen einhergehen kann. Eine sichere Verankerung von Augen- und Orbitaepithesen kann mittels *zahnärztlicher Implantate* erreicht werden.

Dabei sind prinzipiell zwei Möglichkeiten der *Implantatpositionierung* gegeben:

◁

Abb. 12 50jähriger Patient. Plattenepithelkarzinom des Oberkiefers.

a) Zustand nach Oberkiefer-Teilresektion, nach Weichteilrekonstruktion im Oberkiefer mit einem Latissimus-dorsi-Lappen und anschließender knöcherner Rekonstruktion mit einem mikrochirurgischen Beckenkammtransplantat und nach Insertion von fünf IMZ-Implantaten zur Abstützung eines Zahnersatzes.
b) Die beiden posterioren Implantate wurden nicht osseointegriert. Die anderen drei Implantate konnten zur stegprothetischen Versorgung des Patienten herangezogen werden. Intraorale Situation, Zustand nach Versorgung mit einem Dolder-Gelenksteg.
c) Prothesenbasis mit eingearbeiteten Stegreitern.
d) Implantatgetragene Oberkieferprothese in situ.

Defektprothetik und Epithetik

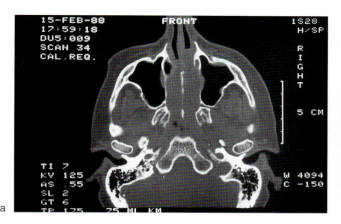
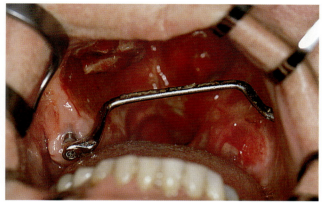
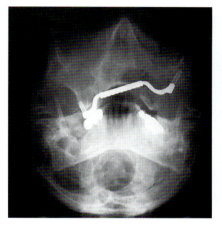
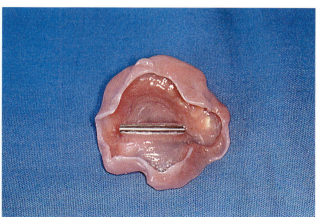
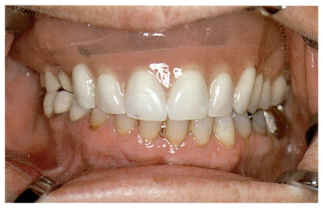
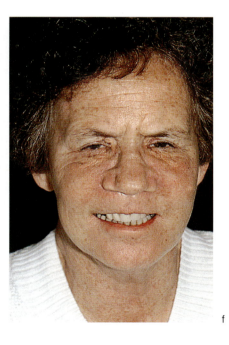

Abb. 13 58jährige Patientin mit einem malignen Melanom der Nasenhaupthöhle und des Epipharynx.

a) Klinischer Ausgangsbefund. Der Tumor hatte zur vollständigen Verlegung der Luftpassage durch die Nase geführt und war Anlaß zu häufigen Blutungen.
b) Zustand nach erweiterter Oberkieferresektion. Zur Fixation einer Resektionsprothese wurden zwei IMZ-Implantate eingebracht und durch einen transversalen Steg verbunden. Ein Implantat sitzt in der rechten Tuberregion, ein zweites im linken Jochbeinkörper.
c) Lage der Implantate und des Steges im Röntgenbild.
d) Aufsicht auf die hohl gestaltete, mit einem Stegreiter versehene Resektionsprothese.
e) Implantatgetragene Resektionsprothese des Oberkiefers in situ.
f) Patientin sieben Monate nach Tumorresektion.

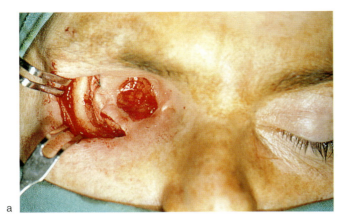
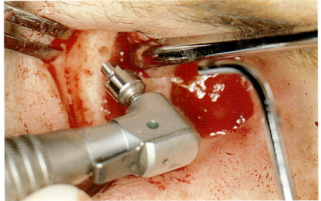
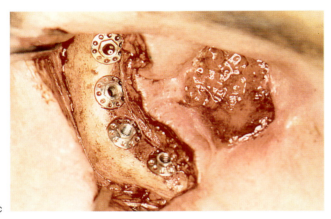
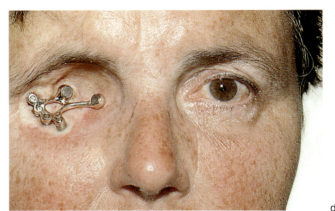

- Zum einen können kraniofaziale Spezialimplantate in den *Orbitarand* eingesetzt werden. Diese sind kürzer als zahnärztliche Implantate und haben zumeist einen größeren Gewindedurchmesser. Als Ort für die Implantatinsertion bieten sich vor allem der seitliche Rand der Orbita sowie der Infraorbitalrand an, da hier das Knochenangebot am besten ist. Supraorbital ist oftmals nur eine dünne Knochenlamelle zwischen Augenhöhle und Stirnhöhle vorhanden. Ähnliche Verhältnisse liegen in der medialen Orbita vor, die nur durch dünne Knochenlamellen von der Ethmoidalregion abgegrenzt ist.
- Eine Implantatpositionierung *zentral in die Orbita* kann nur erfolgen, wenn die Augenhöhle zuvor mit einem Knochentransplantat aufgefüllt worden ist. Eine solche zentrale Implantation ist in bestimmten Fällen nötig, beispielsweise wenn trotz erhaltener Lider eine sichere konventionelle Positionierung einer Augenschale nicht erreicht werden kann. Dies ist vor allem bei Zustand nach Bestrahlung oder nach plastischer Lidrekonstruktion der Fall, da den rekonstruierten Lidern oftmals die Muskulatur und der Tonus fehlen, um eine Augenschale sicher zu halten.

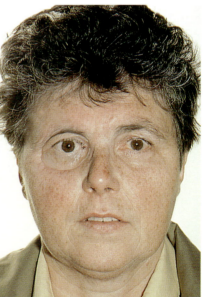

Abb. 14 53jährige Patientin nach Exenteratio orbitae rechts bei Aderhautmelanom.

a) Klinischer Ausgangsbefund. Freilegung des rechten lateralen Orbitarandes in Vorbereitung einer Implantation von kraniofazialen Brånemark-Implantaten.
b) Nach der Pilotbohrung wird mit einem speziellen Gewindeschneider das Gewinde für ein kraniofaziales Brånemark-Implantat geschnitten.
c) Zustand nach Insertion von vier Brånemark-Implantaten in die laterale Orbita rechts, Zustand vor Einschrauben der Verschlußkappen.
d) Suprakonstruktion der Implantate mit zwei zentral in der Orbita liegenden Magneten zur Epithesenfixation.
e) Implantatgetragene Epithese in situ.

Bei der Implantatinsertion in die Orbitaränder kommen die *Durchtrittsstellen der Abutments* zuweilen in Hautpartien zu liegen, die beim Mienenspiel bewegt werden. In diesen Fällen können chronische Entzündungen gerade in der Region dieser Durchtrittsstellen auftreten, die durch Exzision der beweglichen Haut und Ersatz der periimplantären Haut durch ein Spalthauttransplantat behandelt werden können. Dadurch wird periimplantär eine Zone unverschieblich auf der Unterlage anhaftender Haut geschaffen.

Nach Implantationen im Bereich des Orbitarandes machen die *stark divergierenden Implantatachsen* in der Regel mehrfach geteilte Abformungen nötig, bei denen die Einzelsegmente durch einen Überabdruck zueinander fixiert werden. Für die genaue, symmetrische Positionierung der Augenschale ist es für den Techniker sehr hilfreich, wenn vor der Abformung sowohl oberhalb wie unterhalb der Orbita auf der gesunden wie auch auf der operierten Seite Hilfslinien mit einem Kopierstift eingezeichnet werden, die Hinweise zur Lidspaltbreite in der Frontalebene, zur Lage der Pupille sowie zur Lage der Epithesenränder geben. Bei Vorhandensein einer Brille können seitlich auf die Haut noch zusätzliche Hilfslinien in Anlehnung an das Brillengestell angebracht werden. Sämtliche Linien übertragen sich letztendlich auf das Alginat und von dort auf das Modell, so daß der Techniker hierdurch eine entscheidend verbesserte Arbeitsgrundlage bekommt.

Die Epithese selbst kann mit den Implantaten über Stegverbindungen oder über Magnete befestigt werden:

- *Magnete* bieten den Vorteil, daß durch sie befestigte Epithesen in die korrekte Position gezogen werden, sobald sie der Orbita angenähert werden und in ein entsprechend starkes Magnetfeld gelangen.
- Die Epithesenfixation über *Stege* bietet ebenfalls einen ausgezeichneten Halt der Gesichtsprothesen. Sie ist jedoch kompliziert, kann oftmals nur vor dem Spiegel vorgenommen werden und ist insbesondere für ältere Patienten beschwerlich (Abb. 14).

Nasen- und paranasale Region (mit Wangenanteil)

Die äußere Nase kann durch plastisch-chirurgische Maßnahmen mit guten Ergebnissen rekonstruiert werden. Nasendefekte, insbesondere nach Tumoroperationen, sind oftmals mit Wangendefekten verbunden. Vor allem komplexe Defekte, in die Haut, Nasenknorpel und ggf. knöcherne Anteile einbezogen sind, erfordern häufig mehrere Operationen, was für Risikopatienten belastend sein kann. Hier ist die Defektversorgung mit implantatgestützten Epithesen eine Alternative.

Zur Verankerung der Epithese bei Nasendefekten können sowohl kraniofaziale Spezialimplantate und bei gutem Knochenangebot auch dentale Implantate herangezogen werden, die horizontal in den Oberkiefer bzw. in die Region des Nasenpfeilers eingebracht werden. Die Verbindung zwischen Implantaten und Suprakonstruktion kann wiederum über Stege oder mit Magneten erfolgen (Abb. 15).

Auch für die *Herstellung der künstlichen Nase* gelten für die Abformung bzw. für die Modellierung ähnliche Empfehlungen wie sie schon vorher für die Herstellung des künstlichen Auges oder wie im nachfolgenden Abschnitt für die Herstellung eines künstlichen Ohres angegeben werden. So sollte auch hier, wenn möglich, vor der Operation eine Abformung der Nase durchgeführt werden. Unabhängig hiervon sollten dann vor der Abformung für die epithetische Arbeit Hilfslinien wie Mittelsenkrechte und Nasolabialfalte sowie die angestrebte Lage des Epithesenrandes eingezeichnet und über die Abformung auf das Modell übertragen werden. Für die Modellierung können auch Photos des Patienten mit noch erhaltener Nase in Front- und Seitansicht sehr dienlich sein. Wie bei der Herstellung des künstlichen Ohres, so sollte auch bei der Herstellung der Nase die Hohlform erhalten und aufbewahrt werden, um letztlich Neuanfertigungen, wie sie vor allem bei der Verwendung von Silikonen häufiger notwendig werden können, zu erleichtern.

Ohrmuschel

Die Rekonstruktion einer Ohrmuschel kann prinzipiell mit plastisch-chirurgischen Methoden erfolgen. Zum Einsatz kommen freie Hauttransplantationen oftmals in Kombination mit lokalen Verschiebelappen und zur Wiederherstellung der Stützgewebe des Ohres, die Transplantation von autologem oder homologem Knorpel sowie die Implantation von keramischen Implantaten. Solche Rekonstruktionen sind jedoch technisch sehr schwierig und erfordern mehrere operative Schritte. Die Er-

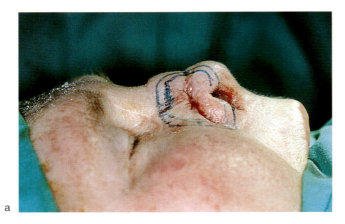
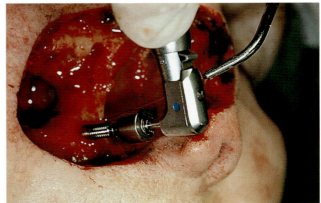
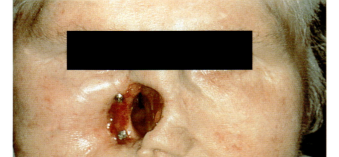

Abb. 15 a) 80jährige Patientin mit einem Basaliomrezidiv im Bereich des rechten Nasenflügels, des Nasenrückens und der Wange. Resektionsumfang und Lage der geplanten Grenzschnitte sind eingezeichnet.
b) Nach Resektion des rechten Nasenflügels, Anteilen des Nasenrückens, der Wange und der fazialen Kieferhöhlenwand werden zwei Brånemark-Implantate im Bereich des Gaumens und infraorbital in gleicher Sitzung implantiert.
c) Zustand nach Reinigung und Granulation der Wundränder. Die Implantate brauchen nicht unbedingt eine Weichteilbedeckung zu haben, auch eine offene Einheilung ist möglich.
d) Auf der Innenseite der Epithese sind die eingearbeiteten Magnete sichtbar.
e) Implantatgetragene Nasen-Wangen-Epithese in situ.

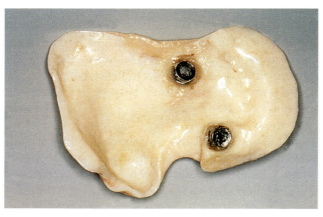
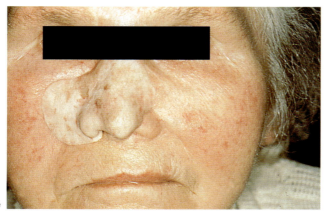

gebnisse sind darüber hinaus nicht immer befriedigend und denen, die mit einer epithetischen Versorgung erzielt werden können, oftmals unterlegen.

> Die epithetische Versorgung insbesondere bei älteren Patienten ist als Alternative zu einer plastischen Rekonstruktion des äußeren Ohres anzusehen. Vor- und Nachteile beider Methoden müssen im Einzelfall mit den Patienten besprochen werden.

Zur *Fixierung von Ohrepithesen* müssen Implantate in die temporale Schädelkalotte inseriert werden. Zu diesem Zweck werden ausschließlich kraniofaziale Spezialimplantate eingesetzt, die in einer Entfernung von ca. 20 mm vom Porus acusticus externus auf der rechten Seite in 9-Uhr- und 11-Uhr-Position bzw. auf der linken Seite in 1-Uhr- und 3-Uhr-Position inseriert werden. Dentale Implantate sind für diese Indikation zu lang, ihr Einsatz birgt die Gefahr einer Penetration nach intrakraniell oder in den Bereich des inneren Ohres.

Ist die Einheilungsphase der Implantate abgeschlossen, so erfolgt auch hier wie sonst üblich die *Distanzhülsenoperation*. Dabei muß fast immer der in diesem Bereich in der Regel dicke, epiimplantäre

Defektprothetik und Epithetik

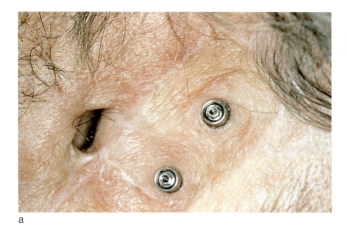

Weichgewebsanteil entfernt und durch ein Spalthauttransplantat, welches möglichst frei von Haarbälgen sein sollte, ersetzt werden. Durch dieses Vorgehen wird die Gefahr von periimplantären Entzündungen deutlich reduziert und darüber hinaus kann mit wesentlich kürzeren Distanzhülsen gearbeitet werden, wodurch sich die Hebelverhältnisse für die ohnehin sehr kurzen Implantate (3–5 mm) wesentlich verbessern.

Nach Einheilung des Spalthauttransplantates kann die eigentliche *Abformung* erfolgen. Auch hier empfiehlt es sich, wie bei der Abdrucknahme im Bereich der Orbita, Hilfslinien wie die Tragus-Canthus-Ebene einzuzeichnen oder bei Vorhandensein einer Brille den Verlauf des Bügels sowie die gewünschte anteriore Begrenzung des Ohres zu markieren, damit durch die Übertragung dieser Hilfslinien von der Haut über den Abdruck bis auf das Modell dem Techniker eine bessere Arbeitsunterlage gegeben wird. Ebenso ist es für den Techniker sehr hilfreich, wenn das Ohr vor seiner Entfernung bereits abgeformt wurde. Ist dies nicht möglich, so sollte zumindest eine Abformung des noch vorhandenen Ohres erfolgen, damit dem Techniker, wenn auch nur über die handwerklich anspruchsvolle Spiegelung desselben, zumindest ein Anhalt bei der Modellierung der künstlichen Ohrmuschel gegeben ist.

Aufgrund der Schwierigkeiten bei der Modellierung sollte schon bei der Herstellung der künstlichen Ohrmuschel darauf geachtet werden, daß die Hohlform erhalten bleibt, die dann dem Patienten entweder in die eigene Verantwortung übergeben wird oder aber Bestandteil einer Formsammlung des epithetischen Labors werden kann, so daß mit der Zeit eine Art „Ohrbank" entsteht, aus der für neu oder erneut zu versorgende Patienten passende oder zumindest sehr ähnliche Formen entnommen werden können.

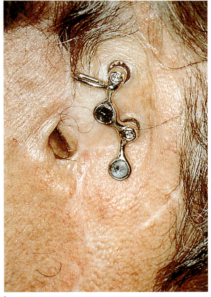

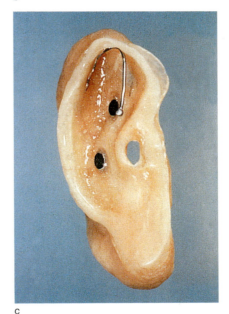

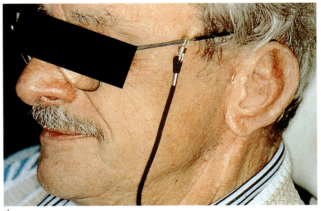

Abb. 16
71jähriger Patient nach Ablatio auris links wegen eines Plattenepithelkarzinoms.

a) Zustand nach Implantation von zwei kraniofazialen Brånemark-Implantaten. Zugleich mit der Implantatfreilegung ist periimplantär eine Spalthautplastik erfolgt.
b) Implantatsuprakonstruktion, bestehend aus zwei eingearbeiteten Magneten sowie einer kranial angebrachten Halteschlaufe, die bei einer zufälligen Abscherbewegung auf die Ohrepithese deren Herunterfallen verhindert.
c) Innenansicht der Ohrepithese mit einem Drahtbügel, der in die Halteschlaufe im Bereich der Implantatsuprakonstruktion eingehängt wird.
d) Ohrepithese in situ.

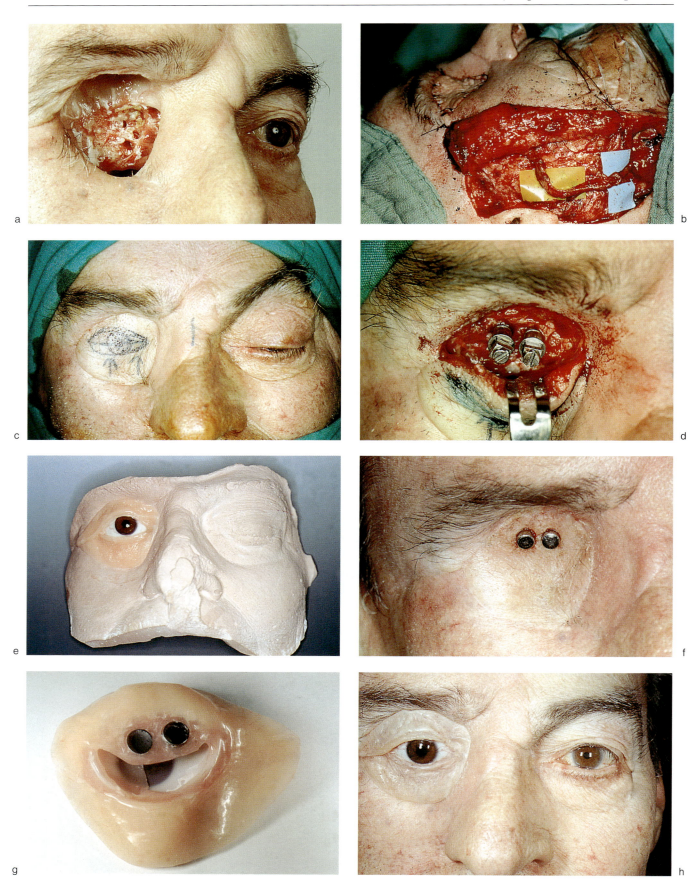

Die *Befestigung einer Ohrepithese* kann wiederum über Magnete oder über Stegverbindungen erfolgen. Eine eigene Entwicklung hat dabei die Vorzüge der Magnetverbindung hinsichtlich der Handhabung durch den Patienten genutzt und die Nachteile einer solchen Verbindung hinsichtlich des unbeabsichtigten Lösens mit Herunterfallen des Ohres vermieden. Dazu wird am künstlichen Ohr auf der zu den Magneten hinzeigenden Seite ein aus Klammerdraht gebogener Haken angebracht, der wiederum in eine größere Metallschlaufe, die am implantatgehaltenen Steg zusätzlich zu den Magneten angebracht wurde, locker eingreift. Wird nun das künstliche Ohr unbeabsichtigt durch eine äußere Einwirkung von den Magneten getrennt, so wird es durch den Klammerdrahthaken in der Schlaufe aufgefangen, ohne daß dabei eine für die Implantate nachteilige Kraftübertragung erfolgen würde. Konnte die Schlaufe vom Techniker unter Wahrung der ästhetischen Erfordernisse nach kranial am Steg plaziert werden, so kann sich das Ohr nach dem unbeabsichtigten Lösen häufig sogar selbsttätig wieder auf den Magneten orientieren (Abb. 16).

Kombinierte intra-/extraorale Defekte

Kombinierte intra- und extraorale Defekte, wie sie z.B. als Folge von Tumoroperationen im Oberkiefer nach Teilresektion desselben mit Entfernung des Auges einschließlich des Orbitabodens auftreten, sollten angesichts der heute zur Verfügung stehenden mikrochirurgischen Verfahren möglichst vermieden werden (Abb. 17), da ihre prothetisch-epithetische Versorgung schwierig und selbst bei gutem Erfolg für den Patienten hinsichtlich des Tragekomforts unter besonderer Berücksichtigung des Sprechens und der Nahrungsaufnahme mit Nachteilen verbunden ist.

Kann jedoch aus verschiedenen Gründen eine chirurgische Deckung im Sinne einer Trennung des Defektbereiches in einen intraoralen und extraoralen Anteil, die dann getrennt voneinander prothetisch bzw. epithetisch versorgt werden können, nicht erfolgen, so müssen insbesondere hinsichtlich der Sicherung der Prothese gegen Druck- und Zugkräfte alle Möglichkeiten ausgeschöpft werden (Abb. 18). Dies beinhaltet zum einen, daß sich eine solche Prothese von der Basisgestaltung her bis zur Rachenwand und Schädelbasis hin erstreckt. Zum anderen sollten alle verbliebenen Restzähne in die Abstützung der Prothese einbezogen werden. Sind nur noch sehr wenige oder gar keine Zähne mehr vorhanden, sollten unbedingt Implantate zur Pfeilermehrung bzw. zur Pfeilerschaffung zum Einsatz kommen.

Zur *Befestigung der Prothese* hat sich als Mesostruktur die *Stegkonstruktion* bewährt, wobei der Steg die Pfeiler, einerlei, ob Zähne oder Implantate, zu einem Widerstandsblock zusammenfaßt. Darüber hinaus sollte der Patient angewiesen werden, nach Möglichkeit nur auf der Seite mit dem noch verbliebenen Restkiefer zu kauen, da trotz aller Abstützungsmaßnahmen das Kauen auf der Resektionsseite zu großen Hebelkräften führt.

Hinsichtlich der *Verankerung der Augenepithese* stehen zwei verschiedene Wege zur Verfügung, so kann zum einen die Epithese über eine Magnetverbindung an der Prothese befestigt werden. Die andere Möglichkeit besteht darin, die Epithese wie vorher in diesem Kapitel beschrieben, an Implantaten zu verankern, die in den verbliebenen, kranial liegenden Orbitarand eingebracht werden.

Bezüglich der *Reihenfolge bei der prothetisch-epithetischen Versorgung* empfiehlt es sich, zunächst die Prothese anzufertigen. Dadurch werden zum einen die Schwierigkeiten und Risiken bei der epithetischen Abformung reduziert und gleichzeitig kann, falls die Epithese über die vorher angesprochene Magnetverbindung mit der Prothese verbunden sein soll, die Positionierung der Halteelemente besser definiert werden.

◁ **Abb. 17** 70jähriger Patient nach Exenteratio orbitae rechts sowie Siebbeinausräumung mit breiter extraoral-nasaler Verbindung wegen eines Tränengangskarzinoms.

a) Klinischer Ausgangsbefund.
b) Zustand nach Einlagerung eines mikrochirurgischen distalen radialen Unterarmlappens in die Resektionshöhle. Der lange Gefäßstiel des Transplantates, bestehend aus Arteria radialis und den beiden Begleitvenen, wurde submandibulär rechts an die Fazialgefäße mikrochirurgisch anastomosiert. Zusätzlich wurde die Orbita mit Spongiosa vom Beckenkamm ausgefüllt.
c) Eingeheilter distaler radialer Unterarmlappen im Bereich der Orbita. Anzeichnen der geplanten Position der Augenschale, damit die Implantationsorte (siehe Pfeile) festgelegt werden können.
d) Zustand nach Implantation von zwei Brånemark-Implantaten in die Orbita.
e) Nach Gesichtsabdruck Anfertigen einer Augenepithese auf dem Meistermodell.
f) Zustand nach Magnetversorgung der beiden Brånemark-Implantate.
g) Innenansicht der Augenepithese mit den Halteelementen für die Magnete. Die Epithese ist insgesamt hohl gestaltet, um ihr Gewicht zu vermindern.
h) Augenepithese in situ.

Danksagung: Die Autoren danken ehemaligen und jetzigen Mitarbeitern der Klinik für Kiefer- und Gesichtschirurgie, der Poliklinik für zahnärztliche Prothetik sowie der Hals-Nasen-Ohren-Klinik der Universität Tübingen für ihre Unterstützung bei der Behandlung der gezeigten Patienten.

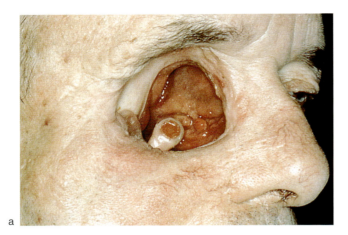
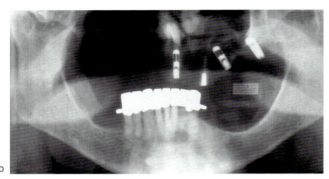
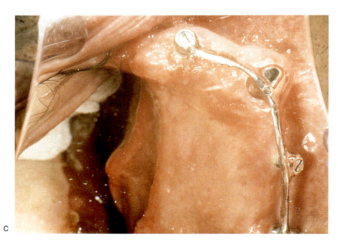
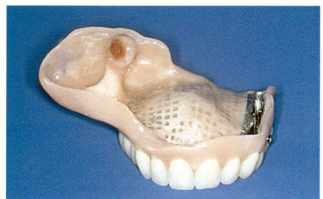
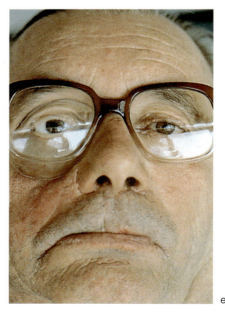

Abb. 18 73jähriger Patient nach Hemimaxillektomie sowie Exenteratio orbitae rechts wegen eines Kieferhöhlenkarzinoms.

a) Klinischer Ausgangsbefund. Infolge der Resektion war ein durchgehender intra-extraoraler Defekt geschaffen worden. Hier ist in der Aufsicht bereits in der Resektionshöhle ein Zapfen ausgehend von der Oberkieferprothese mit einem in Kunststoff gekapselten Permanentmagneten zu erkennen.

b) In den verbliebenen Oberkieferanteil links wurden drei IMZ-Implantate eingesetzt, um eine Abstützungsmöglichkeit für eine Resektionsprothese des Oberkiefers in Verbindung mit einer Augenepithese zu schaffen. Der Zahn 23 erhielt einen gegossenen Stiftaufbau mit Innengewinde.

c) Versorgung der drei IMZ-Implantate sowie des Zahnes 23 mit einem individuell gefertigten gefrästen Steg auf Kobalt-Chrom-Molybdän-Basis zur Verankerung der Resektionsprothese.

d) Resektionsprothese des Oberkiefers, in die linksseitig Friktionsstifte sowie ein Schubriegel eingearbeitet sind. Rechtsseitig befindet sich ein Kunststoffschild, das die Resektionsprothese am Pterygoid und der Schädelbasis abstützt und einen Zapfen zur Verankerung der Epithese aufweist.

e) Patient mit eingesetzter Resektionsprothese und fixierter Epithese.

Literatur

[1] Aitasalo, K.: Bone tissue response to irradiation and treatment model of mandibular irradiation. Acta Otolaryngol. (Stockholm) 428 (1986), 6.

[2] Albrektsson, T., Zarb., G.A. (eds.): The Brånemark Osseointegrated Implant. Quintessence, Chicago 1989.

[3] Bootz, F., Müller, G.H.: Mikrovaskuläre Gewebetransplantation im Kopf-Hals-Bereich. Thieme, Stuttgart 1992.

[4] Brånemark, P.I., Lindström, J., Hallen, O., Breine, U., Jeppson, P.H., Öhman A.: Reconstruction of the defective mandible. Scand. J. Plast. Reconstr. Surg. 9 (1975), 116.

[5] Cornelius, C.P., Ehrenfeld, M., Roser, M., Hertler, A.: Häufigkeit prothetischer Versorgung nach Unterkieferresektion mit und ohne autologe Rekonstruktion. Dtsch. Zahnärztl. Z. 49 (1994), 548.

[6] Ehrenfeld, M.: Die freie und mikrochirurgische Unterkieferersatzplastik vom Beckenkamm. Ein experimenteller Vergleich zweier Methoden. Med. Habil.-Schrift, Tübingen 1989.

[7] Ehrenfeld, M., Cornelius, C.P., Riediger, D., Schmelzle, R., Schwenzer, N.: Ergebnisse und Komplikationen von 120 mikrochirurgischen Unterkieferrekonstruktionen. Aspekte zur Indikationsstellung und Operationstechnik heute. In: Schwenzer, N. (Hrsg.): Fortschritte der Kiefer- und Gesichtschirurgie 39, S. 102, Thieme, Stuttgart 1994.

[8] Ehring, F., Drepper, H., Schwenzer, N. (Hrsg.): Die Epithese zur Rehabilitation des Gesichtsversehrten. Quintessenz, Berlin 1985.

[9] Granström, G., Tjellström, A., Brånemark, P.-I., Fornander, J.: Hyperbaric oxygen treatment can increase the osseointegration rate of titanium fixture implants in irradiated bone. Proceedings of the 16th European Undersea and Biomedical Society Meeting, S. 415–421. Heraklion, Greece 1991.

[10] Granström, G., Jacobsson, M., Tjellström, A.: Titanium implants in irradiated tissue: benefits from hyperbaric oxygen. Int. J. Oral Maxillofac. Implants 7 (1992), 15.

[11] Henry, P.J.: Maxillofacial Prosthetic Considerations. In: Worthington, P., Brånemark, P.I. (eds.): Advanced Osseointegration Surgery, S. 313–326. Quintessence, Chicago 1992.

[12] Hertler, A., Nestle, B., Engel, E., Ehrenfeld, M.: Stellt die Bestrahlung eine Kontraindikation für eine kaufunktionelle Rehabilitation unter Einsatz zahnärztlicher Implantate dar? Vortrag 32. Jahrestagung der Deutschen Gesellschaft für Plastische und Wiederherstellungschirurgie. Hamburg 12.–15.10.1994

[13] Hidalgo, D.A.: Fibula free flap: a new method of mandible reconstruction. Plast. Reconstr. Surg. 84 (1989), 71.

[14] Jacobson, M.: On bone behavior after irradiation (Thesis). University of Gothenburg, Sweden 1985.

[15] Kater, W., Wolff, K.: Klinische Untersuchungen an gefäßgestielten Beckenkammtransplantaten nach Transplantation in Unterkieferdefekte. In: Schwenzer, N., Pfeifer, G. (Hrsg.): Fortschritte der Mund-, Kiefer- und Gesichtschirurgie 35, S. 76–79. Thieme, Stuttgart 1990.

[16] Larsen, P., Stronczek, M., Beck, F., Rohrer, M.: Osteointregration of implants in radiated bone with and without hyperbaric oxygen. J. Oral. Maxillofac. Surg. 51 (1993), 280.

[17] Lehmann, K.M., Schwenzer, N.: Epithesen. In: Schwenzer, N. (Hrsg.): Zahn-Mund-Kieferheilkunde, Band 3. Thieme, Stuttgart 1994.

[18] Lentrodt, J., Fritzemeier, C.U., Bethmann, I.: Beitrag zur osteoplastischen Rekonstruktion des Unterkiefers. Dtsch. Z. Mund. Kiefer. GesichtsChir. 9 (1985), 5.

[19] Lentrodt, J., Fritzemeier, C.U., Bethmann, I.: Erfahrungen bei der osteoplastischen Unterkieferrekonstruktion mit autologen freien Knochentransplantaten. In: Kastenbauer, E., Wilmes, E., Mees, K. (Hrsg.): Das Transplantat in der Plastischen Chirurgie, S. 59 bis 61. Sasse, Rotenburg 1987.

[20] Lindström, J., Brånemark, P.-I., Albrektsson, T.: Mandibular reconstruction using the preformed autologous bone graft. Scand. J. Plast. Reconstr. Surg. 15 (1981), 29.

[21] Marx, R.E.: A new concept in treatment of osteoradionecrosis. J Oral Maxillofac Surg 41 (1983), 283.

[22] Millard, D.R.: Principalization of Plastic Surgery. Little Brown, Boston 1986.

[23] Mittelmeier, H., Katthagen, B.D., Mittelmeier, W.: Knochenregeneration mit autologem und homologem Transplantat im Tierexperiment. In: Kastenbauer, E., Wilmes, E., Mees, K. (Hrsg.): Das Transplantat in der Plastischen Chirurgie, S. 16-21. Sasse, Rotenburg 1987.

[24] Neukam, F.W., Scheller, H., Schmelzeisen, R.: Perkutane Verankerung von Gesichtsepithesen. In: Haneke, E. (Hrsg.): Gegenwärtiger Stand der operativen Dermatologie. Springer, Berlin 1988.

[25] Neukam, F.W., Scheller, H., Günay, H.: Experimentelle und klinische Untersuchungen zur Auflagerungsosteoplastik in Kombination mit enossalen Implantaten. Z. Zahnärztl. Implantol. 5 (1989), 235.

[26] Neukam, F.W., Hausamen, J.-E.: Microvascular bone grafting techniques in combination with osseointegrated fixtures. In: Worthington, P., Brånemark, P.I. (eds.): Advanced Osseointegration Surgery, p. 276–291. Quintessence, Chicago 1992.

[27] O'Brien, B. Mc., Morrison, W.A.: Reconstructive Microsurgery. Churchill Livingstone, Edinburgh 1987.

[28] Parel, S.M., Tjellstrom, A.: The United States and Swedish experience with osseointegration and facial prostheses. Int. J. Oral. Maxillofac. Implants 6 (1991), 75.

[29] Pröbster, L., Bootz, F., Weber, H., Zugaro, C.: Funktionsverbesserung von implantatgetragenen Ohrepithesen durch Magnete und einen Haltebügel. In: Penkner, K., Aberschek, P. (Hrsg.): Kongreßband zum IV. Internationalen Symposium für Epithetik und Chirurgische Prothetik (Linz, Österreich, 7.–8.11.1992), Graz 1993.

[30] Rehrmann, A.: Pathologie und Klinik der Unterkiefertumoren. Arch. klin. exp. Ohr Nasen Kehlk. Heilk. 187 (1966), 302.

[31] Reuther, J.F., Steinau, H.U.: Mikrochirurgische Dünndarmtransplantation zur Rekonstruktion großer Tu-

mordefekte der Mundhöhle. Dtsch. Z. MundKiefer-GesichtsChir. 4 (1980), 131.

[32] Reuther, J.F., Steinau, H.U., Wagner, R.: Reconstruction of large defects in the oro-pharynx with a revascularized intestinal graft: An experimental and clinical report. Plast. Reconstr. Surg. 73 (1984), 345.

[33] Riediger, D., Schmelzle, R.: Modifizierte Anwendung des myokutanen Latissimus-dorsi-Lappens zur Defektdeckung im Mund-Kiefer-Gesichtsbereich. Dtsch. Z. MundKieferGesichtsChir. 10 (1986), 364.

[34] Riediger, D., Büsing, C.M., d'Hoedt, B., Pielsticker, W.: Knochentransplantate mit mikrovaskulärem Anschluß als Implantatbett für enossale Implantate. Dtsch. Zahnärztl. Z. 41 (1986), 989.

[35] Riediger, D., d'Hoedt, B., Pielsticker, W.: Wiederherstellung der Kaufunktion durch enossale Implantate nach Beckenkammtransplantation mit mikrochirurgischem Gefäßanschluß. Dtsch. Z. MundKieferGesichtsChir. 10 (1986), 102-.

[36] Riediger, D.: Restoration of masticatory function by microsurgically revascularized iliac crest bone grafts using enosseous implants. Plast. Reconstr. Surg. 81 (1988), 861.

[37] Riediger, D., Ehrenfeld, M. (eds.): Microsurgical Tissue Transplantation. Quintessence, Chicago 1989.

[38] Sanders, R., Mayou, B.J.: A new vascularized bone graft transferred by microvascular anastomosis as a free flap. Br. J. Surg. 66 (1979), 787.

[39] Scheller, H.: Untersuchungen zur klinischen Anwendbarkeit zweier Epithesenmaterialien unter Berücksichtigung verschiedener Fixierungsmöglichkeiten. Habil.-Schrift, Hannover 1992.

[40] Schweiberer, L.: Experimentelle Untersuchungen von Knochentransplantaten mit unveränderter und denaturierter Knochengrundsubstanz. Hefte Unfallheilk. 103. Springer, Berlin 1970.

[41] Schweiberer, L.: Der heutige Stand der Knochentransplantation. Chirurg 42 (1971), 252.

[42] Schweiger, J.D.: Titanium implants in irradiated dog mandibles. J. Prosthet. Dent. 62 (1989), 201.

[43] Soutar, D., Scheker, L., Tanner, N., McGregor, I: The radial forearm flap: A versatile method for intraoral reconstruction. J. Brit. J. Plast. Surg. 36 (1983), 1.

[44] Soutar, D.S.: The radial forearm flap in intraoral reconstruction. In: Riediger, D., Ehrenfeld, M. (eds.): Microsurgical Tissue Transplantation, pp. 31-38. Quintessence, Chicago 1989.

[45] Swartz, W.M., Banis, J.C., Newton, E.D., Ramasastry, S.S., Jones, N.F., Acland, R.: The osteocutaneous scapular flap for mandibular and maxillary reconstruction. Plast. Reconstr. Surg. 77 (1986), 530.

[46] Taylor, G.L., Townsend, P., Corlett, R.: Superiority of the deep circumflex iliac vessels as the supply for free groin flaps. Experimental work. Plast. Reconstr. Surg. 64 (1979), 595.

[47] Taylor, G.L., Townsend, P., Corlett, R.: Superiority of the deep circumflex iliac vessels as the supply for free groin flaps. Clinical work. Plast. Reconstr. Surg. 64 (1979), 745.

[48] Taylor, G.L.: Reconstruction of the mandible with free composite iliac bone grafts. Ann. Plast. Surg. 9 (1982), 361.

[49] Tetsch, P.: Enossale Implantationen in der Zahnheilkunde. Hanser, München 1991.

[50] Tjellström, A., Jansson, K., Brånemark, P.I.: Craniofacial defects. In: Worthington, P., Brånemark, P.I. (eds.): Advanced Osseointegration Surgery, pp. 293–312. Quintessence, Chicago 1992.

[51] Weber, H., Schmelzle, R.: Prothetische Rehabilitation von osteoplastisch rekonstruierten Defektpatienten mit Hilfe von implantatgetragenem Zahnersatz. Z. Zahnärztl. Implantol. 2 (1986), 61.

[52] Weber, H., Schmelzle, R., Schwenzer, N.: Optimierung von Rehabilitationsergebnissen bei kiefer- und gesichtschirurgisch versorgten Patienten durch implantologisch-prothetische Maßnahmen. Z. Zahnärztl. Implantol. 4 (1988), 182.

[53] Worthington, P., Brånemark, P.I.: Advanced Osseointegration Surgery – Application in the Maxillofacial Region. Quintessence, Chicago 1992.

Enossale Implantate als orthodontische Verankerungselemente

von Heinrich Wehrbein

Inhaltsübersicht

Einleitung 375
Klinische Anwendung 375
   Orthodontisch-prothetische Verankerung 375
Orthodontische Verankerung 376
Zusammenfassung 378
Literatur 378

Einleitung

Verankerung ist ein grundlegendes Problem bei der Behandlung dentaler und skelettaler Dysgnathien. Die Belastung der Verankerung erfolgt nach den Bedingungen des statischen Gleichgewichtes (actio = reactio), die NEWTON bereits 1687 definiert hat [3].

Werden Zähne zur Verankerung herangezogen, ergibt sich deren reaktive Belastung im Hinblick auf Quantität, Richtung, Art und Dauer aus den für die aktiven Zahnbewegungen erforderlichen und durch die orthodontische Biomechanik applizierten Kräften und Momenten. Diese Problematik muß bei jeder Verankerungsplanung berücksichtigt werden.

Bei unzureichender desmodontaler Verankerungsqualität können zusätzliche extraorale Verankerungshilfen erforderlich werden, um unerwünschte Nebenwirkungen zu vermeiden. Die Akzeptanz extraoraler Verankerungshilfen ist jedoch gerade bei Erwachsenen, bei denen häufiger unzureichende desmodontale Verankerungsmöglichkeiten vorliegen, relativ gering.

In tierexperimentellen Studien wurde nachgewiesen, daß osseointegrierte Implantate gegenüber orthodontischer Kraftapplikation stationäre Verankerungseigenschaften aufweisen [5, 6, 11, 12]. Sie können somit als positionsstabile intraorale Verankerungen in orthodontische Behandlungsaufgaben einbezogen werden. Dadurch werden die therapeutischen Möglichkeiten erheblich erweitert.

Klinische Anwendung

In der klinischen Anwendung sollten Implantate möglichst nicht vor Abschluß des skelettalen Wachstums inseriert werden, denn klinisch und experimentell wurde gezeigt, daß sich osseointegrierte Fixturen nicht am weiteren Wachstum des Alveolarfortsatzes beteiligen und zudem die dentoalveoläre Weiterentwicklung im Implantatbereich hemmen [8, 9]. Eine Orientierungshilfe bietet die Handröntgenaufnahme. Beim Stadium Rc ist davon auszugehen, daß das Wachstum weitestgehend abgeschlossen ist [4].

Das *Indikationsspektrum* für enossale Implantate zur orthodontischen Verankerung umfaßt zur Zeit:

- unzureichende desmodontale Verankerungsmöglichkeiten bei reduzierter Zahnzahl oder fortgeschrittenem Attachmentverlust
- Nichtakzeptanz extraoraler Verankerungshilfen

In diesem Zusammenhang ist von Relevanz, ob Implantate nur vorübergehend als orthodontische Verankerungselemente zur Korrektur einer Malokklusion und anschließend als Pfeiler für die Aufnahme eines festsitzenden prothetischen Ersatzes genutzt werden (orthodontisch-prothetische Verankerung) oder ausschließlich orthodontische Verankerungsaufgaben übernehmen sollen (orthodontische Verankerung). Diese Aspekte haben entscheidenden Einfluß auf den möglichen Insertionsort, die Implantatdimension, den Typ der Implantatverankerung und die Nutzungsdauer.

Orthodontisch-prothetische Verankerung

Bei der orthodontisch-prothetischen Nutzung von enossalen Implantaten wird der *Insertionsort* grundsätzlich durch die spätere Verwendung als prothetischer Pfeiler bestimmt. Daher muß innerhalb der Pars alveolaris der Mandibula bzw. Maxilla implantiert werden. Dabei ist jedoch zu beachten, daß Anzahl und Positionierung der Fixturen innerhalb des Alveolarfortsatzes unter prospektiven Gesichtspunkten erfolgen müssen; d.h. die Stellung der Zähne nach der orthodontischen Behandlung diktiert Anzahl und Position der Implantate. Die Anfertigung eines diagnostischen Setups kann dabei eine wertvolle Hilfe darstellen.

Da die Pars alveolaris im Vergleich zu anderen topographisch-anatomischen Regionen in der Regel ein höheres Knochenangebot aufweist, können häufig relativ lange Implantate (Länge > 10 mm) inseriert werden. Längere Implantate zeichnen sich dadurch aus, daß deren orthodontisches Verankerungspotential bereits experimentell nachgewiesen sowie vereinzelt klinisch erprobt wurde und die Überlebensrate als prothetischer Pfeiler höher ist als bei kürzeren Fixturen (Länge < 7 mm) [1, 2, 5, 6, 12].

Durch die Insertion der Implantate innerhalb des Zahnbogens kann das orthodontische Kraftsystem an der Suprakonstruktion bzw. dem Abutment der Fixtur ansetzen. In diesem Fall liegt der Typ einer *direkten Implantatverankerung* vor. Dieser Verankerungstyp hat im Vergleich zur indirekten Implantatverankerung (siehe unten) folgende *Vorteile*:

- Die reaktive Verankerungsbelastung wird unmittelbar auf das positionsstabile Implantat übertragen.
- Die am Implantat angreifenden Kräfte und Momente sind kalkulierbar.

- Die Einbeziehung von Zähnen in die Verankerung entfällt.

Die Kombination von direkter Implantatverankerung und segmentierter Bogentechnik ermöglicht, die orthodontische Apparatur fraktioniert zu erweitern. Zunächst werden die implantatnahen Zähne beklebt und in ihrer Stellung korrigiert, später erfolgt die Einbeziehung implantatferner Zähne in die Apparatur. Dadurch ist zeitweise ein relativ geringer orthodontisch apparativer Aufwand möglich; die Patientenbelastung ist insgesamt geringer. Ferner können die Fixturen nach der aktiven Behandlungsphase als Retentionselemente genutzt werden.

Den Abschluß der Behandlung bildet die Integration eines rein implantat- bzw. implantat-desmodontal getragenen Zahnersatzes. Die Nutzungsdauer bei der orthodontisch-prothetischen Verankerung ist daher *permanent*.

Typische *Indikationen für die orthodontisch-prothetische Nutzung von enossalen Implantaten* stellen dar:

- das dysgnathe Lückengebiß bei Fehlen mehrerer Zähne
- die uni- oder bilaterale Freiendsituation in Assoziation mit einer Malokklusion des anterioren Gebisses

Die Abbildungen 1 und 2 veranschaulichen, wie Implantate im Rahmen einer oralen Rehabilitation zunächst als orthodontische Verankerungselemente genutzt werden können.

Dysgnathes Lückengebiß/Fehlen mehrerer Zähne. Bei einer 25jährigen Patientin fehlen im Unterkiefer bilateral die Zähne P2, M1 und M2. Die Weisheitszähne sind nach mesial gekippt (Abb. 1a). In die zahnlosen Kieferabschnitte wurden jeweils zwei Implantate inseriert. Nach vier Monaten gedeckter Einheilung erfolgten die Freilegung und die Applikation der Abutments und provisorischer Kunststoffkronen, die mit Brackets beklebt wurden. Allein die Implantate dienten als Verankerungselemente zur Aufrichtung der gekippten Molaren (Abb. 1b).

Verkürzte Zahnreihe/dysgnathe anteriore Bezahnung. Bei einem 35jährigen Patienten besteht vor einer umfangreichen chirurgisch-prothetischen Versorgung im Unterkiefer ein frontaler Engstand mit einer verkürzten Zahnreihe auf der rechten Seite (Abb. 2a). Durch die Insertion eines Implantates in Regio 47 und dessen Nutzung als orthodontisches Verankerungselement konnten die Zähne 43, 44 und 45 distalisiert und der frontale Engstand aufgelöst werden (Abb. 2b). Nach Abschluß der aktiven Behandlungsphase wurde die Fixtur als Retentionselement zur Sicherung des Behandlungsergebnisses herangezogen. Dieses Beispiel belegt eindrucksvoll, daß insbesondere für die Behandlung von verkürzten Zahnreihen mit dysgnather anteriorer Bezahnung außer Implantaten keine geeigneten Verankerungen zur Verfügung stehen.

Orthodontische Verankerung

Bei ausschließlich orthodontischen Verankerungsaufgaben von enossalen Implantaten bestehen im Vergleich zur orthodontisch-prothetischen Nutzung

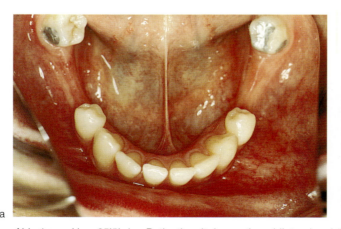 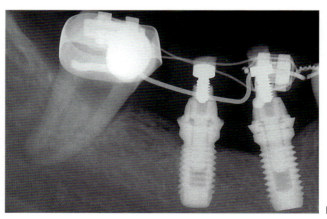

Abb. 1a und b 25jährige Patientin mit dysgnathem bilateralem Lückengebiß im Unterkiefer.
a) Fehlende Zähne P2, M1 und M2, Mesialkippung der Zähne 38 und 48.
b) Zahnfilm des rechten Unterkiefer-Seitenzahnbereiches gegen Ende der Molarenaufrichtung. Das orthodontische Kraftsystem zur Molarenaufrichtung setzt ausschließlich an der Suprakonstruktion des Implantates in Regio 45 an.

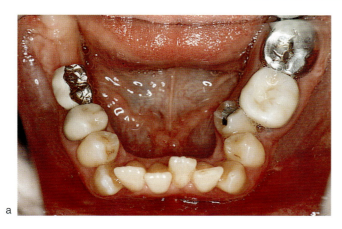

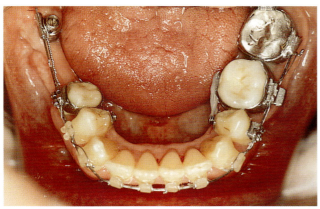

Abb. 2 a und b 35jähriger Patient mit verkürzter Zahnreihe im rechten Unterkiefer und dysgnather anteriorer Bezahnung.

a) Verkürzte Zahnreihe mit engstehenden Frontzähnen, Labialstand des Zahnes 35; Regio 46 Extensionsbrückenglied.
b) Zustand nach Abschluß der aktiven orthodontischen Behandlung: im rechten Unterkiefer diente das Implantat als Verankerungselement zur Distalisierung der Zähne 43, 44 und 45. Der Zahn 35 wurde extrahiert und die Lücke geschlossen.

hinsichtlich des Insertionsortes, der Implantatdimension, des Typs der Implantatverankerung und der Nutzungsdauer grundsätzliche Unterschiede.

Kieferorthopädische Patienten sind zumeist voll bezahnt oder weisen Extraktionslücken auf, in die später Zähne hineinbewegt werden sollen.

Daher kommt die Pars alveolaris als Implantationsort nicht in Frage. Als *Insertionsorte* außerhalb der Pars alveolaris wurden für den Unterkiefer der *retromolare Bereich* und für den Oberkiefer das *anteriore Gaumendach* vorgeschlagen [7, 10]. Da diese Regionen im Vergleich zum Alveolarfortsatz ein geringeres Knochenangebot aufweisen, können oft nur kürzere Implantate inseriert werden. Zudem ist aus Gründen der Praktikabilität die Anwendung des indirekten Implantatverankerungstyps erforderlich. Prinzip ist dabei, daß die aktiven orthodontischen Elemente an nicht zu bewegenden desmodontalen Einheiten angreifen, deren Position durch eine starre Verbindung mit dem Implantat gestützt wird.

In einer klinischen Studie nutzten ROBERTS und Mitarbeiter retromolare Implantate, um atrophierte Sechsjahrmolaren-Extraktionslücken über 12 mm ausschließlich von distal zu schließen [7]. Das Implantat und die implantatgestützten Verankerungszähne blieben über den Zeitraum von zwei Jahren positionsstabil. Nach den Erfahrungen der Autoren ist eine direkt vom Implantat auf den Zahn gerichtete Kraftquelle aus hygienischen und lokaltopographischen Gründen in diesem Bereich nicht empfehlenswert (geringe Platzverhältnisse, Masseteraktivität, bewegliche Schleimhaut).

Auch die palatinale Implantatposition erfordert aus Gründen des Tragekomforts der Apparatur die Anwendung des indirekten Verankerungstyps. Langzeiterfahrung mit palatinal positionierten Implantaten liegen bis zum heutigen Zeitpunkt nicht vor. Eigene klinische Erfahrungen über Zeiträume von bis zu einem Jahr lassen jedoch erwarten, daß auch relativ kleine palatinale Verankerungsimplantate zur Stabilisierung von Zahngruppen herangezogen werden können. Dadurch könnte bei einer Vielzahl von Patienten ein Headgear-Einsatz vermieden werden.

Die Abbildung 3 zeigt ein palatinales Verankerungsimplantat bei einer 51jährigen Patientin. Aufgrund einer fortgeschrittenen parodontalen Destruktion reichte die desmodontale Verankerungsqualität der Oberkiefer-Seitenzähne für die Behandlungsaufgaben im Frontzahnbereich nicht aus. Ein Headgear-Einsatz wurde von der Patientin abgelehnt. Daher erfolgte die Insertion eines 5 mm langen Titanimplantates (Brånemark) in der anterioren Gaumenregion, um die Verankerungsqualität der parodontal geschädigten Seitenzähne zu erhöhen.

Ein *Nachteil* von Implantaten zur ausschließlichen orthodontischen Verankerung besteht allerdings darin, daß die Fixturen aufgrund der zeitlich limitierten Nutzungsdauer (1–2 Jahre) wieder entfernt werden müssen. Ein Problem, das vor jeder orthodontischen Behandlung eingehend mit dem Patienten besprochen werden sollte.

> Während die Applikation enossaler Implantate für orthodontisch-prothetische Verankerungsaufgaben bereits häufiger Anwendung findet, ist die Integration von positionsstabilen Fixturen in rein orthodontische Behandlungskonzepte bis zum heutigen Zeitpunkt eher als Rarität zu betrachten.

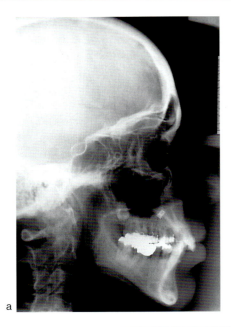
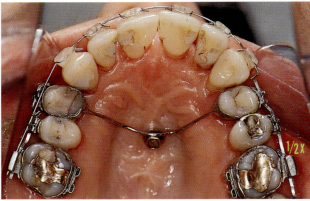

Abb. 3a und b Versorgung einer 51jährigen Patientin mit einem palatinalen Verankerungsimplantat.

a) Fernröntgenseitenbild vier Monate nach Insertion eines Titanimplantates (Brånemark, Länge: 5 mm) im Bereich des anterioren Gaumens.
b) Befund ein Jahr nach Integration der implanto-orthodontischen Hilfselemente: ein Transpalatinalbügel verbindet die parodontal geschädigten Seitenzähne mit dem Implantat.

Die Gründe dafür sind vielschichtig. Neben der Problematik der begrenzten Nutzungsdauer müßte das orthodontische Verankerungspotential relativ klein dimensionierter, osseointegrierter Implantate in Abhängigkeit von Belastungsgröße, -dauer und -richtung in den für die Insertion relevanten topographisch-anatomischen Regionen ermittelt werden. Auch die Entwicklung einfacher, kommerziell erhältlicher orthodontischer Suprakonstruktionen und Attachments ist in diesem Zusammenhang von entscheidender Bedeutung.

Aufgrund der bisherigen ermutigenden klinischen Erfahrungen ist jedoch davon auszugehen, daß die Nutzung enossaler Implantate auch zur ausschließlichen orthodontischen Verankerung bei der kieferorthopädischen Behandlung erwachsener Patienten zukünftig an Bedeutung gewinnen wird.

Die Gesamtheit dieser Ausführungen belegt, daß die Applikation enossaler Implantate zur orthodontisch-prothetischen aber auch ausschließlich orthodontischen Verankerung eine *interdisziplinäre Behandlungsaufgabe* darstellt und die eine enge Zusammenarbeit zwischen Implantologen, Prothetikern und Kieferorthopäden voraussetzt.

Zusammenfassung

Osseointegrierte Implantate können als positionsstabile intraorale Verankerungselemente in orthodontische Behandlungsaufgaben einbezogen werden. Dadurch werden die therapeutischen Möglichkeiten erheblich erweitert. Das Indikationsspektrum umfaßt zur Zeit: unzureichende desmodontale Verankerung (reduzierte Zahnzahl, Attachmentverlust) sowie die Nichtakzeptanz extraoraler Verankerungshilfen.

In Abhängigkeit von der Nutzung kann zwischen der orthodontisch-prothetischen und ausschließlich orthodontischen Implantatverankerung differenziert werden. Diese Aspekte beeinflussen den möglichen Insertionsort, die Implantatdimension, den Typ der orthodontischen Implantatverankerung und die Nutzungsdauer. Trotz einiger noch ungeklärter Fragen ist zu erwarten, daß die Implantatverankerung bei der kieferorthopädischen Behandlung Erwachsener zukünftig an Bedeutung gewinnen wird.

Literatur

[1] Adell, R., Lekholm, U., Rockler, B., Brånemark, P.-I.: A 15 year study of osseointegrated implants in the treatment of the endentulous jaw. Int. J. Oral Surg. 6 (1981), 387
[2] Albrektsson, I., Brånemark, P.-I., Hansson, H.-A., Lindstrom, J.: Osseointegrated titanium implants: requirements for ensuring a long-lasting, direct bone to implant anchorage in man. Acta Orthop. Scand. 52 (1981), 155.
[3] Diedrich, P.: Verschiedene orthodontische Verankerungssysteme – eine kritische Betrachtung. Fortschr. Kieferorthop. 54 (1993), 156.
[4] Rakosi, T., Jonas, I.: Kieferorthopädie – Diagnostik. In: Rateitschak, K.H. (Hrsg.): Farbatlanten der Zahnmedizin 8. Thieme, Stuttgart–New York 1989.

[5] Roberts, W.E., Smith, R.K., Silberman, Y., Mozsary, P.-G., Smith, R.S.: Osseous adaptation to continuous loading of rigid endosseous implants. Amer. J. Orthodont. 86 (1984), 95.

[6] Roberts, W.E., Helm, F.R., Marshall, K.J., Gongloff, R.K.: Rigid endosseous implants for orthodontic and orthopedic anchorage. Angle Orthodont. 59 (1989), 247.

[7] Roberts, W.E., Marshall, K.J., Mozsary, P.G.: Rigid endosseous implants utilized as anchorage to protract molars and close an atrophic extraction site. Angle Orthodont. 60 (1989), 135.

[8] Sennerby, L., Ödman, J., Lekholm, U., Thilander, B.: Tissue reactions towards titanium implants inserted in growing jaws. A histological study in the pig. Clin. Oral Imp. Res. 4 (1993), 65.

[9] Thilander, B., Ödman, J., Gröndahl, G., Lekholm, U.: Aspects on osseointegrated implants inserted in growing jaws. A biometric and radiographic study in the young pig. Europ. J. Orthod. 14 (1992), 99.

[10] Triaca, A., Antonini, M., Wintermantel, E.: Ein neues Titan-Flachschrauben-Implantat zur orthodontischen Verankerung am anterioren Gaumen. Inf. Orthod. Kieferorthop. 24 (1992), 251.

[11] Turley, P.K., Kean, C., Schnur, J., Steanac, J., Gray, J., Hermes, J., Poon, J.C.: Orthodontic force application to titanium endosseous implants. Angle Orthodont. 58 (1988), 151.

[12] Wehrbein, H., Diedrich, P.: Endosseous titanium implants during and after orthodontic load – an experimental study in dog. Clin. Oral Impl. Res. 4 (1993), 76.

Register

Die Zahlen beziehen sich auf die Buchseiten, wobei nur Anfangsseiten aufgeführt werden;
d.h., bei jeder Fundstelle können gegebenenfalls auch auf
den direkt folgenden Seiten Informationen zu dem gesuchten Begriff gefunden werden.
Fette Ziffern kennzeichnen die Hauptfundstelle.

Register

A

Abformung 227, 351
– extraorale 351
Abstoßungsreaktionen 182
Achsendivergenzen 112
Acrylate, harte 352
Adhäsivbrücke 243
ästhetische Rehabilitation
– Gesichtsdefekte 346
– Kieferdefekte 346
Ätzverfahren 78
– Mikroretention 78
Air-Flow
– Geräte 285
– Reinigung 312
Allgemeinnarkose 130
Alternativaufklärung 125
Alternativmaßnahmen zu
  Implantaten 105
Aluminiumoxid-Keramik 22
– s.a. Keramik
Alveolarextensionsplastik 205
Alveolarkamm
– Nivellierung 139
– Verbreiterung 139
Alveolarknochen, Traumata 92
Alveolarmukosa, rezessive
  Veränderungen 92
Anästhesie **130**
– Form 130
– Nerv 204
Analgosedierung 129
Anker, enossaler 78
Ankylos-Implantat 66
Antibiose 128, 299
– perioperative 128
– postoperative 129
Antibiotikaprophylaxe 128
– Formen 129
– Präparate 129
antiseptische Maßnahmen 298
Arbeitsmodell 226–227
Astra-Implantat 66
Atrophie 113
Attachmentverlust 273, 314
– fortgeschrittener 375
Aufbaupfosten, prothetischer 78
Aufbauteile 78
– abgewinkelte 84
– Auswahl 169
– Befestigung 169
– definitive 169
– einteilig verschraubte 78
– formschlüssige 79
– gegossene 83
– gerade 84
– konstruktive Aspekte 65
– maschinell gefertigte 83
– nachgiebige 84
– präfabrizierte 83
– Spiel 79
– starre 84

Aufbauteile
– temporäre 169
– Verdrehsicherung 79
– zweiteilig verschraubte 78
Aufbereitungsbohrer, genormte 62
Aufklärung s. Patientenaufklärung
Auflagerungsosteoplastik 96, 206
– mit gleichzeitiger
  Implantatinsertion 96
Augenepithese, Befestigung 362
Augenregion
– Gewebedefekte 345
– Rehabilitation 362
Auger-Elektronenspektroskopie 21
Augmentationsplastik 254
Ausbildung 125

B

Bakteriämie 36
– Mundduschen 269
Balancierung, bilaterale 260
Becken, Transplantate 184, 186, 361
Befestigungsschrauben 81
– Suprastruktur 246
Behandlungsteam, Position 128
Belastung, Biegung 81
Benzodiazepam-Präparate 130
Beobachtungsstudien, klinische 329
Beratungsgespräch 43
– s.a. Patientenaufklärung
Beschichtung
– Ablösen 24
– Dicke 25
– – limitierende Faktoren 25
– Hydroxylapatitkeramik 23
– Keramik 22
– Laseranwendung 24
– mineralische 338
– Optimierung **24**
– Vakuum-Plasma-Spritzverfahren 25
Beweglichkeitstest 278
Bezahnung, dysgnathe, anteriore 376
Biegebelastung 260
Bildverarbeitung, automatisierte 338
Bindegewebstransplantate 166
bioaktives Material, Definition 12
Bio-Design-Implantate 72
Biogläser 22
bioinert 13
Biolox-Keramik 22
– s.a. Keramik
Biomaterial, Definition 12
Blattimplantate 70, 77
Blutung, retromaxilläre 160
BMP s. bone morphogenetic protein
Bogenschnitt, kammgestielter 134
Bohraggregate 122
Bohrer
– Drehzahlregulierung 122
– Einmalverwendung 121
– Kühlung 122

Bohrerabfolge 121
Bohrhilfen 142
Bone-Chips 313
Bonefit-Vollschraube 72
BoneLock-System 70
bone morphogenetic protein 183
bone spreading 99
Borkenbildung, periimplantäre 353
Brånemark-Implantat 67
Brånemark-Protokoll 111
Brückenkonstruktionen
– bedingt abnehmbare 112
– einteilige 112
– festsitzende 248
– ganz abnehmbare 112
– herkömmliche 246
– implantatverankerte 107, 248
– starre 112
– teleskopierende 112

C

Chemotaxisveränderungen 339
Chrom-Kobalt-Molybdän-
  Legierungen 22
Coffein 156
Compound-Materialien 23
Computertomographie 196–198, 339
– Metallartefakte 197
– Reformationen, multiplanare 197
– Sekundärreformationen 197
– transversale 96
Countersink 150

D

Datensicherheit 329
Deckprothesen 251, 314
– Einsenkung, distale 260
– Nachteile 249
– als Operationsschablone 248
– als Provisorium 248
Defektprothetik **343**
Dehnschrauben 82
Dehnungsvermögen 82
Delamination 24
demineralized freezed-dried-bone
  126
dental-implantologische Studien 329
Desinfektion
– Hände 127
– Haut, periorale 127
– intraorale 127
Detoxikation 299
DFDB (demineralized freezed-dried-
  bone) 126
Diabetes mellitus 36, 128
Diagnostik 297
– Diagnoseschema nach Lang 297
– präimplantologische 92
Dichtmanschetten 82

Diffusionsverschweißung 337
Disk-Implantat 72
Distanzoperation 162
Distanzosteogenese 12
3-D-Modelle 198
DNS-Sondentechnologie 277
Dokumentation, postoperative **154**
Dolder-Steggelenk 49
Doppelpassung 79
Drehmomentbegrenzung 60
Druckreduktion 58
Druckschrauben 62
Druck-Zug-Transformation 58
Duraplant-System 70
Durchgangsschrauben 82

E

Edelstahllegierungen 21
Edlan-Plastik 301
Einheilung
– ankylotische 336, 339
– – Quantifizierung, objektive 339
– Art 57
– einphasige 64
– subgingivale 64
– transgingivale 64
– zweiphasige 64
Einheilungstechnik, halboffene 165
Einheilungszeit 161
Einlagerungsosteoplastik,
 Kieferhöhle 208
Einmalinstrumentarium 121
Einzelkronen,
 implantatgetragene/implantat-
 fixierte 43, 107
Einzelkronenrestauration
Einzelzahnersatz 105
– Frontzahnbereich 43
– Seitenzahnbereich 44
Einzelzahnimplantate
– Oberkiefer 105
– Seitenzahnbereich 238
– Versorgung 234
Einzelzahnimplantation,
 Schnittführung 137
Elastase, granulozytäre 339
Elastizitätsmodul 82
Emergence-Profil 238
emergency implant 150
Endocarditis, Risiko 269
Endokarditis s. Endocarditis
Endoprothese 36
Entzündungen
– s.a. Infektionen
– periimplantäre **291**
– – Diagnose 339
Epithesen
– Augenregion 362
– Befestigung 362
– Materialien, extraorale 352
– – intraorale 352

Epithesen
– – weiche 352
– Nachsorge 352
– Nasenregion 365
– Ohr 365
– paranasale Region 365
Epithetik **343**
e-PTFE-Membran 189
Erfolgsdefinition 333
Erkrankungen, chronische 34
Ernährung 155
Explantation **170**
– Implantate 321
– – Indikation 302
Extension
– Implantate 111
– Zähne 111
Extensionsimplantate 323
– Explantation 302
extraorale Rehabilitation 362
Exzision 164

F

Farbcodierung 121
Fernröntgen 94, 194
Fibroblasten 336
Fibronektin 337
Fibula, Transplantate 187
Foramen mentale 204
Formaufbereitung 147
– adaptierte 147
Fortbildung 124
Fräsmodelle 198
Fraktur
– Implantataufbauteile 320
– Implantatkörper 320
– Suprastruktur 319
– Unterkiefer 158
Frakturheilung, primäre 14
freedom in centric 258
Freiendlücke 376
– Indikation zur Versorgung 48
– Nichtversorgung 48
Freilegungsoperation 132, **162**
– Termin 161
Fremitustest 282
Frialit-2-System 67
Fügeflächen, konische Gestaltung
 80
Funktionsstörungen, therapie-
 resistente 37

G

Gefäß-Nervenbündel, Freilegung
 204
Geflechtknochen 14
Geschiebe 233
– gefräste 233
– individuell gefertigte 233

Gesichtsdefekte
– ästhetische Ansprüche 345
– funktionelle Ansprüche 345
Gesundheitsrisiko bei Implantaten
 36
Gewebedefekte
– erworbene 345
– extraorale 345
– intraorale 345
– Unterkiefer 355
Gewebedefizite, angeborene 345
Geweberegeneration
– geführte 299
– gesteuerte 322
Gewebetransplantate, Auswahl 346
Gewebetransplantation
– freie 346
– Zeitwahl 346
Gewinde **148**
– Formen 62
Gingiva
– keratinisierte 275
– periimplantäre, Schrumpfung 235
– Rezession 235
Gingivalindex 272
Gingivamasken 227
Glaskeramik 17
– s.a. Keramik
Goldschrauben 82
Gore-Tex-Augmentation-Material
 189
grenzflächenanalytische
 Untersuchung 337
GTAM-Membran 189
guided bone regeneration 114, 188

H

Haftreibung 81
Halbzeuge 231
Halteschrauben 82
Handzettel 155
HaTi-Schraubenimplantat 72
Hautersatz 347
Hazard-Kurve, kumulative 332
Hybridprothesen
– implantatgestützte 251
– teleskopverankerte 251
Hydroxylapatit 17, 78, 183
– s.a. Keramik
Hyperplasien 314

I

Ibuprofen 156
Immunreaktion 181
Implantat, Form 77
Implantatachse 81
Implantataufbauteile
– Beschädigung 320
– Fraktur 320

Implantatbeschichtung, Proteinadsorption 337
Implantatdesign 62
Implantatdokumentation **154**
Implantatdurchmesser 58
Implantate
– Achsenstellung 238, 350
– Air-Flow-Reinigung 312
– Alternativmaßnahmen 105
– Ankylos-Implantat 66
– Astra-Implantat 66
– Aufklärung **89**
– Bakteriämiegefahr 36
– Belastung 81, 111, 258, 283
– Beschädigung 320
– Biegung 81
– Bio-Design-Implantat 72
– Blattimplantat 70, 77
– BoneLock-System 70
– Borkenbildung, periimplantäre 353
– Brånemark-Implantat 67
– Chirurgie 31, **89**
– Definition 12
– dentale, Prognose **335**
– Diagnostik **89**
– – Prothetik **103**
– Differentialindikationen **31**, 37
– Disk-Implantat 72
– Duraplant-System 70
– Durchtritt, transgingivaler 65
– – durch das Weichgewebe 64
– Einbringen 149
– Einteilung **4**
– einzeln stehende 254
– bei endokarditisgefährdeten Patienten
– Endoprothese 36
– enossale, Anforderungen 5
– Entzündungsprozesse, periimplantäre 353
– Erfolgsstatistik 329
– Erkrankungen, chronische 34
– Extensionsimplantat 302, 323
– als Fixierungsschraube 63
– Form 4
– Fraktur 320
– Frialit-2-System 67
– Gesundheitsrisiko 36
– Grundformen 59
– HaTi-Schraubenimplantat 72
– IMZ-Implantat 320
– IMZ-TwinPlus-System 68
– Indikationen **31**
– – Analyse, synoptische 37
– Indikationsgrenzen 34
– Insertionsort 375, 377
– Integration 14
– – knöcherne 198
– iso-elastisches Verhalten 336
– ITI-Bonefit-System 69
– keramische 320
– Kieferkammrelation 238

Implantate
– Kombinationsimplantat 337
– Konstruktionsprinzipien **55**
– Kontraindikationen **31**
– – absolute 34
– – allgemeinmedizinische **34**
– – lokale 37
– – relative 34
– – temporäre 34
– – zahnmedizinische 34
– Kraftumverteilung 258
– Lage 350
– Langzeitergebnisse 84
– Langzeitkontrolle 295
– Langzeitprognose 36
– Lebenserwartung des Patienten 33
– Material s. Implantatmaterialien
– Mobilitätsadaption 68
– Monokörperimplantate 77, 251
– Nachgiebigkeit 257
– Oberflächengestaltung s. Implantatoberfläche
– Orientierung 350
– als orthodontische Verankerungselemente **373**
– – Indikationen 375
– Osseointegration 349
– Patientenalter 33
– Patientenaufklärung 103
– Planung **89**
– – Prothetik **103**
– präimplantologische Beurteilung 105
– Prognose **327**
– prothetische Differentialindikation **41**
– prothetische Indikationen **41**
– prothetische Kontraindikation **41**
– prothetische Versorgung 5
– räumliche Verhältnisse, Studienmodelle 105
– Risikoabstufung 35
– Schorfbildung, periimplantäre 353
– Schraubenimplantat 302
– – konisches 70
– Seitenzahnbereich 107
– Sofortimplantat 22, 58, 99
– Stabilität 149
– strategisch wichtige Stellen 110
– Strukturierung 147
– subperiostale, Explantation 302
– Tiolox-System 70
– Titanimplantat 57, 320
– Tumorpatienten 38
– Übergangszone, transgingivale 78
– Überlastung 283
– – funktionelle 319
– Ultraschallreinigung 284, 310
– Universalimplantat 72
– Verankerung 377
– – direkte 375
– Verblockung, sekundäre 162
– Verlust 321

Implantate
– Voraussetzungen, optimale 33
– Zahl 350
– Zukunftsperspektiven **327**
– Zylinderimplantat 68, 302
Implantateindringtiefe 160
Implantateinheilung 13, 19, 92
– Einheilphase 349
– Einheilungsmodus 4
– iatrogene Faktoren 14
– implantatabhängige Faktoren 14, **15**
– patientenimmanente Faktoren 14, **15**
– Sicherung 57
Implantatentwicklung, Phasen 3
Implantatformen 59
Implantatfreilegung **162**
implantatgestützte Versorgung, Prognose 37
Implantatgrundkörper, chemische Zusammmensetzung **21**
Implantation
– Ablauf 127, 138
– Befunderhebung 106
– Behandlungsschritte 119
– Definition **1**
– Diagnostik, postoperative 153
– Einflußfaktoren 119
– Entscheidungsfindung 38
– Ergebnisqualität 120
– Freiendsituation 137
– Gaumendach, anteriores 377
– Indikationen
– Instrumente **127**
– klassische 3
– Knochen, bestrahlter 349
– Knochenverletzungen **158**
– Komplikationen
– – intraoperative 157
– – perioperative 156
– Kontaminationsfreiheit 149
– multiple 329
– Nachblutungen 157
– Nervenverletzungen **158**
– operative Freilegung 132
– operatives Vorgehen **117**
– Patientenlagerung 127
– postoperative **158**
– Prämedikation 128
– primäre 349
– Prozeßqualität 120
– retromolarer Bereich 377
– Schleimhautbeurteilung 100
– Schnittführung **132**
– sekundäre 208, 349
– späte 157
– Spätkomplikationen 157
– Strukturqualität 120
– transgingivale 132
– Tuber maxillae 200
– bei unzureichendem Knochenangebot 177

Implantation
- Voraussetzungen **123**
- – juristische 125
- Vorbehandlung, kieferchirurgische 37
- – Zahnsanierung 37
- Wundverschluß 152
- Zahnverletzungen **158**
- Zeitpunkt 349
- Zwischenröntgenkontrolle 146

Implantationsinstrumentarium 120
Implantationsort 161
Implantat-Knochen-Interface 45
Implantatknochenkontakt, direkter 57
Implantatkonstruktionen
- Mikrobewegungen 82
- Spalträume 82

Implantatkonzept, modulares 58
Implantatlänge 58, 145
Implantatlager
- Aufbereitung, maschinelle 146
- Handaufbereitung 146
- knöchernes 91

Implantatlockerung 170
Implantatmaterialien 4, **9**
- abbaubare 13
- alloplastische 11
- – Geschichte 11
- Anforderungen 13
- Begriffe **11**
- biologische 11
- Definitionen **11**
- – Konsensus-Konferenz Implantologie 12
- keramische **22**
- metallische **21**

Implantatnachkontrollen 338
Implantatoberfläche 15, 58–59, 77
- bioaktiv beschichtete 18
- glatte 18
- Mikromorphologie 336
- rauh beschichtete 18

Implantatoberkante 65
Implantatposition 66, **141**
- Oberkiefer 144
- Tiefe 150
- Unterkiefer 143

Implantatprothetik, Verankerungselemente 229
Implantatsysteme
- Vorteile, systemimmanente 86
- Wahl 350

Implantat-Umrißschablone 94
Implantatversorgung
- Alternativen 44
- – Nachteile 45
- – Vorteile 45
- Grundfragen 5
- Knochendefekte 355
- Weichgewebedefekte 355

Implantologie
- historische Entwicklung 3

Implantologie
- Stellenwert 5
- Zielsetzung 5

implantologische Erfahrung 125
implantologische Versorgung, Entscheidungsfindung 6
implantologisch-prothetische Versorgung 110
- Komplikationen **307**

IMZ-Implantate, Fraktur 320
IMZ-TwinPlus-System 68
Inaktivitätsatrophie 91
Indikationsgrenzen 34
Indikatorstreifen 276
Infektionen
- s.a. Entzündungen
- Kinnbereich 160
- odontogene 92
- periimplantäre 170
- retromaxilläre 160
- Verhinderung 295

Infektionsprophylaxe 155
Infektionsübertragung, Transplantate 182
Instrumente 120
- Absicherung
- Aufbereitung 127
- Einmalverwendung 121
- Gebrauchsfrequenz 122
- Standardisierung 72
- Wiederverwendbarkeit 121

Instrumentenfraktur 145
Interdentalpapille 236
Interimsversorgung **161**
Interleukin-1-Beta 339
intramobiler Konnektor 68
intramobiles Element 68
Irrigation
- subgingivale 310
- supragingivale 269

Isoantikörper 182
ITI-Bonefit-System 69

K

Kallus 14
Kalziumphosphat-Keramik 22
- s.a. Keramik
- alloplastische 126

Kaplan-Meier-Analysen 329
Kariesrisiko, mikrobiologische Untersuchungen 277
Kaukräfte 229, 260
Keimbestimmung 277
Keramik
- Aluminiumoxid 22
- – Diffusionsverschweißung 337
- als Beschichtungsmaterial 22
- Biolox 22
- Glas 17, 22
- Herstellung 23
- Hydroxylapatit 25, 78, 183

Keramik
- – Beschichtung 23, 25
- Kalziumphosphat 22, 126
- Trikalziumphosphat 183

Kernspinresonanztomographie 339
Kiefer
- Form 114, 251
- gotischer 251
- spitz zulaufender 251
- teilbezahnter, Versorgung 239
- zahnloser 49, 113
- – Mindestversorgung 248
- – Versorgung 248
- – Zahnersatzkonstruktionen 248

Kieferatrophie, extreme 179
Kieferboden, Perforation 200
Kieferdefekte
- ästhetische Ansprüche 345
- funktionelle Ansprüche 345

Kieferhöhle
- Einlagerungsosteoplastik 208
- Perforation 95, 160

Kieferhöhlenschleimhaut 208
- Perforation 208

Kieferkammglättung 139
Kieferknochen, Allgemeinbeurteilung 93
Kieferrelation
- Bestimmung 228
- Korrektur 194
- Röntgen 194
- Veränderungen 113

Kieler Knochenspan 11
Kinnregion, Infektion
Kipptest 283
Kleber
- silikonlöslicher 352
- wasserlöslicher 352

Klemmpassung 14
Klopfschallbestimmung 278
Knochen
- Altersveränderungen 92
- Auffüllen mit alloplastischem Material 300
- autogener 181
- bestrahlter 349
- Ersatzmaterialien 183, 192
- gefriergetrockneter 126
- Regenerationsprozeß 161
- Resektion 299

Knochenabbau 279
- periimplantärer 336
- postoperativer 235

Knochenabtragung 169
Knochenangebot
- horizontales 96
- lokales 37
- im Oberkiefer 94
- transversales 97, 239
- unzureichendes **177**, 179
- – Behandlungsplanung 194
- – Diagnostik 194
- vertikales 95, 239

Knochenangebot
– – ungenügendes 95
Knochenanlagerung 57
Knochenaufbereitung, Kühlung 122
Knochendefekt 322, 345
– Auffüllung 313
– Implantatversorgung 355
– Oberkiefer 360
– periimplantärer 150
– Regeneration 188
– Unterkiefer 355
– Versorgung 172
Knochendefizit, vestibuläres 333
Knochendestruktion 295
Knocheneinbau 199
Knochenersatzmaterial, allogenes 126
Knochenheilung 92, 295
Knochen-Implantat-Interface
– Bindungsmechanismen 15
– – chemische 16
– – mechanische
– – mechanisch-physikalische 18
– – physikalische 15
– – physiko-chemische 16
Knochenlager, periimplantäres, Spannungen 258
Knochenmangel, Therapie 150
Knochenoberfläche
– Anfrischung 299
– Ausmuldung 299
– Behandlung 299
Knochenqualitäten **62**
Knochenregeneration 188
– gesteuerte 312
– Maßnahmen 299
– membrangeschützte **188**
Knochenresektion 299
Knochenspreizung 99
Knochenstruktur 161
Knochenszintigraphie 161
Knochentransplantate **179**, 183, 192, 347
– autogene 11, 183
– autologe 312
– avaskuläre, freie 183
– Becken 361
– Einbau 198
– gefäßgestielte 186
– mikrovaskulär anastomosierte 186
– mikrovaskuläre 210
– Monitoring 199
– vaskularisierte 181, 186
Knochenveränderungen, pathologische 92
Knochenverletzungen **158**
Knochenverlust, Explantation von Implantaten 302
Knochen-Weichgewebedefekte
– Oberkiefer 361
– Unterkiefer 355
Kombinationsimplantate 337

Komplikationen
– intraoperative
– lokale 156
– perioperative 156
– postoperative **158**
Konsensus-Konferenz Implantologie 12, 37, 338
Konstruktion, teleskopierende
Konstruktionselemente, Sechskant 80
Kontaktosteogenese 13
Kontraindikationen, lokale 37
Kontrollparameter 333
Konus 81
Kostenaufklärung 125
Krankheitsaufklärung 125
Krone, Hygienezugänglichkeit 236
Kronenbefestigung 236
Kronentyp 236
Kugelkopfattachment 232, 250
– Hygienefähigkeit 232
kumulative Hazard-Kurve 332
Kunststoff-Provisorium, hochwertiges 237
Kunststoffküretten 284
Kunststoffmodelle 198
Kunststoffsonden 273

L

Lachlinie, hohe 106
Längsstabilisierung, Zahnersatz 250
Lagerpräparation 62
Lagerung, halbstarre 249
Langzeitkontrollen 295, 332
Langzeitprognose, Implantate 36
Laterotrusionsfacetten 45
Ledermann-Schrauben 72
Le Fort-I-Osteotomie 202
Legierung 82
Lippen-Kiefer-Gaumenspalten 357
Lippenstütze 248, 256
LKG-Patienten 51
Lösemoment 81
Lokalanästhesie, ambulante 130
long centric 258
Lückengebiß 376
– dysgnathes 376
Luftemphysem 160

M

Magnet-Attachments 233
Magnete 350
Makroretention 78
Makrostruktur 15, 61–62
Mandibula, Deformation 240
Mandibularkanal 204
Markerkeime 277
Markierungsbohrung 140
Mediotrusionskontakte 45

Medizinproduktegesetz 126
Membran 188
– Adaption 194
– resorbierbare 188
– Stabilisation 194
– titanverstärkte 192
Membrantechniken 312
Mesokonstruktion 112
Mesostrukturen 78, 228, 257
Metallartefakte 197
Metallkronen 236
Metallsonden 274
Mikrobewegungen 82
Mikroretention 78
Mikrostruktur 15, 61
Mobilitätsadaption 68
Modellanalyse 194
Mörser-Pistill-Verzahnung 258
Monokörperimplantate 77
– einphasiges Vorgehen 251
– zweiphasiges Vorgehen 251
MPG s. Medizinproduktegesetz
Mukogingivalchirurgie 317
Mukoperiostlappen 299
Mukosa
– s.a. Schleimhaut
– periimplantäre 100
– – korrektive Maßnahmen 301
Mukositis 294, 309
multizentrische Studien 329
Mundbodenplastik 168
Mundduschen 269
– Bakteriämie 269
Mundhygiene 155
– Instruktion 229
– Intensivierung 314
Muskelzug 112

N

Nachblutungen 157
Nachimplantation 314
Nachsorge **265**
– Epithesen 352
– Prothesen 352
– Weichgewebe, periimplantäres 296
Nachuntersuchung, Parameter 286
Nahtmaterial, resorbierbares 153
Nahtversorgung 152
Nasenepithese 365
Nasenhöhlenboden, Perforation 95, 200
Nasenregion, Gewebedefekte 345
Nervenschäden, Ursachen 159
Nervenverletzungen **158**
– Anästhesie 204
– Nervus alveolaris inferior 204
Nervus
– alveolaris inferior 204
– – Durchtrennung 159
– – Verletzung 204

Nerv-Verlagerung 114
Neuropraxie 159
Neurotmesis 159
Nicht-Titan-Metalle 21
Normaufbereitung 146

O

Oberflächengestaltung, enossaler Implantatanteil 78
Oberflächenrauhigkeiten 83
Oberflächenreinigung 298
Oberkiefer
– Knochendefekte 360
– Knochen-Weichgewebedefekte 361
– Lippen-Kiefer-Gaumenspalten 357
– Rehabilitation, intraorale 357
– Resektionen, ausgedehnte 362
– teilbezahnter 110
– Traumen 357
– Weichgewebedefekte 357
– Zahnersatz, festsitzender 246
Oberlippenstütze 114
Ödemprophylaxe 156
Ohrepithese, Befestigung 366
Ohrmuschel, Rekonstruktion 365
Ohrregion, Gewebedefekte 345
Okklusionskonzept 257
Okklusionsnebengeräusche 282
Operationsraum 124
Operationsschablonen 107, 109, 115, 240
Orbitaepithese
– Befestigung 364
– – Implantate 364
Orientierungsschablonen 142
Orthopantomogramm 96
Osseointegration 12, 179, 336
– Implantate 349
Osteoinduktion 183
Osteokonduktion 183
Osteoplastik 63, 206, 210
Osteoporose 92
Osteosynthese 63
Oxidschicht 16, 21

P

Panoramaschichtaufnahme 93
Paracetamol 156
Parallelisierungsstift 146
Parodontaldiagnostik, mikrobiologische Untersuchungen 277
Pars alveolaris 375
Passung
– Kontrolle 283
– Spiel 79
Patient
– endokarditisgefährdeter 36
– mit Endoprothese 36

Patientenalter 33
Patientenaufklärung 89, 101, 115, 125
– präoperative 248
Patientenlagerung 127
Patienten-Screening 339
Perforation 161
– Kieferboden 200
– Kieferhöhle 95, 160
– Nasenhöhlenboden 95
– Schleimhaut 208
– Unterkieferbasis 202
Periimplantitis 294, 309
– Behandlung 299, 312
Periorbitalregion, Rehabilitation 362
Periotest 279, 339
Pfeiler, strategisch wichtige 243
Pfeilervermehrung 243
Pilotbohrung 145
Plaque 338, 353
Plaqueentfernung 268
– chemische 269
– Hilfsmittel 268
– professionelle 284
Plaqueindex 272
Plaquekontrolle 66, 295
Plasma-Flame-Spray-Beschichtung 78
Plasma-Spritzverfahren 23
Positronen-Emissions-Therapie 199
Prämedikation 128
– Indikation 129
– Kontraindikation 129
Präparation 227
Präparationsrand, Restaurations-Pfeiler 86
Primärstabilität 59
Prognose 36
Proteinadsorption 337
Prothesen
– festsitzende, Nachteile 249
– – Vorteile 249
– implantatgestützte, Differentialindikation 41
– – Indikationen 41
– – Kontraindikationen 41
– – – lokale 51
– Konstruktionsprinzipien 75
– Nachsorge 352
Prothesenbasis, Inkongruenz 285
Prothesenkarenz 155
Prothesenrotationsachse 243
Prothetikaufbauten
– Befestigungsschraube 81
– formschlüssige 79
Prothetikpfosten, Material 82
prothetisch/epithetische Therapie
– Fixationsmöglichkeit 350
– Konstruktionsplanung, primäre 350
prothetische Versorgung 219
Provisorien 222
Pseudotaschen 274, 314

e-PTFE-Membran 189
Pufferelement 83
– Nachgiebigkeit 83

Q

Qualitätssicherung 72, 119
Querstabilisierung, Zahnersatz 250
Querverschraubungen 83, 233
Quetschungen 157

R

Radiographie, intraorale, digitale 338
Radionuklid 199
Radius, Transplantate 188
Randgestaltung, Restaurations-Pfeiler 86
Recall 229, **265**, 297
– Intervalle **271**
Reformationen, multiplanare 197
Regenerationsprozeß 161
Registerstudien 329
Rehabilitation
– extraorale **362**
– intraorale, prothetische 351
Reintitan 21, 82
Restauration
– implantat-prothetische 226
– – Arbeitsschritte 226
Restaurations-Pfeiler, Randgestaltung 86
Restgebiß, stark reduziertes 243
Restknochenangebot s. Knochenangebot
Rezessionen, gingivale 105
Ridge-Lapping 238
Rillen-Schulter-Zapfengeschiebe 234, 240
Rippe, Transplantate 184
Risikoabstufung, Implantate 35
Röntgen 194
– Metallraster 94
Röntgendiagnostik 153
Röntgenschablone 195
Rollappen nach Abrahms 235
Rotationssicherung 59

S

Sägeschnittmodell 97
Salbenapplikation 152
Sandwichplastik 207
Scanner 339
Scapula, Transplantate 186
Schaden-/Nutzen-Relation 43
Schädelkalotte, Transplantate 185
Schleimhaut
– s.a. Mukosa

Schleimhaut
- Aufdehnung 165
- Beurteilung 100
- Epithese 255
- Perforation 208
- Transplantat 101, 347
- – freies 317
- Veränderungen 37

Schleimhautabtragung
- mit Laser 164
- thermische 164

Schleimhautstanzen 164
Schnittführung **132**
- Auswahlkriterien 138
- bogenförmige 134
- Einzelzahnimplantation 137
- geradlinige 134
- S-förmige 136

Schorfbildung, periimplantäre 353
Schrauben
- Befestigungsschraube 81
- Bonefit-Vollschraube 72
- Dehnschraube 82
- Druckschraube 62
- Durchgangsschraube 82
- Goldschraube 82
- Halteschraube 82
- Ledermann-Schraube 72
- Stützschraube 313
- Stufenschraube 68
- Titanschraube 82
- TKS-Kompressionsschraube 72
- Zugschraube 62

Schraubenimplantate 302
- konische 70
Schraubenlockerungen 319
Schubriegel 250
Sechskant 80
Seitenzahnbereich
- Einzelzahnimplantate 238
- Implantate 107
- unterbrochene Zahnreihe 241
Sekundärreformationen 197
Sekundärstabilität 59
Silikone 352
Sinus maxillaris 208
Sinusboden-Augmentation 96
Sinuslift-Operation 114
Situationsmodell 222, 227
Skelettszintigraphie 199
- Radionuklid 199
Sofortimplantate 22, 58
- Tübinger 137
Sofortimplantation 99, 137
- Längenplanung 100
- verzögerte 99
Sonden 273
- elektronische, durchkalibrierte
- Kunststoffsonden 273–274
- Metallsonden 274
Sondierungstiefe 273
Spätimplantation 93
Spätkomplikationen 157

Spaltlappen 299
Spalträume 82, 246
Spannungsverteilung 336
Spiraltomographie 196
Stegkonstruktionen 231, 243, 350
Stereolithographie 198
Stressbraker 233
Studien
- Beobachtungsstudien, klinische 329
- Datensicherheit 329
- dental-implantologische 329
- Erfolgsdefinition 333
- grenzflächenanalytische Untersuchung 337
- klinische 329
- Kontrollparameter 333
- multizentrische 329
- prognostische Faktoren 332
- prospektive 329
- Registerstudien 329
Stützschrauben 313
Stufenschrauben 68
Stufenzylinder 67
Substrukturen 78
Sulkusblutungsindex 273
Sulkusfluidfließrate 273, 276
Suprakonstruktionen
- bedingt abnehmbare 82
- einteilige 243
- Oberkiefer 111
Suprastrukturen 78
- Befestigungsschrauben 246
- Beschädigung 319
- Fraktur 319
- Gestaltung, hygieneadäquate 270
- – paßgenaue 84
- – spannungsfreie 84
- implantatgetragene 283
- korrektive Maßnahmen 285
- Material 229
- starre 246
- Überbelastung 229
synoptische Analyse, Implantatindikation 37
System 126
- wissenschaftliche Prüfung 126
- Zulassung 126

T

Taschenelimination 311
team approac 126
Teleskopkronen 232
- Verschraubung, integrierte 234
- Vorteile 246
- zahnverankerte 243
Test, immunologischer 339
Therapieschema 296
- nach Lang 297
- nach Spiekermann 296

Tibiakopf, Transplantate 184
TIME-Technik 150
Tiolox-System 70
Titan 21, 338
Titanimplantate 57
- Fraktur 320
Titanschrauben 82
TKS-Kompressionsschrauben 72
Tomographie 195
Transplantate 168
- Abstoßungsreaktionen 182
- autogene 11
- Becken 184, 361
- freie 302
- gestielte 347
- Gewebe, Auswahl 346
- Hautersatz 347
- Infektionsübertragung 182
- Knochen 181, 183, 186, 192
- – Spenderregion 186
- Knochenersatz 347
- Knochentransplantate 11
- Materialien **179**
- mikrochirurgische 347
- Rippen 184
- Schädelkalotte 185
- Schleimhautersatz 347
- Spenderregion 186
- Tibiakopf 184
- Unterkiefer 185
- xenogene 11
Transplantation
- freie 361
- Gewebe, Zeitwahl 346
- Terminologie 181
Transplantatlager 181
Transposition **164**
- distomesiale 167
- vestibuläre 165
Traumen, Oberkiefer 357
Traysysteme 120
Trikalziumphosphat 183
- s.a. Keramik
Tuber maxillae, Implantation 200
Tübinger Sofortimplantat 137
Tumorpatienten 38

U

Übergangszone, Implantat-Distanzhülse 82
Überlastung, Implantate 283
Überlebenszeitanalyse nach Kaplan-Meier 329
Übertragungspfosten 227
Ultraschallgeräte 285
Ultraschallreinigung 284, 310
Universalimplantat 72
unterbrochene Zahnreihe 44
Unterkiefer
- atrophierter 49
- Fraktur

Unterkiefer
– Gewebedefekte 355
– Knochendefekte 355
– Knochenrekonstruktion 355
– Kontinuitätsrekonstruktion 355
– Rehabilitation, intraorale 355
– Rückverlagerung 205
– teilbezahnter 112
– Totalprothese 49
– Transplantate 185
– Weichgewebedefekte 355
– Zahnersatz 49
– – festsitzender 243
– zahnloser 67
Unterkieferatrophie, starke 134
Unterkieferbasis, Perforation 202

V

Vakatwucherungen 314
Verankerung
– orthodontische 376
– orthodontisch-prothetische 375
Verankerungselemente, Implantatprothetik 229
Verbindung, kaltverschweißte 83
Verbindungsstelle Implantat-Prothetikpfosten 79
Verbundbrückenkonstruktion 107, 110, 239
Verbundmaterialien **23**
Verbundosteogenese 13
Verdrehsicherung 79
– kraftschlüssige Verbindung 81
– reibschlüssige Verbindung 81
Verhaltensaufklärung 125
Verhaltensmaßnahmen, postoperative 155
verkürzte Zahnreihe 46
Verschraubung 233
– Komplikationen 233
Versorgung, prothetische **219**
Verweildaueranalysen 332
– nach Cutler-Ederer 333

Vestibulumplastik 101, 168
– partielle 318
Vielpunktkontakt 258
Vollkeramikkronen 236
Vorabformung 227

W

Wahleingriff 119
Wax up 256
– prothetisches 109, 115
Weichgewebe
– Implantatdurchtritt 64
– periimplantäres 86, 293
– – Nachsorge 296
Weichgewebeanlagerung 57
Weichgewebedefekte 345
– Implantatversorgung 355
– Oberkiefer 357
– Unterkiefer 355
Weichgewebedefizite 345
Weichgewebseingriffe 227
Weichteildehiszenz, Membranexposition 188
Weichteile
– apikale Verschiebung 299
– Einrisse 157
– Quetschungen 157
Weichteilheilung 295
Weichteilprofilanalyse 194
Weichteilsituation 106
Weiterbildung 125
Werkstoffe
– Dehnungsvermögen 82
– Elastizitätsmodul 82
– für Halteschrauben 82
– für Implantate 82
– für Prothetikpfosten 82
Wunddehiszenzen 161
Wundheilpasten 155
Wundverschluß 152

X

Xerostomie 37, 353

Z

Zähne, Belastung 111
Zahnbeweglichkeit 83
Zahnbürsten 268
Zahnersatz
– Ausspracheschwierigkeit 255
– festsitzender, Oberkiefer 246
– – Unterkiefer 243
– implantatgestützter 113
– implantatverankerter 113
– Längsstabilisierung 250
– Mesostruktur 78
– Planung 106
– Querstabilisierung 112, 250
– Recall 229
– Substruktur 78
– Suprastruktur 78
– totaler 49
– Unterkiefer-Frontzahn 106
Zahnextraktion, Alveolarknochenschädigung 92
Zahnfilm
– enoraler 279
– Rechtwinkeltechnik 279
Zahnfleischmaske 238
Zahnpasten 269
Zahnreihe
– Lokalbefund 239
– unterbrochene 107
– – Oberkiefer 44
– – Seitenzahnbereich 241
– – Unterkiefer 46
– – Versorgung 239
– verkürzte 46, 107, 376
– – Behandlungsalternativen 47
– – Versorgung 239
Zahnstein 353
– Entfernung, professionelle 284
Zahnverletzungen **158**
Zahnverlust, umfangreicher 110
Zahnzahl, reduzierte 375
Zapfengeschiebe 234
Zuggurtung 83
Zugschrauben 62
Zukunftsperspektiven 339
Zwischenröntgenkontrolle 146
Zylinderimplantate 68
– rotationssymmetrische 302